VERHANDLUNGSBERICHT DER DEUTSCHEN GESELLSCHAFT FÜR UROLOGIE

25. Tagung
vom 17. bis 20. Oktober 1973 in Aachen

Tagungsleitung

W. Lutzeyer, Aachen

Redigiert durch den zweiten Schriftführer der Deutschen Gesellschaft für Urologie

Reinhard Nagel, Berlin

Mit 237 Abbildungen und 97 Tabellen im Text

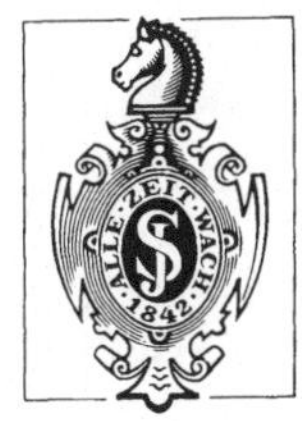

Springer-Verlag Berlin · Heidelberg · New York 1974

Verhandlungsbericht der Deutschen Gesellschaft für Urologie

25. Tagung

vom 17. bis 20. Oktober 1973 in Aachen

Tagungsleitung

W. Lutzeyer, Aachen

Redigiert durch den zweiten Schriftführer der Deutschen Gesellschaft für Urologie

Reinhard Nagel, Berlin

Mit 237 Abbildungen und 97 Tabellen im Text

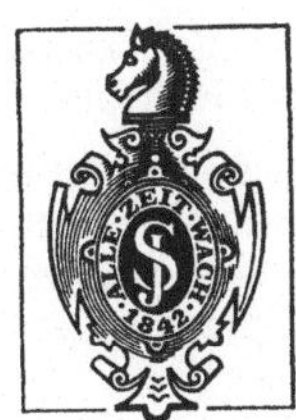

Springer-Verlag Berlin · Heidelberg · New York 1974

ISBN-13:978-3-540-06767-2 e-ISBN-13:978-3-642-80843-2
DOI:10.1007/978-3-642-80843-2

INHALTSVERZEICHNIS

SUPRAVESIKALE HARNABLEITUNG

1. Ureterosigmoideostomie

Moderator: D. Zoedler, Düsseldorf

2. Conduit

Moderator: R. Hohenfellner, Mainz

3. Ureterokutaneostomie

Moderator: H. Dettmar, Düsseldorf

4. Nephrostomie

Moderator: E. Schmiedt, München

GRENZEN DER OPERABILITÄT

1. Hoden-Tumor

Moderator: R. Nagel, Berlin

FREIE VORTRÄGE

Moderator: W. SCHMANDT, Münster

AKTUELLE INFORMATION I

Moderator: W. MAUERMEYER, München

AKTUELLE INFORMATION I UND FREIE VORTRÄGE

Moderator: F. TRUSS, Göttingen

GRENZEN DER OPERABILITÄT

2. Nephrolithiasis

Moderator: A. SIGEL, Erlangen, H.-K. BÜSCHER, Hannover

FREIE VORTRÄGE

Moderator: P. STROHMENGER, Essen

FREIE VORTRÄGE

Moderator: H. FLEISCH, Bern

FREIE VORTRÄGE

Moderator: H. FROHMÜLLER, Würzburg

FREIE VORTRÄGE

Moderator: L. Röhl, Heidelberg

FREIE VORTRÄGE

Moderator: J. Frick, Innsbruck

AKTUELLE INFORMATION II

Moderator: H. Klosterhalfen, Hamburg

BERUFSPOLITIK

Moderator: C. E. Alken, Homburg/Saar

Begrüßungsansprache des Vorsitzenden

Meine sehr verehrten Damen und Herren!

Ich eröffne die 25. Tagung der Deutschen Gesellschaft für Urologie.

Es ist mir eine Ehre, Sie alle hier in der alten Kaiserstadt Aachen zu begrüßen, der westlichsten Stadt in der Dreiländerecke, in der genau vor 20 Jahren zum letztenmal der Kongreß deutscher Urologen unter dem Vorsitz von Karl Heusch getagt hat.

Gemessen an der Fülle der diesjährigen Kongresse freut sich unsere Gesellschaft, die ihre 25. Tagung, also sozusagen ein silbernes Jubiläum, feiert, ganz besonders über Ihr zahlreiches Kommen.

Ich begrüße Herrn Ministerialdirigent von Medem als Vertreter des Ministers für Wissenschaft und Forschung des Landes Nordrhein-Westfalen.

Als Vertreter der Stadt Aachen begrüße ich herzlich Herrn Oberbürgermeister Malangré und Herrn Oberstadtdirektor Dr. Kurze, der mit ein Hauptvater der Medizinischen Fakultät war.

In Vertretung des Rektors der RWTH Aachen, Herrn Professor Sann, begrüße ich den Dekan der Medizinischen Fakultät, Herrn Professor Dr. Ohlenbusch.

Ich begrüße weiter Herrn Dr. Gatersleben als Vertreter der Ärztekammer Nordrhein und der Medizinischen Gesellschaft Aachen.

Es ist mir eine Freude, als Vertreter der Deutschen Gesellschaft für Chirurgie Herrn Professor Carstensen, Mülheim/Ruhr, zu begrüßen.

Mein Gruß gilt allen Mitgliedern der Fakultät, den praktizierenden Kollegen aus der Umgebung und aus den Krankenhäusern der Umgebung sowie den Vertretern der zahlreichen ärztlichen Organisationen.

Mit ganz besonderer Freude begrüße ich unsere Gäste aus aller Welt. Aus fast allen europäischen Staaten: Belgien, England, Frankreich, Italien, Jugoslawien, den Niederlanden, Österreich, Polen, Spanien, Schweden und der Schweiz, ja selbst aus Übersee: Japan und den USA, haben sie zu uns nach Aachen hergefunden. Ihr Mitwirken drückt dem Kongreß den weltweiten internationalen Stempel auf und interpretiert somit die Forderung einer jeden wissenschaftlichen Begegnung: Wissenschaft ist international. Sie kennt keine Grenzen.

Ich freue mich, daß ich unter unseren *Ehrenmitgliedern* Herrn Prof. Alken, Herrn Prof. Boeminghaus, Herrn Prof. Heusch, Herrn Prof. Ljunggren, Herrn Prof. Mayor und Herrn Prof. Wildbolz begrüßen kann. Ihre Namen sind untrennbar mit der Entwicklung unseres Faches verbunden.

Verehrte Anwesende!

Ich habe nunmehr die traurige Pflicht, der seit der letzten Tagung in Hannover verstorbenen Mitglieder zu gedenken:

Professor Bibus, Wien
Dr. Heuss, Frankfurt
Dr. Ley, München
Dr. Lieberknecht, Marburg
Dr. Löffler, Innsbruck
Dr. Lohmüller, Nürnberg
Dr. Schneider, München
Dr. Strube, Neuwied
Dr. Wladika, München.

Der Vorstand der Deutschen Gesellschaft für Urologie hat beschlossen, zwei *korrespondierende Mitglieder* zu ernennen:

1. Herrn *Professor Nico Bakker*, Rotterdam, dessen Verdienst darin liegt, die deutsch-holländischen wissenschaftlichen Beziehungen in jeder Form gefördert zu haben, so daß in den letzten Jahren zwischen unseren Gesellschaften ein enger Kontakt entstanden ist.

2. Herrn *Professor Willi Grégoir* aus Brüssel, der seit Jahren aktiv an den deutschen Urologen-Kongressen teilnimmt und mit dem uns eine praktische und wissenschaftliche Zusammenarbeit verbindet.

Ich darf Ihnen hiermit Ihre Urkunde überreichen und Sie zu Ihrer Aufnahme als korrespondierendes Mitglied in die Deutsche Gesellschaft für Urologie herzlich beglückwünschen.

Es ist für mich eine freudige Pflicht, meiner *Lehrer* zu gedenken und sie hier zu begrüßen.

Als Urologe der sogenannten „mittelalterlichen" Generation begrüße ich meinen alten chirurgischen Lehrer und väterlichen Freund, Herrn Professor Werner Wachsmuth, aus Würzburg, ehemaliger Direktor der Chirurgischen Universitätsklinik Würzburg.

Vier hervorstechende Eigenschaften dieses vorbildlichen Lehrers prägten meine wissenschaftliche Laufbahn und bestimmen damit heute noch meine berufliche Einstellung:

1. Wahrhaftigkeit und Ehrlichkeit in der ärztlichen Arbeit, sich selbst und dem anderen gegenüber.

2. Eine saubere, wohlüberlegte und kritische *Operationsindikation* als Resultat einer exakten, bis ins letzte ausgeschöpften Diagnostik in Kombination mit dem sogenannten „klinischen Blick".

3. Die selbstverständliche Verantwortung für den Patienten ohne Rücksicht auf Zeitplan oder Feiertag sowie private Atmosphäre. Und damit auch Eingeständnis einer operativen Fehlentscheidung oder eines operativen Mißerfolges.

4. Anerkennung und Lob selbst des jüngsten Assistenten für eine klinische und wissenschaftliche Leistung.

Es ist für mich eine ganz besondere Freude, daß ich ihm persönlich für seine langjährige Ausbildungsmitgift danken kann.

Mein eigentlicher urologischer Lehrer, dem ich den Ritterschlag für dieses Fach verdanke, ist Leonhard Lurz aus Mannheim. Ebenfalls wie Wachsmuth aus der Heidelberger Schule kommend, könnte man ihn als Ur-Ur-Enkel von Gustav Simon bezeichnen. Subtile operative Technik und die Gabe, dem Lernenden selbst kompliziert scheinende Situationen einfach und verständlich zu erklären und bis ins Detail darzustellen, lassen den Vergleich mit einem Miniaturmaler der Urologie zu.

Darüber hinaus gedenke ich in Verehrung und Dankbarkeit der Altmeister, Mentoren und Pioniere der Urologie. Stellvertretend für sie alle nenne ich meinen Vorgänger im Amt, Karl Heusch. Ich nenne ihn deshalb, weil er den Kern zu der Aachener urologischen Klinik gelegt hat, die als Hochschulklinik weiter ausgebaut wurde und die im neu entstehenden Klinikum hoffentlich in idealer Weise ihre Vollendung finden wird.

Dieser Genius loci brachte als Schüler von Otto Ringleb und Enkel von Maximilian Nitze bedeutende Erkenntnisse der transurethralen instrumentellen Technik mit, sein Anliegen war die Erkennung und Behandlung des Blasenkarzinoms, ein Problem, das heute wieder immer mehr und mehr in den Vordergrund drängt.

Warum verschwende ich soviel Zeit auf die sogenannte Heldenverehrung? Ich sage das deshalb so ausführlich, weil gerade heute in einer Zeit des bewußten Abbaus der Traditionen das Vorbild in Bildung und Ausbildung nicht mehr zu gelten scheint. Mit dem Anstrich mißverstandener Autorität hat es sachlich seine Schuldigkeit getan. Es wird als positive Ziel- oder Wertsetzung in einer Zeit ausgespart, in der Filmhelden, Fußballstars und politische Märtyrer an die Spitze einer ideellen Wertskala gerückt sind. Unter dem Deckmantel einer sogenannten positiven Kritik sämtlicher Werte wird bewußt das Leitbild des akademischen Lehrers heute in Frage gestellt. Wir alle, die wir hier sitzen, wissen, daß die Arbeit unserer Vorgänger Tradition bedeutet, und daß ohne Hilfe dieser Tradition der Ausbau der Position unseres Faches Urologie nie möglich gewesen wäre.

Zur Programmgestaltung des diesjährigen Kongresses:

Die Sonderstellung dieser 25. Tagung der Deutschen Gesellschaft für Urologie liegt nicht allein in der Tatsache, daß es sich um eine Jubiläumstagung handelt, sie liegt vielmehr in dem erstmaligen Wechsel von einem zweijährigen auf ein einjähriges Intervall. So hatte der im Vorjahr in Hannover für ein Jahr gewählte Präsident zur Aufstellung des gesamten Programms nur eine kurze Zeit zur Verfügung. Ohne die Hilfe seiner Mitarbeiter wäre die kurzfristige Programmgestaltung in einem aktuellen wissenschaftlichen Rahmen und ohne Kollision mit den Regionaltagungen nicht möglich gewesen. Ihnen gebührt mein voller Dank.

Die *supravesikale Harnableitung* stellt nach wie vor ein zentrales Thema der operativen Urologie überhaupt dar. Es erfährt in Indikation, Technik und Ergebnis, Darstellungen der verschiedenen Operationsverfahren und ihrer kritischen Abwägung gegeneinander eine wichtige interdisziplinäre Stellung: An diesem Thema partizipieren die Fächer Pädiatrie, Neurologie, Chirurgie und Gynäkologie.

Es ist zu erwarten, daß die Gegenüberstellung der Spätresultate der verschiedenen Verfahren die Indikationsstellung der einen oder anderen Methode zukünftig verändern kann.

Das Thema *Grenzen der Operabilität* stellt den Hodentumor an die Spitze. Er ist heute die häufigste Krebserkrankung des jungen Mannes. Seine früher fast aussichtslose Lage konnte durch Früherkennung, radikale Operationsverfahren, kombiniert mit Hochvolttherapie und Zellgiftkombinationen, erheblich verbessert werden. Wenn trotz der vorjährigen Diskussion dieses Themas erhebliche Zweifel in der Routine- und Ausnahmetherapie geblieben sind, so sollte man sich diesem wichtigen Thema erneut stellen und sogar die Frage der *Präventivuntersuchung* anschneiden.

Wenn die *Nephrolithiasis bzw. der Nierenausgußstein,* ein- oder beidseitig, unter das Thema „Grenzen der Operabilität" fallen, dann deshalb, weil hier die Alternativ-Entscheidung des wiederholten operativen Eingriffs an der Niere mit der Entfernung des Organs konkurriert. Gefährdung der Restniere durch Trauma, Entzündung oder Tumor und der mögliche Nierenersatz durch Nierentransplantation definieren die Schwierigkeit der Grenzziehung.

Die Positionen der beiden Hauptthemen, die vorwiegend klinisch orientiert sind, werden aufgelockert durch Gruppen *freier Vorträge,* die, wenn möglich, thematisch zusammenhängen. Eine Gruppe beschäftigt sich z. B. mit der Pathophysiologie der Harnsteinerkrankung, die heute nicht mehr als ein einmaliger akuter Krankheitsvorgang angesehen wird, sondern als eine Systemerkrankung. Andere Gruppen freier Vorträge gehen auf die Nierentransplantation ein oder bringen Neues, wie z. B. der Einfluß von analgetischen Mitteln auf die Entstehung von Tumoren des Harntraktes.

Die *aktuelle Information* dient der neuesten Berichterstattung: Bericht über den internationalen Stand der Diagnostik und der Behandlung des *Prostatakarzinoms,* Stand der Diagnostik und Behandlung des *vesikoureteralen Refluxes* und Fortschritte der *urologischen Grundlagenforschung* sollen jedem an diesen Themen Interessierten einen informativen Überblick vermitteln.

Die *Berufspolitik in der Urologie* haben wir als ein Hauptthema herausgestellt. Das Thema fällt glücklich mit dem 20jährigen Jubiläum des organisch gewachsenen Berufsverbandes Deutscher Urologen zusammen. Die Ausbildung des Urologen an den Hochschulkliniken unter dem Aspekt der wechselnden Reformpolitik, im Krankenhaus und in der Praxis sowie die Chefarzt-Qualifikation sind sicher brisante Themen. Wir müssen uns mit ihnen eingehend beschäftigen, wir müssen sie aber auch sachlich diskutieren!

Zum Abschluß erlauben Sie mir ein persönliches Credo:

1. Die Bedeutung der Hochschulreform für die Urologie.
2. Die zukünftige Ausbildung des Arztes.

Zu 1: Bedeutung der Hochschulreform für die Urologie

Erinnert man sich der vergangenen Eröffnungsansprachen, in denen mit Freude die in zweijährigen Intervallen immer wieder neugewonnenen Hochschulpositionen autonomer Art der Urologie unter Beifall vorgetragen wurden, so muß es bei der 25. Tagung dieser Gesellschaft wie ein anachronistischer Schlag wirken, wenn im Rahmen der heute modern erscheinenden Reformbestrebungen vom Ministerium für Wissenschaft und Forschung des Landes Nordrhein-Westfalen die Urologie in die Klinik für Chirurgie eingegliedert, also gleichgesetzt wurde mit den Abteilungen für Bauch-Chirurgie, Unfall-Chirurgie, Herz-Chirurgie, Gefäß-Chirurgie und Kinder-Chirurgie. In zwei Antwortschreiben an das Ministerium für Wissenschaft und Forschung vertrat ich als Präsident der Deutschen Gesellschaft für Urologie und als Sprecher der Lehrstuhlinhaber der Universitäten Nordrhein-Westfalens zusammengefaßt folgende Meinung:

Transurethrale operative Technik,
Eigener Facharzt,
Eigenständigkeit in Forschung und Lehre,
Verankerung als Prüfungsfach in der neuen Approbationsordnung,
die Tatsache von bereits 20 etablierten Lehrstühlen in der Bundesrepublik

sind eindeutige Argumente gegen derartige Reformpläne:

1. Die Urologie in ihrer Entwicklung und ihrer augenblicklichen Struktur ist nicht mehr als ein Teilgebiet der Chirurgie anzusehen. Sie unterscheidet sich z. B. in der operativen transurethralen Technik weitgehend von den operativen Techniken der übrigen chirurgischen Fächer.

2. Die Urologie ist ein eigenständiges Fach in Lehre und Forschung, welches in der neuen Approbationsordnung als Prüfungsfach ausgewiesen und mit etwa 20 Lehrstühlen an sämtlichen Universitäten der Bundesrepublik Deutschland vertreten ist.

3. Klinische Ausbildung in der Urologie und eigener Facharzt verbieten eo ipso eine Gleichstellung mit chirurgischen Unterdisziplinen wie Bauch-Chirurgie oder Unfall-Chirurgie.

4. Die moderne Urologie hat weniger Tendenzen und Bindungen an die Chirurgie, die heute so voll spezialisiert ist, als an die innere Medizin durch die Nephrologie, an die Pädiatrie durch die Kinderurologie oder an die gynäkologische Urologie.

Da bisher auf meine Schreiben keine Antwort erfolgt ist, akzeptiere ich dieses Faktum als stillschweigendes positives Einverständnis mit unseren fundierten Einwänden.

Hier setzt die Hochschulreform an einem falschen Punkt an, weil sie versucht, die Uhren zurückzudrehen: Unter dem Schlagwort „Reformierung um jeden Preis" kann unsere autonome Position des Faches Urologie in Lehre und Forschung und auch sekundär berufspolitisch zerschlagen werden.

Eine Gefahr der Hochschulreform sehe ich in dem stark umstrittenen Hochschulrahmengesetz, welches vom Bundeskabinett am 29. 8. 1973 beschlossen wurde. Ich stehe sämtlichen Reformbestrebungen, soweit sie sinnvoll sind und realitätsbezogen, positiv gegenüber, negativ jedoch einem Gesetz, welches die Qualitätsfrage und Leistungsfrage durch Quantitätsfrage und mangelnde Differenzierung in der Personalstruktur ersetzt.

Wir müssen damit rechnen, daß bei der zusätzlichen Bürokratisierung der Hochschularbeit in Fachbereichen sich die Energien der noch wenigen engagierten Hochschullehrer nutzlos verbrauchen, eine mittelmäßige Verschulung auch in der Medizin einsetzt, der Begriff der Wissenschaft und Forschung nur noch als eine Art von Scheintätigkeit vegetiert. Damit nimmt der resignierende Schlußsatz des Vorsitzenden der Westdeutschen Rektorenkonferenz, Professor Roellecke, prophetische Formen an, wenn er sagt: „Hochschulpolitik 1973 ist zu verstehen als der Versuch, den Fortschritt auf Gleichschritt zu bringen."

Zu 2: Die zukünftige Ausbildung des Arztes

Jede medizinische Fakultät befaßt sich heute mit der Umstellung der alten Ausbildungsstruktur auf neue Formen, die der neuen Approbationsordnung gerecht werden. Die großen Pflichtvorlesungen haben ihren Charakter als Hauptvermittler der fachspezifischen Lehrinhalte verloren. Kurse und Seminare, die scheinpflichtig sind, bestimmen das intensivierte Basisstudium.

Es kommt, wie ich Ihnen als langjähriger Studiendekan der Aachener Fakultät aus eigener Erfahrung versichern kann, zu einem zahlenmäßigen Mißverhältnis zwischen Patient und Student, dessen Behebung schwierig sein wird.

Daß damit die Einbeziehung von Lehrkrankenhäusern zur sogenannten patientenbezogenen Ausbildung des Medizinstudenten notwendigerweise aktuell werden wird, ist selbstverständlich. Selbstverständlich ist jedoch nicht, daß damit auch gleichzeitig die Frage entsprechender qualifizierter akademischer Lehrer an diesen geplanten Lehrkrankenhäusern hinreichend gelöst ist.

Das *Lehrer-Schüler-Verhältnis* zwischen Ausbildendem an der Universität und Student kann nicht durch Diskussionsgruppen und Mitentscheidungsgremien ersetzt werden. Damit werden die Idee und die Funktion der Hochschule eo ipso illusorisch. Gerade die Bestrebung, die Universität — speziell hier das Medizinstudium — in die Schablone einer Verschulung zu pressen, berücksichtigt in diesem speziellen Fachbereich weder den Wissenschaftsbegriff und die Forschung noch die Klinik oder die patientenbezogene Ausbildung, die den zukünftigen Kollegen oder den Assistenten zu einem gut ausgebildeten, leistungsfähigen Arzt allgemein oder Facharzt speziell profilieren sollte.

Simplifizierende Denkmodelle und Schlagwortdenken haben in die Universität Eingang gefunden. Karl Steinbuch betont diese Fakten in seinem neuesten Buch „Kurskorrektur“ deutlich. Die Manipulierung, wie er sagt, oder falsche Übertragung eines Denkmodells auf einen falschen Ort bewußt durchgeführt, kann katastrophale Folgen haben. So bedeutet Demokratisierung der Universität nichts anderes als eine von der Öffentlichkeit nur noch nicht durchschaute Form der Universitätszerstörung und danach der Gesellschaftsrevolution. Er schreibt wörtlich: „Die Universität ist eine geistige Institution, keine Verwaltungsinstitution, ihre Aufgabe ist die Vermehrung und Weitergabe von Ideen. Diese Funktion kann auch dann zum Erliegen kommen, wenn scheinbar noch alles in Ordnung ist, wenn überhaupt keine äußeren Störungen vorgekommen sind; beispielsweise dann, wenn die Kommunikation zwischen Lehrenden und Lernenden nicht mehr als Weitergabe und Vermehrung von Information verstanden wird, vielmehr als ständiger Klassenkampf zwischen den angeblich herrschenden Professoren und den angeblich unterdrückten Studenten, wenn die Aufforderung zur Leistung als repressive Unterdrückung denunziert wird und die Kooperation zur Denunziation ausartet. Diese Veränderung des geistigen Klimas kann eine Universität lahmlegen, ohne daß es zu statistisch erfaßbaren Störungen kommt.“

Für uns akademische Lehrer ist nach wie vor als Träger bestimmter Funktionen der Universität die Pflicht immanent, den Studenten, d. h. unseren Nachwuchs, unter Selektion des Brauchbaren der Reformbestrebungen und Anpassung an die Approbationsordnung so gut wir es noch können auszubilden, den Assistenten-Nachwuchs auf das Niveau eines internationalen Leistungsstandards zu bringen, um ihn früher oder später in erstrebenswerte selbständige Positionen zu bringen. Somit hängt die Frage der Ausbildung und Erziehung zum Arzt von dem individuellen und persönlichen Charakter des Verhältnisses zwischen Lehrer und Schüler ab.

Entscheidend aber ist es für unseren Beruf, daß die vorbildliche Stellung des erfahrenen Lehrers den Schüler für seinen Beruf als Arzt prädestiniert und besessen machen kann.

Somit wäre eine primär kollegiale Struktur aller Beteiligten in den klinischen Fächern der Medizin eine contradictio in adjecto. Realiter ist der Erfahrene, der Leitende. Er ist bereits durch sein Können und durch seine Erfahrung die Autorität, ohne autoritär zu sein. Daß er als Primus inter pares die Verantwortung für seine Mitarbeiter trägt, ohne dauernd von Demokratisierung zu reden, kennzeichnet ihn als einen Demokraten.

Daß wichtige organisatorische oder auch fachliche Entscheidungen, Veränderungen in Lehre, im Unterricht, Impulse in der Forschung kollegial diskutiert werden, ist selbstverständlich. In guten Kliniken war das immer schon der Fall, sonst wären sie nicht gut gewesen. Es wird nur nicht immer darüber gesprochen. Gerade in den klinischen Fächern, insbesondere den operativen, war die viel geforderte Transparenz immer schon vorhanden; man denke nur an die Kontrolle eines Operationserfolges oder -mißerfolges.

Wenn es uns in Zukunft gelingt, frei von politischen Zielvorstellungen und ideologischen Tendenzen die positiven Elemente von notwendiger Reform und althergebrachter Tradition des persönlichen Lehrer-Schüler-Verhältnisses zu verschmelzen, dann können wir darauf hoffen, daß sich uns gangbare neue Wege für die zukünftige Erziehung und Ausbildung des ärztlichen Nachwuchses eröffnen.

Prof. Dr. med. W. Lutzeyer
Abt. f. Urologie der Medizinischen Fakultät
der Rhein.-Westf. Techn. Hochschule
D-5100 Aachen
Goethestraße 27/29

Begrüßungsansprache des Herrn Ministerialdirigenten vom Ministerium für Wissenschaft und Forschung des Landes Nordrhein-Westfalen

Der Minister für Wissenschaft und Forschung des Landes Nordrhein-Westfalen, Herr Johannes Rau, hat mich gebeten, Ihnen zu der 25. Tagung Ihrer Gesellschaft seine besten Grüße, zugleich auch die des Ministers für Arbeit, Gesundheit und Soziales, zu überbringen und mir seine guten Wünsche für einen vollen Erfolg dieser Jubiläumsveranstaltung aufgetragen, Erfolg sowohl im ärztlich-wissenschaftlichen Bereich, wie dem der persönlich-menschlichen Kontakte, die Ihre Diskussion verbinden und in freundschaftlicher Geselligkeit in der an Geschichte und Kultur reichen und schönen Stadt Aachen gefestigt werden mögen.

Vor Ihnen liegt ein imponierendes Programm, das in der Fülle seiner speziellen Thematik die große Bedeutung widerspiegelt, die der Urologie in steigendem Umfang innerhalb der Krankenversorgung und entsprechend auch der medizinischen Wissenschaft zugekommen ist. In dem Ausschuß „Universitätskliniken und akademische Lehrkrankenhäuser als Teil der 3. Versorgungsstufe", den ich im Rahmen des Landesfachbeirates für das Krankenhauswesen des Landes Nordrhein-Westfalen zur Zeit von Amts wegen zu leiten habe, wurde berichtet, daß gegenwärtig in der klinischen Krankenbehandlung ca. 15% bereits urologische Fälle seien. Es ist bei diesem hohen Anteil der Urologie an der Krankenversorgung verständlich, daß zunächst die großen Krankenanstalten außerhalb der Hochschulen schon frühzeitig besondere Abteilungen mit eigenen Chefärzten für die Urologie eingerichtet haben. An den Hochschulen hatte es das Fach demgegenüber offenbar schwerer, sich ebenso wie die Orthopädie und Neurochirurgie aus dem Gesamtverbund der Chirurgie zu verselbständigen. So sind auch im Bereich der Hochschulkliniken des Landes Nordrhein-Westfalen selbständige urologische Kliniken zuerst in Düsseldorf, Essen und Aachen entstanden, den Kliniken, die bis vor kurzem noch städtische Kliniken waren und erst im Zuge des Ausbaues der Hochschulmedizin des Landes Nordrhein-Westfalen als landeseigene Hochschulkliniken übernommen wurden.

Das Ministerium für Wissenschaft und Forschung des Landes Nordrhein-Westfalen hat diesem Ausbau wie der Reform der Hochschulmedizin seit Errichtung des Ministeriums schwerpunktmäßige Bedeutung zugemessen. Dabei wurde auch die Einrichtung von neuen Lehrstühlen und mit diesen verbundenen Kliniken für Urologie in Bonn, Köln und Münster vorgesehen. Die Lehrstühle in Bonn und Köln sind inzwischen mit bewährten Wissenschaftlern besetzt worden, die diese entsprechenden Abteilungen bereits am Ort im Rahmen der Gesamtchirurgie aufgebaut hatten. Für den neuen Lehrstuhl in Münster wird zur Zeit von der dortigen Fakultät eine Vorschlagsliste erstellt. Mit der somit in Kürze zu erwartenden Besetzung dieses Lehrstuhls wird auch in Münster die gegenwärtige urologische Abteilung der Chirurgie in eine Klinik für Urologie umgewandelt werden.

Das Programm zur Reform der Hochschulmedizin im Lande Nordrhein-Westfalen, dessen Realisierung unter Auswertung der vor kurzem veröffentlichten umfangreichen Stellungnahmen aus dem Bereich von Hochschulen, Praxis und Verbänden erfolgen wird, geht somit eindeutig von der Selbständigkeit des Faches Urologie im Rahmen der Struktur der Hochschulkliniken aus. Ich möchte dies hier mit aller Deutlichkeit feststellen und damit das gute Einvernehmen bestätigen, das Sie, Herr Präsident, bereits in Ihrer Ansprache freundlicherweise vermutet haben. Offenbar sind Ihre Sorgen durch eine in dem Programm enthaltene bildliche Darstellung des empfohlenen Zentrums für operative Medizin begründet gewesen, das mißverständlich gedeutet werden konnte, weil die Urologie dort nicht in der gleichen Weise wie die Spezialkliniken für Orthopädie, Hals-Nasen-Ohren- und Augenheilkunde graphisch dargestellt ist. Ich freue mich über die Gelegenheit, diesen graphischen Fehleindruck korrigieren zu können. Das operative Zentrum selbst geht von der Überlegung aus, die Organisation der Betriebsstruktur im operativen Bereich durch Konzentration im baulichen Bereich, insbesondere aber auch, soweit als möglich, durch gemeinsame Einrichtungen zu rationalisieren, unbeschadet der Selbständigkeit der Fachkliniken im Bereich der ärztlichen Krankenversorgung wie der Lehre und Forschung. Dieses auf eine Empfehlung des Wissenschaftsrates zurückgehende Konzept, durch derartige Zentren umfassendere klinische Betriebseinheiten, die zugleich auch die Kooperation erleichtern sollen, zu bilden, ist inzwischen durch Gutachten von Betriebsberatungsfirmen mit internationaler Erfahrung bestätigt worden und hat auch weitestgehende Zustimmung unserer Medizinischen Fakultäten gefunden, bei denen gegenwärtig große Neubaukomplexe errichtet werden, wie dies zur Zeit in Aachen, Köln und Münster geschieht und demnächst in Düsseldorf und Bochum sowie in Teilkomplexen auch für Essen und Bonn der Fall sein wird.

Um Ihnen diese Anstrengungen des Landes Nordrhein-Westfalen zum Ausbau der Hochschulmedizin deutlich zu machen, darf ich Ihnen einige Zahlen nennen, die z. T. auch der Finanzminister unseres Landes vor kurzem hier in Aachen vor dem Orthopäden-Kongreß bekanntgegeben hat: Bis 1980 sollen im Land Nordrhein-Westfalen für die genannten klinischen Objekte 3,4 Milliarden DM ausgegeben werden. Dies ist eine Summe, die etwa dem Lohnsteuereinkommen von annähernd einer halben Million Arbeitnehmern entspricht. Allein in den nächsten zwei Jahren sollen 550 zusätzliche Plätze für Studienanfänger in der Humanmedizin geschaffen werden. Ein einziger solcher Studienplatz kostet heute etwa eine halbe Million DM an Steuermitteln.

Die laufenden Ausgaben bei den Hochschulkliniken in Aachen haben sich nach dem Haushaltsansatz des Jahres 1973 von 58,4 Mio. DM im Jahre 1971 auf 75,8 Mio. DM erhöht. Sie werden nach dem Haushaltsvoranschlag 1974 auf über 88 Mio. DM ansteigen. Entsprechende Steigerungsraten gelten auch für die übrigen Hochschulkliniken. Im Jahre 1974 sind allein an Baukosten für das Klinikum in Aachen und Münster jeweils 120 Mio. DM vorgesehen, an denen der Bund sich nach dem Hochschulbauförderungsgesetz mit der Hälfte beteiligen wird. Die bautechnische Bewältigung solcher Summen wäre nicht möglich, wenn nicht das Land Nordrhein-Westfalen durch Errichtung der landeseigenen Hochschulbau- und Finanzierungsgesellschaft eine Einrichtung geschaffen hätte, die unbürokratisch unter Mobilisierung privatwirtschaftlicher Initiative und Ausnutzung rationeller Schnellbauverfahren mit kostensparender Massenanfertigung von Bauteilen solche Dimensionen verkraften kann. Ich hoffe, daß Ihre durch das wissenschaftliche Programm in Anspruch genommene Zeit es möglichst vielen von Ihnen ermöglicht, sich einen optischen Eindruck von diesen Dimensionen durch eine Besichtigung des Rohbaues des Aachener Klinikums dicht an der holländischen Grenze zu verschaffen, der größten Baustelle der Bundesrepublik seit der Errichtung des Olympia-Stadions in München. Die hochragenden Türme seines Hauptgebäudes, die diesen zukünftigen vollklimatisierten Riesenbau mit einer bebauten Grundfläche von 22500 m² und einem Bauvolumen von annähernd 1,2 Mio. cbm umbauten Raumes umgrenzen und tragen, vermitteln bei aller Modernität fast archaische Impressionen monumentaler antiker Baudenkmäler. So sind sie — vielleicht werden auch Sie diesen meinen persönlichen Eindruck bestätigt finden — irgendwie symbolhaft für die in immer neue Dimensionen vorstoßende, zugleich aber auch Vergangenes bewahrende Problematik unserer Zeit. In jedem Fall sind sie ein Symbol des Leistungswillens und des Optimismus, mit dem Staat und Gesellschaft dieses Landes, darunter nicht zuletzt auch die Hochschulen, an die Lösung der ihnen gestellten Aufgaben herangehen.

Leistungswille und nie verzagender Optimismus sind in Verbindung mit täglich zu gestaltender humanitärer Gesinnung gemäß dem Eid des Hippokrates die Kraftquellen Ihrer Arbeit in Praxis, Lehre und Wissenschaft. Daß dies an dem Ergebnis dieser Tagung deutlich werden möge, ist mein aufrichtiger Wunsch, mit dem ich meine Begrüßungsworte schließen darf.

Min.-Dirigent Frhr. von Medem
Ministerium für Wissenschaft und Forschung
des Landes Nordrhein-Westfalen
D-4000 Düsseldorf
Völklinger Straße 49

Begrüßungsansprache des Oberbürgermeisters der Stadt Aachen

Herr Präsident, meine Damen und Herren!

Im Namen der Stadt Aachen heiße ich Sie zu diesem, dem 25. Deutschen Urologen-Kongreß, herzlich willkommen. Es ist mir bei diesem Anlaß erneut eine Freude, auf die gute und vertrauensvolle Zusammenarbeit zwischen der Hochschule und der sie beheimatenden Stadt Aachen hinzuweisen.

Dies gilt in besonderem Maße für die Medizinische Fakultät, das jüngste und gewiß teuerste Kind dieser Hochschule, ein Adoptivkind, dessen Abstammung von der Stadt von dieser nicht nur nicht geleugnet, sondern freudig bestätigt und unterstrichen wird durch den Umstand, daß der Oberstadtdirektor Aachens den Vorsitz im Beirat des Klinikums der Medizinischen Fakultät innehat und Sie ebenfalls bestens grüßen läßt.

Aquis grani, d. h. Quellen des Quellgottes Granus, ist der erste überlieferte Name unserer Stadt, und er belegt die engen Beziehungen Aachens mit den Quellen, d. h. dem Wasserfluß. So bestehen im Grunde von Beginn an enge Beziehungen Aachens mit der Urologie.

Wir bemühen uns hier gerne darum, alles auf Karl den Großen zu beziehen. Dies gelingt mir jedoch bei dieser Gelegenheit nicht unmittelbar, da es hinsichtlich der Berührung des Kaisers mit der Urologie an gesicherten historischen Überlieferungen fehlt, jedoch vermittelt auch hier das Badewesen der Stadt, dessen Möglichkeiten dem karolingischen Rheuma zugute kamen.

Die wissenschaftliche Balneologie trug seit dem 16. Jahrhundert entscheidend zur Entwicklung und großen Bedeutung des Aachener Badewesens bei und legte die Basis für die Bezeichnung Bad Aachen in einer Zeit, als die Urologie noch weitgehend als Venerologie verstanden wurde. Die Aachener Badeärzte leisteten wichtige Beiträge zur Differenzierung und Therapie dieser Erkrankungen. Erst später verlagerte sich das Interesse auf die Erkrankungen aus dem rheumatischen Formenkreis, und heute befinden sich in Aachen eine der führenden Rheumakliniken und eine Reihe vorzüglicher Kurkliniken.

Aachens Verbundenheit mit der Urologie ist jedoch weiterhin nicht nur durch die zahlreichen urologischen Kongresse der letzten Jahre, sondern optisch oder — wie man will — strömungstechnisch durch die zahlreichen Brunnen der Stadt erkennbar. Unter ihnen dürfte für Sie ein schier unlösliches therapeutisches Problem jedoch jenes Bakauf am Büchel sein, dieses Bachkalb keltischen Ursprungs, das ich Ihrer wissenschaftlichen Aufmerksamkeit empfehle.

Meine Damen und Herren, ich hoffe, Sie werden neben dem wissenschaftlichen Programm Gelegenheit haben, sich in unserer Stadt umzusehen und dabei ihre urologische Herausforderung zu analysieren.

So wünsche ich denn diesem Kongreß allen wissenschaftlichen und menschlichen Erfolg und möchte hoffen, daß Sie sich in Aachen wohlfühlen.

Kurt Malangré
Oberbürgermeister der Stadt Aachen
D-5100 Aachen

Begrüßungsansprache des Dekans der Medizinischen Fakultät der RWTH Aachen

Meine Damen und Herren!

Ich darf Ihnen die Grüße des Rektors der RWTH, Herrn Prof. Sann, überbringen, der leider verhindert ist. Gleichzeitig darf ich Ihnen seine Wünsche für das gute Gelingen dieses Kongresses übermitteln. Die RWTH Aachen hat nicht nur als erste vor weniger als 10 Jahren sich eine philosophische und dann eine medizinische Fakultät angegliedert, sondern sie hat sich auch nüchtern und selbstbewußt den Namen Technische Hochschule bewahrt. Damit ist gesagt, daß es sich bei der Gründung dieser beiden neuen Fakultäten nicht einfach um eine numerische zufällige Addition neuer Wissenschaftsgebiete handelte, sondern es stand von vornherein die erklärte Absicht zur Integration dieser neuen Gebiete in die TH im Vordergrund. Die vielfältigen Berührungsflächen, die sich zwischen technischen und naturwissenschaftlichen Disziplinen und der modernen Medizin ergeben, sollten fruchtbar und fruchtbringend genutzt werden. Es kann gesagt werden, daß diese Absicht realisiert worden ist. So etwa könnte der Rektor zu Ihrer Begrüßung gesprochen haben. Als langjähriger Vorsitzender des Haushaltsausschusses hätte er sich vielleicht die Bemerkung nicht versagt, daß es sich um eine teuere Universität handelt. Als Dekan der Medizinischen Fakultät kann ich Ihnen versichern, daß wir der Aufforderung zur Kooperation mit Enthusiasmus gefolgt sind, und ich glaube sagen zu können, daß sich die Erwartungen, die in diese Neugründung gesetzt wurden, erfüllt haben. Heute haben wir eine Reihe von gemeinsamen Forschungsprojekten zwischen medizinischen, technischen und naturwissenschaftlichen Disziplinen, z. B. auf dem Gebiet des Organersatzes, wie der künstlichen Niere oder des Herzens, der medizinischen Applikation von extremer Kälte und Ultraschall, auf dem Gebiet der Insulinsynthese und vielen anderen Gebieten. An die Medizinische Fakultät haben wir heute das Helmholtz-Institut für Medizinische

Technik angegliedert. Mitglieder der Medizinischen Fakultät arbeiten in Sonderforschungsbereichen auf dem Gebiet künstlicher Organe und des Organersatzes, sowie von Membranen und Proteinen mit anderen Instituten der Hochschule und mit Instituten außerhalb der Hochschule zusammen. Diese Erfolge konnten — und das müssen wir Mediziner dankbar anerkennen — nur in dieser Form dadurch zustande kommen, daß wir mit offenen Armen in der Technischen Hochschule von unseren technischen Kollegen aufgenommen worden sind, daß man uns bereitwillig die Zusammenarbeit angeboten und diese auch realisiert hat. Es kommt ein weiterer Umstand hinzu, der dieses Unternehmen von vornherein unter einen glücklichen Stern stellte: nämlich die Tatsache, daß die Grenzen zwischen den Fakultäten und die Bereitschaft, Fakultätsunterschiede zu überwinden an einer Technischen Hochschule, und dies gilt besonders für Aachen, groß waren. Wir haben dieses gute Klima der offenen Zusammenarbeit dankbar empfunden und haben es nützen können. Ich wünsche Ihnen, daß dieses gute Klima sich auch auf Ihren Kongreß übertragen möge, um Ihnen zu einer erfolgreichen Arbeit zu verhelfen. Ich danke Ihnen!

Prof. Dr. H.-D. Ohlenbusch
Lehrstuhl und Abteilung
für Physiologische Chemie
Medizinische Fakultät der RWTH Aachen
D-5100 Aachen

Begrüßungsansprache des Präsidenten der Deutschen Gesellschaft für Chirurgie für das Jahr 1975

Herr Präsident, meine Damen und Herren!

Der Präsident der Deutschen Gesellschaft für Chirurgie für das Jahr 1974, Herr Prof. Kümmerle, hat mich beauftragt, Ihnen die herzlichsten Grüße und Glückwünsche der Deutschen Gesellschaft für Chirurgie zu übermitteln. Ich tue dies sehr gerne und weiß mich dabei frei von chirurgischer Ideologie. Verbindet mich doch mit Ihrer Gesellschaft viel. Es ist mir eine ganz besondere Freude, daß es mir heute vergönnt ist, diese Worte zu Ihnen zu sprechen, da Ihr Vorsitzender und ich der gleichen chirurgischen Schmiede entstammen. Es ist mir fernerhin möglich, heute diese Worte in Gegenwart unseres gemeinsamen chirurgischen Lehrers, *Werner Wachsmuth,* Ehrenmitglied der Deutschen Gesellschaft für Chirurgie, zu sagen. Schließlich gedenke ich in diesem Augenblick meines väterlichen Freundes *Eduard Pflaumer.*

Meine Damen und Herren! Aachen hat eine lange chirurgisch-urologische Tradition. Vor 21 Jahren hat der Aachener Chirurg *Eduard Borchert* in München auf dem Deutschen Chirurgenkongreß ein Hauptreferat gehalten über das Thema: Operation der Prostatahypertrophie nach Millin oder Freyer? Dieses Referat hat einen so großen Anklang gefunden, daß er sofort zum neuen Präsidenten der Deutschen Gesellschaft für Chirurgie gewählt wurde. In diesem Fall hat also ein Chirurg mit der Urologie Karriere gemacht. Ich glaube, es gibt auch Urologen, die mit der Chirurgie Karriere gemacht haben. Ihrer Tagung wünsche ich einen glanzvollen Verlauf, von dem ich überzeugt bin.

Prof. Dr. G. Carstensen
Chirurgische Abteilung
des Evangelischen Krankenhauses
D-4330 Mülheim/Ruhr
Bleichstraße 5

Begrüßungsansprache des Vorsitzenden der Ärztekammer Nordrhein-Westfalens

Herr Präsident, meine sehr verehrten Damen und Herren, liebe Kolleginnen und Kollegen!

Zum 25. Deutschen Urologenkongreß darf ich Ihnen die besten Wünsche und Grüße der Aachener Ärzteschaft überbringen und Ihnen für den diesjährigen Kongreß einen vollen Erfolg und einen angenehmen Verlauf wünschen. Ich nehme an, daß wir die Wahl Aachens als Tagungsort nicht nur der Schönheit unserer Stadt verdanken, sondern vor allem dem Umstand, daß Sie, hochverehrter Herr Prof. Lutzeyer, z. Z. 1. Vorsitzender der Deutschen Gesellschaft für Urologie sind. Es ist m. E. für die junge Medizinische Fakultät der RWTH eine Auszeichnung, daß innerhalb weniger Wochen zwei große Medizinische Gesellschaften hier ihre Jahrestagung veranstalten, Mitte September die Orthopäden und heute die Urologen. Ich glaube, dies ist eine Anerkennung der wissenschaftlichen Leistungen, die die Aachener Medizinische Fakultät in den wenigen Jahren ihres Bestehens aufzuweisen hat.

Bei der heutigen Gelegenheit Ihres Kongresses darf ich auch auf die gute Zusammenarbeit der Fakultät mit der niedergelassenen Ärzteschaft hinweisen, die sich auch darin zeigt, daß in die Medizinische Gesellschaft Aachen, einer Einrichtung der Fakultät, die Ärztekammer als Standesorganisation aller Ärzte und die niedergelassene Ärzteschaft einbezogen wurde.

Ich komme soeben vom 76. Deutschen Ärztetag aus München, und dort wurde unter anderem über Weiterbildungsordnung und Hochschulreform referiert und diskutiert. Einen großen Raum nahm bei diesen Diskussionen die Neuregelung des Facharztwesens nach dem Urteil des Bundesverfassungsgerichtes ein. Ich nehme an, daß die Dinge auch bei Ihren berufspolitischen Beratungen am kommenden Samstag zur Sprache kommen werden.

Ich möchte den Ablauf der Tagung nicht länger aufhalten, sondern mit der Hoffnung schließen, daß Ihr diesjähriger Kongreß in wissenschaftlicher Hinsicht, in der Wahl des Tagungsortes, der Unterbringung und dem Rahmenprogramm dem entspricht, was Sie, meine verehrten Damen und Herren, hier in Aachen erwartet haben.

Dr. W. Gatersleben
Ärztekammer Nordrhein-Westfalen
D-5100 Aachen
Wallstraße 54

SUPRAVESIKALE HARNABLEITUNG

1. Ureterosigmoideostomie

D. ZOEDLER: **Ureterosigmoideostomie (Indikation, Technik, Ergebnisse)**

Wenn ich die Ehre habe, mit meinem Referat das Thema der supravesikalen Harnableitung einzuleiten, dann gestatten Sie mir, kurz die Männer zu nennen, die als geistige Väter der Harnableitung in den Darm anzusehen sind.

Vor über 120 Jahren führte der englische Chirurg John Simon die erste Harnableitung in den Darm (wegen einer Blasenexstrophie) durch und vor über 60 Jahren setzte sich Coffey mit dem technischen Problem der Harnleiterdarmanastomose auseinander.

Sein Verdienst liegt darin, durch einen submukösen Schrägkanal einen ostienähnlichen Zustand geschaffen zu haben.

Auch diese Idee hatte natürlich ihre Vorläufer (wie Bardenheuer usw.), aber durch Coffey ist sie zu einer praktikablen Technik entwickelt worden, und wenn wir heute vom Coffey sprechen, dann sind seine zahlreichen technischen Modifikationen von geringerer Bedeutung als das Prinzip des submukösen Schrägkanals bei der geschlossenen Harnleiterdarmanastomose.

Lassen Sie mich daher auf eine Darstellung der Modifikationen, die mit zahlreichen, zum Teil bedeutenden Namen verknüpft sind, verzichten zugunsten einer kurzen Rückerinnerung von dem diesjährigen Kongreß unter Lutzeyer zum Deutschen Urologenkongreß 1951 in Düsseldorf unter meinem verehrten Lehrer, Professor Boeminghaus.

Damals, vor 22 Jahren, standen Indikation und Technik der Harnableitung in den Darm im Mittelpunkt der Debatte. Die Älteren unter Ihnen werden sich an den Vortrag des alten Kneise und die temperamentvollen Worte Junkers erinnern, und die Grundstimmung dieser damals in Deutschland zwar schon seit 26 Jahren bekannten, aber noch nicht so verbreiteten Operationsmethode gegenüber konnte als optimistisch bezeichnet werden, obgleich es schon damals negative Mitteilungen gab.

Diese mehrten sich. Aus Amerika wurde berichtet, daß 80% aller Ureterosigmoideostomien an Elektrolytstörungen litten und etwa 40% an Niereninsuffizienz zugrunde gingen, so daß bei uns der Coffey, gerade ans Licht gezerrt, schon wieder in der Versenkung zu verschwinden drohte.

War das berechtigt?

Ist der Coffey bei uns gestorben oder entwickelt sich eine Renaissance der Ureterosigmoideostomie?

Ich möchte versuchen, anhand unseres Materials von 210 fast ausschließlich doppelseitigen Coffeys seit 1950 auf die Frage eine Antwort finden, die naturgemäß subjektiv ausfallen muß, sich aber vielleicht als Diskussionsgrundlage eignet.

Unsere *Indikation* zum Coffey weicht von der Indikationsstellung, wie sie Coffey selbst vor 50 bis 60 Jahren angegeben hat, kaum ab und umfaßt in erster Linie

Blasencarcinome,
ausgedehnte Papillomatosen,
Blasenexstrophien

als absolute Indikation, ferner alle Erkrankungen, bei denen die Blase ihre Funktion als Harnreservoir eingebüßt hat und eine Rekonstruktion dieser Funktion nicht mehr möglich erscheint wie

Schrumpfblasen,
absolute Inkontinenzen,
gynäkologische Tumoren,
hochgradige, nicht korrigierbare Strikturen

als relative Indikation.

Diese zweite Gruppe der relativen Indikationen kommt für den Coffey natürlich nur nach vergeblichen Rekonstruktionsbemühungen in Betracht und eine Empfehlung zum primären Coffey halte ich für unangebracht.

Als spezifische *Gegenindikation* zur Ureterosigmoideostomie sehen wir an

1. Inkontinenz des Analsphinkters,
2. erhebliche Niereninsuffizienz,
3. beiderseits erhebliche Pyelonephritis,
4. iliakale Metastasierung,
5. vorangegangene ausgedehnte Bestrahlungsbehandlung des Unterbauches,
6. geplante ausgedehnte Bestrahlungsbehandlung des Unterbauches,
7. floride Nieren-Tbc.

Einseitige Nierenerkrankungen, Harnstauungsnieren mäßigen Grades, eine Einnierigkeit stellen m. E. keine Gegenindikation dar.

Auf die allgemeine Gegenindikation brauche ich nicht näher einzugehen, möchte aber betonen, daß uns eine ausreichende Vitalkapazität bedeutsam erscheint wegen der zusätzlichen respiratorischen Acidose.

Ein höheres Alter bietet m. E. keine Gegenindikation — wir haben viele über 70-jährige dieser Operation unterzogen.

Die *Technik* der Ureterosigmoideostomie eingehend zu behandeln, würde den Rahmen dieses Referates sprengen, da es 70 bis 80 Modifikationen der Harnleiterdarmeinpflanzung gibt und sicher jeder von uns, der häufiger einen Coffey ausführt, einen individuellen Weg, sei es im Operationsablauf oder in der technischen Durchführung einzelner Phasen, beschreitet. Viel entscheidender als diese oder jene kleine Variation ist für das Ergebnis, daß die Ureterosigmoideostomie kein einmaliges sporadisches Ereignis darstellt, sondern zu einem schulmäßigen Eingriff kultiviert wurde.

Die in kurzer Folge gezeigten Operationsphotos demonstrieren, wie wir den Coffey operieren. Es gibt sicher andere, genauso gute oder gar bessere Variationen, wir hatten nur bisher keinen gravierenden Grund gesehen, unseren Operationsmodus zu ändern.

Bei der Implantation werden die Harnleiter in das Sigma und nicht in das Rektum eingepflanzt

1. wegen Defäkationsdruck,
2. weil das Rektum das Stuhlreservoir darstellt, das Sigma aber der Passage dient, daher entsprechende kontinuierliche Peristaltik aufweist,
3. die unteren Harnleiterabschnitte, die beim Blasencarcinom häufig noch Carcinomnester enthalten, bei der Cystektomie mit entfernt werden können, was ich auch im Hinblick auf die Ernährung des implantierten Harnleiters für günstiger halte.

Die Implantationsstellen müssen in ausreichendem Abstand voneinander angelegt werden, damit

1. die Ureteren aus ihrem angestammten Bett nicht mobilisiert zu werden brauchen,
2. die Retroperitonealisierung ohne Spannung des Darms möglich ist.

Wir schienen den Harnleiter bis zum Nierenbecken und leiten die Schläuche bei der Implantation durch ein vorher eingeführtes und unter Sicht dirigiertes Metallrohr mit seitlicher Öffnung nach außen.

Soweit kurz zur Technik, zu der auch die unmittelbare Operationsvorbereitung und Nachbehandlung gehört.

Vorbehandlung	Nachbehandlung
Beginn 4 Tage vor Operation	bis 2. Tag post. op. Nahrungskarenz
1. und 2. Tag Rhizinus	3. Tag post. op. Abführen (2 Tabl. Tirgon)
3. und 4. Tag Reinigungseinläufe	bis 3. Tag post. op. Infusionen
	täglich 2mal ½ Std.
1. bis 4. Tag flüssige Kost	Darmrohr
	Antibiotika

Wie entscheidend das Dauerergebnis einer Ureterosigmoideostomie abhängig ist von der Langzeitkontrolle und -behandlung, darauf wird von allen Autoren hingewiesen.

Unser Langzeitschema sieht folgendermaßen aus:

Langzeitbehandlung

1. Darmentleerung alle 2 Stunden, nachts 1- bis 2mal,
2. reichliche Flüssigkeitszufuhr, auch nachts,
3. Harndesinfektionsmittel (mit Intervallen),
4. Kalinor-Brausetablette,
5. Calcium-Natrium-Citrat (Acetolyt).

Meine Damen und Herren, nun zu den *Ergebnissen* bei unseren 210 Ureterosigmoideostomien.

Von diesen entfielen auf

maligne Blasentumoren	184
gynäkologische Tumoren	6
nicht tumorbedingte Leiden	20

Es ist selbstverständlich, daß Früh- und Spätmortalität bei der großen Zahl der malignen Tumorerkrankungen wesentlich stärker durch das Grundleiden beeinflußt wird als durch die Art der Harnableitung. Wir haben daher zunächst versucht, die Komplikationen und Todesursachen hervorzuheben, die offensichtlich Folge der Harnableitung waren.

Frühmortalität der Ureterosigmoideostomie

durch Folgen der Harnableitung:

Urämie	4	(in den letzten 5 Jahren: 0)
Peritonitis	3	(in den letzten 5 Jahren: 0)
„Platzbauch“	3	(in den letzten 5 Jahren: 0)
Darmatonie	3	
mech. Ileus	1	

Von den 210 Ureterosigmoideostomien verstarben während des stationären Aufenthaltes an Komplikationen, die auf die Harnleiterdarmeinpflanzung zurückgeführt werden können: 14.

Obgleich wir in den letzten Jahren durchschnittlich 20 Coffeys pro Jahr durchführen, wird dieser relativ hohe Durchschnittsprozentsatz durch Zahlen hervorgerufen, die länger als 5 Jahre zurückliegen. Die Operationsmortalität der Ureterosigmoideostomie einschließlich Cystektomie, d. h. die Mortalität während des postoperativen stationären Aufenthaltes ist in den letzten 4 Jahren auf unter 5% gedrückt worden. An Spätfolgen der Harnleiterdarmeinpflanzung verstarben von 210 Ureterosigmoideostomien 15 Patienten = 7,1%.

Die Komplikationen, die auf die Harnleiterdarmeinpflanzung zu beziehen sind, setzen sich bei 30 Langzeit-Coffey-Patienten folgendermaßen zusammen:

Harnleiterstenosen (funktionell)	5
Harnleitermündungsinsuffizienzen	0
Pyelonephritiden	9
Elektrolystörungen	0
leichte Hypokaliämie	11
Veränderungen des Säure-Basen-Haushaltes	12

Sekundärnephrektomien bei zumeist erheblich vorgeschädigter Niere wurden von 210 Coffey-Operationen 7mal vorgenommen. Die Einpflanzungsstelle wurde 3mal einer operativen Revision unterzogen wegen einer zunehmenden Stenosierung.

Bei allen Nachuntersuchungen fanden wir als Ausdruck der Dehydratation eine extrem niedrige Senkung, hohe Hämoglobinwerte mit entsprechend hohen Erythrozytenzahlen. Die Harnschlackenwerte lagen durchweg im Bereich der Norm. Bei den übrigen Blutwerten waren lediglich eine mitunter vorhandene leichte Hypokaliämie und Hypochlorämie zu bemerken.

Diese gängigen Laboruntersuchungen sowie die Röntgenkontrollen schienen das subjektive Wohlbefinden und die völlige Einsatzfähigkeit der Nachuntersuchten zu unterstreichen. Trotz dieses subjektiv und objektiv günstigen Befundes fand sich aber in den meisten Fällen bei der Blutgasanalyse nach Astrup eine Acidose, die bei älteren Leuten, deren eingeschränkte Lungenfunktion keine respiratorische Kompensationsfähigkeit aufwies, deutlich ausgeprägter war. Herr Haidlen und Herr Wienhöwer werden aus den Nachuntersuchungen unserer Klinik auf die Elektrolytveränderungen und auf die Frage der Acidose und deren Krankheitswert näher eingehen.

Meine Damen und Herren, mit meinen Ausführungen wollte ich keinen Bekehrungsversuch zur Ureterosigmoideostomie starten, sondern nur zu einer Überprüfung der Vorbehalte und der Vorurteile dem Coffey gegenüber anregen. Uns selbst gab diese Ausarbeitung die Möglichkeit der Standortbestimmung und des selbstkritischen Überdenkens unserer Einstellung. Aufgrund unserer Erfahrungen und Ergebnisse halten wir die Ureterosigmoideostomie bei begrenzter Lebenserwartung für die zur Zeit noch immer optimale Methode der Harnableitung.

Die Ureterosigmoideostomie wäre aber u. E. unterbewertet, würde man sie nur als Palliativmethode ansehen und nur bei begrenzter Lebenserwartung einsetzen. Unter der Voraussetzung einer regelmäßigen Überwachung und Kontrolle der Elektrolytwerte und Behandlung der möglichen Acidose wird die Ureterosigmoideostomie bei uns seit vielen Jahren als kurative langfristige Maßnahme durchgeführt.

Ich glaube, daß unsere Ergebnisse diese Einstellung bestätigen, zumal eine evtl. einmal notwendig werdende operative Revision nicht nur möglich ist, sondern praktisch alle anderen Arten der Harnableitung durchaus offen läßt. Unsere große Zahl von Blasencarcinomen berechtigt uns, bei diesem Grundleiden die Ureterosigmoideostomie als eine vergleichsweise optimale Harnableitung zu bezeichnen.

Die Entscheidung zur Ureterosigmoideostomie aber ist u. E. nicht nur abhängig von der objektiv medizinischen Grundsituation, sondern wird entscheidend mitbeeinflußt von Problemen der subjektiven Lebensanforderung oder wie man jetzt so schön sagt, von den Erwartungen an die Lebensqualität. Mit der Ureterosigmoideostomie wird ein Höchstmaß an Erhaltung der Gesellschaftsfähigkeit, an problemloser Ungeniertheit, an normalem natürlichem Körpergefühl erreicht wie mit keiner anderen Harnableitung.

Dr. med. D. Zoedler
Klinik Golzheim
D-4000 Düsseldorf
Friedrich-Lau-Straße 11

W. Haidlen und R. Wienhöwer: **Elektrolytveränderungen nach Coffeyscher Operation**

Die häufig beobachtete Abneigung gegen die Harnleiter-Darm-Implantation nach Coffey basiert vor allem auf der Furcht vor postoperativen Stoffwechselentgleisungen, die bei dieser Methode der supravesikalen Harnableitung so gravierend sein sollen, daß gelegentlich sogar von einer sogenannten Coffeyschen Krankheit (Sigel) gesprochen wurde. Man versuchte durch Tierexperimente und Theorien diese Stoffwechselveränderungen zu erklären. Nach der Vorstellung von Sigel wird vom Harn, der ja einer großen Resorptionsfläche ausgesetzt ist, nur das Natrium rückresorbiert. Dementsprechend und reichlicher wird das Chlorid nachgezogen, während das Kalium und das Bicarbonat über Urin und Drüsensekrete in den Darm hineinströmen. Um es genauer auszudrücken, errichtet die Mukosa des Dickdarmes ein Gefälle zwischen den Anionen Chlor$^-$ und Bicarbonat einerseits und den Kationen Natrium$^+$ und Kalium andererseits, wobei ein aktiver Prozeß abläuft, dessen Nettoquote für Natrium wesentlich niedriger als für Chlor ist.

Es erfolgt also eine stärkere Chloridresorption. Durch den vermehrten Abbau von Harnstoff infolge der metabolischen Azidose und dem zusätzlichen bakteriellen Abbau im Darm füllt zusätzlich CO_2 an und durch die Anwesenheit von anorganischem Phosphat wird nochmals die Resorption von Chlorid gefördert. Kalium wird vermehrt über das Darmlumen ausgeschieden, wobei es noch nicht geklärt ist, inwieweit die dadurch erfolgte Hypokaliämie eine Tubulusschädigung verursacht oder ob die Hypokaliämie die Folge der Tubulusschädigung ist. Histologisch wurden nach Stamey bei 30% der Patienten mit Uretero-Sigmoidostomie Vacuolen im Tubulusapparat gesehen.

Eine andere Theorie beruht nach Madsen auf einem Ionenaustausch, wonach Chlorid teils als Natrium-Chlorid und Kalium-Chlorid und teils durch Ionenaustausch mit Bicarbonat vom Darmlumen absorbiert wird. Das Enzym Carboanhydrase spiele hierbei eine wichtige Rolle. Durch dieses Enzym sollen Bicarbonationen in der Darmwand freigegeben werden, so daß ein Ionenaustausch zwischen Chlor und Bicarbonat erfolgen kann.

Wir wollen hier nicht auf die Wahrscheinlichkeit der einzelnen Theorien eingehen, sondern die von uns beobachteten Elektrolytveränderungen nach Uretero-Sigmoidostomie mitteilen.

Wenn man die Ergebnisse der chemischen Untersuchungen anderer Autoren zusammenfaßt, so ergibt sich, daß als Folge der Uretero-Sigmoidostomie folgende Stoffwechselveränderungen gefunden wurden:

1. Hyperchlorämie,
2. Verminderung des Bicarbonats,
3. Hypokaliämie,
4. Azidose.

Wir haben bei 20 Patienten mit Uretero-Sigmoidostomie, deren Operationstermin zwischen 1 und 21 Jahren vor der Nachuntersuchung lag, folgende Laborwerte bestimmt:

Blutsenkung, Hb, Erythrozyten, Leukozyten, Kalium, Natrium, Calcium, Chlor, Harnstoff und Kreatinin.

Bei 13 Patienten wurde der Säure-Basenhaushalt nach der Methode von Astrup gemessen.

Wir danken Herrn Ladenburger aus der Lungenklinik des Diakoniewerkes in Düsseldorf-Kaiserswerth für die Durchführung dieser Untersuchungen.

Als Durchschnittswerte wurden gefunden:

Hb	15,0 g%,
Erythrozyten	5,1 Mill.,
Leukozyten	5200.

Die Bewertung dieses Ergebnisses kann man nur als Ausdruck einer deutlichen Dehydratation auffassen und nicht als Zeichen einer gesunden Stoffwechsellage.

Die Kaliumwerte lagen bei 3,73 mval, die Natriumwerte bei 140 mval, die Calciumwerte bei 4,79 mval, die Chloridwerte bei 120 mval, die Harnstoffwerte bei 22,5 mg% und die Kreatininwerte bei 1,1 mg%.

Eine Abweichung vom Normbereich fand sich also lediglich beim Kalium, wo 8 Patienten deutlich unter den Normalwerten lagen mit einer maximalen Erniedrigung von 2,9 mval, und beim Chlorid, wo weit über die Hälfte der Patienten über der Norm lagen. Bei der Überprüfung des Säure-Basenhaushaltes wurden folgende Durchschnittswerte gefunden:

CO_2-Druck im Blut	39,1 mm Hg (normal 36 bis 44)
Puffer-Base = Vollblutpufferbasen	37,9
Basenexzeß	—8,4 mval (normal —2,5 bis +2,5)
Standard-Bicarbonat	17,2 mval (normal 22 bis 26)
Aktuelles Bicarbonat	17,5 mval (normal 22 bis 26)
pH aktuell = Blut-pH	7,27 (normal 7,36 bis 7,44)

Tab. 1 zeigt die Werte, die bei jedem einzelnen Patienten gefunden wurden.

Tabelle 1. Einzelaufstellung der Werte bei 13 Patienten nach Ureterosigmoideostomie

	pCO_2	B.B.	B.E.	St.B.	A.B.	pH aktuell	
Patient 1	55	42,1	— 7,0	18,7	21,5	7,22	respiratorische und metabolische Acidose
Patient 2	51	34,4	— 8,0	16,4	18,1	7,18	respiratorische und metabolische Acidose
Patient 3	61	46,9	— 9,4	17,8	24,1	7,21	respiratorische und metabolische Acidose
Patient 4	33	27,0	— 9,8	14,6	15,1	7,28	teilweise kompensierte metabolische Acidose (Kompensation gering)
Patient 5	40	27,0	—11,1	13,8	13,8	7,16	metabolische Acidose
Patient 6	46	32,3	—11,2	15,1	15,7	7,16	metabolische Acidose
Patient 7	27	30,2	—11	14,8	14,0	7,34	fast kompensierte metabolische Acidose
Patient 8	37	45,0	— 4,0	20,9	20,2	7,36	fast voll kompensierte metabolische Acidose
Patient 9	37,7	35,3	—14,8	14	13,6	7,18	schwere metabolische Acidose
Patient 10	30,4	42,6	— 8,0	18,2	16,0	7,34	teilweise kompensierte metabolische Acidose
Patient 11	32,0	46,2	— 6,0	19,6	17,5	7,36	teilweise kompensierte metabolische Acidose
Patient 12	34,5	37	— 6,0	19	18,3	7,35	teilweise kompensierte metabolische Acidose
Patient 13	35,5	46,2	— 3,2	21,4	20,4	7,38	keine Störung

Die Auswertung der Ergebnisse zeigt bei den genannten 13 Patienten folgende Aufschlüsselung:

keine Störung im Säure-Basenhaushalt	1
kompensierte metabolische Azidose	6
metabolische Azidose	3
metabolische und respiratorische Azidose	3

Generell ist also mit einer deutlichen Verschiebung des Säure-Basenhaushaltes in Richtung einer Azidose zu rechnen. Dabei muß allerdings hervorgehoben werden, daß trotz der bisweilen erheblichen azidotischen Stoffwechsellage insgesamt der Allgemeinzustand und das subjektive Befinden der Patienten erstaunlich gut ist.

Es erhebt sich somit die Frage, ob der Azidose, d. h. der Störung des Säure-Basenhaushaltes, ein gravierender Krankheitswert zuzumessen ist.

Zusammenfassung

Es ergibt sich nach unseren Untersuchungen, daß generell mit einer leichten Hypokaliämie und einer Hyperchlorämie bei normalen Harnstoff- und Kreatininwerten im postoperativen Verlauf nach Ureterosigmoideostomie zu rechnen ist. Zusätzlich tritt fast immer eine deutliche azidotische Stoffwechsellage auf.

Daraus folgt, daß wir zur Operationsindikation zusätzlich folgende Forderungen stellen:

1. Eine Ureterosigmoideostomie muß unterbleiben, wenn die Nieren präoperativ erhebliche funktionelle Schädigungen aufweisen.

2. Vor dem operativen Eingriff sollte eine Lungenfunktionsprüfung vorgenommen werden, damit eine postoperative Kompensation des Säure-Basenhaushaltes durch Ventilation gewährleistet ist.

Postoperativ sollte die Kompensation der Azidose durch Gaben von Acetolyt unterstützt werden.

Literatur

1. Sigel, A.: Lehrbuch der Kinderurologie. S. 345, 1972. — 2. Madsen, P. O.: Über die Ätiologie der hyperchlorämischen Acidose nach Harnableitung in den Darm. Verhandl.-Ber. Deut. Ges. Urol. S. 133, 1965. — 3. Stamey, T. A.: Surg. Gynecol. Obstet. **103**, 736 (1956).

Dr. R. Wienhöfer
Urolog. Abt. der Klinik
Golzheim
D-4000 Düsseldorf

Dr. med. Wolfgang Haidlen
Urolog. Abt. im Diakonissenkrankenhaus
D-7000 Stuttgart 1
Rosenbergstraße 38

W. Schwarzhaupt, J. G. Moormann, R. Hohenfellner, H. D. Wulff und S. Schwenn: **Ergebnisse von 107 offenen, transsigmoidalen Ureterosigmoideostomien**

In der Zeit zwischen Januar 1965 und Juni 1973 wurden an den urologischen Kliniken Mainz und Homburg/Saar 107 offene, transsigmoidale Ureterosigmoideostomien operiert.

Bei diesem von Goodwin 1953 erstmals beschriebenen Verfahren werden die Ureteren retroperitoneal durch das Mesosigmoid dorsal in das Sigma implantiert. Die Methode wurde durch submuköse Tunnelierung des Ureterendes geringfügig modifiziert.

Die Indikation zur Harnumleitung wurde gestellt: 1. als Palliativeingriff beim infiltrierenden Blasen- und Prostatakarzinom und 2. bei der Zystektomie; 3. haben wir die Operation — mit gutem Erfolg — auch bei primär nicht bösartigen Erkrankungen anwenden können.

Voraussetzung der Indikation war ein intakter Analsphinkter. Ein Liter eines wäßrigen Einlaufes muß mindestens 1 Std. lang gehalten werden können. Zudem dürfen keine Schädigungen des Enddarmes — etwa eine radiogene Proktitis, Sigmadivertikulitis,

Tabelle 1. Differentialindikation Ureterosigmoideostomie/Colon-Conduit

	107 Ureterosigmoideostomien	43 Colon-Conduits
benigne	19 Ekstrophien/Epispadien 10 Schrumpfblasen, tuberkulös, radiogen 4 interstitielle Zystitiden 4 Inkontinenzen div. Genese 2 irreparable Blasen-Scheiden-Fisteln	29 neuropathische Blasen 7 Schrumpfblasen mit Strahlenschaden des Rektums 1 Kloake 1 posttraumatische Inkontinenz 2 mangelhafte Ureterosigmoideost. 1 mangelhafte Rektumblase 1 mangelhafter Ileum-Conduit
	39 benigne Erkrankungen	42 benigne Erkrankungen
maligne	57 Blasenkarzinome 3 infiltrierende Prostatakarzinome 3 Urethrakarzinome 2 rezid. Blasenpapillomatosen 1 Rhabdomyosarkom 1 Fibrosarkom der Blase 1 Prostatasarkom	1 Blasenkarzinom (Zystektomie) mit Analfissuren
	68 maligne Erkrankungen	1 maligne Erkrankung

Gefahr der Tumorinvasion in den Darm, Hämorrhoiden, Analfissuren oder Analfisteln vorliegen. Eine sorgfältige präoperative proktokologische Untersuchung ist unabdingbar.

Waren diese Voraussetzungen nicht gegeben, so wurde ein Colon-Conduit angelegt.

Die Ergebnisse der Nachuntersuchungen rechtfertigen die Indikation. Die Komplikationsrate entspricht dem zugrundeliegenden Krankheitsbild. Mit etwa 15% ist sie nicht höher, als bei ähnlich ausgedehnten Eingriffen zu erwarten ist. Sie lag bei Patienten mit malignen Erkrankungen deutlich höher.

Häufigste Komplikation war die Stenose an der Ureterimplantationsstelle. Diese ist bei allen Modifikationen der Harnleiter-Darm-Implantation beobachtet worden.

Bei 5 Patienten mit Stenose an der Ureterimplantationsstelle wurden die Ureteren in gleicher Weise wie bei der Erstoperation offen, transsigmoidal neu implantiert. Diesen Patienten geht es heute gut. Bei 2 weiteren Patienten mußte eine andere Form der Harnableitung gewählt werden. Lediglich einer der Kranken aus dieser Gruppe ist bisher an einer ausgedehnten Tumormetastasierung verstorben.

Weitere Komplikationen an der Ureterimplantationsstelle waren eine retroperitoneale Fistel, ein Abszeß im Implantationsbereich und eine Ureter-Scheiden-Fistel. Hier schien die Reimplantation des Ureters nicht erfolgversprechend.

Tabelle 2. Reno-ureterale Komplikationen nach Ureterosigmoideostomie

Komplikation: renale Einheiten	Patienten		Korrektur: renale Einheiten	Patienten
10	7	Stenose an der Ureterimplantationsstelle	↗ 7	5 Reimplantationen
			→ 1	1 Nephrostomie als Endzustand
			↘ 2	1 Sigma-Conduit
1	1	retroperitoneale Ureterfistel	1	1 Reimplantation
1	1	Abszeß im Implantationsbereich	1	1 Ureterokutaneostomie
1	1	Ureter-Scheiden-Fistel	1	1 Nephrektomie
1	1	abszedierte PN ohne Stenose	1	1 Nephrektomie
14	11	Komplikationen	14	11 Korrekturoperationen

Der größte Teil der Patienten mit Ureterosigmoideostomie kam mit der rektalen Urinabscheidung gut zurecht. Nur drei klagten über rektale Inkontinenz. Alle anderen gaben an, den Harn ausreichend lange halten zu können. Die Miktionshäufigkeit war bei den meisten Patienten am Tage 2- bis 3stündlich und nachts 1- bis 2mal. Diese Miktionsfrequenz wurde — besonders im Hinblick auf die präoperativ oft quälende Pollakisurie und Nykturie — überwiegend nicht als belästigend empfunden. Eine geringere Miktionshäufigkeit wäre in Anbetracht der hypokaliämischen, hyperchlorämischen Azidose nicht erwünscht.

Viele Patienten klagten über vermehrtes Durstgefühl. Auffällig war jedoch, daß bei Patienten ohne urographische Zeichen der Pyelonephritis selten ausgeprägte Azidosen beobachtet wurden. Azidosen mit einem negativen Basenüberschuß bis etwa —7 mval/l wurden meist ohne wesentliche Beschwerden toleriert. Sie ließen sich durch Gaben von täglich 3 bis 4 Meßlöffeln Kalium-Natrium-Zitrat bei reichlicher Flüssigkeitszufuhr korrigieren.

4 Patienten mußten wegen auf diese Weise nicht beherrschbarer Azidose bei gleichzeitigem Vorliegen einer schweren chronischen Pyelonephritis vorübergehend stationär behandelt werden.

Unter der Vorstellung, das Nierenparenchym vor aufsteigenden Infektionen zu schützen, erhielten alle Patienten regelmäßig Chemotherapeutika, wie Nitrofurantoin oder Trimethoprim-Sulfamethoxazol.

Im Urogramm zeigten die weitaus meisten Nieren nach der Ureterosigmoideostomie keine wesentlichen zusätzlichen pyelonephritischen Veränderungen. Eine auffallende Besserung war jedoch nur bei etwa 6% der überprüften Nieren festzustellen. 16% zeigten eine Erweiterung von Nierenbeckenkelchsystem und Harnleiter. In dieser Zahl sind jedoch auch die Patienten enthalten, die wegen Stenose an der Ureterimplantationsstelle reoperiert werden mußten. Auffallend war auch hier das deutliche Überwiegen der Dilatationen bei Patienten mit malignen Erkrankungen.

Tabelle 3. Urogramme von 175 geprüften Nieren nach Ureterosigmoideostomie

Urogramm	benigne	maligne	Summe absolut	%
normal oder unverändert	59	66	125	(71,4)
gebessert	5	6	11	(6,3)
verschlechtert	5	6	11	(6,3)
Erweiterung von NBKS u. Ureter	5	**23**	28	(16,0)
Summe	74	101	175	(100,0)

Regelmäßige Kontrolluntersuchungen können die Spätergebnisse der Ureterosigmoideostomie verbessern. Diese werden am besten von der Klinik durchgeführt, an der der Patient operiert wurde. Nachlässige Patienten sollten regelmäßig zur Untersuchung einbestellt werden. Nach unserer Erfahrung sind die meisten Patienten jedoch für regelmäßige Kontrollen dankbar. Viele finden einen echten psychischen Halt, wenn sie sicher sein können, daß die Klinik weiter um sie bemüht ist.

Die Untersuchungen sollten unter folgenden Gesichtspunkten erfolgen:

Besteht eine Neigung zur hypokaliämischen, hyperchlorämischen Azidose?

Überprüfung der Nierenfunktion.

Röntgenologische oder isotopennephrographische Kontrolle der Abflußverhältnisse.

Bei Auftreten von Mängeln muß die Therapie sofort einsetzen: Nimmt die metabolische Azidose deutlich zu, so ist die routinemäßig gegebene Natrium-Kalium-Zitrat-Dosis zu erhöhen und die Pyelonephritis mit einem adäquaten Antibiotikum bei reichlicher Flüssigkeitszufuhr zu therapieren. Ist die Stoffwechselsituation nicht zu beherrschen, so sollte unter stationärer Kontrolle eine entsprechende Infusionsbehandlung, rektale Dauerdrainage und eine Darmsterilisation mit einem schwer resorbierbaren Antibiotikum erfolgen. Gegebenenfalls ist ein temporärer Anus praeter anzulegen.

Bei Stenose an der Ureterimplantationsstelle kann der oder beide Ureteren auf gleiche Weise wie bei der Erstoperation offen, transsigmoidal neben, distal oder oral der ursprünglichen Implantationsstelle reimplantiert werden. In einzelnen Fällen muß temporär nephrostomiert werden.

Die Ureterosigmoideostomie ist operativ kein Endzustand. Bei nicht reparablen Mängeln ist die Umwandlung in einen Conduit oder in eine andere Form der Harnableitung möglich.

Unter diesen Bedingungen sollte die Ureterosigmoideostomie ihren Platz unter den Harnableitungsoperationen behaupten.

Dr. W. Schwarzhaupt
Roland Klinik
D-2800 Bremen
Niedersachsendamm 72–74

F. Boeminghaus und H. Dettmar: **Revision nach innerer Harnableitung**

Als Folge chirurgischer Komplikationen lassen sich Mißerfolge nach Harnleiterdarmanastomosen nicht immer vermeiden. Sie finden ihre Ursache in verschiedenen Gründen:

1. Jede Anastomose birgt die Gefahr der Stenose in sich.
2. Durch die Keime des Darmes ist mit einer Infektion der Niere zu rechnen. Die Darmflora kann ihrerseits auch durch Entzündung im Anastomosbereich die Stenosebildung fördern.
3. Bei vor- bzw. nachbestrahlten Patienten liegen oft Ureterschäden vor, die den Erfolg der Operation beeinträchtigen (siehe Beitrag Zödler).
4. Operationstechnische Fehler können zu einer primären Enge bzw. Insuffizienz der Anastomose führen.

Unsere Erfahrungen mit chirurgischen Komplikationen nach innerer Harnableitung teilen wir anhand von 167 eigenen Fällen, die wir in den letzten 13 Jahren gesehen haben, mit.

Auch in unserem Krankengut überwiegen die Blasenkarzinomträger mit 118.

19mal operierten wir wegen Schrumpfblase, 24mal wegen Blasenextrophie, 2mal wegen Urethra-Vulva-Karzinom und 4mal wegen neurogener Blasenentleerungsstörung.

Unsere Operationstechnik entspricht der von Coffey bzw. Leadbetter angegebenen Methoden.

Bei 140 von 167 Patienten wurden beide Harnleiter in den Darm implantiert. Bei den übrigen Patienten erfolgte der Eingriff einseitig. Das sind insgesamt 307 Harnleiterdarmanastomosen.

Bei 16 Patienten von 167 = 10% wurde zu einem späteren Zeitpunkt eine Sekundäroperation erforderlich, nachdem konservative Maßnahmen keine Besserung des pathologisch veränderten Urogramms ergeben hatten. Von diesen 16 Patienten hatten primär 7 an Blasenmalignom gelitten (6% von 118) und 6 an Blasenextrophie (25% von 24). Je 2 Patienten litten an Schrumpfblase, je einer an Inkontinenz und Urethra-Karzinom.

Auf die Gesamtzahl der Anastomosen bezogen mußten wir in 6,5% nachoperieren. Am häufigsten beobachteten wir Stenosen der Anastomose mit Stauung der oberen Harnwege.

Bei der Indikation zu einer operativen Revision der Anastomose spielt die mutmaßliche Lebenserwartung (unter Berücksichtigung der Grundkrankheit) eine wesentliche Rolle.

Tabelle 1. Sekundäroperation nach UE.ST.

	Anzahl
primäre Nephrektomie	3
Uretero-Entero-Neostomie	13
Resultat: Nephrektomie	3
Ureterostomie	2
gut	3
befriedigend	4
schlecht	1
	13

In Tab. 1 sind die bei den 16 Patienten erforderlichen Sekundäroperationen zusammengestellt. Bei 3 Patienten war eine einseitige Nephrektomie notwendig. Bei den übrigen 13 Patienten wurde der Versuch einer *Anastomosenrevision in Form einer Neostomie* unternommen. Das Intervall zwischen Primär- und Revisionsoperation beträgt wenige Tage bis Monate.

Bei 2 Patienten mußte die betreffende Niere nach der Revision entfernt werden. Bei zwei weiteren Patienten waren wir wegen fortschreitender Stenose infolge Bestrahlung gezwungen, eine Ureterfistel anzulegen.

Bis auf einen Fall sind bei den übrigen die erzielten Ergebnisse als gut oder befriedigend zu bezeichnen.

Zur Frage, warum in unserem Krankengut bei Patienten mit Blasenextrophie gehäuft Revisionen der Anastomose erforderlich waren, möchten wir folgendes bemerken: Die anatomischen Verhältnisse bei Blasenkarzinompatienten unterscheiden sich von denen der Blasenextrophie beträchtlich. Beim Blasenkarzinom handelt es sich um erwachsene, ältere Patienten, deren Harnleiter obendrein meist eine Dilatation aufweisen, während es sich bei den Patienten mit Blasenextrophie um Jugendliche bzw. Kleinkinder handelt, deren Harnleiter zart, jedenfalls nicht dilatiert sind, so daß hier Entleerungsstörungen nach Uretero-Sigmoidostomie zwangsläufig häufiger auftreten müssen.

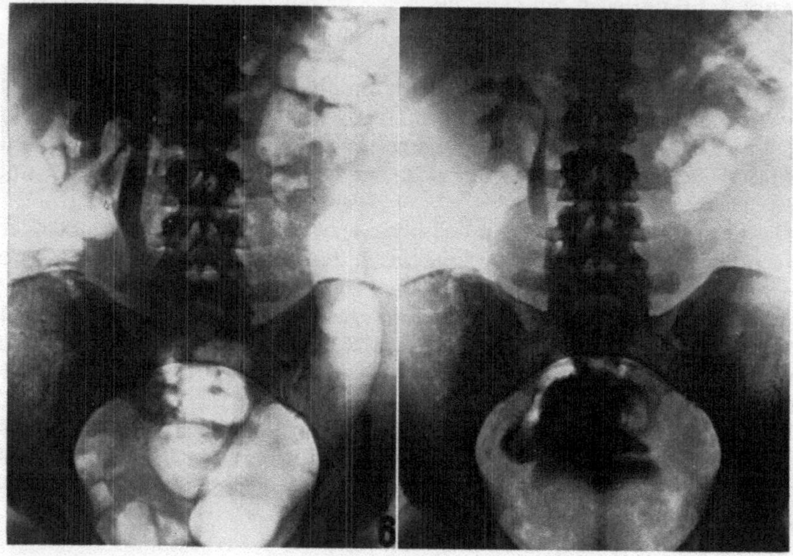

Abb. 1 Abb. 2

Als Beispiel einer erfolgreichen Anastomosenrevision sei die Kasuistik einer wegen Blasen-Ca. operierten Patientin aufgeführt, deren Restniere eine ausgeprägte Stauung aufwies (Abb. 1). Die Revision wurde zunächst von ihr abgelehnt, ebenso das Anlegen eines Ileum-Conduits, wie ihr von anderer Seite vorgeschlagen worden war. Erst als sie sich zur Heirat entschloß, stimmte sie der Revision zu. Abb. 2 zeigt den Zustand nach erfolgter Revision.

Zusammenfassung

Stenosen der Anastomose sind die häufigsten chirurgischen Komplikationen nach Uretero-sigmoidostomie. Der Entschluß zur Revision sollte nicht zu spät gefaßt werden, um die betreffende Niere vor Schäden zu bewahren. In der frühen postoperativen Periode sind konservative Maßnahmen, wie Darmrohr, Sphinkterdehnung, Laxantiengabe indiziert. Kommt es danach nicht zur Besserung der Stauung, kann der Mißerfolg durch Revision in Form einer Neostomie behoben werden. Die Lebenserwartung des Patienten spielt bei der Indikation zur Nachoperation eine wesentliche Rolle. Bei Insuffizienz und schlechtem AZ des Patienten hat sich die Ureterostomia in situ als Zwischenlösung bewährt (siehe Beitrag Dettmar).

Dr. F. Boeminghaus, Prof. Dr. H. Dettmar
Urologische Klinik der Universität
D-4000 Düsseldorf
Moorenstraße 5

Diskussion zu den Vorträgen S. 12 bis 22 (Ureterosigmoideostomie)
Moderator: D. Zoedler, Düsseldorf

O. Hallwachs, Darmstadt: Ich wollte Herrn Zoedler folgendes fragen: Selbstverständlich ist das Hauptkontingent für die Ureterosigmoideostomie ein Blasenkarzinom. Umgekehrt sagten Sie ja sehr richtig, daß prä- oder postoperativ geplante Bestrahlung eine Kontraindikation ist. Aber man wird ja, wenn man eine Zystektomie mit Ureterosigmoideostomie durchführen kann, doch noch danach bestrahlen, und der Strahlenkegel kommt dann auch auf die Anastomosenstelle. In meiner Heidelberger Zeit haben wir mehrere Fälle erlebt, die dann, wie sicher auch viele bei Ihnen, eine Stenose entwickelten, und das Ileum-Conduit kommt dann zwar als nächste Operation in Betracht, aber sollte man dann beim Blasenkarzinom nicht doch eher zum Conduit übergehen?

Die 2. Frage war: Ich glaube, es war auf dem von mir erstmals besuchten Südwestdeutschen Urologenkongreß in Stuttgart unter Herrn Arnholdt, daß wir über die Ureterosigmoideostomie gesprochen haben und ich glaube mich zu erinnern, daß man damals zu dem Ergebnis kam, daß die Lebenserwartung umso besser sei, je besser tonisiert der Harnleiter zum Zeitpunkt der Implantation in den Darm ist; als Frage ergibt sich daraus: Wie weit stellen Sie die Indikation zur Ureterosigmoideostomie hinsichtlich der Erweiterung der Ureteren durch das Abflußhindernis, beispielsweise ein Blasenkarzinom?

Weiterhin möchte ich noch feststellen, daß wir unsere letzten Ureterosigmoideostomien mit Astronautenkost für 5 Tage lang vorbereitet haben. Wir haben nur am Tag vor der Operation einen Reinigungseinlauf durchgeführt und die Operationen verliefen komplikationslos. Sicher ist diese Vorbehandlung kostspieliger, aber auch wesentlich angenehmer für den Patienten.

S. Wesolowski, Warschau: Ich möchte über 2 Fälle und deren Spätergebnisse nach Transplantation der Ureteren in das Rektum wegen Blasenexstrophie berichten.

Im 1. Fall handelte es sich um einen 7jährigen Knaben, bei dem am 15. 3. 1963 das Trigonum in das Rektum nach dem Maydl-Verfahren transplantiert worden war. Der Knabe wurde am 8. 4. 1963 nach komplikationslosem postoperativem Verlauf in gutem Gesundheitszustand aus dem Krankenhaus entlassen. 10 Jahre später konnte bei einer Kontrolluntersuchung festgestellt werden, daß sowohl die Nieren wie die Ureteren normal funktionierten. Das Kontrastmittel wurde nach 10′ bereits in das Rektum ausgeschieden. Die Harnkontinenz ist gut und der Patient läßt alle 2 bis 3 Stunden Wasser. Die Elektrolyte i. S. sind normal. Wuchs und Gewicht des Patienten sind ebenfalls normal. Das Ergebnis des operativen Verfahrens nach Maydl 10 Jahre nach der Operation kann als gut bezeichnet werden.

Im 2. Fall handelte es sich um eine 46jährige Frau, bei der im Alter von 5 Jahren die Ureteren nach dem Verfahren von Mirotworcew ins Rektum transplantiert worden waren. Die Operation erfolgte wegen Blasenexstrophie in der chirurgischen Abteilung in Bialystok von Prof. Fiodorowicz. Die Harnkontinenz war jedoch nach dieser Operation mangelhaft wegen der Schwächung des Sphinkter ani. Wir haben deshalb — mein Freund Prof. L. Manteuffel (Chirurg) und ich — am 30. 6. 1953 eine plastische Operation des Sphinkter ani mit Musculus gluteus maximus nach Chetwood durchgeführt. Das Ergebnis war gut, denn die totale Inkontinenz konnte in eine befriedigende Kontinenz umgewandelt werden. Danach hat die Patientin geheiratet und 2 Kinder durch eine Sectio entbunden. 40 Jahre nach der Transplantation der Ureteren in das Rektum ist der Gesundheitszustand der Patientin gut, das Ausscheidungsurogramm ist normal.

A. Sigel, Erlangen: Es besteht kein Zweifel, daß die Operation nach Coffey oft ganz hervorragende Ergebnisse erzielen läßt, daß aber die Coffey-Krankheit existiert. Es ist dies allerdings eine Frage der Zeit, und das ist der wesentliche Punkt. Bestehen die Aussichten auf eine lange Lebenserwartung, etwa bei benignen Erkrankungen, dann sinken im gleichen Maße die Dauerchancen der Coffeyschen Operation. Unter den vielen ausgezeichneten Zahlen, die wir heute hier sahen, war leider keine einzige, die präzise Langzeitergebnisse dargestellt hat. Einzelne Glanzfälle haben natürlich viele aufzuweisen, aber wirklich eine präzise Zahl, wieviel nach 10, 12 oder gar noch mehr Jahren leben, fehlt. Und es ist eine Tatsache, daß die Dauerergebnisse nach diesen Zeiten dann ganz rapide absinken.

D. Zoedler, Düsseldorf: Dazu darf ich Herrn Sigel vielleicht gleich antworten, daß von unseren 210 Operationen nach Coffey, von denen 190 wegen eines Blasenkarzinoms ausgeführt wurden, noch 50 leben. 100 Patienten sind verstorben und 60 sind postalisch nicht erreichbar gewesen.

A. Sigel, Erlangen: Es geht mir weniger um die Krebse dabei, Herr Zoedler, das sind wieder ganz andere Gesichtspunkte, sondern um die ursprünglich benignen Erkrankungen, und es geht mir eben um die Langzeitergebnisse bei diesen Erkrankungen. Soweit ich hier doch sehe, sind diese eben nicht gut. Natürlich spielt die Technik schon eine Rolle, auch die Ausgangssituation, aber insgesamt ist das Spätergebnis nicht gut, denn die Operation nach Coffey reduziert die Lebenserwartung doch fast automatisch ganz grob.

H.-J. Pompino, München: Ich möchte Herrn Sigel beipflichten. Wir führen seit 1956 bei Kindern mit Blasenexstrophie keine Operation nach Coffey mehr durch. Uns liegen von 20 Kindern, die wir nach dieser Methode operiert haben, die Langzeitergebnisse nach 15 bis 25 Jahren vor. Von diesen Kindern, die wir nach dieser Zeit kontrollierten, leben nur noch 9. Und das stimmt mit dem genau überein, was Herr Sigel bereits festgestellt hat. Deshalb machen wir bei benignen Erkrankungen, d.h. bei der Blasenexstrophie, nicht mehr die Operation nach Coffey; denn die Kinder sind nachweislich an einer Niereninsuffizienz gestorben und die Niereninsuffizienz entsteht ja durch den Circulus vitiosus: Elektrolytstörungen und zunehmende Niereninsuffizienz.

R. Hohenfellner, Mainz: Ich glaube, die Operation nach Coffey hat bei den gutartigen Grundleiden dann eine Berechtigung, wenn man auch bereit ist, in einer 2. Operation die Harnumleitungsoperation vorzunehmen. Ist man bereit, diese Kinder mit einer Exstrophie regelmäßig zu überwachen, d. h. bei ihnen eine Gesamtkaliumbestimmung durchzuführen und die Azidose zu überwachen, dann glaube ich, daß man diese Operation durchaus durchführen darf. Sonst allerdings nicht.

D. Zoedler, Düsseldorf: Zu der Frage von Herrn Hallwachs wegen der Bestrahlung möchte ich darauf hinweisen, daß auf der dargestellten Tabelle die ausgedehnte Bestrahlungsbehandlung, die vorangegangen war, aufgeführt worden ist. Dabei spielt natürlich die Harnleiter-Darmeinpflanzung uns mitunter insofern einen Streich, weil der Darm durch die ausgedehnte Bestrahlungsbehandlung hochgradig verändert ist. Das trifft also nur auf Leute zu, deren Bestrahlungsbehandlung wirklich schon vor der Operation ausgereizt war, nicht für eine mögliche Schlagbestrahlung oder präoperative Bestrahlung, wie sie von einigen Autoren empfohlen wird. Was die Erweiterung des Harnleiters angeht, so ist dazu zu sagen, daß eine mäßige Weitstellung bis auf etwa Bleistiftdicke keine Kontraindikation gegen eine Operation nach Coffey darstellt. Ist eine Seite normal konfiguriert und die andere massiv erweitert, dann verbinden wir mit der einseitigen Implantation evtl. die kontralaterale Nephrektomie.

Auf die Frage von Herrn Wesolowski möchte ich antworten, daß die Operation nach Maydl auch von unserer Seite mehrmals durchgeführt worden ist und die Vorstellung, daß durch die Erhaltung des Trigonums der Ostiumapparat erhalten bleibt, von einer Reihe von Untersuchern zumindest sehr in Frage gestellt wurde, weil die Strecke, die der Harnleiter durch die Blasenwand durchläuft, eben doch nicht so lang ist, wie bei einer normal ausgebildeten Blase.

Auf die Diskussionsbemerkung von Herrn Sigel bezüglich der Coffey-Erkrankung, bei der Sie oft den Minderwuchs der Kinder und die Elektrolytstörungen bemängeln, möchte ich mit einer kleinen Geschichte antworten. Bei der Nachuntersuchung, die wir Anfang des Jahres durchgeführt hatten, erschien auch ein junges Mädchen, bei dem man bei näherer Betrachtung doch sah, daß sie geradezu großartig in jeder Beziehung entwickelt war. Ich bat dann einen unserer Kollegen, weil ich diesen Einbruch des Minderwuchses befürchtete, ein Dia herzustellen und das Mädchen zu fotografieren. Dann ist es jedoch nicht zur Herstellung des Dias gekommen, weil die Firma von uns einen Pornozuschlag erheben wollte. Sie sehen also, daß die Entwicklung nicht immer gestört zu sein braucht. Ich glaube auch, daß bei Herrn Hohenfellner die Nachuntersuchung und das Kinderurologische Colloquium, das vor etwa 1 bis 2 Jahren stattgefunden hat, bewies, daß m. W. 40% der Kinder sich normal entwickelt haben, sofern ich das richtig referiere.

R. Hohenfellner, Mainz: Ich kann nur feststellen, daß mir über die Entwicklung von Kindern keine genauen Daten bekannt sind. Ich kann nur feststellen, daß wir 15 Fälle haben und daß diese Kranken keine Wachstumsstörungen hinsichtlich der Länge aufweisen. Das Gewicht scheint etwas hängen zu bleiben, aber das Skelett ist völlig normal. Hierbei handelt es sich aber nur um Kontrollzeiten von höchstens 8 Jahren. Man kann also noch nichts Endgültiges sagen, da die Daten noch zu gering sind.

D. Zoedler, Düsseldorf: Was Herr Hohenfellner gesagt hat, würde ich unterstreichen und ich glaube vielleicht, zusammenfassend sagen zu können, daß unter der Voraussetzung einer regelmäßigen Kontrolle und Überwachung in der Klinik, in der die Operation nach Coffey durchgeführt worden ist, das Wort von der Renaissance der Operation nach Coffey durchaus berechtigt erscheint.

H. Boeminghaus, Düsseldorf: Angesichts der möglichen urologischen Komplikationen bei der Störung des Elektrolythaushaltes kann man die Ureterosigmoideostomie (US) nicht als eine ideale Lösung der Harnableitung betrachten. Bei den inkurablen Blasenkarzinomen — der häufigsten Indikation — ist die US dennoch die Methode der Wahl, weil der relativ kleine Eingriff den Kranken durch Wegfall der quälenden Tenesmen eine erhebliche Erleichterung bringt und weil angesichts der meist kurzbefristeten Lebenserwartung die Nachteile der US wenig ins Gewicht fallen. Man sollte zwar nicht übersehen, daß diese Form der Harnableitung auch gute Dauerergebnisse geben kann, doch ist die Häufigkeit postoperativer Komplikationen (aufsteigende Harninfektion, Harnstauung, Stenose bzw. Insuffizienz der Harnleiter-Darmanastomose und Störungen des Elektrolythaushaltes) so groß, daß für den Patienten, dessen Grundleiden wie z. B. Blasenexstrophie, komplette Inkontinenz bei der Frau etc. eine lange Lebenserwartung erlaubt, diese Form der Harnableitung problematisch erscheint. Ich habe bei Kindern mit Blasenextrophie nie eine US durchgeführt, sondern stets die Maydlsche Operation vorgezogen. Zwar gibt es auch hier die Gefahr der aufsteigenden Harninfektion, aber es ist unbestritten, daß es keine Form der Ureter-Darmanastomose — nach welcher Methode man auch vorgeht — gibt, die einen gleich guten Schutz gegen Stenose und Insuffizienz der Harnleitermündung bietet wie die Maydlsche Operation, bei der anstelle der getrennten Harnleiter-Implantation das gesamte Trigonum im Zusammenhang in den Darm eingepflanzt wird. Häufig ist die exstrophische Blasenplatte betont klein. In diesen Fällen empfiehlt es sich, nach Ablösung der Blasenplatte aus der Bauchwand, die ganze Blase zu implantieren. Ich habe 2 Erwachsene gesehen, bei denen damals die Maydlsche Operation 30 bzw. 35 Jahre zurücklag. Bei dem einen Patienten hatte sich nach 30 Jahren eine Pyonephrose auf der einen Seite entwickelt (die Niere wurde entfernt) während auf der anderen Seite die Niere anatomisch und funktionell intakt war. Der 2. Patient kam wegen eines sich vergrößernden Narbenbruches zu uns. Bei ihm waren, 35 Jahre nach der Maydlschen Operation, beide Nieren und die Harnleiter normal.

Wenn bei der Entwicklung der Harnableitung in den Darm die US die Maydlsche Operation mehr und mehr verdrängt, so daß sie heute offenbar nur noch relativ selten praktiziert wird, so lag das nicht an den schlechten Resultaten, sondern ausschließlich daran, daß sich die Maydlsche Operation für das Blasenkarzinom — die häufigste Indikation der Harnableitung — nicht eignet und daß sich daher zwangsläufig bei der weiteren Entwicklung des Problems der Harnableitung das Interesse der getrennten Harnleiter-Darm-Anastomose zuwandte und so die Maydlsche Operation auch dort verdrängte, wo sie der ganzen Anlage zufolge der US überlegen sein würde. Ich glaube, daß man die Maydlsche Operation zu Unrecht vernachlässigt.

2. Conduit

R. HOHENFELLNER: **Colon-Conduit (Indikation, Technik, Ergebnisse)**

Die supravesikale Harnableitung mit einem ausgeschalteten Sigmasegment in der vorliegenden Modifikation, vor 9 Jahren konzipiert, wurde von uns bisher bei 42 Patienten in technisch unveränderter Form angewandt.

Die psychologische Vorbereitung schließt die Konfrontation des Patienten mit anderen Conduit-Trägern, die sozial voll eingegliedert sind, ein. Sie beinhaltet die Erörterung von Problemen, die die Intimsphäre berühren. Der Patient muß mit den Folgen dieses irreversibel verstümmelnden Eingriffes vertraut sein. Demzufolge wird die Stelle des späteren Stomas markiert, ein Urinauffangbeutel angepaßt und das Tragen des mit Wasser gefüllten Beutels bereits präoperativ geprobt.

Dies ist insbesondere bei Kindern mit Myelodysplasie und Mißbildung im Bereich des knöchernen Beckens entscheidend.

Nicht immer sind die psychologischen Forderungen bei Kindern voll erfüllbar und nicht selten kommt es später im Erwachsenenalter zu psychologischen Problemen, wie eine Analyse von Scherzer am Myelodysplasie-Zentrum in New York zeigte. Darmvorbereitung mittels Nebacetin, hochkalorische intravenöse prä- und postoperative Er-

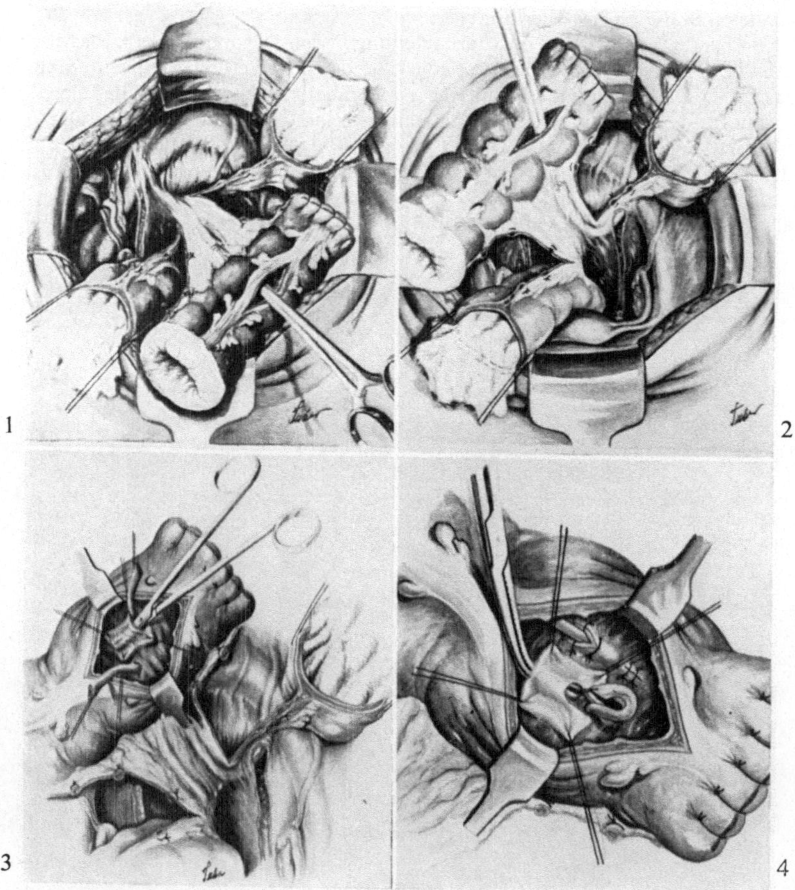

Abb. 1–4

nährung bis zum 7. postoperativen Tag über einen Subclavia-Katheter haben die intestinale Komplikationsquote entscheidend herabgesetzt.

Eine Patientin verstarb an den Folgen des metastasierenden Collumkarzinoms, eine Kotfistel schloß sich spontan. Eine Steinbildung im Bereich beider Nieren trat vermutlich als Folge der einjährigen Immobilisation im Anschluß an die orthopädische Korrektur auf. Das etwa 15 cm lange, durch A. sigmoidea versorgte Sigmasegment schrumpft nach der Ausschaltung auf eine Länge von 10 bis 12 cm zusammen. Die Gefäßversorgung ist ausgezeichnet. Dementsprechend selten sind Ernährungsstörungen der ausgeschalteten Schlinge, Darmfisteln oder Stenosen an der Anastomose. Die Ureteren werden bei der offenen transsigmoidalen Implantation mit einer Klemme vom Retroperitonealschlitz aus subperitoneal zwischen den beiden Blättern des Mesosigmoids in das Darmlumen, hier der rechte Ureter (Abb. 1), und hier der linke Ureter (Abb. 2) implantiert.

Das Implantationsverfahren, dem von Politano-Leadbetter an der Blase nachempfunden (Abb. 3), soll den Reflux aus dem Conduit in die Nierenhohlsysteme verhindern, eine Komplikation, die insbesondere beim Sitzen in abgeknickter Stellung im Rollstuhl oder bei Änderung der Körperhaltung im Schlaf auftreten kann. Die Länge des submukösen Kanals richtet sich nach dem Harnleiterdurchmesser und beträgt zwischen 3 und 5 cm (Abb. 4). Beide Harnleiter werden mit Splints versehen, die, falls sie nicht bis zum 10. postoperativen Tag herausfallen, entfernt werden.

Die End-zu-End-Anastomose wird zweischichtig mit seromuskulären Mersilene-Einzelknopfnähten und einer fortlaufenden Catgut-Mukosa-Naht durchgeführt (Abb. 5).

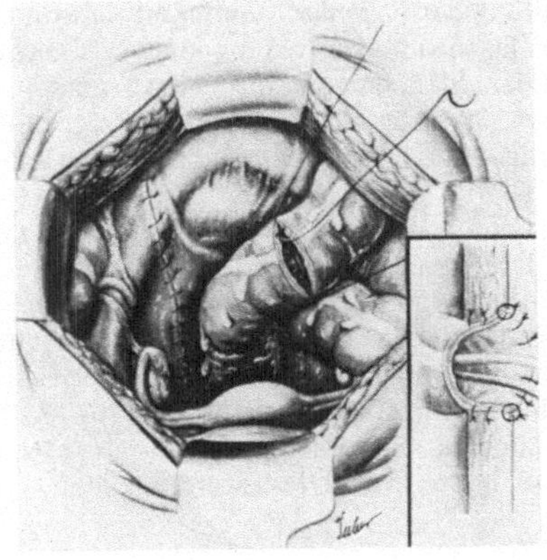

Abb. 5

Am Schluß der Operation liegt der gesamte Conduit retroperitoneal, das aborale Ende deckt den Schlitz im Mesosigma, der ansonsten eine Ileusfalle darstellt. Bei unsicheren Anastomoseverhältnissen kann das Retroperitoneum an dieser Stelle drainiert werden. Wenngleich es sich, wie erwähnt, um einen irreversiblen und verstümmelnden Eingriff handelt, kann das an richtiger Stelle gelegene und kosmetische Stoma die Rehabilitation erleichtern. Das Stoma wird im Hautniveau mit intrakutanen Nähten fixiert, da die ansonsten strahligen Narben der Durchzugsnähte zum Durchsickern von Harn unter den Urinauffangbeuteln führen können. Wir verwenden das Mitcham-System mit Acrylatklebern, Benzoesäure bei Hautkomplikationen und geben Aspirintabletten in die Auffangbeutel, die den Uringeruch neutralisieren.

Stomakomplikationen werden am Dickdarm im Gegensatz zu anderen Darmabschnitten extrem selten beobachtet, wir wurden bisher zu keiner Stomarevision gezwungen.

Im Gegensatz zu uns implantierte Moormann bei 18 und Skinner bei 14 Patienten ebenfalls die Ureteren nach der Antirefluxtechnik von Gregoir und Leadbetter mit Spaltung der Seromuscularis und mukomuköser Anastomose.

Die präoperative Colonkontrastdarstellung zur Beurteilung der Sigmaschlinge erlaubt keinen endgültigen Rückschluß hinsichtlich der Ausdehnung von Strahlenveränderungen.

Wandverdickung, bläßlich-anämische Oberfläche, zerreißliches Peritoneum und reisig- bzw. korkenzieherartig gewundene, brüchige Gefäße an der Darmoberfläche sind ausreichende Warnzeichen, um anstelle von Sigma Ileum oder, falls dieses nach Homogenbestrahlungen die gleichen Veränderungen zeigt, Transversum nach dem Vorschlag von Nelson in gleicher Technik anzuwenden.

Im folgenden einige Beispiele für Anwendungsmöglichkeiten des Colon-Conduit in besonders gelagerten Fällen:

Bei irreparablen Vesico-Vagino-Rektalfisteln mit aktinischer Schrumpfblase, Miteinbeziehung beider Harnleiterostien und drohender Harnstauung, nach Anlage eines Anus praeter, bietet sich das noch vorhandene Sigma in Form eines Sigma-Conduits ohne die Notwendigkeit einer zusätzlichen Dünndarmausschaltung an. Die ausgedehnten aktinischen Hautschäden zwingen zu einer besonders sorgfältigen präoperativen Lokalisation des künftigen Stomas. Auch in diesem Falle liegt der nach rechts geleitete Conduit isoperistaltisch, auch mäßiggradige Dilatationen der Nierenbeckenkelchsysteme zeigen eine schnelle Rückbildung.

Die Umwandlung einer Sigmarektumblase nach Mauclaire in einen Colon-Conduit kann erforderlich werden, wenn der anale Schließmuskel zur Kontrolle des flüssigen Darminhaltes nicht ausreicht oder Stenosen an der Implantationsstelle aufgetreten sind.

Bei Blasenekstrophien, wie in diesem Falle, sollte jedoch mit der Umwandlungsoperation bis nach dem 10. Lebensjahr gewartet werden, da erst zu diesem Zeitpunkt über die endgültige Suffizienz des analen Schließmuskels unter Zuhilfenahme des Elektromyogramms entschieden werden kann. Die Wiederherstellung der Darmkontinuität erfolgt mittels End-zu-End-Anastomose.

Nach traumatischer Harnröhrenzerreißung und zahlreichen mißglückten Voroperationen wurde bei einem 14jährigen Mädchen auswärts eine transsphinktäre Durchzugsoperation nach Heitz-Boyer durchgeführt. Stenosen an den nippelförmig implantierten Ureteren, Stenose und Insuffizienz des Schließmuskels mit Dilatation der Rektumblase bei totaler Inkontinenz zwangen zur Revision.

Die überschüssige Rektumblsse wurde ohne zusätzliche Darmausschaltung zur Harnableitung verwendet und die Ureteren neu implantiert.

Nicht allzu selten wird nach Anlage eines Ileumconduits im Kindesalter nach einigen Jahren eine extreme Schlingenverlängerung mit Retention, Steinbildung und infektbedingter Stenose der Harnleitermündungen in den Ileumconduit beobachtet.

Auch hier bietet sich zur Korrektur dieser Mängel die Exstirpation des Ileumconduits unter Anlage eines Colon-Conduits an, sofern der Ileumconduit selbst nicht auf einfache Weise verkürzt und die Anastomose der Ureteren wiederholt werden kann.

Kritisch ist zu allen Ureterosigmoidostomien zu bemerken, daß bei Auftreten von Mängeln Stenosen an der Implantationsstelle oder rezidivierenden pyelonephritischen Schüben frühzeitig die Ureterosigmoidostomie durch ein anderes Verfahren der Harnableitung ersetzt werden sollte. Nur unter den Voraussetzungen der regelmäßigen Kontrolle und rechtzeitigen Korrektur hat die Ureterosigmoidostomie ihre Berechtigung.

Die hier angeführten Beispiele zur Korrektur von Mängeln nach vorausgegangenen Harnableitungs- oder -umleitungsoperationen sollten einen kleinen Ausschnitt über die Anwendungsmöglichkeiten geben.

Tabelle 1. Colon-Conduit (Literaturzusammenstellung)

	Anzahl	Mortalität	Renale Komplikationen	Intestinale Komplikationen
Benignes Grundleiden	98	5%	10%	2%
Malignes Grundleiden	63	11%	3%	3%
Insgesamt	161	8%	8%	2%

Bis zum August 1973 konnten wir aus der Literatur 161 operierte Patienten zusammenstellen (Tab. 1). Die Gesamtmortalität betrug 8%, die renalen Komplikationen ebenfalls 8%, die intestinalen Komplikationen dagegen nur 2%.

Hinsichtlich der Rückbildung einer bereits bestehenden Nierenbeckenkelchektasie wurde am eigenen Krankengut von 40 urographisch kontrollierten Patienten eine Verschlechterung im Sinne einer zunehmenden Dilatation in 6,5% aller Fälle beobachtet.

Enttäuscht müssen wir bekennen, daß die Antirefluxoperation am offenen Sigma zwar regelmäßig bei präoperativ normalen oder mäßig dilatierten Harnleitern wirksam wurde. Bei präoperativ stark dilatierten Harnleitern hingegen verzeichneten wir postoperativ in 18% aller Fälle weiterhin einen Reflux von Conduit in die Nierenhohlsysteme. Kritisch ist auch zu vermerken, daß die urographische Kontrolle wenig über die Funktion aussagt und seitengetrennte Clearance-Verfahren heute routinemäßig zur Überwachung von uns verwendet werden. Zur Refluxprüfung eignet sich die katheterlose Sequenzszintigraphie am besten. Der Druck im Sigma-Conduit beträgt durchschnittlich 20 mm Hg, dies deckt sich mit den Untersuchungen von Lattimer, die kräftigen Kontraktionen des isoperistaltischen Dickdarmsegmentes führen zu einer weitgehend restharnfreien Entleerung des Conduits, eine hyperchlorämische, behandlungsbedürftige Acidose ist demnach extrem selten. Wir beobachteten sie nur 2mal bei Kindern mit präoperativ bereits bestehenden schweren pyelonephritischen Veränderungen. Keimfreiheit ist, wie nicht anders zu erwarten, die Ausnahme, eine suppressive Therapie nur bei bestehendem Reflux erforderlich.

Nachkontrollen werden routinemäßig vierteljährlich zur Aufdeckung von Komplikationen mittels seitengetrennter Isotopen-Clearance und Sequenzszintigramm durchgeführt.

Der im Vergleich zu anderen Harnableitungsoperationen selten angewandte Colon-Conduit zeichnet sich durch eine extrem geringe intestinale Komplikationsrate, ebenso selten durch Stenosen an der Harnleiterimplantationsstelle, Stomakomplikationen und somit insgesamt guten postoperativen Ergebnissen aus.

Das hier gezeigte Krankengut ist nicht unbedingt mit anderen Statistiken vergleichbar, in denen Harnableitungsoperationen vorwiegend bei malignen Grundleiden ausgeführt wurden.

Die eigentlichen Fortschritte liegen trotz guter Spätergebnisse nicht in der Anwendung, sondern in der Vermeidung dieser Eingriffe.

Prof. Dr. R. Hohenfellner
Urolog. Universitäts-Klinik
D-6500 Mainz
Langenbeckstraße 1

E. Zingg: **Ileum Conduit beim Erwachsenen (Indikation, Technik, Ergebnisse)**

Die Harnableitung über ein Dünndarmsegment geht auf Shoemaker (1912) und Seiffert (1935) zurück. Bricker hat 1950 das Verfahren auf breiter Basis in die Klinik eingeführt.

Unter Ileum Conduit oder Ileal Loop Procedure — um die englischen termini technici zu gebrauchen — verstehen wir eine Form der Harnableitung, bei der die Ureteren mit einer aus der Kontinuität ausgeschalteten Dünndarmschlinge anastomosiert werden; die Schlinge ihrerseits wird als terminale Ileostomie an die Haut gebracht und dort der Harn in einen Auffangbeutel abgeleitet. Das Dünndarmsegment dient als Transportelement und hat keine Reservoir-Funktion. Der Begriff „Ileoblase“ wird daher der Methode nicht ganz gerecht.

Mit der Zwischenschaltung eines Darmsegmentes in den Harntrakt entstehen gewisse patho-physiologische Probleme:

Die ständige Benetzung der Darmwand mit Harn bedingt nur unwesentliche Schleimhautveränderungen: eine Abflachung und Verbreiterung der Zotten, submuköse Rundzellinfiltrate. Die Veränderungen sind schon nach 4 Wochen nachzuweisen und nach 12 Monaten sehr deutlich ausgeprägt.

Wird die Schlinge isoperistaltisch angelegt und beträgt deren Länge weniger als 25 cm, so sind Resorptionsstörungen gering. In 10 bis 17% der Patienten ist im späteren Verlauf mit einer hyperchlorämischen Acidose zu rechnen, aber nur dann, wenn eine wesentliche Einschränkung der Nierenfunktion vorliegt.

Durch aktiven Transport wird der Harn sofort weitergeleitet, der Schlingeninhalt beträgt gewöhnlich weniger als 15 ml. Die Peristaltik erfolgt meist in Form von plötzlichen Kontraktionen, sogenannten Spikes. Je kräftiger die Kontraktion, desto geringer der Darmsegmentinhalt und desto kleiner die Komplikationsquote in bezug auf Infekt und Stauung.

Durch das Darmsegment besteht eine direkte Verbindung von Harntrakt und Haut, die Gefahr des Infektes ist groß. Bis 60% der Patienten weisen eine signifikante Bakteriurie im Conduit-Harn auf. Eigentliche pyelonephritische Schübe finden sich auch bei länger dauernden Verlaufskontrollen höchstens in 17% der Patienten. Eine Korrelation zwischen Bakteriurie im Darmsegment und Pyelonephritis besteht nicht.

Ein Antireflux-Mechanismus bei der Ureter-Darm-Anastomose ist technisch nicht zu erreichen, ein Reflux daher die Regel. Ein fehlender Reflux ist beinahe gleichbedeutend mit einer Stenose an der ureteroilealen Anastomose.

Damit sind bereits einige Vorteile und Nachteile des Verfahrens skizziert. Die *Vorteile* liegen wie folgt:

Die Harnableitung drainiert beide Nieren, weist aber nur ein Hautstoma auf.

Der Darm dient als Transportelement, hat keine Reservoirfunktion; die Elektrolytstörungen sind unbedeutend.

Die Ileostomie bietet beim Erwachsenen in Einzelfällen wohl Probleme; sekundäre Stenosen, Prolaps der Schleimhaut sind Einzelerscheinungen. Die Versorgung des Stomas ist relativ einfach.

Die Harnableitung liegt außerhalb des kleinen Beckens. Bei malignen Erkrankungen im Beckenbereich ist anschließend eine volle, kurative Röntgenbestrahlung möglich.

Theoretisch handelt es sich nicht um eine definitive Harnableitung. Es besteht die Möglichkeit, das Darmsegment bei Bedarf später wieder mit den unteren Harnwegen zu anastomosieren.

Als *Nachteile* sind zu erwähnen:

Das künstliche Stoma.

Die fehlende Miktion per vias naturales.

Der große, konsumierende Eingriff mit entsprechender Letalität und Morbidität.

Der fehlende Antirefluxmechanismus an der ureteroilealen Anastomose.

Der Ileum Conduit als Verfahren der Harnableitung steht in einer gewissen Konkurrenz mit anderen Methoden, die heute bereits angeführt wurden, oder noch erwähnt werden. Der Anwendungsbereich liegt bei schweren, nicht mehr rekonstruierbaren Schäden des unteren Harntraktes, also *einerseits* bei Patienten mit funktionell ausgeschalteten Blasen infolge neurogener Störung, Blasenexstrophie, sehr großen Vesiko-Vaginalfisteln, entzündlichen Veränderungen und *andererseits* bei Kranken mit fortgeschrittenen, malignen Tumoren vor allem der Blase oder des weiblichen Genitale.

Prinzipiell stehen wir auf dem Standpunkt, daß bei Bedarf einer Harnableitung das entsprechende Verfahren individuell dem einzelnen Fall angepaßt wird. Mit anderen Worten, dem Operateur sollten die einzelnen Methoden vertraut sein, auch wenn er verständlicherweise eine Form bevorzugt.

Von 1971 bis 1973 führten wir in der Urologischen Universitätsklinik Bern 44 Harnableitungen durch, davon 23mal ein Ileum-Conduit, 2mal Colon-Conduit, 15mal Harnleiter-Darmimplantation nach Goodwin, 2mal Transuretero-Ureterostomie, sowie 2mal eine Ureterostomia cutanea.

Tabelle 1. Methoden der Harnableitung 5. 7. 1971 bis 31. 9. 1973

Ileum Conduit	23
Colon Conduit	2
Harnleiter-Darm-Implantation	15
Ureterostomia cutanea	2
Trans-Uretero-Ureterostomika Kutanea	2
Total	44

Die Indikation zum Ileum Conduit sehen wir bei:

1. Patienten mit Ausfall der Blase infolge benignem Grundleiden.
2. Kranken mit der Notwendigkeit einer totalen Cystektomie infolge malignen Tumoren von Blase, Urethra, weiblichem Genitale, sofern:

a) eine Überlebensrate von mehr als 6 Monaten zu erwarten ist,
b) der Patient nicht mehr als 75 Jahre zählt und
c) der Allgemeinzustand einen größeren Eingriff erlaubt.

Bei Patienten mit malignen Tumoren und gutem Zustand führen wir den Ileum Conduit und die radikale Cysto-Prostatektomie gleichzeitig durch, sonst bevorzugen wir das 2zeitige Vorgehen: in der Regel vorerst Harnableitung mit Ileum Conduit, dann Vorbestrahlung, totale Cystektomie und schließlich Nachbestrahlung.

Liegen Röntgenschäden des Dünndarms vor, dann ist der Colon Conduit unter Verwendung eines Colon-transversum-Segmentes unbedingt vorzuziehen. Die postoperative Komplikationsquote nach Ileum Conduit bei Patienten mit postaktinischen Darmschädigungen ist ungemein hoch.

Patienten, die eine äußere Harnableitung ablehnen, und deren Enddarm eine genügende Reservoirfunktion und einen suffizienten Sphinkter aufweist, werden mit einer Harnleiter-Darmimplantation versorgt, sofern keine wesentliche Dilatation der oberen Harnwege vorliegt.

In bezug auf die *Operationstechnik* lediglich einige praktische Hinweise:

Die Markierung der Ileostomie sollte unbedingt vor der Operation erfolgen. Der Patient ist in sitzender, liegender und stehender Stellung zu beobachten. Die Stoma-Stelle kann eventuell mit einem subkutanen Depot von Methylenblau am Vortage der Operation schon markiert werden. Patienten mit neurogener Blasenstörung und Paraplegie neigen oft zum Übergewicht. Das Stoma ist in diesen Fällen besonders hoch anzulegen; der Kranke muß die Ileostomie sehen können, um sie zu versorgen.

Für die Ileostomie wird ein Zylinder aus der Bauchwand ausgeschnitten. Die Fixation des Darmes erfolgt nur an der Haut. Das Anlegen der Ileostomie als letzte Operationsphase ist wichtig, und sollte eigentlich nicht dem jüngsten Assistenten überlassen werden.

Das Problem der *Ureter-Darm-Anastomose* darf weitgehend als gelöst angesehen werden. Während wir früher die Einzieh-Methode analog Mayor bevorzugten, führen wir heute ausschließlich eine direkte Harnleiter-Darm-Anastomose End-zu-Seit durch, wobei der linke Harnleiter retroperitoneal so geführt wird, daß er direkt neben dem rechten Ureter aus der Inzisionsstelle des Retroperitoneums herauskommt. Die Anastomose wird in jedem Falle für 8 bis 12 Tage geschient.

Eine vollständige Fixation der ausgeschalteten Schlinge an der lateralen Bauchwand ist nicht notwendig. Nur der Fußpunkt der Ureter-Darmsegment-Anastomose muß völlig extraperitonisiert werden.

Die Magensonde wird auch bei schon frühzeitig einsetzender Darmfunktion über mindestens 4 Tage belassen. Mit der prophylaktischen Gastrostomie zur Darmentlastung haben wir keine Erfahrung.

Bereits am Ende der Operation legen wir einen provisorischen Beutel an. Dabei ist darauf zu achten, daß der Beutel eine Kontrolle des Stomas und damit allfälliger Darmwandveränderungen als Zeichen der Schlingennekrose erlaubt.

Die verbesserte *prä- und postoperative Betreuung* hat wesentlich zu den heutigen günstigen Resultaten beigetragen. Die durchschnittliche postoperative Hospitalisationszeit in unserem Krankengut beträgt 17 Tage. Die Patienten werden bereits präoperativ mit einem Subclavia-Katheter versehen und erhalten bei Bedarf eine hochkalorische Ernährung. Diese wird über die ganze Dauer der postoperativen Phase weitergeführt.

Tabelle 2. Ileum Conduit: Operationsmortalität

Wells	(1956)	212 Fälle	27,7%
Parkhurst	(1960)	91 Fälle	14 %
Cordonnier	(1960)	215 Fälle	3,7%
Burnahm	(1960)	91 Fälle	21 %
Kerr	(1962)	213 Fälle	12 %
Butcher	(1962)	307 Fälle	12,4%
Straffon	(1963)	18 Fälle	0 % (Kinder)
Rickham	(1964)	70 Fälle	2,8% (Kinder)
Logan	(1965)	26 Fälle	0 % (Kinder)
Retik	(1967)	85 Fälle	4,7% (Kinder)
Kafetsioulis	(1968)	72 Fälle	11,1%
Parkhurst	(1968)	562 Fälle	10,8%
Glenn	(1968)	30 Fälle	0 % (Kinder)
Campos Freire	(1968)	32 Fälle	2,8% (Kinder)
Engel	(1969)	208 Fälle	3,8%
Harbach	(1971)	244 Fälle	12,3%
Ellis	(1971)	250 Fälle	12,6%
Dretler	(1972)	740 Fälle	4,9%
		(nur Erwachsene	13 %)
Schmidt	(1973)	178 Fälle	3,4%

Die Operationsmortalität liegt gemäß Literatur zwischen 0 und 28% und ändert sich je nach dem Anwendungsbereich. Erwachsene mit Blasentumoren weisen eine signifikant höhere Letalität auf als Kinder mit benignem Grundleiden. Bei Erwachsenen muß auch heute noch mit einer etwa 5- bis 10%igen Operationsmortalität gerechnet werden.

Tabelle 3. Ileum Conduit: Frühkomplikationen

Paralytischer Ileus
Mechanischer Ileus
Wundinfektion
Wunddehiszenz
Akute Pyelonephritis
Harnfistel
Peritonitis
Dünndarmfistel
Schlingennekrose
Stenose an der Ureter-Darmanastomose
Intraabdomineller Abszeß

Die wichtigsten Frühkomplikationen sind Ileus, Wunddehiszenz, Wundinfekt, Urinfistel und Obstruktion. In Tab. 4 sind anhand einer Zusammenstellung die durchschnittlichen Quoten dieser Komplikationen angeführt.

Atraumatische Operationstechnik, kurze Operationszeiten, Saugdrainage der Bauchwandschichten und durchgreifende Nähte mit sogenannten Sandoz-Plaques haben die Häufigkeit von Infekt und Dehiszenz stark verringert. Harnfisteln sistieren in der Regel spontan. Pyelonephritische Schübe sind selten, sofern für eine genügende Diurese gesorgt wird, und keine Harnabflußstörung durch Stenose an der Anastomose vorliegt.

Tabelle 4. Ileum Conduit: Frühkomplikationen

	Cordonnier (1970) 436 Fälle	Harbach (1971) 244 Fälle	Schmidt (1973) 178 Fälle	Sammelstatistik	
Wundinfektion	13 %	14,8%	6,2%	1232 Fälle	11,6%
Wunddehiszenz	3,4%	5,7%	3,4%	2234 Fälle	4,2%
Darmobstruktion	6,4%	5,3%	5,1%	2046 Fälle	5,0%
Paralytischer Ileus		2,9%	6,7%	1080 Fälle	7,7%
Stenose am Ileostoma	0,9%				
Harnfistel	3,0%	5,7%	2,3%	2544 Fälle	4,2%
Akute Pyelonephritis	3,0%	4,1%	3,3%	1645 Fälle	4,9%
Darmfistel	0,2%	0,8%	1,1%		
Azidose	7,3%	2,7%			

Tabelle 5. Ileum Conduit: Spätkomplikationen

Pyelonephritis
Progressive Harnstauung
Komplikationen am Ileostoma
Nephrolithiasis
Mechanischer Ileus
Azidose

Spätkomplikationen sehen wir in Form von Pyelonephritis, Harnstauung, Obstruktion, Steinbildung und Stoma-Veränderungen.

Je länger die Überlebenszeit, desto höher die Komplikationsquote. Schmidt fand in seinem über Jahre kontrolliertem Krankengut nicht weniger als bei 92% der Patienten leichtere und schwerere Spätkomplikationen.

Tabelle 6. Komplikationen nach Ileum-Conduit

	Pyelonephritis	
Parkhurst	(1960)	2,2%
Burnham	(1960)	12,5%
Cordonnier	(1960)	8,4%
Kerr	(1962)	3,3%
Logan	(1962)	7,7%
Butcher	(1962)	14,0%
Kafetsioulis	(1968)	4,2%
Harbach	(1971)	4,1%
Ellis	(1971)	8 %
Schmidt	(1973)	21,9%

Zunehmende pyelonephritische Schädigungen sind trotz dauernder Bakteriurie im Conduit-Urin nur in 10 bis 20% der Patienten zu beobachten. Nach unserer Erfahrung handelt es sich bei diesen Kranken durchwegs um Patienten mit bereits präoperativ oder/und unmittelbar postoperativ nachgewiesener Infektion und Stauung.

Ein ungeklärtes Problem sind diese Harnstauungen im späteren Verlauf. 80% der oberen Harnwege, die vor dem Eingriff urographisch keine Dilatation zeigten, verändern sich auch später nicht. Präoperativ erweiterte Harnwege können sich in rund der Hälfte der Fälle wieder normalisieren. In einem Fünftel der Patienten kommt es jedoch zu einer Verschlechterung der Nierenfunktion infolge Stauung. Deren Ursache kann in einer äußeren Harnleiterobstruktion durch Tumormetastasen oder einer Narbenbildung an der Harnleiter-Darm-Anastomose liegen. Gelegentlich können derartige Stenosen auch noch nach Jahren einseitig auftreten. Die operative Behebung ist möglich, technisch aber nicht einfach.

Tabelle 7. Ileum Conduit: Resultate in bezug auf Urographie und Nierenfunktion

Präoperative Situation der oberen Harnwege:	Normales Urogramm Nierenfunktion nicht eingeschränkt	
Nach Ileum Conduit:	In 78 bis 89% der Fälle bleiben obere Harnwege unverändert	
Präoperative Situation der oberen Harnwege:	Abnormes Urogramm (Stauung) Nierenfunktion eingeschränkt	
Nach Ileum Conduit:	Situation normalisiert oder verbessert in 40 bis 78% der Fälle	
	Verschlechterung:	20 bis 30%
	Unverändert:	20 bis 30%

Bei massiver Erweiterung von Nierenbeckenkelchsystem und Harnleiter ist der Urintransport auch mit einem Ileal Conduit nicht gewährleistet. Sofern man nicht eine andere Form der Harnableitung bevorzugt, ist eine hohe ureterale oder pyelo-ileale Ableitung angezeigt.

Stenosen am Ileostoma, Prolaps der Schleimhaut, paraostiale Hernien sind beim Erwachsenen selten. Häufiger findet man Hautveränderungen in der Umgebung der Ileostomie. Vor allem Kranke mit vorgängiger Bestrahlung oder allergischer Hautreaktion sind gefährdet.

Mit einem gut angepaßten Beutel ist der Patient sozial vollständig wiedereinzugliedern. Die Geruchsbelästigung ist minimal. Der Beutel muß bei den meisten Patienten nur alle 6 bis 8 Tage, ja sogar nur alle 14 Tage gewechselt werden.

Die Nachkontrollen sollten in den ersten 2 bis 3 Jahren alle 6 Monate durchgeführt werden und folgende Untersuchungen umfassen: Ausscheidungsurographie, Kontrolle von Ionogramm und Säure-Basen-Status, Urinbakteriologie, Restharn im Ileal Conduit, Stomaüberprüfung.

Zusammenfassung

Ich fasse zusammen: Im Ileum Conduit verfügen wir heute über ein standardisiertes Operationsverfahren zur Harnableitung. Operationsmortalität und Komplikationshäufigkeit verändern sich je nach Ausgangssituation. Bei Patienten mit Ausfall der Blase infolge gutartiger Erkrankung sind operative Todesfälle kaum mehr anzutreffen. Erfolgt die Harnableitung wegen Malignom im Urogenitaltrakt, so ist mit einer Operationsletalität von gegen 10% zu rechnen.

Obwohl eine direkte Verbindung zwischen Harntrakt und Haut vorliegt, in den meisten Fällen eine signifikante Bakteriurie im Conduit-Harn festzustellen ist, sind pyelonephritische Veränderungen und sekundäre Zerstörungen mit 17% selten.

Die Versorgung des Ileostoma bereitet beim Erwachsenen keine wesentlichen Schwierigkeiten.

Die Wiedereingliederung des Patienten mit einem Ileum-Conduit ist ohne weiteres möglich, die soziale Existenz des Patienten damit nicht berührt.

Prof. Dr. E. Zingg
Urologische Klinik und Poliklinik
der Universität Bern
CH-3008 Bern
Inselspital
Anna-Seiler-Haus

H. B. ECKSTEIN und K. C. SHAH: **Ileum-Conduit beim Kind: Indikation, Technik, Ergebnisse. (Eine Übersicht über 126 Patienten)**

Die Urinableitung an die Haut über ein isoliertes Ileumsegment wurde ursprünglich von Bricker (1952) für die Behandlung des Blasenkarzinoms beschrieben. Nash (1946) berichtete als erster über diese Operation bei Kindern mit neuropathischer Blase. In den vergangenen 10 Jahren wurden zahlreiche Serien über die Harnableitung über eine ausgeschaltete Dünndarmschlinge berichtet (Rickham, 1964; Straffon, 1963; Puigbert u. a., 1968; Murphy u. Schönberg, 1969; Cook u. a., 1967 und Ray u. Dominico, 1972). Die meisten Autoren stimmen darin überein, daß diese Form der Ableitung eine durchaus befriedigende Maßnahme darstellt, um obstruierte Harnwege zu entlasten oder eine künstliche Kontinenz bei inkontinenten Mädchen mit neuropathischer Blase oder anderen Blasenabnormalien zu schaffen. Smith (1972) schlug vor, daß die Harnableitung im Alter von etwa 2 Jahren gemacht werden sollte, und zwar ehe die oberen Harnwege geschädigt sind. Uns erscheint dieser Standpunkt als zu radikal. Die Urinableitung bei Knaben ist bei der Inkontinenz allein niemals indiziert, da die Inkontinenz sehr gut durch Penisurinale beherrscht werden kann. Die Harnableitung als Routinemaßnahme bei Kindern mit Myelomeningocele im Alter von 2 Jahren birgt die Gefahr in sich, daß diese Operation bei einem Kind vorgenommen wird, das später durchaus eine normale Urinkontinenz erlangen kann.

In diesem Vortrag wird über 126 Patienten mit einem Ileum-Conduit zur Harnableitung berichtet, die von dem einen von uns (H. B. E.) in den Jahren zwischen 1961 und 1971 durchgeführt worden waren. Während dieses Zeitraumes wurde bei insgesamt 150 Kindern irgendeine Form der Harnableitung durchgeführt, und zwar aus einer Gesamtzahl von 900 Patienten mit neuropathischer Blase, die im gleichen Zeitraum beobachtet wurden.

Tabelle 1.

Myelomeningocele	142
Blasenexstrophie	3
andere neuropathische Blasenstörungen	5
Gesamtzahl	150

Tabelle 2. Geschlecht

männlich	27
weiblich	123
	150

Die primäre Indikation für die Harnableitung ist in Tab. 1 dargestellt. Aus ihr geht hervor, daß die Mehrzahl der Patienten (142) eine neuropathische Blase infolge einer Meningomyelocele hatten, während nur 3 Patienten eine Blasenexstrophie hatten und bei 5 anderen die neuropathische Blase durch Erkrankungen des Rückenmarks bedingt war.

Die Geschlechtsverteilung geht aus Tab. 2 hervor, und es ist ersichtlich, daß die Mehrzahl der Patienten mit Harnableitung weiblichen Geschlechts waren. Dies ist nicht überraschend, da wir es bevorzugen, die Inkontinenz bei Jungen durch Penisurinale zu behandeln, während inkontinente Mädchen durch die Harnableitung behandelt werden. Die wichtigste Indikation für eine Harnableitung ist in Tab. 3 dargestellt. Aus ihr geht hervor, daß zunehmende Dilatation der oberen Harnwege der häufigste Einzelfaktor war, gefolgt von Inkontinenz, die fast ausschließlich auf Mädchen beschränkt war.

Tabelle 3. Indikation zur Harnableitung

Inkontinenz	55
Infektion	18
Progressive Dilatation	70
kombinierte Faktoren	7

Tabelle 4. Primäre Harnableitung

Kutane Ureterostomie	36
Vesicostomie	1
Ileum-Conduit	106
Colon-Conduit	6
Gersuny	1

Rezidivierende schwere und unkontrollierbare Infekte fanden sich bei 18 Patienten und bei 7 Patienten waren mehrere Faktoren Ursache für die Entscheidung, eine Harnableitung durchzuführen.

Die initiale primäre Urinableitung ist in Tab. 4 dargestellt; aus ihr geht klar hervor, daß die Mehrzahl der Patienten zuerst ein Ileum-Conduit erhalten hatten. Die Anwendung von Colon-Conduit, wie sie von Mogg (1968) und durch Hohenfellner und Wulff (1970) befürwortet wird, erwies sich in unseren Fällen als weniger erfolgreich. Wir haben deshalb die Verwendung von Colon als Conduit auf solche Patienten beschränkt, bei denen eine schwere Skoliose, mit der Konvexität auf der linken Seite, besteht, auf Patienten mit einer solitären linken Niere und auf solche, die zuerst eine linksseitige kutane Ureterostomie hatten.

Wir haben auch die kutane Ureterostomie befürwortet (Eckstein u. Kapila, 1970) und empfehlen dieses Operationsverfahren auch noch bei Patienten mit sehr dilatierten Ureteren. Die kutane Ureterostomie hat jedoch die starke Tendenz zur Stenose des Stomas und im Augenblick ist nur bei 8 Patienten, bei denen ursprünglich eine kutane Ureterostomie angelegt worden war, diese noch nicht in ein Ileum- oder Colon-Conduit umgewandelt worden. 18 kutane Ureterotomien wurden sekundär in ein Ileum-Conduit umgewandelt. Sekundäre Ileum-Conduits wurden ebenfalls durchgeführt, und zwar nach Vesikostomie und einmal nach einer Gersuny-Operation.

Tabelle 5. Alter zum Zeitpunkt der primären Operation

Alter	Anzahl	
0 bis 1 Jahr	5	70% (0 bis 6 Jahre)
1 bis 2 Jahre	9	
2 bis 3 Jahre	20	
3 bis 4 Jahre	23	
4 bis 5 Jahre	23	
5 bis 6 Jahre	29	
6 bis 7 Jahre	15	
7 bis 8 Jahre	9	
8 bis 9 Jahre	6	
9 bis 10 Jahre	3	
über 10 Jahre	8	

Das Alter, in dem die Harnableitung zuerst durchgeführt wird, ist in Tab. 5 dargestellt. Sie zeigt, daß bei 70 unserer Patienten die Harnableitung im Alter von 6 Jahren erfolgte. Die Indikation für die Ableitung unterhalb eines Alters von 4 Jahren war zunehmende Dilatation der oberen Harnwege oder nicht kontrollierbare Infektionen, während nach dem 4. Lebensjahr die Hauptindikation die Harninkontinenz bei Mädchen war. Wir glauben, daß, wenn eine Harninkontinenz infolge einer neuropathischen Blase eindeutig klinisch, radiologisch und durch Druckstudien nachgewiesen werden kann, kein Grund mehr besteht, die Harnableitung zu verzögern, und wir sind weiterhin der Meinung, daß kleine Kinder diesen Eingriff viel leichter akzeptieren als ältere Kinder oder Erwachsene. In vielen Fällen konnte ein normaler Schulbesuch durch die Harnableitung mit künstlicher Kontinenz bei den Kindern erzielt werden, während durch die Harninkontinenz bei den gleichen Kindern ein normaler Schulbesuch verhindert worden wäre.

Die Operationstechnik, die wir anwenden, variiert nur wenig von der Originalmethode von Bricker. Die Stomalokalisation muß präoperativ durch Anlegen der Bandage festgelegt werden und vor allem müssen Wirbelsäulendeformitäten bei Anlegen des Stomas Berücksichtigung finden. Es sollte eine linke paramediane Inzision durchgeführt werden, damit diese so weit wie möglich vom Stoma entfernt ist und die Narbe nicht das Anlegen der Bandage verhindert (Abb. 1). Das Segment des Ileum-Conduits sollte so kurz wie möglich isoliert werden, aber seine Länge hängt im wesentlichen von der Größe des Kindes und der Dicke der Bauchdecken ab (Abb. 2). Im allgemeinen variiert die Länge

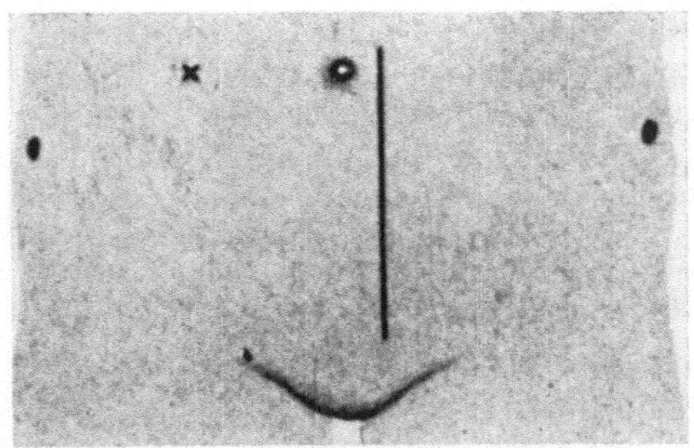

Abb. 1. Position der Inzision und des Stomas.

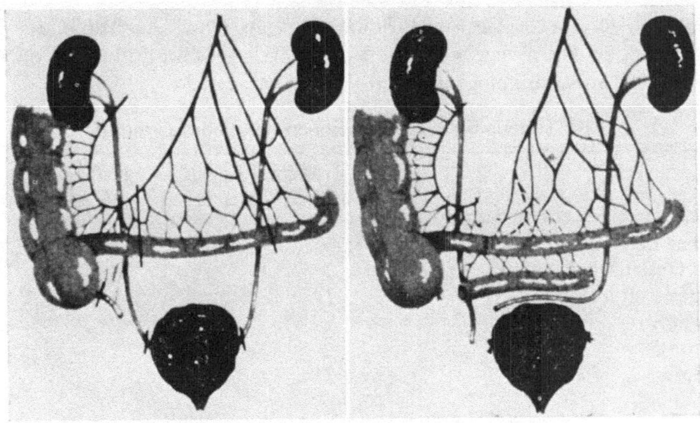

Abb. 2 Abb. 3

Abb. 2. Isolierte Darmschlinge in Relation zum Dünndarm.
Abb. 3. Isolierte Darmschlinge und intestinale Anastomose.

des Conduits zwischen 10 und 15 cm (Abb. 3). Wenn möglich, sollte eine doppelte Gefäßversorgung bewahrt werden und durch sorgfältige Operationstechnik sollten Hämatome im Mesenterium des Mesenterialstieles vermieden werden. Die terminalen 5 bis 10 cm des Ileum sollten nicht für die Schlinge benutzt werden, um mögliche Resorptionsstörungen von Vitamin B_{12} zu vermeiden. Die Ureter können End-zu-Seit in den Darm

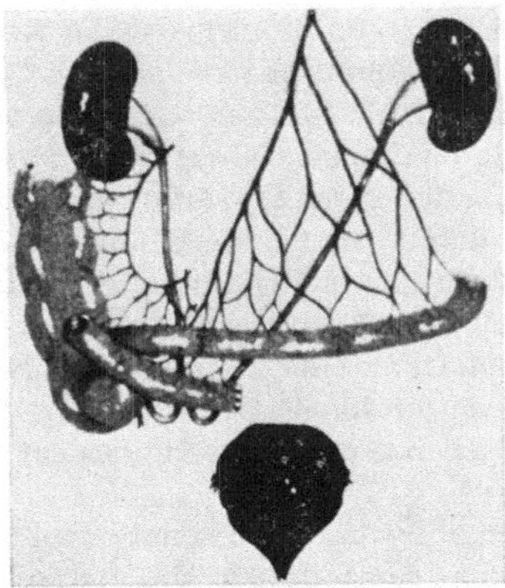

Abb. 4. Darstellung des Ileum-Conduits nach End-zu-Seit-Anastomose von Harnleiter und Ileum.

implantiert werden durch Einzelknopfnähte (Abb. 4). Ureter mit kleinem Kaliber werden schräg angeschnitten oder längs inzidiert, um eine breitere Anastomose zu ermöglichen.

Besondere Sorgfalt ist für die Bildung des Stomas erforderlich. Nach der zirkulären Exzision von Haut und Subkutangewebe ist es wesentlich, die Rektusscheide oder die Aponeurose des Musculus externus obliquus einzukreuzen oder zu exzidieren, um durch muskuläre Kontraktion der Bauchdeckenwand eine Obstruktion des Conduits zu vermeiden. Das Ileum wird mit 4 Matratzennähten evertierend fixiert und dann mit Catgut an die Haut angenäht. Wir haben keine Hautlappen benutzt, um das Stoma zu erweitern. In unserer Erfahrung (Eckstein u. Boyd, 1969) hat es sich als günstiger erwiesen, daß Ileum-Conduit extraperitoneal zu verlagern, da diese Maßnahme die Häufigkeit von postoperativen Komplikationen beträchtlich vermindert. Pekarovic u. Mitarb. (1968) vermuten, daß extraperitoneal verlagerte Conduits einen höheren intraluminalen Druck haben als intraperitoneal liegende. In unserer eigenen klinischen Erfahrung jedoch haben extraperitoneal verlagerte Conduits keineswegs zu einer Zunahme der Dilatation der oberen ableitenden Harnwege geführt. Von 126 Ileum-Conduits sind 86 retroperitoneal und 40 intraperitoneal angelegt worden.

Tabelle 6. Komplikationen des Ileum-Conduits

	Transperitoneal (40 Patienten)	Retroperitoneal (86 Patienten)	Total
Paralytischer Ileus	3	6	9
Intestinale Obstruktion	3	1	4
Gangrän des Conduits	1	2	3
Ulkus des Stomas	2	2	4
Stomablutung	2	1	3
Stomastenose	2	—	2
Stomafistel	—	1	1
Intestinale Fistel	1	1	2
Uretero-Ileum-Striktur	1	1	2
Insuffizienz der Uretero-Ileo-Anastomose	1	1	2
Steine	2	—	2
Prolaps des Stomas	1	—	1
Perforation des Conduits	1	—	1
Stomaretraktion	—	1	1
Hernie	1	—	1
Total	21	17	38

Die möglichen *Komplikationen* sind in Tab. 6 zusammengefaßt. Es sollte beachtet werden, daß von den 126 Patienten 88 niemals eine Komplikation hatten und nur 38 Komplikationen entwickelten. Kommt es erst einmal zur Ausbildung einer Komplikation, dann neigen die Patienten dazu, gleich mehrere zu bekommen. Viele dieser beobachteten Komplikationen können durch sehr sorgfältige Operationstechnik vermieden werden und die Häufigkeit der Komplikationen hat eindeutig mit Zunahme der operativen Erfahrung abgenommen. Der totale Ersatz des Conduits war bei 6 Patienten (Tab. 7) notwendig und die meisten dieser total zu ersetzenden Conduits wurden bei intraperitoneal liegenden Conduits erforderlich. Weiterhin ist zu beachten, daß der Urinaustritt aus der Uretero-Ileumanastomose sehr selten ist und mit wenigen Ausnahmen keine Drainage angewandt wurde. Komplikationen, wie intestinale Obstruktionen, Stomastenose und Prolaps des Stomas waren wesentlich seltener bei extraperitonealem als bei intraperitonealem Conduit.

Sämtliche Patienten von uns wurden mit dem Einmalurinal versorgt. Wir sind der Ansicht, daß es heute nicht mehr gerechtfertigt ist, Gummibeutel, die nicht ausreichend gereinigt oder sterilisiert werden können, zu verwenden. Es gibt nicht eine einzige Form des Urinbeutels, die für jedes Kind passend ist. Bei uns hat sich der Mitcham-Beutel, der

Tabelle 7.
Ursachen für den totalen Ersatz des Conduits

Gangrän des Conduits	3
Torsion und Perforation	1
Länge zu kurz für eine Stomarevision	2

Tabelle 8. Todesursachen

Nierenversagen	3
Komplikation durch Conduit	1
Hydrocephalus	2
	6

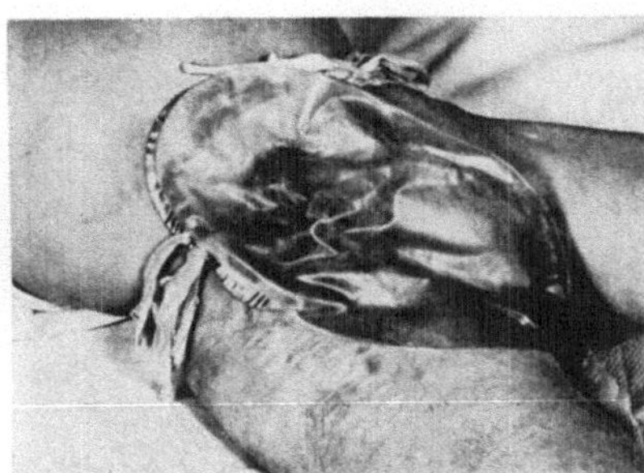

Abb. 5. Einmal-Urinbeutel (Down Bros. Ltd., Mitcham).

von der Fa. Down Bros. Ltd. (Abb. 5), und die Carshalton-Bandage, die durch Eschmanns hergestellt wird, für die Mehrzahl der Patienten bewährt. Beide Beuteltypen haben ein Rückschlagventil und sind aus plastischem Material hergestellt und im Prinzip zur *einmaligen* Anwendung gedacht. Von den 150 Patienten mit Harnableitung hatten 139 keine ernsthaften Probleme mit den Ableitungsbeuteln und nur 11 hatten ernstere Schwierigkeiten.

6 unserer Patienten sind gestorben, und die Todesursache ist in Tab. 8 dargestellt. Aus ihr geht hervor, daß nur 1 Patient an den Komplikationen der Harnableitung starb. Zieht man die multiplen Schädigungen unserer Patienten in Betracht, so ist die Gesamtmortalität nach Harnableitung bemerkenswert gering.

Die Beobachtungszeit unserer Patienten ist in Tab. 9 dargestellt. Sie zeigt, daß mehr als die Hälfte unserer Patienten, die bis zu einer Periode von 4 Jahren und mehr verfolgt wurden, sich in einem guten Zustand befinden und bisher kein Anhalt für eine Verschlechterung der Nierenfunktion bei den Patienten besteht, die wir mehr als 8 Jahre beobachten. Es muß jedoch festgestellt werden, daß die Harnableitung über ein Ileum-Conduit noch nicht bei einer großen Zahl von Patienten angewandt wurde, die mehr als 10 Jahre beobachtet werden können, so daß die zukünftige Prognose noch mit Vorsicht beurteilt werden muß.

Tabelle 9. Beobachtungszeit nach Harnableitung durch Ileum-Conduit

unter 1 Jahr	17
1 bis 2 Jahre	16
2 bis 3 Jahre	28
3 bis 4 Jaare	15
4 bis 5 Jahre	16
5 bis 6 Jahre	17
6 bis 7 Jahre	9
7 bis 8 Jahre	4
über 8 Jahre	10

Tabelle 10. Präoperatives Ausscheidungsurogramm

Normal	27
leichte Dilatation	26
mäßige Dilatation	28
starke Dilatation	45

Das präoperative Ausscheidungsurogramm der Patienten ist in Tab. 10, das postoperative ein Jahr nach Anlegen eines Ileum-Conduits in Tab. 11 dargestellt. Die Zahl der Patienten, bei denen die Nierenfunktion sich nach der Harnableitung verschlechtert hat, ist außerordentlich gering.

Die Blasenkomplikationen nach kutaner Harnableitung wurden bereits von uns früher beschrieben (Eckstein u. Mohindra, 1970) und sind in Tab. 12 aufgeführt. Es scheint, daß Blasenkomplikationen nach Harnableitung nicht so häufig sind, daß sie eine Zystektomie zur Zeit der Harnableitung gerechtfertigt erscheinen lassen. Zumal dieser Eingriff in jedem Fall die Operation der kutanen Harnableitung total irreversibel macht und daher für die Eltern häufiger unakzeptabel wird.

Tabelle 11. Postoperatives Ausscheidungsurogramm

Besser	56
Unverändert	34
Schlechter	9
Unbekannt	11
Zeitraum zu kurz	16

Tabelle 12. Blasenkomplikationen

Deutlicher Harnröhrenausfluß	26
Zystektomie	19
Nur Blasenspülungen	7

Patienten müssen nach Harnableitung sorgfältig beobachtet werden. Wir kontrollieren unsere Patienten in 3- bis 6monatlichen Intervallen. Dabei wird das Stoma und der Urinbeutel überprüft und der Restharn im Conduit durch Katheterisierung gemessen. Ein „Restharn" von 25 ml ist akzeptabel, während größere Mengen auf eine Stomaobstruktion oder Dysfunktion des Conduits hinweisen. Ein Ausscheidungsurogramm wird ein Jahr nach der Harnableitung und dann in 2- oder 3jährlichen Intervallen durchgeführt (Abb. 6 bis 8). Eine retrograde Darstellung der ausgeschalteten Schlinge wird nur dann durchgeführt, wenn große Mengen von Restharn vorliegen oder wenn das Aus-

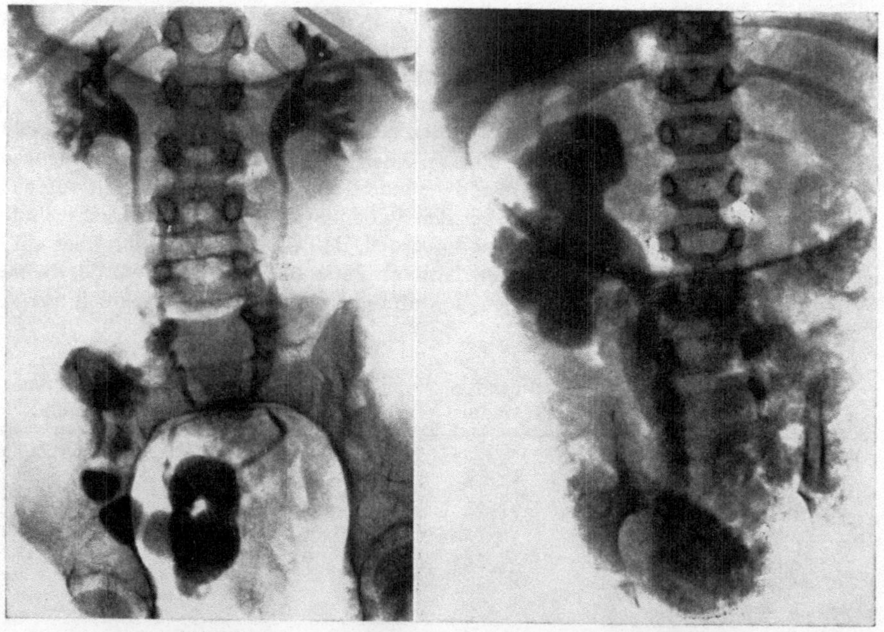

Abb. 6　　　　Abb. 7

Abb. 6. Ausscheidungsurogramm 4 Jahre nach Harnableitung durch Ileum-Conduit. Bemerkenswert ist der ausgezeichnete Zustand des Nierenbeckenkelchsystems und des Harnleiters, obgleich die Ileumschlinge länger ist als sie sein sollte.

Abb. 7. Ausscheidungsurogramm vor der Ableitung.

scheidungsurogramm eine Verschlechterung der ableitenden oberen Harnwege anzeigt. Der Harn, der durch Katheterisierung des Stomas gewonnen wird, wird kulturell untersucht. Wir messen positiven Kulturen bei Fehlen klinischer Erscheinungen jedoch keine besondere Bedeutung bei und glauben, daß es ungewöhnlich ist, einen sterilen oder leukozytenfreien Urin aus einem intestinalen Conduit zu erhalten.

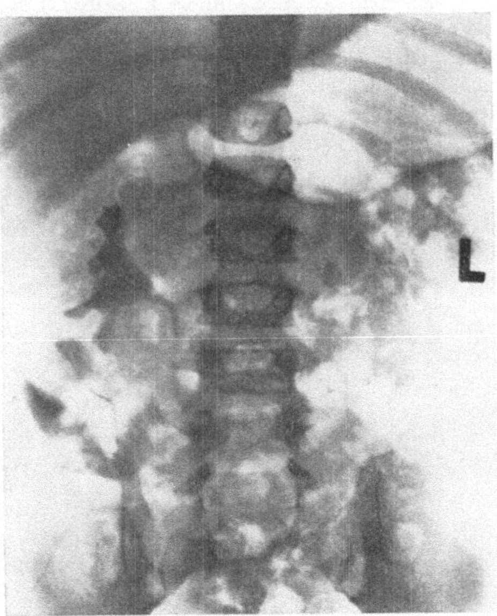

Abb. 8. Ausscheidungsurogramm 1 Jahr nach Harnableitung.

Diskussion

Die Harnableitung zur Haut wird am häufigsten erforderlich bei weiblichen Patienten mit neuropathischer Blase. Bei männlichen Patienten ist sie gelegentlich notwendig, wenn eine Exstrophie vorliegt oder aber bei neuropathischen Blasen, bei denen es zur progressiven Dilatation der ableitenden oberen Harnwege oder schweren rezidivierenden Harnwegsinfekten kommt. Die von uns beschriebene Methode, bei der ein extraperitoneal verlagerter Ileum-Conduit verwandt wird, erscheint für die Mehrzahl der Patienten ausgesprochen befriedigend, obgleich die Komplikationsrate nicht ganz zu vernachlässigen ist. Stomakomplikationen sind nicht selten, aber ihre Häufigkeit kann durch eine sehr sorgfältige chirurgische Technik, durch Einmalbeutel und gute Versorgung durch die Eltern vermindert werden. Eine Verbesserung des Zustands der ableitenden oberen Harnwege nach Harnableitung ist viel häufiger nachzuweisen als eine Verschlechterung. Im Augenblick empfehlen wir das Ileum-Conduit als Ableitungsoperation zur Beherrschung der Inkontinenz bei weiblichen Personen und als Maßnahme, die Dilatation der oberen Harnwege zur Rückbildung zu bringen oder schwere rezidivierende oder persistierende Infektionen bei beiden Geschlechtern zu vermeiden. Wir halten diese Behandlung für die Methode der Wahl.

Zusammenfassung

Es wurden die Ergebnisse von 126 Patienten mit einem Ileum-Conduit aus einer Serie von 150 Patienten, bei denen eine Harnableitung in der Zeit von 1961 bis 1971 erfolgte, dargestellt. Künstliche Harn-„Kontinenz“ wurde in der Mehrzahl der Patienten erreicht und insgesamt läßt sich im Ausscheidungsurogramm viel häufiger eine Besserung des Zustands der ableitenden oberen Harnwege erreichen als eine Verschlechterung. Das Ileum-Conduit wird daher bei Mädchen mit neuropathischer Blase und bei ausgewählten männlichen Kindern empfohlen, bei denen sich Komplikationen infolge der neuropathischen Blase entwickeln. Die Morbidität ist beträchtlich, kann jedoch durch eine sorgfältige chirurgische Technik und durch Verlagerung des Ileum-Conduits extraperitoneal reduziert werden.

Literatur

Bricker, E. M.: Surgery. **32,** 372—383 (1952). — Cook, R. C. M., Lister, J., Zachary, R. B.: Surgery. **63,** 825—831 (1968). — Eckstein, H. B., Boyd, J.: Z. Kinderchir. **7,** 507—514 (1969). — Eckstein, H. B., Kapila, L.: Brit. J. Urol. **42,** 306—315 (1970). — Eckstein, H. B., Mohindra, P.: Dev. Med. Child Neurol. **12,** Suppl. 22, 46—50 (1970). — Hohenfellner, R., Wulff, H. D.: Akt. Urol. **1,** 18—27 (1970). — Kafetsioulis, A., Swinney, J.: Brit. J. Urol. **40,** 1—11 (1968). — Mogg, R. A.: Brit. J. Urol. **40,** 687—692 (1968). — Murphy, J. J., Schoenberg, H. W.: Brit. J. Urol. **40,** 700—703 (1968). — Nash, D. F. E.: Brit. J. Urol. **28,** 387—393 (1956). — Pekarovic, E., Robinson, A., Lister, J., Zachary, R. B.: Dev. Med. Child Neurol. Suppl. 16, 87—92 (1968). — Puigbert, A., Gozalbez, R., Sole-Balcells, F.: Urol. Int. **23,** 86—88 (1968). — Ray, P., Domenico, I. D.: Brit. J. Urol. **44,** 345—350 (1972). — Retik, A. B., Perlmutter, A. D., Gross, R. E.: New Engl. J. Med. **277,** 217—222 (1967). — Rickham, P. P.: Ann. Roy. Coll. Surg. Engl. **35,** 84—105 (1964). — Schmitt, W., Hein, G., Lau, A. F.: Z. Urol. **64,** 575—587 (1971). — Smith, E. D.: J. Ped. Surg. **7,** 1—10 (1972). — Straffon, R. A., Turnbull, R. B., Mercer, R. D.: J. Urol. (Baltimore) **89,** 198—206 (1963).

H. B. Eckstein, M. D., M. A., M. Chir.,
F. R. C. S.
The Hospital for Sick Children
Great Ormond Street
London, WC 1 N 3 JH/England

G. Mayor: **Indikation, Technik und Ergebnisse der Ileoblase**

In diesen kurzen Ausführungen möchte ich lediglich einige prinzipielle Fragen zur Indikation, Technik und Ergebnissen der Ileoblase bringen und dies anhand unserer Erfahrungen an der Zürcher Klinik.

1. Indikation

Die Ileoblase wird bei Patienten vorgenommen, die eine Dauerableitung benötigen. Meistens handelt es sich um Blasencarcinomfälle, bei welchen eine Teilresektion der Harnblase nicht mehr möglich ist, so daß man sich zur Cystektomie entschließen muß (Tab. 1).

Tabelle 1

		Zahl der Fälle
Blasenpapillomatose		13
Blasencarcinom		82
Stadium A und B_1	14	
Stadium B_2	9	
Stadium C u. mehr	39	
Stadium unbekannt	20	
Schrumpfblase		8
neurogene Blasenentleerungsstörung		5
Blasenscheidenfistel		4
Mißbildungen		1
Urethracarcinom		1
Blasenrectumfistel		1
Totale Inkontinenz		1
	Total	116 Fälle

Bei schweren Fällen mit Metastasen, die nur noch wenige Monate überleben werden, ist von einer Ileoblase abzuraten. In diesen Situationen ziehen wir eine Ureterosigmoidostomie vor, oder in ganz schlechten Fällen, die primär mit einer Cystektomie behandelt werden, führen wir anschließend eine Ureterostomia cutanea auf einer Seite und eine Ligatur des Ureters der schlechten Niere oder eine Nephrektomie nach einer Woche aus. Bei diesen Fällen hat es unseres Erachtens keinen Sinn, später eine Ureterostomia cutanea durch eine Ileoblase zu korrigieren.

2. Ergebnisse

Um eine Methode besser kennenzulernen, müssen die Komplikationen und die Spätergebnisse genau betrachtet werden. Erst dann ist es möglich, die entsprechenden Konsequenzen zu ziehen und die operative Technik zu modifizieren.

Tabelle 2. Frühkomplikationen nach Anlegen eines Ileum-Conduits bei 116 operierten Patienten

	Zeitpunkt der Operationen				Total
	1961—63	1964—66	1967—69	1970—72	
Zahl der Operationen:	33	39	19	24	116
Art der Komplikationen:					
Exitus	8	6	4	3	21 (18,2%)
Pyelonephritis	5	5	2	1	13
Wunddehiszenz	0	6	2	0	8
paralyt. Ileus	4	1	2	1	8
mechan. Ileus	2	1	0	0	3
gastrointestinale Blutung	3	1	0	1	5
Leckage	0	1	1	0	2
		Total			
gramneg. Sepsis		2			
Bronchopneumonie		2			
Lungenembolie		2			
Darmanastomoseninsuffizienz		1			
Blutung aus dem Ileostoma		2			
Peritonitis		1			

Die Tab. 2 zeigt eindeutig, daß sich unsere Resultate im Verlauf der letzten Jahre wesentlich gebessert haben. Ausschlaggebend dafür war die Ausarbeitung verschiedener Modifikationen der Technik. Die Exitusfälle sind seltener geworden, vor allem, weil wir anfänglich mit der Indikationsstellung zu weit gegangen waren. Die schwere Pyelonephritis ist ebenfalls seltener geworden. Wunddehiszenzen, die während einiger Zeit große Sorgen bereitet haben, sind seit der Anwendung der sogenannten Sandoz-Platten verschwunden. Die gefürchteten Ileuserscheinungen sowie die Gastrointestinalblutung sind wesentlich zurückgegangen seit wir den ganzen postoperativen Mechanismus besser kennen. Exsudat im Abdomen von 1000 bis 1500 ccm nach der Ileoblase erklärt die Häufigkeit des paralytischen Ileus. Jetzt wird die Abdominalhöhle während 6 Tagen drainiert,

Tabelle 3. Spätkomplikationen nach Anlegen eines Ileum-Conduits bei 116 operierten Patienten

	Zahl der Patienten
Chronischer Adhäsions-Subileus	5
Ekzem am Stoma	5
Stomaprolaps	3
Ureterstenose an der Einpflanzung (m. Korrektur)	2
Steinbildung	2

und die Patienten erhalten eine Kosmonautendiät, bei welcher wir nur selten mit Darmfunktionsstörungen zu kämpfen haben. Nach der Cystektomie mit Ileoblase darf auf keinen Fall versucht werden, das Peritoneum unten zu verschließen. Dies führt ganz sicher zum Ileus, weil im kleinen Becken eine Höhle hinterlassen wird, die sich nur schlecht drainieren läßt. Unmittelbare Komplikationen der Anastomose sind sehr selten. Die Spätkomplikationen (Tab. 3) sind im großen und ganzen nicht schwerwiegend.

3. Technik

Der Eingriff der Ileoblase ist jetzt standardisiert und führt bei sauberer Technik nicht zu Komplikationen von seiten der Ileoblase selbst. Wichtig ist, daß beide Ureteren die intraperitonealisiert sind, nebeneinander auf Höhe des Promontoriums gebracht werden. Wichtig ist auch eine genaue Fixation des hinteren Peritoneums an die Ileoblase. Die Ureterschienungen werden von der freien Extremität der Ileoblase her hineingezogen. Die Extremität der beiden Ureteren wird an die Wand der Ileoblase mit Catgutknopfnähten (3 cm oberhalb der Anastomose) fixiert. Verschluß der Eintrittspforte der Ureteren in die Ileoblase mit Seide. Extraperitonisierung der Anastomose. Wichtig ist, daß die Ileoblase nirgends an der Peritonealwand, an der Muskulatur der Bauchwand oder an der Fascie fixiert wird. Die Ileoblase ist nur an der Ureteranastomose, am Promontorium und an der Haut fixiert. Sie muß in der Bauchhöhle frei beweglich sein. Die Ureterenschienung wird am 10. Tag entfernt. Reaktionen der Haut können vermieden werden, die Patienten besorgen die Pflege des Beutels selbst.

Schlußfolgerung

Die Ileoblase bleibt eine gute Operation unter der Bedingung, daß der Eingriff unter sauberer Indikation ausgeführt wird.

Prof. Dr. G. Mayor
Urol. Univ.-Klinik
Kantonsspital Zürich
CH-8006 Zürich
Rämistraße 100

H. Schach, P. Strohmenger und M. Benn: **Bakterielle Besiedlung ausgeschalteter Darmsegmente**

Bei der supravesikalen Harnableitung in Form des Ileum- oder Sigmaconduits ist der kontinuierliche Harnabfluß nach außen von entscheidender Bedeutung. Ein Stagnieren des Urins in einer zu langen, schleifenförmigen Darmschlinge sollte unbedingt vermieden werden.

Auch ohne Restharnmenge wird aber eine Pyelonephritis als eine überaus häufige Spätkomplikation beschrieben. Umgekehrt finden sich in der Literatur oft Angaben über ein Persistieren der Bakteriurien bei deutlicher Besserung des Allgemeinbefindens der Patienten und der Urogrammbefunde.

Wir sind daher der Frage nachgegangen, ob die Keimzahlmessung des durch einfache Katheterisierung der Ileumschlinge gewonnenen Urins ein für die gesamten ableitenden Harnwege repräsentatives Bild gibt.

Wir bedienten uns dazu auch der erstmals von Bishop und Spence beschriebenen Urinentnahmetechnik, mit deren Hilfe Urinportionen aus der Ileumschlinge entnommen werden können, ohne Kontamination des Entnahmekatheters mit vorderen Anteilen des Conduits.

Um über Ausmaß und Verteilung der bakteriellen Besiedlung der Darmschlinge eine Übersicht zu bekommen, wurden qualitative und quantitative bakteriologische Harnuntersuchungen durchgeführt und verglichen, und zwar 1. aus dem Harnauffangsystem, 2. aus dem vorderen und 3. aus dem hinteren Schlingenanteil, hier mit spezieller Doppellaufkathetertechnik. Von 48 Patienten (41 mit einer Ileum- und 7 mit einer Sigmablase) konnten 22 Patienten nachuntersucht werden. Die Ergebnisse der Keimzählung zeigt Tab. 1. Sie veranschaulicht deutlich die Rückläufigkeit der Keimzahlen, wenn man Auffangbeutelurin, Urin aus dem vorderen und Urin aus dem hinteren Schlingenanteil vergleicht.

Tabelle 1. Qualitative Keimbesiedlung ausgeschalteter Darmschlingen (Ableitung nach außen) bei 22 Patienten.

	kein Wachstum	unter 10^4 pro ml	10^4 bis 10^5 pro ml	10^5 bis 10^6 pro ml	über 10^6 pro ml	
1. Beutel	0	2	7	9	3	1 Patient ohne Beutel
2. Vorderer Schlingenanteil	4	4	9	4	1	
3. hinterer Schlingenanteil	11	6	1	4	0	

Wertet man also den bakteriologischen Befund in der Tiefe der Darmschlinge als für eine Infektion der oberen Harnwege am ehesten repräsentativ, dann findet man in 80% Keimfreiheit oder nichtsignifikante Keimzahlen. In den verbleibenden 5 Fällen konnte die Diagnose Harnwegsinfekt gestellt werden. Bei diesen Patienten fanden wir deutliche pyelonephritische Veränderungen in den gleichzeitig angefertigten Urogrammen. In 2 Fällen bestand zusätzlich eine ein- bzw. beidseitige Ausscheidungsverzögerung. In allen diesen Fällen waren die präoperativen Veränderungen so ausgeprägt, daß mit einer entscheidenden Besserung nicht unbedingt gerechnet werden konnte.

Bishop hat in Tierversuchen nachgewiesen, daß Dünndarmabschnitte, die in vivo durch Regurgitation aus dem Dickdarm hohe Keimzahlen enthalten, allein durch Isolierung keimfrei gemacht werden können. Es ist also unwahrscheinlich, daß durch dünndarmeigene Keime eine Verunreinigung des Urins hervorgerufen wird. Dafür spricht, daß wir im hinteren Schlingenanteil Keimfreiheit fanden. Aus dem gleichen Grunde ist eine absteigende Keimbesiedlung auszuschließen.

Unsere Untersuchungen deuten darauf hin, daß die stomanahen Schlingenanteile durch von außen eindringende Keime verunreinigt werden. Durch längeres Verweilen des Urins im Auffanggerät kommt es zu erheblichen Keimkonzentrationen im Beutelurin, der ständig die äußeren Stomaanteile benetzt. Auf diese Weise wird das Eindringen der Keime begünstigt. Der Urin sollte daher nicht zu lange im Beutel belassen werden. Eine Reinigung des Stomas beim Beutelwechsel mit antiseptischer Lösung kann zusätzlich empfohlen werden.

Die Ausspülung der in der Schlinge eingedrungenen Bakterien findet jedoch nur bei freiem Abfluß durch das Stoma, und dies war bei allen unseren Patienten der Fall, regelrecht statt. Es sollte daher — und das sei hier noch einmal unterstrichen — immer angestrebt werden, durch die Operation ein möglichst niedriges Schlingenrestvolumen zu erreichen, was ja auch dem Prinzip des Ileumconduits entspricht.

Meine Damen und Herren, lassen Sie mich zusammenfassend sagen:

1. Die Verbindung der Ureteren mit dem Dünndarm in Form des Ileumconduits bedeutet nicht eine Gefährdung der Nieren mit Darmkeimen.

2. Ein sauberes, gepflegtes Auffangsystem, das wulstförmige Stoma und die Schlinge selbst verhüten bis zu einem gewissen Grade eine von außen eindringende Infektion.

3. Die Bestimmung von Keimart und Keimzahl aus hautnahen Anteilen des Darmconduits gibt keine verläßliche Auskunft über das Bestehen einer Infektion der oberen Harnwege oder der Niere. Vielmehr kann diese Diagnose nur durch die Kombination von klinischen, röntgenologi-

schen und bakteriologischen Befunden, wobei diese sich wiederum auf Urinproben aus der Tiefe der Ileumschlinge stützen sollte, mit Sicherheit gestellt werden.

Dr. med. Heinz Schach
Urologische Universitätsklinik
der Gesamthochschule Essen
D-4300 Essen
Hufelandstraße 55

W. Knipper und P. Kamm: **Verhaltensweise des Ileum als Harnleiterersatz**

Eine der großen urologischen Aufgaben ist die Organerhaltung und in ihr die Korrektur resp. die Ersatzlösungen am Ureter als dem Harntransportweg.

Nur mit einer relativ spärlichen wissenschaftlichen Literatur aus dem In- und Ausland über diese Thematik in den Jahren nach dem Kriege ausgestattet, wurden wir vor genau 20 Jahren mit einem Problem konfrontiert, bei dem nach einer gynäkologischen Operation beiderseits die Ureteren obliteriert waren.

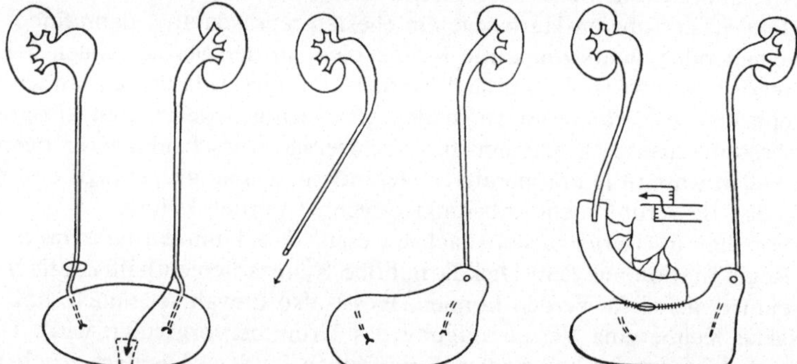

Abb. 1. Status nach Wertheim. Links resultierte eine Ureterscheidenfistel, rechts war eine extreme Hydronephrose entstanden.

In der Akutsituation legten wir damals rechts ein kutanes Ureterstoma an, später links eine Ureterocystoneostomie.

Zur Rekanalisation des Ureters rechts mußte in einer weiteren Sitzung Ileum als Interplantat verwendet werden, da 15 cm Ureter zu ersetzen waren.

Meine Mitteilung war 1953 als 8. Fall in der Weltliteratur aufgenommen worden, und für die Zukunft interessierte uns die Verhaltensweise des Ileum in seiner Funktion als Harnleiterersatz.

Der anatomische Aufbau des Ileum entspricht seiner physiologischen Aufgabe, über eine große Oberfläche die aufgespaltenen Nahrungsbestandteile aufzunehmen. Zur Vergrößerung der Resorptionsfläche dienen die etwa 8 mm hohen Ringfalten (Plicae circulares) und die ca. 1 mm hohen Zotten (Villi intestinales), die über ein dichtes Kapillarnetz und das zentrale Chylusgefäß die Resorption besorgen. Zwischen den Zotten sind Krypten in Form tubulärer Epitheleinsenkungen (Glandulae intestinales), deren Hauptaufgabe in der Abgabe spezifischer Sekrete besteht. Becherzellen, enterochromaffine sowie Panethsche Körnerzellen sind hier zu finden.

Jährliche Kontrollen ergaben bei der Patientin einwandfreie Befundungen, röntgenologisch normale Strukturen und Funktionen der Nieren sowie der ableitenden Harnwege. Die Laborbewertungen des Blutes und Harnes blieben unauffällig, ebenso die übrigen klinischen Parameter.

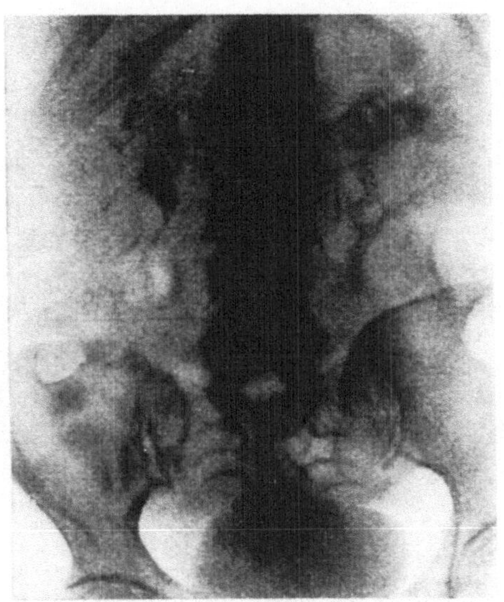

Abb. 2. (Postoperative Phase 1953).

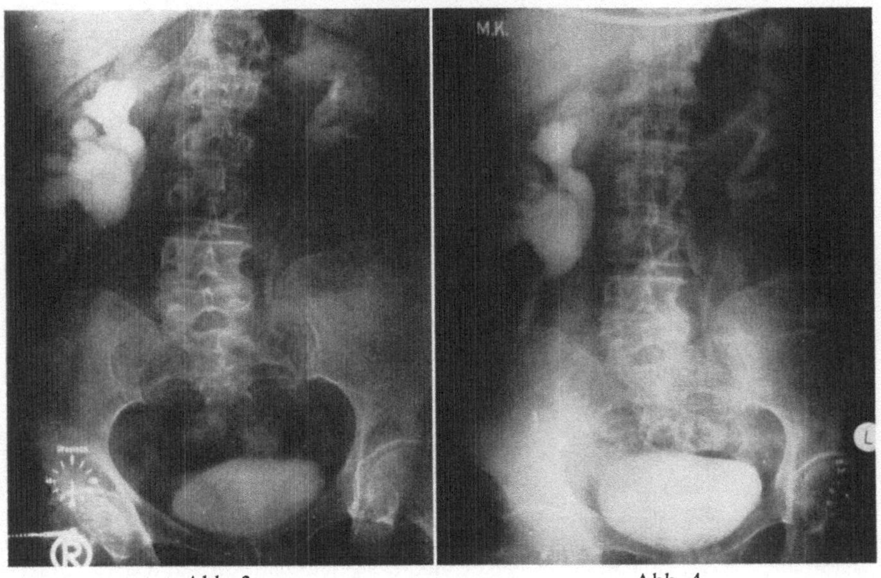

Abb. 3 Abb. 4

Abb. 3. In diesem Jahr entstand unter Koliken plötzlich eine Hydronephrose rechts, die ihre Ursache in einer Adhäsion des Harnleiters an der Bauchwand hatte.

Abb. 4. In der Relaparotomie wurde eine Reduktion der interponierten Ileumschlinge und eine Reanastomosierung des Harnleiters notwendig.

Nach knapp 20jähriger Interposition einer terminalen Ileumschlinge als Harnleiterersatz finden sich folgende anatomische Veränderungen:

1. Die 8 mm hohen Ringfalten sind völlig geschwunden, die 1 mm hohen Zotten sind durchweg abgestoßen, häufig ist auch die gesamte Mukosa defekt. Nur stellenweise sind die Dünndarmkrypten erhalten.

2. Differenzierte Zelltypen (Becherzellen, Panethsche Zellen) sind nicht mehr zu finden. Diese sind ersetzt durch ein 1- bis 2reihiges hochprismatisches Epithel.

3. Harninduziert finden sich vereinzelt Inseln von schmalem Übergangsepithel. Es ist 3- bis 4- und 5reihig und läßt Schirmzellen nirgendwo nachweisen.

4. Die Muscularis mucosae ist durch breite Straßen von Faserneubildungen verdrängt und druckatrophisch. In den Fibrosen sieht man streifige und herdförmige entzündliche Rundzell-Infiltrate, die aus Histiozyten und Lymphozyten bestehen.

5. Lymphfollikel (Folliculi lymphatici) sind nicht mehr nachweisbar.

6. Als einzige Wandschicht erleidet die Muskularis keine Veränderungen, ihre Schichtung und Breite bleibt erhalten.

Teleologisch kann man den beschriebenen anatomischen Umbau dahingehend deuten, daß das Resorptionsorgan Ileum durch die Beseitigung nicht mehr funktionsgerechter Organellen und den Aufbau funktionsnotwendiger Epithelien zum Harnleiterorgan wird. Damit ist — nach langjähriger Beobachtung — erwiesen, daß das Ileum sich absolut als Harnleiterersatz eignet.

Dr. med. W. Knipper
Urologische Abt. des
Marienkrankenhauses Hamburg
D-2000 Hamburg 22
Alfredstraße 9

J. J. MATTELAER und R. MAENHOUDT: **Exenteratio pelvis und das Problem der Harnableitung**

Die Ausräumung des kleinen Beckens ist eine radikale und belastende Operation, um eine fortgeschrittene, bösartige Geschwulst „en bloc" zu entfernen, auch wenn sie bereits in die Nachbarorgane eingewuchert ist. Zweck dieser Operation ist es, entweder dem Patienten eine letzte Chance der Heilung zu bieten, ihn von seinen quälenden Schmerzen zu befreien bzw. eine drohende Fistel oder Kloakenbildung zu verhindern und ihm so ein erträgliches Leben zu ermöglichen.

1946 hat Brunschwig erstmals eine ausgedehnte Resektion aller Organe des kleinen Beckens bei einer Patientin mit rektovaginaler und vesikovaginaler Fistel durchgeführt, die nach Bestrahlung eines Zervixkarzinoms aufgetreten waren.

Anhand von 19 Beckenausräumungen, die in unseren Abteilungen durchgeführt wurden, möchten wir vor allem das Problem der Harnableitung bei diesem Eingriff diskutieren.

Operationsmethoden

Bei der Beckenausräumung kann man 4 verschiedene Arten unterscheiden. Bei der sogenannten *vorderen Beckenausräumung* (anterior exenteration) werden Blase distaler Teil des Ureters, Harnröhre, Uterus, Adnexe und Vagina entfernt, Sigmoid und Rektum bleiben zurück. Dabei ergibt sich das Problem der Harnableitung. Nach unserer jetzigen Ansicht bildet man bei kurativen Eingriffen am besten eine *Ileumblase* (transileale Ureterokutaneostomie oder Brickerblase).

Bei palliativen Eingriffen implantiert man den Ureter ins Rektum, wobei man unter Umständen eine Kolostomie anlegt.

Die hintere *Beckenausräumung* (posterior exenteration) kommt zur Anwendung bei manchen Rektumkarzinomen der Frau, sowie bei Zervixkarzinomen, die sich nach dorsal ausbreiten. Es wird eine Kolostomie angelegt, die harnableitenden Wege bleiben intakt.

Die *partielle Ausräumung* kann man durchführen bei bestimmten Uterus- oder Sigmakarzinomen, die noch nicht weit in die Umgebung eingebrochen sind. Dabei läßt sich die Kontinenz und Harnableitung normal erhalten, ohne die Radikalität des Eingriffs zu beschränken. Diese partielle Ausräumung besteht in einer Entfernung von Uterus und Adnexen des oberen Abschnittes der Vagina, des Blasenfundus und eines Stückes Sigma zusammen mit den iliakalen Lymphknoten und dem umgebenden Fettgewebe. Trigonum und Uretereinmündung bleiben erhalten. Wenn nötig, wird die Blasenkapazität durch eine Ileozystoplastik erweitert.

Unter einer *totalen Ausräumung* (total pelvic exenteration) versteht man die Entfernung aller Beckenorgane einschließlich Lymphabflußbahnen, Fettgewebe und Blutgefäße. Bei der Frau werden die distalen Ureteranteile, Adnexe und Vagina, Rektum und der untere Anteil des Sigmoids mitsamt Beckenlymphknoten und Fettgewebe entfernt. Beim Mann werden Blase, Prostata, prostatische Harnröhre, Samenblasen, Rektum und der untere Anteil des Sigmoids mitsamt Beckenbindegewebe und Lymphknoten exstirpiert.

Das ganze Becken wird exenteriert. Es verbleiben nur noch die Vasa iliaca interna und der Plexus lumbosacralis mit seinen Nervenwurzeln.

Indikationsstellung und Ergebnisse

Die Indikation zur radikalen Beckenausräumung ist nur in sehr ausgewählten Fällen und in Zusammenarbeit mit den Chirurgen, Radiotherapeuten und Internisten zu stellen. An unseren Abteilungen haben wir diese Operation 4mal wegen Zervixkarzinom, 1mal wegen Karzinom des Corpus uteri, 9mal wegen Rektumkarzinom und 5mal wegen Blasenkarzinom durchgeführt.

4 von 19 Patienten verstarben innerhalb der ersten 30 Tage nach der Operation. Die Operationsletalität betrug also etwa 21%. Diese Ziffern stimmen mit den Angaben von größeren Statistiken, wie von Chardot, Brunschwig und Dargent, überein.

Methoden der Harnableitung

Im Rahmen dieser Arbeit wollen wir nicht auf die Operationstechnik selbst eingehen (wir operieren mit 2 Teams, eines abdominal, ein zweites perineal), sondern wir werden lediglich auf die Probleme der Harnableitung hinweisen, die sich bei der totalen und vorderen Ausräumung ergeben. Vor allem möchten wir betonen, daß es bei der Exenteratio pelvis keine Standardmethode der Harnableitung gibt. Von Fall zu Fall sind die Probleme und die sich bietenden Möglichkeiten, denen sich der Chirurg anpassen muß, verschieden. Deswegen soll er verschiedene Techniken beherrschen.

Kutane Ureterostomie

Die einfachste und auch die schnellste Methode besteht im Anlegen einer kutanen *Ureterostomie*. Die Nachteile dieser Methode (Strikturen, Steinbildung und aufsteigende

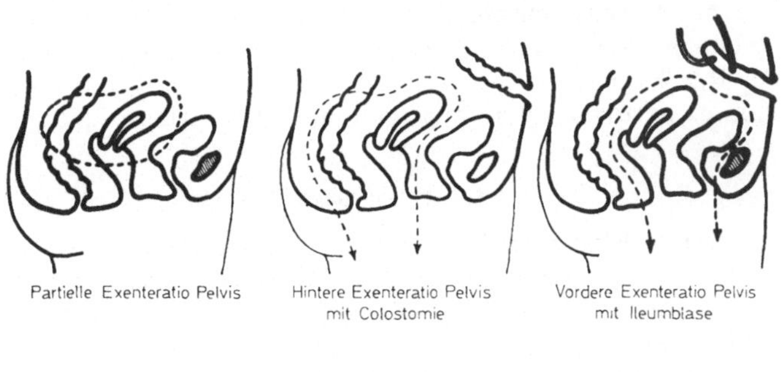

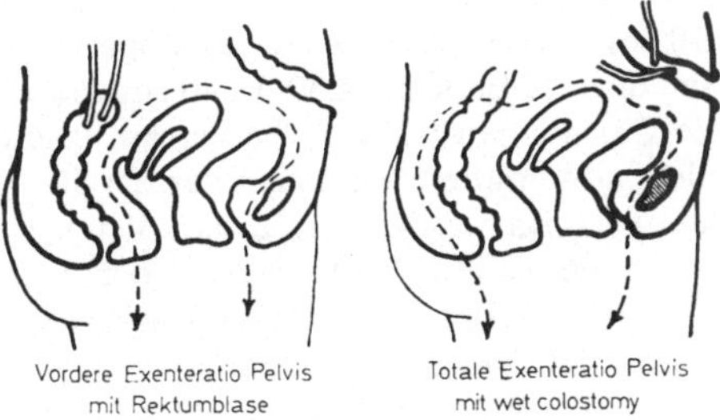

Abb. 1

Pyelonephritis) sind bekannt. Dazu kommen die Probleme des Urinals, insbesondere wenn ein beidseitiges Ureterostoma angelegt werden mußte.

Chardot führte die Ureterostomie bei 26 seiner 53 Patienten, also in etwa 50%, Brunschwig bei 72 von 738, etwa in 10%, durch. Wir haben bei unseren Patienten mit Beckenausräumung nur einmal eine Ureterostomie angelegt und glauben, daß sie nur dann indiziert ist, wenn aufgrund einer Verschlechterung des Allgemeinzustandes des Patienten die Operation rasch beendet werden muß oder wenn ausnahmsweise ein großer Teil des Ureters mitentfernt werden mußte und der verbliebene Harnleiter sehr kurz ist.

Operation nach Coffey

Die Wahl der Methode der Harnableitung bei der vorderen Beckenausräumung ist weitgehend von dem Programm und der Radikalität des Eingriffes abhängig. Bei offensichtlichen palliativen Eingriffen ist die Harnableitung in den Darm nach Coffey angezeigt. Wegen der Nachteile der Coffey-Operation (Pyelonephritis und Elektrolytstörungen) haben wir diese Methode nur 3mal angewendet. Es handelte sich dabei um palliative Eingriffe bei Frauen mit Blasenkarzinom, die in den Uterus eingebrochen waren und neben heftigen Schmerzen eine massive Hämaturie verursachten. Bei kurativen Eingriffen soll man eine Rektumblase nach Mauclaire oder eine Ileumblase nach Bricker durchführen.

Wet colostomy-Darmblase

Bei der totalen Beckenausräumung kann man beide Ureteren in das Kolon knapp proximal von der Kolostomie implantieren.

Diese sogenannte „wet colostomy" ist jene Methode von Harnableitung, die Brunschwig ursprünglich beschrieben und bis 1962 bei 61% seiner Patienten durchgeführt hat. Diese Methode ist sehr zeitsparend, wenn man, wie Brunschwig, die Ureterenenden spaltet und sie freihängend ins Darmlumen implantiert. Aus medizinischen (aufsteigende Infektion) und hygienischen (sehr unangenehmer und penetrierender urinöser Übelgeruch) Gründen haben wir die „wet colostomy" nur einmal durchgeführt.

Bei einem 70jährigen Patienten haben wir beide Ureteren in ein ausgeschaltetes Kolonsegment implantiert. Er hatte ein ausgedehntes Rektumkarzinom, das in die Prostata und in die Harnblase eingewuchert war. Bei diesem Mann mußte bereits einen Monat vor dieser Operation wegen chronischem Subileus eine Kolostomie angelegt werden.

Bei der Extenteratio pelvis haben wir jenes Kolonstück zur Harnableitung verwendet, das nach der Radikaloperation distal von der Kolostomie verblieben war. Bei diesem Patienten kam es postoperativ zu hyperchlorämischer Azidose und zu Rest-N-Anstieg.

Operation nach Bricker

Bei 6 von unseren 19 Patienten haben wir eine transileale Ureterokutaneostomie (Ileumblase oder Bricker-Operation) durchgeführt. Diese Methode halten wir für die beste Harnableitung, wenn die lokalen Verhältnisse und der Allgemeinzustand des Patienten diesen Eingriff gestatten.

Wir schalten ein höchstens 20 cm langes Ileumsegment aus. Bricker entnimmt dieses Segment etwa 8 bis 10 cm proximal der Ileozökalklappe. Wir hingegen bevorzugen einen Ileumabschnitt, dessen distales Ende etwa 30 bis 40 cm von der Bauhinschen Klappe entfernt ist. Postmortale Darmangiographien, die wir an unserer Abteilung durchführten, haben gezeigt, daß Ileumabschnitte etwa 40 cm vor der Ileozökalklappe weitaus besser, meist über 3 Arkaden, versorgt werden, das distale Ileum jedoch schlechter, nur durch eine Arkade. So ist auch die Gefahr der Verletzung der A. ileocolica geringer. Ein breiterer Mesenterialstiel, der 2 Arterien und 2 Venen sowie reichlich sympathisches Nervengeflecht enthält, gewährleistet eine gute Durchblutung sowie eine ausreichende Motilität des ausgeschalteten Ileumsegmentes. Die Kontinuität des Dünndarmes wird durch eine „End-zu-End-Anastomose" wieder hergestellt. Da bei der Exenteratio pelvis das Peritoneum des kleinen Beckens mitentfernt und der Beckenboden primär vernäht wird, muß zur Vermeidung von Darmfisteln die Anastomose so liegen, daß sie keinen Kontakt mit dem Beckenboden hat.

Zusammenfassung

Die Extenteratio pelvis ist bei manchen, allerdings streng ausgewählten Fällen von Karzinom im kleinen Becken bereits gerechtfertigt. Die Rehabilitation ist weitgehend von der Harnableitung abhängig. Die Wahl und Technik dieser Harnableitung ist von Fall zu Fall entsprechend dem intraoperativen Befund verschieden, so daß keine Standardmethode angegeben werden kann. Wir führen möglichst die transileale Ureterokutaneostomie durch, da sie sich am besten bewährt hat.

Literatur

Barber, H. R. K., Robert, S., Brunschwig, A.: Cancer **16,** 1614 (1963). — Bricker, E. M.: Surg. Clin. N. Amer. **30,** 1511 (1950). — Bricker, E. M.: Ann. Surg. **152,** 388 (1960). — Brunschwig, A.: Cancer **1,** 177 (1948). — Ders.: Surg. Clin. N. Amer. **42,** 1583 (1962). — Ders.: L'exentération pelvienne, Paris, Masson (1964). — Chardot, C., Reny, J.: Ann. Chir. **19,** 780 (1965). — Clarck, D. G., Daniel, W. W., Brunschwig, A.: Amer. J. Obstet. Gynec. **84,** 187 (1962). — Dargent, M.: In Brunschwig, Mém. Acad. Chir. **26,** 750 (1962). — Dowd, J. B., Satish Shau: Surg. Clin. N. Amer. **45,** 741 (1965). — Maenhoudt, R.: Acta chir. belg. **65,** 857 (1966). — Mattelaer, J., Maenhoudt, R.: Acta chir. belg. **66,** 547 (1967). — Mattelaer, J., Maenhoudt, R.: Chir. Praxis **14,** 69 (1970). — McInnes, G. F., Engler, H. S.: Cancer **16,** 1570 (1963). — Scott, W. W.: Clin. Obstet. Gynec. **8,** 726 (1965).

Dr. Johan Mattelaer
Kasteelstraat 21
B-8500 Kortrijk

G. Sorger: **Neue Möglichkeiten der Ileostoma-Behandlung**

Die zunehmende Zahl radikaler Blasenoperationen beim Blasencarcinom und die damit notwendig werdende Ilealconduit-Operation (Bricker-Blase) oder Einpflanzung der Ureteren ins Sigma sowie die definitive wie temporäre Ureterhautfistelung konfrontieren den operativ tätigen, wie auch niedergelassenen Urologen mehr und mehr mit der Nachbehandlung dieser Patienten und vor allem mit Urinalproblemen. Das ideale Urinal gibt es bisher genauso wenig, wie es eine Beeinflussung der physikalischen Eigenschaften des Urins gibt, der immer wieder durch die geringste Paradrainage die Klebefolien der im Handel üblichen Urinale abhebt. Zusätzlich bereiten die oft hartnäckigen Hautentzündungen, als Reaktion auf die Haftmittel, hautärztliche und pflegerische Probleme in der Nachbehandlung. Nach über 2jähriger Erfahrung wird über eine neue Möglichkeit der Ileostomapflege mit Hilfe der sog. Colly-Seels berichtet, die unserer Meinung nach zur Zeit die besten Voraussetzungen für eine längere Urinalhaftung bieten. Es handelt sich um eine scheibenförmige Haftmasse, die in petrischalenartigen Plastikbehältern luftdicht abgeschlossen geliefert wird und einen Durchmesser von 8 cm bei einer Höhe von 4 mm hat (Abb. 1). Aufgrund ihrer weichen Konsistenz passen sich sie den in die Haut implantierten Ileostomas bzw. Ureterhautfisteln an und garantieren nach kurzem Kontakt durch die Körperwärme eine geruchs- wie urindichte Haftung durch festes Anschmelzen. Eine schnellere Haftung wird durch leichtes Befeuchten erzielt, die Haut muß genau wie beim Anlegen anderer Urinale frei von Fett, Puder oder Salben sein.

Die Colly-Seels bestehen aus einem Amalgam mit Karayagummi als Grundbasis und haften nach einer statistischen Untersuchung unserer Patienten 10mal länger als Karayagummiringe, die sich oft schmierig durch Urinparadrainage von der Haut abheben. Aufgrund ihrer Zusammensetzung verhindern sie Hautreaktionen und lassen Entzündungen der Haut schnell abklingen. Sämtliche Urinale (Carshalton der Firma Eschmann, Fazio-

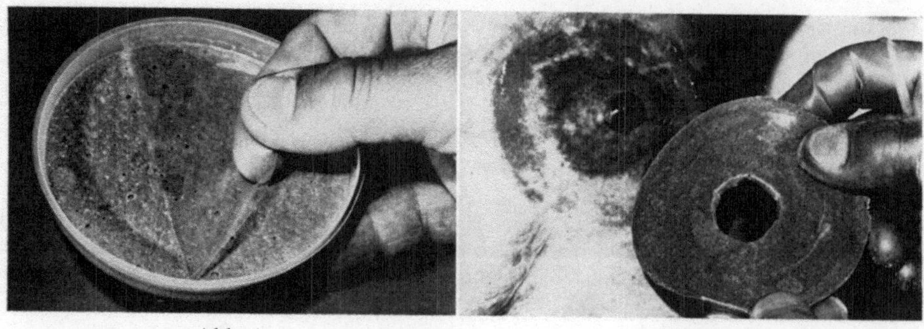

Abb. 1 Abb. 2

Abb. 1. Präparation eines Colly-Seel der Firma Mason Laboratories, Willow Grove, USA.

Abb. 2. Anpassen der Colly-Seel-Haftscheibe bei ausgeprägter Hautentzündung als Reaktion auf die Urinalklebefolie.

Urinale, die der Firma Hollister, sowie Chiron- und Mitcham-Urinableitungssysteme und andere) garantieren damit eine feste Haftung ohne Hautirritation. Auch der mit einem weichen Gummi überzogene Ring der Lapides-Urinale haftet urin- und geruchsdicht über dem um das Ileostoma gelegten Colly-Seel. Sehr gut haben sich die von der gleichen Firma gelieferten Ableitungsbeutel bewährt, deren Plastikhaftscheiben in der genauen Größe der Colly-Seels eine maximale Haftung über dem Ileostoma garantieren. Mehrere unserer Patienten haben nach Anlegen der Urinale über einem Colly-Seel geduscht, gebadet und sind damit geschwommen. Sie können je nach Größe des Ileostomas zurechtgeschnitten werden, auch der Rand läßt sich, je nach Größe der Haftscheibe des Urinableitungssystemes, beschneiden. Die abgeschnittenen Teile der Haftscheiben können zusammengedrückt und durch leichtes Erwärmen verschmolzen werden, so daß man wieder eine neue Haftscheibe gewinnt. Am auffälligsten ist die Einwirkung auf Entzündungen der Haut und das Überdecken von narbigen Einziehungen im Bereich des Ileostomas, so daß eine wirkliche urin- und geruchsabdichtende Haftung gewährleistet wird. Selbst hartnäckige und eitrige Hautreaktionen als Folge der ständigen Klebemittelreizungen der Urinalhaftringe zeigten bei unseren Patienten schon nach kurzer Zeit (ca. 14 Tage) eine sehr gute Heilungstendenz bis zur völligen Normalisierung der Haut um das Stoma (Abb. 2 und 3).

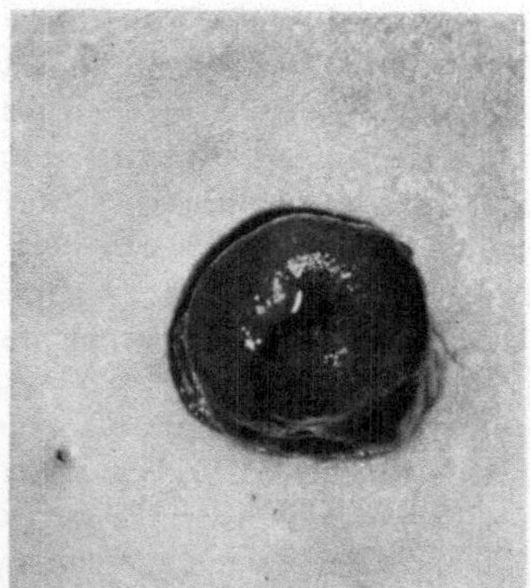

Abb. 3. Stoma und umgebende Haut des Patienten nach 19tägiger Haftung des Colly-Seels.

Bei allen Implantationen eines Ileostomas in die Haut bzw. einer Ureterhautfistel sollte man jedoch stets beachten:

1. Präoperative Testung der Haut mit dem Urinalklebemittel,

2. anatomisch-bewegungsgerechte Plazierung des Ileostomas bzw. der Ureterhautfistel zur Gewährleistung der spannungsfreien und dichten Urinalhaftung,

3. tulpenartige Implantation des Ileostomas in die Bauchdecke nach vorheriger Markierung (auch im Stehen des Patienten).

Da das Operationsergebnis mitbestimmt wird von der sachgemäßen Ileostoma- und Hautpflege sowie der Verwendung der schonendsten Klebemittel, können wir nach unseren Erfahrungen die Colly-Seels der Firma Mason Laboratories, Willow Grove, USA, nur empfehlen, da sie ganz wesentlich dazu beitragen, den Ileostomaträger aufgrund ihrer urin- und geruchsfesten Haftung voll zu rehabilitieren und seine Gesellschaftsfähigkeit zu erhalten.

Dr. G. Sorger
Urologische Abteilung
der Chirurgischen Univ.-Klinik
D-8520 Erlangen
Maximiliansplatz

H.-J. Pompino und L.-J. Bremer: **Trigonumimplantation und künstliche Harnableitung (Tierexperimentelle Untersuchungen)**

Wir haben tierexperimentelle Untersuchungen durchgeführt mit der Fragestellung: Bietet die Trigonumimplantation in eine ausgeschaltete Dünn- oder Dickdarmschlinge Vorteile gegenüber der direkten Harnleitereinpflanzung? Insbesondere sollten histologische Untersuchungen klären, ob die aus ihrem Funktionsverband Blase ausgeschaltete glatte Muskulatur des Trigonum degenerative Veränderungen erfährt.

Zunächst operierten wir 16 Kaninchen, wobei wir 6mal das Trigonum in die vordere Bauchwand und 10mal das Trigonum in den Dickdarm implantierten. Alle diese Tiere starben jedoch in der ersten oder zweiten postoperativen Woche. Die histologischen Untersuchungsergebnisse gestatten keine Rückschlüsse in bezug auf unsere Fragestellung, da die postoperative Zeit in allen Fällen zu kurz war (Dia 1).

Darauf hin haben wir an 10 weiblichen Hunden das Trigonum in die vordere Bauchwand implantiert. Die Überlebenszeit der 10 operierten Hunde sind in Tab. 1 dargestellt.

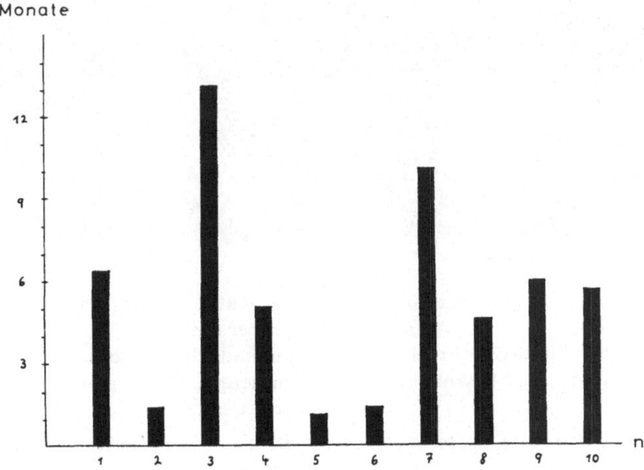

Tabelle 1. Graphische Darstellung der postoperativen Überlebenszeit von 10 weiblichen ausgewachsenen Hunden.

Trotz äußerster Sorgfalt bei der Pflege der Tiere ließen sich entzündliche Reaktionen im Bereich der Implantationsstelle nicht vermeiden, wie die Zusammenstellung der makroskopischen Befunde in Tab. 2 zeigt.

Die Ergebnisse der histologischen Untersuchungen vom Transplantatbereich, von Niere und Harnleiter lassen erkennen, daß wir in den meisten Fällen unterschiedliche entzündlich-degenerative Veränderungen festgestellt haben (Tab. 3).

Tabelle 2. Zusammenstellung der makroskopischen Befunde des Trigonum, der Ureteren und der Nieren zum Todeszeitpunkt.

Trigonum:	normaler Befund	1
	entzündliche Reaktion	9
Ureteren:	normaler Befund	5
	mäßig dilatiert	3
	stark dilatiert	2
Nieren:	normaler Befund	2
	vergrößert	3
	geschrumpft	5

Tabelle 3. Ergebnisse der histologischen Untersuchungen des transplantierten Trigonum, der Nieren und der Harnleiter.

Entzündlich-degenerative Veränderungen der Trigonummuskulatur	
fehlend	0
leicht bis mäßiggradig	9
schwer	1
Entzündliche Veränderungen an Nieren und Harnleitern (Pyelonephritis)	
fehlend	1
leicht bis mittelgradig	7
schwer	2

Als Beispiele seien die Abb. zweier histologischer Präparate in Abb. 1 und 2 vorgestellt.

Abb. 1 zeigt das histologische Bild von der Implantationsstelle des Hundes, der 10

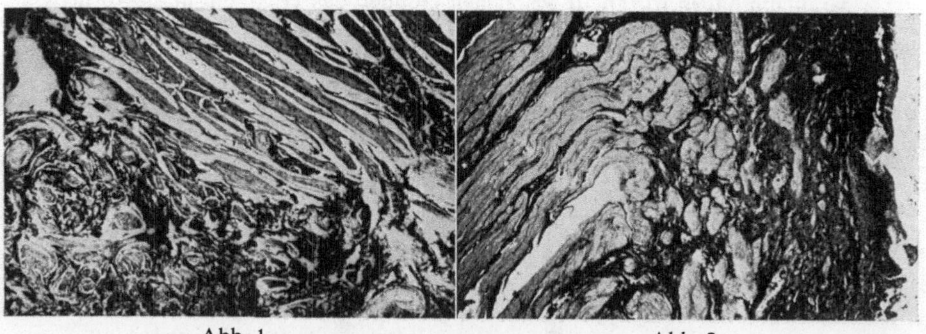

Abb. 1 Abb. 2

Abb. 1. Versuchstier H 7, Überlebenszeit 10 Monate, wurde von uns getötet. V. Gieson-Präparat, 12,5fache Vergrößerung.
Mucosa am oberen Bildrand, hier nicht sichtbar, entzündlich-degenerative Veränderungen in den submucösen Schichten. Die Muskelbündel in den mittleren und tiefen Schichten sind voll erhalten (von re. unten nach li. oben).

Abb. 2. Versuchstier H 3, postoperative Überlebenszeit 13 Monate. Van Gieson-Färbung, 10fache Vergrößerung.
Entzündliche Veränderungen der Mucosa und der Submucosa. In mittleren und tiefen Schichten sind auch hier die glatten Muskelbündel gut erhalten.

Monate postoperativ von uns getötet wurde. In Abhängigkeit von der Dauer der Entzündung besteht eine stärkere bindegewebige Durchsetzung, jedoch nur der submukösen glatten Muskelschicht (Abb. 1).

Die bindegewebige Umwandlung der submucösen glatten Muskelschichten ist in Abb. 2 am stärksten ausgeprägt. Es handelt sich um ein Präparat des Hundes, der 13 Monate überlebt hat. Dennoch sind auch hier in mittleren und tiefen Schichten die zusammenhängenden Muskelbündel gut erhalten.

Auf weitere Einzelheiten können wir aus Zeitmangel leider nicht eingehen.

Zusammenfassende Beurteilung

Unsere Untersuchungsergebnisse kann man wie folgt zusammenfassen: Die Tatsache, daß degenerative Veränderungen in den mucosanahen Schichten der Muskulatur nachgewiesen werden konnten, die mittleren und tiefen Schichten jedoch nicht betroffen sind, läßt den Rückschluß zu, daß die Herauslösung des Trigonums aus dem Blasenverband keine progredienten degenerativen Veränderungen in der Muskulatur und folglich keine Stenosierung der Uretermündung zur Folge hat.

Die Trigonumimplantation empfiehlt sich somit immer dann, wenn keine maligne Erkrankung Ursache der durchzuführenden Harnableitung ist:

1. Die Möglichkeit der Stenose an der Anastomose zwischen Harnleiter und Schlinge entfällt.
2. Pond und Texter haben im Tierversuch bewiesen, daß auch ein besserer Infektionsschutz des oberen Harntraktes gewährleistet ist. Sie haben daraufhin bei 16 Erwachsenen Harnableitungen unter Verwendung des Trigonums durchgeführt.

Im Gegensatz zu Pond und Texter sind wir in bezug auf das Erreichen eines Antirefluxeffektes eher zurückhaltend.

Literatur

1. Bricker, E. M.: Surg. Clin. N. Amer. **30,** 1511 (1950). — 2. Hohenfellner, R., Wulff, H. D.: Akt. Urol. **1,** 18 (1970). — 3. Maydl, K.: Wien. med. Wschr. Nr. 25—29 (1894). — 4. Maydl, K.: Wien. med. Wschr. Nr. 28—31 (1896). — 5. Maydl, K.: Wien. med. Wschr. Nr. 6—8 (1899). — 6. Mogg, R. A.: Urol. int. (Basel) **23,** 53 (1968). — 7. Pompino, H.-J., Singer, H., Hör, G.: Z. Kinderchir. **9,** 85 (1970). — 8. Pompino, H.-J.: Möglichkeiten operativer Behandlung von Kindern mit Blasenekstrophie. Antrittsvorlesung, München 1972. — 9. Pompino, H.-J.: Kinderchirurgie, Neue Wege in Diagnostik und Therapie. München–Berlin–Wien: Urban & Schwarzenberg 1974. — 10. Pond, H. S., Texter, Jr., J. H.: J. Urol. (Baltimore) **103,** 746–752 (1970). — 11. Pond, H. S., Texter, Jr., J. H.: J. Urol. (Baltimore) **105,** 654—656 (1971). — 12. Pond, H. S., Texter, Jr., J. H.: J. Urol. (Baltimore) **107,** 952 (1972).

Cand. med. L.-J. Bremer
Kinderchirurgische Klinik
der Universitäts-Kinderklinik München
D-8000 München 2
Lindwurmstraße 4

Priv.-Doz. Dr. med. H.-J. Pompino
DRK-Kinderklinik Siegen
D-5900 Siegen
Wellersbergstraße

Diskussion zu den Vorträgen S. 26 bis 55 (Conduit)
Moderator: R. Hohenfellner, Mainz

R. Hohenfellner, Mainz: Ich würde vorschlagen, das Thema in folgender Weise zu gliedern: Zuerst diskutieren wir über die Frage der Harnableitung beim Kind, zu dem Vortrag von Herrn Eckstein und zur Frage der Ureterokutaneostomie und dann zu dem letzten Beitrag von Herrn Sigel.

P. Kolle, Hannover: Ich möchte Herrn Eckstein fragen, warum er den Conduit retroperitoneal verlagert; denn wir nehmen doch an — und das haben wir auch aus den Ausführungen von Herrn Mayor gesehen — daß man den Conduit möglichst nicht fixieren soll, damit er sich bei der Peristaltik frei entfalten kann. Mich würde interessieren, ob beim Kind andere Verhältnisse vorliegen.

R. Hohenfellner, Mainz: Darf ich vielleicht für Herrn Eckstein gleich antworten: Ich glaube, es ist gut zur Darstellung gekommen, daß Herr Eckstein der Meinung ist, daß man den Conduit beim Kind sehr einfach nach retroperitoneal verlagern kann und damit die intestinale Komplikationsquote genauso wie beim Colon-Conduit entscheidend herabsetzen kann.

R. M. Engel, Baltimore (USA): Anstelle einer Frage möchte ich eine Bemerkung zur Ableitung beim Kind machen. Herr Zingg stellte fest, daß es bis jetzt keine Antirefluxoperation beim Ileum-Conduit gibt. Wir haben in den letzten 4 Jahren bei 25 Kindern mit einer Meningomyelocele das intakte Trigonum in ein Ileum-Conduit eingeführt. Diese Kinder werden im Augenblick nachuntersucht für eine zukünftige Veröffentlichung. Soweit ich es bisher überblicken kann, haben wir noch bei keinem dieser Kinder einen Reflux feststellen können. Dies ist eine Operation, die jedoch nur dann möglich ist, wenn das Kind vor der Operation keinen Reflux hat. Wir haben außerdem die Operation auf Kinder beschränkt, die keine Harnwegsinfektion hatten. Diese Operation ist m. E. nach außerdem für die Blasenexstrophie nicht indiziert. Die Blasenexstrophie hat selbst bei den Neugeborenen starke histologische Veränderungen, die nicht nur die Mukosa beeinträchtigen, sondern auch die Blasenmuskulatur.

P. Lichtenauer, Lübeck: Wie ist es mit der Steinbildung in den ausgeschalteten Darmsegmenten? Ist dies nur längenabhängig oder ist es auch abhängig von der Tätigkeit der Mukosa? Handelt es sich um eine schleiminduzierte Steinbildung oder worum handelt es sich?

E. Zingg, Bern: In den letzten Monaten sind zahlreiche Publikationen über die Frage der Steinbildung erschienen. Aus ihnen geht hervor, und das haben wir auch bei unseren Fällen gesehen, daß die Steinbildung erstens von der Länge der Schlinge, zweitens vom Restharn und drittens von der Kontraktionskraft der Schlinge und vom Infekt abhängt. Außerdem spielt auch noch die Operationstechnik eine Rolle in dem Sinne, wenn man z. B. nicht resorbierbares Nahtmaterial nimmt und es einstülpt, so daß es dann im Ileum-Conduit verbleibt. Hieran kann sich dann eine Steinbildung entwickeln.

A. Sigel, Erlangen: Von 1963 bis 1972 haben wir in Erlangen bei 88 Patienten einen Ileal conduit angelegt. Die Indikation geht hervor aus Tab. 1, die Komplikationen aus Tab. 2. Wir stimmen mit der ausgezeichneten Beurteilung des Verfahrens überein, wie sie aus der englischen und amerikanischen Literatur bekannt ist. Trotzdem haben wir begonnen, jetzt den Colon-Conduit zu praktizieren, weil die von Hohenfellner und Mogg mitgeteilte Komplikationsrate weit geringer ist als beim Ileal conduit. Sie unterschreitet mit 2,5% alles, was aus der Chirurgie des Dickdarms und von besten Allgemeinchirurgen her bekannt ist.

Tabelle 1. Ileal conduit — Erlangen 1963 bis 1972 — Indikationen

Blasen	—Ca	27	
Collum	—Ca	21	
Rectum	—Ca	3	
Prostata	—Ca	1	
Neurogene Blase		13	angeboren
		2	traumatisch
Exstrophia vescicae		11	
Megaureter verschiedener Genese		5	
Schrumpfblase		2	
Inkurable vescicovaginale Fistel		3	
		88	

Tabelle 2. Ileal conduit

Frühkomplikationen in 88 Fällen		
Ileus	9	4 †
Peritonitis-Nahtinsuffizienz	3	3 †
Urämie	1	1 †
		8 †
Spätkomplikationen		
Stenose an Ileostoma		
a) Haut	4	
b) Fascie	7	
Relative Stenosen der Ureteranastomose		
a) einseitig	4	
b) doppelseitig	16	

Zusammenfassung der Diskussion

R. Hohenfellner, Mainz: Meine Damen und Herren: Es ist sehr schwierig, diesen heutigen Nachmittag zusammenzufassen. Hinsichtlich der Harnableitung beim Kind hat sich aus den Ergebnissen von Herrn Eckstein klar gezeigt, daß die Ureterokutaneostomie als definitive Harnableitungsoperation eine schlechte Lösung ist; denn ein Großteil seiner Fälle mußte in ein Ileum-Conduit umgewandelt werden. Der Ileum-Conduit und der Colon-Conduit können nicht als konkurrierende Verfahren angesehen werden. Faßt man das zusammen, was man aus der Pathophysiologie heute weiß, so haben beide Schlingen eine gute Peristaltik, sie entleeren sich nahezu restharnfrei, die Resorptionsverhältnisse sind nicht schwerwiegend, der Restharn ist gering, die Azidose ist eine Seltenheit und, wie wir heute gehört haben, die Frage des Infektes ist noch nicht endgültig geklärt. Es besteht ein krasses Mißverhältnis zwischen den bisher durchgeführten Colon-Conduit-Fällen und den Ileum-Conduit-Fällen. Man muß wahrscheinlich mehrere Jahre abwarten, um festzustellen, ob der Colon-Conduit die niedrigere Komplikationsquote in der Frühphase auch später erfüllen kann. Hinsichtlich der Abgrenzung der Ureterosigmoidostomie wurde betont, daß man sie nur dann durchführen sollte, wenn man über die möglichen Kontrolluntersuchungen verfügt. Ich möchte vielleicht hinweisen, daß wir heute eine ganze Reihe von vielleicht nebensächlichen, aber doch sehr wichtigen technischen Tricks gehört haben, die sich auf die Anlage des Stomas und technische Einzelheiten beziehen. In einigen Jahren werden wir vielleicht anhand eines größeren Materials vergleichsweise mit dem Schritt halten können, worüber heute berichtet wurde: nämlich viele tausende Fälle aus den USA.

3. Ureterokutaneostomie

H. Dettmar: **Die Ureterhautfistel als Methode der supravesikalen Harnableitung**

Das Problem der Ureterfistel als Methode der supravesikalen Harnableitung muß man von zwei verschiedenen Gesichtspunkten aus betrachten: Soll es sich um eine vorübergehende oder aber um eine für immer bestehen bleibende Fistel handeln?

Der erste Fall ist dann gegeben, wenn aus irgendeinem Grunde der normale Abfluß in die Blase nicht mehr stattfindet, die Ursache der Störung aber zu einem späteren Zeitpunkt wieder beseitigt werden soll, der Zustand des Patienten oder der hochgradig gestauten Niere diese erforderliche endgültige Rekonstruktion nicht zuläßt oder wenn es sich um einen wiederherstellenden Eingriff nach gynäkologischen Operationen handelt, bei dem im Operationsgebiet erhebliche Infiltrationen zu erwarten sind, die den Erfolg des wiederherstellenden Eingriffes erheblich in Frage stellen würden. Das gilt insbesondere für alle abdominell durchgeführten gynäkologischen Eingriffe mit erheblicher Stauung der Harnleiter und der Nieren, bei denen die Stenose nicht durch einen Harnleiterkatheter auf cystoskopischem Wege überwunden werden kann. Natürlich kann es auch aus anderen Indikationen wünschenswert erscheinen, vorübergehend eine supravesikale Harnableitung durchzuführen, wie beispielsweise bei radiogen entzündlichen Blasen, bei denen die Möglichkeit einer Besserung des Zustandes nach vorübergehender Harnableitung besteht. Es soll in diesem Rahmen nicht auf alle Möglichkeiten eingegangen werden.

Die Indikation ergibt sich wie gesagt aus der Tatsache, daß die Harnableitung nur vorübergehend sein soll. Nun bietet sich der Harnleiter für derartig vorübergehende Ableitungen in geradezu idealer Weise an. Um so erstaunlicher ist es, daß in keinem der mir zugänglich gewordenen Lehrbücher und Operationslehren eine Methode erwähnt ist, auf die meines Wissens erstmals im Jahre 1953 im Journal of Urology durch Vose und Dixley aufmerksam gemacht wird und die später gelegentlich als „Ureterfistel in situ“ in der Literatur anzutreffen ist. Mein Mitarbeiter, Herr Boeminghaus, hat auf dem Nordrhein-Westfälischen Urologen-Kongreß im Jahre 1971 in Bonn über diese Methode berichtet und sich sehr positiv darüber ausgesprochen. Diese positive Haltung haben wir in der Folgezeit weiterhin einnehmen können und glauben in der Ureterfistel in situ eine ausgezeichnete Methode zur vorübergehenden Harnableitung in unser therapeutisches Rüstzeug aufnehmen zu können.

Ich möchte nun auf einige operative Details hinweisen, deren Einhaltung ich für sehr wichtig erachte, damit eine gute Methode nicht durch eine unsachgemäße Anwendung in Mißkredit gerät.

Der Harnleiter wird so freigelegt, wie wenn ein Ureterstein im mittleren Drittel angegangen werden sollte. Wenn der Patient nicht allzu fettleibig ist, kann der Eingriff in Rückenlage durchgeführt werden, bei sehr starken und kräftigen Personen ist eine leichte Seitenlagerung zweckmäßiger. Der Peritonealsack wird dann soweit nach medial mobilisiert, daß in der vorderen Axillarlinie, etwa in Höhe der Spina iliaca anterior superior durch eine kleine Incision eine Polyaethylenschiene oder ein Ballon-Katheter, dessen Umfang dem Lumen des zu fistelnden Harnleiters entspricht, in das Operationsgebiet hineingezogen werden kann. Es wird dann am Übergang des mittleren zum oberen Harnleiterdrittel eine Längsincision in den Ureter gemacht und die Polyaethylenschiene bzw. der Ballon-Katheter bis ins Nierenbecken vorgeschoben. Wichtig ist dabei, daß die Schiene zunächst dem Psoas und später weiter nach unten in leichtem Bogen der lateralen Bauchwand anliegt und so in den Harnleiter mündet, daß ein möglichst spitzer Winkel entsteht. Dementsprechend sollte die Richtung des Schienendurchtrittes durch die Bauchdecke schräg nach innen oben gerichtet sein. Unter gar keinen Umständen darf die Schiene frei durch den Operationssitus hindurchziehen, weil sonst bei der Anlegung des Peritonealsackes an die seitliche und hintere Bauchwand die Schiene aus der Ureterotomie herausgezogen werden kann. Abschließend wird die Schiene an ihrem Austritt aus der Bauchdecke fixiert, ein dünnes Drain für 48 Std. an die Ureterotomiestelle gelegt und die Wunde verschlossen.

Ein Wort noch zur Verwendung Schiene oder Ballonkatheter: Ein Ballonkatheter sollte nur dann verwendet werden, wenn ein stark erweitertes Nierenbecken vorhanden ist, weil andernfalls durch das Aufblasen des Ballons möglicherweise ein Kelchhals blockiert werden könnte und es so zur Ausbildung eines Hydrocalix kommen kann. Wenn man besonders vorsichtig sein will, kann man die Spitze des Katheters abschneiden, so daß später beim Wechsel ein Ureterkatheter durch das Katheterlumen ins Nierenbecken eingeführt werden kann, der dann beim Wechsel als Leitsonde dient. Zumeist ist diese Maßnahme aber nicht erforderlich, weil sich bereits nach Ablauf von 2 bis 3 Wochen ein Granulationskanal um die Schiene gebildet hat, so daß ein problemloses Wechseln derselben möglich ist. Der Wert einer Methode läßt sich am besten durch ein entsprechendes Beispiel dokumentieren. Ich möchte hier ein solches Beispiel kurz geben: Vor einigen Jahren wurde uns ein Patient, bei dem eine Cystektomie und eine Harnleiterdarmanastomose auf beiden Seiten nach der Methode Coffey I durchgeführt wurde, in fast moribundem Zustand in die Klinik verlegt. Der Patient war urämisch, hatte exzessiv gesteigerte Harnstoff- und Kaliumwerte. Aus der Bauchwunde entleerte sich trüber Urin. Es war unbekannt, an welcher Seite die Anastomose insuffizient geworden war, da wegen der bestehenden Urämie eine Darstellung der Hohlsysteme der Nieren nicht möglich war und somit auch eine Lokalisation der insuffizienten Stelle nicht durchführbar war. Wir haben bei diesem Patienten als Notoperation auf beiden Seiten Ureterfisteln in situ angelegt. Dabei zeigte sich, daß auf der rechten Seite ein Doppelureter vorhanden war, der offensichtlich bei der Harnleiterdarmanastomose übersehen worden war. Es gelang dann später festzustellen, daß die linksseitige Anastomose völlig in Ordnung war, daß aber auf der rechten Seite beide Harnleiter frei in den Bauchraum mündeten, wodurch es zum Austritt von Urin aus der Bauchwunde gekommen war. Nachdem die Ureterfistel in situ für mehrere Wochen bestanden hatte, der Patient sich gut erholt hatte und zwischenzeitlich sogar aus der Klinik nach Hause entlassen werden konnte, wurden auf der rechten Seite in einer Rezidivoperation beide Harnleiter erneut in das Sigma implantiert. Der Erfolg der Operation war ausgezeichnet. Ich glaube, daß gerade dieser Fall imstande ist, den Wert der In-situ-Fistel zu zeigen. Die einzige Alternativlösung wäre eine Nierenbecken- oder eine Nierenfistel beiderseits gewesen. Es ist uns ja allen bekannt, daß es gerade bei der Fistelung der Niere unter Umständen außerordentlich schwierig sein kann, in engstehende Hohlsysteme hineinzukommen. Außerdem wäre es möglich, daß man in diesem Fall vom unteren Nierenpol aus die rechte Niere gefistelt hätte und so vermutlich die Diagnose eines rechtsseitigen Doppelureters gar nicht gestellt worden wäre, ganz abgesehen davon, daß bei der Nierenfistelung immer noch die Möglichkeit bestanden hätte, daß weiterhin Urin durch die Ureteren in die Bauchhöhle hätte abfließen können. Abschließend möchte ich noch darauf hinweisen, daß nach Entfernung des Fistelkatheters die Fistel sich in allen Fällen spontan innerhalb kürzester Zeit geschlossen hat. Häufig ist es sogar so gewesen, daß nach Entfernung des Fistelkatheters der Wundverband primär trocken blieb.

Wesentlich problematischer erscheint hingegen die Harnleiterhautfistel als Dauerzustand. Die Hauptindikation findet sich wohl bei weit fortgeschrittenen weiblichen Genitaltumoren, sowie bei inkurablen Blasengeschwülsten mit geringer Lebenserwartung. Hier stellt die Harnleiterhautfistel einen sehr wenig belastenden Eingriff dar und findet sicherlich als endständige Harnleiterhautfistel ihr Hauptindikationsgebiet. Dabei spielt es meines Erachtens keine besondere Rolle, ob die Fistel ein- oder doppelseitig angelegt wird, da die Lebenserwartung nur gering ist. Anders sieht es natürlich aus, wenn das Grundleiden, das zur supravesikalen Harnableitung zwingt, nicht bösartig ist und somit ein längeres Leben voraussehbar ist. In diesen Fällen ist zu unterscheiden, ob die Harnleiter stark dilatiert sind oder nicht. Ist ersteres der Fall, sehen wir in der kutanen Ureterostomie mit Nippelbildung, unter gleichzeitiger Harnleiterharnleiteranastomose, eine ausgezeichnete Methode, die unseres Erachtens bei gegebener Indikation häufiger durchgeführt werden sollte. Operationstechnisch ist dazu zu bemerken, daß der stärker erweiterte Ureter für das Hautstoma in Frage kommt, während der weniger stark dilatierte

Ureter nach Mobilisation und Durchtrennung unmittelbar juxtavesikal abgesetzt wird, retroperitoneal, präaortal und möglichst kranial von der Arteria mesenterica inferior zur Seite des stärker dilatierten Ureters herübergeleitet und hier dann mittels Einzelknopfnähten mit dem anderen Ureter End-zu-Seit anastomosiert wird (de Backer). Dabei sollten beide Harnleiter temporär geschient und die Anastomosenstelle für einige Tage mit einem Drain gesichert werden. Die Operation kann extra- oder transperitoneal durchgeführt werden. Wir haben beide Wege gewählt, geben aber dem transperitonealen Weg jetzt den Vorzug. Es ist zweckmäßig, daß vor der Operation genau bestimmt wird, an welcher Stelle das Stoma liegen soll. Dieses hängt wesentlich vom Grundleiden ab. Bei gehfähigen Patienten ist die beste Stelle ein Punkt, der in der vorderen Axillarlinie, etwa in Nabelhöhe, liegt. Bei Patienten, die nicht gehen können, wie beispielsweise manche Meningomyelocelen-Kinder, sollte das Stoma etwas höher liegen, damit es nicht in die durch die Sitzhaltung entstehende Bauchfalte gerät. Noch wesentlich problematischer liegen die Dinge, wenn ein nichtdilatierter Harnleiter zur Harnleiterhautfistel benutzt werden soll. Man wird in diesen Fällen die Ureterhautfistel so hoch wie möglich legen, damit eine gute Durchblutung des Ureters gewährleistet ist. Auch hier sollte man versuchen, einen Nippel zu bilden, da dadurch die prothetische Versorgung wesentlich erleichtert wird, selbst wenn man gezwungen ist, über längere Zeit eine Polyäthylenschiene liegen zu lassen. Außerordentlich wichtig ist es, daß der Harnleiter möglichst weit nach oben nierenwärts mobilisiert wird und der gesamte Peritonealsack von der seitlichen Bauchwand nach medial abgedrängt wird, so daß der Harnleiter ohne große Umwege direkt an die Oberfläche der Haut gelegt werden kann. Die Hauptkomplikation bei der endständigen Harnleiterhautfistel ist die Stenosebildung des Stomas, der aber bei guter Beobachtung und guter Pflege dadurch vorzubeugen ist, daß das Stoma häufiger bougiert wird. Die endständigen Fisteln mit Nippelbildung können durch Klebebeutel prothetisch gut versorgt werden. Unsere persönlichen Erfahrungen sind sowohl bei der Transureteroureterostomie als auch bei der doppelseitigen Harnleiterhautfistel bei entsprechender Kooperation der Patienten bzw. der Angehörigen der Patienten recht befriedigend. Abschließend möchte ich darauf hinweisen, daß alle diese Eingriffe in die Hand eines erfahrenen Operateurs gehören, weil dabei auf viele Kleinigkeiten geachtet werden muß. So ist beispielsweise die Forderung, daß der Harnleiter 1 cm über das Hautniveau herausreichen soll, wie man in vielen Operationslehren findet, zu widersprechen. Wenn ein Harnleiter spannungslos nur 1 cm aus der Hautwunde herausragt, ist mit Sicherheit damit zu rechnen, daß er sich später retrahieren wird. Im Gegenteil, der Harnleiter sollte vor der Nippelbildung spannungslos um einige Zentimeter, wenn es geht 3, 4 oder auch 5 Zentimeter, aus der Haut heraushängen. Anschließend, wenn dann die Nippelbildung durchgeführt ist, retrahiert sich der Harnleiter sowieso etwas, gerät aber unter gar keinen Umständen mehr unter eine Spannung, die ja bei jeder Anastomose von vornherein das Scheitern des Erfolges mit sich bringt.

Ein letztes Wort noch zur Bewertung der einzelnen Operationsmethoden: Ureterfistel „in situ" sehr empfehlenswert, Ureterhautfistel bei erweiterten Ureteren durch Transureteroureterostomie mit Ureterhautfistel ebenfalls empfehlenswert. Die endständige Fistelung des Harnleiters bei gegebener Indikation stellt eine brauchbare und vertretbare Methode dar.

Literatur

1. Vose, S. N., Dixley, S. M.: J. Urol. (Baltimore) **69**, 503 (1953). — 2. De Backer, E.: Urol. int. (Basel) **23**, 118 (1968). — 3. Boeminghaus, F.: Z. Urol. **65**, 459 (1972).

Prof. Dr. H. Dettmar
Urolog. Univ.-Klinik
D-4000 Düsseldorf
Moorenstraße 5

D. SAUERWEIN: **Versorgung der Uretero-Kutaneostomie bei problematischen Hautverhältnissen**

Aus den häufigsten Indikationen zur Uretero-Kutaneostomie bzw. zur Uretero-Uretero-Kutaneostomie ergeben sich für viele Patienten Probleme bei Versorgung der Hautfistel. Neben der oft konsumptiven Grundkrankheit, die fast immer mit einem frühzeitigen Schwund des Unterhautfettgewebes einhergeht und den Narbenverhältnissen, durch Voroperationen ist es die ständige Benetzung der Haut mit Urin, die die Versorgungsschwierigkeiten des Stomas vergrößert.

Vor allem bei einem im Hautniveau liegenden Stoma wird dadurch der feste und wasserdichte Sitz von Pelotten und Klebebeuteln erschwert.

Auch sorgfältige Pflege des Stomas kann bei narbigen Hautverhältnissen Entzündungserscheinungen nicht verhindern. Auf entzündeter Haut hält aber kein noch so gewebefreundlicher Kleber.

In solchen Fällen muß versucht werden, den Kontakt zwischen Haut und Urin auf das eigentliche Stoma zu beschränken. Uns hat sich hierzu ein Naturkautschuk bewährt, der von einer englischen Firma hergestellt und einer hamburgischen Firma vertrieben wird. Er ist bei Körpertemperatur sehr geschmeidig und stark hygroskopisch. Mit der Aufnahme von Wasser wird der Ring allmählich zerfließlich und kann durch den Urin weggeschwemmt werden. Dieser Vorgang geht um so schneller vor sich, je alkalischer der Urin reagiert. Damit es vor allem in den Nachtstunden nicht zur Verlegung des Stomas durch den quellenden Ring kommen kann, verwenden wir neben ansäuernden Medikamenten einen zylinderförmigen Latexeinsatz, der in den Ring eingepaßt wird. Das Anlegen der Versorgung erfolgt, indem zuerst der Karaja-Ring mit eingepaßtem Latexeinsatz um das Stoma gelegt wird. Hierauf erfolgt die Fixation mit Doppelklebepflaster, auf das der passende Flansch gesetzt wird, der seinerseits mit nierenförmigen Klebepflastern fixiert wird.

Auf dem so befestigten Flansch können Urinauffangbeutel befestigt und täglich gewechselt werden; der Flansch kann 1 Woche belassen werden. Auch ist das Stoma der Pflege zugänglich, ohne daß der Flansch entfernt werden müßte.

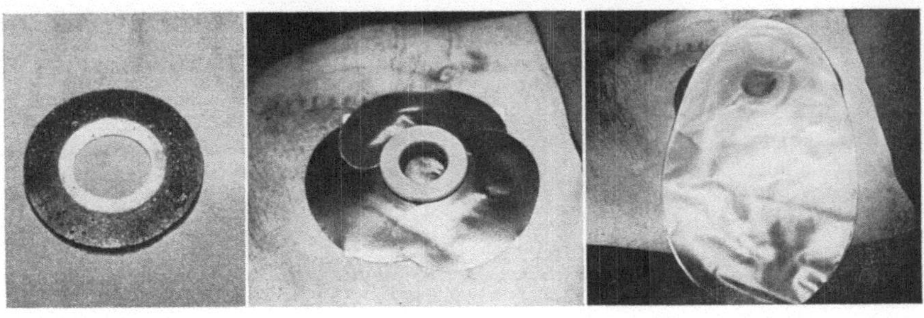

Abb. 1 Abb. 2 Abb. 3

Die Abb. 1 bis 3 zeigen verschiedene Stadien beim Anlegen der Versorgung.

Bei keinem unserer so behandelten Patienten (8) ist es zu einer Reizung der Haut gekommen. Waren Entzündungserscheinungen vor dieser Versorgung vorhanden, so erholte sich die Haut rasch. Probleme bei der Versorgung der Ureterhautfistel kennen wir seither nicht mehr.

Dr. D. Sauerwein
Urol. Univ.-Klinik
D-3550 Marburg/Lahn
Robert-Koch-Straße 8

Die *temporäre* oder *definitive supravesikale Harnableitung* als Therapie der Blasenekstrophie hat sich in den letzten 10 Jahren immer mehr durchgesetzt. Das beruht nicht zuletzt auf der Erkenntnis, daß der *primäre Blasenverschluß*

nur bei wenigen Patienten technisch möglich ist,
nur eine kleine Blasenkapazität schafft,
und mit zahlreichen Komplikationen wie Fistelbildung, Reflux und Inkontinenz verbunden ist.

Während der letzten 18 Jahre wurde an der Urologischen Universitätsklinik Paris bei 36 Patienten mit Blasenekstrophie eine supravesikale Harnableitung vorgenommen.

Der unter Leitung von Professor Couvelaire seit Jahren bevorzugte Therapieplan besteht in folgenden Eingriffen:

1. Supravesikale Harnableitung durch Ileum- oder Colon-Conduit bzw. temporäre kutane Ureterostomie.
2. Sekundärer Blasen-Urethraverschluß.
3. Abschließende Wiedervereinigung der oberen und unteren Harnwege.

Von 20 nach diesem Konzept operierten Patienten sind 7 kontinent, 10 inkontinent und 3 verstorben.

Vor der supravesikalen Harnableitung hatten 7 von 36 Patienten eine mäßige Niereninsuffizienz.

Ergebnisse

Ein Ileum- oder Colon-Conduit wurde bei 16 Patienten, eine Rektumblase mit Colostomie bzw. Harnleiter-Darm-Implantation bei jeweils 2 Patienten durchgeführt. Bei Harnleiterdilatation erfolgte in 16 Fällen eine beidseitige kutane Ureterostomie.

Nach Derivation der oberen Harnwege zeigten 24 von 36 Patienten ein gutes Ergebnis, 9 hatten Komplikationen und 3 verstarben an Peritonitis bei partieller Ileumnekrose (Tab. 1).

Tabelle 1

Harnableitung	Anzahl der Fälle	Frühresultate gut	kompliziert	Tod	Komplikationen Ileus	Ureterstenose	Bruch	Lithiasis
Ileum Conduit	9	3	3	3		3	2	1
Colon Conduit	7	3	4		3	2	1	1
Rektumblase	2		2			2	1	
HDI nach Coffey II	2	2						
Ureterhautfistel	16	16						
Gesamtzahl	36	24	9	3	3	7	4	2

Tabelle 2 **b**

Harnableitung	Anzahl der Fälle	Spätresultate Mittel in Jahren	NBKS normal	NBKS dilatiert	Ureteren normal	Ureteren dilatiert	Reflux
Ileum Conduit	9	6 Fälle/4 J.	10	2	6	6	
Colon Conduit	7	5 Fälle/5 J.	8	2	6	4	4
Rektumblase	2	1 Fall/4 J.		2		2	
HDI nach Coffey II	2	1 Fall/3 J.	2		2		
Ureterhautfistel	16	4 Fälle/10 J.	2	6	2	6	
Gesamtzahl	36	17 Fälle/2–14 J.	22	12	16	18	4

Tab. 2 zeigt die Spätresultate des i.v.-Pyelogrammes von 17 nachuntersuchten Fällen 2 bis 14 Jahre nach erfolgter supravesikaler Harnableitung.

Eine definitive Ureter-Haut-Fistel erfolgte in 9 Notfallsituationen nach Mißerfolgen plastischer Eingriffe. Bei 7 Patienten wurde die kutane Ureterostomie nach sekundärem Blasenverschluß in eine mit der Blase anastomosierte Ileum- oder Colonschlinge implantiert.

Ileum- und Colon-Conduit zeigten bezüglich der Nierenfunktion die gleichen guten Resultate, obwohl in etwa der Hälfte der Fälle eine Harnleiterstauung bestand. Obwohl eine Anzahl dieser Patienten einen Reflux hatten, scheint es durch den niedrigen Druck im Conduit zu keinem Nierenschaden zu kommen, solange keine Abflußstörung, z. B. durch eine Stomastenose, besteht.

Bei der Behandlung von Patienten mit Blasenekstrophie wird an der Couvelaireschen Klinik, Paris, vorwiegend eine *primäre* supravesikale Harnableitung mittels Ileum- oder Colon-Conduit vorgenommen. Wenn möglich, folgt danach der sekundäre Blasen-Urethra-Verschluß und die Wiedervereinigung von oberem und unterem Harntrakt.

Bei ausgeprägter Harnwegsstauung erfolgt zunächst eine kutane Ureterostomie, bei Rückgang der Dilatation Ureterenimplantation in eine durch Ileum oder Colon erweiterte Blase. Von 20 nach diesem Konzept operierten Fällen haben 16 eine gute Nierenfunktion.

Dr. L. V. Wagenknecht
Urolog. Univ.-Klinik
D-2000 Hamburg 20
Martinistraße 52

G. Hubmer: **Zur Indikation der kutanen Pyelostomie im Kindesalter**

Mitunter haben bei Kindern abflußbehindernde Erkrankungen der Harnwege bei ihrer Erfassung schon zu einer so hochgradigen Ausweitung übergeordneter Abschnitte bzw. zu Harnstauungsnieren solchen Ausmaßes geführt, daß ein primär rekonstruktiver Eingriff sich verbietet und eine ein- oder beidseitige temporäre supravesikale Harnableitung notwendig wird. Nach Erholung des entstauten Systems, Normalisierung der Nierenfunktion und Beherrschung des oft vorhandenen Infektes, können dann rekonstruktive Eingriffe vorgenommen werden.

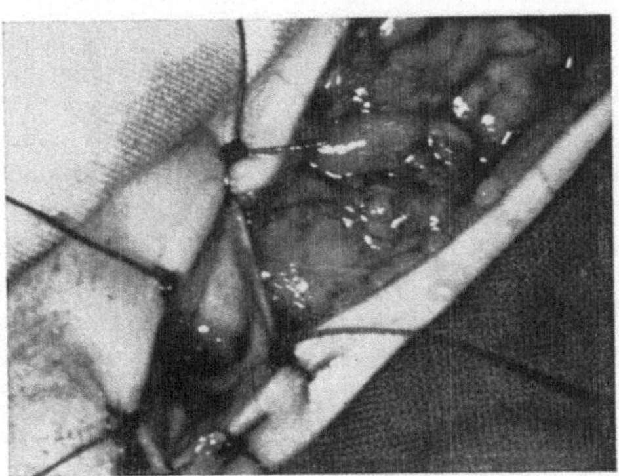

Abb. 1. Anlegen des kutanen Pyelostomas

Die üblichen Methoden der hohen Harnableitung haben aber im Säuglings- und Kleinkindesalter Nachteile. Es sind dies:

1. Bei der transrenalen Katheternephrostomie

Der Parenchymverlust (gravierend bei Säuglingen und einnierigen Kindern), technische Schwierigkeiten beim Katheterwechsel, die damit verbundenen Belastungen von Kind und Eltern, die Gefahr rezidivierender Superinfektionen mit Hospitalkeimen und schließlich die eingeschränkte Bewegungsfreiheit von Kindern im Sitz- und Krabbelalter.

2. Bei der kutanen Ureterostomie

Schädigung des vorgelagerten Harnleitersegmentes bei der lateralen Ureterostomie, die sich bei späteren rekonstruktiven Eingriffen ungünstig auswirken kann und Insuffizienz der Harnableitung bei endständiger Ureterostomie im unteren Harnleiterabschnitt bei adynamischem Harnleiter.

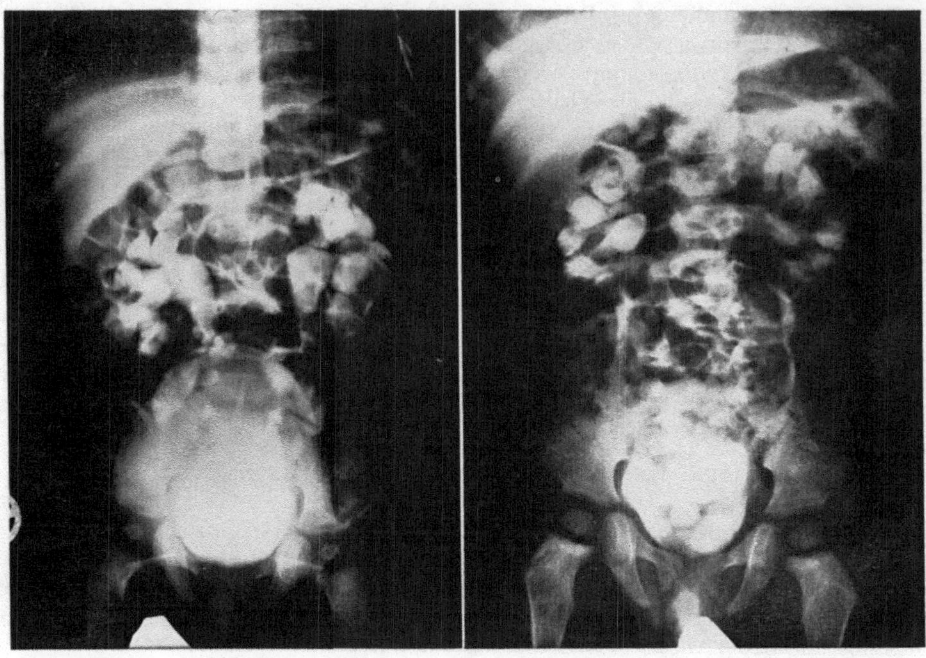

Abb. 2 Abb. 3

Abb. 2. Primärer VUR mit Hydronephrose und Hydroureter bds. bei einem 6monatigen Knaben
Abb. 3. Ergebnis 6 Monate nach der Rekonstruktion unter dem Schutze einer bilateralen kutanen Pyelostomie.

Wir bedienen uns daher seit 2 Jahren bei solchen Fällen mit Erfolg der kutanen Pyelostomie, wie sie von einer Arbeitsgruppe um Flocks und Culp in Iowa City, Iowa, angegeben worden ist. Das Verfahren besteht im wesentlichen im Herausnähen des eröffneten Nierenbeckens in die Haut eines sparsamen Flankenschnittes, wobei das pyeloureterale Segment sorgsam geschont werden muß. Ebenso einfach ist die Rückoperation durch Umschneidung und Verschluß des Pyelostomas und der kleinen Wunde. Die Harnableitung erfolgt optimal hoch und ohne jede Rückstauung. Bei größeren Kindern kann das Pyelostoma kurzzeitig mit Klebesäckchen, langzeitiger wie eine Ileostomie versorgt werden. Zur permanenten Harnableitung erscheint uns die Methode allerdings weniger praktisch, da die Stomata vom Kind selbst schwer erreicht werden können. Es besteht allerdings die Möglichkeit, das Pyelostoma zum Katheterpyelostoma umzufunktionieren. Am leichtesten und gegenüber anderen Methoden wesentlich einfacher ist die Versorgung von Säuglingen und Kleinkindern, die bei sorgfältiger Hautpflege mit sterilen Windeln über den Stomata „gewickelt“ werden, wobei die Windeln allerdings oft gewechselt werden sollten.

Als Vorteile der kutanen Pyelostomie sind anzusehen: Kein Parenchymverlust. Leichte Pflege. Leichtere Kontrolle des Harninfektes (durch den „Einbahneffekt" des stets in einer Richtung abfließenden Harnes). Die gezielte Beschickung der Blase mit Harn zur Aufrechterhaltung ihrer Funktion ist möglich. Die Beweglichkeit des Kindes ist nicht eingeschränkt.

Als Nachteile der kutanen Pyelostomie müssen angesehen werden: Rückoperation erforderlich. Hautschäden. Als permanente Harnableitung unpraktisch. Bei gewissen anatomischen Anomalien (Hufeisenniere, Beckenniere etc.) technisch unmöglich.

Zusammenfassend kann die kutane Pyelostomie vor allem als temporäre Harnableitung im Säuglings- und Kleinkindesalter empfohlen werden.

Prof. Dr. Gerhart Hubmer
Department für Urologie
an der Univ.-Klinik für Chirurgie
A-8036 Graz
Auenbruggerplatz

C.-P. Kölln und V. B. Wilson: **Pyelokutaneostomie**

Eine hohe supravesikale Harnableitung ist bei den Patienten notwendig, deren Leben durch Hydronephrose, dilatierte und geschlängelte Harnleiter, die die Nierenfunktion stark einschränken, bedroht ist. Viele Urologen halten eine temporärer Harnableitung anstelle der primären plastischen Rekonstruktion besonders bei bestimmten Formen von angeborenen Harnwegserweiterungen für notwendig, wenn auch über die günstigste Form der Harnableitung bisher keine Übereinstimmung besteht [1,2,3,4].

Während unserer 4jährigen Arbeit an der Urologischen Klinik der Universität von Iowa in Iowa-City, Iowa/USA, konnten wir Erfahrungen mit der kutanen Pyelostomie sammeln und glauben, daß diese Form der hohen katheterlosen supravesikalen Harnableitung neben Nephrostomie, Durchzugsnephrostomie und Ureterokutaneostomie in bestimmten Fällen, besonders bei Kindern mit Harnwegserweiterungen und großen extrarenalen Nierenbecken, eine Bereicherung unserer therapeutischen Möglichkeiten ist [5,6,7].

Seit 1964 wurden 59 Pyelokutaneostomien bei 34 Patienten durchgeführt. Grundkrankheiten, die eine hohe Harnableitung notwendig machten, waren vor allem Obstruktionen im Bereich des Ureterblasenüberganges, Reflux, Harnröhrenklappen und die bekannten Veränderungen beim Prune belly syndrom.

Die *Technik* ist einfach. In Flankenlage wird eine Inzision direkt unterhalb der 12. Rippe gelegt und das Nierenbecken von posterior her freigelegt.

Eine Nierenbiopsie kann durchgeführt werden. Das Nierenbecken wird möglichst weit entfernt vom Ureterabgang inzidiert und der Pyelotomierand durch Einzelknopfnähte mit 3 + 0 Chromcatgut mit der Haut verbunden. Die übrige Wunde wird in üblicher Weise nach Einlegen eines dünnen Drains neben der Pyelostomie schichtweise verschlossen.

Die häufigsten *Komplikationen* waren Hautirritation und Probleme mit dem Urinal. Eine Stenose des Stomas trat bei 2 Kindern auf, und Pyovesika und Kelchstein wurden je einmal beobachtet. Fieberhafte Harnwegsinfekte traten selten auf und ließen sich leichter medikamentös behandeln als präoperativ.

Verschiedene, auf dem Markt befindliche Urinale können zum Auffangen des Urins verwendet werden. Bei Säuglingen und Kleinkindern werden einfach Windeln über die kutane Pyelostomie gelegt. Ist die Pyelokutaneostomie als temporäre Harnableitung angelegt, so folgt nach Heilung der Operationswunde und Normalisierung der Nierenfunktion die Funktionsdiagnostik der harnableitenden Wege über das Hautstoma, ähnlich wie bei der Nephrostomie oder Durchzugsnephrostomie. Ein kleiner Teil des Urins fließt übrigens weiter in die Blase ab, so daß sich Probleme von seiten einer defunktionalisierten Blase nur selten einstellen.

Nach zufriedenstellender Rekonstruktion der unteren Harnwege besteht gegenüber der Nephrostomie der Nachteil, daß eine Reoperation zum Verschluß der kutanen Pyelostomie notwendig ist.

Gelegentlich muß hierbei eine Revision des Harnleiterabganges durchgeführt werden. Ansonsten gestaltet sich die *Rückverlagerung* einfach, indem man das Stoma umschneidet und mobilisiert. Der Fistelgang wird exzidiert und das Nierenbecken durch Einzelknopfnähte verschlossen.

Ergebnisse

Bei 28 Patienten war die Pyelokutaneostomie eine temporärer Harnableitung, während 6 Patienten eine fortgeschrittene Zerstörung der betreffenden Niere aufwiesen, so daß ein Stomaverschluß nicht möglich war. 28 Patienten zeigten eine Verbesserung der Stauung der Harnwege, nachgewiesen durch Ausscheidungsurogramm und antegrade Darstellung über die kutane Pyelostomie.

Von den 14 Patienten, die präoperativ azotämisch waren, besserte sich die Nierenfunktion bei 10. 3 Patienten starben an fortschreitender Niereninsuffizienz 2, 11 und 13 Monate nach Durchführung der kutanen Pyelostomie. Ein weiteres Kind starb an multiplen angeborenen Mißbildungen. 3 Patienten wurden einseitig nephrektomiert, da Urinmengen und Kreatininclearance der betroffenen Niere zu gering waren und eine gute Niere auf der anderen Seite vorlag.

Bei 17 Patienten wurden nach Rekonstruktion der unteren Harnwege der Verschluß der Pyelokutaneostomie durchgeführt. Der Zeitpunkt des Stomaverschlusses wird bestimmt durch antegrade Darstellung der unteren Harnwege, seitengetrennte Urinausscheidung und Kreatininclearance, Ausscheidungsurogramm mit und ohne mechanischen Stomaverschluß, zufriedenstellende, funktionelle Rekonstruktion der unteren Harnwege sowie Wachstum und sonstige Entwicklung des Kindes.

Zusammenfassend läßt sich sagen, daß die kutane Pyelostomie eine einfache, sichere, katheterlose hohe Harnableitung darstellt. Die Methode erscheint besonders für den septischen oder azotämischen Säugling sowie für Kinder mit fortgeschrittenen Erweiterungen der oberen Harnwege geeignet. Es wird eine optimale Drainage erreicht. Die Morbidität ist gering. Durch die Operation wird die spätere schrittweise Rekonstruktion der Harnwege nicht beeinträchtigt.

Literatur

1. Hendren, W. H.: J. Urol. (Baltimore) **106,** 298 (1971). — 2. Sigel, A.: Verh. dtsch. Ges. Urol. **24,** 6 (1972). — 3. Strohmenger, P.: Z. Kinderchir. **11,** 91 (1972). — 4. Hohenfellner, R.: Verh. dtsch. Ges. Urol. **24,** 17 (1972). — 5. Immergut, M. A., Flocks, R. H., Culp, D. A.: Urol. Digest **6,** 17 (1967). — 6. Immergut, M. A., Jacobson, J. J., Culp, D. A., Flocks, R. H.: J. Urol. (Baltimore) **101,** 276 (1969). — 7. Schmidt, J. D., Hawtrey, C. E., Culp, D. A., Flocks, R. H.: J. Urol. (Baltimore) **109,** 990 (1973).

Dr. C.-P. Kölln
Urologische Klinik
und Poliklinik der FU Berlin
Klinikum Westend
D-1000 Berlin 19
Spandauer Damm 130

U. ANSORGE, H. MELCHIOR und W. LUTZEYER: **Ureterperistaltik nach Ureterokutaneostomie**

Wir haben die Ureterdynamik nach Anlegen der Ureterokutaneostomie durch die Uro-Rheomanometrie gemessen. Es wurden gleichzeitig der Druck und die Strömung gemessen und graphisch dargestellt.

Abb. 1 zeigt den Vergleich der Kurven eines normal belastbaren Ureters (links) mit einem Ureter nach Ureterokutaneostomie (rechts).

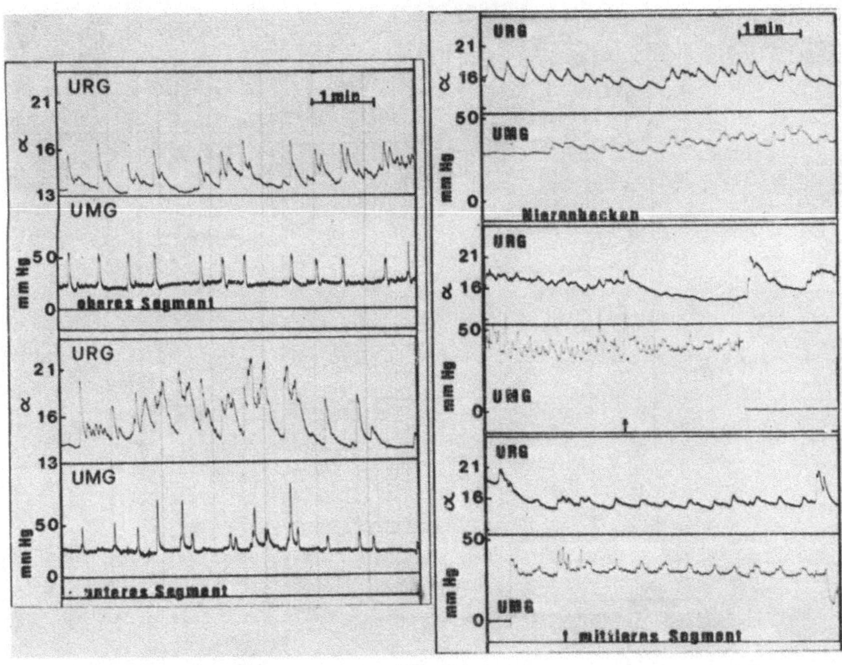

Abb. 1

Die rechten Kurvenpaare zeigen einen normalen Ureter, bei dem eine funktionelle Stenose im unteren Segment vorlag. Die zweite Kurve von oben zeigt einen Basisdruck von 15 bis 20 mmHg. Die obere Kurve eines jeden Paares spiegelt die Peristaltik wider, die untere Kurve zeigt den Druck mit den Druckerhöhungen bei einer peristaltischen Welle an.

Durch Erhöhung der Frequenz, Anhebung des Basisdruckes und Veränderung der Kontraktionsbreite kann normalerweise eine erhöhte Strömungsgeschwindigkeit erreicht werden. Auf der Abb. 1 zeigt das untere Kurvenpaar links, oben eine Ureterbewegung, die in eine Widerstandsperistaltik einmündet. Erkennbar sind unregelmäßige Kontraktionen bei Anstieg des Basisdruckes und erhöhter Strömungsgeschwindigkeit. Die Amplituden der peristaltischen Wellen sind groß.

Die Kurvenpaare der Abb. 1 links sind in Abb. 2 etwas deutlicher dargestellt.

Der Patient trägt einen Ureterkatheter, der 5 bis 7 cm durch das Stoma in den Harnleiter hineinreicht. Das obere Kurvenpaar zeigt in Abb. 2 am Nierenbecken bzw. im pyeloureteralen Übergang einen hohen Basisdruck von 30 bis 35 mmHg und eine erhöhte Kontraktionsfrequenz. Im mittleren Segment nimmt die Kontraktionsfrequenz zunächst zu, die Strömungsgeschwindigkeit jedoch bis zur Stasis ab. Der Urin staut sich im Harnleiter. Der Druckmeßkather wird anschließend geöffnet. Der Urin kann abfließen, das Ansteigen des Strömungsflusses ist Ausdruck dafür. Anschließend wird bei weiterhin hohem Druck (im unteren Kurvenpaar Abb. 2) eine kleinamplitudige erhöhte Kontrak-

URG
1 min
21
α 16
50
UMG
mm Hg
0
Nierenbecken
URG
21
α 16
50
mm Hg
UMG
0
URG
21
α 16
50
50
mm Hg
UMG
0
↑ mittleres Segment

Abb. 2

URG
21
α
16
13
50
UMG
mm Hg
0
URG
21
α 16
13
50
UMG
mm Hg
0

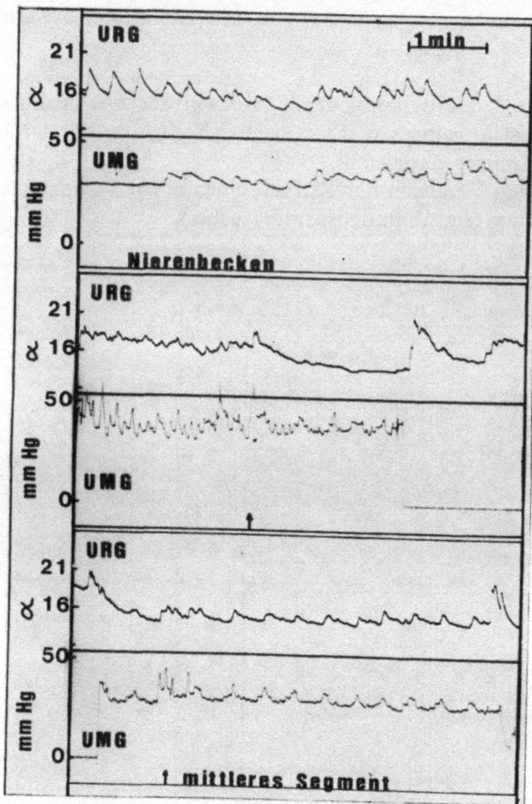

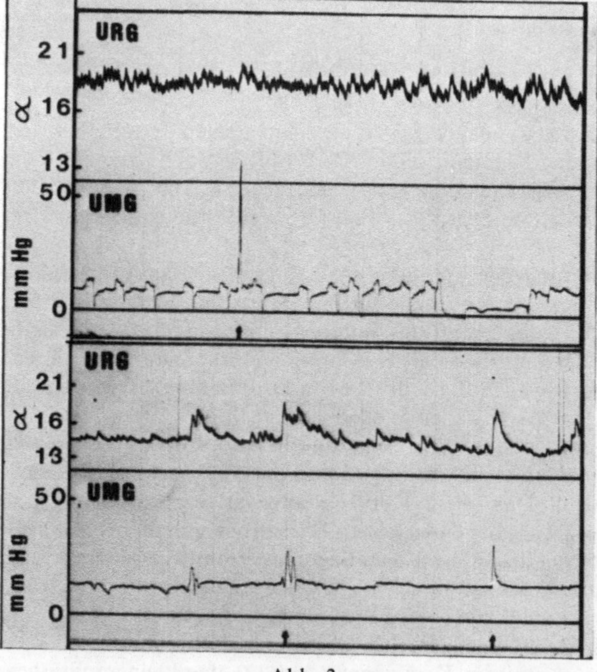

Abb. 3

tionsfrequenz sichtbar. Die Strömungsgeschwindigkeit ist niedrig, die Effektivität des Ureters gering.

In Abb. 3 zeigen die beiden Kurvenpaare den Zustand der Ureter nach Ureterokutaneostomie wiederum bei Katheterableitung. Man erkennt kleine Amplituden, schnelle Kontraktionsfolgen, aber äußerst geringe Effektivität. Die Ureter sind zu keiner stärkeren peristaltischen Bewegung fähig. Die Pfeile kennzeichnen Hustenstöße.

Alle unsere Patienten waren Erwachsene. Die Ureter waren bei der Operation nicht dilatiert. Die Messung erfolgte ½ Jahr bis 3 Jahre nach der Operation. Zunächst war das Einlegen eines Katheters erforderlich, um einen ausreichenden Abfluß aus den verengten Hautöffnungen zu gewährleisten. Wir müssen annehmen, daß die gezeigten Veränderungen durch die Katheter bedingte Entzündungsfolgen darstellen, die ein freies Spiel der Harnleiter nicht mehr zulassen.

Dr. U. Ansorge
Priv.-Doz. Dr. H. Melchior
Prof. Dr. W. Lutzeyer
Abteilung Urologie der Medizinischen
Fakultät der RWTH Aachen
D-5100 Aachen
Goethestraße 27/29

H. SOMMERKAMP und F. SCHINDERA: **Nierenfunktion nach supravesikaler Harnableitung beim azotämischen Kleinkind**

Eines der wichtigsten Prinzipien in der Behandlung der bilateralen Harnwegsobstruktion mit Dekompensation der Nierenfunktion ist die rasche, schonende und effektive Dekompression der ableitenden Harnwege. Ein kinderurologisches Krankheitsbild bei dem dieses Prinzip Anwendung findet, ist die infravesikale Klappenobstruktion der Harnröhre mit sekundärer Niereninsuffizienz. Während in etwa der Hälfte dieser Fälle ein beiderseitiger assoziierter Reflux besteht, überwiegt in anderen Fällen eine Abfluß-

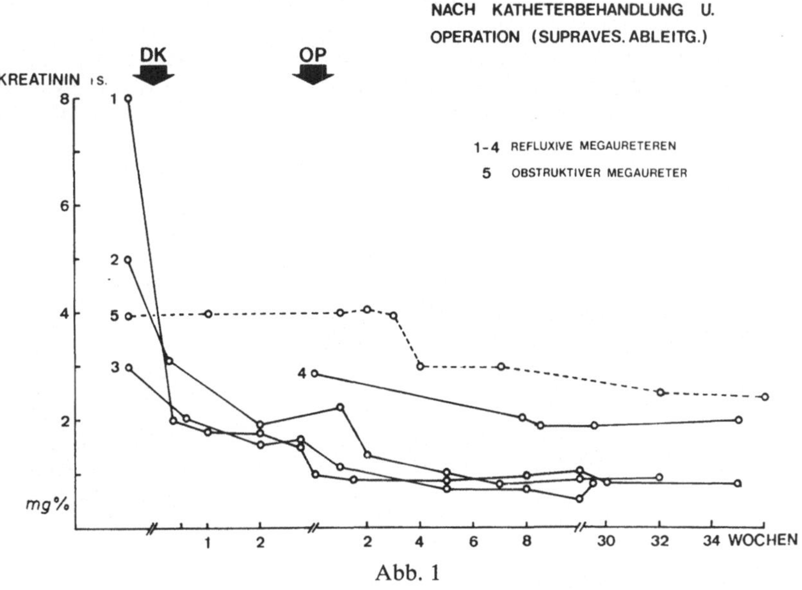

Abb. 1

störung durch intramurale Ureterobstruktion. Für die initiale Therapie dieser präurämischen Kinder stehen zum einen die Dauerkatheterentlastung der Blase und zum anderen die operative supravesikale Harnableitung in Form einer Nephrostomie oder Ureterhautfistel zur Diskussion. In der Regel werden beide Verfahren konsekutiv angewandt mit einleitender *Katheterbehandlung* und anschließender *operativer Harnableitung* zum günstigsten Zeitpunkt.

Wir haben den Effekt beider Verfahren auf die Nierenfunktion bei 5 azotämischen Kindern mit dekompensierten Urethralklappen (von denen ich Ihnen soeben zwei Beispiele demonstriert habe) geprüft: bei den Fällen 1 bis 3 mit Niereninsuffizienz und positivem Reflux führte die alleinige Katheterbehandlung, die bei dieser Indikation häufig diskreditiert wird, innerhalb der ersten zwei Wochen zu einer deutlichen Stabilisierung der Kreatininwerte. Nach dieser Vorbereitung konnte dann die temporäre supravesikale Ableitung, meist in Form der lateralen oder latero-terminalen Ureterhautfistel ausgeführt werden. Dieser Eingriff führte dann — wie die Beobachtungen unserer Fälle über mehrere Wochen zeigt — zu einer weiteren nachhaltigen Besserung der Nierenleistung. Bei dem Fall 4 konnte auf eine vorbereitende Katheterbehandlung angesichts eines guten Allgemeinzustandes und einer nur mittelgradig eingeschränkten Nierenfunktion verzichtet werden. Bei dem 5. Kind, das keine Funktionsbesserung durch die Katheterbehandlung erkennen ließ, handelte es sich um bilaterale, obstruktive Megaureteren *ohne* Reflux, bei dem eine Blasenentlastung logischerweise keinen Effekt haben konnte; erst nach zweizeitig ausgeführter lateraler Ureterhautfistel kam es zur langsamen Senkung der Kreatininkonzentrationen. Wir folgern aus diesen Beobachtungen, daß eine Kathetervorbehandlung bei infravesikaler Obstruktion nur bei nachgewiesenem Reflux sinnvoll ist, und eine Zeitdauer von 2 Wochen zur Stabilisierung der Nierenfunktion ausreicht. Unter geringerem operativen Risiko kann danach die operative supravesikale Ableitung ausgeführt werden, die allein auf lange Sicht eine optimale Dekompression gewährleistet.

Ein weiteres Krankheitsbild im Kindesalter, bei dem Harntransportstörungen zur Beeinträchtigung der Nierenfunktion führen, sind *neurogene* Blasen bei kongenitalen Myelocelen. Nach übereinstimmender Ansicht ist bei diesen Kindern eine supravesikale Harnableitung spätestens dann angezeigt, wenn sich eine Nierenfunktionsstörung als Folge von Reflux, Obstruktion und Infektion nachweisen läßt. Die Tab. 1 zeigt die Laborwerte von 6 Myelocelenkindern, die wir supravesikal mit Ileumconduit oder Transuretero-ureterokutaneostomie abgeleitet haben: Die in der ersten Kolonne aufgetragenen Serumkreatininwerte *täuschen* mit der meist nur geringen Erhöhung eine *befriedigende Nierenfunktion* vor. Die deutlich *erniedrigten Clearencewerte* sowie die Berücksichtigung der Röntgenbefunde verdeutlichten uns jedoch das Ausmaß der bereits eingetretenen Nierenschädigung und gaben den Ausschlag bei der Indikationsstellung zur operativen Harnableitung. Wie die Kolonnen 2 und 4 zeigen, war in allen Fällen eine

Tabelle 1. Nierenfunktion nach supraves. Harnableitung

		Kreatinin i. S. (mg%)		Bei neurogener Blase (kindl. Meningomyelocele) Kreatinin-clearance (ml/min/1,73 qm)		Operation
		präop.	postop.	präop.	postop.	
1	2 J.w	1,4	1,0	41	70	Ileumconduit
2	3 J.w	1,6	0,9	25	55	Ileumconduit
3	7 J.m	0,7	0,6	45	65	Ileumconduit
4	6 J.w	1,6	0,9	—	75	Ileumconduit
5	2 J.w	1,7	1,2	20	40	Transureterocut. Stomie
6	4 Mo.w	1,8	1,0	28	44	Transureterocut. Stomie
Mittelwert		1,5	0,9	32	58	

Besserung der Clearance- und Kreatininwerte nach dem Eingriff zu verzeichnen; dem entsprachen röntgenologisch glatte Abflußverhältnisse mit Rückbildung präoperativer Ektasie. — Entscheidend für ein günstiges Langzeitergebnis ist, wie Sie wissen, gerade bei neurogenen Blasen die frühzeitige Erkennung des Beginns der Nierenschädigung und die rechtzeitige operative Konsequenz.

Meine Damen und Herren, eine Niereninsuffizienz infolge von Harnwegsobstruktion auf vesikaler oder infravesikaler Ebene ist im Kindesalter durch geeignete Ableitungsverfahren oft erstaunlich rückbildungsfähig. Der Einsatz temporärer oder definitiver Harnableitungsverfahren zum richtigen Zeitpunkt senken das operative Risiko und bessern die Prognose beim azotämischen Kind.

Prof. Dr. med. H. Sommerkamp
Urol. Abt. Chir. Univ.-Klinik
D-7800 Freiburg/Brsg.
Hugstetter Straße 55

A. Kelâmi, U. Fiedler, M. Richter-Reichheim und J. Hasselmann: **Silastic-Conduit**

Wenn man sich für irgendeine Art von Conduit entschlossen hat, als eine supravesikale Harnableitung, gibt es nur die Möglichkeit eines Darmconduits in Form von Jejunum-, Ileum- oder Sigma-Conduit.

In dieser tierexperimentellen Reihe haben wir einen alloplastischen Conduit angewandt, und zwar einen Silastic-Teflon-Filz-Conduit und versucht, mit diesem Conduit das Darmsegment zu ersetzen.

Es wäre von größter Bedeutung, wenn man auf die Zwischenschaltung von Darmsegmenten verzichten könnte.

Ich möchte an dieser Stelle nicht auf die Vor- und Nachteile des Conduits und auf die Indikation eingehen.

Bereits 1966 hatten wir im Rahmen unseres „Blasenersatz"-Programmes nachgewiesen, daß man den Ureter in eine alloplastische Prothese erfolgreich implantieren konnte.

Unsere „hausgemachte" Prothese besteht aus einem Stück Teflon-Filz und aus einem zurechtgeschnittenen Silastic-Rohr. Der Teflon-Filz wird mit nicht resorbierbarem Nahtmaterial an Silastic angenäht, ohne die Innenfläche zu berühren. Durch die zwei Löcher am Teflon-Filz werden die Ureteren durchgezogen und auf die Innenseite von Teflon-Filz implantiert (Abb. 1 und 2).

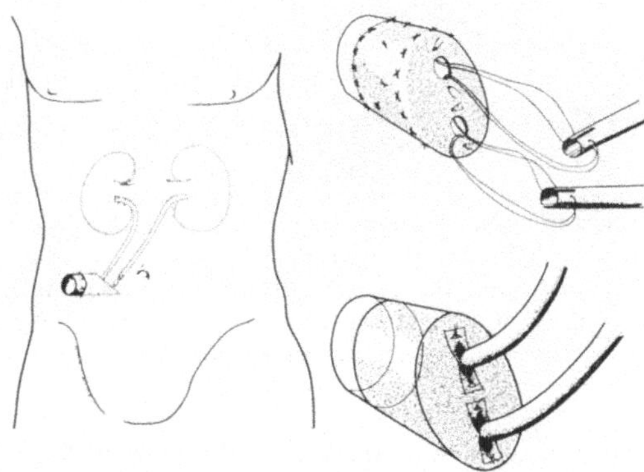

Abb. 1. Schematische Darstellung von Silastic-Conduit am Körper sowie die Implantationstechnik der Ureteren in die Prothese.

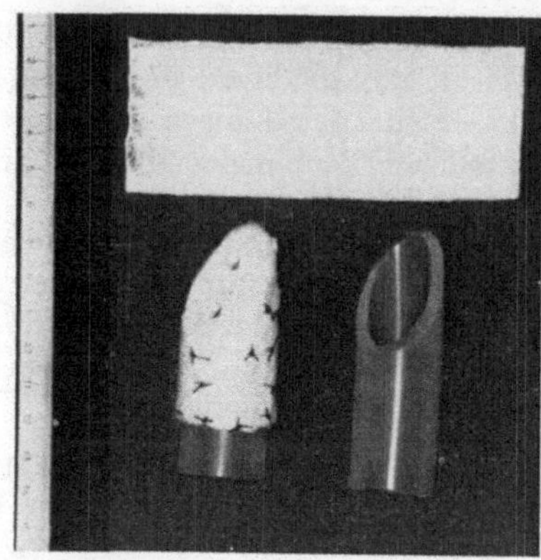

Abb. 2. Silastic-Teflon-Filz-Prothese: Oben Teflon-Filz, unten rechts Silastic-Rohr, unten links fertige Silastic-Teflon-Filz-Prothese.

Zuvor wird jedoch der Conduit an die Bauchhaut implantiert. Trotz Antibiotikagaben ließ es sich nicht vermeiden, daß alle 13 Hunde innerhalb von 4 Monaten an massiver Harnwegsinfektion bzw. Sepsis starben. Der Urin lief ständig aus dem Conduit und erstaunlicherweise gab es kaum Hautmazerationen. Der Conduit wurde niemals abgestoßen.

Das Ausscheidungsurogramm zeigt in den ersten Monaten zarte Verhältnisse beiderseits (Abb. 3 links). Im Laufe der Monate jedoch sieht man bei offen gebliebenen Ostien eine funktionelle Weitstellung des Hohlsystems beiderseits.

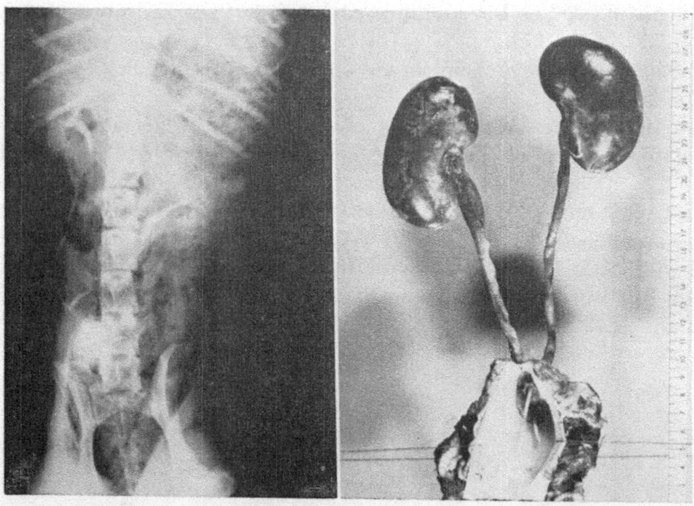

Abb. 3. Links: Urogramm eines Hundes 12 Wochen nach der Operation. Beiderseits zarte Ureteren. Die Prothese oberhalb des rechten Beckenkammes sichtbar. Rechts: Sektionspräparat 16 Wochen nach der Operation. Silastic und Teflon sind frei von Inkrustationen, keine Epithelisation der Teflon-Innenfläche, Ostien für 8 Ch.-PVC-Schienen durchgängig. Geringgradige Weitstellung des Hohlsystems.

Die Abb. 3 (rechts) zeigt ein Sektionspräparat vier Monate nach der Operation. Obwohl die Ostien deutlich keine Stenose zeigen und für 8 Ch. leicht durchgängig sind, sieht man eine funktionelle Weitstellung oberhalb der Implantationsstellen.

Dies ist eine vorläufige Mitteilung des ersten Teiles unserer Conduit-Serie. Weitere Untersuchungen mit einer modifizierten Implantationstechnik sind im Gange. Endziel ist es, eine fertige alloplastische Prothese aus einem Stück in die Bauchhaut zu implantieren, wobei man dann die Ureteren von der Innenseite anzuschließen braucht.

Prof. Dr. A. Kelâmi
Urologische Klinik und Poliklinik
im Klinikum Steglitz der
Freien Universität Berlin
D-1000 Berlin 45
Hindenburgdamm 30

E. HEIMING: **Uretero-Appendico-Kutaneostomie, eine mögliche Form der definitiven Harnableitung**

Der Ersatz des Harnleiters ist immer noch ein ungelöstes Problem. Seine unabdingbare funktionelle und anatomische Notwendigkeit im Verband der harnableitenden Organe hat bis jetzt keinen ebenbürtigen Ersatz finden lassen. Zahlreiche tier- und klinisch experimentelle Untersuchungen erhellen das. In der Situation, harnproduzierendes Gewebe erhalten zu müssen, besteht die Forderung einer urodynamisch gerechten Harnableitung. Wird diese Funktion der Urodynamik nicht erfüllt, ist die zugehörige Niere zum Untergang bestimmt, d. h. es gibt Situationen, in denen ohne Rücksicht auf Kontinenz und normale Anatomie der Harnabfluß ohne Schaden für das Parenchym der Niere gewährleistet werden muß.

Einige solcher Zwangsindikationen sind:

1. Blasenexstrophie
2. Neurogene Blasenentleerungsstörungen
3. Tumoren
4. Mißbildungssyndrom mit Nierenbeteiligung
5. Funktionslose Harnleiter.

Nun, diese für den Patienten oft unverständliche und drastische Maßnahme der definitiven Harnableitung muß eine Kardinalforderung erfüllen:

Die Verhütung der Infektion.

Wir wissen, daß die Besiedlung der Harnwege mit Bakterien von folgenden Faktoren abhängig ist:

1. Geschwindigkeit der Vermehrung der Bakterien
2. Verdünnung durch frischen Urin
3. Harnabfluß pro Zeiteinheit
4. Volumen der Harnwege
5. Art der Strömung (zit. nach Bettex).

Ich möchte über eine Operation berichten, die sich im Rahmen einer verzweifelten Situation als einzig gangbare Form der Harnableitung anbot. Die verschiedenen bekannten Harnableitungsmöglichkeiten dürfen als bekannt vorausgesetzt werden.

Nun zu unserem Patienten.

Der jetzt 7jährige Junge wird seit seinem 2. Lebensjahr wegen starker Dilatation des Nierenhohlraumsystems aufgrund eines massiven Refluxes behandelt. Bereits damals bestanden Parenchymschwund, Urosepsis sowie ein sehr schlechter Allgemeinzustand, der in der Folgezeit zu mehreren Operationen führte, die Antireflux und hohlraumverkleinernde Maßnahmen beinhalteten.

Während die linke Seite sich einigermaßen beherrschen und korrigieren ließ, hatten wir mit der rechten Seite keinen Erfolg. Es kam immer wieder zu Urinfisteln, die Ureterfunktion versagte.

In der Zwangslage, bei global geschädigter Nierenfunktion unbedingt rechts organerhaltend bleiben zu müssen und große Ableitungsoperationen oder Darmzwischenschaltung etc. wegen des schlechten Allgemeinzustandes nicht möglich waren, wurde bei der letzten Operation der funktionslose Ureter bis auf einen 3 cm langen subpelvinen Ab-

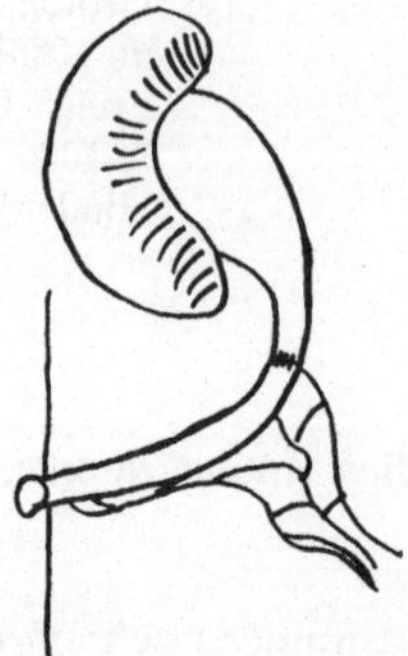

Abb. 1. Uretero-Appendico-Kutaneostomie.

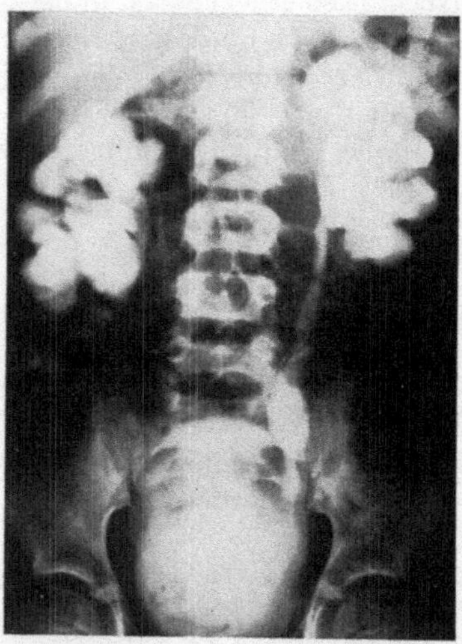

Abb. 2. Rechts gute Ableitung des Urins über die mit dem subpelvinen Ureterteil anastomosierte Appendix.

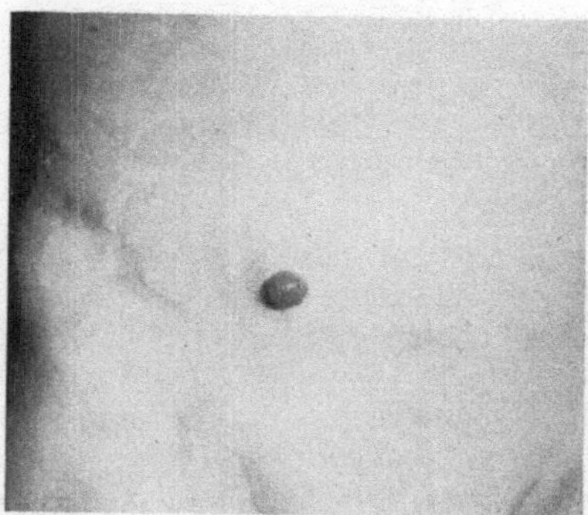

Abb. 3. Gut funktionierendes Stoma = eröffnete Appendixspitze.

schnitt entfernt. Durch eine zufällige Eröffnung des Bauchfells bot sich die Appendix als Ureterersatz, um wenigstens schnell und für die Niere schonend eine definitive Ableitung zu erreichen, geradezu an. Der Wurmfortsatz wurde an der Basis abgetragen, dieselbe mit dem distalen Ureterstumpf über einer PC V-Schiene anastomosiert und die Spitze als Stoma in die Bauchdecke eingenäht (Abb. 1).

Die Wundheilung war glatt, das Kind erholte sich. Abb. 2 zeigt 6 Monate später gute Austreibungsfunktion des Ureterersatzes. Es konnte auf diese Weise das so notwendige Parenchym der rechten Niere erhalten bleiben. Das Stoma funktionierte ebenfalls gut (Abb. 3). Auch die Infektion ist beherrscht, und dem Patienten geht es gut.

Inwieweit in ausgewählten Fällen die Appendix als Ersatz für den distalen Ureter dann mit Implantation in die Blase geeignet ist, muß sich erst noch zeigen. Sicher sind Lumen, Kontraktilität und gut zu erhaltende Durchblutung Kriterien, die diese Versuche rechtfertigen.

Dr. Eva Heiming
Kinderchirurg. Klinik
D-5000 Köln 60
Amsterdamer Straße 59

Diskussion zu den Vorträgen S. 58 bis 75 (Ureterokutaneostomie)
Moderator: H. Dettmar, Düsseldorf

H. Dettmar, Düsseldorf: Ich möchte darauf aufmerksam machen, daß wir die Zeit nicht überziehen dürfen und bitte deshalb, keine zusätzlichen Vorträge zu halten, sondern nur wirklich wichtige Diskussionsbemerkungen zu bringen.

S. T. Wesolowski, Warschau: Ich möchte auf die Möglichkeit aufmerksam machen, die Appendix zu benutzen, wenn ein Segment des Ureters ersetzt werden muß. Wir haben in unserer Klinik in einigen Fällen die Appendix zur Ersetzung von Ureterschäden benützt.

Fall 1: Wir haben die Appendix in den unteren Teil des Kelches der Einzelniere rechts transplantiert und ihn mit dem Ureter bout-à-bout verbunden. Bei einer Kontrolluntersuchung 13 Jahre später wurde eine Ureterabgangsstenose mit Hydronephrose festgestellt, die jedoch nicht wesentlicher als vor der Operation war. In diesem Fall einer definitiven Nephrostomie der rechten Einzelniere mußte die linke Niere infolge einer schweren traumatischen Beschädigung amputiert werden.) Dieser Patient trug die Nephrostomie 5 Jahre lang.

Fall 2: Bei dieser Patientin wurde das lumbale Segment des re. Ureters mit der Appendix ersetzt. Wir beobachten die Patientin bereits 10 Jahre. Das Ergebnis ist ziemlich befriedigend, obgleich sich bei ihr eine Hydronephrose mittleren Grades entwickelt hat.

Fall 3: Bei diesem Patienten wurde eine Nephrostomie wegen postoperativer Ureterabgangsstenose ausgeführt. Er hatte für 10 Monate eine Nierenfistel. Der Schaden des oberen Teiles des Ureters wurde mit der Appendix ersetzt und zwar so, daß das obere Ende der Appendix mit dem Nierenbecken und das untere mit dem Ureter verbunden wurde. Das unmittelbare Ergebnis scheint gut, da die Nierenfistel, die 10 Monate bestand, einige Tage nach Entfernung des Katheters abgeheilt ist. 3 Monate nach der Operation wollen wir eine Urographie durchführen. Diese Untersuchung wird uns erst eine tatsächliche Bewertung des Ergebnisses unserer Operation erlauben.

In den übrigen Fällen (3 eigene Fälle und 1 Fall von einem anderen Chirurgen) war das Ergebnis der Anwendung der Appendix zur Ersetzung eines Teiles des Ureters schlecht.

D. Zorn, Hannover: Herrn Dettmar möchte ich wegen der Ureterfistel in situ fragen: Haben Sie niemals Schwierigkeiten mit dem spontanen Verschluß der Fisteln gehabt, wenn die rekonstruierende Operation im unteren Harnleiter erledigt war? Sie haben, glaube ich, sogar Ballonkatheter durch Ihre Fisteln eingeführt. Ließen sich diese glatt entfernen und hat das niemals zu Schwierigkeiten geführt?

H. Dettmar, Düsseldorf: Ich bin Ihnen für diese Frage sehr dankbar und wollte sie eigentlich vorhin bringen, aber die Zeit war abgelaufen. Schwierigkeiten beim Katheterwechsel haben wir nie gehabt. Es ist ganz erstaunlich, wie gut und wie leicht sich diese Katheter wechseln lassen. Zur Frage der Ballonkatheter möchte ich antworten, daß man diese nur dann verwenden sollte, wenn das Pyelon stark erweitert ist, da sonst beim Auffüllen des Ballons bei einem Ureter ein Kelchhals verlegt werden kann. Entleert sich der Ballon nicht, dann ist es zweckmäßig — und wir erleben das ja manchmal bei Blasen — daß man ein bißchen Äther in den Ballon einspritzt und sich dadurch die Verklebungen lösen. Wir haben deshalb, wie gesagt, niemals Schwierigkeiten gehabt. Ich führe das im wesentlichen auch auf den durch die Operation hervorgerufenen spitzen Winkel zurück.

D. Zorn, Hannover: Hat die Fistelheilung nach Wiederherstellung des Abflusses nach unten noch nie Schwierigkeiten gemacht?

H. Dettmar, Düsseldorf: Die Fistel heilt praktisch innerhalb von 24 Std. meist spontan ab. In den allermeisten Fällen ist es sogar so, daß der Wundverband primär trocken bleibt und dies darauf zurückzuführen ist, daß der Granulationskanal, der Fistelkanal, sehr lang ist. Er reicht vom oberen Ureterdrittel bis zur Höhe der Spina iliaca. Man soll also den Fistelkanal lang machen, denn er schrumpft. Wir wissen alle, daß bei Ureterfistelkathetern oder Nierenfistelkathetern, die versehentlich herausgerutscht sind, es u. U. nach 24 Std. unmöglich sein kann, eine neue Schiene einzulegen. Wir haben das jedoch hier nie erlebt. Voraussetzung ist natürlich, daß unten der Ureter frei ist. Besteht eine Obstruktion unten, kann die Fistel sich ja nicht schließen.

P. Lichtenauer, Lübeck: Wir haben 15 unserer kutanen Ureterostomien bei Erwachsenen schließlich endgültig dann in Nephrostomien umwandeln müssen, weil die Stomata stenosiert waren oder die Ureteren durch Narben abgeknickt waren, so daß teilweise die Ureteren auch nur durch Bougierung oder durch Schienung offenzuhalten sind. Sind das unsere technischen Fehler oder ist das allgemein so?

H. Dettmar, Düsseldorf: Nein, wir haben auch früher mit diesem Problem Schwierigkeiten gehabt. Man muß bei der Operation den Peritonealsack ganz weit nach oben mobilisieren, und zwar mindestens bis in Höhe des unteren Nierenpols, wenn das eben möglich ist, damit der Harnleiter nicht unter Spannung gerät, sondern in einem ganz leichten Bogen nach außen seitlich herausgeleitet werden kann. Wenn man so vorgeht, dann hat man diese Schwierigkeiten nicht. Ich glaube nicht so sehr daran, daß man bei weitgehender Mobilisierung des Ureters mit Durchblutungsstörungen zu rechnen hat; denn dann hätten wir diese auch haben müssen. Außerdem ist ein Beweis dafür der, daß beim Megaureter z. B. der Harnleiter bis zum Nierenbecken freigelegt, durchtrennt und neu implantiert wird. Da haben wir dann auch eigentlich nie Nekrosen gesehen.

R. Lichtenauer, Lübeck: Handelt es sich bei der eigentlichen Stomastenose um eine sog. Nippeltechnik?

H. Dettmar, Düsseldorf: Ja. Auch das habe ich vorhin nicht gesagt und danke Ihnen deshalb für die Frage. Man muß natürlich die Muskulatur, die Faszie der Muskulatur, kreuzförmig spalten, genauso wie die Chirurgen es bei der Anlage des Anus praeter machen. Es ist nicht notwendig, aus der Faszie ein Loch herauszuschneiden, sondern es genügt, wenn die Faszie großzügig kreuzförmig gespalten wird. Wesentlich ist, daß der Durchtritt des Harnleiters durch die Bauchdecken nicht in einem Winkel gemacht wird, der nun ausgeglichen werden muß und zwar dadurch, daß eine Kurve zur Niere hin erforderlich wird. Der Durchtritt muß schräg von unten außen nach oben innen erfolgen. Das ist sehr wichtig, sonst gerät man u. U. in eine Tasche herein. Aber die Probleme, die Sie gehabt haben, haben wir früher auch gehabt.

G. Rodeck, Marburg: Ich möchte 2 technische Hinweise zur Transureterokutaneostomie geben, die sich uns auch in Problemfällen gut bewährt haben. Um sicher zu sein, daß das Ureterstoma wirklich komplikationslos einheilt, kann man den Eingriff sehr gut zweizeitig durchführen, also zunächst nur einen Ureter implantieren und wenn dies gut verläuft, dann erst in der 2. Sitzung den anderen Harnleiter anastomosieren. Weiterhin möchte ich zum Problem der Stenosebildung im Hautbereich und im Stomabereich noch an das eingeschlagene Hautdreieck erinnern, was sich auch uns bei den Fällen, wo keine Nippelbildung möglich war, gut bewährt hat. In den etwa 2 bis 3 cm längsgespaltenen Ureter sollte man ein breitbasiges Hautdreieck einschlagen. Man kann dadurch eine Stenosierung im Ureter-Haut-Bereich weitgehend verhindern.

H. Dettmar, Düsseldorf: Da keine weiteren Wortmeldungen sind, kann das Problem abgeschlossen werden. Ich hätte nur noch eine Frage an Herrn Wagenknecht: Sie haben hier ein Kurzreferat abgegeben und ich möchte mich durch meine Frage nur informieren, ob es richtig ist, daß von den 36 Fällen insgesamt 3 postoperative Todesfälle und später noch 3 weitere Todesfälle auftraten. Stimmt das, oder handelt es sich um einen Druckfehler?

L.-V. Wagenknecht, Hamburg: Ich habe erwähnt, daß es insgesamt 3 intestinale Okklusionen waren, die auch zum Tode führten.

H. Dettmar, Düsseldorf: Also insgesamt 6?

L.-V. Wagenknecht, Hamburg: Nein, es waren insgesamt 3 Todesfälle. Es waren, wie gesagt 36 Patienten incl. der frühen Fälle, und die hohe Komplikationsrate, die ich betont habe, ist jetzt nicht mehr so hoch.

Zusammenfassung der Diskussion

H. Dettmar, Düsseldorf: Zusammenfassend möchte ich noch sagen — und dies ist natürlich eine persönlich gefärbte Aussage, die ich jetzt mache — daß ich der Ansicht bin, daß bei der endständigen Harnleiter-Haut-Fistel bei Patienten mit einer geringen Lebenserwartung, und unter einer geringen Lebenserwartung verstehe ich auch noch Lebenserwartungen von 7 bis 10 oder mehr Monaten, es meiner Meinung nach nicht gerechtfertigt ist, große Ableitungsoperationen über eine Darmschlinge oder auch durch eine Operation nach Coffey zu machen. Alle diese Operationen, vor allen Dingen bei malignen Tumoren, haben eine eigene Mortalität, die um 8% liegt. Die Ureterhautfistel, auch wenn sie nicht ideal ist, hat eine Mortalität, die mit Sicherheit unter 1% liegt. Ich glaube nicht, daß durch eine 8fach erhöhte Mortalität derartige Eingriffe gerechtfertigt sind. Dies ist jedoch, wie gesagt, eine persönliche Meinung von mir und ich glaube, jeder Operateur muß einmal mit sich ins Gewissen gehen, ob er derartige Operationen unter diesen Indikationen in Zukunft noch durchführen will.

4. Nephrostomie

E. Schmiedt: **Nephrostomie: Indikation, Technik, Ergebnisse**

Im Jahre 1896 wurde von Albarran und Guyon erstmals die Anlage einer Nierenfistel mitgeteilt. Seitdem gehört dieser Eingriff zum unentbehrlichen operativen Rüstzeug des Urologen. So wurden an der Urologischen Universitätsklinik München von 1966 bis 1972 633 Nierenfisteln angelegt, wobei es sich in etwa einem Drittel der Fälle um permanente Nephrostomien handelte. Im gleichen Zeitraum wurden lediglich 115 sonstige operative supravesikale Harnableitungen vorgenommen, unter denen der Häufigkeit nach 69 Bricker-Ableitungen neben 22 Uretero-Sigmoidostomien und 20 Sigma-Rectum-Blasen an der Spitze standen (Abb. 1).

	Fallzahl
1. Nierenfisteln:	
a) temporäre	431
b) permanente	202
	633
2. Bricker-Ableitung	69
3. Uretero-sigmoidostomien	22
4. Sigma-Rectum-Blasen (Mauclaire)	13
5. Sigma-Rectum-Blasen (Gersuny-Staehler)	7
6. Ureter-Haut-Fisteln	4
	115

Abb. 1. Supravesikale Harnableitung 1966 bis 1972.

Der Sinn der Nierenfistel ist bekanntlich der, einen stauungsfreien unbehinderten Harnabfluß vom Nierenhohlsystem zu gewährleisten, wenn der Ureter in irgendeiner Form partiell oder total verlegt ist.

1. Plastische Operationen am Nierenbecken, Nierenparenchym und Ureter.
2. Vermehrte Blutung nach Eingriffen am Nierenparenchym und nach Steinentfernungen.
3. Schwere Infektionen der Niere (Pyonephrose, Urosepsis u. ä.) bei Einzel- oder Restnieren.
4. Postrenale Anurien (Steinverschluß, Malignome, Lymphknotenmetastasen, M. Ormond, u. ä.) und hochgradige Harnstauungsnieren.
5. Iatrogene Ureterläsionen bei operativen Eingriffen an Blase, weibl. Genitale und Rectum.
6. Infizierte Steinnieren mit Niereninsuffizienz und Harnabflußstörung.
7. Kongenitale Hydronephrosen mit Niereninsuffizienz.
8. Entzündliche spezifische und unspezifische Harnleiterstrikturen.
9. Therapeutisch sonst nicht beeinflußbare Strahlenblasen.

Abb. 2. Die wichtigsten Indikationen zur Nephrostomie.

Die *wichtigsten Indikationsgebiete* für Nierenfisteln sind (Abb. 2):

1. Die postrenale Anurie.
2. Schwere Infektionen der Nieren mit Harnabflußstörungen.
3. Die vorübergehende Entlastung des Hohlsystems nach plastischen Eingriffen am Nierenbecken und Nierenparenchym.

In unserem Krankengut von insgesamt 633 Nierenfisteln, wobei die Anzahl der temporären Nephrostomien 431 und die der permanenten 202 betrug, wurde die Nephrostomie in fast 42% der Fälle wegen eines Steinleidens mit und ohne Infektion erforderlich. Plastische Operationen am Nierenbecken und Harnleiter machten in fast 30% die Anlage einer Nierenfistel notwendig. Es folgten maligne Prozesse mit 20,2% und iatrogene Ureterläsionen mit 3,5% (Abb. 3).

Indikationen zur Nephrostomie bei Urolithiasis (264 Fälle)		
1. Blutungsgefahr	48	(18,2%)
2. Unvollständige Entsteinung	30	(12,3%)
3. Unsichere Abflußbedingungen	186	(70,5%)
Indikationen zur Nephrostomie bei 186 plastischen Eingriffen		
1. Nierenbeckenplastiken		
a) Methode nach Anderson-Hynes	159	(86,6%)
b) Methode nach Culp de Weerd	2	
2. Harnleiterplastiken		
a) Ureterotomia intubata (Davis)	19	(13,4%)
b) Ureteroneostomie	6	
Indikationen zur Nephrostomie bei 128 malignen Tumoren		
1. Weibliches Genitale	93	(72,2%)
2. Harnblase	18	(14,0%)
3. Prostata	13	(10,2%)
4. Rectum	4	(3,1%)
Indikationen zur Nephrostomie bei 22 iatrogenen Harnleiterläsionen		
1. Nach gynäkologischen Operationen	16	
2. Nach Rectumamputation	5	
3. Nach urologischem Eingriff	1	
Weitere Indikationen zur Nephrostomie		
1. Uro-Tbc	15	
2. Nahtinsuffizienz bei Uretero-cystoneostomie	11	
3. Strahlenblase	5	
4. Retroperitoneale Fibrose (M. Ormond)	2	

Abb. 3. Indikationen zur Nephrostomie bei Urolithiasis, bei plastischen Eingriffen, Malignomen, etc.

Bei den Steinoperationen waren es vor allen Dingen unsichere Harnabflußverhältnisse, schwere Infektionen sowie vergleichsweise verstärkte Blutungen oder auch unvollständige Entsteinungen, die eine Nierenfistel geboten erscheinen ließen.

Als hilfreich erwies sich die Nierenfistel auch bei Urotuberkulosen, bei Nahtinsuffizienzen nach Uretero-Cystoneostomien, bei Strahlenblasen sowie bei retroperitonealen Fibrosen.

Die Indikation zur Nephrostomie ergibt sich von Fall zu Fall meist derart zwingend, daß hierüber kaum Meinungsverschiedenheiten bestehen.

Anders verhält es sich mit der Auswahl der verschiedenen Operationsmethoden.

Man unterscheidet die *Nephrostomie ohne Pyelotomie* — auch orthogrades Verfahren genannt — von der *Nierenfistel mit Pyelotomie,* die auch als retrograde Methode bezeichnet wird.

Albarran und Guyon führten den Fistelkatheter von der Nierenrinde her mittels Nephrotomie in das Nierenbecken ein. Dieses Vorgehen erfuhr in der Folgezeit durch Marion, Crosbie, Rolnick und andere verschiedene Modifikationen, wobei Schinagel sich besonders für die sogenannte Troicart-Nephrostomie einsetzte. Erwähnenswert, jedoch zeitraubend und schwierig in der Ausführung, erscheint die von Thompson und

Hooks entwickelte perkutane Fistelung des Nierenbeckenkelchsystems, das zunächst mit einer Lumbalpunktionsnadel punktiert wird, über die man mit Hilfe eines Troicarts den Fistelkatheter ins Hohlsystem einführt.

Die genannten Methoden setzen eine meist erhebliche Dilatation des Hohlsystems voraus. Andernfalls kann es zur Verletzung größerer Nierengefäße mit unter Umständen unstillbarer Blutung kommen.

Diese Gefahr läßt sich bei der sogenannten retrograden Nierenfistel mit Pyelotomie vermeiden. Zudem muß hierzu das Nierenhohlsystem nicht dilatiert sein.

Die retrograde Nephrostomie — angeblich erstmals von Toupet 1920 publiziert — hat seitdem ebenfalls viele Verbesserungen und Modifikationen erfahren, wobei es sich allerdings im wesentlichen um die Instrumente handelt, die zum Einziehen des Fistelkatheters in das Nierenbecken benötigt werden. Sie alle aufzuzählen würde zu weit führen. Es sei nur an die Lichtenberg- und Randall-Zangen, an die Leitstifte und Führungssonden von Frank Hinmann sen., Dittel, Leusch usw. bis zu den Kappenleitstiften von de la Peña und Arnholdt erinnert.

Uns hat sich hier die von meinem Mitarbeiter Elsässer entworfene Nephrostomiezange bewährt, die die Vorteile der Biegung der Lichtenberg-Zange besitzt, jedoch durch eine besondere Konstruktion deren erheblichen Nachteil, nämlich die Spreizung der Branchen und eine damit verbundene Läsion des Nierenparenchyms vermissen läßt.

Eine wesentliche Neuerung der Pyelotomie-Nephrostomie-Methode ist der vor allem für Dauerfistelträger geeignete U-förmige Durchzugsfistelkatheter, der in den fünfziger Jahren von Wenzel und Tressider empfohlen wurde. Hierbei wird der Fistelkatheter durch den oberen Nierenpol hinein und durch den unteren aus dem Hohlsystem herausgeleitet. Dies ist jedoch technisch oftmals gar nicht so einfach, da man hierzu die Niere vollständig mobilisieren muß und dabei mit Zwerchfell und Rippenbogenrand ins Gehege kommen kann. Zudem kommt es hier — im Gegensatz zum endständigen Fistelkatheter — nach unseren Erfahrungen beim Katheterwechsel öfters zum Parenchymeinriß mit Blutungen.

Eine wesentliche Verbesserung dieser U-tube-Technik ist daher die 1963 von Comarr sowie 1964 von Pecherstorfer und Staffen angegebene Durchzugstechnik (Abb. 4), wobei der Fistelkatheter durch eine Inzision des Nierenbeckens ins Hohlsystem ein- und durch einen Kelch der mittleren Kelchgruppe herausgeführt wird.

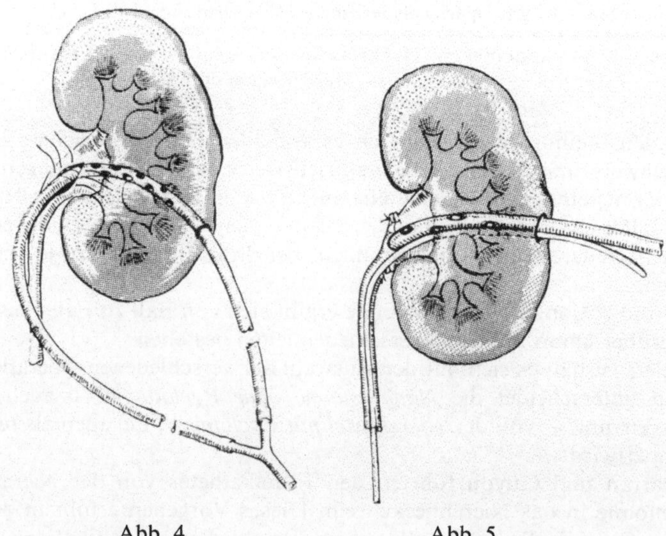

Abb. 4 Abb. 5

Abb. 4. Durchzugsnephrostomie nach Comarr sowie Pecherstorfer und Staffen.
Abb. 5. Nierenfistel mit Ureterschienung bei Nierenbeckenplastik.

Belanglos ist nach unseren Erfahrungen, ob der endständige Fistelkatheter wie auch der Durchzugskatheter durch einen Kelch der mittleren oder unteren Kelchgruppe geleitet wird.

Manche Autoren vertreten die Auffassung, daß die Position des Katheters im unteren Nierenpol die Gefahr einer Steinbildung und Infektion vergrößert, während andere genau gegenteiliger Auffassung sind. Wir haben bei 202 permanenten Nierenfisteln, die meist durch einen Kelch der mittleren Kelchgruppe herausgeleitet wurden, nur zweimal eine Steinbildung erlebt, obwohl die Pflege der meist endständigen Fistelkatheter keineswegs in allen Fällen optimal war.

Für das gute Funktionieren einer Nephrostomie ist die *Art des verwandten Fistelkatheters* sicherlich nicht unwichtig. Der Nierenfistelkatheter soll möglichst nicht inkrustieren und gewebsfreundlich sein, um die ohnehin durch den Katheter unterhaltene Harninfektion wie auch eine Steinbildung hintanzuhalten und damit Katheterwechsel auf vier- bis sechs- bis zwölfwöchentliche Intervalle zu beschränken.

Diesen Forderungen werden am besten siliconbeschichtete bzw. Silicon-Kautschuk-Katheter gerecht, die sich somit vor allem für permanente Nephrostomien eignen.

Um die mögliche Steinbildung zu verhindern, sind zudem neben einem reichlichen Harnfluß die Ansäuerung des Urins sowie unter Umständen auch eine chemotherapeutische oder antibiotische Langzeitbehandlung erforderlich.

Die Häufigkeit von Spülungen des Nierenbeckens ist von der Intensität der jeweiligen Harninfektion bzw. der Fibrinbildung abhängig zu machen.

Die erwähnten Silicon-Katheter sind vorerst noch nicht billig, so daß wir für temporäre Nierenfisteln, die ja meist nicht länger als acht bis vierzehn Tage belassen werden, nach wie vor ohne irgendwelche Nachteile die roten Gummikatheter verwenden.

Wird im Rahmen einer plastischen Operation am Nierenbecken eine Schienung des Ureters erforderlich, so benutzen wir nicht Fistelkatheter mit angeschweißter Ureterschiene, sondern schienen den Ureter mit einem Kunststoff-Splint, der neben dem Fistelkatheter aus dem Nierenhohlsystem herausgeführt wird, weil eine röntgenologische und manometrische Kontrolle der Abflußverhältnisse zur Blase hin bei liegendem Fistelkatheter optimal erst nach Entfernung des Splints erfolgen können (Abb. 5).

Der Wert oder Unwert eines operativen Verfahrens wird an seiner *Komplikationsrate* sowie an den erzielten Ergebnissen gemessen (Abb. 6).

Komplikationen bei 633 Nephrostomien		
1. Fistelkatheterverlust	74	(11,7%)
2. Blutung	22	(3,5%)
3. Steinbildung bei liegender Nierenfistel	2	(0,3%)

Abb. 6. Komplikationen bei 633 Nephrostomien.

Hinsichtlich der Komplikationen stand bei 633 Nephrostomien der *Fistelkatheterverlust* mit 11,3% an der Spitze. Mit Ausnahme von 15 Fällen, die eine operative Revision erforderten, machte das neuerliche Einführen eines Fistelkatheters keine nennenswerten Schwierigkeiten. Von den genannten 15 Kranken verloren 10 ihren Fistelkatheter während der ersten sechs bis acht Tage nach Anlage der Nephrostomie, d. h. in einer Zeit, in der das Wiedereinführen eines Fistelkatheters infolge des noch nicht konsolidierten Fistelganges oftmals auf unüberwindliche Hindernisse stößt.

Die Komplikation des Katheterverlustes läßt sich trotz der verschiedenen sinnreich konstruierten Katheterhalter von Boeminghaus bis zu Comarr — wir verwenden, wie viele andere auch, meist lediglich eine am Katheter befestigte Sicherheitsnadel — weitgehend vermeiden, wenn man bei permanenten Nephrostomien die bereits erwähnte Durchzugsmethode benutzt.

Blutungen können sowohl primär bei der operativen Anlage der Nierenfistel wie auch beim Katheterwechsel entstehen.

Wir erlebten in 3,4% der Fälle, das heißt 22mal, Blutungen, die fünfmal operative

Revisionen und drei sekundäre Nephrektomien notwendig machten. Einen Kranken verloren wir an einer unstillbaren Haemorrhagie bei einer therapeutisch nicht beherrschbaren Blutgerinnungsstörung.

Zur Vermeidung von Blutungen bei der Anlage von Nierenfisteln sollte darauf geachtet werden, daß der Fistelkatheter-Durchmesser stets größer als der des die Nierenrinde perforierenden Instrumentes ist. Auf diese Weise komprimiert die Katheterwand die verletzten Gefäße.

Schließlich interessiert, inwieweit bei temporären Nephrostomien die *katheterbedingte Harninfektion* nach Entfernung des Fistelkatheters ausheilt oder nicht. Gibt es doch eine ganze Reihe von Autoren, die aus Furcht vor einer Infektion bei plastischen Eingriffen am Nierenbecken auf einen Fistelkatheter verzichten und den Harnabfluß aus dem Nierenbecken bis zum Abschluß der Wundheilung mit einer in den Ureter eingebrachten Plastikschiene bewerkstelligen.

Bei unserem Krankengut von 431 temporären Nierenfisteln konnten 175 Fistelkatheterträger nachuntersucht werden. Dabei fand sich bei 68 Kranken, das heißt 38,8%, eine therapieresistente Harninfektion. Bemerkenswert ist jedoch, daß von den 115 primär nicht infizierten Nieren nur acht, das heißt 6,9%, nach Auflassen der Nierenfistel infiziert blieben. Die wichtigste Voraussetzung für das Ausheilen der katheterbedingten Pyelonephritis sind optimale Abflußverhältnisse aus dem Nierenbecken. Dies war offensichtlich bei den besagten acht Kranken nicht der Fall (Abb. 7).

Therapieresistente Harninfektionen nach Auflassen des Nierenfistelkatheters bei 175 nachuntersuchten Kranken

Fallzahl	68	(38,8%)
Art der Erreger		
a) Mischinfektion	33	
b) Proteus	19	
c) Klebsiella	8	
d) Pseudomonas pyocyanea	8	

Abb. 7. Therapieresistente Harninfektionen nach Auflassen der Nierenfistel bei 175 nachuntersuchten Kranken.

Meine Damen und Herren, es konnten hier nur einige wichtige Probleme der Nephrostomie angesprochen werden. So konnten wir beispielsweise nicht auf das so wichtige Langzeitverhalten der Nierenfunktion bei permanenten Nephrostomien eingehen. Die nachfolgenden Vorträge sowie die Diskussion werden sicherlich, so hoffe ich, das eben Gesagte ergänzen und offene Fragen beantworten.

Literatur

1. Albarran, J.: J. Urol. (Baltimore) **31,** 305 (1934). — 2. Albarran, J.: „Médecine opératoire des voies urinaires" — Operative Chirurgie der Harnwege. Von E. Grunert, Jena 1910. — 3. Arnholdt, F.: Chirurg **27,** 334 (1956). — 4. Boeminghaus, H.: Urologie, München-Gräfelfing 1960. — 5. Cabot, H., Holland, W. W.: Surgery **54,** 817 (1932). — 6. Comarr, A. E.: J. Urol. (Baltimore) **75,** 1019 (1956). — 7. Comarr, A. E.: J. Indian med. Prof. **10,** 4626 (1963). — 8. Crosbie, A. H.: J. Urol. (Baltimore) **14,** 249 (1925). — 9. Elsässer, E.: Urologe A, **10,** 112 (1971). — 10. Gonick, P.: Brit. J. Urol. **37,** 295 (1965). — 11. Graves, R. C., Buddington, W. T.: J. Urol. (Baltimore) **41,** 265 (1939). — 12. Leusch, G.: Urologe A, **7,** 342 (1968). — 13. Pecherstorfer, M., Staffen, A.: Wien. klin. Wschr. **76,** 644 (1964). — 14. Rolnick, H. C.: Surgery **67,** 224 (1938). — 15. Schinagel, G.: J. Urol. (Baltimore) **62,** 286 (1949). — 16. Tresidder, G. C.: Brit. J. Urol. **29,** 130 (1957). — 17. Watson, F. S.: J. Urol. **2,** 18 (1910).

Prof. Dr. E. Schmiedt
Urol. Klinik u. Poliklinik d. Univ.
D-8000 München 2
Thalkirchner Straße 48

P. LICHTENAUER: **Zum Verlauf von Langzeit-Nephrostomien. Ergebnisse und Verhalten von 132 wechselnd chronischen Nierenfisteln**

An der Medizinischen Hochschule Lübeck sind von 1960 bis 1973 140 Langzeit-Nephrostomien angelegt worden, 132 davon wurden ausgewertet (Tab. 1).

Tabelle 1. Überlebenszeit nach Nephrostomie

mit Ca.-Rezidiv	(= 56 Pat.) =	5,8 Monate	(min. 12 Std.) (max. 1,5 Jahre)
ohne Ca.-Rezidiv oder bei benignem Grundleiden	(= 75 Pat.) =	60,2 Monate	(min. 3 Tage) (max. 13,6 Jahre)

Z. Z. 30 Pat. im Fistelprogramm, wobei 3 Frauen mit jeweils beidseitigen Nephrostomien bereits über 10 Jahre leben.

Im Verlauf dieser Fisteln ist zwischen benignem bzw. ausgeheiltem Grundleiden einerseits und persistierendem Carcinom andererseits zu unterscheiden. Ätiologisch handelte es sich meist um Ureterstenosen nach gynäkologischer Erkrankung und/oder entsprechender Therapie, in Einzelfällen waren es spezifische oder unspezifische Ureterstrikturen oder komprimierende Prozesse im Beckenbereich. Die Patienten mit malignem Grundleiden sind an ihrem Carcinom verstorben. Ein Teil der krebsfreien Patienten wurde später plastisch korrigiert, der andere Teil, d. h. die älteren oder die im Allgemeinzustand reduzierten Patienten, haben mit einseitigen oder beidseitigen Fisteln oft lange gelebt oder leben noch. Wenn die Patienten inzwischen gestorben sind, geschah das zumeist aus nicht urologischen Gründen.

Im Regelfall wurden die Fisteln im mechanischen Nierenversagen angelegt. Nach Normalisierung der Nierenbilanz blieb die Nierenfunktion trotz langjähriger Fistelung dann ausreichend.

Röntgenologisch-morphologisch werden erst im Laufe der Jahre entzündliche Deformierungen im Kelchapparat sichtbar, die sich aber dennoch in Grenzen halten wie hier aus diesem Beispiel ersichtlich nach mehr als 10jähriger Nephrostomie beidseits. Der Elektrolytstatus blieb ausgeglichen. Eine möglicherweise renal bedingte Osteoporose mit Tendenz zu pathologischen Frakturen bei fortgeschrittener Pyelonephritis wurde nur einmal bei einer langjährigen Fistelträgerin beobachtet.

Tabelle 2. Mono/Mischinfekt der Harnwege bei 30 Pat. mit chronischer Nephrostomie

Proteusgruppe	10^{4-6}	17
meist kombiniert mit Bakt. coli	10^{4-6}	10
Bakt. pyocyaneum	10^{4-6}	4
Enterokokken	10^{4-6}	13
Klebsiella	10^{4-6}	4

Fast alle gefistelten Nieren waren bereits präoperativ infiziert, dieser Infekt blieb mit demselben Keim oder einer anderen Flora natürlich bestehen (Tab. 2). Solange die Fisteln offen bleiben, besteht zwischen Infekt und Wirtsorganismus ein latentes Gleichgewicht, ohne daß die chronische Pyelonephritis zusätzlich medikamentös behandelt werden muß. Erst bei verstopfter oder dislozierter Fistel wird der Infekt manifest mit hohem Fieber und Schüttelfrost etc. bis zu einer tatsächlichen Urosepsis. Nur sofortiger Fistelwechsel oder Fistelreposition — wenn es sein muß — operativ, kann hier helfen. In wenigen Fällen beobachteten wir einen intermittierenden, schmierigen Infekt des Fistelkanals, z. B. wie eine Urethritis bei Dauerkatheter, der allgemein-klinisch aber nicht stört und unter häufigem Verbandswechsel mit Furacin-Salbe oder ähnlichem wieder zurückgeht.

Regelmäßig alle 2 bis 3 Wochen werden die Nephrostomien gewechselt, das Kaliber der chronischen Nephrostomien beträgt zwischen Charr. 22 und Charr. 26.

Abgesehen von der verstopften oder herausgerutschten Fistel sind die geläufigsten Komplikationen im Verlauf einer chronischen Nephrostomie Schwierigkeiten im Fistelwechsel mit Blutungen etc. oder eine Steinbildung in der gefistelten Niere.

Bei langem oder torquiertem Fistelkanal kann die Wiedereinlage auch von Millin- oder Couvelaire-Kathetern schwierig sein. Wenn man diese Fisteln über einem primär durch den Fistelkatheter eingelegten UK — also über einer Führungsschiene — wechselt, wird das sehr viel leichter. Fixiert werden diese Einmal-Katheter mit Sicherheitsnadel und Leukoplaststreifen. Wenn die Patienten ein erweitertes oder ampulläres Nierenbecken haben, lassen sich diese Katheter auch bald mit Nélaton-Dauerkathetern ersetzen, womit die Körper- und Hautpflege sehr viel einfacher wird. Mit dem Wechsel von Durchzugsnephrostomien haben wir nur vereinzelte Erfahrungen. Die richtige Lokalisation der neu wiederanzubringenden Katheteraugen ist manchmal etwas schwierig. Für Erwachsene reicht unseres Erachtens eine einfache Fistel voll aus.

Wenn die Patienten mit herausgerutschter Fistel wiederkommen, ist der Katheter selbst unter Durchleuchtungskontrolle etc. oft schwierig wieder einzulegen. In 16 von 132 Fällen mußte die Niere operativ wieder freigelegt werden. In den meisten Fällen ist dann aber die Darstellung der unteren Nierenkonvexität mit dem alten Fistelkanal ausreichend. Dieser Fistelkanal wird dann unter Sicht transrenal wieder sondiert, nur selten muß man tatsächlich die Fistel wieder neu vom Nierenbecken aus anlegen.

Nach schwierigem Fistelwechsel oder wenn die Fistel zu tief liegt, kann es zu einer Makrohämaturie kommen, was sich aber unter vermehrter Diurese und Fistelkorrektur leicht beherrschen läßt. Eine sekundäre Steinbildung in der gefistelten Niere haben wir in 10 von 132 Nephrostomien gesehen. Bedingt durch den chronischen Infekt, die mechanische Fistelirritation oder wenn das Nierenbecken nur inkomplett drainiert wird, kommt es — meist in den unteren Partien der Hohlräume oder auch im adrenalen Harnleiterstumpf — zu einer Steinbildung. Das Röntgenbild einer Patientin mit beidseitiger Steinbildung bei Nephrostomie beidseits seit 6 Jahren wird demonstriert. Beidseits drainieren die Fisteln nur inkomplett, so daß sich in den unteren Hohlraumpartien multiple Steine gebildet haben. Bei Anlage einer endgültigen Nephrostomie ist also darauf zu sehen, daß die Fistel das Pyelon am tiefsten Punkt drainiert und das möglichst wenig Totraum wie langer Ureterstumpf oder Ähnliches belassen wird. Wenn die Steine klinisch stumm bleiben, haben wir sie nur beobachtet. Sonst kann versucht werden, die Steine durch den Fistelkanal endoskopisch zu extrahieren, schließlich sind auch eigentliche Rezidivpyelo- oder Nephro-Lithotomien möglich. Steinauflösende Nierenfistelspülungen wurden versucht, ohne daß wir einen sichtbaren Erfolg gesehen hätten.

Natürlich ist eine Nierendauerfistel, einseitig oder beidseitig, nur eine aufgezwungene Notlösung. Bei entsprechender Lebenserwartung sollte unbedingt die plastische Rekonstruktion der Harnwege versucht werden. Zumindest Frauen aber kommen mit dieser sehr mühsamen Apparatur doch ganz gut zurecht. Sie sind arbeitsfähig oder führen ihren Haushalt selbständig. Insgesamt haben mehrere Patientinnen, denen wir später die Rekonstruktion der Harnwege vorgeschlagen haben, diese Operation wegen des damit verbundenen Risikos abgelehnt und sich statt dessen mit den Fisteln zufriedengegeben.

Priv.-Doz. Dr. P. Lichtenauer
Urol. Abt. d. Med. Hochschule
D-2400 Lübeck
Ratzeburger Allee 160

W. WEISS und H. SOMMERKAMP: **Nephrostomieprobleme im Säuglingsalter**

Im Gegensatz zum Erwachsenen, bei dem eine Nephrostomie ein standardisierter Eingriff ist und in der Regel mit transparenchymaler Ableitung über einen endständigen, einläufigen Katheter vorgenommen wird, bevorzugen wir — wie viele Kliniken — zur Nephrostomie im Säuglings- und Kleinkindesalter die sog. „Durchzugsnephrostomie“ (Abb. 1).

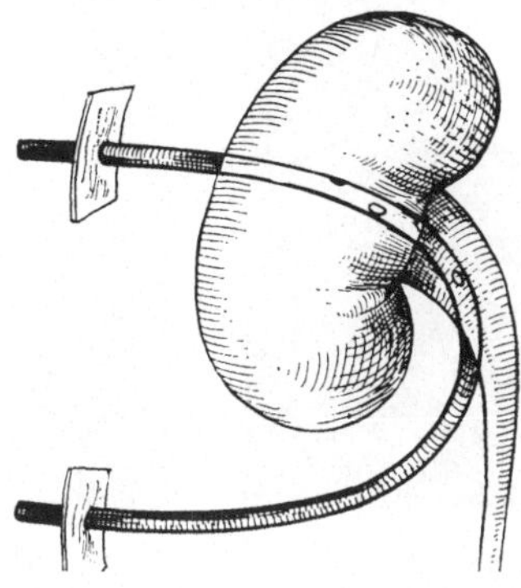

Abb. 1

Abgesehen von den bei allen Nephrostomieformen, bei denen Kathetermaterial im Hohlsystem der Nieren belassen werden muß, kaum vermeidbaren chronischen Infekten, liegt der Vorteil dieser Durchzugsnephrostomie einmal in der sicheren Fixierungsmöglichkeit: wir vereinigen die beiden an der Haut austretenden Katheterschleifen in einem Y-Stück.

Wenn also ein Zug entsteht, dann an beiden Schleifen. Die Gefahr, daß ein normaler Endloch-Nephrostomiekatheter trotz sorgfältiger Fixation an der Haut herausgezogen und bei unter Umständen ungünstigen anatomischen Verhältnissen nur schwer wieder eingeführt werden kann, ist damit weitgehend gebannt. Dieser Gesichtspunkt ist gerade bei dem kindlichen Patientenmaterial wertvoll.

Zum anderen ist der Wechsel des Durchzugsnephrostomiekatheters wesentlich einfacher und sicherer. Der neue Katheter wird durch Naht an dem bereits liegenden fixiert und mit diesem in seine richtige Lage gezogen.

Bei der auf Wenzl zurückgehenden und von uns gehandhabten Technik der Durchzugsnephrostomie wird der Katheter von einer Pyelotomie aus transparenchymal im mittleren oder unteren Kelchbereich eingezogen und am Pyelon herausgeleitet. Dieser Methode wäre eine im anglo-amerikanischen Schrifttum propagierte Variante, die sog. U-tube-nephrostomy gegenüberzustellen, bei der das Pyelon nicht tangiert wird, sondern der Nephrostomiekatheter transparenchymal in der oberen Kelchgruppe ein- und in der unteren Kelchgruppe austritt. Diese Technik ist sicher traumatischer — zweimalige Durchstoßung des Parenchyms, Mobilisierung des oberen Nierenpols — dürfte aber unter Umständen wie noch zu diskutieren wäre, einige Vorteile aufweisen. Bei der Wenzl-Technik der Nephrostomie, wie wir sie bisher ausgeübt haben, waren folgende Probleme und Komplikationen zu sehen:

1. Durch lang andauernden Zug an der Katheterschlinge kann es, begünstigt durch die starke Beweglichkeit der kindlichen Niere, zu einer ausgeprägten Lateralverziehung und Knickbildung der entsprechenden Niere kommen. Für die später notwendige plastische Operation bringt das erhebliche Nachteile (Abb. 2).

Im Bild ist die beschriebene Veränderung deutlich zu erkennen. Es handelte sich um ein Kind mit Urethralklappen, Megaureter und Hydronephrose bds. Die Lageveränderung der linken Niere nach Durchzugsnephrostomie entwickelte sich innerhalb von knapp 3 Monaten.

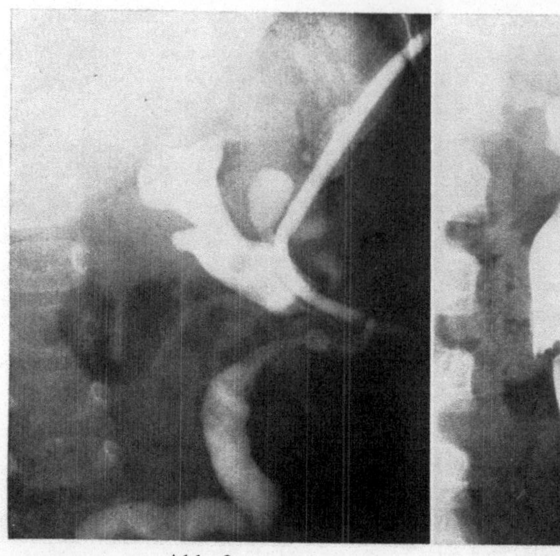

Abb. 2

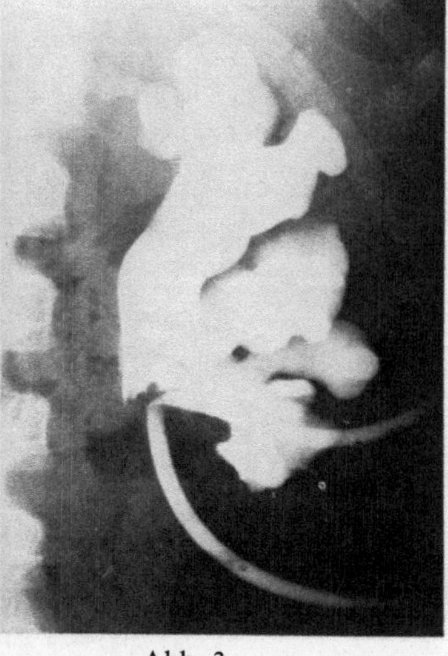

Abb. 3

2. Durch ungleichmäßigen Zug an den Katheterschlingen infolge unzureichender Überwachung kann es zu einer Verschiebung der Katheteraugen und damit zu einer Verschlechterung der Abflußverhältnisse kommen.

3. Geht man beim Einlegen des Durchzugskatheters zu nahe am pyeloureteralen Übergang ein, kann es zu einer Stenosierung des Ureterabganges kommen (Abb. 3).

Das Bild zeigt deutlich diese Situation. Die Durchzugsnephrostomie mußte in eine Endlochkatheternephrostomie umgewandelt und die Stenose operativ korrigiert werden.

Zusammenfassend müßte diskutiert werden, ob die bei der von uns gehandhabten Form der Durchzugsnephrostomie beobachteten Probleme und Komplikationen diese Methode als ungeeignet erscheinen lassen, ob man die im amerikanischen Schrifttum empfohlene, allerdings traumatischere U-tube-Nephrostomie vorziehen sollte, oder sich auch im Kindesalter auf das Einlegen von Endlochkathetern, evtl. in Form von Caspar- oder Pezzer-Kathetern bzw. bei ausreichend ektatischen Hohlsystemen in Form von Foley-Ballonkathetern beschränken sollte. Wir selbst sind der Meinung, daß der große Vorteil der sicheren Katheterfixation beim Säugling und Kleinkind doch die beschriebenen Nachteile überwiegt und somit die bisher geübte Technik der Durchzugsnephrostomie auch weiterhin zu empfehlen ist, sofern darauf geachtet wird, die Durchtrittsstelle des Katheters möglichst hoch am Pyelon anzulegen und für dauerhafte Zugentlastung Sorge zu tragen.

Dr. med. W. Weiß
Urologische Abt. der
Chirurgischen Universitätsklinik
D-7800 Freiburg/Brsg.
Hugstetter Straße 55

P. CARL und F. EISENBERGER: **Die transrenale Nierenfistel als Noteingriff**

Im einführenden Referat von Herrn Professor Schmiedt wurde eine Übersicht über die zahlreichen Indikationen zur Nierenfistelung gegeben. Wir möchten auf die akuten urologischen Krankheitsbilder eingehen, bei denen die Nephrostomie zur supravesikalen Harnableitung aus vitaler Indikation durchgeführt werden mußte [5].

Von 1966 bis 1972 wurden in der Urologischen Universitätsklinik München 247 retrograde, transrenale Nephrostomien als Noteingriff vorgenommen (Abb. 1). In 21 Fällen wurden, vorwiegend bei Steinpyonephrosen oder iatrogenen Ureterläsionen, beide Nieren gefistelt.

Indikationen zur Nephrostomie als Noteingriff (1966 bis 1972)

	Anzahl der Eingriffe
Postrenale Anurie bei Nephrolithiasis	87
Postrenale Anurie bei malignen Tumoren	128
Iatrogene Harnleiterläsionen	22
Sonstiges	10
Gesamtzahl	247

Abb. 1

Ein sofortiges operatives Eingreifen erfordert die postrenale Anurie. Dabei ist an erster Stelle die steinbedingte Obstruktion zu nennen [6]. In diesen Fällen soll — soweit keine Harninfektion vorliegt — grundsätzlich die funktionsbessere Niere gefistelt werden, wobei neben dem Infusionsurogramm bei erhöhten Retentionswerten vor allem nuklearmedizinische Befunde maßgeblich sind.

Bei Verdacht auf Pyonephrose mit klopfschmerzhaftem Nierenlager, septischen Temperaturen und Leukozytose, und bei der postrenalen Anurie mit Azotämie ist die Nephrostomie allen instrumentellen Entlastungsversuchen überlegen. Bei 31 in unserer Klinik behandelten steinbedingten Urosepsisfällen waren 11mal auswärts retrograde instrumen-

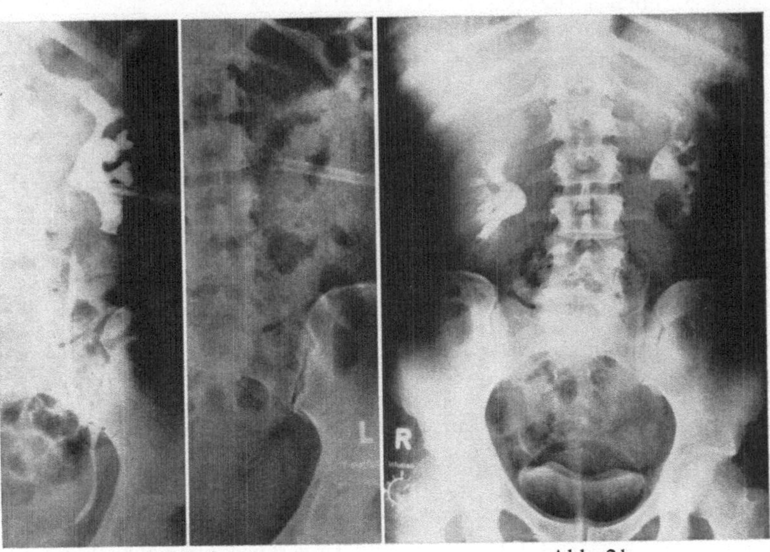

Abb. 2a Abb. 2b

Abb. 2a. Transrenale Nephrostomie links wegen Steinpyonephrose (12. postoperativer Tag).
Abb. 2b. 10-Minuten-Aufnahme des Infusionsurogramms. 6 Monate nach Auflassen der Nierenfistel (keine Harninfektion mehr nachweisbar).

telle Eingriffe ohne unmittelbar darauffolgende Operation als Versuch der Harnableitung durchgeführt worden [2].

Als Palliativmaßnahme führten wir Nierenfistelungen bei Tumoren mit Obstruktion der Ureteren durch, soweit dies im Hinblick auf das Grundleiden prognostisch noch sinnvoll ist (Abb. 2), so z. B. bei Prostata-Karzinomen, bei denen eine Antiandrogentherapie noch eine günstige Beeinflussung des Tumorleidens erwarten läßt. Bei oligoanurischen Frauen mit Genitalkarzinomen ist die Differentialdiagnose Strahlenfolge-Tumorrezidiv schwierig. Bei 78 in unserer Klinik operierten Frauen betrug die durchschnittliche Überlebenszeit nach dem Eingriff nur 3,8 Monate [3]. Die Anlage einer Nierenfistel muß von der Prognose des Gynäkologen abhängig gemacht werden. Gerechtfertigt ist das operative Eingreifen auf jeden Fall bei noch unbehandelten Genitalkarzinomen und aus familiären und sozialen Gründen.

Zur sofortigen Nierenfistelung zwingen neben Urotuberkulosen mit beidseitigen Harnleiterstenosen auch iatrogene Ureterläsionen, sofern eine doppelseitige Verletzung, ein periureterales Urinom oder ein Urinaszites vorliegen [7].

Nach Auflassen der Nierenfistel schließt sich bei guten Abflußverhältnissen und nicht erhöhtem intrapelvinen Druck der Fistelkanal innerhalb von 24 Stunden.

Indikationen zur Nephrostomie bei 128 malignen Tumoren		
1. Weibliches Genitale	93	(72,2%)
2. Harnblase	18	(14,0%)
3. Prostata	13	(10,2%)
4. Rectum	4	(3,1%)
Indikationen zur Nephrostomie bei 22 iatrogenen Harnleiterläsionen		
1. Nach gynäkologischen Operationen	16	
2. Nach Rectumamputation	5	
3. Nach urologischem Eingriff	1	
Weitere Indikationen zur Nephrostomie		
1. Uro-Tbc	15	
2. Nahtinsuffizienz bei Ureterocystoneostomie	11	
3. Strahlenblase	5	
4. Retroperitoneale Fibrose (M. Ormond)	2	

Abb. 3

Zusammenfassend kann gesagt werden: die Nephrostomie stellt bei allen akuten Harnabflußstörungen mit oder ohne Infektion ein zuverlässiges, parenchymschonendes und reversibles Verfahren der Harnableitung dar (Abb. 3).

Die Indikation zur Anlage einer Nierenfistel sollte bei den erwähnten Notfallsituationen nicht zu eng gestellt werden.

Literatur

1. Cabot, H., Holland, W. W.: Surg. Gynec. Obstet. **54,** 817 (1932). — 2. Carl, P., Eisenberger, F., Hofstetter, A.: Urologe A **11,** 276 (1972). — 3. Carl, P.: Oligo-Anurie beim Genitalkarzinom der Frau. Im Druck. — 4. Graaes, R. C., Buddington, W. T.: J. Urol. (Baltimore) **41,** 265 (1939). — 5. Hofmann, W.: Chir. Praxis **13,** 411 (1969). — 6. Mellin, P., Strohmenger, P.: Zbl. Chir. **88,** 795 (1963). — 7. Schmiedt, E.: Z. Urol. **63,** 547 (1970).

Dr. med. P. Carl
Priv.-Doz. Dr. med. F. Eisenberger
Urol. Klinik und Poliklinik
D-8000 München 2
Thalkirchner Straße 48

G. DATHE: **Rasterelektronenoptische Oberflächenstudien an Verweilkathetern nach Dauergebrauch**

Einleitung

Nachdem wir so ausgezeichnet über alle Aspekte der Nephrostomie unterrichtet worden sind, gestatten Sie mir die rhetorische Frage: „Welches Kathetermaterial verwenden Sie für die Nephrostomie?"

Ich bin sicher, daß die verschiedenartigsten Materialien, vom Gummi bis zum Silicon-Kautschuk, verwendet werden. Die großen Qualitätsunterschiede im Angebot der Industrie zwingen uns zur Auswahl. Wir müssen lernen, Material und Form der Katheter nach Anwendungsbereichen zu differenzieren und zielgerichtete Indikationen zu stellen.

Material

Aus diesem Grunde haben wir seit 2 Jahren die Oberflächen verschiedener Materialien rasterelektronenoptisch untersucht. Über Methodik und Ergebnisse wurde bereits an anderer Stelle berichtet.

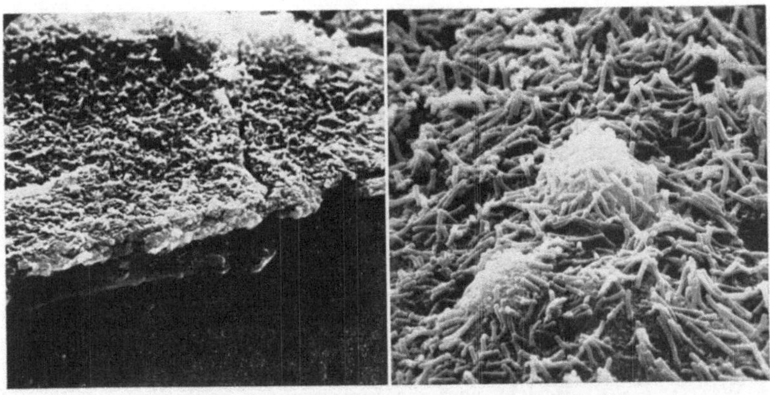

Abb. 1 Abb. 2

Abb. 1. Teflon-beschichteter Foley Latex-Ballonkatheter nach 7tägiger Blasendrainage bei pH 6,6 und Proteusinfekt. Innere Oberfläche mit einer dicken Schicht Detritus, Zellen und Bakterien bedeckt (Randaufnahme). Originalvergrößerung: 1200 : 1.

Abb. 2. Derselbe Katheter bei einer Vergrößerung von 2400 : 1. Auf der inneren Oberfläche rasenartige Proteuskultur.

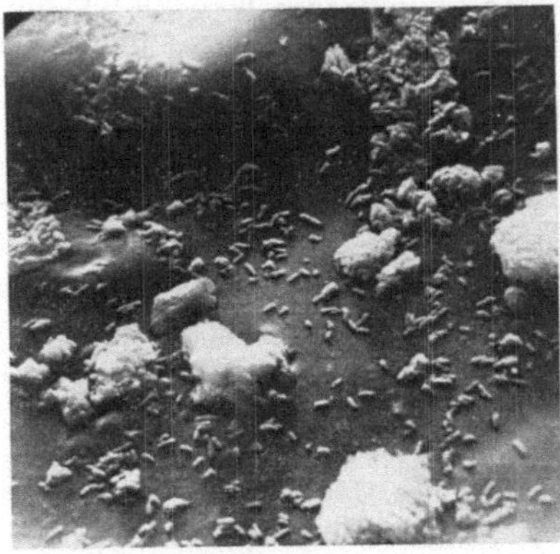

Abb. 3. Silicon-Kautschukkatheter 7 Wochen nach Nephrostomiedrainage bei pH 7,0 und Coli- und Enterokokkeninfekt. Oberfläche völlig glatt, keine Alterungserscheinungen, lockere Bakterien- und Zellauflagerungen. Originalvergrößerung: 2400 : 1.

Ich möchte Ihnen heute einige Katheterarten nach unterschiedlicher Anwendung und Expositionszeit im Körper paradigmatisch vorstellen:

(Demonstration von 22 Diapositiven, die die rasterelektronenoptische Oberfläche verschiedener Katheterarten nach unterschiedlicher Anwendungs- und Expositionszeit im Körper zeigen.)

Ergebnisse und Zusammenfassung

Nach unseren Untersuchungen und Studien, die Seabury und Boyarsky sowie Binder und Gonick 1968 und 1969 veröffentlichten, eignen sich für den Dauergebrauch, besonders für die Nephrostomie, alle nicht alternden, glattwandigen Kathetermaterialien. Dies gilt um so mehr für englumige Drainagen in der Kinderurologie. Ausgehend von den Qualitätsforderungen, die wir aufgestellt haben, bieten sich zur Langzeitdrainage Silicon-Kautschuk, Plastik und bedingt Latex an. Auffällig ist, daß Silicon-Kautschukkatheter zwar weniger inkrustieren, aber mehr Zellen an der Oberfläche binden. Wir wollen versuchen, die Gründe für diese stärkere Adhäsivität in einer Untersuchungsreihe zu ermitteln.

Literatur

1. Dathe, G.: Verh. dtsch. Ges. Urol. **24,** 418 (1973). — 2. Dathe, G.: Urologe (im Druck). — 3. Seabury, J. C. jr., Boyarsky, S.: J. Urol. (Baltimore) **100,** 90 (1968). — 4. Binder, Ch., A., Gonick, P.: J. Urol. (Baltimore) **101,** 716 (1969). — 5. Srinivasan, V., Clark, S. S.: J. Urol. (Baltimore) **108,** 473 (1972).

Dr. G. Dathe
Urol. Abt. Zentrum d. Chirurgie
Klinikum der Universität
D-6000 Frankfurt/Main
Theodor-Stern-Kai 7

H. W. ten Cate: **Bericht über die Funktion der holländischen Stoma-Gesellschaft „Harry Bacon Club"**

Das Anlegen eines Stomas auf die Bauchwand für Fäzes oder Urin ist eine mutilierende Operation. Dieses Verfahren, wenn auch notwendig und lebenserhaltend, hat Konsequenzen, mit denen der Patient ständig nach Rückkehr in seine Familie, Ehe, Arbeitsumgebung und seinen Freundeskreis konfrontiert ist.

Diese Probleme sind sehr vielfältig und nicht nur rein physisch bedingt, sondern haben auch mit geistigen, sozial-gesellschaftlichen und finanziellen Bedingungen zu tun. Für manche Patienten ist es ein Schock, wenn ihm sein Arzt die Notwendigkeit eines Stomas für Fäzes oder Urin mitzuteilen hat. Er wird sich wie ein ernstlich eingeschränkterMensch fühlen, wie ein Invalide, der leicht von seiner früheren Umgebung (Arbeit, Ehe, Familie und seinen Freunden) isoliert werden kann, weil ihn vielleicht immer Sorge und Mitleid begleiten werden. Er hat sich an diese vollständig neue Situation anzupassen und wird lernen müssen, mit den entsprechenden Prothesen umzugehen.

Meiner Meinung nach gab es in den Niederlanden bis vor kurzem keine ausreichenden Möglichkeiten, solche Patienten ausreichend zu versorgen und zu resozialisieren. Hinzu kam, daß viele Ärzte, Chirurgen sowie Urologen und diplomierte Pflegerinnen nicht ausreichend bezüglich der modernen Stomaprothetik ausgebildet waren, die sich ständig verbessert. Hinzu kam ein Mangel an ausreichenden Kenntnissen und Erfahrungen in bezug auf die psychischen und sozialen Probleme dieser Patienten. Aus diesen Gründen wurde im April 1966 von 5 Stoma-Patienten und 3 Ärzten (ein Chirurg, ein Urologe und ein Revalidationsarzt) im Wilhelmina Gasthuis der Universität Amsterdam die niederländische Gesellschaft von Stoma-Patienten „Harry Bacon Club" gegründet.

Dieser Club verdankt seinen Namen dem amerikanischen Chirurgen Bacon, der sich für das Wohl der Stoma-Patienten sehr verdient gemacht hat. Gesellschaften ähnlicher Art waren in den Niederlanden schon vorhanden für Diabetiker, Querschnittsverletzte, Laryngektomierte und andere, schwer beeinträchtigte Patienten.

Der Harry Bacon Club (ständige Adresse: Harry Bacon Club von Stoma-Patienten; Urologische Klinik, Wilhelmina Gasthuis 1e Helmasstraat 104, Amsterdam-West, Niederlande) gab sich mit königlicher Genehmigung Statuten und wurde nach dem Modell der Schwestervereine in den USA eingerichtet. Sein Hauptziel besteht in der Förderung der körperlichen, psychischen und sozialen Situation von Personen in den Niederlanden mit einem Stoma für Fäzes oder Urin. Inbegriffen ist auch die Resozialisierung. Der Verein versucht sein Ziel dadurch zu erreichen, daß er in jeder Beziehung an und durch Patienten sowie durch zukünftige Patienten und ihre Umgebung (nur mit Genehmigung der Patienten) Auskünfte erteilt, auch im Hinblick auf Ärzte und evtl. ärztliche Interessenten. Dazu gehört z. B. die Organisation einer auf Pro Deo operierenden Laienbesuchsdienst, der sich aus Patienten zusammensetzt. Die Aufklärung auf dem Gebiet der Stoma-Prothesen und den damit zusammenhängenden Problemen wird nur den Patienten zur Verfügung gestellt nach Beurteilung und Genehmigung einer ärztlichen Beratungsstelle und erfolgt ausschließlich mit Einverständnis des Arztes, von dem der Patient behandelt wird. Der Verein sammelt die Anschriften der einheimischen und ausländischen Lieferanten von Stoma-Prothesenfabrikanten, beurteilt diese Prothesen und versucht billige Verkaufsbedingungen zu erzielen.

Der Besuchsdienst stellt die wichtigste Funktion der Gesellschaft dar. Er formiert sich aus Stoma-Patienten mit langjähriger Erfahrung auf dem Gebiet der Prothetik. Es läßt sich vorstellen, wie dieser Besuch beruhigend auf einen Patienten wirken kann, bei dem ein Anus praeter für Fäzes oder ein Ileostoma bzw. eine Ureterostomie für Urin angelegt werden mußten, oder bei dem eine dieser Operationen erst kürzlich durchgeführt wurde, wenn der Besucher bereits selbst seit Jahren solch ein Stoma hat und über alle Probleme Bescheid weiß und Mitglied des Vereines ist. Es wird diese Patienten außerordentlich beruhigen, zu erfahren, daß er — wie früher — seiner Arbeit nachgehen kann, Ferien machen kann, ohne daß man ihm anmerkt, daß er ein Stoma oder eine Prothese hat, daß kein unangenehmer Geruch oder ein plötzliches Undichtwerden der Prothese erfolgt. Hinzu kommt, daß er seine sexuellen Beziehungen manchmal unbeeinträchtigt ausüben kann. Unser Besuchsdienst hat eine sog. Hot-line-Telefonnummer, über die Patienten, Ärzte und Pflegerinnen in akuten Situationen Auskunft oder Beratung erlangen können oder ein Besuch kurzfristig arrangiert werden kann.

Der Verein hat heute 939 Mitgliedpatienten und 280 Förderer. Die ärztliche Beratungsstelle (2 Chirurgen, ein Urologe, ein Rehabilitationsarzt, ein Internist und 3 Bezirkspflegerinnen) gibt kostenlos Auskunft und Zuschüsse in besonderen Fällen von Stoma-Problemen, wie z. B. bei kompliziertem Narbenbruch, Einziehung oder Prolaps des Stomas, Fistel, Keloid, Striktur, ernsthafte Elektrolytstörungen u. a.

Es gibt heute 5 Unterabteilungen in den verschiedenen Provinzen, und jede Abteilung hat ihre eigene Verwaltung.

Die Mitgliedschaft kostet hfl. 18,— für Patienten und hfl. 10,— für Förderer.

Weitere Einkünfte erhält der Verein durch Subventionen von verschiedenen semistaatlichen Gesellschaften zur Förderung allgemein-körperbeschädigter sowie z. B. aus dem Nationalfonds zur Förderung der Rehabilitation, dem Königin-Wilhelmina-Fonds für die Krebsbekämpfung, dem Prinzessin-Beatrice-Fonds usw. Von den regionalen Abteilungen werden regelmäßige Zusammenkünfte mit einer Vorlesung durch einen Arzt oder eine Bezirkspflegerin über ein das Stoma betreffendes und die Patienten interessierendes Thema abgehalten, wie z. B. die Indikation zur Operation, die Anatomie, das chirurgische oder urologische Verfahren der Operation, Hautpflege, Komplikationen des Stomas, das Umgehen mit der Stomaapparatur u. a. Manchmal gibt es auch ein Forum oder eine Panel-Diskussion, auf der Fragen aus dem Auditorium beantwortet werden. Immer gibt es eine Ausstellung der neuesten und bewährten Apparaturen und allem was dazugehört (Hautzement, Lösungsmittel, Karayapulver, Benzoin-Tinktur, Deodorantien u. a.).

Von Zeit zu Zeit wird außerdem ein Beisammensein mit Vorlesungen für die Eltern von Kindern mit einem Stoma organisiert.

Ziel all dieser Zusammenkünfte ist, dem Patienten das Gefühl zu geben, daß er nicht allein auf sich gestellt ist. Die gemütliche Atmosphäre sorgt dafür, daß die Patienten sich kennenlernen und frei über ihre persönlichen Probleme und die verschiedenen Tricks sprechen können, die sie sich zu eigen gemacht haben. Dadurch wird das Leben wieder akzeptabel.

Es ist einleuchtend, daß in solch einer Gesellschaft große Erfahrungen über die Stoma-Problematik vorliegen, die gegenseitig ausgetauscht werden durch Vorlesungen, Ausstellungen, Rundfunkinterviews und Fernsehprogramme. Viermal im Jahr erscheint das Mitteilungsblatt für alle Mitglieder unter dem ein wenig ironischen Titel „Vorausgang". Es beantwortet die Fragen aus dem Leserkreis, programmiert die Zusammenkünfte, enthält Artikel über alle mit dem Stoma zusammenhängenden Probleme und Artikel über die Probleme des Vereins.

Der Verein verhandelt mit den Krankenkassen und den Versicherungsträgern, um diesen die Kosten der Prothesen deutlich zu machen und die Kosten durch den Versicherungsträger übernehmen zu lassen.

Der Verein gibt Auskunft — mündlich und schriftlich — auf dem delikaten Gebiet der sexuellen Beziehungen im Zusammenhang mit dem Stoma. Er verfügt über eine Bibliothek mit ausländischen Zeitschriften von Schwestervereinen und vermittelt sogar beim Suchen eines Ehepartners. Schließlich beschäftigt sich der Verein jetzt mit der Organisation eines Fortbildungskurses für diplomierte Pflegerinnen zu Enterostoma-Therapeuten.

Es gibt seit mehr als 10 Jahren einen internationalen Ostomieverein, wozu der Harry Bacon Club gehört. Der niederländische Verein ist auf internationalen Kongressen vertreten und erfreut sich vorzüglicher internationaler Kontakte.

Dadurch, daß England und einige der skandinavischen Länder schon derartige Vereine haben, werden jetzt Pläne aufgestellt, um in Belgien und Italien Schwestervereine aufzubauen, zum Teil stimuliert nach dem Modell des niederländischen Vereins.

Der niederländische Stomaverein hat sich bereits in kurzer Zeit einen festen Platz in unserer Gemeinschaft erworben und erfüllt ganz offensichtlich ein dringendes Bedürfnis. Schon die jährliche Zunahme der Mitglieder um 40% ist hierfür beweisend.

Soweit wir wissen, gibt es in der Bundesrepublik bis jetzt keinen solchen Verein. Der niederländische Harry Bacon Club würde mit großer Freude die Gründung eines ähnlichen Stomavereins in der Bundesrepublik begrüßen und ist gerne bereit, alle hierzu erforderlichen Kenntnisse und Erfahrungen, die er in 7 Jahren gesammelt hat, zur Verfügung zu stellen. Initiatoren werden also herzlich eingeladen, sich mit dem holländischen Schwesterverein in der o. a. Anschrift in Verbindung zu setzen.

Prof. Dr. H. W. ten Cate
Akademisches Krankenhaus
Wilhelmina Gasthuis
Universität von Amsterdam
Chirurgische Klinik A
NL-Amsterdam-Oud West
Eerste Helmerstaat 104

Diskussion zu den Vorträgen S. 78 bis 92 (Nephrostomie)
Moderator: E. Schmiedt, München

E. Schmiedt, München: Vielen Dank, Herr ten Cate, für Ihre so wichtigen Ausführungen. Mit Zunahme der von Ihnen geübten Operationsverfahren wird natürlich auch bei uns ein derartiger Club von großer Wichtigkeit werden. Soweit ich weiß, gibt es bereits in Heidelberg eine Organisation, die sich mit diesen Problemen befaßt, die aber sicherlich noch weiter aktiviert werden muß.

S. Rummelhard, Wien (Österreich): Bezüglich der Durchzugsnephrostomie (Langzeitnephrostomie), die Herr Schmiedt auch erwähnt hat, bin ich insofern ganz seiner Meinung, als ich es für belanglos halte, ob man diese Durchzugsnephrostomie durch das mittlere oder obere Kelchgebiet anlegt. Unserer Meinung nach muß man sie sicher durch das mittlere, wenn nicht durch das obere Kelchgebiet anlegen, damit der Winkel nicht zu spitz wird; denn es muß ein offener Winkel vorhanden sein. Dann wird man auch geringere Schwierigkeiten beim Wechseln haben. Wir haben bei etwa 60 Durchzugsnephrostomieträgern auch keine Steinbildung beobachtet. Weiter wollte ich noch bezüglich der Indikation sagen, daß nicht erwähnt wurde, daß man bei Karzinomträgern, die bereits Fernmetastasen haben oder unter Alkoholwirkung stehen, keine Durchzugsnephrostomie mehr anlegen sollte. Bezüglich der Parenchymschonung hat ein Assistent von mir nachgewiesen, daß bei einer Durchzugsnephrostomie oder Nephrostomie, durch Fixation der Nephrostomie mittels Catgutnaht über längere Zeit es zusätzlich zu einer Parenchymschädigung kommt. Die Parenchymschädigung hängt, wie durch Isotopen nachgewiesen wurde, von der Dauer und von der Art, wie die Naht angelegt wurde, zunehmend ab.

E. Schmiedt, München: Ich glaube, wir sind alle einer Meinung, daß der Durchzugsnephrostomiekatheter sich nicht abwinkeln darf, so wie das ja Herr Weiß bereits dargestellt hat. Was Herr Rummelhardt über die Steinbildung gesagt hat, können wir nur bestätigen, während Herr Lichtenauer jedoch, wie Sie gesehen haben, anderer Meinung ist.

F. Arnholdt, Stuttgart: Wesentlich beim Nierenfistelkatheter ist die gute Einpassung und die Fixierung. Beides erreicht man am besten mittels dieser Plastikscheibe, die wir am Katheter festkleben. Wir passen den Katheter, und zwar einen Einmalkatheter, erst genau unter Bildwandlerbeobachtung ein und dann wird diese Plastikscheibe (Fa. Rüsch) mit Spezialkleber festgeklebt. Diese Katheter werden für jeden Patienten vorbereitet. Der Wechsel ist dann ganz einfach, er ist so einfach, daß intelligente Patienten diesen Katheter selbst wechseln können. Nephrostomiekatheter, und zwar möglichst dünne Einmalkatheter von etwa 10 bis manchmal 14 Charr., können 6, 8 ja bis zu 12 Wochen liegenbleiben.

E. Schmiedt, München: Dieser Hinweis auf die Scheibe, die ja auf Boeminghaus zurückgeht, ist sicher eine gute Möglichkeit. Boeminghaus hat damals eine Gummischeibe verwandt.

B. Terhorst, Aachen: Analysiert man die Steine, die aus Nephrostomien entfernt werden, dann handelt es sich immer um entzündliche Magnesium-Ammonium-Phosphatsteine und wir wissen, daß bei einem neutralen oder alkalischen Milieu diese Phosphate besonders leicht ausfallen. Ich möchte deshalb den Vorschlag von Herrn Prof. Schmiedt unterstützen, diese Patienten sofort gezielt antibiotisch oder chemotherapeutisch zu behandeln und den Harn anzusäuern. Wenn man den Harn ansäuert, tritt weniger Detritus auf und die Phosphatausfällung ist geringer. Dies konnte ja auch Herr Dathe an seinen rasterelektronenmikroskopischen Untersuchungen nachweisen. Er hat bei einem alkalischen pH sehr viel mehr Detritus nachgewiesen als im sauren Milieu.

Liegner, Zweibrücken: Ich möchte Herrn Schmiedt und vor allem Herrn Weiß fragen, wie die Augen beim Durchzugskatheter plaziert werden sollen. Während der Operation ist die Lagerung oder die Plazierung der Augen ja problemlos, aber beim Katheterwechsel bereitet mir dies immer besondere Schwierigkeiten und ich möchte einen praktikablen Hinweis dafür haben, wie man die Löcher im Katheter am besten anlegt. Außerdem besteht ja auch die Gefahr, daß man beim Herausziehen des Katheters einen Infekt von der Haut, vom Hautstoma aus, mit in das Nierenbecken hineinzieht.

W. Weiß, Freiburg: Der Wechsel des Durchzugsnephrostomiekatheters ist dadurch relativ einfach, daß man nur die Länge vom Katheterauge bis zur Hautoberfläche messen muß. Darüber hinaus kann man es leicht kontrollieren, indem einfach unter dem Fernsehschirm etwas Kontrastmittel in den Katheter gespritzt wird und es zeigt sich dann, ob er richtig im Hohlsystem liegt oder nicht.

L. V. Wagenknecht, Hamburg: Ich habe mit Überraschung festgestellt, daß als Indikation zur Nephrostomie auch die retroperitoneale Fibrose im Vortrag von Herrn Carl aufgeführt wurde. Ich glaube, diese Indikation ist inzwischen überflüssig geworden und ich hoffe, daß diese Operation schon eine Zeit her ist. Es hat sich doch gezeigt, daß bei retroperitonealer Fibrose die intraperitoneale Verlagerung, die Verlagerung in die Bauchfellduplikatur die Operation der Wahl ist, die man auch bei starker oberer Harnwegsstauung anwenden muß, und man sollte die Patienten nicht durch eine Nephrostomie zusätzlich invalidisieren. Zur Indikation bei kanzeröser Ureterinfiltration oder Stenose über lange Strecken möchte ich bemerken, daß die Nephrostomie sicher eine Indikation ist, aber ich möchte nur noch einmal an unsere in Paris durchgeführten Ureterersatzoperationen durch Silikonschläuche — und zwar total und subtotal und partiell mittleres Drittel — erinnern. Es wurden insgesamt 70 Hunde operiert und dabei gute Resultate erzielt. Es sind jetzt in Paris Patienten mit retroperitonealer Karzinomatose, insgesamt 20 Patienten, die maximal 10 bis 12 Monate überleben. Daran wollte ich noch einmal erinnern.

E. Schmiedt, München: Zunächst möchte ich einmal bemerken, daß es keineswegs so ist, daß sich bei der retroperitonealen Fibrose die Nephrostomie erübrigt hat; denn es gibt Fälle, die in einem hochurämischen Zustand eingeliefert werden und bei denen man nicht sofort die intraperitoneale Verlagerung des Ureters vornehmen wird. Es gibt Fälle, in denen wir einfach gezwungen sind, sofort eine Entlastung herbeizuführen, wobei man gleichzeitig sicherlich, wenn es der Zustand des Kranken zuläßt, die intraperitoneale Verlagerung des Ureters vornehmen kann. Aber es ist zweifellos sicherer, wenn man vorher in diesen Fällen eine Nierenfistel anlegt. Mit den Plastikschienen, von denen Sie, Herr Wagenknecht, hier gesprochen haben, habe ich keine Erfahrungen. Ich möchte fragen, ob im Auditorium jemand außer Herrn Wagenknecht hierüber Erfahrungen besitzt. Wie ich feststelle, ist dies nicht der Fall, aber es gibt natürlich immer wieder einmal etwas Neues.

F. Truss, Göttingen: Ich wollte noch einen praktischen Hinweis zum Anlegen der Löcher in den Durchzugsfistelschlauch geben: Das Verfahren läßt sich sehr einfach dadurch gestalten, daß man an dem Wendepunkt des U ein etwas größeres Loch schneidet und dann rechts und links davon, etwa in 5 mm Entfernung, je ein kleines Loch. Führt man den U-Katheter durch, dann fühlt man, wie im Bereich des größeren Loches der Katheter knickt und ein gewisser Widerstand entsteht. Der Katheter rutscht leicht in den Knick hinein und läßt sich etwas schwerer wieder aus dem Knick herausziehen. Man kann also einfach vom Gefühl her die richtige Lage des Katheters feststellen.

E. Schmiedt, München: Vielen Dank für diesen guten Vorschlag, Herr Truss, der übrigens kürzlich schon von einem ostdeutschen Kollegen im Zentralblatt für Chirurgie publiziert wurde. Der Name des Kollegen ist mir jedoch leider entfallen.

G. Hubmer, Graz (Österreich): Herr Weiß hat auf die Schwierigkeiten bei der Säuglingsnephrostomie eindringlich hingewiesen und ich möchte doch noch einmal auf das Verfahren hinweisen, über das ich berichtet habe, nämlich das Herausnähen des erweiterten Nierenbeckens in die Haut. Ich kann es empfehlen, da der Eingriff nicht größer ist als die transrenale Nephrostomie. Der Nachteil des Verschlusses wird durch die Schwierigkeiten einer langzeitigen Harnableitung aufgewogen, auch wenn diese temporär ist, und zwar durch den ständigen Katheterwechsel und die Belastung des Kindes und dessen Eltern.

E. Schmiedt, München: Dies ist sicher eine sehr beachtliche Methode, die aber wohl im wesentlichen bei Kindern Anwendung findet und nicht bei Erwachsenen.

H. Sachse, Nürnberg: Bei der Steinbildung in der gefistelten Niere helfen wir uns dadurch, daß wir mit dem Zystoskop in den Fistelkanal eingehen und den Stein, wenn er sehr groß ist, mit der niedrigsten Stufe elektrohydraulisch zertrümmern und kleinere Steine oder die Brocken mit einem Steinfänger, den wir uns selbst herstellen, herausziehen.

P. Lichtenauer, Lübeck: Ich möchte nur kurz zur Steinbildung Stellung nehmen. In unserem Material, es handelt sich um völlig ausbestrahlte ältere Frauen in schlechtem Allgemeinzustand und schlechten sozialen Verhältnissen, kommt es früher oder später immer zur Steinbildung, die sich nicht vermeiden läßt. Verursachen diese Steine keine Symptome, dann werden sie belassen, und sie werden nur dann entfernt, wenn sie den Katheter verstopfen oder wir sonst gezwungen sind, irgend einen Eingriff vorzunehmen.

Zusammenfassung der Diskussion

E. Schmiedt, München: Ich glaube, wir sind alle der Meinung, daß die Nephrostomie auch weiterhin als gute Methode anzusehen ist. Für die permanenten Fistelträger müssen wir in Zukunft Kathetermaterial verwenden, das möglichst wenig Gewebsirritationen verursacht, die Harninfektion möglichst gering hält und nur wenig Spülung erfordert, d. h. also möglichst wenig Pflege notwendig macht. Denn eine Harnableitungsmethode ist für den Kranken umso angenehmer, je weniger Aufwand in pflegerischer Hinsicht erforderlich ist. Die Durchzugsnephrostomie wird sicherlich noch einige Zeit lang mit der endständigen Nephrostomie konkurrieren, sofern es sich um stark dilatierte Hohlsysteme handelt. Bei der endständigen Nierenfistel, sofern es sich um ein stark dilatiertes Hohlsystem handelt, kann man selbsthaltende Katheter (Kaspar-Katheter, Ballonkatheter) benutzen. Bei allen anderen Fällen jedoch glaube ich, daß die Durchzugsnephrostomie der endständigen Nephrostomie überlegen ist. Wichtig erscheint mir noch, was eben angedeutet wurde, daß man wirklich den Harn ansäuert, um die Magnesium-Ammonium-Phosphatsteinbildung aufzuhalten und gleichzeitig eine entsprechende chemo- bzw. antibiotische Therapie durchführt.

GRENZEN DER OPERABILITÄT

1. Hoden-Tumor

R. NAGEL: **Grenzen der Operabilität und Möglichkeiten der Strahlentherapie bei Hodentumoren**

In der Behandlung der nicht zur Gruppe der reinen Seminome gehörenden Tumoren haben die radikale Chirurgie der retroperitonealen Lymphadenektomie (RLA), die Strahlenbehandlung und die Chemotherapie ihren Platz. Der derzeitige Stellenwert dieser Verfahren ist allerdings auch bei Durchsicht der neuesten Literatur — bis Mitte 1973 — noch nicht zu bestimmen; denn vergleichende Statistiken sind bisher wegen unterschiedlicher Klassifikation und Stadieneinteilung bzw. retrospektiver Auswertung von differenten Behandlungsverfahren in verschiedenen Zentren *nicht* möglich.

Deshalb ist die zum Teil heftige Kontroverse über den Wert der RLA und/oder Strahlentherapie besonders im anglo-amerikanischen Schrifttum oft tendenziös von der persönlichen Einstellung beeinflußt.

Im ersten Teil des einleitenden Referates soll deshalb auf die besonders in Deutschland vernachlässigten Probleme von *Klassifizierung, Metastasierung* und *Stadieneinteilung* eingegangen werden, zumal in den nachfolgenden Vorträgen über die Grenzen der Operabilität aus der unterschiedlichen individuellen Erfahrung berichtet werden wird.

Klassifizierung

Die *Klassifizierung* ist nicht nur ein Grundproblem der pathologischen Anatomie, worauf Eder 1968 bereits auf dem Chirurgenkongreß hingewiesen hat, sondern in gleichem Maße auch für uns Kliniker, da sie Voraussetzung für die Wahl der verschiedenen Therapiemöglichkeiten ist. Allein die Tatsache, daß in neueren klinischen Arbeiten im deutschsprachigen Schrifttum der Anteil der als reine Seminome klassifizierten Tumoren zwischen 25 und 77% liegt (Kuttig u. Senaric, Reinhard, Vahlensieck), verdeutlicht die Schwierigkeit einer vergleichenden Beurteilung verschiedener Behandlungsverfahren.

Zur Zeit gibt es zwei konkurrierende Tumorklassifikationen, die jeweils auf der Auswertung von etwa 1000 Hodentumoren und deren *Verlaufsbeobachtung* basieren. Die sog. amerikanische Klassifikation wurde 1952 von Dixon u. Moore, die englische 1965 von Collins u. Pugh angegeben. In Deutschland hat die amerikanische Klassifizierung eine gewisse Verbreitung gefunden, während in jüngster Zeit, auch in den USA, zunehmend die vereinfachte englische Nomenklatur angewandt wird.

Hedinger in Zürich hat 1973 das Ergebnis der Neuklassifizierung von 541 Hodentumoren entsprechend der englischen Nomenklatur publiziert und festgestellt, daß die Gliederung der vom Keimepithel ausgehenden Tumoren in *Seminome, Teratome unterschiedlicher Malignität* und *Kombinationstumoren* wegen der Beschränkung der Teratome auf wenige Untergruppen als Vorteil anzusehen ist, weil sie im Gegensatz zur amerikanischen Klassifizierung bereits gewisse Kombinationsmöglichkeiten einschließt, während bei der amerikanischen Klassifikation 4 bis 5 Hauptgruppen und 14 Untergruppen unterschieden werden (Nefzger u. Mostofi).

Abb. 1: Wie aus der vergleichenden Darstellung hervorgeht, ist in der englischen Nomenklatur die Bezeichnung „embryonal“ für Unreife vermieden, trotzdem wird die Malignitätsdiagnose gestellt. Beide Klassifikationsschemata ergeben weitgehend vergleichbare Werte und können nach Hedinger bei einer Präzisierung gewisser Tumordefinitionen vollkommen vereinheitlicht werden.

Seminome machen etwa 40 bis 50%, Teratome etwa 40% aus, während Teratome und Seminome als Kombinationstumoren in etwa 14% gefunden werden. In diesen

Mischtumoren ist meist der Seminomanteil zwar kleiner, die Prognose wird aber selbst bei größerem Seminomanteil *immer* durch den dann mitunter bei der Untersuchung übersehenen kleinen Teratomanteil bestimmt. Eine verläßliche Einordnung der Tumoren setzt demnach voraus, daß die von uns entfernten Hoden vom Pathologen tatsächlich auch in *zahlreichen* Schnitten untersucht werden müssen.

Collins u. Pugh 1965		Dixon u. Moore 1952
I.	**Seminom** (reine Form)	**Seminom** (reine Form)
II.	**Teratom**	**Teratom**
TD	Teratom Differenziert	Teratom (reife Form)
MTI	Malignes Teratom Intermediär	Teratom (± reif) + embryonales Karzinom
MTA	Malignes Teratom Anaplastisch	**Embryonales Karzinom**
MTT	Malignes Teratom Trophoplastisch	**Choriokarzinom** (rein) oder ± embryonales Karzinom ± Teratom
I + II = **Mischtumoren** (mit Seminom)		

Mod. nach Hedinger Act. Urologie 4 (1973) 157

Abb. 1

Als ganz wesentlicher Fortschritt erscheint die Zusammenfassung aller Tumoren mit trophoblastischem Anteil in einer Gruppe, weil selbst kleinste choriale Anteile für die Prognose entscheidend sein können; denn derartige Tumoren metastasieren fast ausschließlich als reine Chorionkarzinome.

Hedinger hält die englische Klassifizierung für uns Kliniker für geeigneter, da sie auf einer Zusammenfassung von größeren Gruppen angelegt ist und dadurch die prognostische Orientierung erleichtert.

Wir sollten deshalb unsere Pathologen stimulieren, in Zukunft die englische Nomenklatur zu verwenden, um zu vergleichbaren Patientenkollektiven auf der Basis des biologischen Tumorverhaltens zu kommen.

Metastasierungsroute

Der primäre Lymphabfluß und damit die *Metastasierungsroute* ist seit der Jahrhundertwende durch anatomische Untersuchungen bekannt und wurde in neuerer Zeit durch die Lymphangiographie bestätigt.

Jeder Hoden mündet mit 4 bis 8 Lymphgefäßen, die entlang den Spermatikagefäßen verlaufen, in seine speziellen Lymphknoten ein, die retroperitoneal in Höhe von TH 12 bis L 4 liegen und um den Nierenstiel konzentriert sind. Deshalb wird dieses Gebiet auch als die „kritische Zone" bei operativer und strahlentherapeutischer Behandlung angesehen. Die *Kreuzung der Lymphbahnen* von rechts nach links ist ein konstantes Phänomen, während sie von links nach rechts selten ist. Außerdem münden die Lymphgefäße gelegentlich in *einen* Lymphknoten, der am proximalen Ende der Arteria iliaca externa liegt.

Inguinale Lymphknoten, die immer noch bei der Orchiektomie ausgeräumt werden, weil sie offenbar als primäres Abflußgebiet angesehen werden, sind nur dann Ort einer primären Metastasierung, wenn der Tumor die Hodenhüllen durchbrochen hat bzw. durch eine vorangegangene Herniotomie oder Orchidopexie die Lymphbahnen des Hodens Anschluß an das inguinale lymphatische Abflußgebiet gewonnen haben (Malament, Vitus, Bowles, Nagel).

Ray, Hajdu u. Whitmore überprüfen diese durch anatomische und lymphangiographische Untersuchungen erhobenen Befunde anhand des Verteilungsmusters der durch RLA gewonnenen Lymphknotenmetastasen.

In ihrer noch nicht publizierten Untersuchung fanden die Autoren bei 321 Patienten in 38% der Fälle operable und bei 11% nichtoperable Metastasen.

Abb. 2: Ein *isolierter* Befall eines *kontralateralen* Lymphknotens war nur in einem der 160 Fälle mit Metastasen aufgetreten, und zwar bei einem *rechtsseitigen* Tumor. 15% der multiplen Metastasen bei rechtsseitigen Tumoren lagen kontralateral, d. h. paraaortal links, während die meisten Metastasen in dem operationstechnisch schwierigsten Gebiet zwischen Aorta und Vena cava lagen.

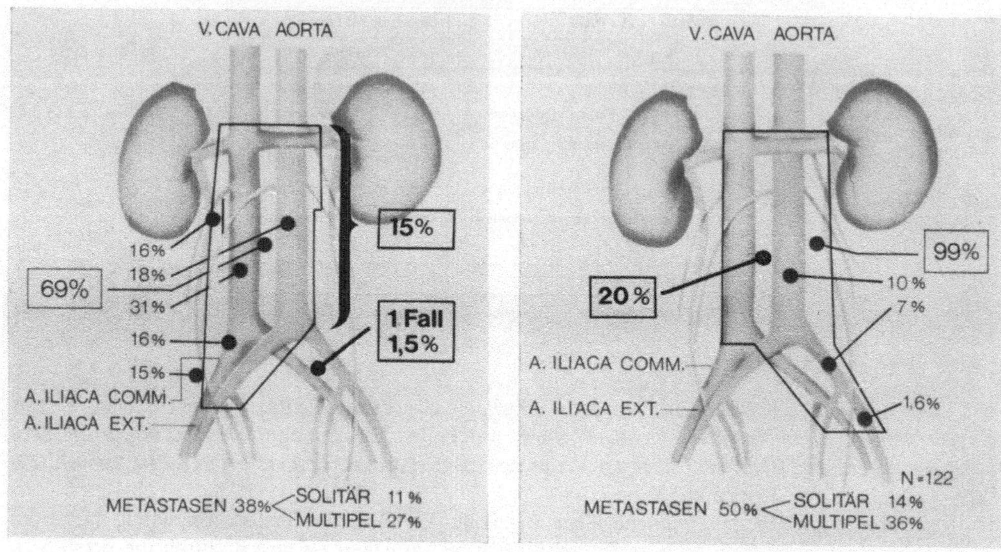

Abb. 2 Abb. 3

Abb. 2. Modifizierte Ausräumung (rechts) N = 160.
Abb. 3. Modifizierte Ausräumung (links) N = 122.

Abb. 3: Bei *linksseitigen Tumoren* ist die bilaterale Metastasierung mit 20% offenbar etwas häufiger, wobei der Befall der zwischen Aorta und Vena cava gelegenen Lymphknoten bereits als bilaterale Metastasierung angesehen wird (Busch).

Oberhalb des Nierenhilus fand Whitmore bei 43 thorako-abdominalen Eingriffen keine Metastasen. Im Durchschnitt muß bei etwa 37 bis 47% der Patienten mit einem teratomatösen Karzinom mit retroperitonealen Metastasen gerechnet werden (Whitmore, Maier u. Mitarb.).

Diese Befunde bilden die logische Grundlage für jede operative oder radiotherapeutische Behandlung der primären Metastasenstation nach hoher Orchiektomie.

Stadieneinteilung

Die *Stadieneinteilung* erfolgte früher allein aufgrund klinischer Untersuchungen (Ausscheidungsurogramm, Röntgen-Thorax). Dementsprechend lag die Fehlerquote der klinischen Stadienbeurteilung je nach Tumorart bei 31 bis 53% (Whitmore). Seit Einführung der Lymphangiographie und Lymphszintigraphie kann in 80 bis 85% der Fälle mit einer korrektiven Diagnose gerechnet werden, wobei festzustellen ist, daß es nur selten *falsch-positive,* wohl aber in *12 bis 25% der Fälle falsch-negative Lymphangiogramme* gibt.

Da auf der rechten Seite in Höhe von L 1 bis L 3 nur ein Teil der Lymphknoten zur Darstellung kommt, betont Fuchs die Bedeutung der *Cavographie* als unentbehrliche Zusatzuntersuchung, zumal sie auch bei lymphangiographisch dargestellten Metastasen deren Größe oft besser beurteilen läßt (Hopf u. Fuchs).

Abb. 4: Aus den verschiedenen, mehr chirurgisch oder radiologisch orientierten Stadieneinteilungen lassen sich die beiden folgenden kondensieren.

Stadieneinteilung	
Klinisch – Operativ	Klinisch – Radiologisch
I_A = Tumor auf Hoden begrenzt Klinisch oder röntgenologisch **keine** Metastasen I_B = wie I_A **Histologisch** Metastasen (retroperitoneale Lymphknoten)	Tumor auf Hoden begrenzt Röntgenologisch **keine** Metastasen
II. **Metastasen** bis zum Diaphragma (Klinisch oder röntgenologisch)	Tumor am Ende des Samenstranges und/oder röntgenologisch **Metastasen** bis zum Diaphragma
III. **Metastasen** oberhalb des Diaphragma oder **viszerale** Metastasen	III_A Mediastinale oder supraklavikuläre Metastasen III_B **Viszerale** Metastasen

Abb. 4

Grenzen der Operabilität

In bezug auf die *Grenzen der Operabilität* ist das Schrifttum nicht sehr ergiebig. Die nachfolgenden Referate werden hier näheren Aufschluß geben.

Zu unterscheiden ist sicher zwischen der objektiv-technischen Inoperabilität durch Ausdehnung der Metastasen und der persönlichen Erfahrung des Operateurs in Grenzfällen. Patienten mit *viszeralen Metastasen* sind inoperabel, es sei denn, es handelt sich um isolierte Metastasen in *einem* Lungenlappen, die operativ durch Lobektomie entfernt werden können. Diese Fälle sind jedoch bereits als Grenzfälle anzusehen, da sich auch in anderen Anteilen der Lunge schon Metastasen befinden können, die röntgenologisch noch nicht zur Darstellung kommen.

Von der technischen Seite her sind nach Ansicht von Cooper, Sigel, Stehlin, Whitmore, Vahlensieck, Tobenkin u. a. Metastasen *oberhalb* des Nierenstiels oder ausgedehnte Metastasen hinter Aorta und Vena cava sowie grobmassige, paketartige Metastasen bzw. eine Infiltration in die Wände der größeren Gefäße inoperabel.

Bei linksseitigen Hodentumoren ist das Metastasenpaket oft so mit dem Nierenstiel verbacken, denn hier liegt die primäre Lymphknotenstation, daß nur eine *Entfernung der Metastasen zusammen mit der Niere* möglich ist, wie mehrfach bereits beschrieben wurde (Dowd, Lewis, Nagel, Rutishauser, Sigel, Vahlensieck).

Diese Eingriffe sind sicher nur dann sinnvoll, wenn es sich um die einzige größere Metastase handelt.

Auch *urographisch positive Fälle* müssen von operationstechnischer Seite her nicht in jedem Falle primär inoperabel sein.

Sicher ist, daß auch durch die Lymphangiographie die Größe der Metastasen eher unterschätzt wird, sie aber doch technisch operabel sein können und sich in Verbindung mit der postoperativen Bestrahlung Überlebenszeiten von 5 Jahren und mehr erreichen lassen. Das gleiche gilt für Drüsenpakete in der Leistenregion.

Insgesamt sind die bisher vorliegenden Einzelbeobachtungen zahlenmäßig zu gering, um die Grenzen der Operabilität innerhalb eines gewissen Spielraumes zu definieren. Thomford u. Mitarb. fanden bei 205 Patienten mit Lungenmetastasen — 30% aller Malignome metastasieren in die Lunge — eine 5-Jahres-Überlebenszeit nach Lobektomie von 30%, sofern es sich um eine Einzelmetastase handelte, der Primärtumor beherrscht wurde und keine weiteren Metastasen bestehen. *Lungenmetastasen* sollten also auch ganz aggressiv chirurgisch angegangen werden (Skinner u. Mitarb.), sofern sie operabel sind und anschließend dann chemotherapeutisch weiterbehandelt werden.

Nach Patton u. Mitarb. sowie Whitmore liegt in großen Serien die Zahl der technisch inoperablen Fälle um 10%. Dies entspricht etwa dem wesentlich kleineren eigenen Krankengut.

Wenn die RLA sinnvoll sein soll, muß sie sicher bilateral erfolgen, wenn sich hierüber auch im Schrifttum der jüngsten Zeit unterschiedliche Meinungen finden (Walsh u. Mitarb., Staubitz, Maier, Buskirk). In jedem Fall müssen die Drüsen zwischen dem Nierenhilus und der ipsilateralen Arteria iliaca externa sowie die Lymphknoten zwischen Aorta und Vena cava entfernt werden, wie aus dem Verteilungsschema der Metastasen von Whitmore eindeutig hervorging (Abb. 2 und 3).

Viele wählen dafür den *transperitonealen* Zugang, wie wir ihn in einem Film auf dem Kongreß 1968 bereits zeigten, während Mayor sowie Zingg weiterhin den thorako-paraperitonealen Zugang bevorzugen.

Daß nicht sämtliche Lymphknoten entfernt werden können, selbst bei sorgfältigster Operation und Röntgenkontrolle auf dem OP-Tisch, muß noch einmal sehr prononciert für die Diskussion festgestellt werden, wie auch von allen Operateuren zugegeben wird (Nagel, Vahlensieck, Tavel u. Mitarb.). Dies ist eines der stärksten Argumente verschiedener Radiologen gegen die RLA, vor allem bei lymphangiographisch *nicht* nachweisbaren Metastasen, während demgegenüber andere Röntgenologen die retroperitoneale Lymphadenektomie per se durchaus befürworten.

Aus *historischer Sicht* erklärt sich die Kontroverse zwischen Urologen und Radiologen durch die früher sehr hohe *Strahlenunempfindlichkeit* der teratoiden Karzinome gegenüber der *Orthovolt-Therapie,* die vor allem amerikanische Urologen veranlaßte, die primären retroperitonealen Lymphknoten chirurgisch zu entfernen.

Dieses auch heute noch richtige Konzept hat Mayor als erster im deutschen Sprachraum aufgegriffen und bereits 1965 anhand von 25 Fällen auf dem Kongreß in Düsseldorf eindringlich auf die Bedeutung dieser aggressiven chirurgischen Behandlung teratomatöser Tumoren hingewiesen.

Wir selbst führen die RLA seit 1961, und zwar mit Ausnahme von 2 Fällen, transperitoneal durch. Die bisher operierten 38 Fälle gliedern sich wie folgt auf (Abb. 5).

Eigene Ergebnisse (1961 - 1973)							
		<6M.	-12M.	-2J.	-3J.	-4J.	>5J.
Negative Lymphknoten (21 Patienten)	Leben (17)	3		3	1	1	9
	Gestorben (4)		3	1			
Positive Lymphknoten (16 Patienten)	Leben (9)					2	7
	Gestorben (7)	2	4	1			

Abb. 5

Dabei haben wir auch größere Metastasen einschließlich der Niere, erstmals 1961, in 3 Fällen entfernt. Bei 3 Patienten (sie starben innerhalb von 3 bis 13 Monaten) konnten die großen Metastasen nicht oder nur partiell entfernt werden, weil sie breitbasig fest mit den großen Gefäßen verbacken waren. Diese Patienten gehören in die Gruppe der inoperablen Fälle. 1 Patient lebt allerdings seit 3 Jahren nach der anschließend durchgeführten Strahlentherapie.

Strahlentherapie

Während die *Strahlentherapie* mit dem Gammatron oder Betatron (Bremsstrahlen eines Kreis- oder Linearbeschleunigers von 10 bis 30 MeV) als *kurative Maßnahme* integrierender Bestandteil der Behandlung des *reinen Seminoms* ist, sind die Ansichten von Radiologen und Urologen, aber auch unter den Radiologen außerordentlich kontrovers darüber, ob die Strahlenbehandlung bei den *teratomatösen Tumoren allein* ausreichend ist oder ob sie mit der RLA kombiniert werden soll — entweder *nur* bei histologisch positiven Knoten oder im Sinne einer prä- und postoperativen Bestrahlung, d. h. als sog. *Sandwich-Technik* (Blandy u. Mitarb.; Bradfield u. Mitarb.; Caldwell u. Castro; Earle u. Mitarb.; Friedeman; Hope-Stone u. Mitarb.; Moss u. Brand; Murphy; Smithers u. Mitarb.).

Beim *reinen Seminom* werden die paraaortalen Lymphknoten beiderseits sowie die ipsilateralen parailiakalen Knoten und die Inguinalgegend bestrahlt.

Aus Sicherheitsgründen werden heute von vielen Radiologen Herddosen von 3000 bis 4000 rad appliziert, da offenbar auch bei den Röntgenologen eine gewisse Unsicherheit darüber herrscht, ob der ihnen zur Bestrahlung überwiesene Patient mit einem Seminom tatsächlich auch nur ein reines Seminom hat.

Seminommetastasen sind ebenfalls außerordentlich strahlenempfindlich, so daß etwa 55% der Patienten mit später auftretenden Metastasen 5 Jahre und länger überlebten (Friedman). Dies setzt allerdings in den ersten 2 bis 3 Jahren eine sehr kurzfristige Überwachung der Patienten voraus.

Insgesamt liegen die in der Literatur mitgeteilten *5-Jahres-Überlebenszeiten beim Seminom* nach hoher Orchiektomie und nachfolgender Bestrahlung zwischen 85 und 95%, sofern zu Beginn der Behandlung klinisch *keine* Metastasen nachgewiesen wurden.

Die sog. „prophylaktische" Bestrahlung von Mediastinum und linker supraklavikulärer Region wird heute von den meisten Radiologen abgelehnt. Sie kommt nur dann in Frage, wenn sich bei der Lymphangiographie die mediastinalen und supraklavikulären Lymphknoten — auch ohne Destruktionszeichen — angefärbt haben, oder aber lymphangiographisch Metastasen in den paraaortalen Lymphknoten nachzuweisen sind, d. h. also im Stadium II.

Demgegenüber sind Smithers (1970), Dykhuizen u. a. der Ansicht, daß durch *routinemäßige selektive Mitbestrahlung des Mediastinums* die Häufigkeit pulmonaler Metastasen nicht nur bei Seminomen, sondern auch bei den anderen Tumoren reduziert werden und die höheren Überlebenszeiten auf die über das Diaphragma hinaus ausgedehnte Strahlentherapie zurückgeführt werden kann.

Diese Ansicht würde in Übereinstimmung stehen mit der pulmonalen Metastasierungsroute, wie sie v. d. Werf-Messing für viele Fälle angegeben hat, und zwar von den paraaortalen Lymphknoten aus via mediastinale bzw. supraklavikuläre Knoten in die Lunge (Abb. 6).

Bei den *teratomatösen Tumoren* werden im allgemeinen bei Patienten des Stadiums I und II auf die genannten Felder 4500 bis 6000 rad HD gegeben, wobei durch die Rotationsbestrahlung die Komplikationen am Rückenmark und am Gastrointestinaltrakt mit

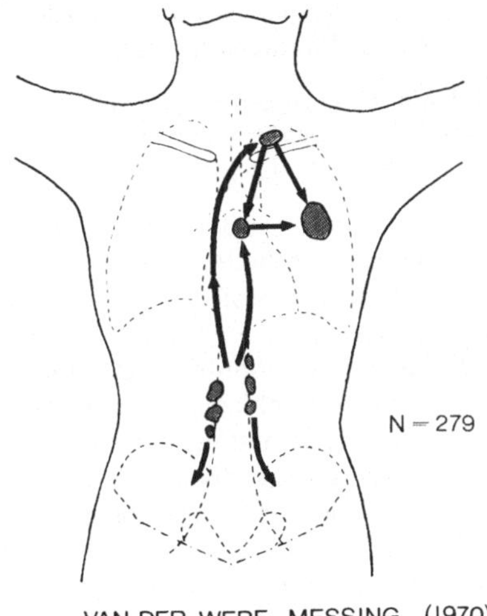

Abb. 6

der heutigen Telekobalt- oder Betatronbehandlung wesentlich geringer als früher sind und bei etwa 6,5% liegen (v. d. Werf-Messing).

Durch alleinige Bestrahlung werden nach Statistiken aus den Jahren 1937 bis 1968 im klinischen Stadium I 5-Jahres-Überlebenszeiten von durchschnittlich 48% und im Stadium II, also bei Nachweis retroperitonealer Metastasen, von durchschnittlich 16% angegeben (Whitmore), während dieser Prozentsatz bei kleinen Fallzahlen aus jüngster Zeit bei 79 bzw. 58% liegt (Earle u. Mitarb.).

Durch *alleinige RLA* konnte Staubitz (1972) bei 26 Patienten eine 5-Jahres-Überlebenszeit von insgesamt 85% erzielen. 7 von 8 Patienten, bei denen Metastasen nachgewiesen worden waren, lebten ohne Nachbestrahlung 5 Jahre postoperativ.

Für die Entscheidung der Frage, welcher Anteil der alleinigen oder mit der Strahlentherapie kombinierten RLA zukommt, ist zweifellos die seit 1970 am Walter Reed General Hospital laufende *prospektive Studie* an Patienten mit teratomatösem Karzinom im Stadium I und II von großer Bedeutung, da diese Patienten entweder nur bestrahlt oder nach der Sandwich-Technik behandelt werden (Dykhuizen u. Mitarb., Earle u. Mitarb., Guinn, Maier u. Mitarb.).

Bezüglich der Strahlensensibilität der verschiedenen Tumoren kann festgestellt werden, daß der strahlentherapeutische Nihilismus, basierend auf der früher fast als Axiom geltenden Strahlenresistenz aller nicht zu den reinen Seminomen gehörenden Tumoren, heute *nach* Einführung der Hochvolt- und Telekobalttherapie *nicht* mehr in diesem Maße gerechtfertigt ist (Smithers u. Mitarb.), so daß die moderne Strahlentherapie ebenfalls ihren Platz in der Behandlung teratomatöser und chorialer Tumoren — gegebenenfalls in Verbindung mit der Chemotherapie — hat, selbst wenn ihr Effekt in fortgeschritteneren Stadien häufig mehr palliativ als kurativ ist.

Die *endolymphatische Bestrahlung* ist in diesem Zusammenhang als weitere moderne strahlentherapeutische Maßnahme zu nennen. Sie ist besonders bei lymphangiographisch nicht nachweisbaren Mikrometastasen (unter 3 mm ∅) indiziert, deren Häufigkeit in gleicher Größenordnung wie lymphangiographisch nachweisbare Metastasen angenommen wird (Moss u. Brand).

Durch Markierung von Lipiodol mit ^{131}J- oder ^{32}P-Trioctyl-^{131}J erfolgt *gleichzeitig mit der Lymphangiographie* die Bestrahlung durch Lymphknoten. Voraussetzung ist, daß metastasenbedingte Destruktionsherde nicht größer als 8 mm im Durchmesser sind. Bei normaler Speicherung werden in den Lymphknoten Dosen von mindestens 10000 rad erreicht.

In neuester Zeit wird dem Betastrahler ^{32}P der Vorzug gegeben, da durch ihn eine weit höhere Energie an die Lymphknoten gebracht werden kann (Chiappa u. Mitarb., Seitzman u. Mitarb., Weissleder u. Pfannenstiel, zum Winkel, Peters).

4 Wochen nach der endolymphatischen Bestrahlung kann entweder die RLA erfolgen oder eine externe Bestrahlung angeschlossen werden; denn zu diesem Zeitpunkt ist etwa 75% der erreichbaren Strahlendosis (2 HWZ des ^{32}P) abgegeben worden (zum Winkel).

Größere Metastasen (über 8 mm ∅) oder Verlegung der Lymphbahnen sind eine Kontraindikation für die endolymphatische Bestrahlung. Sie können jedoch vorher durch das Lymphszintigramm erkannt werden. In diesen Fällen kommt nur die externe Bestrahlung und/oder die RLA in Betracht.

Wir haben seit Juli 1972 bisher 14 Patienten endolymphatisch bestrahlt. 7 Patienten hatten ein Seminom ohne lymphangiographisch nachweisbare Metastasen, 4 der restlichen 7 Patienten hatten in den bei der RLA entfernten Knoten ebenfalls keine Metastasen.

Auch über den Wert dieser Bestrahlung, allein oder zusätzlich zur RLA oder externen Bestrahlung, kann bisher aufgrund eigener Erfahrungen bzw. der spärlichen Literatur bei Hodentumoren keine abschließende Beurteilung erfolgen. Ein deutlicher Bestrahlungseffekt (Verkleinerung und erhebliche Fibrose der Lymphknoten) ist anhand von Kontroll-Lymphangiogrammen und bei histologischer Untersuchung allerdings eindeutig nachzuweisen.

Zusammenfassung

1. Anhand der vorliegenden Literaturangaben läßt sich aus den eingangs erwähnten Gründen keine vergleichende Wertbeurteilung der einzelnen Therapieformen bei teratomatösen Tumoren vornehmen oder in Prozentangaben ausdrücken.

2. Die RLA hat z. Z. genauso ihren Platz in der Behandlung wie die Strahlentherapie, sie ist außerdem die bisher genaueste Methode zur Beurteilung des Stadiums.

3. Die Tatsache, daß Patienten mit Metastasen nach *alleiniger RLA ohne* Nachbestrahlung 5 Jahre lebten (Staubitz), kann nur heißen, daß der Aufwand einer 4- bis 6stündigen Operation weiterhin gerechtfertigt ist, bis durch gut kontrollierte prospektive Studien in etwa 5 bis 10 Jahren der Stellenwert der einzelnen Therapiemöglichkeiten genau zu bestimmen ist.

Literatur

1. Blandy, J. P., Hope-Stone, H. F., Dayan, A. D.: Tumours of the testicle. London: Heinemann 1970. — 2. Bowles, W. T.: J. Urol. (Baltimore) **88,** 266 (1962). — 3. Bradfield, J. S., Hagen, R. O., Ytredal, D. O.: Cancer **31,** 633 (1973). — 4. Busch, F. M., Sayegh, E. S., Chenault, O. W.: J. Urol. (Baltimore) **93,** 490 (1965). — 5. Buskirk, van K. E.: In: Current controversies in urologic management, ed. R. Scott, S. 3ff. Philadelphia-London: Saunders 1972. — 6. Caldwell, W. L.: Cancer (N.Y.) **17,** 209 (1963). — 7. Caldwell, W. L.: In: Current controversies in urologic management, S. 15ff. ed. R. Scott, Philadelphia-London: Saunders 1972. — 8. Castro, J. R.: Cancer **24,** 87 (1969). — 9. Castro, J. R., Gonzalez, M.: Amer. J. Roentgenol. **111,** 355 (1971). — 10. Chiappa, S.: Brit. J. Radiol. **39,** 498 (1966). — 11. Chiappa, S.: Endolymphatic radiotherapy in malignant lymphomas. Berlin-Heidelberg: Springer 1971. — 12. Collins, D. H., Pugh, R. C. B.: Brit. J. Urol. **36,** No 2, Suppl. (1964). — 13. Cooper, J. F., Leadbetter, W. F., Chute, R.: Surg., Gynec. Obstet. **90,** 486 (1950). — 14. Dixon, F. J., Moore, R. A.: Atlas of tumor pathology. Sect. VIII, fasc. 31 b u. 32 AFIP, Washington (1952). Cancer **6,** 427 (1963). — 15. Dowd, J. B., Chute, R., Weinert, S.: J. Urol. (Baltimore) **81,** 448 (1959). — 16. Dykhuizen, R. F.: In: Current controversies in urologic management. Ed. R. Scott, S. 10ff. Philadelphia-London: Saunders 1972. — 17. Dykhuizen, R. F.: J. Urol. (Baltimore) **100,** 321 (1969). — 18. Earle, J. D., Bagshaw, M. A., Kaplan, H. S.: Amer. J. Roentgenol. **117,** 653 (1973). — 19. Eder, M.: Langenbecks Arch. klin. Chir. **322,** 811 (1968). — 20. Friedman, M.: In: Treatment of Cancer and allied Diseases. Vol. VII, ed. G. T. Pack a. I. M. Ariel. New York: Harper a. Row 1962. — 21. Friedman, M.: In: Textbook of Radiotherapy, ed. H. Fletcher. Philadelphia: Lea a. Febiger 1966. — 22. Friedman, M., Purkayastha, M. C.: Amer. J. Roentgenol. **83,** 25 (1960). — 23. Fuchs, W. A.: Pers. Mitteilung 1973. — 24. Guinn, G. A.: In: Testicular tumors, ed. D. E. Johnson, S. 161ff. Bern-Stuttgart: Huber 1972. — 25. Hedinger, Ch.: Akt. Urol. **4,** 157 (1973). — 26. Hope-Stone, H. F., Blandy, J. P., Dayan, A. D.: Brit. med. J. **1,** 984 (1963). — 27. Hopf, M. A., Fuchs, W. A.: Radiologe **10,** 280 (1970). — 28. Kuttig, H.: Langenbecks Arch. klin. Chir. **322,** 811 (1968). — 29. Kuttig, H., Sunaric, D.: Strahlentherapie **127,** 323 (1965). — 30. Lewis, L. G.: J. Urol. (Baltimore) **59,** 763 (1958). — J. A. M. A. **137,** 828 (1948). — 31. Malament, H., Nagamatsu, G. R.: In: Progress in clinical Cancer. New York: Grune a. Stratton 1965. — 32. Maier, J. G., Sulak, M. H., Mittemeyer, B. T.: Amer. J. Roentgenol. **102,** 596 (1968). — 33. Maier, J. G.: J. Urol. (Baltimore) **101,** 356 (1969). — 34. Mallis, N., Patton, J. F.: J. Urol. (Baltimore) **80,** 501 (1958). — 35. Mayor, G.: Verh. dtsch. Ges. Urol. **286** (1966). — 36. Mayor, G., Zingg, E.: Urologische Operationen. Stuttgart: Thieme 1973. — 37. Moss, W. T., Brand, W. N.: In: Therapeutic radiology, S. 339ff. St. Louis: Mosby Comp. 1969. — 38. Nagel, R.: Med. Mschr. **16,** 262 (1962). — 39. Nagel, R.: Berl. Med. **19,** 377 (1968). — 40. Nagel, R., Hauge, A.: Akt. Urol. **1,** 9 (1970). — 41. Nefzger, M. D., Mostofi, F. K.: Cancer **30,** 1225 u. 1233 (1972). — 42. Patton, J. F., Hewitt, C. B., Mallis, N.: Jama **171,** 2194 (1959). — 43. Patton, J. F., Seitzman, D. N., Zone, R. A.: Amer. J. Surg. **99,** 525 (1960). — 44. Peters, P.: Nucl.-Med. (Stuttg.) **10,** 150 (1971). — 45. Ray, B., Hajdu, S. I., Whitmore, W. F. jr.: Cancer (1974) (im Druck), pers. Mitteilung. — 46. Reinhard, B.: Strahlentherapie **144,** 533 (1972). — 47. Rutishauser, G.: Zit. Vahlensieck, W. (1968). — 48. Seitzman, D. M.: Surg. Gynec. Obstet. **118,** 52 (1964). — 49. Sigel, A.: Dtsch. med. J. **19,** 730 (1968). — 50. Sigel, A.: Langenbecks Arch. klin. Chir. **322,** 800 (1968). — 51. Sigel, A., Hermanek, P., Chlepas, S.: Chirurg, November 1973. — 51a. Skinner, D. G., Leadbetter, W. F.: J. Urol. (Baltimore) **106,** 84 (1971). — 52. Smithers, D.: Zit. Rubin, Ph., Jama **213,** 104 (1970). — 53. Smithers, D., Wallace, E. N. K., Wallace, D. M.: Brit. J. Urol. **43,** 83 (1971). — 54. Staubitz, W. J.: In: Current controversies in urologic management. Ed. R. Scott, S. 23ff. Philadelphia-London: Saunders 1972. — 55. Staubitz, W. J.: J. Urol. (Baltimore) **101,** 350

(1969). — 56. Stehlin, J. S., Jones, J. S., Crigler, C. M.: In: Treatment of Cancer and allied Diseases. Vol. VII, S. 22ff. Ed. G. T. Pack and I. M. Ariel. New York: Harper a. Row 1962. — 57. Tavel, F. R.: J. Urol. (Baltimore) **89**, 241 (1963). — 58. Thomford, N. R., Woolner, L. B., Clagett, O. T.: J. thorac. cardiovasc. Surg. **49**, 357 (1965). — 59. Tobenkin, M. L., Binkley, F. M., Smith, D. R.: J. Urol. (Baltimore) **86**, 596 (1961). — 60. Vahlensieck, W.: Z. Urol. **61**, 538 (1968). — 61. Vahlensieck, W.: Therapiewoche **23**, 450 (1973). — 62. Vahlensieck, W., Weissbach, L.: Fortschr. Med. **91**, 667 (1973). — 63. Van der Werf-Messing, B.: Ned. T. Geneesk. **114**, 1281 (1970). — 64. Van der Werf-Messing, B.: 1. Clin. Radiol. **22**, 125 (1971) - 2. Clin. Radiol. **24**, 121 (1973). — 65. Walsh, P. C.: Jama **217**, 309 (1971). — 66. Weissleder, H., Pfannenstiel, P.: Hautarzt **24**, 21 (1973). — 67. Whitmore, W. F. jr.: Sixth Nat. Cancer Conf. Proceedings (1968). Philadelphia: Lippincott 1970. — 68. Witus, W. S., Sloss, J. H., Valk, W. L.: J. Urol. (Baltimore) **81**, 669 (1959). — 69. Zingg, E.: Pers. Mitt. 1973. — 70. Zum Winkel, K.: Lymphologie mit Radionukliden. Berlin: H. Hoffmann 1972.

Prof. Dr. Reinhard Nagel
Urologische Univ.-Klinik
Klinikum Westend
D-1000 Berlin 19
Spandauer Damm 130

G. MAYOR: **Grenzen der Operabilität beim Hodentumor**

In diesem Rahmen wird selbstverständlich nur die Frage der chirurgischen Behandlung des malignen Teratoms und der Mischtumoren diskutiert. Nach wie vor bleibt bei dem Seminom die Röntgentherapie allein die Methode der Wahl. Unsere Fälle verteilen sich wie folgt:

Tabelle 1. Maligne Hodentumoren

Seminome	56	35%
Maligne Teratome	87	55%
Mischtumoren	7	4%
Chorionepitheliome	7	4%
Sarkome	3	2%
Diverse	3	2%
Total	160	

Diese Zusammensetzung entspricht nicht den allgemein bekannten Statistiken. Die Zahl der Teratocarcinome ist zu hoch, weil die Fälle zu uns zur Ausräumung geschickt werden, nachdem sie schon auswärts semikastriert worden sind. Von den 94 Patienten mit malignen Teratomen und Mischtumoren konnte bei 13 die radikale Ausräumung des retroperitonealen Lymphsystems nicht ausgeführt werden, da bereits Metastasen oberhalb des Zwerchfelles vorhanden waren, so daß die Radikaloperation bei 81 Patienten erfolgte.

Die radikale Lymphknotenausräumung bei Hodenteratocarcinomen wird von vielen, vor allem Nicht-Urologen, angegriffen. Als wichtiges Argument gilt die schwere Belastung des Patienten. Dieses Argument wird durch unser Untersuchungsgut vollkommen widerlegt. Wir haben einen einzigen Patienten an einer gramnegativen Sepsis am 6. Tag postoperativ verloren. Die anderen haben das Spital alle innerhalb 3 Wochen verlassen. Die Komplikationen sind seltener als bei einem mittelschweren Abdominaleingriff (Abb. 1).

Ich werde Ihnen unsere Resultate zeigen, bevor einige Bemerkungen zur Technik gebracht werden.

Der histologische Nachweis von Metastasen in den ausgeräumten Lymphknoten spielt für die Prognose eine sehr große Rolle. Um die Resultate zu verwerten, haben wir alle

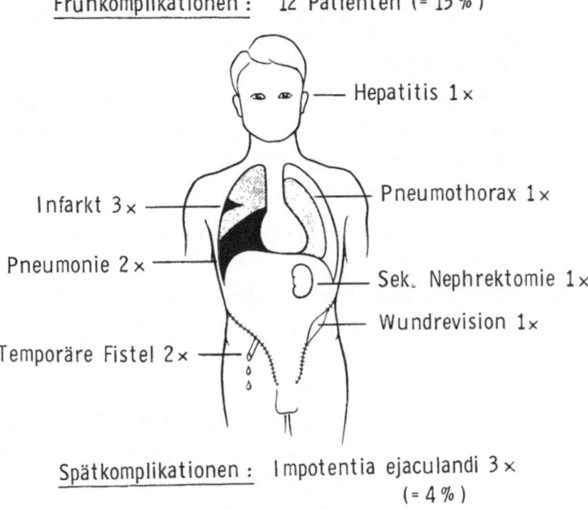

Abb. 1

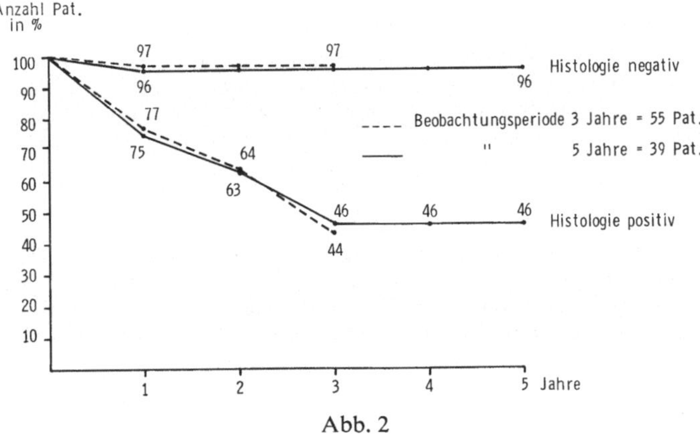

Abb. 2

Patienten, die vor weniger als 3 Jahren operiert worden sind, weggelassen. Es bleiben uns (Abb. 2) 55 Patienten, bei denen die Operation mindestens 3 Jahre zurückliegt. 23 Patienten haben nachgewiesene Metastasen, 44% davon sind noch am Leben. Bei 32 Patienten sind histologisch keine Metastasen nachgewiesen worden, von diesen Patienten ist nur einer gestorben. Bei 39 Patienten liegt die Lymphknotenausräumung mehr als 5 Jahre zurück. 15 Patienten hatten histologisch nachgewiesene Lymphknotenmetastasen, 46% davon sind noch am Leben. Bei 24 Patienten waren keine Metastasen nachweisbar, 96% davon leben noch. Es wird immer behauptet, daß es keinen Sinn hat, die Patienten zu operieren, die keine Metastasen aufweisen. Dies ist eben eine ganz falsche Überlegung. Es wird anhand der großen Statistiken bewiesen, daß die Heilungschancen eines Patienten mit einem Teratocarcinom, der klinisch keine Metastasen aufweist (inkl. Lymphographie)

75% nicht übersteigen. Mit der radikalen Ausräumung des Lymphsystems kann die Statistik um mindestens 20 bis 30% verbessert werden. Patienten mit Metastasen sind ohne radikale Ausräumung verloren, egal, ob sie nachbestrahlt werden oder nicht. Mit der radikalen Ausräumung kann man die Mortalität auf ca. 50% reduzieren. Wenn von einer radikalen Ausräumung des retroperitonealen Lymphsystems gesprochen wird, heißt dies eine sorgfältige totale Entfernung aller Fettgewebe und Lymphgewebe, so daß man eine absolut saubere anatomische Präparation des ganzen Gebietes vom Zwerchfell bis zur Femoralgegend erreicht. Dieser Eingriff benötigt auch bei sogenannten schnellen Chirurgen mindestens 4 Stunden. Es werden immer wieder Operationsbefunde gelesen, wo die Dauer der Operation vom Anästhesisten mit 1 bis 2 Stunden angegeben wird. Ich möchte hier betonen, daß eine solche Operation keine saubere Arbeit ist und dem Patienten auf keinen Fall helfen kann.

Bei der Grenze der Operabilität beim Hodentumor können einige prinzipielle Fragen angebracht werden:

1. Bei Metastasen oberhalb des Zwerchfelles ist der Eingriff abzulehnen.
2. Bei Mischtumoren kann der Eingriff erfolgen, die Patienten werden aber nachbestrahlt.
3. Bei Vorhandensein von Metastasen auf beiden Seiten, was bei unseren Fällen nur 2mal vorgekommen ist, besteht die Möglichkeit, retroperitoneal die andere Seite auch auszuräumen.
4. Bevorzugt ist bei uns immer noch die transthorako-retroabdominale Methode.
5. Die transperitoneale Methode erachten wir als gefährlich, weil Abdominalkomplikationen postoperativ sehr oft auftreten, paralytischer Ileus usw. Ferner kann die suprarenale Gegend mit dieser Schnittführung nicht genau überblickt werden.
6. Auf der linken Seite sind die Hauptschwierigkeiten im Bereich der Arteria mesenterica und der Arteriae lumbales, die auf keinen Fall lädiert werden sollten, ansonsten die Gefahr einer Paraplegie besteht.
7. Auf der rechten Seite ist die Freipräparierung des Gebietes zwischen Cava und Aorta oft recht schwierig sowie die Aufzweigungsstelle der Aorta und der Cava.
8. Die Resektion im Bereich des kranialen Anteiles rechts und links benötigt überall Ligaturen und nicht Freipräparierung mit dem Elektrokauter wegen der Gefahr einer Chylusfistel.

Zusammenfassung

Wenn man eindeutig feststellen kann, daß die radikale Ausräumung des retroperitonealen Lymphsystems beim Teratocarcinom des Hodens die hohe Mortalität des Grundleidens von über 70% auf ca. 40% herabsetzen kann, ist nicht daran zu zweifeln, daß die radikale Lymphknotenausräumung die heutige Therapie der Wahl zur Behandlung des Teratocarcinoms bleibt, solange die Radiotherapeuten oder die Cytostaticaspezialisten nichts besseres offerieren können.

Prof. Dr. G. Mayor
Urologische Universitätsklinik
Kantonsspital Zürich
CH-8006 Zürich
Ramistraße 100

V. B. Wilson: **Hodentumoren im Kindesalter**

Hodentumoren bei Kindern sind selten.

Über 700 gut dokumentierte Fälle sind bisher in der Literatur beschrieben. Hodentumoren stehen an 7. Stelle der malignen Geschwülste im Kindesalter, und die Mehrzahl dieser Hodentumoren sind embryonale Karzinome, Teratokarzinome und Teratome.

Seit 1930 wurden 366 Hodentumoren an der Universität von Iowa, Iowa City, Iowa/USA, beobachtet. In dieser Serie fanden sich 18 Tumoren bei Kindern unter 16 Jahren. Bis auf 2 waren diese Kinder unter 10 Jahre alt. 7 der Patienten mit embryonalem Karzinom waren 5 Jahre alt und jünger, und 5 dieser 7 Tumoren traten im 1. Lebensjahr auf. Alle Tumoren entwickelten sich in deszendierten Hoden.

14 Tumoren waren maligne. Das embryonale Karzinom war der häufigste Tumor und wurde bei 7 Patienten beobachtet. 5 Kinder hatten Teratome, 2 davon waren eindeutig bösartig und 3 sogenannt „gutartig".

4 Tumoren gingen nicht vom Keimepithel aus: 2 Rhabdomyosarkome, 1 Sertolizelltumor und 1 Orchioblastom.

Ein Seminom wurde bei einem 14jährigen Jungen beobachtet und ein Mischtumor mit Choriokarzinomanteilen bei einem 15jährigen (Tab. 1).

Tabelle 1. Hodentumoren bei Kindern
Histologischer Typ* und Häufigkeit

Histologie	N = 18
Embryonales Ca.	7
Teratom	3
Terato Ca.	2
Rhabdomyosarkom	2
Mischtumor (Embryonal + Terato-Ca. + Chorio-Ca.)	1
Seminom	1
Sertolizelltumor	1
Orchioblastom	1

* Dixon & Moore

Die Tumoren wurden in *3 Stadien* eingeteilt (Tab. 2), wobei das *Stadium 1* ausschließlich Tumoren umfaßte, die auf den Hoden beschränkt waren. Im *Stadium 2* fanden sich Metastasen in den Primärlymphknoten, und das *Stadium 3* umfaßte jede Ausbreitung jenseits der Primärknoten, also viszerale Metastasen durch hämatogene Streuung. 12 Patienten mit 4 gutartigen und 8 bösartigen Tumoren wurden als Stadium I klassifiziert. 4 Patienten wiesen ein Stadium II und 2 Patienten ein Stadium III auf.

Tabelle 2. Stadieneinteilung — Hodentumoren

Stadium I	Auf den Hoden beschränkt
Stadium II	Metastasen → Primärknoten
Stadium III	Ausbreitung jenseits der Primärknoten oder hämatogene Streuung

Tabelle 3. Behandlung der kindlichen Hodentumoren

Histologie	Therapie		
	Ausräumung	Bestrahlung	Chemotherapie*
Embryonales Ca.	5	1	2
Teratom	1	—	—
Terato Ca.	1	1	1
Rhabdomyosarkom	2	—	—
Mischtumor	1	—	—
Seminom	—	1	—

* Chemotherapie mit Vincristin, Actinomycin-D und Endoxan.

Die therapeutischen Möglichkeiten der Orchiektomie, retroperitonealen Lymphknotenausräumung, Röntgenbestrahlung und Chemotherapie wurden in ähnlicher Weise wie bei Erwachsenen angewendet. *Die Therapie wurde vom histologischen Typ und vom Stadium des Tumors abhängig gemacht* (Tab. 3). Bei allen Patienten erfolgte eine primäre hohe inguinale Orchiektomie.

Eine *retroperitoneale Lymphknotenausräumung* wurde bei 9 Patienten durchgeführt; 5 dieser Kinder hatten ein embryonales Karzinom, 2 hatten ein Rhabdomyosarkom und 2 ein Teratokarzinom.

Der Patient mit dem Seminom wurde lediglich bestrahlt, und ein auch einzelner Patient mit einem embryonalen Karzinom wurde 1937 lediglich bestrahlt. Eine palliative Bestrahlungstherapie und Chemotherapie wurde bei Patienten mit einem Tumorstadium III und bei Patienten, die nach der Lymphknotenausräumung Metastasen entwickelten, durchgeführt. 3 Kinder mit einem embryonalen Karzinom hatten bereits bei der Diagnosestellung Metastasen, und sie alle starben innerhalb eines Jahres (Tab. 4).

Tabelle 4. Maligne Hodentumoren*
Überlebenszeit

Histologie	Patient	Metastasen bei Diagnose	lebt	Überlebenszeit in Jahren
Embryonales Ca.	1.	ja	nein	weniger als 1 Jahr
	2.	ja	nein	
	3.	ja	nein	
	4.	nein	ja	über 6 Jahre
	5.	nein	ja	
	6.	nein	ja	
	7.	nein	nicht wieder vorgestellt	
Terato-Ca.	8.	ja	nein	0,75
	9.	ja	nein	1,25
Rhabdomyosarkom	10.	nein	ja	6,50
	11.	ja	nein	3,25
Mischtumor (Embryonal + Terato + Chorio)	12.	ja	ja	1,75
Seminom	13.	nein	ja	22,75
Orchioblastom	14.	nein	ja	7,50

* Tumor 15, 16, 17 und 18 waren gutartig.

3 Patienten mit embryonalem Hodentumor ohne nachweisbare Metastasen leben mit einer durchschnittlichen Überlebenszeit von 6 Jahren. 2 Patienten mit metastatischem Teratokarzinom zur Zeit der Orchiektomie überlebten ein Jahr. Ein Kind mit einem Rhabdomyosarkom und Metastasen zur Zeit der Orchiektomie überlebte 3 Jahre. Die übrigen Patienten sind tumorfrei.

Zusammenfassend ist zu sagen, daß alle Vergrößerungen des Skrotalinhaltes bei Kindern sorgfältig untersucht werden und bei dem geringsten Zweifel exploriert werden müssen. Das *embryonale Karzinom* ist der häufigste maligne Hodentumor im Kindesalter; es scheint aber weniger aggressiv zu sein als im Erwachsenenalter.

Wir sind der Meinung, daß kindliche Hodentumoren therapeutisch ähnlich wie Hodengeschwülste im Erwachsenenalter angegangen werden sollten, einschließlich der hohen inguinalen Orchiektomie und der radikalen retroperitonealen Lymphknotenausräumung bei Patienten mit Tumoren im Stadium I und II.

Literatur

1. Abell, M. R., Holtz, F.: Cancer **16,** 965 (1963). — 2. Abell, M. R., Holtz, F.: Cancer **17,** 881 (1964). — 3. Anderson, R. E., Huston, C.: Amer. J. Surg. **95,** 445 (1958). — 4. Blandy, J. P.: Hospital Med. **1,** 133 (1966). — 5. Culp, D. A.: J. Urol. (Baltimore) **70,** 282 (1953). — 6. Culp, D. A., Frazier, R. G., Butler, J. J.: J. Urol. (Baltimore) **76,** 162 (1956). — 7. Doyle, G. B.: Brit. J. Urol. **27,** 287 (1955). — 8. Gordon-Taylor, G., Wyndham, N. R.: Brit. J. Surg. **35,** 6 (1947). — 9. Houser, R., Izant, R. J., Sr., Persky, L.: Amer. J. Surg. **110,** 876 (1965). — 10. Rusche, C.: J. Pediat. **40,** 192 (1952).

V. B. Wilson, M. D., Major, MC
97th US Army General Hospital
Department of Urology
D-6000 Frankfurt/Main
Gießener Straße

L. Beltz und W. Vahlensieck: Lymphographische Kriterien für die Grenzen der Operabilität teratomatöser Hodentumoren

Von allen Urogenitaltumoren hat die Lymphographie bei den malignen Hodentumoren die größte Bedeutung erlangt, da sich die lumbal lokalisierten Metastasen dem palpatorischen Nachweis sowie auch den übrigen radiologischen Untersuchungsverfahren weitgehend entziehen. Nach einer Sammelstatistik von 10 europäischen Untersuchergruppen ist ohne Berücksichtigung der verschiedenen histologischen Formen in ca. 55% mit retroperitonalen Lymphknotenmetastasen zu rechnen. Hinsichtlich der Grenzen der Operabilität interessieren die teratomatösen Tumoren, deren Metastasenfrequenz mit 60% höher als bei den Seminomen liegt, bei den chorialen Tumoren beträgt sie sogar ca. 75%.

Hauptlokalisation der Lymphknotenmetastasen sind die lumbalen Lymphknoten in der Höhe des ersten bis zur Unterkante des vierten Lendenwirbelkörpers. Bei positivem lymphographischen Befund findet man bei den teratomatösen Hodentumoren mit ca. 70% eine bilaterale Metastasierung.

Zu berücksichtigen ist aber aufgrund einer entwicklungsgeschichtlich bedingten Architektonik der testikulären Lymphgefäße bei der Einmündung in das lumbale Lymphgefäßsystem die gekreuzte oder kontralaterale Metastasierung der rechtsseitigen Hodentumoren in die linken lumbalen Lymphknoten, eine einseitige und homolaterale Lymphadenektomie ist daher auch aus diesem Grunde nicht zu vertreten.

Zu etwa 85% ist bei den teratomatösen Hodentumoren eine bilaterale und auch radikale Lymphadenektomie technisch möglich. Grenzen der Operabilität werden von folgenden Faktoren bestimmt:

Einmal durch die Ausbildung von Lymphknotenkonglomerattumoren. Derartige Konglomerattumoren können sich einseitig, dann aber auch beidseitig finden (Abb. 1). Das genaue Ausmaß derartiger Konglomerattumoren ist auch im Lymphogramm nicht immer erkennbar, da das Kontrastmittel häufig nur in den unteren Randpartien gespeichert wird und ein großer Teil der Lymphknotenmetastasen das Kontrastmittel nicht mehr aufnimmt (Abb. 2).

Ein weiterer Grund für die erschwerte Operabilität ist die infolge eines Lymphblocks verursachte retrograde Metastasierung in die Lymphknoten des Beckenraums, vor allem in die iliakalen, manchmal auch in die inguinalen Lymphknoten. Eine primäre Metastasierung in diese Lymphknotengruppe gibt es nicht, sie dürfte immer retrograd erfolgen. Bei positivem Lymphogramm besteht eine derartige retrograde Metastasierung in etwa 30% der untersuchten Fälle.

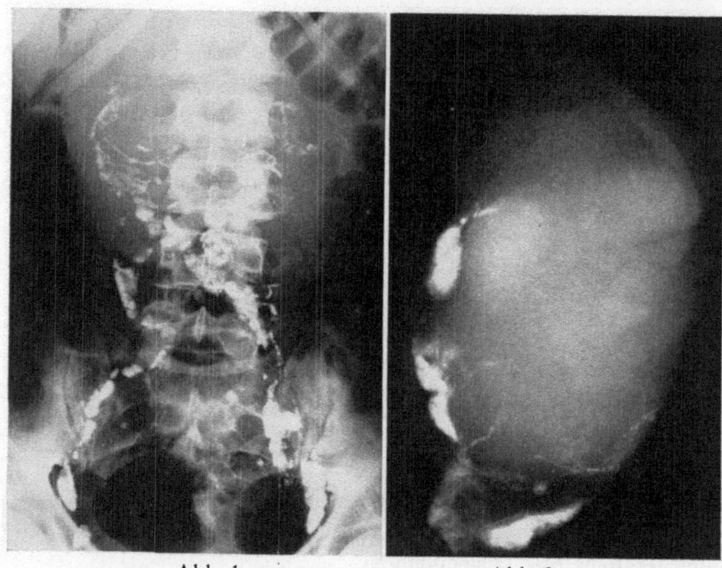

Abb. 1 Abb. 2

Abb. 1. 30jähriger Patient mit einem Terato-Karzinom des rechten Hodens. Fortgeschrittene beidseitige lumbale Lymphknotenmetastasierung mit Ausbildung von Konglomerattumoren.

Abb. 2. Operationspräparat: Lumbale Lymphknotenmetastasen eines malignen Mischtumors des rechten Hodens. Kontrastspeicherung nur in den unteren Anteilen des Tumors. Das Ausmaß der Metastasen war im Lymphogramm nicht eindeutig beurteilbar.

Am meisten wird die Operabilität der Lymphknotenmetastasen aber durch den Tumoreinbruch in das Gefäßsystem beeinträchtigt. Dabei ist der Einbruch bzw. die Ummauerung der Vena cava caudalis mit einer Verlagerung am häufigsten festzustellen.

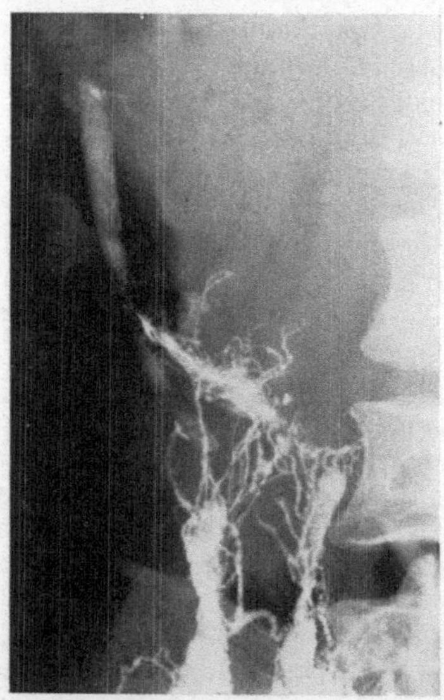

Abb. 3. 28jähriger Patient, linksseitiges embryonales Hoden-Karzinom. Fortgeschrittene beidseitige lumbale und linksseitige iliakale Lymphknotenmetastasierung mit beidseitigem lumbalen Lymphblock. Lymphdrainage über eine lympho-venöse Anastomose zur nach rechts und ventral verlagerten unteren Hohlvene.

Indirekt dokumentiert sich der Tumoreinbruch ins Venensystem nicht selten durch den Nachweis lymphovenöser Anastomosen (Abb. 3). Ein Tumoreinbruch in die Arterien ist zwar seltener, doch können sowohl die Aorta als auch die Nierenarterien massiv von Metastasen ummauert sein, so daß eine radikale Operation nur unter Mitnahme der Niere möglich wird.

Tabelle 1. Ergebnisse der Lymphographie und der Lymphadenektomie bei teratomatösen Hodentumoren

Teratomatöse Hodentumoren	Anzahl lymphogr. Untersuchungen	Patholog. Lymphogramm	Bilaterale Lymphadenektomie radikal	partiell	nicht durchgeführt
Terato-Karzinom	22	13	14	4	4
Embryonales Karzinom	23	14	15	3	5
Chorio-Karzinom	10	8	5	1	4
Mischtumoren	12	6	9	2	1
	67	41 (61%)	43 (64%)	10	14

Von den 67 von uns lymphographisch untersuchten teratomatösen Hodentumoren konnte aus den genannten Gründen 10mal nur eine partielle Lymphadenektomie vorgenommen werden, die einzelnen histologischen Formen haben dabei kein unterschiedliches Verhalten feststellen lassen (Tab. 1). In 64% war eine radikale Lymphadenektomie möglich, in der letzten Gruppe — 14 Fälle — wurde die Operation entweder wegen einer Fernmetastasierung unterlassen oder aus anderen Gründen nicht durchgeführt.

Das Kontrolladenogramm nach der Operation gibt Auskunft über die Radikalität der Lymphadenektomie. Bleiben Metastasen stehen, so wird man sich auch bei den teratomatösen Hodentumoren nach der Lymphadenektomie zu einer zusätzlichen Bestrahlung oder aber zu einer zytostatischen Behandlung entschließen.

Eine Zweitlymphographie zur Beurteilung der Radikalität des chirurgischen Eingriffes ist wenig geeignet. Einmal kommt es zum Nachweis von Pseudozysten oder Lymphocelen, auf der anderen Seite werden gerade die interessierenden lumbalen Lymphknotengruppen von Kollateralen im Retroperitoneum umgangen.

Nicht unerwähnt möchte ich die mediastinalen Lymphknotenmetastasen lassen. Beim Hodentumor ist in etwa 10% mit hier lokalisierten Metastasen zu rechnen. Die Lymphographie kann manchmal auch diese Lymphknotengruppen erfassen, ihr Nachweis stellt ebenso eine Einschränkung der Operabilität der teratomatösen Hodentumoren dar.

Die genannten Faktoren — Konglomerattumoren, retrograde Metastasierung sowie der Tumoreinbruch in die retroperitonalen Gefäße — stellen natürlich nicht grundsätzlich eine Kontraindikation zur Lymphadenektomie dar, doch sind mit den vasographischen Untersuchungen dem Operateur schon vor der Operation entscheidende Hinweise über die Schwierigkeit des zu erwartenden Eingriffes zu geben.

Prof. Dr. L. Beltz
Malteser-Krankenhaus
Radiologische Abteilung
D-5300 Bonn-Hardtberg

G. Kierfeld, C. G. Schmidt, P. Strohmenger und K. Höffken: **Partielle Ausräumung ausgedehnter retroperitonealer Metastasen maligner Hodentumoren als Vorbereitung zur Chemotherapie**

Seit etwa 10 Jahren hat in der Behandlung fortgeschrittener *germinaler Hodentumoren* zusätzlich zur Operation und Bestrahlung die Chemotherapie ihren festen Platz gefunden (Ansfield et al., 1969; Foley et al., 1972; Kaufman, 1967; Kennedy, 1970; Li et al., 1960; Luce, 1972; Mac Kenzie, 1966; Mac Kenzie et al., 1967; Monfardini et al., 1972; Moore, 1968; Ream et al., 1969; Samuels and Howe, 1970; Skinner and Leadbetter, 1971; Whitmore, 1968; Vahlensieck, 1972). Als Ergänzung zu den klassischen Methoden werden heute das Chorionkarzinom in allen Stadien, das Embryonalzell- und Teratokarzinom zumindest bei positivem Tumornachweis in den Lymphknoten mit Zytostatika behandelt. In einigen Zentren wird auch im progredienten Stadium ein mehr palliativer als kurativer Versuch mit Chemotherapeutika gemacht. Hierbei sollte jedoch bedacht werden, daß mit zunehmender Tumorgröße auch die Gesamtdosis eines Chemotherapeutikums erhöht werden muß. Dem Dosis-Wirkung-Prinzip der Zytostatika sind durch Nebenwirkungen, Vorschädigung des Knochenmarkes, Gefäßversorgung des Tumors und Allgemeinzustand des Patienten recht enge Grenzen gesetzt. Darüber hinaus hängt der Therapieerfolg nicht nur von der Gesamtdosis, sondern auch von der Zeitdauer ab, in der das Medikament verabreicht wurde (Cline, 1971; Druckrey et al., 1966; Luce, 1972). Daraus läßt sich ableiten, daß der Chemotherapie maligner Tumoren durch eine „*kritische Tumormasse*" Grenzen gesetzt sind. Mit diesem hypothetischen Begriff aus der Onkologie (Scheurlen, 1971; Skipper, 1964) wollen wir die maligne Zellmasse eines Tumors bezeichnen, die durch eine bestimmte Dosis eines Chemotherapeutikums in einer bestimmten Zeit gerade noch zerstört wird. Grundsätzlich steht bei chemotherapiesensiblen Tumoren der Effekt der Therapie in umgekehrt proportionalem Verhältnis zur Zahl der Tumorzellen vor Beginn der Behandlung. Aus der allgemeinen klinischen Erfahrung kann man schließen, daß die Zellmasse des fortgeschrittenen, metastasierenden Hodentumors fast immer jenen kritischen Punkt überschritten hat und eine Heilung mit Zytostatika im eigentlichen Sinne ohne Überschreiten der letalen Dosis nicht zu erwarten ist. Im günstigsten Fall wird der Tumor unter der Behandlung wohl kleiner, der Patient aber nicht geheilt.

Diese Überlegungen waren für uns Anlaß, in Zusammenarbeit mit der Inneren Klinik (Tumorforschung) am Klinikum Essen eine prospektive Studie einzuleiten, die versucht, die Tumormasse bei der zytostatischen Behandlung von metastasierenden Hodentumoren mit zu berücksichtigen (Abb. 1).

Wir verkleinern daher soweit als möglich vor Einleitung der Chemotherapie operativ die retroperitoneale Tumormasse von Embryonalzell-, Teratokarzinomen und Mischtumoren des Stadium III.

Zur Technik

Da das fortgeschrittene Hodenkarzinom doppelseitig lymphogen metastasiert (Hilweg und Wieners, 1969) und zu faustgroßen Tumorpaketen vor Aorta und V. cava führt, läßt sich der Tumor nur transperitoneal über einen Mittelschnitt vom Schwertfortsatz bis zur Symphyse übersichtlich darstellen. Nach Herausluxieren des Dünndarms aus der Bauchhöhle wird das Retroperitoneum vom Treitzschen Band bis über die Aortenbifurkation gespalten. Beide Harnleiter werden freipräpariert, häufig müssen sie aus dem Tumor gelöst werden (Abb. 2). Beim Abtragen der Metastasen läßt sich in den meisten Fällen die Ligatur der A. mesenterica caudalis nicht vermeiden. Die Tumormassen zwischen V. cava und Aorta werden wegen der leichten Verletzbarkeit der Venenwand belassen (Abb. 3). Technisch nicht gelöst ist beim transperitonealen Zugang die Resektion subdiaphragmaler, auf den großen Gefäßen sitzender Tumorknoten.

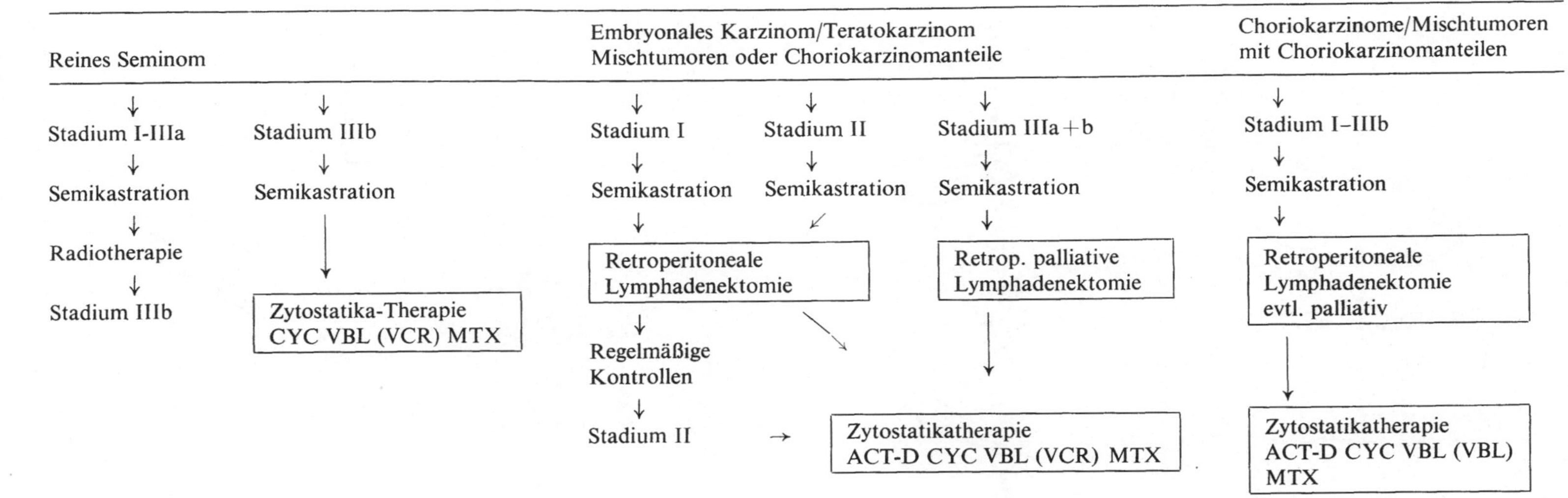

ACT-D: Actinomycin-D
CYC: Cyclophosphamid
VBL: Vinblastin
VCR: Vincristin
MTX: Amethopterin (Methotrexat)

Abb. 1. Behandlung germinaler Hodentumoren am Klinikum Essen, Stadieneinteilung nach Castro 1972 (I: Tumor auf den Hoden beschränkt, keine Infiltration der Hodenhüllen und des Samenstranges, II: Klinisch oder radiologisch nachgewiesene regionale Lymphknotenmetastasen, IIIa: Lymphknotenmetastasen oberhalb des Zwerchfells, IIIb: Disseminierte abdominale und/oder pulmonale Metastasen).

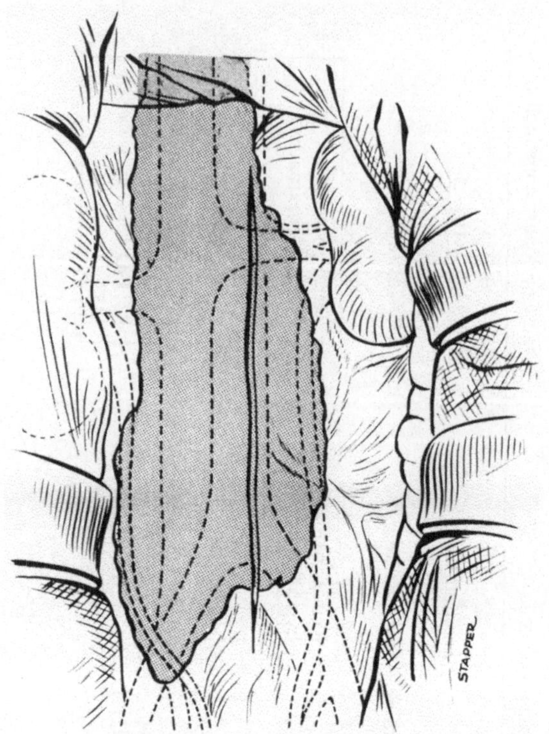

Abb. 2. Operationssitus vor der retroperitonealen Tumorverkleinerung. Die Tumormetastasen umschließen die großen Gefäße, häufig auch einen oder beide Harnleiter. Das Retroperitoneum wird über den vor der Bauchaorta liegenden Metastasen längs eröffnet.

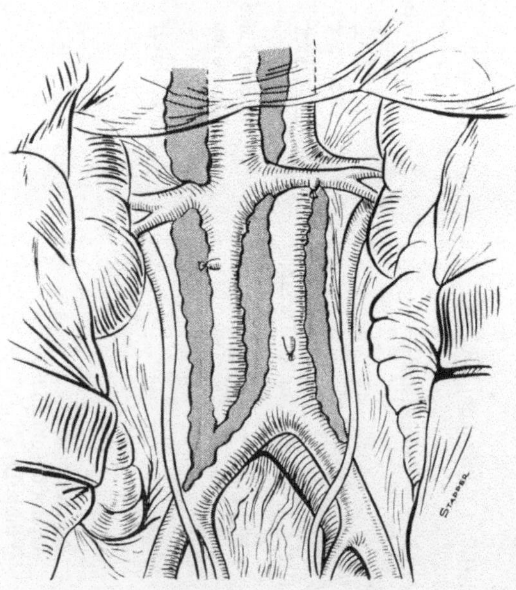

Abb. 3. Die Tumormassen vor der Aorta und V. cava wurden reseziert, beide Harnleiter und die Nierengefäße aus dem Tumor gelöst. Das Tumorgewebe zwischen Aorta und V. cava und lateral der großen Gefäße wurde belassen.

Von insgesamt 53 retroperitonealen Lymphadenektomien, die wir seit 1969 wegen einer germinalen Hodengeschwulst an unserer Klinik vornahmen, wurden 10 im fortgeschrittenen Tumorstadium IIIb und lediglich im Sinne der Tumorverkleinerung durchgeführt (Tab. 1). Die durchschnittliche Überlebenszeit lag nach dem Eingriff bei 6,6 Monaten, die längste erstreckte sich über 11 Monate. Diese Ergebnisse stimmen natürlich nicht sehr optimistisch. Bis heute hat jedoch kein Patient mit diffusen pulmonalen Metastasen eines Hodentumors trotz Chemotherapie und Bestrahlung eine längere Überlebenszeit als 1 Jahr zu erwarten. Inwieweit durch das von uns praktizierte Vorgehen eine Besserung der bis heute infausten Prognose diffus metastasierender Hodentumoren zu erreichen ist, kann erst nach Abschluß der eingeleiteten Studie geklärt werden.

Tabelle 1. Überlebenszeit von Patienten mit malignen Hodentumoren nach palliativer transperitonealer Lymphadenektomie und kombinierter Zytostatika-Therapie

Nr.	Klassifikation (nach Dixon und Moore)		Überlebenszeit (Monate) nach Diagnosestellung	Überlebenszeit (Monate) nach Eintritt in Stadium IIIb
1	Terato-Karzinom	(H. Sch. 35 J.)	22	1[a]
2	Terato-Karzinom	(J. Sch. 31 J.)	3	3[a]
3	Terato-Karzinom	(J. P. 22 J.)	13	9
4	Terato-Karzinom	(F. P. 34 J.)	5+	5+[b]
5	Terato-Karzinom mit Seminomanteilen	(K. H. A. 36 J.)	30	11
6	Chorio-Karzinom	(H. M. 25 J.)	8	8
7	Mischtumor mit chorealen Anteilen	(K. O. 21 J.)	10	10
8	Mischtumor mit chorealen Anteilen	(H. J. 30 J.)	20	7
9	Mischtumor mit chorealen Anteilen	(G. K. 27 J.)	15	6
0	Mischtumor mit chorealen Anteilen	(K. K. 30 J.)	7	4
1	Mischtumor mit chorealen Anteilen	(W. Z. 34 J.)	12	7

[a]) Bei Lymphadenektomie zeigte sich ein weit fortgeschrittenes Tumorwachstum. Postoperativ konnte keine adäquate Zytostatikatherapie mehr durchgeführt werden.

[b]) Patient befand sich bei Lymphadenektomie im Stadium II. Seither unter kombinierter Zytostatikatherapie in Vollremission.

Zusammenfassung

Unter der Vorstellung, daß die zytostatische Behandlung von Hodentumoren nur dann erfolgversprechend ist, wenn die Größe der retroperitonealen Lymphknotenmetastasen eine sogenannte *kritische Tumormasse* nicht überschritten hat, wurde bei 10 Patienten mit Embryonalzell-, Teratokarzinomen und malignen Mischtumoren des Stadium III eine partielle Ausräumung der Metastasen vorgenommen. Die durchschnittliche Überlebenszeit lag nach dem Eingriff bei 6,6 Monaten, die längste betrug 11 Monate. Erst nach Abschluß der eingeleiteten Studie kann geklärt werden, ob ein derartiges Vorgehen zur Besserung der bis heute infausten Prognose diffus metastasierender Hodentumoren führt.

Literatur

Ansfield, F. J., Korbitz, B. C., Davis, H. L., Ramirez, G.: Cancer **24,** 442 (1969). — Castro, J. R.: Treatment: Radiation therapy. In: Testicular tumors, ed. by D. E. Johnson, Bern–Stuttgart–Vienna: H. Huber 1972. — Cline, M. J.: Cancer chemotherapy. In: Major problems in internal medicine. Philadelphia–London–Toronto: W. B. Saunders 1971. — Druckrey, H., Steinhoff, D., Nakayama, M., Preussmann, R., Anger, K.: Dtsch. med. Wschr. **88,** 715 (1963). — Foley, J. F., Lemon, H. M., Miller, D. M., Kessinger, A.: J. Urol. (Baltimore) **108,** 439 (1972). — Hilweg, D., Wieners, H.: Urologe **8,** 143 (1969). — Kaufman, J. J.: Cancer **17,** 54 (1967). — Kennedy, B. J.: Cancer **26,** 755 (1970). — Li, M. C., Whitmore, W. F., jr., Golbey, R., Grabstald, H.: JAMA **174,** 1291 (1960). — Luce, J. K.: Treatment: Chemotherapy. In: Testicular tumors, ed. by D. E. Johnson, Bern–Stuttgart–Vienna: H. Huber 1972. — Mac Kenzie, A. R.: Cancer **19,** 1309 (1969). — Mac Kenzie, A. R., Duruman, N., Whitmore, W. F., Jr.: J. Urol. (Baltimore) **98,** 116 (1967). — Monfardini, S., Bajetta, E., Musumeci, R., Bonadonna, G.: J. Urol. (Baltimore) **108,** 293 (1972). — Moore, C. A.: J. Urol. (Baltimore) **100,** 527 (1968). — Ream, N. W., Perlia, C. P., Wolter, J., Taylor, S. G.: JAMA **204,** 1030 (1968). — Samuels, M. L., Howe, C. D.: Cancer **25,** 1009 (1970). — Scheurlen, P. G.: Med. Welt **22,** 1257 (1971). — Skinner, D. G., Leadbetter, W. F.: J. Urol. (Baltimore) **106,** 84 (1971). — Vahlensieck, W.: Folia angiol. (Pisa) **20,** 265 (1972). — Skipper, H. E., Schabel, F. M., Wilcox, W. S.: Cancer Chemother. Rep. **35,** 1 (1964).

Priv.Doz. Dr. med. Gerd Kierfeld
Oberarzt der Urologischen Klinik
des Klinikum Essen
D-4300 Essen
Hufelandstraße 55

L. WEISSBACH und H. TÜMMERS: **Ist eine operative Behandlung des Choriocarcinoms sinnvoll?**

Nach der einschlägigen Literatur beschränken sich die operativen Maßnahmen beim Choriocarcinom in der Regel auf die Semikastration. Eine Lymphadenektomie wird nicht für sinnvoll erachtet, weil das Choriocarcinom frühzeitig hämatogen metastasiert. Morphologisch und prognostisch muß aber zwischen dem reinen Choriocarcinom und dem Mischtumor mit chorioepithelialen Anteilen differenziert werden. Wir führen an unserer Klinik bei allen Hodentumoren ohne Fernmetastasen — mit Ausnahme des Seminoms — die transperitoneale, bilaterale Lymphadenektomie durch, also auch beim Choriocarcinom.

Die Krankheitsverläufe von 25 Patienten sollen die Frage beantworten, inwieweit operative Maßnahmen den meist letalen Ausgang verhindern und damit die Prognose des Leidens bei solchen Patienten verbessern können.

25 Patienten	8 reine Chorio-Carcinome 17 Mischtumoren mit Chorioanteil
Stadium I u. II	11 Patienten (LA + Zytostatika) leben 10 (1. bis 8. Jahr) tot 1 (2. Jahr)
Stadium III	14 Patienten (Zytostatika + Bestrahlung) leben 1 (1. Jahr) tot 13 (1. Jahr)

Abb. 1 Überlebenszeit von Patienten mit Chorio-Carcinom in Abhängigkeit vom Metastasierungsgrad

In 14 Fällen bestand bereits bei der stationären Aufnahme eine Fernmetastasierung im Stadium der Generalisation. Einen Teil dieser Patienten semikastrierten wir, alle wurden radiologisch und zytostatisch behandelt. Mit einer Ausnahme verstarben alle im 1. Jahr. Zur Klärung der Frage, ob eine operative Behandlung des Choriocarcinoms sinnvoll ist, kann diese Patientengruppe nicht beitragen (Abb. 1).

11 Patienten ohne oder mit regionaler Lymphknotenmetastasierung (Stadium I oder II der Erkrankung) wurden semikastriert, lymphadenektomiert und zytostatisch nachbehandelt. 10 von ihnen leben heute tumorfrei, ein Patient verstarb (Abb. 1).

Unter Zugrundelegung des TNM-Systems ergibt sich folgendes Bild (Abb. 2): Bei 2 Patienten war der Tumor auf den Hoden beschränkt (Stadium $T_3N_0M_0$). Beide leben im 2. Behandlungsjahr rezidivfrei. 9 Patienten hatten einen retroperitonealen Lymphknotenbefall, aber keine Fernmetastasen ($T_3N_1M_0$). Von ihnen verstarb bisher nur einer, 3 leben im 4., 6. bzw. 8. Jahr nach der Lymphadenektomie. 2 von ihnen hatten wir wegen ausgedehnter Metastasen am Nierenhilus erweitert lymphadenektomiert, d. h. unter Mitnahme einer Niere.

		1. Jahr	2. Jahr	$\geqq$ 4. Jahr
2 Patienten				
$T_3\ N_0\ M_0$	leben		2	
	tot			
9 Patienten				
$T_3\ N_1\ M_0$	leben	4	1	3 (4., 6. u. 8. Jahr)
	tot		1	
Reine Chorio-Carcinome				
7 T_0—$T_3\ N_1\ M_1$	——→		im 1. Jahr †	konservativ
1 $T_3\ N_0\ M_0$	——→		lebt im 2. Jahr	LA

Abb. 2. Überlebenszeit von Patienten mit Chorio-Carcinom unter Berücksichtigung des TNM-Systems.

8 Patienten beobachteten wir mit einem *reinen* Choriocarcinom. 7 von ihnen kamen mit generalisierten Fernmetastasen in unsere Behandlung ($T_{0-3}N_1M_1$), darunter 5 mit einem okkulten Tumor, der sich klinisch nicht in einem Hoden lokalisieren ließ ($T_0N_1M_1$). Sie verstarben alle innerhalb eines Jahres. Nur der Patient ohne primäre Metastasierung ($T_3N_0M_0$) lebt heute tumorfrei (Abb. 2).

Unsere Beobachtungen lassen folgende Schlußfolgerungen zu:

1. Das reine Choriocarcinom hat nach wie vor eine äußerst ungünstige Prognose, weil es sich frühzeitig hämatogen ausbreitet. Bei den meisten Patienten wird es erst im Stadium der generalisierten Metastasierung diagnostiziert.

2. Eine primäre lymphogene Ausbreitung, d. h. erst lymphogene und nachfolgend hämatogene Metastasierung ist möglich und bei Mischtumoren mit chorioepithelialen Anteilen nach unserer Erfahrung die Regel.

3. Obwohl bei Mischtumoren im allgemeinen der bösartigste Gewebsanteil die Prognose bestimmt, leben heute mit einer Ausnahme alle unsere Patienten, die wegen eines Hodentumors mit teilweiser chorioepithelialer Differenzierung lymphadenektomiert wurden.

4. Reine Choriocarcinome und Mischtumoren mit chorioepithelialen Anteilen sollen semikastriert, lymphadenektomiert und zytostatisch nachbehandelt werden, sofern noch keine generalisierte Metastasierung besteht.

Dr. Lothar Weißbach
Dr. Hans Tümmers
Urologische Univ.-Klinik
D-5300 Bonn-Venusberg

Diskussion zu den Vorträgen S. 96 bis 117 (Hodentumoren)
Moderator: R. Nagel, Berlin

K. Bandhauer, St. Gallen (Schweiz): **Zur Lymphadenektomie beim metastasierenden Teratokarzinom des Hodens**

Die Grenzen der Operabilität eines Hodentumors beschränken sich prinzipiell auf die Möglichkeiten und Chancen einer retroperitonealen Lymphadenektomie, bzw. einer Entfernung von hämatogenen Solitärmetastasen beim Teratokarzinom. Die uns zur präoperativen Diagnostik zur Verfügung stehenden Maßnahmen sind bezüglich ihrer Wertigkeit unterschiedlich und geben trotz ihres Aufwandes nur einigermaßen sichere Hinweise für die Durchführbarkeit der Lymphadenektomie und vor allem für die daraus resultierenden Heilungsprognosen.

Der histologische Nachweis von Chorionepitheliomanteilen in einem teratoiden Karzinom, diffuse Lungenmetastasen und sehr große, im Lymphangiogramm nachweisbare Pakete retroperitonealer Lymphknotenmetastasen stellen eine absolute Grenze für weitere operative Therapiemaßnahmen dar.

Schwierig ist dagegen die Indikationsstellung bei nicht eindeutig beurteilbaren Lymphangiographien. In diesen Fällen kann die Operabilität der retroperitonealen Lymphknoten nur durch die operative Freilegung bestimmt werden. Auch der intraoperative Nachweis von Lymphknotenmetastasen im Bereich des Nierenhilus oder paraaortal stellt solange keine Kontraindikation gegen den operativen Eingriff dar, als die Lymphknoten von den großen Gefäßen technisch abgetragen werden können. Auch die Notwendigkeit einer einseitigen Nephrektomie stellt in diesen Fällen keine Kontraindikation dar.

Über den therapeutischen Wert solcher Maßnahmen möchte ich Ihnen einige Fälle ganz kurz demonstrieren.

1. 27jähriger Mann: Im Oktober 1965 Semikastration links wegen eines soliden Teratokarzinom. Anschließend retroperitoneale Lymphadenektomie. Dabei zeigten sich ausgedehnte Lymphknotenmetastasen im Bereich des linken Nierenhilus. Die Entfernung dieses Lymphknotenpakets war mit einer gleichzeitigen Nephrektomie und Adrenalektomie möglich. Die paraaortalen Lymphknoten, vor allem der linken Seite, wurden entfernt. Histologisch zeigten sich ausdifferenzierte Metastasen eines Teratokarzinoms des Hodens in den Lymphknoten entlang der A. spermatica links. Eine zytostatische Therapie wurde damals nicht durchgeführt. Der Patient ist beschwerdefrei und kann jetzt nach 8jähriger Beobachtungszeit als praktisch geheilt angesehen werden.

2. 17jähriger Mann: Anfang März 1973 Semikastration wegen eines Teratokarzinoms. Anschließend retroperitoneale Lymphadenektomie mit gleichzeitiger Entfernung der linken Niere wegen eines großen, mit der A. renalis fest verbackenen Lymphknotenpakets. Das gesamte Lymphknotenpaket konnte in toto, ebenso wie die paraaortalen Lymphknoten links und rechts, sowie die iliacalen Lymphknoten entfernt werden. Histologisch handelte es sich um ausgedehnte, nekrotisch zerfallende Metastasen eines malignen embryonalen Hodenteratoms.

Trotz einer sofort durchgeführten zytostatischen Therapie entwickelte der Patient sehr rasch Lungenmetastasen und steht derzeit kurz vor dem Exitus.

3. 26jähriger Mann: Im April 1972 Semikastration rechts wegen Teratokarzinom des Hodens. In der Lymphangiographie, die an mehreren Röntgeninstituten beurteilt wurde, bestand der dringende Verdacht auf eine ausgedehnte Lymphknotenmetastasierung. Trotzdem wurde das Retroperitoneum freigelegt und nachdem zahlreiche Schnelluntersuchungen der vergrößerten Lymphknoten lediglich eine Fibrolipomatose ergaben, wurde die retroperitoneale beidseitige Lymphadenektomie durchgeführt. Es konnten keine Metastasen nachgewiesen werden.

Der Patient ist seit 1½ Jahren beschwerdefrei, es besteht kein Anhalt für eine Metastasierung.

Aufgrund dieser Einzelbeobachtungen stellen wir jetzt die Indikation zur operativen Freilegung des Retroperitoneums beim Teratokarzinom des Hodens relativ weit und stecken die Grenzen der Operabilität auch beim Vorliegen von retroperitonealen Lymphknotenmetastasen nicht zu eng. Der operative Eingriff ist für die meist jungen Patienten nur wenig belastend, und mit einer nachfolgenden zytostatischen Therapie können wir doch in einzelnen Fällen mit einer Heilung dieser sonst tödlichen Erkrankung rechnen. Dies war der Zweck meiner Diskussionsbemerkung.

F. Körner, Hamburg: In den letzten 10 Jahren habe ich am Bundeswehrkrankenhaus in Hamburg 99 maligne Hodentumoren operiert, den 100. werde ich am nächsten Montag operieren.

75mal haben wir die Lymphknoten retroperitoneal ausgeräumt und wir fanden 8mal eine Situation, die wir als inoperabel bezeichnen mußten. *Todesfälle* nach Lymphknotenausräumung haben wir nicht beobachtet und ich kann auch nur zustimmen, daß der große Eingriff doch relativ gut toleriert wird. Zur Technik der Lymphknotenausräumung möchte ich vielleicht aufgrund meiner Erfahrungen einige Hinweise geben. Über die Lymphbahnverläufe haben wir jetzt in Urologen B (Oktoberheft 1973) berichtet. Es ist wichtig, daß man bei der Lymphknotenausräumung die Vena spermatica oder die Spermaticagefäße der Tumorseite radikal ausrottet. Denn mit den Spermatica verlaufen die wichtigen Lymphbahnen.

Über die Operabilität entscheidet m. E. nach sowohl der Befund als auch die Erfahrung des Operateurs. Man sollte, wenn man diese Ausräumung durchführt, gefäßchirurgisch hinreichend versiert sein, so daß man auch bei Eröffnung der Aorta oder der Vena cava der Situation gewachsen ist und dann radikal operieren kann.

Wenn wir im Retroperitoneum Metastasen finden, so haben wir in letzter Zeit erwogen und auch durchgeführt, die suprazervikulären Lymphknoten ebenfalls mitzuentfernen, so daß wir hier schon einen wichtigen Kanal für die Metastasierung schließen. Ich bin weiterhin der Ansicht, daß man nicht nur an der Aorta, der Vena cava und zwischen den großen Gefäßen, wie dies Herr Mayor ja auch deutlich gesagt hat, ausräumt, sondern daß man sich auch den Beginn des Ductus thoracicus ganz klar darstellt, so daß man ihn sicher unterbinden und damit den Weg nach oben unterbrechen kann.

W. Weber, Frankfurt: Herr Vorsitzender, meine Damen und Herren! Ich bin an sich für eine ultraradikale Operation in geeigneten Fällen. Bei dem Fall, den ich Ihnen hier illustriere, handelt es sich um einen über 2faustgroßen retroperitonealen Tumor. Der Primärtumor befand sich im linken Hoden. Im Tumor befand sich die linke Niere und ebenfalls die Vena cava. Beide wurden oben abgetrennt. Ich mußte das ganze en bloc ausräumen und habe dann eine Aortenprothese zwischengeschaltet, wobei die linke Arteria renalis abgesetzt wurde und die rechte Arteria renalis unten angesetzt wurde. Außerdem wurden unten beide Arteriae iliacae ersetzt. Dieser Fall hat einige Besonderheiten und ich wollte ihn nur deshalb demonstrieren, um zu zeigen, daß ich mich nicht scheue, solche *ultraradikalen Eingriffe* durchzuführen. Allerdings werden m. E. nach die Grenzen der Operabilität — und das klingt ja auch vor allen Dingen bei diesen sehr schönen Tabellen von Whitmore an — die Sie, Herr Vorsitzender zeigten, durch die Metastasierung nach kranial gesetzt. Sie liegen im Bereich der Nierengefäße, genauer gesagt, für mich 1 cm oberhalb der Nierenarterie. Ich glaube, man sollte den Eingriff von vorn angehen, von oberhalb entsprechend abpräparieren und dann vor allen Dingen die primäre Lymphknotenstation, die unterhalb der Nierengefäße liegt, hier unter der Nierenvene nach kranial verfolgen. Wenn man diesen großen Tumor dort hat, dann sieht man 4 oder 5 feine Lymphgänge, die nach kranial ziehen, die ebenfalls ausgeräumt werden müssen. Für diesen Akt der Operation, diesen Bereich von hier bis zur Bifurkation, verwende ich ungefähr 80% der Zeit. Das, was unten ist, geht dann relativ schnell zu entfernen. Wie wir es ja ebenfalls in der Statistik von Whitmore gesehen haben, kann dann nicht mehr viel passieren.

Beim *Teratokarzinom* führe ich heute eine Vor- und eine Nachbestrahlung durch. Dafür spricht, daß diese Tumoren aus wohl omnipotenten Zellen bestehen und man nie genau weiß, welche Zellkomponente metastasiert. Vermutlich ist es die mit den am wenigsten differenzierten Zellen, und diese Zellen sind am strahlensensibelsten. Ein Fall war für mich besonders beeindruckend und hat uns zu dieser Vorbestrahlung veranlaßt: ein junger Mann mit einem Hodentumor rechts, der vor 8 Jahren operiert worden war, kam vor 6 Jahren zu uns mit einem Strangulationsileus. Ich habe ihn damals in Vertretung von Herrn Geissendörfer operieren müssen und fand die unterste Ileumschlinge am Mesocolon transversum festsitzend und dahinter war das Ileum durchgeschlüpft und verursachte den Ileus. Dort fand sich ein über faustgroßer Tumor, der aufgerissen wurde, als man diese Schlinge entfernte. Ich habe das Tumorgewebe ausgelöffelt, bei dem es sich ebenfalls um ein Teratokarzinom, also ausgehend von einer Metastase dieses Hodentumors handelte. Ich habe das ganze verschlossen und wir haben anschließend mit 3250 rad bestrahlt. Dieser Patient wurde anschließend von einem Chirurgen operiert, der lediglich diese Metastase entfernte, die allerdings auf Pflaumengröße zusammengeschrumpft war. Der junge Mann überlebt jetzt 6 Jahre und es geht ihm ausgezeichnet, er ist voll beruflich aktiv. Bezüglich der Strahlendosis glaube ich, daß der beste tumorzerstörende Effekt erzielt wird mit großer Fraktionierung, also mit 4000 rad in 5 Tagen. Anschließend wird dann sofort die Lymphadenektomie durchgeführt. Die Raumdosis ist bei einer solchen Bestrahlung des Retroperitonealraumes natürlich sehr hoch, so daß man von Fall zu Fall differenzieren muß. Unter Umständen muß man kleiner fraktionieren, also ungefähr auf 2000 rad in 2 Wochen oder noch verzettelter. Die Nachbestrahlung beträgt 5000 rad, wenn keine Metastasen vorhanden sind, und 6000 rad, wenn Metastasen vorhanden sind. Das ist meine persönliche Meinung, wobei ich noch nicht mit großen Zahlen operieren kann. Wir haben bisher in 18 Fällen diese Operation durchgeführt und man wird das Ergebnis abwarten müssen.

A. Sigel, Erlangen: Zusätzlich zu den ausgezeichneten Referaten von Herrn Nagel und Herrn Mayor noch folgendes im Telegrammstil:

a) Für klinische Zwecke genügt die Unterteilung in Seminome und Nicht-Seminome.

b) Lymphographisch grob sichtbare Kollaterale schränken die Chancen der Lymphadenektomie stark ein.

c) Ein grob pathologischer lymphographischer Befund indiziert zuerst die supraklavikuläre Biopsie. Ist das Ergebnis tumorpositiv, so ist die Indikation zur retroperitonealen Lymphonodulektomie hinfällig.

d) Paketartige, retroperitoneale Metastastasierung bringt praktisch nie einen Dauererfolg der Operation bzw. Ausräumung.

e) Nur unbegrenzte histologische Schnellschnittuntersuchung während der Operation, das Ergebnis binnen 4 bis 5 min verfügbar, erlaubt es, die Lymphonodulektomie sinnvoll auszuführen und topographisch zu steuern. Eine erste Biopsie aus der unmittelbaren Umgebung der Arteria mesenterica superior ist notwendig. Ist sie tumor-positiv, so ist sehr wahrscheinlich, daß die Metastasierung den tiefer ansetzenden Ductus thoracicus schon erreicht hat und Operabilität ausschließt. Ist umgekehrt die erste Lymphstation, diejenige an der Einmündung der Testikulargefäße tumor-negativ, so ist umgekehrt wahrscheinlich, daß keinerlei retroperitoneale Metastasierung besteht.

f) Die Forderung nach totaler, doppelseitiger Lymphonodulektomie kann eingeschränkt werden, wenn die erste Lymphstation tumor-negativ war. Dann ist nur komplette Ausräumung auf der tumortragenden Seite erforderlich, nicht auf der Gegenseite, und damit wird dann auch die Ejakulation sinnvoll protegiert.

g) Postoperative Komplikationen sind fast ausnahmslos vermeidbar. Unter 41 Fällen sahen wir keine einzige.

h) Re-Laparotomie, die Second look-Operation, etwa nach 12 Monaten, ist von Fall zu Fall indiziert, abhängig auch vom Ergebnis einer erneuten Lymphographie.

i) Unsere Ergebnisse der Jahre 1963 bis 1972 zeigt die beigefügte Tabelle.

Lymphonodulektomie: Embryonal-Terato Ca
1962 bis 1972 Urol. Abteilung Chir. Univ.-Klinik Erlangen

Fälle	*41	† binnen 2 bis 14 Mt.		1972 ohne Hinweis für Metastasen
Inoperabel	5	5	**	
Histol. positiv	15	6	**	9
Histol. negativ	21	2		19

* Sämtliche Hodentumoren 1962 bis 1972.
** 92 Supraclaviculare Biopsien.

R. Nagel, Berlin: Vielen Dank, Herr Sigel. Ich freue mich, daß Sie jetzt auch auf die Klassifizierung: einfache Seminome und teratomatöse Tumoren eingeschwenkt sind. Ich möchte nur etwas Wasser in den Wein gießen bezüglich der Schnellschnittdiagnose. Sie hat uns im Stich gelassen und wir mußten einen Patienten nachoperieren und dann die Niere entfernen, weil der Schnellschnitt negativ war, die später erfolgte endgültige Untersuchung jedoch positiv ausfiel.

Nach den angemeldeten Diskussionen gehen wir jetzt auf die freien Diskussionen über, und ich bitte um Fragen.

W. Vahlensieck, Bonn: Noch ein kurzes Wort zur Nomenklatur. Ich freue mich, daß Herr Sigel das klar gesagt hat. Sie wissen, daß wir auch die einfache deutsche Nomenklatur bevorzugen. Ich denke aber, daß wir in Zukunft, um den Schwierigkeiten deutsch, englisch, amerikanisch aus dem Wege zu gehen, die Nomenklatur der WHO abwarten und uns dann darauf einigen. Ich würde denken, daß man darüber nicht weiter diskutieren muß. Zur Lymphographie möchte ich nochmals betonen — Herr Beltz hat das auch schon angedeutet —, daß sie nicht entscheidend für die Operationsindikation ist.

Ich möchte nun zu Ihnen sagen oder Sie fragen, Herr Nagel, Sie haben das Bild gezeigt mit der Darstellung vom Samenstrang aus und der Bahn zu den paraaortalen Lymphknoten. Ich möchte nur klar sagen, ich bin der Auffassung, daß Sie das sicher auch so gedacht haben, daß das nicht gedeutet werden soll, daß man die parailliacalen Lymphknoten etwa nicht ausräumen soll.

R. Nagel, Berlin: Darf ich gleich sagen, daß ich das gesagt habe, daß sie ausgeräumt werden.

W. Vahlensieck, Bonn: Ja, das war nicht ganz klar, wenn man das Bild gesehen hat und die Bahn, wohin die gehen, dann hätte man sagen können, dann braucht man ja nicht weiter tiefer auszuräumen.

R. Nagel, Berlin: Es ging aus den Abbildungen von Whitmore eindeutig hervor, wie ausgeräumt wird.

W. Vahlensieck, Bonn: Nun, ich wollte da nur noch einmal verdeutlichen, daß da keine falschen Vorstellungen aufkommen. Grenzen der Indikation zur Lymphadenektomie haben wir oft genug besprochen und die Gefäßinfiltration. Es gibt aber Grenzfälle und ich meine, wenn man nun schon die Bauchhöhle eröffnet hat und findet dann einen Situs, wo man primär denkt, da ist ja einfach nichts mehr zu machen, da ist ja alles eingemauert, sämtliche Gefäße, wird man im Moment etwas resigniert denken, es hat sicher keinen Sinn, hier etwas zu tun. Wir haben aber doch in verschiedenen Fällen, einfach weil wir nun die Bauchhöhle schon eröffnet hatten, gesagt, und um auch nun mal wirklich die Grenzen der Operabilität festzustellen: wir versuchen es. Und es sind Kollegen bei uns gewesen, die es gesehen haben, wirklich ausgedehnte Metastasierungen, z. T. mit Ausdehnung in die Gefäße. Man kann also hier auch noch manches machen und zumindest für das Auge sah das nachher tumorfrei oder metastasenfrei aus. Ich würde aber sagen, das sind Grenzfälle, die wir aber gelegentlich mal machen sollen. Denn nur so können wir ja auf lange Sicht zur Frage kommen, wo liegen wirklich für uns die Grenzen der Operabilität.

Noch ein kurzes Wort zur Operationszeit. Da darf ich Herrn Mayor vielleicht gleich mit einschließen. Sie sollten vielleicht nicht so apodiktisch sagen, wenn jemand nun 2, 2½, 3 oder 3½ Std. für die Operation braucht, daß es dann nicht ausreichend ausgeräumt sein könne. Sie können sich bei unserem Film, der heute nachmittag und morgen früh läuft, überzeugen, das ist eine Routineoperation — ohne Metastasierung allerdings gewesen — und wir brauchen für diesen Routineeingriff 2½ bis 3½ Std. maximal. Wenn natürlich Metastasen da sind, dauert der Eingriff auch bei uns 4 bis 5 Std. Sie werden fragen, wie kommt das? Ich kann es Ihnen erklären. Wir benutzen im Gegensatz zu Ihnen, Herr Mayor, vielleicht können wir uns aber darüber noch einmal unterhalten, die Elektrokaustik, wir koagulieren grundsätzlich alle Bahnen. Sie haben gesagt, dann gibt es Lymphfisteln. Sie können mich selbst zitieren und sagen: bei mir liegt eine Arbeit von Ihnen über 2 Lymphzysten vor, die aus der Anfangszeit stammen. Wir haben seitdem niemals Lymphzysten gesehen. Herr Beltz könnte ja auch noch einiges über die lymphangiographischen Kontrollen sagen. Ich persönlich will also meinen, und Sie werden es im Film auch noch sehen, selbst wenn es mit den Dampfwolken kolossal gefährlich aussieht, man kann mit der Koagulation der Gefäße die Operation erheblich beschleunigen. Sie können sich denken, daß man schneller koaguliert als man alles unterbinden kann.

Einen Punkt vielleicht noch zur Frage, ob Lymphadenektomie oder Strahlentherapie oder Zytostatika. Ich glaube, das ist heute klar herausgekommen. Definitiv können wir, glaube ich, noch nicht sagen, was besser ist ergänzend, Bestrahlung oder Zytostatika. Das wird auch die Zukunft zeigen, wenn wir mehr Fälle haben. Ich bin auch der Meinung, daß die operative Behandlung im Grunde wirklich das Wichtigste ist und daß sie so radikal wie möglich gemacht werden muß. Wir können 2 Dinge vielleicht dazu sagen: sicher unsinnig ist die einseitige extraperitoneale Lymphadenektomie, die wir bei unseren insgesamt 87 Fällen bisher 20mal durchgeführt haben, und das hat kaum zu einer Verbesserung der Prognose geführt. Aber bei der radikalen transperitonealen bilateralen Lymphadenektomie haben wir heute 3-Jahresüberlebensquoten von 78%, wir haben darüber auch geschrieben.

R. Nagel, Berlin: Herr Vahlensieck, darf ich dazu vielleicht gleich einmal direkt etwas antworten: über die Nomenklatur sollte man sich *doch* unterhalten; denn gerade in Ihrer Arbeit erscheinen früher 50% Seminome, heute sinkt dieser Anteil auf 25% ab. Das entspricht also einfach nicht den großen Zahlen der Weltstatistik! Also vielleicht müßten Sie sich doch noch einmal mit Ihrem Pathologen zusammensetzen, sonst sind die Zahlen einfach nicht vergleichbar, und Herr Hedinger hat es ja jetzt nun noch ganz genau gezeigt. Es sind eben 40 bis 50% Seminome, sowohl in der englischen als auch in der amerikanischen Statistik.

W. Vahlensieck, Bonn: Darf ich dazu noch ein Wort sagen. Nach neueren amerikanischen Literaturangaben, die sollten Sie dann studieren, ist da auch mitgeteilt worden, daß der Anteil reiner Seminome tatsächlich unter 30% liegt, und ich habe ausdrücklich gesagt, daß wir früher diesen höheren Anteil hatten. Aber heute, nachdem unsere Pathologen wirklich den Tumor insgesamt in verschiedenen Arealen untersuchen, kommen wir zu dieser niedrigen Quote.

H. Geister, Stade: Herr Nagel, mir fällt bei der Diskussion auf, daß nichts gesagt wird über die postoperative Impotenz dieser Operierten. Ich habe zwar bisher nur 11 Fälle operiert in den letzten 3 Jahren, aber etwa 50% dieser Patienten sind postoperativ impotent geworden. Kann man durch das operative Vorgehen dieses verhindern?

R. Nagel, Berlin: Dazu ist sofort folgendes zu sagen: Herr Mayor hat ja nur in 4% der Fälle eine postoperative Impotenz. Lenz u. Meridies (Düsseldorf) geben 70% an, wir haben 38%, während im amerikanischen Schrifttum „viele" angegeben werden. Man wird also in einem hohen Prozentsatz damit rechnen müssen, wenn man radikal bilateral ausräumt, weil es sich wahrscheinlich gar nicht vermeiden läßt, daß man die sympathischen Nervengeflechte mitentfernt.

S. Körner, Hamburg: Zur Impotenz kann ich feststellen, daß es in meinem Material 10 bis 20% sind. Zum Vorkommen von Seminomen und Teratomen möchte ich sagen, daß wir 30% Seminome und 70% Teratome verschiedener Art haben, etwa 7% anaplastische Teratome. Wir haben einen recht guten Pathologen, der also das meiner Meinung nach sehr genau macht. Wir bekommen nicht mehr als 30% Seminome heraus.

J. Kaufmann, Hamburg: Eine kurze Bemerkung zur Impotenz: wir hatten in der letzten Zeit einen 20jährigen Mann nicht davon überzeugen können, daß er eigentlich ausgeräumt werden müßte. Er war jung verheiratet und aufgrund der Angabe von Herrn Mayor könnte man sich darüber einigen, ob man diese präoperativ immer gemachte Information vernachlässigen könnte. Wenn jedoch größere Aussagen von 30 bis 40% bestehen, dann sind wir weiterhin verpflichtet, darauf aufmerksam zu machen, auch mit dem Risiko, daß sich gerade diese jung verheirateten Männer nicht zur totalen Lymphexstirpation entschließen. Es handelt sich hier um eine rein forensische Frage.

R. Nagel, Berlin: Herr Kaufmann, Sie können praktisch keinen Patienten zwingen. Sie müssen ihm dann die Röntgenbestrahlung anbieten und danach wird er sicher *nicht* impotent. Oder aber, Sie müssen eben, heute geht es, das Einfrieren des Samens versuchen und ihm damit eine Chance bieten.

J. Kaufmann, Hamburg: Hier steht aber daneben die Aussage von Herrn Mayor mit 4%. Wenn die Impotenz nicht relevant ist — mit 4% könnte man darauf verzichten — dann wäre das also eine Frage an die Operationstechnik von Herrn Mayor.

R. Nagel, Berlin: Ja, und des operativen Zuganges. Deshalb hat Whitmore auch seine modifizierte bilaterale Ausräumung angegeben, womit er hofft, daß dadurch die Impotenz gesenkt werden kann.

A. Sigel, Erlangen: Wer den Ruf nach genereller totaler doppelseitiger Lymphadenektomie erhebt, impliziert damit 100%ige Impotenz, und wenn er keine 100% hat, hat er nicht doppelseitig radikal ektomiert. Aber es ist auch gar nicht notwendig, wenn man histologisch steuert, wenn die 1. Lymphstation histologisch negativ ist, dann muß man zwar die Tumorseite auch noch komplett herausnehmen — aus Sicherheitsgründen — kann sich aber dann auf der Gegenseite auf histologische Stichproben begrenzen. Das ist die eminente Versachlichung durch die histologische Steuerung. Ich könnte mir eine exakte Krebschirurgie nicht, vor allem hier, ohne diese Methode vorstellen.

K. Höffken, Essen: Ich wollte zu der Diskussionsbemerkung von Herrn Bandhauer noch etwas hinzufügen, und zwar aus der klinisch-onkologischen Sicht sind die Chancen für das Ansprechen der Zytostase und die Heilungschancen sicherlich ein Massenproblem. Das geht ziemlich eindeutig aus den zellkinetischen Untersuchungen von Skipper hervor, wonach es bei 100 g Tumorgewebe etwa 10^{11} maligne Zellen gibt. Pro Chemotherapiekurs kann man maximal 90% entfernen und wenn die Tumoren optimal ansprechen, hätte man damit nach rechnerischen Überlegungen etwa 11 Kurse zu absolvieren. Wenn man die Tumormassen verkleinert, wird man dann sicherlich weniger Kurse dem Patienten zumuten müssen und damit auch weniger Nebenwirkungen zu verzeichnen haben. Ob die hier vorgetragene partielle Ausräumung uns in die Nähe der sog. kritischen Tumormasse bringt und damit eben zur besseren Heilung beiträgt, bleibt abzuwarten.

R. Hohenfellner, Mainz: Auf dem diesjährigen Kongreß in Washington wurde darauf hingewiesen, daß die präoperative Tomographie der Lungen viel mehr Metastasen aufzudecken vermag als es die einfache Thoraxübersichtsaufnahme kann. Man sollte diese präoperative Tomographie der Lungen routinemäßig anwenden, bevor man eine so große Operation durchführt. Vielleicht kann man sie sich in vielen Fällen ersparen.

E. Schmiedt, München: Die Frage, die sich noch erhebt, ist die, ob man nicht überhaupt bei der Unsicherheit der pathologischen Befunde alle — auch die Seminome — lymphadenektomieren muß. Wir haben jetzt 3 Fälle gehabt, wo der Pathologe Seminom — reines Seminom, wie er behauptete — diagnostiziert hat, und wir haben dann 3mal bei diesen Kranken trotz Bestrahlung Metastasen erlebt, die auf dem Sektionstisch dann ein teratoides Malignom ergeben haben.

R. Nagel, Berlin: Dazu kann man nur sagen, daß von Collins u. Pugh, von Dixon u. Moore und eben von Hedinger durch die Nachklassifizierung, und das sind eben 2500 Fälle, daß man da eine Vergleichbarkeit der Befunde gefunden hat. Und da liegt die Seminomhäufigkeit bei 40 bis 50%. Auch amerikanische Autoren gehen jetzt auf die Klassifizierung von Collins u. Pugh über, und das wird wahrscheinlich auch die WHO-Klassifizierung werden mit einer gewissen Modifikation von Mostofi.

S. Körner, Hamburg: Sie wissen, daß ich ein Anhänger der Ausräumung bin, auch bei den sog. Seminomen. Wir haben Prof. Selberger, einen erfahrenen Pathologen, der früher ja für Junker die Pathologie gemacht hat, und ich sagte schon, je genauer wir untersuchen, umso weniger Seminome finden wir. Ich habe in meinem Krankengut etwa 10 Patienten mit einem sog. reinen Seminom, die dann hinterher Teratommetastasen entwickelt haben. Und ich stelle dann immer die Frage, wenn es zum Schwur kommt, ob man ausräumen soll oder nicht. Was würden Sie tun, wenn es Ihr Sohn wäre?

R. Nagel, Berlin: Dazu kann man nur sagen, daß vom Pathologen eben nicht genau untersucht wurde, daß dieser kleine Teratomanteil — und die Tumoren metastasieren eben als Teratome — nicht gefunden wurde. Und das hat Hedinger ja ganz ausdrücklich nachgewiesen an immerhin 540 Fällen!

G. Hubmer, Graz (Österreich): Ich möchte noch dazu erwähnen, daß man das Choriongonadotropin nachweisen sollte, auch bei histologisch eindeutigen Seminomen, also primär beim Hodentumor einen Test auf Choriongonadotropin zu machen. Als 2. Punkt möchte ich feststellen, wenn ich das so sagen darf, daß auch die palliative Lymphadenektomie gerechtfertigt erscheint, wenn man nachträglich bestrahlt, weil die Abnahme der Tumormasse die Effektivität der Bestrahlung erhöht.

L. Beltz, Bonn: Zur Frage der Lymphadenektomie beim Seminom: ich glaube, das muß man mit „nein" beantworten. Wenn das Seminom nach Bestrahlung eine 5-Jahresüberlebenszeit von 94% bringt, so ist im Grunde genommen die Frage beantwortet, daß das Seminome gewesen sind; denn bei teratomatösen Hodentumoren haben wir ja nicht diese Zahlen. Zur Herddosis muß man sagen: beim Seminom sicherlich 4000 rad, das Mediastinum würde ich einbeziehen, weil dort bei 10% eben doch Metastasen sind. Bei den übrigen teratomatösen Hodentumoren sicherlich 6000 rad.

Zur Treffsicherheit der Lymphangiographie vielleicht noch eine Ergänzung: wir haben eine Treffsicherheit histologisch gesichert in 93%.

R. Nagel, Berlin: Das geht ja auch, was Sie sagten, aus der alten Studie von Patton u. Mallis hervor, die die Überlebenszeit beim reinen Seminom durch die Ausräumung nicht steigern konnten.

H. Klosterhalfen, Hamburg: Wir haben ja alle inzwischen mehr oder weniger Erfahrungen mit der radikalen Lymphdrüsenausräumung. Die meisten machen es wohl transperitoneal, wir auch. Trotzdem sagt Herr Mayor, den wir ja alle als erfahrenen und brillanten Operateur kennen, daß dieser Zugang des öfteren eben unzureichend ist. Ich möchte ihn doch bitten, noch einmal zu erklären, warum er dieser Ansicht ist.

Meine 2. Frage geht an Sie, Herr Nagel: Sie haben 6,5% Komplikationen nach der Strahlenbehandlung angegeben. Was sind das für welche?

R. Nagel, Berlin: Dazu darf ich als erstes gleich sagen, daß es sich um Komplikationen von seiten des Darmes und von seiten des Rückenmarkes handelt, also Darmperforationen, Ileus usw. Es handelt sich um die Zahl von Frau van der Weerf-Messing, die sie 1971 veröffentlicht hat.

G. Mayor, Zürich (Schweiz): Zur Frage von Herrn Klosterhalfen möchte ich dahingehend antworten, daß ich nicht gesagt habe, daß ich gegen den transperitonealen Zugang bin. Ich habe gesagt, daß dieser Zugang (transthorakal-paraperitoneal) bei uns bevorzugt ist und wir ihn gut kennen. Wir haben ihn sehr gerne und haben sehr gute Erfolge. Ich sehe deshalb nicht ein, warum das geändert werden sollte. Ich glaube, ich lasse mich ein wenig beeindrucken von den Resultaten, die ich in Amerika durch die transperitoneale Schnittführung gesehen habe für die Exploration der Nebennieren bds. Und deswegen habe ich darauf verzichtet, transperitoneal die Nebennieren zu operieren. Wahrscheinlich ist dies der Grund.

Zusammenfassuug der Diskussion

R. Nagel, Berlin: Darf ich ganz kurz zusammenfassen, da wir leider Schluß machen müssen. Es kann heute, wie ich bereits feststellte, noch nicht gesagt werden, welchen Stellenwert die einzelnen Behandlungsverfahren haben. Zur Zeit ist wahrscheinlich das Optimum eine kombinierte Behandlung von retroperitonealer Lymphknotenausräumung, Bestrahlung und in entsprechenden Fällen von Chemotherapie. Bei der transperitonealen Ausräumung ist offenbar die Impotenz eine der wesentlichsten Komplikationen. Über die *Klassifizierung* sollte man sich einigen und man sollte sich mit seinem Pathologen absprechen und auch ihn noch einmal ganz intensiv auf die Neuklassifizierung, die auch von den Amerikanern jetzt nach Collins u. Pugh vorgenommen wird, ansprechen und sehen, ob man nicht doch auf vergleichbare Zahlen kommt, sonst hängen wir in Deutschland noch in 5 und 10 Jahren weiter mit unseren Zahlen zurück.

Kontroll-Lymphangiogramme: Wenn diese Metastasen ergeben — es wurde von Herrn Beltz angeschnitten — sollte man entweder eine 2. Operation anschließen, das würde ich vielleicht vorschlagen, um die Metastasen doch auszuräumen, oder man sollte diese Metastasen dann isoliert bestrahlen.

Bezüglich der *Grenzen* hat sich ergeben, daß Metastasen oberhalb des Nierenstieles bzw. viszerale Metastasen als inoperabel angesehen werden. Ob ausgedehnte Metastasen retroperitoneal durch partielle Ausräumung und anschließende Chemotherapie bessere Überlebenschancen ergeben, muß noch unentschieden bleiben.

Beim Chorionkarzinom ist, wie Vahlensieck gezeigt hat, die Ausräumung indiziert. Es finden sich vereinzelt Fälle in der Literatur, wo Überlebenszeiten von 6 bis 8 Jahren erreicht wurden. Insgesamt darf man vielleicht sagen, daß die retroperitoneale Lymphadenektomie doch wesentlich dazu beiträgt, genauer zu klassifizieren, d. h. das Stadium einzuteilen, und die Überlebenschancen doch zu verbessern, wenn man dies vielleicht auch noch nicht ganz genau in Prozenten angeben kann.

FREIE VORTRÄGE

P. Breitwieser, H. Rincker, J. Kraushaar und H. D. Niske: **Tierexperimentelle Untersuchungen und erste klinische Erfahrungen mit einer Sonde zur Thermokoagulation der Prostata**

Bei der Suche nach einer Methode, die unter geringerem finanziellen und apparativen Aufwand Vergleichbares zu leisten vermag wie die „Kryoprostatektomie", stößt man auf den Gedanken einer Hitzetherapie, wie sie in ähnlicher Weise erstmalig 1874 von Bottini vorgeschlagen und erprobt, später von Freudenberg und Luys verbessert und mit Erfolg eingesetzt worden ist. Dieses als „Galvanokaustik" bezeichnete Verfahren geriet allerdings im Laufe der Jahre aus nicht näher bekannten Gründen in Vergessenheit und macht anderen Verfahren, wie der Diathermie und der Kältetherapie, Platz.

Während bei der Galvanokaustik und Diathermie der stromdurchflossene Leiter selbst als „Hitzemesser" bzw. als „Gewebekoagulator" eingesetzt wird, ermöglicht es der heutige Stand der Elektrotechnik, das Operationsinstrument zu erhitzen, ohne das Gewebe selbst in Kontakt mit dem elektrischen Strom zu bringen. Während also bei Bottinis Galvanokaustik der elektrische Strom unmittelbar an dem therapeutischen Vorgang beteiligt ist, dient er heute nur noch als Mittel, ein geeignetes Objekt indirekt hinreichend zu erwärmen.

Die von uns entwickelte Thermosonde aus V2A-Stahl setzt sich aus Brennkammer, Mittelstück und Führungsstab mit elektrischer Zuleitung zusammen. Die Versorgung der Heizung erfolgt über ein geeignetes Netzgerät.

Die Dimensionen des Gerätes entsprechen denen der Kryosonde, Charriere 18. Im Inneren der Brennkammer befindet sich eine Heizspirale, die Kammeraußenwand ist teflonbeschichtet, um ein Anbacken von Gewebe zu verhindern. Das anschließende Mittelstück dient der Wärmeisolation zum Schutze der Urethra. Die elektrische Leistung beträgt ca. 65 Watt.

Wir experimentierten an der Leiche, am Schweinepenis und am lebenden Hund. An der Leichenprostata zeigt sich nach 3- bis 24minütigem Brennen eine derbwandige Röhre mit verkohlter Gewebsoberfläche.

Die Versuche am Schweinepenis beantworten die Frage nach dem Temperaturverlauf im Gewebe. Ein Miniatur-Mantel-Thermoelement wird bis zu einem definierten Abstand an die in der Harnröhre liegende Sonde herangebracht. Ein 37°C-Wasserbad simuliert Körpertemperatur. Über 70 Versuche dieser Art erbringen Meßwerte für den Durchmesser der Gewebsschädigung in Abhängigkeit von der Brenndauer:

Brennzeit (min)	Durchmesser der geschädigten Zone (mm)
2	14
3	18
4	22

Der beschriebene Sonden-Prototyp, bei dessen Konstruktion Herr Ing. Horst Herbrich, Frankfurt/Main, mitgewirkt hat, wird bei 19 zumeist mehr als 8 Jahre alten Hunden zur Behandlung eines Prostata-Adenoms eingesetzt. Die Heizsonde wird teils über eine Harnröhrenfistel, teils per sectio alta eingeführt. Der Penisknochen macht eine unblutige transurethrale Einführung beim Hund unmöglich.

6 Tiere verstarben an einer urinösen Peritonitis infolge Blasenhalsperforation nach zu langer Hitzeeinwirkung.

Pathologisch-anatomisch finden wir unmittelbar nach Sondeneinwirkung folgende Schädigungszonen: Dünne Schicht eines bräunlichen Präzipitates (ähnlich wie nach CO_2-Laser-Einwirkung am Nierenparenchym), schmale Zone vollkommener Gewebszerstörung und -zerreißung, breitere Schicht mit Veränderungen einer Koagulationsnekrose. Die anschließende Gewebsschicht ist äußerst weich und wird bereits bei dem Lamellieren mit dem Messer teilweise herausgequetscht. Es handelt sich um eine Kolliquationsnekrose.

Untersuchungen frühverstorbener Tiere zeigen, daß in diese Erweichungszone eine stärkere Einblutung erfolgen kann. Abb. 1 mag den Normalfall einer schmaleren Kolliquationsnekrose demonstrieren.

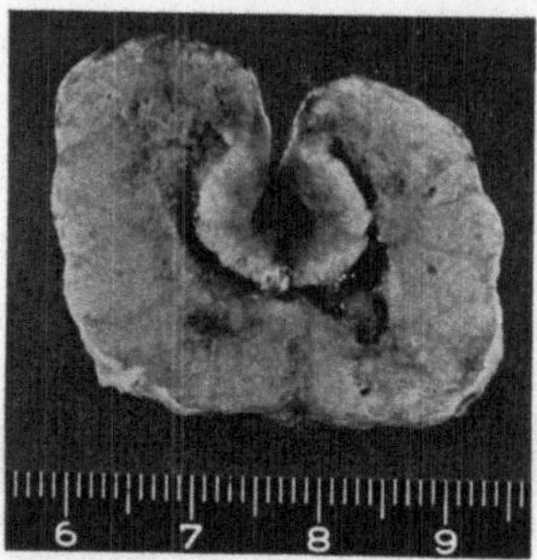

Abb. 1. Kolliquationsnekrose nach Thermokoagulation (Hund).

Bei 6 Hunden ist 6 Wochen postoperativ nach Abstoßung der Nekrosen eine Reepithelisierung der pars prostatica der Urethra eingetreten (Abb. 2). Dieses Epithel ist teils einschichtig, teils mehrschichtiges Urothel, vielfach aber auch metaplastisches Plattenepithel und an wenigen Stellen Zylinderepithel. Das verbliebene Prostata-Parenchym weist eine eitrige, unspezifische Prostatitis auf.

Abb. 3 zeigt an einem Beispiel urethrocystographisch die kontrastgefüllten Hohlräume Blase, therapeutisch bedingtes Cavum der prostatischen Harnröhre und Urethra 6 Wochen nach dem Eingriff.

Bei nichtkorrekter Sondenlage entstehen Urethralstrikturen. Striktur und Perforation sind beim Hund die häufigsten Komplikationen.

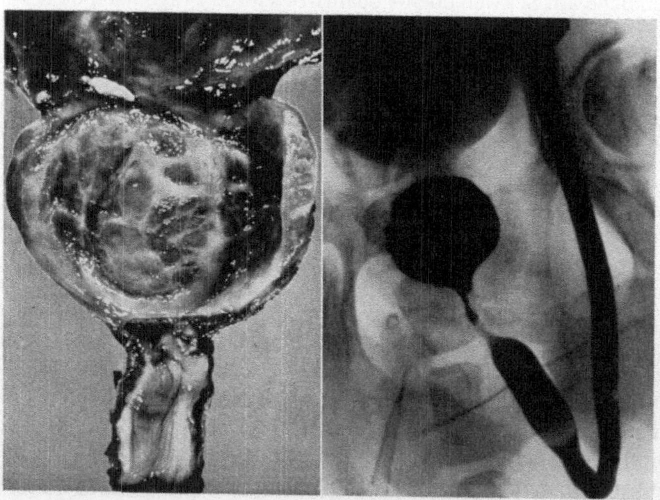

Abb. 2 Abb. 3

Abb. 2. Reepithelisiertes Cavum der hinteren Harnröhre 6 Wochen nach Thermokoagulation (Hund). Ostien (oberer Bildrand) frei.

Abb. 3. Urethrografie 6 Wochen nach Thermotherapie der Prostata (Hund).

Heute verfügen wir über ein verbessertes Gerät aus Quarzglas. Ein Thermostat stellt die gewünschte Sondentemperatur ein; bei unseren Versuchen ca. 200° C. Die Herstellungskosten des Gerätes liegen bei 2000,— DM.

Bislang haben wir 6 Dauerkatheterträger mit der Thermosonde behandelt: 2 Patienten mit Prostata-Ca., 4 mit Adenomen. Es handelt sich um internistischerseits inoperable Fälle. Patient 1 (Prostata-Ca. IV) ist ein Jahr nach Thermotherapie katheterlos miktionsfähig. Die ersten Monate nach dem Eingriff ist die Harnblase restharnfrei entleert worden, in letzter Zeit werden wieder Restharnmengen bis 40 ml gemessen. Bei Patient 2 (Prostata-Ca. IV) hat der Eingriff lediglich zu einer Restharnminderung von 600 auf 200 ml geführt. Eine Urethrographie läßt die Resthöhle bei diesem schnellwachsenden Prostata-Ca. 3 Monate nach Thermotherapie erkennen.

Fall 3 (apfelgroßes Prostata-Adenom) ist 4 und 8 Wochen nach dem Eingriff restharnfrei. Die Fälle 4, 5 und 6 befinden sich noch in der Abstoßungsphase.

Wir lassen den Dauerkatheter wie nach der Kryotherapie 4 bis 6 Wochen liegen. Die Blase wird vor dem Eingriff mit 250 ml Luft oder Wasser aufgefüllt, wobei letzteres postoperativ höchstens 39,8° C erreicht hat.

Die Fälle 3 bis 6 haben uns gezeigt, daß die Thermokoagulation wie die Kryotherapie ohne Narkose in Schleimhautanästhesie vorgenommen werden kann.

Weitere Versuche haben zu klären

a) welche Sondentemperatur am günstigsten ist,

b) ob sich Wasser- oder Luftfüllung der Blase empfiehlt
und

c) wie die Spätergebnisse im Vergleich mit der Kryotherapie ausfallen.

Das geschilderte Verfahren ist wesentlich billiger als die Kryotherapie und ebenso einfach durchzuführen. Künftige Untersuchungen mögen zeigen, ob es sich für die Praxis bewährt.

Dr. med. P. Breitwieser
Dr. med. H. Rincker
Dipl.-Phys. J. Kraushaar
Dr. med. H. D. Nöske
Lehrstuhl für Urologie an der Universität
D-6300 Gießen
Klinikstraße 37

U. C. Seib, H. Sommerkamp und U. Junge: **Enzymatische Nekroseabdauung nach Prostatavereisung in vitro**

Eines der Hauptprobleme für die erfolgreiche Behandlung eines Prostataadenoms durch einen kryochirurgischen Eingriff ist die mangelnde Abstoßung des devitalisierten Prostatagewebes, verbunden mit Harnwegsinfekten und Katheterverstopfungen.

Das Ziel unserer Untersuchungen war, mittels proteolytischer Enzyme eine beschleunigte Abstoßung des nekrotisierten Gewebes zu erreichen. Wir haben deshalb in einer In-vitro-Untersuchungsreihe den Einfluß von Collagenase, Papain, Trypsin sowie zweier handelsüblicher Präparate Alpha-Chymotrase und Fibrolan auf nekrotisches und nicht nekrotisches Prostatagewebe unter vergleichbaren Bedingungen untersucht.

Auf dem ersten Diapositiv sehen Sie eine in-vivo-vereiste Prostata 4 Tage nach kryochirurgischem Eingriff. Die Gesamtvereisungszeit betrug hier 4 min bei einer Gefriertiefe von —180° C. Rechts auf dem Dia können Sie einen Prostataseitenlappen erkennen; links sehen Sie einen aufgeschnittenen Seitenlappen mit einer Nekrosetiefe von ca. 1,2 cm.

Die eben gezeigte Prostata haben wir in gleichwertige Teilstücke unterteilt und erhielten so Gewebsproben

1. mit sichtbaren Nekrosen, und
2. ohne sichtbare Nekrosen.

3. verwandten wir frisch ektomierte Prostatastückchen. Die Gewebsstückchen wurden bei 37°C in 50 ml Phosphatpuffer 36 Std. inkubiert.

Zu Beginn des Versuches und dann in 6stündigen Abständen setzten wir bei jeweils optimalen pH-Werten je 3000 Mandl-Units Collagenase, 50 mg Papain, 50 mg Trypsin sowie 5 mg Alpha-Chymotrase und eine Flasche Fibrolan zu.

Zur Kontrolle dienten Prostatastückchen, die ohne Enzym inkubiert wurden.

Nach 36 Std. wurde der Proteingehalt in den einzelnen Lösungen mit der Methode nach Lowry et al. gemessen.

Das nächste Diapositiv (Abb. 1) zeigt die Untersuchungsergebnisse am Beispiel von Papain.

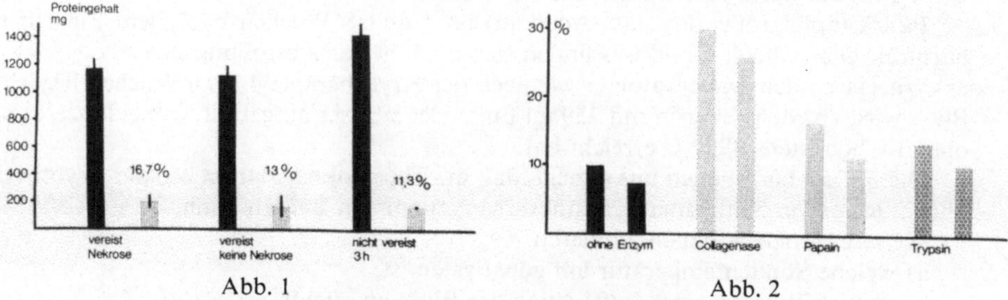

Abb. 1 Abb. 2

Abb. 1. Proteolytische Wirkung von 6mal 50 mg Papain auf vereistes und nicht vereistes Prostatagewebe 36 Std. nach Inkubation.

Abb. 2. Proteolytische Wirkung verschiedener Enzyme auf vereistes und nicht vereistes Prostatagewebe 36 Std. nach Inkubation.

Sie sehen in den schwarzen Säulen den Gesamtproteingehalt der untersuchten Prostatastückchen in Milligramm aufgetragen. In den gekästelten Säulen ist jeweils der Proteinabbau in Milligramm bei vereisten Stückchen mit sichtbaren Nekrosen und ohne sichtbare Nekrosen sowie bei nichtvereisten Stückchen, die drei Stunden postoperativ inkubiert wurden, dargestellt. Die darüberstehenden Prozentzahlen zeigen den prozentualen Proteinabbau vom Gesamtproteingehalt. Der Gesamtproteingehalt entspricht 20% des Gesamtgewichtes.

Sie sehen, daß bei Papain eine deutlich höhere Proteinabbaurate bei vereisten nekrotischen gegenüber vereisten nichtnekrotischen und nichtvereisten Prostatastückchen besteht.

Auf diesem Diapositiv (Abb. 2) ist die proteolytische Wirkung von Collagenase, Papain und Trypsin auf vereiste und nekrotische (linke Säulen) und nichtvereiste (rechte Säulen) Prostatagewebsstückchen 36 Std. nach Inkubation dargestellt. Sie sehen die prozentuale Proteinabbaurate ,gemessen an dem Gesamtproteingehalt, aufgetragen. Zur Kontrolle dienten Prostatastückchen, die nur in Pufferlösung inkubiert wurden.

Sie sehen, daß die Collagenase mit 30 bzw. 25,8% die weitaus größte proteolytische Aktivität sowohl auf vereistes nekrotisches als auch nichtvereistes, jedoch devitalisiertes

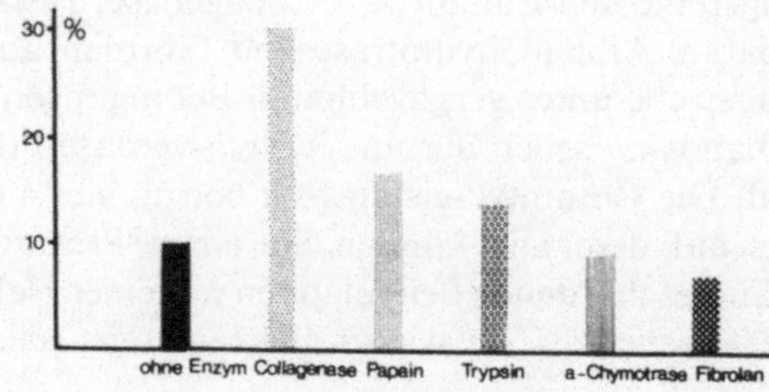

Abb. 3. Proteolytische Wirkung verschiedener Enzyme auf vereistes Prostatagewebe 36 Std. nach Inkubation.

Prostatagewebe hat, gefolgt von Papain mit 16,7 bzw. 11,9% und Trypsin mit 13,6 bzw. 10,2%. Alle Werte sind gegenüber den Kontrollwerten bei Inkubation ohne Enzyme statistisch signifikant erhöht.

Das letzte Diapositiv (Abb. 3) zeigt die proteolytische Wirkung der eben genannten Enzyme auf vereiste nekrotische Prostatastückchen im Vergleich mit Alpha-Chymotrase und Fibrolan.

Sie sehen, daß die proteolytische Aktivität von Alpha-Chymotrase und Fibrolan in der von uns angewandten Dosierung, die weit über der Firmenangabe liegt, keine nennenswerte proteolytische Wirkung zeigt. Die Werte liegen mit 9,2 und 7,3% im Bereich der Kontrollgruppe.

Zusammenfassend können wir übereinstimmend mit anderen Autoren daher sagen, daß Collagenase mit einer außerordentlich hohen Proteinabbaurate von 30% des Gesamtproteingehaltes die am meisten geeignete Substanz — gefolgt von Papain und Trypsin — ist, die möglicherweise auftretende mangelnde Abstoßung des devitalisierten Prostatagewebes nach Kryochirurgie zu verhindern.

Dr. U. C. Seib
Prof. Dr. H. Sommerkamp
Dr. U. Junge
Urologische Abt. der Chirurg. Univ.-Klinik
D-7800 Freiburg/Brsg.
Hugstetter Straße 55

H. FROHMÜLLER und W. FÖRTIG: **Das Verhalten der Transaminasen bei der transurethralen Resektion der Prostata**

Literaturberichten zufolge werden im Anschluß an operative Eingriffe häufig mehr oder weniger signifikante Anstiege verschiedener Fermente im Serum beobachtet, die sowohl direkte Folge des Operationstraumas als auch Folge von Komplikationen im postoperativen Verlauf sein können. Um festzustellen, ob und in welchem Ausmaße diese Beobachtungen auch für die transurethrale Resektion der Prostata zutreffen, wurde eine prospektive Studie bei 30 Patienten unternommen.

Von diesen 30 Patienten wurden 25 wegen eines Prostata-Adenoms und 5 wegen eines Prostata-Carcinoms mittels der an unserer Klinik üblichen Stanzmethode transurethral reseziert, wobei in allen Fällen eine nichthämolysierende Lösung als Spülflüssigkeit benutzt wurde. Das Durchschnittsalter betrug 70,5 Jahre, wobei der älteste Patient 83, und der jüngste Patient 61 Jahre alt war. Das Gewicht des resezierten Gewebes reichte von 5 bis 67 g, mit einem Durchschnitt von 31,5 g. Bei keinem der Patienten war präoperativ eine Zweiterkrankung festgestellt worden, die das Enzymmuster hätte beeinflussen können.

Die Werte für die Serum-Glutamat-Oxalat-Transaminase (SGOT) und Serum-Glutamat-Pyruvat-Transaminase (SGPT) wurden bei allen 30 Patienten zu folgenden Zeiten ermittelt:

Am Morgen vor der Operation
30 min nach Operationsbeginn
Am 1. postoperativen Tag.

Bei den letzten 10 Patienten wurden die entsprechenden Enzymwerte im Serum außerdem am 2., 3. und 4. postoperativen Tag bestimmt. Es ergaben sich folgende Resultate (s. Tab. 1):

Ein Anstieg der *SGOT* fand sich bei 4 Patienten, d. h. 13,3%.
Die *SGPT* dagegen war eleviert bei 1 Patienten, d. h. 3,3%.
Bereits präoperative elevierte Werte wurden hierbei nicht berücksichtigt.

Tabelle 1. Bestimmungen der Enzyme SGOT und SGPT bei 30 Patienten vor, während und nach transurethraler Stanzresektion der Prostata.

Lfd.Nr. d.Pat.	Histologie	SGOT n = 0 - 12 mU prae-op.	intra-op.	postop. 1.	2.	3.	4.Tag	SGPT n = 0 - 12 mU prae-op.	intra-op.	postop. 1.	2.	3.	4.Tag
1	Ad	n	n	n				17	16	16			
2	"	n	n	n				n	n	n			
3	"	n	n	16				n	n	n			
4	"	n	n	n				n	n	n			
5	"	n	n	n				n	n	n			
6	"	n	n	n				n	n	n			
7	"	n	n	n				n	n	n			
8	"	14	13	17				15	12	16			
9	Ca	n	n	n				n	n	n			
10	Ca	n	n	n				n	n	n			
11	Ca	n	n	n				13	14	12			
12	Ad	n	n	13				n	n	n			
13	"	30	32	33				53	58	44			
14	"	n	n	n				n	n	n			
15	"	n	n	13				n	n	n			
16	"	17	15	14				n	n	n			
17	"	n	n	n				n	n	n			
18	"	n	n	n				n	n	n			
19	"	n	n	n				n	n	n			
20	"	n	n	n				n	n	n			
21	"	n	n	n	n	n	n	n	n	n	n	n	n
22	"	n	n	n	n	n	n	n	n	n	n	n	n
23	"	n	n	n	n	n	n	n	n	n	n	n	n
24	Ca	n	n	n	n	n	n	n	n	n	n	n	n
25	Ad	n	n	n	n	n	n	n	n	n	n	n	n
26	"	n	13	n	n	n	13	n	20	n	n	n	12
27	Ca	n	n	n	n	n	n	n	n	n	n	n	n
28	Ad	n	n	n	n	n	n	n	n	n	n	n	n
29	"	n	n	n	n	n	n	n	n	n	n	n	n
30	"	n	n	n	n	n	n	n	n	n	n	n	n

Diese Ergebnisse stimmen im wesentlichen mit den Angaben in der Literatur überein. Interessant war die Beobachtung, daß in ca. 75% der Fälle 24 bis 72 Std. post operationem ein minimaler Anstieg der Aktivitätswerte gegenüber den Ausgangswerten erfolgte, der im Verlauf von 4 Tagen praktisch wieder zu den Ausgangswerten abfiel. Diese minimalen Elevationen der Enzymwerte lagen jedoch noch im Normbereich. Bezüglich der Aktivitätsschwankungen ließ sich kein Unterschied zwischen Patienten mit einem Adenom oder einem Carcinom der Prostata feststellen. Aus den Untersuchungen läßt sich ferner der Schluß ziehen, daß die gelegentlich nach transurethraler Resektion der Prostata zu beobachtenden minimalen Elevationen der Fermente SGOT und SGPT nicht signifikant genug sind, um die Diagnose eines weiteren Organschadens, insbesondere eines Myocardinfarktes, mit den typischen ausgeprägten Aktivitätssteigerungen der entsprechenden Enzyme zu verschleiern.

Literatur

1. Harrah, J. D., Holmes, E. C., Paulson, D. F., Ketcham, A. S.: Ann. Surg. **169**, 300 (1969). — 2. Kaerger, E.: Chirurg **39**, 224 (1968). — 3. Mahon, F. B., jr., Muangman, V., Madsen, P. O.: J. Urol. (Baltimore) **107**, 88 (1972). — 4. Marmar, J. L., Karafin, L., Kendall, A. R.: J. Urol. (Baltimore) **102**, 84 (1969). — 5. Mulcahy, J. J., Greene, L. F., Connolly, D. C.: J. Urol. (Baltimore) **105**, 123 (1971). — 6. Person, D. A., Judge, R. D.: Arch. Surg. **77**, 892 (1958). — 7. Reagan, J. R., Taylor, F. W., Higgs, R. E., Dayden, C. B., Irvine E. W. jr., Irvine, E. S.: J. Urol. (Baltimore) **85**, 334 (1961).

Prof. Dr. H. Frohmüller
Dr. W. Förtig
Urol.-Univ.-Klinik und Poliklinik
D-8700 Würzburg
Josef-Schneider-Straße 2

Diskussion zu den Vorträgen S. 125 bis 131 (Freie Vorträge)
Moderator: W. Schmandt, Münster

Diskutant: Das von Herrn Breitwieser dargestellte Verfahren scheint mir sehr interessant. Ich habe dazu noch 3 Fragen: Sie sprachen von der Abstoßungsphase. Wie lange dauert etwa die Abstoßungsphase? Liegt sie in der Größenordnung wie bei der Kryochirurgie. Weiterhin möchte ich wissen, wie lange die Patienten postoperativ einen Dauerkatheter tragen müssen und wie es mit dem postoperativen Infekt steht.

W. Schmandt, Münster: Darf ich Herrn Breitwieser bitten, darauf sofort zu antworten.

P. Breitwieser, Gießen: Wegen der Kürze der Zeit konnte ich die von Ihnen gestellten Fragen im Vortrag nicht behandeln. Die Abstoßungsphase scheint genauso lang zu sein wie bei der Kryotherapie. Wir wissen es jedoch noch nicht sicher. Bei unseren Patienten haben wir nach 6 Wochen den Katheter entfernt, bei 1 Patienten bereits nach 4 Wochen. Auch bei diesem Patienten kam es zur Restharnfreiheit. Ich schätze, daß die Verhältnisse genauso zu sein scheinen wie bei der Kryotherapie, wobei man als einzigen Unterschied wahrscheinlich herausstellen muß, daß der apparative Aufwand und die Kosten geringer sind. Die Harnwegsinfektion haben wir bei unseren Tierversuchen genau untersucht, wobei wir eine Hämaturie, meist handelte es sich um eine Mikrohämaturie, noch 5 bis 6 Tage nach dem Eingriff bei den Hunden feststellten, während der Harnwegsinfekt auch nach 6 Wochen noch bestand. Die im jetzigen Versuch befindlichen Tiere sollen monatelang überleben. Ich befürchte jedoch, daß es genauso wie bei der Kryotherapie ist, daß man durch die entstehenden Nekrosezonen einen Harnwegsinfekt provoziert. Die Hunde sind natürlich nicht antibiotisch behandelt worden, hatten vorher jedoch keinen Harnwegsinfekt. Wochenlang danach bestand dieser jedoch.

W. Schmandt, Münster: Ich möchte darauf hinweisen, daß wir für diese Grundlagenforschung dankbar sind, weil sie klinische Konsequenzen haben kann, die sich in nächster Zeit vielleicht in der Praxis auswirken. In diesem Sinne haben auch diese Vorträge auf den großen Kongressen ihre Bedeutung, und ich freue mich immer, wenn Vorträge dieser Art gebracht werden.

C. F. Rothauge, Gießen: Ich möchte Herrn Seib fragen, wie die proteolytischen Fermente angewandt werden. Sollen sie in die Harnröhre instilliert werden oder ist eine parenterale Anwendung vorzuziehen?

U. C. Seib, Freiburg: Wir haben zwar noch keine klinische Erfahrung, es ist jedoch gedacht, die Enzyme durch einen Katheter zu applizieren, wobei man sicher beachten muß, daß die Menge ausreichend groß ist, um eine genügende Abdauung des nekrotischen Materials zu erreichen. Eine parenterale Anwendung kommt nicht in Frage.

K. Hochberg, Konstanz: In unserer Heidelberger Zeit haben wir über 100 Vereisungen an der Prostata durchgeführt und ich weiß genau, daß wir lange auch versucht haben, durch Fermente die Inkrustationen und die Nekrosen schneller zu lösen. Wir haben dabei die außerordentlich unangenehme Überraschung erlebt, daß es sehr viel häufiger zu Blutungen infolge der frühen Abstoßung der Nekrosen mit Eröffnung der Gefäße kam, ein Ereignis, das man gerade verhindern will und aus diesem Grunde die Vereisung durchführt. Ich weiß nicht, ob Sie ähnliche Erfahrungen gemacht haben?

U. C. Seib, Freiburg: Wir haben bisher noch keine Erfahrungen, aber ich möchte die Gegenfrage stellen, welche Fermente Sie benutzt haben; denn wenn Sie Fibrinolysin verwenden, sind diese Blutungen nicht verwunderlich, bei Kollagenase, Papain und bei Trypsin wäre damit jedoch nicht zu rechnen. Aber wir haben noch keine eigenen Erfahrungen.

K. Hochberg, Konstanz: Es ist vielleicht doch die Frage, ob es unbedingt am Präparat liegt oder ob es nicht daran liegt, daß eben sehr viel früher durch diese Auflösung die Gefäße, die durch Nekrosen verschlossen sind, wieder eröffnet werden.

W. Schmandt, Münster: Das Wesentliche scheint mir zu sein, daß durch diese Studie in vitro gezeigt wurde, wie schwierig eine Applikation in vivo ist. Denn die Voraussetzungen bestehen ja in der pH-Konstanz sowie im Problem der lokalen Anwendung, da das Mittel ja zunächst einmal in der Blase ist und lokal nur sehr schwer an die Prostata gelangt, zumal es außerdem in der Blase durch den Urin ständig verdünnt wird. Insofern hat diese Studie ja auch gezeigt, wie schwierig dieses Verfahren in der klinischen Praxis durchzuführen ist.

Ich möchte Herrn Frohmüller zu seinem Vortrag fragen, ob man den Schluß ziehen kann, daß jede Erhöhung der SGOT und SGPT, die sich nach einer TUR einstellt, eine eindeutige Relevanz hat, die nicht auf den Eingriff selbst zurückzuführen ist, d. h. also in solchen Fällen dann nach einem Herzinfarkt oder anderen entsprechenden Komplikationen gefahndet werden muß?

H. Frohmüller, Würzburg: Mit geringer Einschränkung muß man diesen Schluß ziehen. Die Erhöhungen, die sich finden, sind so minimal, daß sie mit den starken Fermentanstiegen nach Myocardinfarkt nicht in Konkurrenz treten können. Man kann also ohne weiteres den Schluß daraus ziehen, daß, wenn es zu starken Erhöhungen kommt, diese nicht durch die TUR bedingt sind.

W. Schmandt, Münster: Ich möchte trotzdem die Frage stellen, ob es vielleicht daran liegt, daß Sie die Stanze gebrauchen, oder ob Sie glauben, daß das Ausmaß der Thermokoagulation, die Sie ja auch anschließen, etwa das Ausmaß wie bei der transurethralen Resektion erreicht, d. h. also in dieser Hinsicht die Voraussetzungen für die allgemein geübtere TUR etwa die gleichen wären.

H. Frohmüller, Würzburg: Es liegt sicher nicht an der Stanzmethode; denn es liegen Untersuchungen von Madsen in den USA vor, die ungefähr zu den gleichen Ergebnissen kommen. Außerdem gibt es Untersuchungen über die CPK aus der Mayo-Klinik, die allerdings auch teilweise gestanzt haben, während es sich bei den anderen Untersuchungen um zystokopische Eingriffe handelt, bei denen es ebenfalls nicht zu starken Erhöhungen der Fermente gekommen ist. Man kann also ohne weiteres bei der Ansicht bleiben, daß erhebliche Fermenterhöhungen auf einen anderen Krankheitszustand zurückzuführen sind, z. B. auf einen Herzinfarkt und nicht auf die Resektion.

W. Schmandt, Münster: Diese Feststellung halte ich klinisch für sehr wichtig. Es liegen aber Ergebnisse aus der Marburger Klinik vor, die zeigen, daß auch bei der transurethralen Schlingenresektion keine wesentliche Erhöhung der Transaminasen vorkommt.

AKTUELLE INFORMATION I

P. Mellin: **Der vesiko-uretero-renale Reflux (Bericht über das Gelsenkirchener Symposion)**

Mein Bericht über das Gelsenkirchener Reflux-Symposion vom 6. und 7. April 1973 vermag in der mir zur Verfügung stehenden Zeit nur stichwortartig einen lückenhaften Auszug dessen wiederzugeben, was die 59 Referenten verschiedenster Fachrichtungen und die insgesamt 200 Teilnehmer aus 6 Ländern 2 Tage lang beschäftigte. Ziel der Tagung war es, einen Überblick über den gegenwärtigen Stand des Refluxproblems zu gewinnen. Es würde mich freuen, wenn es mir gelänge, Ihnen in wenigen Worten meinen Eindruck zu vermitteln.

Während die *Morphologie des normalen Ureters* seit langem bekannt ist und allenfalls durch Elektronenmikroskopie und histochemische Untersuchungen weitere Aufschlüsse zu erwarten sind, ist die *pathologische Anatomie* der ureterovesikalen Verbindung des Menschen beim Reflux immer noch nicht völlig geklärt. Debled befaßte sich hiermit und fand kollagene Hypertrophie und schwere Fehlbildungen des Muskels bei Fällen von primärem Reflux, die er als muskuläre Anarchie bezeichnete. Sie geht mit einer Verkürzung des submukösen Ureters einher. Durch diese Fehlbildung gehen, wie Grégoir und Schulman in ihrem Referat zur *Pathophysiologie* des Refluxes ausdrückten, die beiden Antirefluxprinzipien – Klappenbildung und muskulär-bindegewebige Struktur des intravesikalen Ureters – verloren. Angeborene fehlerhafte Strukturen der beschriebenen Art können sich, so die Brüsseler Schule, nicht durch einen einfachen Reifungsprozeß zurückbilden. Die Maturationstheorie wurde damit abgelehnt. Der Einwand Sigels, eines der Befürworter dieser Theorie, wie es denn nun zur spontanen Ausheilung der meisten Refluxe komme, wurde mit der Bemerkung abgetan, es habe sich dann stets um sekundäre Refluxe gehandelt. Die Rolle des marginal competent ostium blieb offen.

Der sekundäre Reflux entsteht nach Grégoirs Auffassung durch eine Störung des Gewebegefüges infolge entzündlicher Infiltration. Bei der chronischen Obstruktion führe eine sekundäre Dekompensation der Muskulatur des Ureters zum Auftreten des Refluxes. Das muskuläre Widerlager geht verloren. Die Frage, welchen Stellenwert die Entzündung als Ursache des Refluxes habe, wurde sehr unterschiedlich beantwortet. Für Sigel und Bischoff hat sie keine allzu große Bedeutung. Das wurde aber von anderen energisch bestritten.

Die Schwierigkeiten, primäre und sekundäre Refluxe klinisch exakt auseinanderzuhalten, erschweren die immer noch nicht abgeschlossene Diskussion um die Reifungstheorie.

Den mehr morphologisch orientierten Vorstellungen vom Refluxgeschehen stellten Melchior und Lutzeyer *funktionelle Gesichtspunkte* gegenüber. Hydrodynamische Parameter sollten neben anatomischen und röntgenologischen Merkmalen in die Klassifizierung der Refluxe aufgenommen werden.

Das Fehlen einer einheitlichen *Klassifizierung* stellte sich während der Tagung als außerordentlich hinderlich heraus, da das vorgelegte Material oft nach sehr unterschiedlichen Kriterien erfaßt war. Strohmengers Appell zu einer Vereinheitlichung der Befunddokumentation wurde aufgegriffen. Eine Kommission wird ein Registrierungsschema erarbeiten, das allgemein akzeptiert werden könnte und eine vergleichbare Beurteilung der Befunde erlaubt.

Die *familiäre Häufung und Erblichkeit* des Refluxes waren Gegenstand eines Referats von Herling. Berichte über Refluxfamilien und Refluxe bei eineiigen Zwillingen lassen auf hereditäre Anlagen schließen. Diskutiert wird eine multifaktorielle polygene Vererbung. Man wird dem vielleicht mehr Augenmerk schenken müssen.

Fragen der Diagnostik wurden eingehend behandelt und lebhaft diskutiert. Die *Röntgendiagnostik* wurde vom Röntgenologen Ebel vorgetragen und das *Miktionszystourethro-*

gramm besonders herausgestellt. Kontinuierliche Blasenauffüllung mit Dauertropf über einen dünnen Katheter, Durchleuchtung mit Bildverstärker und Aufnahmen mit 70-mm-Kamera sichern hohe Ausbeute und helfen die Strahlenbelastung zu reduzieren. Man war der Meinung, daß die bekannte Inkonstanz von Refluxbefunden zum Teil auch durch mangelhafte Untersuchungstechnik vorgetäuscht wird. Unterschiedliche Untersuchungstechnik macht die Statistik unvergleichbar. Auch hierin sollte eine Standardisierung erfolgen.

Mit Hilfe von *Isotopen* können noch Refluxe erfaßt werden, die dem Miktionszystourethrogramm entgehen, und die Strahlenbelastung kann herabgesetzt werden. Das Isotopenzystogramm und die Sequenzszintigraphie eignen sich daher auch zu Verlaufskontrollen und als Suchmethode. Das letztere Verfahren hat den Vorzug, den Katheterismus zu vermeiden, jedoch den Nachteil der sehr aufwendigen Apparatur.

Das *Ausscheidungsurogramm* gilt als unerläßlich, läßt aber eine Refluxdiagnose nur ausnahmsweise zu. Hinsichtlich seiner Aussage über die Schädlichkeit des Refluxes waren die Meinungen genauso geteilt wie hinsichtlich der Bewertung des Verfahrens für die Indikationsstellung oder für die Beurteilung der Prognose.

Zur Frage des *Zeitpunkts der Röntgenuntersuchungen* tendierte man dahin zu empfehlen, das Ausscheidungsurogramm und das Miktionszystourethrogramm bereits beim ersten, spätestens aber beim zweiten Schub einer Pyelonephritis sowohl bei Knaben als auch bei Mädchen machen zu lassen.

Der *Zystoskopie* wurde diagnostischer Wert beigemessen. Insbesondere geht es hierbei um die Beurteilung der Ostien. Frohmüller und Ackermann zeigten, daß sich die Aussicht auf konservative Heilung mit der Zunahme der Veränderungen des Ostiums immer mehr verringert. Je pathologischer die Uretermündung, um so öfter fand sich höhergradiger Reflux.

Den Problemen der *Pyelonephritis* als der letztlich den Verlauf der Refluxerkrankung entscheidenden Komplikation wurde größte Beachtung geschenkt. Die Bakteriologen Neussel und Linzenmeier sowie Kienitz legten sehr eindringlich dar, daß eine Verbesserung der Therapie durch die richtige Interpretation der mikrobiologischen Befunde möglich ist. Abgesehen vom Resistenzverhalten der Keime und der Keimzahlbestimmung verdienen serologische Methoden größere Beachtung. Mit subtilen bakteriologischen und serologischen Untersuchungsmethoden kann und muß man Rezidive und Reinfektionen voneinander unterscheiden.

Bei einer klinischen Studie gelang den Kindernephrologen Olbing und Böse der Nachweis, daß herdförmige Destruktionen und Symptome der Pyelonephritis mit Reflux erheblich schwerer als ohne einen solchen sind, und daß eine Ausheilung oder Abschwächung der Pyelonephritis durch antibiotische Therapie nach operativer Refluxbeseitigung häufiger gelingt als bei persistierendem Reflux.

Der Behandlung des Refluxes war ein halber Tag gewidmet. Zur *konservativen Therapie* äußerten sich die Pädiater Kienitz und Krepler. Sie ist der Therapie und Prophylaxe der Pyelonephritis gleichzusetzen und richtet sich nach dem Antibiogramm. Der Initialtherapie von etwa 2 Wochen schließt sich die Dauertherapie an. Nach 6 Monaten wird bei Fortbestehen des Refluxes nochmals ein halbes Jahr lang behandelt und die Indikation zur Operation überprüft. Je nach dem Ausgangsmaterial, das sehr unterschiedlich zu sein schien, differierte die Rückbildungsquote erheblich, sie lag zwischen 32 und 80%. Deutlich kam zum Ausdruck, daß es die intermittierenden Refluxe sind, die die guten Heilungschancen unter Dauertherapie haben, während die Dauerrefluxe nicht heilen und deshalb operiert werden sollen. Sie sind es auch, die viel häufiger pyelonephritische Veränderungen aufweisen.

Das „triple-voiding" hat, wie Maier vortrug, als Therapiemaßnahme heute nur noch historisches Interesse.

Über die *Indikation zur operativen Behandlung* des Refluxes war man sich ziemlich einig. Sowohl die Pädiater als auch die Operateure stimmten im Grundsatz einer von Strohmenger vorgeschlagenen Indikationsliste zu: Eine primäre Operationsindikation wird beim vesiko-renalen Reflux gesehen bei dilatiertem Ureter und Nierenbecken, bei Dauerreflux, Parenchymdestruktion, pathologischen Ostien und paraureteralem Divertikel. In allen anderen Fällen konservative Behandlung, die jedoch zugunsten der Operation aufgegeben werden muß, wenn sie bis Jahresfrist erfolglos bleibt. Kontraindiziert ist die Antirefluxplastik bei vesiko-ureteralem, intermittierendem, inkonstantem, sterilem Reflux, temporär kontraindiziert nach gerade abgelaufenem, akutem, pyelonephritischem Schub. Bei schweren Veränderungen an den Harnwegen und den Nieren kommen nur noch Ableitungsoperationen oder bei Einseitigkeit die Nephroureterektomie in Betracht.

Über die *operativen Verfahren,* ihre Ergebnisse und die Nachsorge sprachen und debattierten Urologen und Kinderchirurgen. Die Methoden von Politano-Leadbetter und Grégoir beherrschen in Europa das Feld. Antirefluxprinzip ist der lange, submuköse Tunnel. Mit beiden Verfahren werden Erfolgsquoten von 90 bis 95% und darüber erreicht. Refluxrezidive und Stenosen sind in der Regel Folgen mangelhafter Technik oder falscher Indikationsstellung. Mißerfolge werden mit zunehmender Erfahrung seltener. Es kommt wirklich auf technische Details an.

Postoperative passagere Harnstauung ist häufig. Stärkere Stauung ist prognostisch sowohl hinsichtlich eines Nierenschadens als auch eines Rezidivs ungünstig. Postoperative Harnstauungszustände sind klinisch oft nicht erkennbar. Nur die urographische Frühkontrolle — die orientierende Aufnahme des einfachen Ausscheidungsurogramms — schützt davor, einen Schaden zu übersehen, der noch rechtzeitig konservativ oder durch operative Korrektur repariert werden kann.

Postoperative Refluxkontrollen durch ein Miktionszystourethrogramm sind erst nach Ablauf von 3 Monaten sinnreich. Rezidive pflegen bis zu diesem Zeitpunkt aufzutreten, können aber auch noch später in Erscheinung treten.

Einige Vorträge beschäftigten sich mit Themen der *experimentellen Refluxforschung* wie mit der Eignung verschiedener Tierspezies, der Verwendung alloplastischer Ventile zur Verhütung des Refluxes oder den Gewebsreaktionen nach Antirefluxplastiken beim Hund.

Zum Abschluß befaßte man sich mit einer Reihe von *Sonderformen des Refluxes.* Reflux bei subvesikalen Hindernissen wurde, das wurde besonders betont, nicht als dessen Folge, sondern als parallele Erscheinung angesehen. Kein Zweifel bestand darüber, daß ein solches Hindernis beseitigt werden muß und daß es leichte Refluxe gibt, die danach verschwinden. Aber die Y-V-Plastik als zusätzliche oder alleinige Antirefluxmaßnahme wurde als passé bezeichnet. Sökelands und Würtenbergers Warnung vor Antirefluxplastiken bei neurogenen Blasen entsprach wohl der allgemeinen Auffassung.

Stockamps Mitteilung eines eindrucksvollen günstigen Effekts von alpha-Rezeptorenblockern auf den sekundären Reflux bei kongenital neurogener Blase verdient in diesem Zusammenhang Beachtung.

Schließlich kam noch der Reflux bei Doppelnieren ausführlicher zur Sprache. Altrock und Wulf legten Wert auf eine exakte Klassifikation als Grundlage der Therapie. Sie bevorzugen die extravesikale Antirefluxoperation im Gegensatz zu Kaiser aus der Berner Klinik, der die Erfahrungen von Bettex mit der En-bloc-Ureterozystoneostomie vortrug.

Dieses Symposion hat zweierlei eindringlich bestätigt:

1. Der Reflux ist ein Gebiet mit weitgespannter Thematik. Es wird deshalb das wissenschaftliche Interesse verschiedener Fachdisziplinen berührt und benötigt.

2. Für die Kinderurologie ist der Reflux ein zentrales Problem. Da wir uns um diesen Zweig unseres Faches intensiv bemühen müssen, sollte dem Reflux unsere größte Aufmerksamkeit gehören.

Prof. Dr. P. Mellin
Urologische Univ.-Klinik
D-4300 Essen
Hufelandstraße 55

P. Strohmenger: **Aktuelle Information über die experimentelle Urologie**

Eine eigenständige Grundlagenforschung ist nach Lutzeyer notwendiger Bestandteil eines Spezialfaches. Mehr noch als das: Die autonome Forschung macht das Fach erst zu einer in sich abgerundeten und gegen andere Bereiche abgrenzbaren Einheit. Aus dieser Erkenntnis heraus hat die experimentelle Urologie im Rahmen dieses Kongresses ihren festen Platz. Der steigende Umfang und die immer differenzierter werdenden experimentellen Praktiken haben darüber hinaus aber nach neuen Formen der Kommunikation suchen lassen. Als Publikationsorgan steht dem Experimentator seit Anfang des Jahres die Zeitschrift „Urological Research" zur Verfügung. Als Diskussionsforum wurde im vergangenen Jahr erstmals ein „Symposion für experimentelle Urologie" in Köln abgehalten; ein zweites derartiges Treffen wird im März kommenden Jahres folgen. Der dort zusammenkommende Kreis von experimentell tätigen Urologen will nicht die experimentelle Urologie aus diesem Kongreß, der ein Spiegelbild der Arbeit auf dem gesamten Gebiet der Urologie sein und bleiben soll, herausnehmen und ein Eigenleben führen. Er versteht sich als Arbeitskreis dieser Gesellschaft und sucht lediglich nach der Möglichkeit eines noch direkteren, intensiveren Austausches von Erfahrungen im kleinen, besonders spezialisierten Kreis. Der Extrakt aus solcher Arbeit muß dann hier wieder erscheinen.

Wenn ich gebeten worden bin, Ihnen aktuelle Informationen über die Arbeit auf urologisch experimentellem Gebiet zu geben, zu prüfen, was an Erkenntnissen schon in die Klinik übertragbar ist und was weiter zu verfolgen sinnvoll wäre, so ist das ein schwieriger Auftrag — für den ich trotzdem danke. Das Material ist groß. Was „aktuell" ist — wenn man unter aktuell nicht nur „neu", sondern „neu und für die Praxis oder die weitere Forschung relevant" verstehen will — ist nicht objektiv festzulegen, diese Beurteilung ist persönlich gefärbt. Gestatten Sie mir deshalb, Ihnen in gedrängter Kürze Einblick in nur einige wenige mir aktuell erscheinende Arbeitsrichtungen und Probleme zu geben.

Herr Kierfeld hat im vergangenen Jahr hier über die Konservierung von zur Transplantation bestimmten Nieren gesprochen. Bis zu 8 Std. kalter Ischämiezeit bietet sie kein Problem mehr und ist mit Schwerkraftperfusion und anschließender kalter Lagerung möglich; längere Konservierungszeiten erfordern die apparative Perfusion, die technisch doch recht aufwendig ist und sich deshalb zwar gut für die stationäre Konservierung, weniger aber für den Transport über viele 100 km eignet. Mebel fordert eine apparativ wenig aufwendige Konservierungsmöglichkeit für mindestens 18 Std. zur Lösung der zahlreichen medizinischen und organisatorischen, vor einer Transplantation entstehenden Probleme. Hier scheint mir eine Untersuchung von Sacks und Mitarb. einen neuen Weg zu zeigen, eigentlich mehr eine alte Methode variiert neu wieder einzusetzen. Sie konservierten die Nieren von 4 Hunden durch nur 5 min dauernde Schwerkraftperfusion mit einer intrazellulären, hyperosmotischen Elektrolytlösung von 6° C. Im Gegensatz zur Collins-Lösung enthielt sie keine weiteren Zusätze wie Cortison und Phenoxybenzamin. In derselben Lösung wurde die Niere nach der Perfusion 48 Std. aufbewahrt und dann auf der Gegenseite nephrektomierten Hunden mit Erfolg retransplantiert.

Das gleiche Prinzip wurde sehr erfolgreich zur in-vivo-Perfusion verwandt. Dieses Verfahren zur Erreichung einer durch den Zeitfaktor unbehinderten Intensivchirurgie erkrankter Nieren in Blutleere kann durch diese Untersuchung neue Impulse erhalten. Eisenberger und Mitarb. haben auf dem letzten Kongreß dieser Gesellschaft über ähnliche Versuche mit anderer Lösung berichtet. Ziel weiterer Untersuchungen wird es sein müssen, festzustellen, wie sich vorgeschädigte Nieren, z. B. mit Korallensteinen und chronischer Pyelonephritis, gegenüber der hypothermen Ischämie verhalten.

Dreikorn und Böttger prüften das Perfusionsgerät nach Belzer und nach Gambro zunächst im Tierversuch und dann bei humanen Transplantationen. Sie sehen den Vorteil der maschinellen Perfusion nicht nur in der Verlängerung der möglichen kalten Ischämiezeit, sondern auch darin, daß sich Kriterien für die Prognose des Transplantates in funktioneller Hinsicht ergeben. Gleichmäßige Blässe schnell nach Beginn der Perfusion, konstanter und niedriger Perfusionsdruck und konstanter Flow sind prognostisch günstig, ein Absinken des pH der Perfusionslösung sowie ein Ansteigen der LDH sind ungünstige Zeichen. Auch das angiographische Bild der zur Transplantation bestimmten Niere ist nach Dreikorn und Reger prognostisch aussagekräftig.

Sinha und Mitarb. sehen im O_2-Verbrauch während der Perfusion ein besseres prognostisches Kriterium als in der Messung des arteriellen Widerstandes und des Flow. Sie konnten eine Reduktion des Sauerstoffverbrauches schon in Fällen feststellen, in denen die anderen Parameter noch normal waren.

Zum Thema Transplantation paßt eine experimentelle Untersuchung von Agishi und Mitarb. bei Hunden über ein neues Verfahren, die intravenöse Hämodialyse. Ein Zellophanschlauch in der V. cava wird perfundiert. Nach 12stündiger Perfusion entwickelte sich ein stabiler Kreislaufzustand; d. h. vorübergehend abgesunkener arterieller Mitteldruck und angestiegener zentraler Venendruck normalisierten sich. Die Harnstoff-Stickstoff-Eliminierung entsprach etwa der bei Peritonealdialyse. Eine Fortführung dieser Versuche im Hinblick auf die Entwicklung einer wenig aufwendigen Heimdialyse schiene mir sinnvoll. Zu prüfen wird sein, inwiefern bei längerem Verweilen durch Infektion, Thromboembolie und mechanische oder funktionelle Beeinflussung des Kreislaufes Komplikationen auftreten.

Erheblichen Umfang nehmen im Schrifttum Versuche ein, Tumormodelle zu finden, an denen man Gesetzmäßigkeiten des Wachstums verschiedener Neoplasmen unter verschiedenen Bedingungen, z. B. die Wirkung von Pharmaka, prüfen und objektivieren kann. 4 Verfahren konkurrieren hier: Das Studium an spontan entstandenen oder induzierten Tumoren beim Tier, die Gewebekultur, die Monolayer-Kultur und die Transplantation menschlichen Tumorgewebes auf Versuchstiere.

Zum 1.: Bei syrischen Hamstern kann man mit Östrogenen einen dem Hypernephrom ähnlichen Tumor erzeugen. Die Prüfung der Wirksamkeit der zur Behandlung des fortgeschrittenen Hypernephroms vorgeschlagenen Gestagene schien Soloway und Myers an einem hormonal induzierten Tumor den Verhältnissen beim menschlichen Hypernephrom nicht vergleichbar. Sie untersuchten deshalb die Wirkung von Östrogenen, Gestagenen, Androgenen und Cortison auf einen spontan entstandenen, dem Hypernephrom makroskopisch und histochemisch sehr ähnlichen Nierentumor der Maus, der sich relativ leicht auf genetisch identische Mäuse transplantieren läßt. Östrogen verhinderte nicht das Angehen des Tumors, verzögerte aber signifikant das Wachstum. Ebenso, wenn auch weniger deutlich, wirkte Testosteron, Cortison nur in sehr hohen Dosen; das Gestagen hatte keinerlei Wirkung. Dieses Ergebnis steht in gewissem Widerspruch zu dem von König über die Wirkung von Gestagenen auf menschliches Hypernephromgewebe in der Monolayer-Kultur.

Hinweisen möchte ich auch auf die schon länger bekannte Möglichkeit, durch Inkubation mit onkogenetischen Viren in der Zellkultur von Prostatagewebe neugeborener Hamster Zellen zu gewinnen, die bei Replantation auf männliche Hamster morphologisch und biochemisch dem Prostatakarzinom sehr ähnliche Tumoren ergeben. Auch ein Nierentumor ließ sich auf ähnliche Weise erzeugen (Arbeitsgruppe Paulson und Fraley).

Zum 2. Methoden und Ergebnisse der Organkultur hat Schröder im vergangenen Jahr hier demonstriert. Gerade die Wirkungen von Hormonen auf die Prostatazelle sind aber mit den Methoden der Gewebekultur bisher keineswegs einheitlich ermittelt worden. Wichtig erscheint es deshalb, hier verbesserte Modelle ausfindig zu machen.

Zum 3. In der Monolayer-Kultur von Zellen des Prostataadenoms und -karzinoms konnte Schröder histologisch bisher die wachsenden Zellen nicht immer eindeutig identifizieren. Bei Versuchen über den Einfluß von Hormonen konnte er nur die Wirkung des Androgenentzuges reproduzierbar nachweisen. Brehmer und Mitarbeiter wiesen dagegen elektronenoptisch morphologische Kriterien zur Differenzierung der Zellen nach. Sie prüften weiterhin die Wirkung von Androgenen und Östrogenen auf das Wachstum verschiedener Zellpopulationen, das in Form der „Plating efficiency", dem Prozentsatz des Angehens in Kultur angesetzter Zellen, ausgedrückt wird. Sie stellten eine stark zytotoxische Wirkung von Östron und Diäthylstilböstrol fest, womit der direkte Einfluß dieser Substanzen auf die Zelle der Prostata nachgewiesen wird. Sicher müssen diese Verfahren weiter verfeinert und unter verschiedenen Bedingungen erprobt werden, ehe man reproduzierbare und für die Klinik anwendbare Ergebnisse erhält.

Die Versuche von Senge und Mitarb., menschliches Prostatagewebe auf infantile Mäuse zu übertragen und die Reaktion des angegangenen Gewebes auf Pharmaka zu prüfen, sind in diesem Kreise bekannt. Es sind bei diesen Transplantationen Wachstumskriterien gefunden worden, die den Verhältnissen im menschlichen Körper gleichen. Hier bietet sich also erstmals die Aussicht, die Wirkung von Pharmaka auf menschliches Tumorgewebe im Tierversuch zu prüfen. Castro konnte menschliches Prostatagewebe unter die Nierenkapsel bzw. unter die Haut von Mäusen unter Immunsuppression durch Thymektomie und subletale Bestrahlung mit ähnlichem Erfolg transplantieren. Elhilali und Mitarb. haben ein menschliches Übergangszellkarzinom der Blase in 9 Passagen in einer Zellkultur züchten und dann in die Backentasche des Hamsters transplantieren können. Ohne Immunsuppression gingen die Transplantate in 100% an. Diese Tumoren ließen sich weitertransplantieren und befinden sich zur Zeit in der 16. Kulturgeneration. Diese ohne den vorhergehenden Einfluß von Immunsuppressiva wachsenden Tumoren können ein besonders geeignetes Versuchsmodell für die Prüfung von Zytostatika werden.

Pavone-Makaluso und Mitarb. haben die Möglichkeiten zur Testung der Empfindlichkeit von Blasentumoren gegen Zytostatika zusammengestellt. Morphologische Beurteilung in zytologischen Ausstrichen, Bestimmung der Inkorporation des Zytostatikums in die Zelle, Wirkung von Zytostatika auf transplantiertes Tumorgewebe und die Messung der Eiweiß- und DNA-Synthese in der Zellkultur sind technisch aufwendig und kommen deshalb für die Praxis noch nicht in Betracht. Chancen werden einem Test eingeräumt, ähnlich dem der Resistenzbestimmung von Bakterien gegen Antibiotika. Zytostatika hemmen, wenn wirksam, die Dehydrogenase der Tumorzellen. Es werden auf eine mit Methylen-Blau gefärbte Tumorzellkultur Testplättchen mit Zytostatika aufgebracht. In dem Bereich, in dem Dehydrogenase fehlt, bleibt die Entfärbung des Methylen-Blau aus. Fehlt also um die Testplättchen ein heller Hof, so spricht das für die zytotoxische Aktivität des Medikamentes.

Faul und Rabes untersuchten mit Hilfe der Thymidin-3-H-Autoradiographie zytologische Ausstriche von Prostatabiopsien. Das Ausmaß des Thymidineinbaus hing vom Differenzierungsgrad des Tumors ab. Nach Östrogenbehandlung des Karzinoms zeigte sich, wie auch beim Adenom, keinerlei Thymidinanreicherung. Dieses Modell könnte ein praktisch verwendbarer Test für die Wirkung einer eingeleiteten Behandlung von bösartigen Tumoren sein.

Die Objektivierung von Nebenwirkungen stark wirksamer Medikamente im Tierexperiment ist von großer Bedeutung. Tynberg und Mitarb. untersuchten die Wirkung des bei der Behandlung des Wilms-Tumors verwendeten Aktinomycin D auf die kompensatorische Hypertrophie der Gegenniere. Körpergewicht, Nierengewicht, Gesamteiweißmasse der Niere und Gesamt-DNA und -RNA waren nach 28 Tagen in 2 Versuchstiergruppen gleich, von denen die eine nur nephrektomiert, die andere nachträglich zytostatisch behandelt war. Ein beruhigendes Ergebnis, wenn man daran denkt, was bei Heilung des Tumors an Therapiefolgen zurückbleiben könnte.

Ein großer Sprung auf ein ganz anderes Gebiet, der Klinik schon wesentlich näher: Der Ersatz des Harnleiters oder die Überbrückung von lumbalen Harnleiterdefekten. Sie alle kennen die Fülle von Versuchen zur Interposition von auto-, homoio-, hetero- und alloplastischem Material. Die Welle dieser Experimente ist noch nicht vorüber. Solche Versuche — wir selbst haben vor einigen Jahren auch noch daran gearbeitet — sollten in Zukunft unterlassen, zumindest aber nicht finanziell gefördert werden. Es muß einmal klar herausgestellt werden: Es geht einfach nicht. Die Interposition eines wie immer gearteten Segmentes in den Ureter verhindert, selbst wenn es durchgängig bleibt, die Fortleitung der peristaltischen Welle vom Nierenbecken in den Ureter oder die Fortleitung der elektrischen Erregungswelle. Melchior und Mitarb. haben das mit der Urorheomanometrie sehr schön nachweisen können. Diese Methode ist im übrigen ein Beispiel dafür, wie ein zunächst experimentell erarbeitetes Verfahren schließlich Einzug in die Klinik gefunden hat. — Etwas anders ist das Problem des Uterersatzes zu beurteilen, wenn der distale Ureter bis zur Blase hin ersetzt wird, oberhalb der Prothese aber ein gewisses Stück Ureter vorhanden ist. Dieses Segment zusammen mit dem Nierenbecken pumpt dann offenbar den Harn durch das starre Rohr zur Blase; das haben die klinisch verwirklichten Experimente von Auvert u. a. mit Silastik-Prothesen gezeigt. Es hängt vom Verhältnis der Pumpkraft des verbliebenen Gewebes zum Strömungswiderstand der Prothese ab, ob es zu einer Harnstauung kommt oder nicht.

Im Rahmen der supravesikalen Harnableitung schienen mir Versuche von Bruhns und Thompson interessant, die ein Ileumsegment V-förmig anlegten, je ein Ende mit einem Nierenbecken anastomosierten, das Stoma in der Mitte angelegt. Besonders bemerkenswert ist, daß im antiperistaltischen Schenkel nicht schlechtere Abflußverhältnisse bestanden als im isoperistaltischen.

Wie irreführend das Ergebnis von mit einigem Aufwand betriebenen Tierversuchen sein kann, wenn der experimentelle Ansatz der Fragestellung in der Klinik nicht entspricht, zeigt eine Studie über den Bakteriengehalt von ausgeschalteten Darmschlingen bei Hunden (Spence und Mitarb.). Fast alle Harnwege, präoperativ steril, waren 3 Monate später infiziert, zum größten Teil bis hinauf zur Niere. Wir haben gestern mit Herrn Schach über ähnliche Untersuchungen am Menschen berichtet, die ganz anders ausfielen — nicht sehr verwunderlich bei den doch unterschiedlichen Stallbedingungen von Mensch und Versuchstier.

Von hohem Interesse, sowohl vom Versuchsmodell wie vom Ergebnis, sind Untersuchungen von Tanagho, der an Schaffoeten intrauterin dosierte Abflußbehinderungen am Ureter und an der Urethra zu verschiedenen Zeitpunkten der intrauterinen Entwicklung erzeugte. Diese Versuche geben uns erstmals die Möglichkeit, die Morphogenese angeborener Harnabflußstörungen, die Entstehung von primärem und sekundärem Megalureter zu verfolgen.

Die Umscheidung des Ureters mit Silastikröhrchen behindert das Wachstum in die Breite, nicht aber in Längsrichtung. In diesem Bereich entstehen vorwiegend längsgerichtete Muskelstrukturen. Dieses Segment stellt dann ein funktionelles Hindernis dar, oberhalb entwickeln sich Hypertrophie und Hyperplasie, unterhalb ist die Struktur regelrecht; es besteht aber ein signifikantes Defizit in der Zahl der Muskelzellen gegenüber dem Kontrollureter. Für die regelhafte Anordnung der Muskulatur ist demnach das unbehinderte Wachstum, für die Entwicklung der gehörigen Muskelmasse die funktionelle Beanspruchung in Form eines ausreichenden Harnflusses maßgebend.

Bei indirekter, sekundärer Harnleiterobstruktion durch Einengung der Urethra konnte nur in einem einzigen Fall ein Reflux beobachtet werden, ein wichtiges Argument im Rahmen der Diskussion, ob Blasenentleerungsstörung und Reflux kausalgenetisch oder nur assoziiert zusammenhängen. Ähnliche Beobachtungen hatte Mildenberger bei jungen Schweinen gemacht.

Meine Damen und Herren, meine Zeit ist zu Ende. Sie sehen, daß ich Ihnen nur aus wenigen Gebieten der urologischen Grundlagenforschung einiges berichten konnte. Intensiv bearbeitete Themenkreise, wie z. B. das der Blasen- und Ureterinnervation und damit verbunden der Urodynamik, des Einflusses von Medikamenten auf die Bewegungsabläufe an den Harnwegen, experimentelle Untersuchungen zur Steingenese, -therapie und -prophylaxe, immunologische Aspekte z. B. der Kryochirurgie und der Pyelonephritis, die Erforschung von Resorption und Einschwemmung von Substanzen aus den Harnwegen z. B. bei der transurethralen Resektion und viele andere mußten ausgelassen werden, einiges werden Sie in Einzeldarstellungen hier noch hören.

Ich habe trotzdem die Hoffnung, daß in solch einem kurzen Überblick der ein oder andere Versuchsansatz Ihr Interesse finden und Sie veranlassen könnte nachzulesen. Wenn der eine oder andere von Ihnen einen Gedanken aufnehmen und auch nur ein Stück fortentwickeln würde, könnte aus der — sich auf das bereits Erarbeitete beziehenden Information — mehr werden, nämlich die Fortführung der Bemühungen, die Grundlagen unseres oft nur empirisch belegten täglichen Tuns auch künftig weiter zu erhellen.

Literatur

Agishi, T.: Invest. Urol. **10,** 189 (1972). — Auvert, J.: J. Urol. Nephrol. **75,** 221 (1969). — Brehmer, B.: J. Urol. (Baltimore) **108,** 890 (1972). — Urol. int. (Basel) **28,** 338 (1973). — Bruns,

T. N. C., Thompson, J. M.: J. Urol. (Baltimore) **109,** 33 (1973). — Castro, J. E.: Brit. J. Urol. **45,** 163 (1973). — Dreikorn, K., Boettger, F.: Urologe A **12,** 28 (1973). — Dreikorn, K., Regner, W.: Verh. dtsch. Ges. Urol. 1972. — Eisenberger, F.: Verh. dtsch. Ges. Urol. 1972. — Elhilali, M. M.: Invest. Urol. **10,** 230 (1972). — Faul, P., Rabes, H.: Urologe A **11,** 295 (1972). — Fraley, E. E., Paulson, D. F.: J. Urol. (Baltimore) **101,** 735 (1969). — Kierfeld, G.: Verh. dtsch. Ges. Urol. 1972. — König, K.: Verh. dtsch. Ges. Urol. 1972. — Mebel, M.: Z. ges. exp. Med. exp. Chir. **6,** 2 (1973). — Melchior, H.: Urologe A **11,** 41 pediat. (1972). — Mildenberger, H., Fendel, H.: Progr. **3,** 53 (1971). — Paulson, P. F.: Science **159,** 200 (1968). — Paulson, P. F.: Surgery **64,** 241 (1968). — Pavone-Macaluso, M.: Urol. Res. **1,** 60 (1973). — Sacks, S. A.: Urol. Res. **1,** 83 (1973). — Senge, T.: Verh. dtsch. Ges. Urol. 1972. — Sinha, B.: Invest. Urol. **10,** 411 (1973). — Soloway, M. S., Myers, G. H.: J. Urol. (Baltimore) **109,** 356 (1973). — Spence, B.: Invest. Urol. **10,** 290 (1973). — Schröder, F.: Verh. dtsch. Ges. Urol. 1972. — Strohmenger, P.: Urol. int. (Basel) **25,** 201 (1970). — Tanagho, E. A.: J. Urol. (Baltimore) **109,** 196 (1973). — Tanagho, E. A.: Invest. Urol. **10,** 19, 25, 35 (1972). — Tynberg, P. L.: J. surg. Res. **14,** 347 (1973).

Prof. Dr. med. P. Strohmenger
Urologische Universitätsklinik
der Gesamthochschule Essen
D-4300 Essen
Hufelandstraße 55

B. Jannopoulos: **Prograde Urethrotomie**

Sondierung und Bougierung von Harnröhrenstrikturen mit Bougies und anderen Instrumenten sind seit Jahrhunderten bekannt; die „blind" durchgeführten Bougierungen werden in den letzten Jahrzehnten zunehmend durch die Sondierung der Strikturen unter Sicht und anschließende Aufbougierung ersetzt. Eine blinde Schlitzung von Strikturen ist seit 1848 mit dem Instrument von Maisonneuve möglich; dieses Verfahren wurde kürzlich von Marshall wieder aufgegriffen und für Harnröhrenstrikturen empfohlen.

In der letzten Zeit wurden zahlreiche Urethroskope und Resektoskope mit Messern zur Spaltung von Strikturen unter Sicht ausgerüstet.

Die Entwicklung der modernen Strikturbehandlung läßt sich in folgenden Bildern demonstrieren:

1. Filiforme Bougies: Blindes Sondieren der Harnröhre mit dünnen Sonden.
2. Verfahren von Maisonneuve (1848)/Marshall(1971): Blindes Durchschneiden einer Striktur mit einem Harnröhrenmesser.
3. Sondieren von Strikturen unter Sicht: Fischer-Urethroskop.
4. Blindes Bougieren der Strikturen mit Heywald-May-Bougies nach vorheriger Sondierung mit Hilfe eines Urethroskopes.
5. Prograde Urethroskopie und Sondierung von Strikturen unter Sicht: Im Prinzip ein ähnliches Verfahren wie mit dem Fischer-Urethroskop; allerdings sind die technischen Verbesserungen durch das Kaltlicht und die Optik erheblich.
6. Durch die technische Entwicklung ist heute eine Durchtrennung der Striktur unter Sicht und Passieren mit dem Endoskop möglich.

Das mit der Firma Wolf entwickelte Instrument besteht aus drei Teilen:
einem halboffenen Schaft wie bei einem Mediastinoskop,
einem Urethroskopieeinsatz zur Sondierung der Striktur,
sowie einem Schneideinsatz mit Sondenführung.

Die Strikturbehandlung erfordert 3 Arbeitsgänge:

1. Sondierung der Striktur unter Sicht mit einem 5 Charr. Ureterkatheter (Abb. 1).
2. Durchschneiden und Passieren der Striktur unter Sicht mit dem Schneideinsatz (Abb. 2).
3. Inspektion der Blase und Einlegen eines Ballonkatheters (Abb. 3).

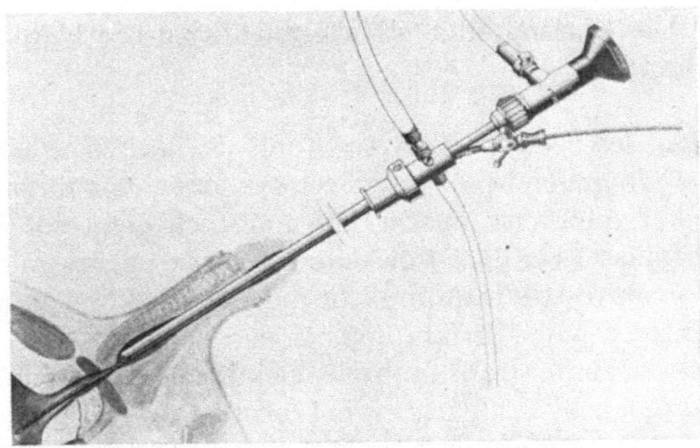

Abb. 1. Sondieren mit Ureter-Katheter.

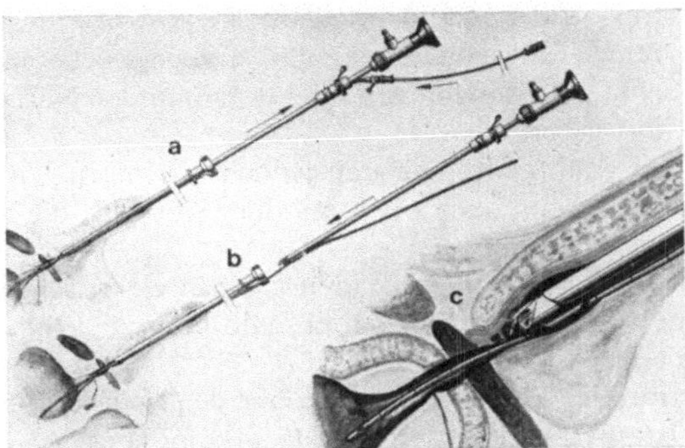

Abb. 2. a) Sondier-Einsatz wird herausgenommen, Katheter bleibt als Leitsonde liegen (Nachschieben mit dem Henning-Schieber); b) Einführen des Messer-Einsatzes über den Leitkatheter; c) Schneiden der Striktur.

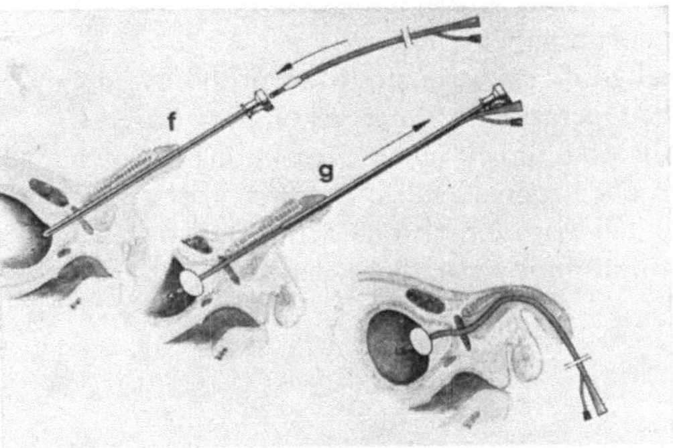

Abb. 3. f) Einführen eines Ballonkatheters durch den Schaft (nach Entfernen des Einsatzes mit Blasenoptik); g) Ballon auffüllen und Schaft herausziehen.

Das Einlegen eines Ballonkatheters ist unproblematisch, da der Schaft an einer Seite offen ist.

Die vorgestellten Instrumente bereichern die transurethrale Strikturbehandlung; naturgemäß werden die besten Ergebnisse bei kongenitalen und kurzen traumatischen Strikturen erzielt, bei denen nur geringe periurethrale Entzündungen bestehen. Langzeiterfahrungen mit dem prograden Urethrotom stehen allerdings noch aus.

Dr. med. B. Jannopoulos
Urologische Klinik
D-4600 Dortmund
Westfalendamm

H. SACHSE: **Die transurethrale scharfe Schlitzung der Harnröhrenstriktur mit einem neuen Sichturethrotom**

Es ist das Ziel des neuen Sichturethrotoms, Strikturen jeden Ausmaßes zu beheben und damit ohne eingreifende plastische Operationen mit ihren Gefahren und Konsequenzen, wie einer Impotenz, auszukommen. Auch nicht sondierbare oder komplette Harnröhrenverschlüsse, bei denen die Urethrotomia interna mit dem blind arbeitenden Otis- und Maisonneuve-Urethrotom nicht möglich ist, können gespalten werden.

Aufgrund unserer guten Erfahrung bei der Behandlung der kurzen, angeborenen Harnröhrenstriktur durch transurethrale elektrische Schlitzung unter Sicht, die auf Fischer (1937) zurückgeht, schlitzen wir in Nürnberg seit 3 Jahren sämtliche Harnröhrenstrikturen, gleich welcher Genese, Lokalisation und Länge, transurethral.

Ich beziehe mich nicht auf angeborene oder sonstige minimale Strikturen, die ohne wesentlichen Einfluß auf die Miktion sind.

Während die Bougierungsbehandlung das Narbengewebe nur dehnt, ist das Ziel der transurethralen Schlitzung die völlige Durchtrennung der Narben und damit Verhinderung der Restriktionsneigung.

Die elektrischen Schlitzungen zeigten jedoch in einigen Fällen bald wieder eine erneute Stenosebildung, wenn auch nicht im alten Ausmaß, die meisten Kranken kamen ohne weitere Bougierungen aus.

Für diese erneute Vernarbung machten wir den elektrischen Schnitt mit seiner Nekrosebildung verantwortlich und gingen deshalb im Juni 1971 — also vor 2 Jahren — auf den scharfen Schnitt über.

Kleine lanzettförmige Messerchen, wie Sie in der Neurochirurgie Verwendung finden, wurden in ein Cystourethroskop der Firma Stortz montiert.

Die mühsame Technik mit diesem provisorischen Instrument brachte jedoch überraschend gute Resultate.

Daraufhin wurde in Zusammenarbeit mit der Firma Stortz ein neues Sichturethrotom entwickelt, welches unseren Vorstellungen der transurethralen scharfen Schlitzung unter Sicht schon weitgehend nahekommt.

Es wurden hochgradige, ausgedehnte Harnröhrenverengungen operiert, für die früher nur eine plastische Operation in Frage gekommen wäre.

Das Sichturethrotom ähnelt einem Resektionsinstrument, dessen Schlinge durch ein bewegliches, nach oben schneidendes Messerchen ersetzt ist (Abb. 1).

Dieses Messer hat vorn eine runde Schneide, so daß man auch vorwärts schneiden kann. Dieser Form kommt wesentliche Bedeutung zu.

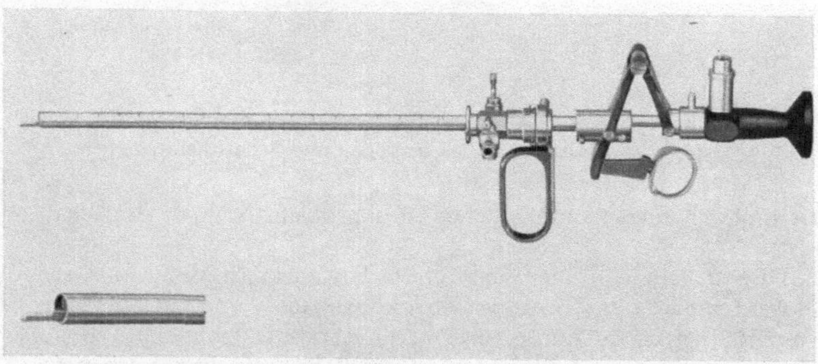

Abb. 1

Urethrogramm, Miktionsurogramm und Uroflow klären vor der Operation die lokale Situation.

Vorherige Bougierungen verwischen die eigentlichen morphologischen Verhältnisse und sollen unterbleiben.

In Lumbalanästhesie wird urethroskopiert und der Strikturbereich besichtigt.

Nach Möglichkeit schieben wir einen 5 Charr. Ureterkatheter als Leitsonde zur Blase vor.

Gelingt die Sondierung nicht, muß man bei der Schlitzung ohne diesen Ariadnefaden auskommen, der dem Anfänger den Eingriff wesentlich erleichtert.

An der Leitsonde entlang beginnt der Schnitt.

Hauptschnittrichtung bleibt stets 12′, um Verletzungen der Corpera cavernosa zu vermeiden.

Millimeter für Millimeter schneidet man sich proximalwärts vor.

Alle sichtbar werdenden Narbenstränge werden gezielt durchtrennt.

Natürlich muß man sich ebenso wie bei der transurethralen Elektroresektion in die Methode einarbeiten und die verschiedenen Gewebearten unterscheiden lernen. Die Harnröhrenstriktur wird mindestens bis 24 Charr. geschlitzt, meist schlitzen wir heute bei der Verfolgung der Narbenstränge noch weiter — bis über 30 Charr. hinaus.

Als Spüllösungen verwenden wir 5%ige Traubenzuckerlösung. Es kann vorkommen, daß Spülflüssigkeit in das lockere Bindegewebe übertritt und es bei längerer Operationsdauer zu einem Penis- oder Scrotalödem kommt.

Diese Ödeme sind belanglos und resorbieren sich rasch wieder. Das Narbengewebe selbst blutet nicht.

Kleinere arterielle Blutungen des Bindegewebes werden durch Elektrokoagulation gestillt.

Selbstverständlich können Verletzungen der Corpera cavernosa bei vorderen, schwierigen Strikturen nicht mit absoluter Sicherheit vermieden werden.

Der erfahrene Operateur erkennt bei der transurethralen Resektion rechtzeitig die Kapsel.

Er wird auch hier das cavernöse Gewebe frühzeitig sichten und eine Verletzung vermeiden.

Blutungen aus den Schwellkörpern stehen nach Einlegen eines hochkalibrigen Harnröhrenkatheters meist von selbst.

Im Anschluß an die Urethrotomie lassen wir einen im Strikturgebiet mehrfach perforierten Ballonkatheter für 3 Wochen liegen.

Wir haben herausgefunden, daß diese Perforationsöffnungen im Katheter Sekretstauungen zwischen Harnröhrenwand und Katheter verhindern.

Als Kathetergleitmittel benützen wir Terracortril-Gel, welches sich der Patient für 2 Wochen nach Entfernung des Dauerkatheters nach jeder Miktion selbst in die Urethra injiziert.

Ferner wird er angehalten, weitere 8 Wochen nach Entfernung des Dauerkatheters eine sog. „hydraulische Selbstbougierung“ vorzunehmen.

Hierbei klemmt der Kranke vor Beginn der Miktion die Harnröhre im Bereich der Glans selbst ab und nützt so den Druck des eigenen Urins zur Harnröhrendilatation.

Jede Katheterbougierung muß wegen der Gefahr erneuter Läsionen unterbleiben.

Das Operationsresultat wird in der Folgezeit nur mit Urethrogramm und Uroflow kontrolliert.

Operation und Nachbehandlung finden unter Antibiotikaschutz statt.

Seit 1970 haben wir 75 ausgedehnte Harnröhrenstrikturen transurethral geschlitzt, davon 11 Strikturen elektrisch, 22 mit lanzettförmigen Messerchen scharf und 42 mit dem neuen Sichturethrotom. Operiert wurden Strikturen bis zu 6 cm Länge.

Wie schon erwähnt, ist der Eingriff auch bei komplettem Harnröhrenverschluß möglich. Hier wird auf eine durch Blasenfistel und Blase geführte, im hinteren Anteil der Harnröhre liegende, gebogene Metallsonde blind zugeschnitten. Bei Strikturen im Sphinkter externus raten wir nur bis 22 Charr. zu schlitzen und einen 18 Charr. Dauerkatheter zu belassen, um keine Inkontinenz zu riskieren.

Zusammenfassung

Gegenüber der blinden Urethrotomie bietet die transurethrale Schlitzung der Harnröhrenstriktur unter Sicht mehr Sicherheit vor Nebenverletzungen und ist bei sämtlichen Harnröhrenstrikturen möglich. Nach unseren Erfahrungen ist dabei der scharfe Schnitt dem früher von uns geübten elektrischen Schnitt überlegen.

Plastische Operationen können vermieden werden.

Prof. Dr. H. Sachse
Urologische Klinik der
Städt. Krankenanstalten
D-8500 Nürnberg 5

H. MELCHIOR: **Bipolare Mikrokoagulation**

Plastisch-rekonstruktive Operationen am Harntrakt erfordern eine subtile, atraumatische Operationstechnik; d. h. nicht nur schonende Präparation, sondern auch sorgfältige Blutstillung ohne tiefe Gewebsnekrosen. Diesen Forderungen wird die bipolare Mikrokoagulation gerecht.

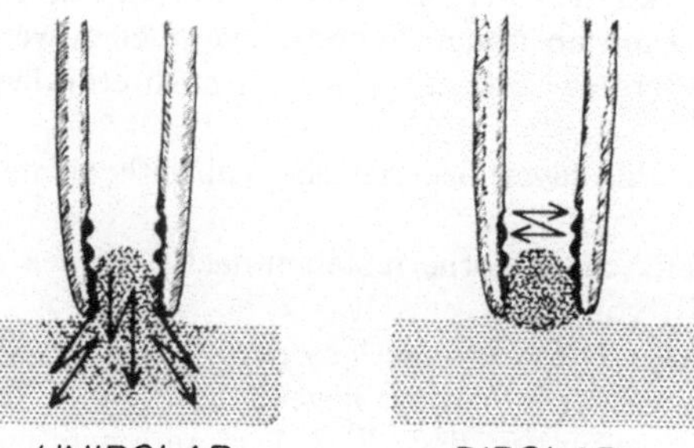

Abb. 1. Prinzip der unipolaren und bipolaren Koagulation.

Prinzip (Abb. 1)

Die blutstillende Wirkung der üblichen unipolaren Koagulation oder Kaustik beruht auf der Verkochung des Gewebes durch die hohe Stromdichte im Bereich der Pinzettenspitze. Das elektrische Feld breitet sich von der Pinzettenspitze allseitig in das Gewebe aus, die Felddichte ist proportional

$$E = K \cdot \frac{1}{r^3}.$$

Dementsprechend bildet sich bei unipolarer Koagulation stets eine kegelförmige Gewebsnekrose aus.

Bei der bipolaren Mikrokoagulation fließt der Koagulationsstrom nur zwischen den beiden Branchen der Koagulationspinzette. Daher bleibt die Koagulationsnekrose praktisch auf das mit der Pinzette gefaßte Gewebe beschränkt.

Experimentelle Untersuchungen am Rattenperitoneum haben die theoretische Annahme bestätigt, daß die Koagulationsnekrose nach bipolarer Koagulation wesentlich kleiner und schärfer begrenzt ist als die nach der üblichen unipolaren Koagulation.

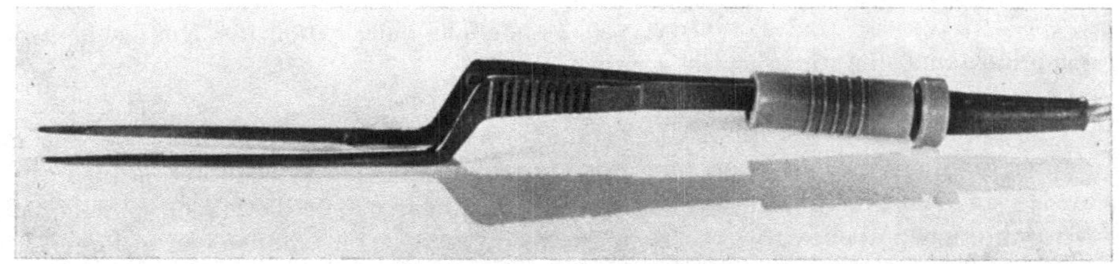

Abb. 2: Koagulationspinzette.

Apparativer Aufwand (Abb. 2)

Die gesamte Apparatur* zur bipolaren Mikrokoagulation besteht aus

1. einem Generator,
2. einem Fußschalter (explosionsgeschützt),
3. Leitungskabel,
4. einem Satz Spezialpinzetten.

Der Koagulationsstrom ist stufenweise von 0 bis 16 V regulierbar (Prototyp der Firma Siemens). Im allgemeinen reicht eine Koagulationsspannung von 8 bis 10 V völlig aus.

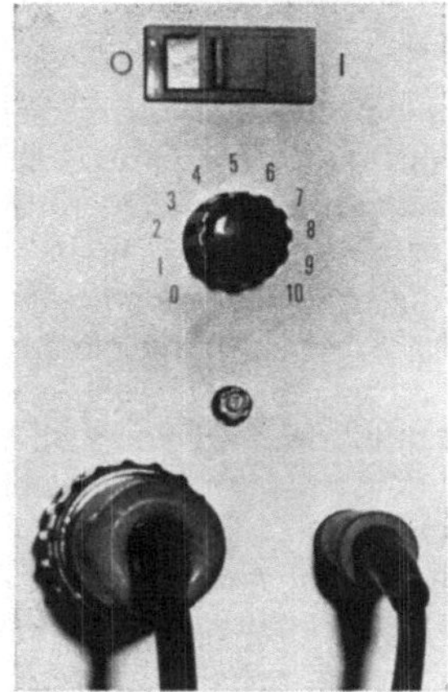

Abb. 3. Generator zur bipolaren Mikrokoagulation (Prototyp: Siemens, Erlangen).

Praktisch hat sich uns das Verfahren der bipolaren Mikrokoagulation seit über einem Jahr im klinischen Routinebetrieb bewährt (Abb. 3). Insbesondere bei Pyeloplastiken, Antirefluxplastiken, rekonstruktiven Operationen am Ureter sowie bei Hypospadie-Operationen und anderen plastischen Eingriffen an Harnröhre und Penis möchten wir die bipolare Mikrokoagulation nicht mehr missen.

Priv.-Doz. Dr. med. H. Melchior
Abteilung Urologie der Medizinischen
Fakultät der Rhein.-Westf.
Techn. Hochschule Aachen
D-5100 Aachen
Goethestraße 27/29

* im Handel Fa. Martin, Tuttlingen, Fa. Aesculap, Tuttlingen, Fa. Siemens, Erlangen.

A. v. FROREICH und J. KAUFMANN: **Vorstellung einer rationellen Routinemethode zur quantitativen Zellbestimmung im Urin**

Im Rahmen der 15. Tagung der Vereinigung Norddeutscher Urologen im April dieses Jahres konnten wir eine neue Methode zur quantitativen Zellbestimmung im Urin vorstellen und mit der Zellzählung nach Addis vergleichen. Die damaligen behelfsmäßigen Vorrichtungen haben wir inzwischen erheblich verbessert im Sinne einer größeren Handlichkeit und vor allem einer Kalibrierung der Zählküvetten, die die Berechnung von Zellkonzentrationen erheblich vereinfacht.

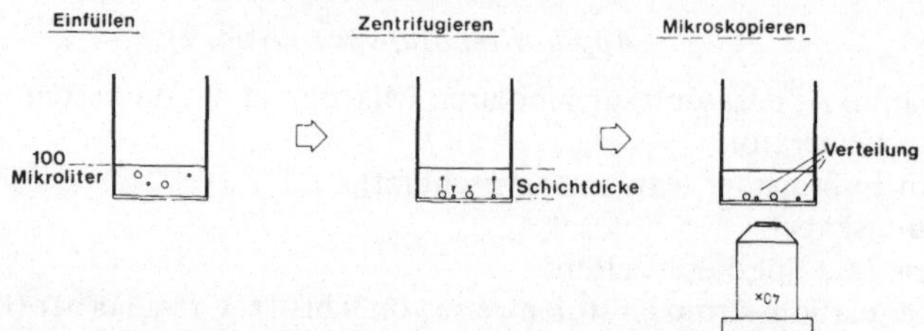

Abb. 1. Schema der quantitativen Sedimentbestimmung mit der Methode nach v. Froreich und Kaufmann (Mikro-Sediment-Methode).

Das Prinzip der Methode zeigt Abb. 1. In eine Küvette mit planem Boden wird eine bestimmte Menge (100 µl) Urin eingefüllt. Die Kalibrierung des Gefäßes ist so bemessen, daß die Einfüllhöhe des Urins genau 2 mm beträgt. Beim anschließenden Zentrifugieren sedimentieren die zellulären Elemente entsprechend ihrer räumlichen Verteilung zu Boden und können dort anschließend mit einem sog. umgekehrten Mikroskop betrachtet und gezählt werden. Zur Abgrenzung von Flächeneinheiten und zur Erleichterung der Orientierung ist auf dem Boden der Küvetten eine Netzteilung nach Fuchs-Rosenthal eingraviert.

Die Küvette hat einen Innendurchmesser von 7,98 mm. Dazu gehört ein Deckelchen, das den Inhalt gegen Luftturbulenzen schützt. 4 solcher Küvetten finden Platz in einer Halterung aus Plexiglas (s. Abb. 2).

Zur Zentrifugation wird diese Halterung in einen Zentrifugenbecher einer schweren Zentrifuge (Typ UJ III, Fa. Heraeus-Christ mit 4 ausschwingenden Bechern à 325 ml)

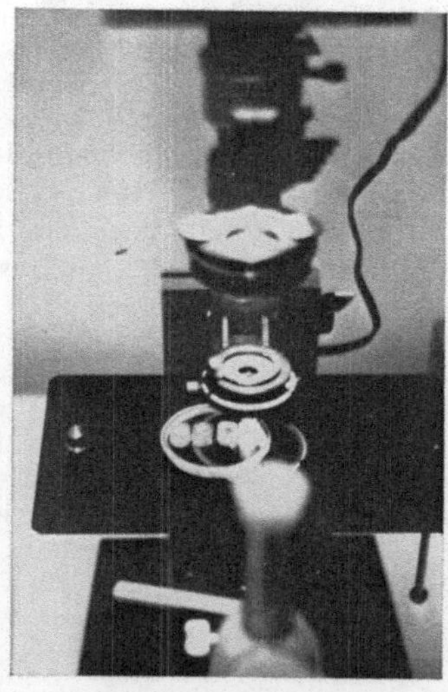

Abb. 2. Umgekehrtes Mikroskop mit Küvettenhalterung für 4 Küvetten (Typ Biovert, Fa. Reichert/Wien).

verbracht. Wir zentrifugierten bei 3600 bis 3800 U/min entsprechend ca. 1500 g während 10 min. Die Betrachtung erfolgte mit Hilfe eines umgekehrten Mikroskops der Firma Reichert (Wien)*, das für diesen Zweck besonders gut geeignet erscheint (Abb. 2). Die Beleuchtung erfolgt von der Oberseite her und die Betrachtung von der Unterseite (vorn im Bild der binokulare Tubus, auf dem Objekttisch die Küvettenhalterung aus Plexiglas, darüber der Kondensor und die Beleuchtungseinrichtung).

Die Ergebnisse dieser neuen Zählmethode haben wir mit den Ergebnissen der Methode nach Stansfeld u. Webb verglichen, nach der der native Urin in einer Zählkammer nach Fuchs-Rosenthal ohne vorherige Konzentrierung ausgezählt wird. Das Ergebnis zeigt Abb. 3. Dort sind die Auswertungen der Auszählung von 10 Urinen aufgetragen. Es wurden je 12 Zählungen nach jeder Methode durchgeführt (Auszählung von jeweils 5 mm^2 Fläche in der Zählkammer wie in der Sedimentküvette entspricht einer Zählung), gemittelt und gegeneinander aufgetragen. Bei völliger Übereinstimmung müßten die Punkte auf einer um 45° geneigten Geraden liegen (Abb. 3). Daraus läßt sich ersehen, daß eine recht gute Übereinstimmung vorhanden ist.

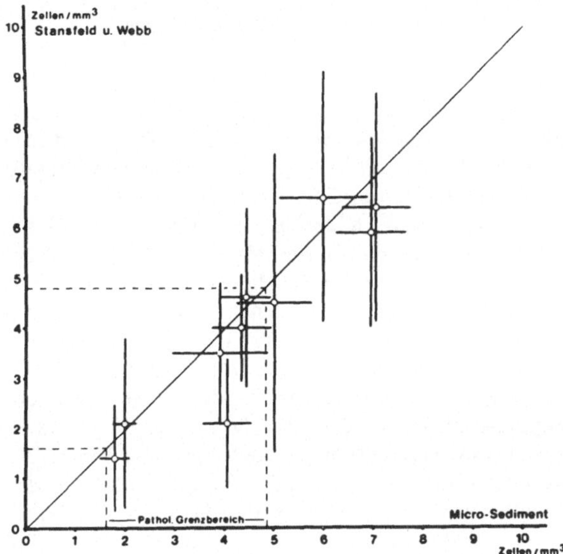

Abb. 3. Graphische Korrelation der Ergebnisse von Urinauszählungen nach Stansfeld und Webb und nach der Mikro-Methode mit Standardabweichungen.

Außerdem wurde in einem Bereich gearbeitet, der für die Diagnostik von besonderer Bedeutung ist und in dem die bisher angewandten Methoden ihren eigentlichen schwachen Punkt besitzen: Im Grenzbereich zwischen gesundem und pathologischem Zellgehalt. Dieser Grenzbereich liegt nach Sarre umgerechnet zwischen 1,6 und 4,8 Zellen pro µl bzw. 1600 und 4800 pro ml (gestrichelter Bereich in Abb. 3).

Die Zellbestimmung nach Stansfeld u. Webb zeigt hier eine wesentlich größere Standardabweichung (senkrechte Linien) als unsere Methode (waagrechte Linien), und wir rechneten im Mittel einen 3mal günstigeren Variationskoeffizienten für unsere Methode aus. Das bedeutet, daß unsere Methode hier 3mal genauer bzw. 3mal zuverlässiger arbeitet.

Die Erklärung dieses Phänomens liegt darin, daß die Schichthöhen des ausgezählten Urins verschieden sind. Die Zählkammer nach Fuchs-Rosenthal begrenzt die Schichtdicke des Urins auf 0,2 mm, während in unserer Küvette die Schichtdicke 2 mm, also

* Das Mikroskop Typ Biovert wurde uns freundlicherweise von Fa. W. Pabisch, Bielefeld, zur Verfügung gestellt.

das 10fache, beträgt und demzufolge auf der in beiden Fällen identischen Netzteilung nach Fuchs-Rosenthal die 10fache Zellzahl gefunden wird, die allerdings durch eine Zentrifugation erkauft wird.

Zur weiteren Rationalisierung ist ein Teller vorgesehen, der auf eine Zentrifugenachse gesteckt werden kann und in 20 ausschwenkenden Halterungen 20 Küvetten faßt. Er kann nach der Zentrifugation anschließend auf den Objekttisch des Mikroskops gesteckt werden, wo in rascher Folge die Küvetten an der Optik vorbeigeführt werden können.

Dr. med. A. v. Froreich
Physiologisches Institut
der Universität Hamburg
D-2000 Hamburg 20
Martinistraße 52

R. M. Engel: **Spülungen — Gestern, Heute, Morgen**

Cystoskopien können mit Luft durchgeführt werden, aber alle transurethralen Operationen erfordern Spülflüssigkeiten, um ein visuell klares Operationsfeld aufrechtzuhalten. Im Jahre 1946 inspizierten wir am Johns Hopkins Medical Centre das damals in Betrieb befindliche sterile Wasserfiltriersystem und fanden damals, daß das sogenannte sterile Wasser verunreinigt war mit einer beachtlichen Kolonienzahl von Gram-negativen Organismen, wie Pseudomonas, Klebsiella und E. coli. Das System wurde abgeändert und es wurden stattdessen für das sterile Wasser große Glaskolben zum Ausgießen benutzt. Anfang der 60er Jahre wurde dieses System abermals geändert und wir benutzten kommerziell erhältliche Flaschen mit steriler Spülflüssigkeit. Die Schwierigkeit der Handhabung, der Lagerung und die Leichtigkeit, mit der diese Systeme verunreinigt werden konnten, sowie der erhebliche Kostenaufwand führten zur Erkundung von anderen Möglichkeiten; so wechselten wir in der Mitte der 60er Jahre zu Spülflüssigkeiten in Einwegplastikbeuteln über. Bis dahin hatten wir fast ausnahmslos Wasser verwendet, sowohl für cystoskopische als auch operative Eingriffe.

Es ist eine wohlbekannte Tatsache, daß während transurethraler Operationen beachtliche Spülflüssigkeitsmengen absorbiert werden können. Mit Hilfe von volumetrischen, gravimetrischen und Radioisotopen-Verfahren für Flüssigkeitsübertragungen konnten Taylor et al. [1] 1958 nachweisen, daß durchschnittlich 1500 cm^3 pro Operation bei transurethralen Prostatektomien absorbiert wurden. Im Jahre 1969 zeigte Madsen [2, 3] mit Hilfe der Doppelisotopentechnik, daß Flüssigkeit nicht nur intravasal, sondern auch extravasal in die perivesikalen und retroperitonealen Räume absorbiert wird, was zu verzögerter Absorption in den intravasalen Raum führt. Bei Benutzung einer ungeeigneten Spülflüssigkeit kann es nicht nur zu Überhydratation, sondern auch zu einer ernsthaften Verdünnungshyponatriämie und Veränderungen der Serumosmolarität kommen, wie Desmond [4] und Wright [5] bewiesen. Wir untersuchten die Möglichkeit, eine Frischwasserfiltrieranlage zu benutzen, entschieden uns aber dagegen, weil es unmöglich ist, Pyrogene aus solchen Filtraten restlos zu entfernen. Aus praktischen Erwägungen sollten alle während oder nach Operationen verwendeten Blasenspülmittel potentiell als intravenöse Flüssigkeiten angesehen werden. In diesem Zusammenhang verweise ich auf das „Deutsche Arzneibuch 7 (August 1968) [6]", welches von besonderem Interesse ist und in dem es heißt, daß Lösungen für Injektions- und Infusionszwecke, in Einfachdosen von über 10 cm^3 verabreicht, pyrogenfrei sein müssen. Betrachtet man die Absorptionsmenge, so trifft dies offensichtlich auch auf Blasenspülmittel zu.

Emmet u. Creevy [8] fordern, daß transurethrale Resektionen von niemandem mit wäßrigen Lösungen vorgenommen werden dürfen, da intravasale Hämolyse mit nachfolgender Oligurie oder Anurie auftreten kann; sie befürworten ausdrücklich den Gebrauch von isotonischen Lösungen. Gegenwärtig benutzen wir das Einwegplastikbeutelsystem mit Glykokoll. Nach unseren Erfahrungen ist dieses System nicht teuer, da keine zusätzliche Installation oder Ausrüstung benötigt wird. Transurethrale Chirurgie in beinahe jedem Operationssaal ist damit leicht möglich. Diese Beutel werden in Größen von 1000 und 3000 cm^3 geliefert, sie sind unzerbrechliche Einwegprodukte und daher recht vorteilhaft. Maximale aseptische Technik ist gewährleistet, da die Ausflußöffnungen bis zum Gebrauch geschützt sind. Nach der transurethralen Resektion kann das gleiche System zur kontinuierlichen Blasenspülung benutzt werden, was wiederum ein ökonomischer Vorteil ist. Außerdem können Medikamente durch eine besondere Einflußöffnung sicher in das Spülsystem eingeführt werden. Teste haben bewiesen, daß der PVC-Weichmacher nicht in das Spülmittel einsickert.

Seit Einführung dieses Systems hatten wir keinerlei postoperative Komplikationen bei etwa 600 transurethralen Prostatektomien pro Jahr, die auf das benutzte Spülmittel zurückzuführen sein könnten.

Das zukünftige Spülsystem soll leicht zu handhaben und billig sein, aseptisch, pyrogenfrei und potentiell geeignet, die Erythrozyten aus der Spülflüssigkeit wiederzugewinnen [9]. Kürzlich konnte Desmond zeigen, daß der Blutverlust bei ca. 22% von 1100 Patienten während einer transurethralen Resektion zwischen 300 und 2000 cm^3 lag. Bei der andauernden und fortschreitenden Knappheit von Blutkonserven wird es sich als unerläßlich erweisen, daß der resezierende Chirurg sich darauf vorbereitet, an solchen Patienten Autotransfusionen vorzunehmen. Die Spülflüssigkeit der Zukunft muß eine solche Maßnahme gewährleisten.

Literatur

1. Taylor, R. O., Maxson, E. S., Carter, F. H., Bethard, W. F., Prentiss, R. J.: J. Urol. (Baltimore) **79,** 490 (1958). — 2. Oester, A., Madson, P. O.: J. Urol. (Baltimore) **102,** 714 (1969). — 3. Madsen, P. O., Naber, K. G.: J. Urol. (Baltimore) **109,** 3, 446 (1973). — 4. Desmond, J.: J. Urol. (Baltimore) **109,** 3, 453 (1973). — 5. Wright, H. K., Gann, D. S.: Surg. Gynec Obstet. **115,** 553 (1962). — 6. Deutsches Arzneibuch, 7. Ausgabe Bundesgesetzbl. 1. S. 913 Stuttgart: Deutsch. Apothekerverlag, 1968. — 7. Emmett, J. L., Gilbaugh, J. H., McLean, P.: J. Urol. (Baltimore) **101,** 884 (1969). — 8. Creevy, C. D., Reiser, M. P.: J. Urol. (Baltimore) **89,** 900 (1963). — 9. Wilson, J. D., Taswell, H. F., Utz, D. C.: J. Urol. (Baltimore) **105,** 873 (1971).

Rainer M. Engel, MD
Assoc. Prof. Urology
James Buchanan Brady Urological Inst.
The Johns Hopkins Hospital
Baltimore Md 21205 USA

R. M. Engel: **Katheter — Realität und Ideal**

Eines der ältesten und doch gebräuchlichsten Instrumente in der Urologie ist der Katheter. In früheren Zeiten verwendete man Katheter aus Naturstoffen, wie z. B. Rohr. Diese wurden fortlaufend in ihrer Struktur verbessert, was Anfang dieses Jahrhunderts zu den selbsthaftenden Foley-Ballon-Kathetern führte.

Jeder dieser Schritte diente dazu, Nachteile im Katheterisierungssystem zu beseitigen. Einige dieser Nachteile sind:

1. Harnröhrenreizung,
2. Harnröhrenentzündung und schließlich
3. Exsudatbildung in der Harnröhre;
4. vermehrtes Auftreten von Harnweginfektionen aufgrund der Einführung von Fremdkörpern,
5. Blasensteinbildung, hervorgerufen einmal durch den Fremdkörper und zum anderen durch die Harnweginfektion.

Nicht selten ist das Exsudat für aufsteigende Harnweginfektionen verantwortlich. Solche Infektionen haben viel dazu beigetragen, den Gebrauch von Kathetern zu diskreditieren; außerdem führten sie zu schwerwiegenden medizinischen Überlegungen hinsichtlich ihres Nutzens und ihrer Indikationen. Diese Überlegungen gipfelten schließlich in solchen Berichten wie: „The Case against the Catheter" [1] and „The Case against the Case against the Catheter" [2]. Um das Problem weiter zu komplizieren, haben Katheter gelegentlich zu Strikturen der Urethra geführt.

Das Neueste auf dem langen Entwicklungspfad von Harnröhrenkathetern ist die Verwendung von biologisch inaktiven Materialien. Während der letzten 8 Jahre haben wir mit Kathetern, die mit solchen biologisch inaktiven Materialien beschichtet oder ganz daraus hergestellt sind, beachtliche Erfahrung gesammelt. Im Jahre 1971 veröffentlichten wir eine Abhandlung [3] über einen Vergleich zwischen Kathetern aus Latex und solchen, dic mit Silikon beschichtet sind, und konnten anhand einer Gruppe von Patienten mit präoperativen Harnwegsinfektionen und Strikturen zeigen, daß

1. die Harnwegsinfektion bei Patienten, die mit silikonbeschichteten Kathetern behandelt wurden, viel eher und zu einem höheren Prozentsatz unterdrückt wurde.
2. eine Inkrustierung der Katheter bei 60% der Patienten mit Latex-Dauerkathetern gefunden wurde, während die gleiche Erscheinung nur bei 3% der Patienten mit den silikonbeschichteten Kathetern auftrat.

Nach Entfernung der Katheter zeigten endoskopische Photographien bei Patienten mit silikonbeschichteten Dauerkathetern nur eine minimale Harnröhrenreizung und -entzündung. Harnröhrenausfluß wurde bei einer entsprechend niedrigen Patientenzahl aus der Gruppe mit den silikonbeschichteten Kathetern gesehen. Die subjektiven Symptome des Unbehagens im Harnröhrenbereich entsprachen den objektiven Befunden. In der Annahme, reine Silikon-Katheter könnten besser sein als die mit Silikon beschichteten, testeten wir bei über 500 Patienten reine Silikon-Katheter. Anfängliche technische Probleme mit Haftballon und Ventil wurden nach wenigen Monaten behoben. Vorangegangene Untersuchungen hatten gezeigt, daß in Gewebekulturen subkutaner Fibroblasten der Maus eine beachtliche Zellzerstörung auftrat, wenn ein Katheter benutzt wurde, der entweder mit Teflon® oder Silikon® beschichtet war; es wurde festgestellt, daß dies auf das Durchsickern vom Latexkern her zurückzuführen ist. Umgekehrt konnte eine derartige Zellzerstörung nicht nachgewiesen werden, wenn man 100% Silikon-Katheter in solche Fibroblastenkulturen einbettete. Diese Katheter beließen wir im Patienten 3 bis 7 Tage. Bei der routinemäßigen lokalen Reinigung wurde der Meatus 2mal täglich mit Betadin® gesäubert und gepinselt. Jeden Tag wurde auf Ausfluß kontrolliert und bei 89% der Patienten konnte ein solcher nicht festgestellt werden. Bei den regulären Latex-Kathetern (C. R. Bard) und den silikonbeschichteten Kathetern, wie in unseren vorangegangenen Studien erwähnt, war bei 78% der Patienten ein beachtlicher Ausfluß festzustellen.

Ähnliche Untersuchungen, von Painter und Mitarb. [4] durchgeführt, bestätigen unsere Befunde. Nach Entfernung des Katheters wurden endoskopische Aufnahmen gemacht. Dabei bestätigte es sich abermals, daß die Reizung der Harnröhre hauptsächlich eine Folge des für den Katheter verwendeten Materials ist. Entzündungen waren bei 85% der Patienten, die sich der endoskopischen Untersuchung unterzogen, nicht vorhanden oder geringfügig. Eine kleinere Anzahl der Patienten trug den Dauerkatheter mehrere Wochen oder Monate. Es handelte sich dabei um Patienten mit neurogenen Blasen als Folge von Rückenmarksschädigungen. Die Häufigkeit von Inkrustierungen bei diesen Patienten betrug 0,5%, wenn der Dauerkatheter durchschnittlich 3 Monate getragen wurde. Örtliche und allgemeine Katheterversorgung für diese Katheter war die gleiche wie für alle anderen getesteten Katheter, nämlich Harnansäuerung, gesteigerte Flüssigkeitsaufnahme, intermittierende Spülung der Blase mit physiologischer Kochsalzlösung zur Beseitigung von Debris und schließlich örtliche Reinigung wie schon vorher beschrieben [5]. Außerdem wurde bei den Patienten, bei denen Reflexerektionen auftraten,

die Biegsamkeit des Katheters als viel angenehmer empfunden. Daher können diese „Dauerkatheter" viel länger getragen werden als die konventionellen, ohne daß es zu einem vermehrten Auftreten unnötiger Komplikationen kommt.

Elektronenmikroskopische Aufnahmen, die von den Oberflächen der getesteten Katheter gemacht wurden, zeigten eine sehr gleichmäßig beschaffene Oberfläche des inaktiven Materials. Das wurde bereits von Dr. Dathe auf diesem Kongreß gezeigt [6]. Dieser mechanische Faktor ist einer der Gründe für die ausgezeichnete Toleranz der Patienten gegenüber diesen Kathetern. Unsere Untersuchungen haben gezeigt, daß die Nebenwirkung von Kathetern mit verbesserter Technik auf ein Minimum reduziert werden kann. Es bleibt für die Zukunft zu hoffen, daß Idealkatheter geschaffen werden, die frei sind von solchen Komplikationen. Ein solcher Katheter müßte folgendermaßen beschaffen sein:

Das Material für den idealen Katheter sollte biologisch inaktiv und bakterizid oder bakteriostatisch sein. Der Katheter sollte selbsthaftend sein, mit einer kurzen sich verjüngenden Spitze, ähnlich dem Tiemann- oder Coudé-Katheter. Der innere Durchmesser sollte dem äußeren Durchmesser sehr nahe kommen. Die dünne Wand sollte biegsam und doch fest genug sein, um den Katheter einführen und aspirieren zu können. Geeignete Drainageaugen sollten oberhalb und unterhalb des Haftballons angebracht sein. Zusätzlich sollten in der Harnröhre angesammelte Sekrete aus dem Katheter frei auslaufen können. Ein Belüftungsventil sollte das Auftreten von Saugläsionen an der Blasenmukosa verhindern.

Obwohl einige der zur Zeit gebräuchlichen Katheter diesem Ideal nahekommen, besteht weiterhin unsere dringende Bitte an die Industrie, ihre Anstrengungen zur Schaffung eines Idealkatheters fortzusetzen.

Literatur

1. Beeson, P. B.: Amer. J. Med. **24**, 1 (1958). — 2. Guinan, P. D., Bayley, B. C., Metzger, W. I., Shoemaker, W. C., Bush, I. M.: J. Urol. (Baltimore) **101**, 909 (1969). — 3. Engel, R. M. E.: Sth. med. J. (Bgham, Ala.) **65**, 55 (1972). — 4. Painter, M. R., Wanebo, C. K., Klein, M. G.: Urethral reaction to cather materials. Display at Annual Meeting, American Urological Association, New York, May 1973. — 5. Engel, R. M. E.: „Catheter Care." Eaton Lehrfilm, Eaton Medical Film Library, Eaton Laboratories Division, The Norwich Pharmacal Co., Norwich, New York 13815, U.S.A. — 6. Dathe, G.: Rasterelektronenoptische Oberflächenstudien an Verweilkathetern nach Dauergebrauch (im Druck).

Rainer M. Engel, MD
Assoc. Prof. Urology
James Buchanan Brady, Urological Inst.
The Johns Hopkins Hospital
Baltimore MD 21205 USA

H. Kaulen und F. Freyschmidt: **Verbesserte Detailerkennbarkeit mit der neuen hochauflösenden Bildverstärkerröhre, dargestellt an Nieren- und Harnleitersteinen**

Auf dem Röntgen-Kongreß 1971 in Amsterdam wurde ein verbessertes Röntgensystem, eine hochauflösende Bildverstärkerröhre, zum erstenmal vorgestellt. In der Zwischenzeit hat die Industrie die Röhre in ihr Lieferprogramm aufgenommen, und so wird auf dem Röntgen-Weltkongreß in Madrid ein spezieller urologischer Untersuchungstisch ausgestellt, der mit einer Verstärkerröhre der neuen Generation ausgerüstet ist. Der Anlaß zu dieser Entwicklung war das Ziel, die Bildgüte von Filmaufnahmen der 70-mm- oder 100-mm-Kamera der von herkömmlichen großformatigen Kassettenaufnahmen anzugleichen.

Die entscheidende Verbesserung besteht in der Beschichtung der Röntgenschirme mit Cäsiumjodid, das eine erheblich höhere Absorption der Röntgenquanten ermöglicht als das bisher verwendete Zinkkadmiumsulfid. Zinkkadmiumsulfid liefert ein diffuses, verschwommenes Licht, Cäsiumjodid dagegen einen kräftigen kernigen Lichtpunkt. Insgesamt sind folgende praktischen Vorteile festzustellen:

1. Höhere Auflösung und Gewinn an Kontrast.
2. Vergrößerungsmöglichkeit ohne spürbare Einbuße an Feinzeichnung.
3. Hohe Empfindlichkeit und niedrige Röntgendosis. Unter günstigen Bedingungen ist der Dosisbedarf 5- bis 10mal geringer als bei vergleichbaren Direktaufnahmen mit Verstärkerfolien.

Läßt sich die Verbesserung der Detailerkennbarkeit am Ausgangsschirm bei der 70-mm-Technik ohne weitere Verluste weitergeben, ist das Auflösungsvermögen des anderen Systems — der Fernsehkette — in sich limitiert. Die Fernsehdurchleuchtungseinrichtung vermag die gesteigerte Übertragungsfunktion der hochauflösenden Röhre nur zu einem Teil zu nutzen.

Die Unterschiede zwischen „alt" und „neu" können an Phantomen, Modellsystemen und gerichteten Strukturen leicht demonstriert werden, andererseits liegen nur wenige vergleichende klinische Untersuchungen vor. Eine entsprechende Veröffentlichung auf urologischem Gebiet ist uns nicht bekannt.

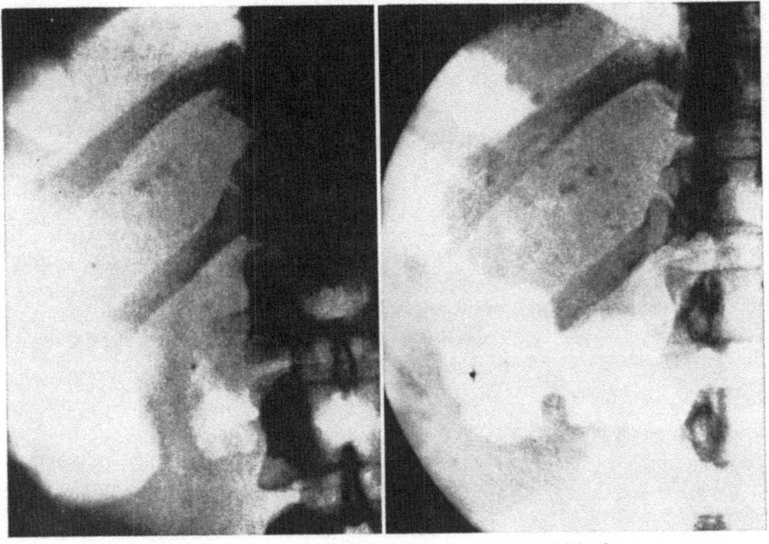

Abb. 1 Abb. 2

Abb. 1. Multiple Nierensteine. 70-mm-Aufnahme konventionelle Bildverstärkerröhre.
Abb. 2. Gleicher Patient und identische Aufnahmetechnik wie Abb. 1. Hochauflösende Bildverstärkerröhre.

Aus unserer Beobachtungsserie bei Nieren- und Harnleitersteinen möchten wir ein Beispiel herausgreifen (Abb. 1 und 2). Auf den vorliegenden photographischen Reproduktionen macht sich das verhältnismäßig grobe Korn des 70-mm-Filmes im Vergleich zur einfachen Filmbetrachtung störend bemerkbar. Gewöhnt man sich an das kleine, runde Bildformat und lernt man die Möglichkeit zu Ausschnittvergrößerungen nutzen, liefern die Kameraaufnahmen mit der neuen Bildverstärkerröhre auch dem Urologen qualitativ gute Bilder, die bei geringer Strahlenbelastung für den Patienten auch feinere Strukturen sicher wiedergeben. Unsere Erwartungen an das Fernsehbild werden allerdings noch nicht völlig erfüllt. Die Vorstellung, hier ein ideales Instrument zur intraoperativen Steinsuche zu besitzen, ist wahrscheinlich nicht richtig. Wir werden diese

Frage weiterverfolgen und versuchen herauszufinden, welcher Stein unter welchen Bedingungen erfaßt werden kann.

Dr. Heribert Kaulen
Urologische Klinik der
Medizinischen Hochschule Hannover
Dr. F. Freyschmidt
Institut für klinische Radiologie
der Medizinischen Hochschule Hannover
D-3000 Hannover-Kleefeld
Karl-Wiechert-Allee 9

Diskussion zu den Vorträgen S. 133 bis 153 (Aktuelle Information I)
Moderator: W. Mauermeyer, München

W. Mauermeyer, München: Ich glaube, daß wir uns in einer ganz rapiden Weiterentwicklung von Bildverstärkerröhren befinden und daß die zunehmende Qualität uns immer mehr hilft, vor allem bei der intraoperativen Steinsuche, die ja bis heute noch nicht gelöst ist.

K. Bandhauer, St. Gallen (Schweiz): Ich möchte auf das Angebot von Herrn Sachse, uns die Ergebnisse mitzuteilen, aus folgendem Grunde zurückkommen: Herr Sachse hat 75 Harnröhrenstrikturen mit seiner Methode behandelt. Ich muß ihm dazu gratulieren, weil das wahrscheinlich alles Strikturen gewesen sind, die nicht vorher insuffizient bougiert worden sind. Wenn man sich viel mit Harnröhrenstrikturen beschäftigt hat, dann weiß man, daß es eine Reihe von Strikturen gibt, die eine Via falsa haben und bei denen es endoskopisch außerordentlich schwierig sein kann, zu differenzieren, wo der echte Harnröhreneingang und wo die Via falsa ist. Ich möchte deshalb fragen, wie man dieses Problem endoskopisch löst. Bei der Operation von Strikturen ist es außerdem oft schwierig, das sehr enge Harnröhrenlumen überhaupt mit freiem Auge zu finden, und ich kann mir nicht vorstellen, daß man bei allen Strikturen, wie es Herr Sachse in den letzten Jahren gemacht hat, diese mit dem Messer so sondieren kann, daß man einen glatten Schnitt anbringen kann. Bei den Bildern, die Herr Sachse gezeigt hat, handelt es sich natürlich um sehr große narbige Strikturen, bei denen man wahrscheinlich mit einem 12-Charr. Zystoskop ohne weiteres in die Blase hineinkommen kann. Ich würde hierzu gerne Näheres hören.

H. Sachse, Nürnberg: Beginnend mit der letzten Frage darf ich darauf hinweisen, daß die Bilder, die Sie eben sahen, von ein und demselben Patienten stammen. Sie haben zwei Strikturöffnungen gesehen, in deren unterer sich der Stein befand, bei dem es sich also um einen klaren Fall handelt. Um es noch einmal zusammenzufassen: es handelt sich nicht um verschiedene Fälle, sondern um einen Fall, an dem ich die verschiedenen Stadien der Operation darlegen wollte. Selbstverständlich ist es oft schwierig, festzustellen, welche Öffnung die richtige ist. Dieses Strikturen, die so hochgradig sind, wurden bei unseren Fällen gewöhnlich nach dem Unfall mit einer Blasenfistel versorgt. In diesen Fällen — ich habe vorhin vergessen mitzuteilen, daß im Anschluß an das übliche Filmprogramm ein kleiner Filmstreifen vorliegt, in dem auch ein Fall dargestellt ist, bei dem sich 2 Öffnungen fanden, bei denen man nicht feststellen konnte, welches nun der richtige Weg ist — spritzt man konzentriertes Blau in die Blase und sieht dann unten aus einer Öffnung das Blau heraussickern. Ich hatte auch gesagt, daß sämtliche Strikturen so behandelt werden, und ich habe einen Fall, bei dem eine Striktur im Bereich der Pars membranacea vorlag, die völlig verschlossen war. Dieser Fall liegt nun auch schon über 2 Jahre zurück, und ich darf Ihnen hier das Urethrogramm mit dem kompletten Verschluß und das unmittelbare postoperative Urogramm bzw. das Röntgenbild 3 Wochen nach Katheterentfernung und 1 Jahr später zeigen. Bei diesen kompletten Verschlüssen helfen wir uns dadurch, daß wir durch die Blasenfistel ein gebogenes Metallbougie durch die Pars prostatica in die hintere Harnröhre einführen und dann blind — und deshalb lege ich so großen Wert auf die Möglichkeit der vorderen Schneide — auf die Spitze zuschneiden. Dies ist auch bei einem kompletten Verschluß von 2 bis 3 cm Länge möglich. Man muß allerdings dabei etwas Fingerspitzengefühl haben.

W. Mauermeyer, München: Es steht außer Diskussion, daß man den Eingang zur Blase finden muß, und jeder, der endoskopisch arbeitet, weiß, wie man oft lange versuchen muß, bis man den Eingang findet. Ich glaube aber, daß dies nicht das Hauptproblem ist. Das Kernproblem, das wir vielleicht erst in 2 oder 3 Jahren beantworten können, ist die Frage der Dauerheilung; denn die operativen Schulen sind ja der festen Überzeugung, daß nur ihr Weg mit der Interposition eines

Epithelstreifens der richtige ist und die alleinige Aufschlitzung ein Konkurrenzverfahren, über deren Wert man erst sprechen kann, wenn Langzeitergebnisse mit dieser Methode vorliegen.

W. Diener, Siegen: Wir haben auf dem Norddeutschen Urologen-Kongreß in Travemünde über unsere Methode der transurethralen Harnröhrenschlitzung berichtet, und zwar machen wir es elektrisch, wobei festzustellen ist, wie es gerade Herr Sachse sagte, daß dies nicht geht. Zum Vortrag von Herrn Sachse muß ich feststellen, daß auch wir Rezidive haben. Wir führen diese Schlitzung jetzt seit 3 Jahren durch und ich überblicke 92 Fälle. Wir benutzen dazu nur ein ganz einfaches Urethrotom, das möglichst 2 Arbeitskanäle haben soll, allerdings geht es auch mit einem. Wir führen dann zuerst einen UK von 5 Charr. in die Blase ein und es gelingt immer, das Loch zu finden. Selbst, wenn wir eine Harnröhrenstriktur wie einen sog. Fuchsbau haben, wie wir eben sahen, gelangt man in die Blase, wenn man eben einige Male sondiert. Ich schlitze dann an diesem Ureterenkatheter, den ich als Leitsonde benutze, und zwar schlitze ich mit einer Ostiumschlitzsonde in der Weise, wie ich eine Ureterozele schlitze. Mit diesem kleinen Häkchen schlitze ich entlang dem UK und kann auch alte gonorrhoische Strikturen bis zur Blase hin nur mit Röhrenstrom aufschlitzen, bis ich dann die Blase zystoskopieren kann. Wir sind auf diese Methode gekommen durch die alte Operationstechnik nach Johanson, die wir früher durchgeführt haben. Auch bei dieser Methode haben wir, um den Weg nicht zu verfehlen, einen dünnen UK eingeführt, an dem wir dann in der 1. Sitzung die Striktur aufgeschnitten haben. Jetzt benutzen wir diesen UK auch bei der transurethralen Schlitzung.

W. Mauermeyer, München: Dies ist ja die klassische Methode von Fischer, die schon sehr oft veröffentlicht wurde. Ich glaube, daß sie keinen großen Neuigkeitswert mehr hat.

H. Sachse, Nürnberg: Ich möchte noch feststellen, daß ich nicht gesagt habe, daß es nicht geht. Wir haben unsere ersten 11 Fälle vor 3 Jahren genauso operiert wie Sie und von diesen 11 Fällen ist es eben nach einiger Zeit bei einigen Patienten wieder zu einer gewissen Stenosebildung gekommen — ich habe das wohl auch gesagt — ohne daß die Patienten bougiert werden mußten. Man kann also in diesen Fällen schon von einer Besserung sprechen. Aber um auch die geringste Stenosebildung auszuschließen, sind wir dann zu dem scharfen Schnitt übergegangen.

E. Elsässer, München: Wir haben ebenfalls gute Ergebnisse in den letzten Jahren bei 12 Fällen, die wir mit dem Urethrotom nach Sachse operiert haben, gehabt. Bezüglich des Dauerkatheters möchte ich bemerken, daß wir den Katheter 8 Tage belassen und bisher keine Komplikationen feststellen konnten. Aus diesem Grunde möchte ich Herrn Sachse fragen, warum er den Katheter 3 Wochen beläßt und worin er die besonderen Vorteile sieht (Dia Zystogramm prä- und postoperativ).

W. Mauermeyer, München: Ich glaube Herr Elsässer, daß allen bekannt ist, daß die Strikturen nach dem Aufschlitzen weit sind. Das eigentliche Problem liegt aber, wie ich bereits betonte, darin, wie die Ergebnisse nach 3 Jahren sind und in der Frage, ob die Patienten weiterhin bougiert werden müssen. Ich glaube, daß dies erst auf den nächsten Kongressen beantwortet werden kann und z. Z. keine wesentlichen Gesichtspunkte anzufügen sind.

S. Lymberopoulos, Bardenberg: Auch ich möchte noch einmal auf die Spätergebnisse hinweisen. Wir haben 14 Patienten operiert und verfügen über eine Beobachtungszeit von über 6 Monaten.

W. Mauermeyer, München: Dies sind keine Spätergebnisse, Herr Lymberopoulos, denn 6 Monate haben wir früher immer erreicht, auch mit dem elektrischen Schlitzen. Die Frage ist, ob die Patienten bougiert werden müssen oder nicht.

H. Sachse, Nürnberg: Bezüglich der Langzeitergebnisse darf ich darauf hinweisen — und wir sind auch jetzt erst beim Literaturstudium darauf gekommen, daß Herr Hellström in Schweden über eine 10jährige Erfahrung verfügt, deren Ergebnisse (innere Schlitzung) in den Acta Scandinavica bereits 1964 veröffentlicht wurden. Er hat mit dem Maisonneuve-Urethrotom geschlitzt und hat dann urethroskopisch seine Operationsergebnisse nachgeprüft und ist dann auch dazu gekommen, den Dauerkatheter 3 Wochen zu belassen. Im Prinzip handelt es sich also um ein ähnliches Verfahren der inneren Schlitzung.

S. Lymberopoulos, Bardenberg: Die Ergebnisse Ihrer Methode, Herr Sachse, sind verblüffend und ich bin selbst auch begeistert. Allerdings halte ich die Frage der Spätergebnisse für bedeutungsvoll. Wie Sie hier an diesem Fall sehen, handelt es sich um eine hochgradige fadenförmige hintere Harnröhrenstriktur, 4 Wochen nach innerer Schlitzung, und hier das Ergebnis 4 Monate postoperativ, bei der die Striktur, wie Sie sehen, genauso schlecht wie vor der Operation ist, wenn nicht noch stärker.

AKTUELLE INFORMATION I und FREIE VORTRAGE

R. Hautmann, M. Kurth, H. Buss, S. Lymberopoulos und W. Lutzeyer: **Nierenschädigung durch hochdosierte Gentamycin-Cephalotin-Kombinationstherapie (Eine tierexperimentelle Studie)**

In letzter Zeit häufen sich klinische Mitteilungen über das Auftreten einer akuten Niereninsuffizienz nach Gentamycin-Cephalotin-Kombinationstherapie. Zur Bewertung von Art, Ausmaß und Häufigkeit der resultierenden Veränderungen unternahmen wir diese tierexperimentelle Studie.

Unsere Untersuchungen wurden an männlichen Kaninchen konventioneller Züchtung unter Standardbedingungen durchgeführt. Alle Tiere waren linksseits nephrektomiert worden, um einen Ausgangswert für die histologische Untersuchung des Nierengewebes zu haben.

20 Tage danach wurde die Nierenfunktion kontrolliert; war sie normal, begann eine 14tägige Behandlung mit Gentamycin, Cephalotin oder deren Kombination. Nach Kontrolle der Nierenfunktion wurden die Tiere am Tag nach Abschluß der Medikation getötet und die rechte Niere zur histologischen Untersuchung entnommen.

Tabelle 1. Ergebnisse

	Dosis mg/kg KG/Tag	n = Tiere		Diurese	Harnpfl. Substanzen	Histologie
Gentamicin	5	6		—	(↑)	(+)
	25	9	3	↓↓	↑↑	+++
			3	↓	↑	++
			3	—	(↑)	+
Cephalotin	100	3		—	—	(+)
	500	3		—	—	—
	1000	3		—	—	(+)
Gentamicin + Cephalotin	25 + 500	16	3	↓↓↓	↑↑↑	† 9.12.13. Tag der Behandlung
			5	↓—↓↓↓	↑—↑↑↑	+++
			4	↓—↓↓	↑—↑↑	++
			4	↓	(↑)	+
	5 + 100	6		—	(↑)	(+)
	5 + 1000	6	4	↓↓↓	↑↑↑	+++
			2	↓↓	↑↑	++

Ergebnisse

1. Eine *Gentamycin-Dosis* von 5 mg führte nur zu einer angedeuteten Nierenschädigung. Eine Dosis von 25 mg ist in ihren Auswirkungen nicht einheitlich: 3 unserer 9 Kaninchen zeigten eine massive Nierenfunktionsstörung mit entsprechend schwerem histologischen Schaden (Abb. 1).

Die meisten Henleschen Schleifen und viele distale Tubuluskonvolute sind nekrotisch. Einige Tubuli zeigen ein flaches Epithel und sind dilatiert. Die proximalen Tubuluskonvolute sind intakt, aber ihr Epithel enthält viele feine hyaline Tröpfchen.

Ähnliche Befunde, aber in geringerem Ausmaß, boten die 6 übrigen Tiere aus dieser Gruppe.

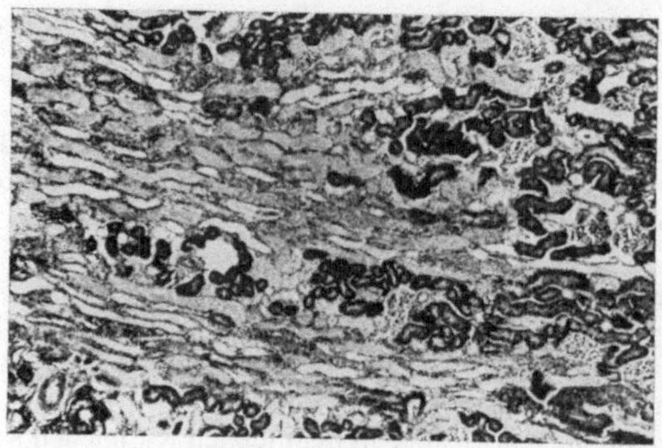

Abb. 1. Weitgehende Nekrose der distalen Tubuluskonvolute (Einzelheiten s. Text). Goldner-Färbung.

2. *Cephalotin* führte in einer Dosierung von 100 bis 1000 mg zu keiner nachweisbaren Funktionsstörung.

Morphologisch zeigt sich lediglich an den Glomerula eine diskrete Schädigung in Form einer mäßigen Proliferation der Mesangiumzellen, herdförmiger Podozytenschwellung und der Ablagerung feiner hyaliner Tröpfchen im Epithel der proximalen Tubuli (Abb. 2).

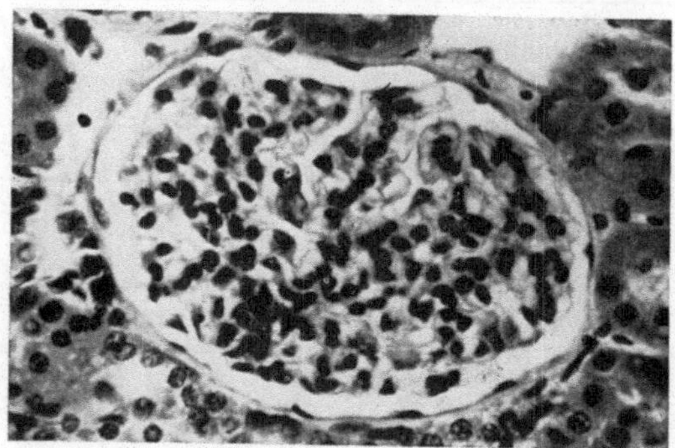

Abb. 2. Podozytenschwellung, Mesangiumzellproliferation, Ablagerung hyaliner Tröpfchen im proximalen Tubulusepithel (Einzelheiten s. Text). H. E. Färbung.

3. Eine *Kombinationsbehandlung* mit 25 mg Gentamycin und 500 mg Cephalotin vertrugen die Tiere unterschiedlich:

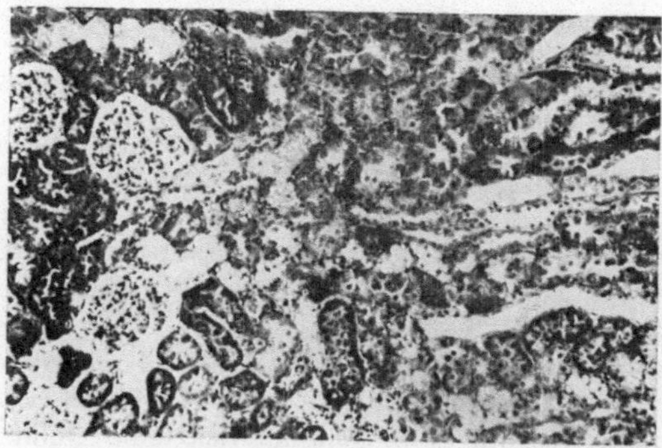

Abb. 3. Teils vakuolige oder nekrotische Tubuluszellen, dilatierte distale Tubuli (Einzelheiten s. Text). Goldner-Färbung.

3 der 16 Tiere starben oligo-anurisch. Die restlichen überlebten die Behandlung, teilweise mit kaum nachweisbarer, teilweise mit schwerer Nierenfunktionsstörung.

In einer Dosierung von 5 mg Gentamycin und 100 mg Cephalotin führt die Kombinationsbehandlung nur zu einer diskreten Nierenschädigung.

Kombinierten wir dagegen 5 mg Gentamycin mit 1000 mg Cephalotin, so resultierte bei 4 unserer 6 Tiere eine schwere Nierenfunktionsstörung:

Histologisch zeigt das Epithel der proximalen Tubuluskonvolute feine hyaline Eiweißtröpfchen. Die distalen Tubuluskonvolute haben ein flaches, undifferenziertes Epithel und sind beträchtlich erweitert. Andere zeigen vakuolige oder nekrotische Zellen (Abb. 3).

Unsere *Folgerungen* aus dieser Studie sind:

I. Gentamycin führt dosisabhängig zu einem tubulären Nierenschaden.

II. Cephalotin bewirkt auch in Höchstdosen keine Funktionsstörung und nur minimale histologische Veränderungen.

III. Entscheidender Punkt dieser Studie ist aber die Tatsache, daß die Kombination dieser beiden Antibiotika in Dosen, die für sich alleine atoxisch sind, bei einem Teil der Tiere einen schweren Nierenschaden verursacht, von dem man nicht vorhersagen kann, wann er eintritt.

Daher raten wir von einer Kombinationsbehandlung eines Aminoglycosidantibiotikums und eines Cephalosporins ab. Ist sie unumgänglich, so empfehlen wir größte Vorsicht unter laufender Kontrolle der Nierenfunktion.

Dr. med. R. Hautmann
Abt. Urologie der RWTH
D-5100 Aachen
Goethestraße 27—29

P. Rathert, H. Melchior und W. Lutzeyer: **Analgetika-abusus und maligne Urothel-Tumoren**

Wegen seiner guten analgetischen und anscheinend geringen toxischen Eigenschaften wird Phenacetin allein oder meist in Kombinationspräparaten seit mehr als einem Jahrhundert in großen Mengen eingenommen. Erst relativ spät erkannte man, daß der chronische Abusus phenacetinhaltiger Analgetika mit schweren Nebenwirkungen — wie Gastroduodenal-Ulcera, Blutbildveränderungen und der sog. analgetischen Nephropathie — verbunden sein kann [1]. Die Induktion von Tumoren des Urothels scheint eine weitere schwere Spätkomplikation zu sein.

Aus den sog. klassischen Ländern mit Analgetika-Abusus — Schweden, Australien, Schweiz — wurde seit 1965 wiederholt auf einen möglichen Kausalzusammenhang zwischen Analgetika-Abusus und Nierenbeckenkarzinomen hingewiesen [2—15]. In Kommentaren wurden jedoch auch Zweifel an dieser Hypothese laut, da z. B. aus Deutsch-

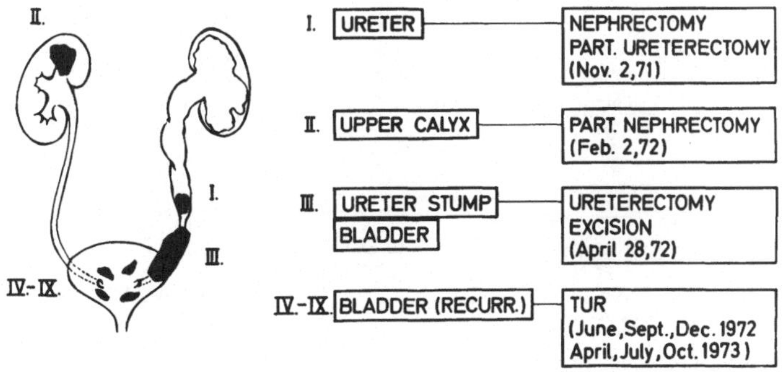

Abb. 1. Pat. A. L. mit multiplen Urotheltumoren nach Analgetika-Abusus.

land, einem Land mit ebenfalls hohem Analgetikakonsum, keine derartigen Fälle publiziert worden seien.

Hier seien die beiden über längere Zeit beobachteten Patienten mit multiplen Urotheltumoren nach Analgetika-Abusus aus Deutschland geschildert.

Ein 1911 geborener Patient litt seit dem 16. Lebensjahr unter chronischen Kopfschmerzen, die im Wechsel mit allen gebräuchlichen Analgetikakombinationen behandelt wurden. In 45 Jahren wurden allein an Phenacetin mehr als 4 kg eingenommen (Abb. 1). Eine exakte quantitative Erfassung war bei den weiteren Substanzen der Mischpräparate nicht möglich. Übergangszellkarzinome des linken Ureters, der rechten oberen Kelchgruppe, des linksseitigen Ureterstumpfes sowie der Blase zwangen zu zahlreichen operativen Eingriffen.

Eine 1898 geborene Patientin litt seit dem 13. Lebensjahr ebenfalls unter chronischen, heftigen Kopfschmerzen. Es wurden ebenfalls alle gebräuchlichen Analgetikakombinationen eingenommen, darunter mindestens 4 kg Phenacetin (Abb. 2). Übergangszellkarzinome des Grades II und III im Bereich des rechten Nierenbeckens sowie der linken Niere erforderten ebenfalls mehrere operative Eingriffe. Zuletzt konnte lediglich nur noch eine innere Schiene gelegt werden. Bei der Autopsie fand sich erstaunlicherweise, entgegen den vorherigen histologischen Untersuchungen, ein infiltrierend wachsendes Plattenepithelkarzinom.

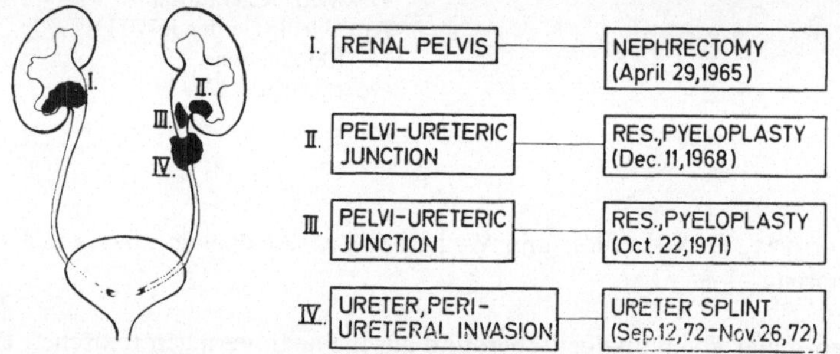

Abb. 2. Pat. M. E. mit multiplen Nierenbeckentumoren nach Analgetika-Abusus.

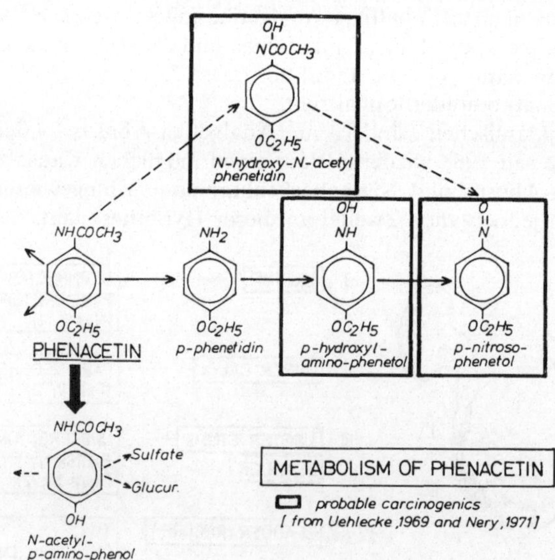

Abb. 3. Hauptmetabolite des Phenazetins unter Hervorhebung der cancerogen wirkenden Substanzen.

Der Metabolismus des Phenacetins ist bisher nicht vollständig aufgedeckt, wenn auch die Hauptabbauwege beim Menschen und Versuchstier weitgehend dargelegt worden sind [16, 17]. Beim Menschen wurden im Urin p-Hydroxy-amino-phenol und p-Nitrosophenetol in kleinen Mengen gefunden. Substanzen, die mit größter Wahrscheinlichkeit Karzinogene sind (Abb. 3). Weiterhin konnte die mögliche Rolle der N-Hydroxylation der aromatischen Amine, wie Phenacetin, als erster Aktivierungsschritt bei der Karzinogenese durch aromatische Amine nachgewiesen werden (Abb. 3). Bei gleichzeitiger Gabe von Barbituraten konnte die Ausscheidung karzinogener Metabolite des Phenacetins zumindest im Tierexperiment bewiesen werden [17].

Statistisch werden Männer im Verhältnis von 4:1 häufiger als Frauen von einem Urotheltumor befallen. Betrachtet man jedoch alle bisher publizierten Fälle von Urotheltumoren nach Analgetika-Abusus, so überwiegt die weibliche Bevölkerung mit einem Verhältnis von 2:1 (Tab. 1). In dieser Übersicht sind alle ausreichend dokumentierten Fälle aufgeführt [15].

Tabelle 1. Urotheltumoren nach Analgetika-Abusus
Zusammenstellung aller bisher publizierten Fälle (1965—1973).
N. B. = Nierenbecken; B. = Blase (jeweils nur Primärlokalisation).

Autoren	N. B.	B	o	o
Hultengren et al 1965	6	—	—	6
Bengtsson et al 1968	14	2	5	11
Angervall et al 1969	10	—	10	—
Adam et al 1970	1	—	—	1
Begley et al 1970	—	1	—	1
Høybye and Nielsen 1971	2	—	1	1
Mannion u. Susmano 1971	—	1	1	—
Grob 1971	2	—	—	2
Rathert et al 1972	2	—	1	1
Liu et al 1972	1	—	—	1
Bock und Hogrefe 1972	1	—	—	1
Güller und Dubach 1973	1	1	—	2
Leistenschneider und Ehmann 1973	8	—	1	7
Gesamt	48	5	19	34

Aufgrund der Ergebnisse der bisher veröffentlichten pharmakologischen Untersuchungen [16, 17), der schwedischen Langzeitstudien [3] und der schweizerischen statistischen Erhebungen [14] ist die Hypothese eines Kausalzusammenhangs zwischen Analgetika-Abusus und der Induktion von Urotheltumoren erhärtet worden. Wenn auch alle derzeit üblichen Analgetika in normaler Dosierung keine Nierenschädigung hervorrufen, sollte dennoch der Verkauf sämtlicher Analgetika durch Rezeptzwang kontrollierbar werden, da das Phenacetin nicht als einzige Noxe angesehen werden kann. Analgetikakombinationen, d. h. Mischpräparate, sollten nicht über längere Zeit eingenommen werden. Besonders gefährlich scheinen dabei Kombinationen von Analgetika und Barbituraten zu sein. Die derzeit propagierte Langzeit-Thromboseprophylaxe mit Salizylaten sollte auch im Hinblick auf eine Nierenschädigung und insbesondere die Induktion von Urotheltumoren kontrolliert werden.

Wird bei einem Patienten mit bekanntem Analgetika-Abusus die operative Behandlung eines Urotheltumors erforderlich, so sollte so extrem organerhaltend wie irgend möglich vorgegangen werden. Muß jedoch aus zwingenden Gründen eine Niere entfernt werden, sollte dies nur in Form einer Nephroureterektomie unter Mitentfernung einer Blasenmanschette geschehen. Weiterhin sollte bei allen Patienten mit bekanntem Analgetika-Abusus oder bereits operiertem Urotheltumor regelmäßig eine röntgenologische und zytoskopische Kontrolluntersuchung vorgenommen werden. Da bei allen Patienten bereits 4 Wochen bis 6 Monate vor der klinischen Manifestation eines Tumorrezidivs in der exfoliativen Urinzytologie Tumorzellen nachgewiesen wurden, kommt der zytologischen Kontrolluntersuchung besondere Bedeutung zu.

Literatur

1. Sarre, H., Moench, A., Kluthe, R.: Phenacetinabusus und Nierenschädigung. Stuttgart: G. Thieme 1958. — 2. Hultengren, N., Lagergren, C., Ljungqvist, A.: Acta chir. scand. **130,** 314 (1965). — 3. Bengtsson, U., Angervall, L., Ekman, H., Lehmann, L.: Scand. J. Urol. Nephrol. **2,** 145 (1968). — 4. Angervall, L., Bengtsson, U., Zetterlund, C. G., Zsigmond, M.: Brit. J. Urol. **41,** 401 (1969). — 5. Adam, W. R., Dawborn, J. K., Price, C. G., Riddell, J., Story, H.: Med. J. Aust. **1,** 1108 (1970). — 6. Begley, M., Chadwick, J. M., Jepson, R. P.: Med. J. Aust. **2,** 1133 (1970). — 7. Høybye, J., Nielsen, O. E.: Scand. J. Urol. Nephrol. **5,** 190 (1971). — 8. Mannion, R. A., Susmano, D.: J. Urol. (Baltimore) **106,** 692 (1971). — 9. Grob, H. U.: Helv. chir. Acta **38,** 537 (1971). — 10. Rathert, P., Melchior, H., Lutzeyer, W.: J. Urol. Néphrol. **78,** Suppl., 230 (1972). — 11. Liu, T., Smith, G. W., Rankin, J. T.: Canad. med. Ass. J. **107,** 768 (1972). — 12. Bock, K. D., Hogrefe, J.: Münch. med. Wschr. **114,** 645 (1972). — 13. Güller, R., Dubach, U. C.: Helv. med. Acta **36,** 247 (1973). — 14. Leistenschneider, W., Ehmann, R.: Schweiz. med. Wschr. **103,** 433 (1973). — 15. Wahlqvist, L.: J. Urol. Néphrol. **78,** Suppl., 234 (1972). — 16. Nery, R.: Xenobiotica **1,** 339 (1971). — 17. Uehleke, H.: Naunyn-Schmiedebergs Arch. exp. Path. Pharmak. **264,** 434 (1969).

Dr. P. Rathert
Abt. Urol. der RWTH
D-5100 Aachen
Goethestraße 27—29

K. Timm und P. Kolle: **Erste Ergebnisse der Handhabung der programmierten Textverarbeitung in Kombination mit einem urologischen Diagnose- und Therapieschlüssel**

Der Informationsfluß zwischen Klinik und Praxis scheitert in steigendem Maße am zu geringen Angebot von Schreibkräften. Zusätzliche Wünsche, wie Datenerstellung, Speicherung und Auswertung sind ohne großen, fachlich gut ausgebildeten Personalstab nicht mehr realisierbar.

Wir glauben, in dem Folgenden eine Lösung anbieten zu können, die sich bei uns bewährt hat.

Nach vorsichtigen Schätzungen genügt ein Drittel des bisher notwendigen Schreibpersonals, um den gestellten Anforderungen Genüge zu leisten.

Man macht sich die Tatsache zunutze, daß bei Routinemitteilungen immer wiederkehrende Redewendungen auftreten. Diese Redewendungen (z. B. „Besten Dank für die freundliche Überweisung Ihres Patienten") wurden kodiert und in Selektionen unterteilt. Die Zusammenstellung dieser Selektionen werden in einem sogenannten Textbuch zusammengefaßt.

Die Stellen des festgelegten Textes, in denen ein zusätzliches Diktat notwendig ist, sind bezeichnet. Darüber hinaus ist am Ende einer jeden Selektion ein beliebig langes, zusätzliches Diktat möglich.

Handschriftlich werden auf dem sogenannten Schreibauftrag die gewünschten Selektionen aufgeschrieben. Stellen, die durch ein großes D gekennzeichnet sind, zeigen der Schreiberin an, daß ein zusätzliches Diktat erfolgt.

Wir verschlüsseln unsere Diagnosen und Behandlungsformen in der üblichen Weise auf der Krankenblattdeckseite.

Um statistischen Anforderungen zu genügen, werden auf dem Schreibauftrag nur die Diagnose und Therapie-Schlüsselzahlen mitgeteilt. Aus einem eigens präparierten Nachschlüssel im Schreibbüro sucht sich die Briefschreiberin die briefgerecht formulierten Diagnosen heraus. Bei der fortschreitenden technischen Entwicklung ist in absehbarer Zeit zu erwarten, daß auch diese Leistung vom Schreibautomaten übernommen wird.

PTV - TEXTE	Auszug aus dem Programm ABTEILUNG: UROLOGIE Fachgebiet Poliklinik	Band-Nr. U - 1	
Tab.: 11, 47	CODE-Wert:	Sel. Nr.	Anz. d. Einfüg.
Sehr verehrte Frau Kollegin!		01	
Sehr geehrter Herr Kollege!		02	
Wir danken für die Überweisung J, d. sich am J bei uns zur Untersuchung vorstellte wegen J.		05	3
DIAGNOSE:		12	D/Sel.
VORGESCHICHTE:		15	D/Sel.
Die Erhebung der Vorgeschichte zeigte urologisch keine erwähnenswerten Ereignisse.		16	
Die Erhebung der Vorgeschichte zeigt, J.		17	1
KLINISCHER BEFUND:		22	D/Sel.
Bei der klinischen Untersuchung des Urogenital-Systems, die rektale Untersuchung eingeschlossen, wurde ein altersentsprechender, normaler Befund erhoben.		23	
Bei der klinischen Untersuchung des Urogenital-Systems, die rektale Untersuchung eingeschlossen, fand sich J.		27	1
URINBEFUNDE:		33	D/Sel.
Im Urinsediment konnten bei normalem Urin-pH keine pathologischen Bestandteile erkannt werden.		34	
Das Sediment deckte folgende pathologischen Bestandteile auf: J		37	1

MiV 1137/478-34/72 L

Abb. 1. Hier ist eine Musterseite aus einem Textbuch abgebildet. Die Stellen, die eine Einfügung notwendig machen, sind deutlich gekennzeichnet. Die Anzahl der notwendigen Einfügungen ist auf der rechten Seite nochmals zahlenmäßig angegeben.

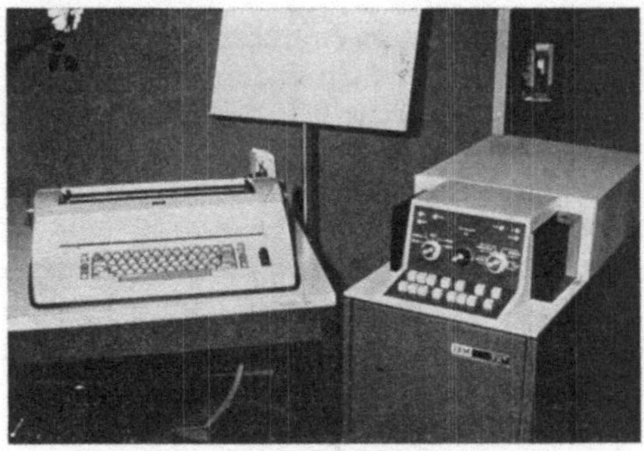

Abb. 2. Die Abbildung zeigt den von uns verwendeten Schreibautomaten. Links ist die herkömmliche Schreibmaschine zu erkennen, darüber ein Halterungsmechanismus für das Textbuch und den Diagnose- und Therapie-Schlüssel und rechts daneben ist das Speichergerät abgebildet. Es beinhaltet zwei Bandspeicher, wobei der eine für die festgelegten Selektionen und der andere für das jeweils eingefügte Diktat erforderlich ist.
Bei der endgültigen Erstellung des Briefes läuft je nach Wunsch abwechselnd das eine oder das andere Band.

Die korrekte Verschlüsselungsarbeit zeigt sich durch identische Diagnosen auf der Krankenblattdeckseite und in dem Arztbrief.

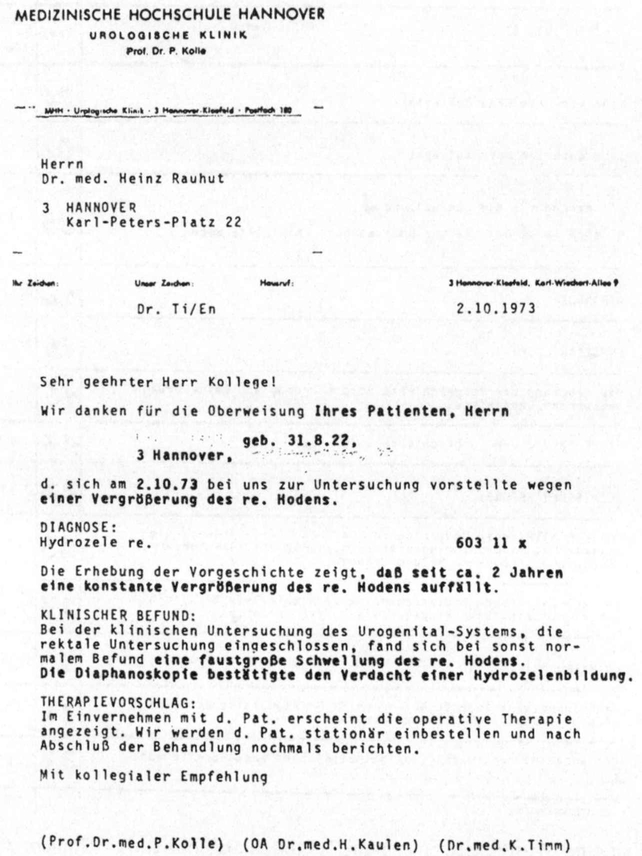

MEDIZINISCHE HOCHSCHULE HANNOVER
UROLOGISCHE KLINIK
Prof. Dr. P. Kolle

MHH · Urologische Klinik · 3 Hannover-Kleefeld · Postfach 180

Herrn
Dr. med. Heinz Rauhut

3 HANNOVER
Karl-Peters-Platz 22

Ihr Zeichen: | Unser Zeichen: Dr. Ti/En | Hausruf: | 3 Hannover-Kleefeld, Karl-Wiechert-Allee 9 2.10.1973

Sehr geehrter Herr Kollege!

Wir danken für die Überweisung **Ihres Patienten, Herrn**
geb. 31.8.22,
3 Hannover,
d. sich am **2.10.73** bei uns zur Untersuchung vorstellte wegen **einer Vergrößerung des re. Hodens.**

DIAGNOSE:
Hydrozele re. **603 11 x**

Die Erhebung der Vorgeschichte zeigt, **daß seit ca. 2 Jahren eine konstante Vergrößerung des re. Hodens auffällt.**

KLINISCHER BEFUND:
Bei der klinischen Untersuchung des Urogenital-Systems, die rektale Untersuchung eingeschlossen, fand sich bei sonst normalem Befund **eine faustgroße Schwellung des re. Hodens. Die Diaphanoskopie bestätigte den Verdacht einer Hydrozelenbildung.**

THERAPIEVORSCHLAG:
Im Einvernehmen mit d. Pat. erscheint die operative Therapie angezeigt. Wir werden d. Pat. stationär einbestellen und nach Abschluß der Behandlung nochmals berichten.

Mit kollegialer Empfehlung

(Prof.Dr.med.P.Kolle) (OA Dr.med.H.Kaulen) (Dr.med.K.Timm)

Abb. 3. Dieser Brief wurde durch einen Schreibautomaten erstellt. Zur besseren Übersicht wurden die durch Diktat hinzugefügten Teile durch einen fetteren Druck markiert.

Unsere bisherigen Erfahrungen zeigen folgendes Ergebnis:

1. Schnelle, umfassende und fehlerfreie Briefe, wobei eine Schreibkraft nach Erhebung unseres Schreibbüros die 3fache Leistung einer herkömmlich arbeitenden Phonotypistin erbringt.

2. Die Verschlüsselung von Diagnose und Therapie, die ohne zusätzliche Kontrolle statistischen Anforderungen genügt.

3. Als Nachteil fand sich in der Erprobungsphase, daß der sonst diktatgewohnte Arzt zur Brieferstellung etwas mehr Zeit aufwenden muß. Hier können Einarbeitung und geschickte Texterstellung Abhilfe schaffen. Besonders zu achten ist auf eine möglichst geringe Zahl von Selektionen.

4. Aufgrund der von uns selbst gemachten Erfahrungen ist die komplette Brieferstellung durch EDV-Anlagen wegen der bisher unzureichenden Ergebnisse der geschilderten Methode deutlich unterlegen.

Dr. med. K. Timm
Urologische Klinik der
Medizinischen Hochschule Hannover
D-3000 Hannover-Kleefeld
Karl-Wiechert-Allee 9

FREIE VORTRÄGE

C. C. SCHULMAN: **Ultrastruktur des Harnleiters***

Die Rolle, die das autonome Nervensystem in der Physiologie des Harnleiters spielt, bleibt weiterhin umstritten. Die morphologischen Studien liefern die unerläßliche Grundlage zum Verständnis der physiologischen Grundmechanismen.

Mit den klassischen histologischen Methoden konnten die zwischen dem Nervensystem und der glatten (vegetativen) Muskulatur bestehenden Beziehungen nicht mit Präzision definiert werden. Auch die optische Mikroskopie hat das Studium dieses strittigen Themas ein Jahrhundert lang nicht weitergebracht.

Erst seit Einführung der Elektronenmikroskopie wurden diese Grundsatzfragen erneut in Angriff genommen, denn mit dieser Methode wurde es möglich, die Beziehungen zwischen den Nervenfasern und den glatten Muskelzellen auf ultrastruktureller Ebene zu beobachten.

Vorliegende ultrastrukturelle Studie wurde an Proben verwirklicht, die bei humanchirurgischen Eingriffen entnommen wurden. Die Gewebe wurden in 4%igem, mit Cadodylat gepuffertem Gluteraldehyd fixiert, mit anschließender Fixierung in Osmium-Tetroxyd. Die feinen Schnitte wurden mit Uranylazetat und Bleizitrat gefärbt. Manche Proben wurden in Kaliumpermanganat, mit Veronal-Azetat-Puffer, nach einer 2stündigen Inkubation bei 37° C fixiert.

Die uns zugestandene Zeit zwingt uns, unsere Mitteilung auf die Hauptresultate zu beschränken und kurz ihre Widersinnigkeiten zu diskutieren. Damit unser Vortrag an Klarheit gewinnt, beabsichtigen wir daher zunächst über die eigentliche Innervation des Harnleiters und anschließend über das Studium der ureterovesikalen ganglionären Strukturen zu sprechen.

Innervation der glatten Muskulatur des Harnleiters

Die glatten Muskelzellen des menschlichen Harnleiters sind ca. 300 bis 450 μ lang und 4 bis 7 μ breit (im Kernbereich). Abmessungen und Form der Zellen hängen davon ab, ob die Muskulatur im Augenblick der Fixierung der Probeentnahme im Zustand der Kontraktion oder der Erschlaffung ist. So zeigen die zusammengezogenen Zellen untereinander zahlreiche Interdigitationen (Verflechtungen), Kern und Oberfläche der Zelle sind unregelmäßig.

Der größte Teil des Zytoplasmas ist von Muskelfasern durchzogen, die parallel zur Längsachse der Zelle verlaufen (Abb. 1). Die Mitochondrien sind länglich, in Richtung der Muskelfasern, und sind vor allem an den Kernpolen und an der Peripherie der Zelle, nahe dem Ektoplasma, zu sehen. Bei letzterem ist an zahlreichen Stellen eine Invagination von Mikropinozytose-Bläschen zu beobachten, die sich nach außen geöffnet haben und auf bedeutende Weise den außerzellularen Raum erweitern, der sich aus Kollagen und elastischen Fasern zusammensetzt und von einem Netz von Kapillaren und Nervenbündeln durchzogen ist. Im Innern der Muskelbündel ist jede Zelle immer von 5 bis 6 anderen Muskelzellen umgeben. Diese Zellen stehen miteinander durch zahlreiche Berührungsstellen in Verbindung (Abb. 1). Die engste Muskel-Muskel-Verbindung wird durch einen „Nexus" gebildet (Dewey und Barr, 1964). Der „Nexus" stellt eine Fusionszone zwischen den äußeren Lamellen der Zellmembranen dar (Abb. 2); diese Fusionszonen lassen sich ganz besonders gut nach Fixierung der Gewebe in Kaliumpermanganat beobachten. Es wird heute angenommen, daß der Nexus eine Stelle ist, die der Übertragung des Influx einer Zelle auf eine andere Muskelzelle einen geringeren elektrischen

* Diese Arbeit konnte dank einer Sonderstiftung der „Programmation Scientifique Belge" (DSE/70/2.2805 Nr. 11) durchgeführt werden.

Widerstand entgegensetzt. Diese Muskel-Muskel-Verbindungen liefern ein anatomisches Substrat, das erlaubt, die Harnleitermuskulatur als ein elektrisches Syncitium zu betrachten, bei dem sich die Kontraktion von einer Muskelzelle zur anderen fortpflanzt.

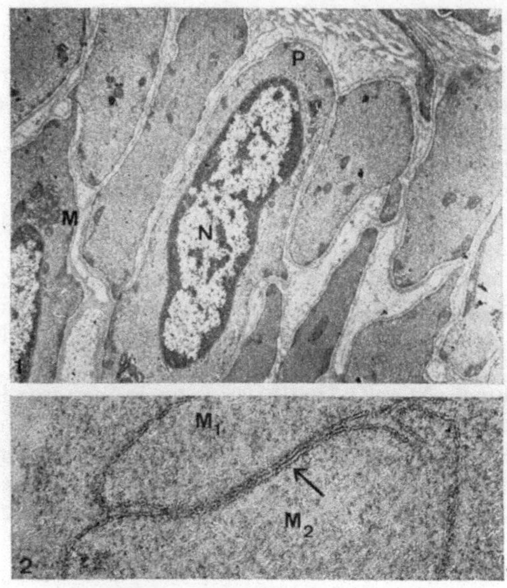

Abb. 1. Harnleitermuskulatur (×18400).
Die glatten Muskelzellen sind ständig von 5 bis 6 anderen Zellen umgeben, zwischen denen enge Kontakte bestehen (N = Nukleus; M = Mitochondrie; P = Mikropinozytosebläschen).

Abb. 2. Nexus: Enge Berührung zwischen zwei Muskelzellen (M1—M2) mit Fusionen der äußeren Lamellen der Basalmembranen ( ) (×200000).

Der Nexus stellt zwar die engste bisher beobachtete Verbindung zwischen Muskel und Muskel her, es gibt aber auch andere Verbindungsarten zwischen glatten Muskelzellen. So beobachtet man zahlreiche „Protrusiones" von einer Zelle zur anderen; manchmal dringt ein zellulares Diverticulum tief in eine Nachbarzelle ein. Auf dieser Ebene kann der Zwischenraum zwischen den Zellen auf 100 Å reduziert werden; meistens beträgt er ca. 200 bis 300 Å. Die „Protrusiones" sind besonders zahlreich, wenn die Muskulatur zusammengezogen ist, was eine gewisse Interdigitation von einer Zelle in die anderen verursacht.

Die Nervenfasern zirkulieren, in Bündeln gruppiert, in den verschiedenen Schichten des Harnleiters (Abb. 3). Gelegentlich kann man isolierte Fasern, ohne Schwannsche Umhüllung, zwischen den glatten Muskelzellen beobachten. Ausnahmsweise beobachten wir enge Nervenmuskelverbindungen, in deren Ebene der Zwischenraum zwischen Nervenfasern und Muskelzellen auf 100 bis 200 Å reduziert ist (Abb. 4).

In Höhe dieser synaptischen Zone nimmt die Nervenfaser eine „Dachrinnen"-Eindrückung der Muskelzelloberfläche ein. Am Ort dieser engen neuro-muskulären Verbindungen erlaubt die Beständigkeit des Zwischenraums zwischen Nervenfasern und Muskelzellen einerseits und die Koaptation in Form einer „Dachrinne" andererseits diese Verbindungen als Synapsen zu betrachten, trotz fehlender Membrandifferentiation (Taxi, 1965).

Die sehr beschränkte Anzahl Synapsen, die im Harnleiter beobachtet wurden, reicht nicht aus, die Erregungsübertragung in der Uretermuskulatur zu registrieren. So muß zugegeben werden, daß sie nicht die einzigen Stellen sind, wo sich die Erregung übertragen kann und daß die Nervenfasern geeignet sind, in anderen Ebenen einen „Mediator" freizusetzen, der die Muskelzellen auf Distanz bewegt.

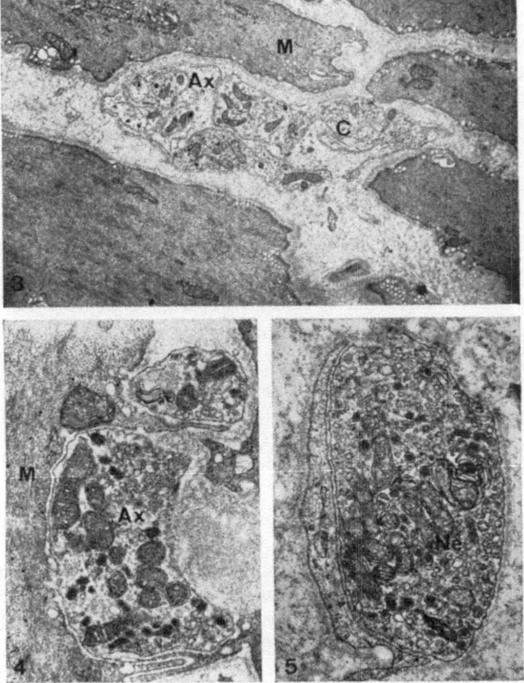

Abb. 3. Axonengruppe (Ax), die sich zwischen Muskelzellen (M) bewegt. Diese Axonen enthalten hauptsächlich kleine, agranuläre, synaptische Bläschen (C): cholinergische Fasern (×28400).

Abb. 4. Synapse: Nervenmuskuläre Verbindung der synaptischen Type (Raum zwischen einem Axon [Ax] und einer Muskelzelle [M] auf 150 Å reduziert) (×46000).

Abb. 5. Adrenergische Endfaser: zahlreiche kleine Bläschen mit Körnern, gedrängt voll, enthaltend das Norepinephrin (NE) und einige große granuläre Bläschen (×48000).

Ähnliche Schlußfolgerungen wurden für andere Typen von glatten Muskeln (Darm, Uterus) und in verschiedenen Gattungen (Merrillees et al., 1963; Taxi, 1965; Burnstock, 1970) formuliert.

Kürzlich durchgeführte histochemische Studien haben gezeigt, daß die Harnleiter-Innervation sich durch eine doppelte, sympathische und parasympathische Komponente auszeichnet (Elbadawi und Schenck, 1969; Schulman et al., 1972).

Vorliegende ultrastrukturelle Studie bestätigt das Bestehen von adrenergischen und cholinergischen Fasern. Durch die in den Endvarizen der Nervenfasern erhaltene synaptische Bläschentype können 2 Nervenendarten identifiziert werden (Richardson, 1966).

Die erste Type, die cholinergischen Endungen darstellend, enthält hauptsächlich kleine agranuläre Bläschen (30 bis 60 nm) und einige große granuläre Bläschen (60 bis 150 nm) (Abb. 3).

Die adrenergischen Nervenendungen enthalten große granuläre Bläschen und kleine granuläre Bläschen (30 bis 60 nm) (Abb. 5); diese kleinen, dichten, elektronenbehafteten Bläschen enthalten das Noradrenalin (Wolff et al., 1962; Taxi und Droz, 1966; Hökfelt, 1968).

Seit den Arbeiten von Bozler (1941, 1948) hat man die glatten Muskeln in 2 verschiedene Gruppen eingeteilt. Einerseits sind da die „unitären" Muskeln, wie Darm, Uterus und Ureter, die spontan aktiv sind und in denen die Leitung (Bewegungsfortpflanzung) von Muskelfasern zu Muskelfasern geschieht. Dann gibt es die „multi-unitären" Muskeln, wie die Membrana nictitans, den Sphincter der Iris, die Blase und die Gefäßmuskulatur; die Tätigkeit dieser glatten Muskeln steht unter Kontrolle des Nervensystems, sie zeigen keine spontane Aktivität. Diese Einteilung in Muskulatur, deren Tätigkeit rein myogen ist, und solche, die neurogen gesteuert wird, war gewiß von Nutzen, erscheint aber heute zu starr und überholt.

Denn Arbeiten auf den Gebieten der Elektrophysiologie, Nervenhistochemie und Elektronenmikroskopie haben in letzter Zeit gezeigt, daß zahlreiche glatte Muskeln, wie die Blase oder der Ductus deferens (Samenleiter), Eigenschaften beider Gruppen besitzen (siehe Revue, Burnstock, 1970, und Bennett, 1972).

So schlug Burnstock vor kurzem eine Klassifizierung vor, die diese neuen Daten berücksichtigt (1970). Sie basiert hauptsächlich auf der Art der Beziehungen, die zwischen dem peripheren, autonomen Nervensystem und der glatten Muskulatur bestehen.

Verschiedene ultrastrukturelle Studien haben gezeigt, daß die Innervation der glatten Muskeln von einem Organ zum anderen auf sehr unterschiedliche Art vor sich gehen kann (Taxi, 1965; Burnstock, 1970).

Unsere Arbeitsergebnisse suggerieren ein Modell der autonomen Harnleiter-Innervation, welches vom allgemeinen, von Burnstock et al. (1971) vorgeschlagenen Modell der Innervation der glatten Muskulatur inspiriert ist und das folgende wesentliche Punkte umfaßt:

1. Muskel-Muskel-Bindungen: Die glatten Muskelzellen des Harnleiters stehen miteinander über besonders ausgelegte Berührungszonen in Verbindung.

Die engste Bindung stellt der Nexus dar, der durch eine Fusionszone der äußeren Lamellen der Zellmembranen gekennzeichnet ist (Dewey und Barr, 1962—1964).

Es gilt jetzt als angenommen, daß diese Kontaktzonen Regionen darstellen, die der Influxübertragung von einer Zelle zur anderen einen geringeren elektrischen Widerstand entgegensetzen.

2. Individuelle Innervation: Eine sehr begrenzte Anzahl glatter Muskelzellen wird *direkt* durch eine Endvarikosität innerviert, wobei die glatte Muskelzelle eingedrückt und durch einen Raum von weniger als 200 Å getrennt wird.

3. Gekoppelte oder plurizellulare Innervation: Die direkt innervierten Zellen werden elektrisch an die Muskelzellen gekoppelt, welche an Zonen von geringerem elektrischen Widerstand (Nexus) angrenzen.

4. Faszikuläre Innervation: Die *indirekt gekoppelten* Zellen — die im Harnleiter am zahlreichsten sind — werden nicht aktiviert durch die Förderung des Aktionsvermögens (Kontraktion) auf Ebene von Zonen, die der Kontraktionsübertragung Widerstand entgegensetzen (Nexus).

5. Innervation auf Distanz: Die Nerven-„Sender" können „im Durchgang" von den Varikositäten der zahlreichen präterminalen und terminalen Fasern befreit werden. Diese chemischen Mediatoren sind geeignet die glatten Muskelzellen im Abstand von 800 Å bis 10000 Å zu beeinflussen (Burnstock, 1970).

Uretero-vesikale ganglionäre Strukturen

Die Anwesenheit von Ganglien im Harnleiterbereich ist ein sehr umstrittenes Thema. In einer früheren neurohistochemischen Studie haben wir immer ganglionäre Strukturen im Endteil des Harnleiters beobachten können. Die beobachteten Strukturen gehören zu einem uretero-vesikalen ganglionären Komplex, der sich in Höhe der Harnleiteröffnungen im untersten Blasenteil in Höhe des Trigonum befindet und sich bis zum Blasenhals ausdehnt (Schulman et al., 1972 und 1973).

Die Uretérganglien sind aus ganz typischen Neuronen zusammengesetzt, deren Struktur hier nicht näher erörtert wird (Abb. 6). Wir betonen hauptsächlich, daß es innerhalb dieser Pelvisganglien adrenergische Nervenstrukturen gibt, die klassisch als hauptsächlich parasympathische Strukturen angesehen werden.

Wir erkennen somit das Vorhandensein adrenergischer Nervenendungen, die durch kleine dichte Kornbläschen gekennzeichnet sind und den ganglionären Zellen gegenüberliegen und manchmal mit gewissen Dendriten Synapsen bilden (Abb. 7).

Eine andere adrenergische Strukturart kann ebenfalls beobachtet werden; es handelt sich um kleine Zellen mit zahlreichen dichten granulären Bläschen, deren Durchmesser ca. 2000 Å beträgt (Abb. 8). Diese Zellen sind kleiner als die Neuronen und unterscheiden sich von diesen außerdem durch ihren Reichtum an granulären Bläschen, was erlaubt, sie mit den phäochromen Zellen der Nebenniere zu vergleichen (Elfvin, 1968). Diese Zellen weisen kurze Verlängerungen auf, die sich in der Nähe der intraganglionären Gefäße bewegen. Sie sind geeignet, einen chemischen Mediator freizusetzen (Noradrenalin-Dopamin), der auf Distanz auf eine große Anzahl Empfänger einwirken kann (Williams, 1967; Matthews und Reisman, 1969; Taxi et al., 1969; Jacobowitz, 1970; Eranko und Eranko, 1971; Watanabe, 1971).

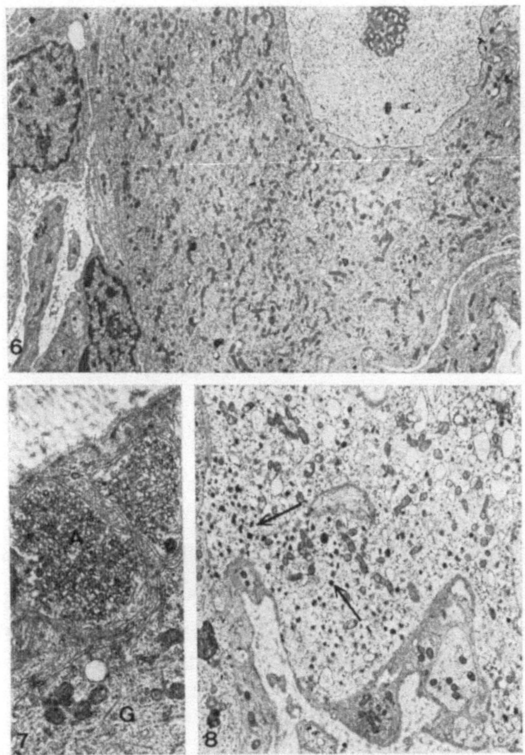

Abb. 6. Ureterovesikales Ganglion: Typisches Neuron (X 9200).

Abb. 7. (Ureterovesikales Ganglion): adrenergische Endungen (Å) gegenüber einer Nervenzelle (G) (X 27600).

Abb. 8. Ureterovesikales Ganglion: Granuläre Zelle der „chromaffinen" Type, enthaltend große Bläschen (2000 Å), welche Katecholamine speichern.

Eine Reihe physiologischer und pharmakologischer Arbeiten hat das Vorhandensein adrenergischer Mechanismen ans Licht gebracht, welche die Tätigkeit der sympathischen Ganglien modulieren können (siehe Revue Norberg und Sjoqvist, 1966). Man nimmt an, daß die adrenergischen Strukturen eine hemmende Rolle bei der Modulation der Ganglientätigkeit spielen. Die beiden in den uretero-vesikalen Ganglien beobachteten adrenergischen Strukturentypen sind geeignet, bei einer derartigen Erscheinung eine Rolle zu spielen.

Diese ganglionären Strukturen sind geeignet, die Tätigkeit des terminalen Ureters und der Blase zu modulieren und den Einfluß der sympathischen und parasympathischen Elemente während des Miktions zu koordinieren.

Literatur

Bennett, M. R.: Autonomic Neuromuscular transmission. Cambridge University Press, 1972. — Bozler, E.: Action potentials and conduction of excitation in muscle. Biol. Symp. **3,** 95 (1941). — Bozler, E.: Experientia (Basel) **4,** 213 (1948). — Burnstock, G.: Structure of smooth muscle and its innervation. In Bulbring, Brading, Jones and Tomita (Ede) Smooth muscle, Ed. Arnold Publ. Ltd. London, 1970, pp. 1—69. — Burnstock, G., Twayama, T.: Progr. Brain Res. **34,** 389 (1971). — Dewey, M. M., Barr, L.: J. cell Biol. **23,** 553 (1964). — Elbadawi, A., Schenck, E. A.: Amer. J. Anat. **126,** 103 (1969). — Elfvin, L. G.: J. Ultrastruct. Res. **22,** 37 (1968). — Eranko, O., Eranko, L.: Progr. Brain Res. **34,** 39 (1971). — Matthews, M. R., Raisman, G.: J. Anat. (Lond.) **105,** 255 (1969). — Hokfelt, T.: Acta physiol. scand. **76,** 427 (1969). — Jacobowitz, D.: Fed. Proc. **29,** 1929 (1970). — Norberg, K. A., Sjoqvist, F.: Pharmacol. Rev. **18,** 743 (1966). — Richardson, K. A.: Nature (Lond.) **210,** 756 (1966). — Schulman, C. C., Duarte-Escalante, O., Boyarsky, S.: Brit. J. Urol. **44,** 698 (1972). — Schulman, C. C., Duarte-Escalante, O., Boyarsky, S., Gregoir, W.: J. Urol. (Baltimore) **109,** 381 (1973). — Taxi, J.: Ann. Sci. Nat. Zool. **7,** 413 (1965). — Taxi, J., Droz, B.: C. r. habd. Séanc. Acad. Sc., Paris, D **236,** 1237 (1966). — Taxi, J., Gautron, J., L'Hermitte, P.: C. R. Acad. Sci. Paris, **269,** 1281 (1969). — Tranzer, J. P., Thoenen, H.: Experientia (Basel) **23,** 743 (1967). — Watanabe, H.: Amer. J. Anat. **130,** 305 (1971). — Williams, T. H.: Nature (Lond.) **214,** 309 (1967). — Wolfe, D. E., Potter, L. T., Richardson, K. C., Axelrod J.: Science, **138,** 440 (1962).

C. C. Schulman
Clinique Urologique,
Hôpital Universitaire Brugmann,
Laboratoire de Neuro-anatomie
et de Microscopie Electronique,
Service d'Anatomie Pathologique,
Université Libre de Bruxelles,
4, Place Van Gehuchten,
B-1020 Bruxelles

K. Stockamp und F. Schreiter: **Sympathikolytische Therapie bei neuropathischer Blasendysfunktion**

Entsprechend modernen histochemischen [2] und neuropharmakologischen [1] Untersuchungen ist der Sympathicus wesentlich an der Innervation des unteren Harntraktes beteiligt und übt offenbar einen modulierenden Einfluß auf die parasympathisch gesteuerte Blasen- und Blasenhalsfunktion aus. Wir konnten bereits früher zeigen, daß die pharmakologische Beeinflußbarkeit der sympathischen α-Rezeptoren therapeutisch zur Tonuserhöhung oder -erniedrigung des Blasenausgangs und auch des Detrusors ausgenutzt werden kann [4]. Wir berichten im folgenden über die Behandlungsergebnisse der α-Rezeptorenblockade bei 30 Patienten mit vorwiegend neuropathischer Blasendysfunktion.

Tabelle 1

Grundleiden	Pat.
Myelodysplasie	12
Megacystis	3
Neurol. Trauma	2
Diabetes	2
Multiple Sklerose	1
M. Parkinson	1
„Uninhibited Bladder"	4
Infravesikales Hindernis	5

Krankengut

Die der Blasenstörung zugrunde liegenden Leiden sind in Tab. 1 aufgeführt.

$^{2}/_{3}$ der Patienten waren Kinder im Alter von 1½ bis 14 Jahren als Hauptkontingent der Gruppe mit Myelodysplasie, sogenannter „uninhibited bladder“ und nicht neurologischer Blasenstörung bei infravesikalem Hindernis. Bei den 25 Patienten mit neuropathischer Blase bestand vorwiegend eine Läsion des unteren und nur 5mal des oberen motorischen Neurons. Die Patienten mit infravesikaler Obstruktion hatten mit einer Ausnahme schwere Komplikationen der oberen Harnwege nach meist mehrfach erfolglosen transurethralen wie auch plastischen Eingriffen der Harnleiter-Blasenverbindung. Diese Patienten wie auch einige mit Myelodysplasie waren Kandidaten für eine supravesikale Harnableitung. Bei den übrigen Patienten standen meist hohe Restharnmengen im Vordergrund.

Therapie

Alle Patienten erhielten eine Dauertherapie mit dem α-Rezeptorenblocker Phenoxybenzamin®* in einer Dosis von 0,3 bis 0,5 mg/kg Körpergewicht mit einschleichender abendlicher Verabreichung. Nebenwirkungen machten in keinem Fall ein Absetzen erforderlich, sie bestanden in Müdigkeit und mäßiger Orthostaseneigung in den ersten Wochen, bei Männern trat ein Ejakulationsverlust ohne Potenzstörung ein.

Ergebnisse

Die Beeinflussung der bei 20 Patienten vorhandenen Restharnmengen geht aus Tab. 2 hervor. Die pharmakologische Beeinflussung des Restharnes erforderte in den meisten Fällen eine geübte Bauchpresse bzw. Crédé, die fehlende Möglichkeit hierzu betraf einen der 2 ungebesserten Fälle, im anderen Fall handelte es sich um eine Reflexblase mit durch die Behandlung gestörter Automatik.

Tabelle 2

Restharn*	vorher	nachher
< 10%		13
10—25%	3	5
> 25%	17	2

* in % der Blasenkapazität

Tabelle 3

vor Therapie		nach Therapie	
Reflux	11	kein Reflux	5
		gebessert	5
		unverändert	1
Dilatation	11	keine Dilatation	7
		gebessert	2
		unverändert	2

15 Patienten wiesen Komplikationen der oberen Harnwege durch Reflux und/oder Dilatation auf. Die günstige Beeinflussung durch die Phenoxybenzaminbehandlung geht aus Tab. 3 hervor. Die cystomanometrische Untersuchung dieser Patienten zeigte vor Behandlung nahezu obligat eine Erhöhung sowohl des Blasenauslaßwiderstandes wie auch des intravesikalen Druckes, die Druckwerte sanken unter der Behandlung erheblich und zum Teil bis auf die Normwerte ab, so daß hierin der eigentliche Behandlungseffekt zu sehen ist.

---

* Röhm-Pharma GmbH, Darmstadt.

Der röntgenologische und cystomanometrische Befund eines typischen Falles vor und unter Phenoxybenzaminbehandlung ist in den Abb. 1 und 2 dargestellt. Abb. 3 zeigt die Verbesserung eines pathologischen Uroflows unter der Medikation.

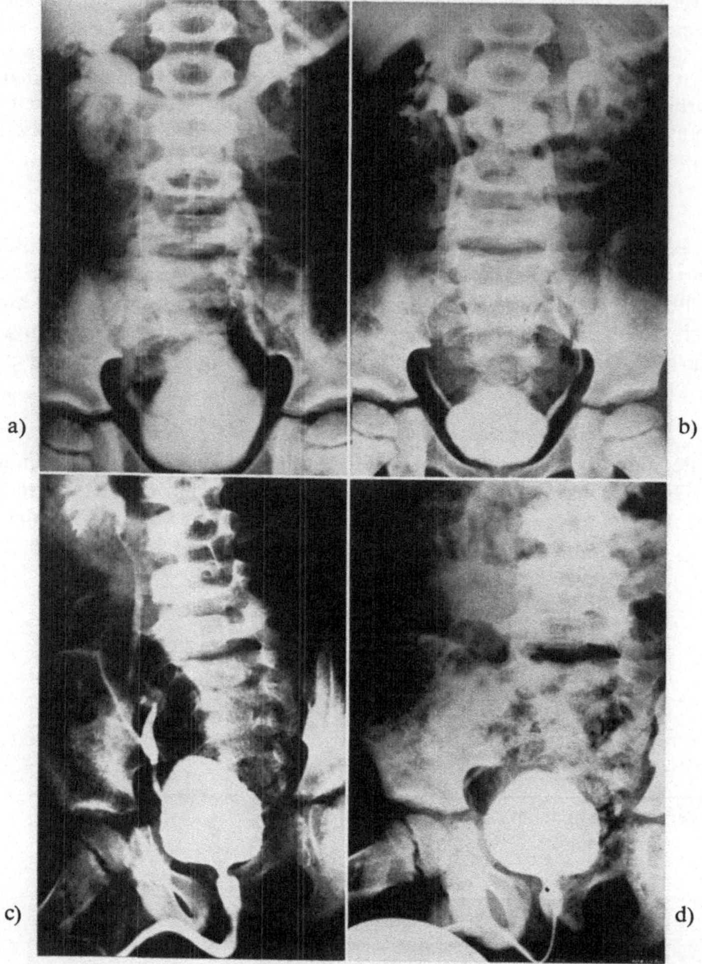

Abb. 1. 5jähriger Junge mit okkulter neuropathischer Blase. Hochgradige Enuresis diurna et nocturna, kein Harninfekt.

a) Urogramm (30′ Aufnahme) zeigt pathologische Blasenform und beginnende Dilatation der rechten oberen Harnwege.

b) 1 Woche nach Phenoxybenzaminbehandlung völlige Normalisierung.

c) Das Miktionscystourethrogramm zeigt vor Behandlung Reflux rechts, trabekulierte Blase und deutliche Blasenhalsenge, danach

d) normales Miktionsbild, kein Reflux mehr.

Zusammenfassung

Die medikamentöse Blockade der α-adrenergen Rezeptoren ist der bisherigen eigenen Erfahrung nach besonders erfolgreich bei der neuropathischen Blase infolge Läsion des unteren motorischen Neurons und unausgeglichener Funktion. Die Ergebnisse bei der reinen Reflexblase, deren Automatismus beeinträchtigt werden kann, sind inkonstant.

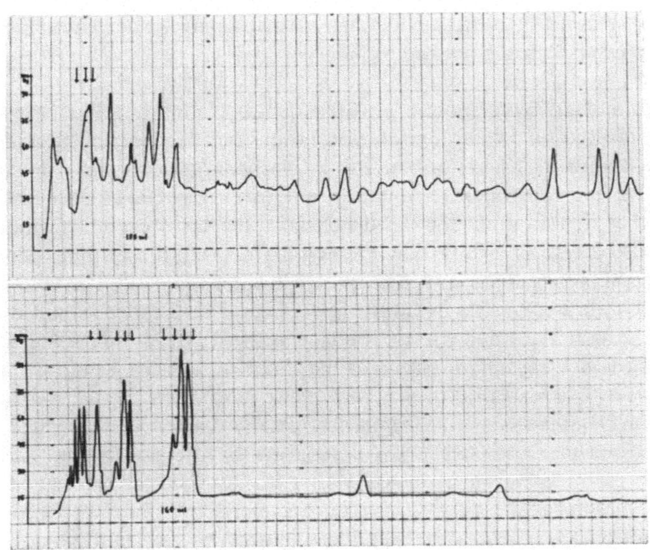

Abb. 2. Endphasen der exkretorischen Zystomanometrie des gleichen Patienten wie in Abb. 1: oben erhöhter intravesikaler Druck um 30 mm Hg, ungehemmte Wellen, verzögerte Miktion (↓). Unten 1 Woche nach Behandlung infravesikaler Druck um 15 mm Hg, kaum noch ungehemmte Detrusoraktion, sofortige Miktion auf Kommando.

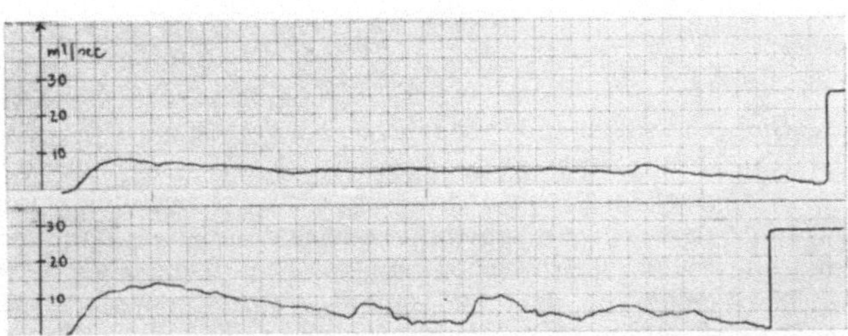

Abb. 3. Flow-Kurven eines 30jährigen Mannes mit sogenannter Sphinktersklerose: oben stark herabgesetzter maximaler Flow von 8 ml/sec, unten unter Behandlung mit 20 mg Phenoxybenzamin. Anstieg des maximalen Flow-Wertes auf 14 ml/sec.

Ein Therapieversuch ist auch bei persistierender Blasenstörung nach kongenitaler Blasenhalsobstruktion indiziert.

Nach den Untersuchungen von Sundin [5] und unseren eigenen Ergebnissen, die inzwischen von Krane und Olson [3] bestätigt wurden, scheint die Überfunktion des Sympathicus ein wesentlicher pathogenetischer Faktor für Komplikationen der neuropathischen Blase zu sein. Demnach handelt es sich bei der medikamentösen α-Rezeptorenblockade um eine erste wirklich kausale Therapie.

Literatur

1. Edvardsen, P., Setekleiv, J.: Acta pharmakol. toxikol. **26,** 437 (1968). — 2. El-Badawi, A., Schenk, E. A.: J. Urol. (Baltimore) **105,** 272 (1971). — 3. Krane, R. J., Olsson, C. A.: 68th Meeting of the AUA, New York, 14. 5. 1973. — 4. Stockamp, K., Schreiter, F.: Akt. Urol. **4,** 75 (1973). — 5. Sundin, T.: Scand. J. Urol. Nephrol., Suppl. **17** (1972).

Dr. K. Stockamp
Urolog. Univ.-Klinik
D-6500 Mainz
Langenbeckstraße 1

J. BÖDEKER und W. VOGT: **Die reflektorische Kontrolle der Harnblasenentleerung unter Nervus depressor-Reizung bei Kaninchen**

Die zahlreichen Untersuchungen über den anatomischen Aufbau, die autonome Innervation und die pharmakologische Beeinflussung der Harnblase und des Blasenhalses [2,4,5,6,7,8,9,10,11,12,15] haben zur klinischen Anwendung von Parasympathicomimetica, α-Rezeptoren-Blockern und -Stimulatoren bei Harnblasenentleerungsstörungen geführt. Über den Einfluß der blutdrucksensiblen Barorezeptoren in Aortenbogen und Carotissinus, deren Erregung den Parasympathikustonus erhöht, den Tonus des sympathischen Nervensystems und der quergestreiften Muskulatur vermindert, auf Harnblase und Urethra ist nichts bekannt. Die Frage ihres Einflusses auf die Harnblasenentleerung ist jedoch nicht nur von theoretischem Interesse, sondern hat durch die klinische Anwendung von kreislaufwirksamen Pharmaka in der Urologie und des „Baropacing" in der inneren Medizin praktische Bedeutung gewonnen. Unter „Baropacing" versteht man die Carotissinus-Nerven-Stimulation am Menschen bei arteriellem Bluthochdruck und bei Angina pectoris [13]. Die Afferenz der Barorezeptoren im Aortenbogen ist der Nervus depressor. Er verläuft bei Kaninchen als gesonderter Nerv neben dem Halsvagus. Wir haben diesen Nerv elektrisch gereizt und den Einfluß seiner Reizung auf die reflektorische Kontrolle der Harnblasenentleerung untersucht. Dadurch sollten folgende Fragen beantwortet werden:

1. Welchen Einfluß hat eine Stimulation der Barorezeptoren im Hochdrucksystem auf die reflektorische Kontrolle der Harnblasenentleerung?
2. Läßt sich bei nachweisbarem Effekt eine Aussage über die Art der Beeinflussung der Harnblasenentleerung machen?

Methodik

Die Untersuchungen wurden an 11 männlichen Kaninchen mit einem Gewicht von 4 bis 5 kg in Pentobarbital-Narkose (25 mg/kg) durchgeführt. Die Körpertemperatur wurde kontrolliert zwischen 37 bis 38° C gehalten. Nach Durchführung einer Tracheotomie wurde der Nervus depressor oberhalb des Ganglion cervicale superius aufgesucht und durch eine bipolare Platinelektrode geführt. Die Reizung erfolgte durch Rechteckimpulse. Die Frequenz lag bei 50 Hertz, die Impulsamplitude zwischen 4 und 7 Volt, die Impulsdauer war eine Millisekunde, die Reizdauer gewöhnlich 1 min. Der arterielle Blutdruck wurde in der Aorta über einen Druckaufnehmer der Fa. Statham (P 23 Db) gemessen. Über die Vena jugularis erhielten die Tiere eine Dauerinfusion einer physiologischen Kochsalzlösung (100 ml/h). Die kontinuierliche Füllung der Harnblase erfolgte mittels Dauerinfusionspumpe über einen suprapubischen Katheter (0,9% NaCl, 37° C, 200 ml/h). Über einen weiteren suprapubischen Katheter wurde der intravesikale Druck gemessen (Statham P 23 Db). Die urethrale Druckmessung erfolgte in der von Brown und Wickham [1] angegebenen Methode. Die Perfusion des 5 Charr. Urethrakatheters betrug 0,4 ml/min (0,9% NaCl), die Rückzugsgeschwindigkeit 8 mm/min. Die Eichung wurde in der von Waldeck [14] angegebenen Methode durchgeführt. Auf einem Physiopolygraphen („Varioskript Schwarzer 443") wurden die gemessenen Drucke registriert.

Ergebnisse

Die Abb. 1 zeigt Originalregistrierungen von intravesikalem Druck und arteriellem Blutdruck. Im oberen Anteil ist der Kontrollversuch, im unteren Anteil der Versuch der Reizung des Nervus depressor aufgezeichnet. Unter Reizung des Nervus depressor tritt die Miktion 7 min früher bei einer um 23,4 ml geringeren Harnblasenfüllung und einem um 1,5 mm Hg niedrigeren intravesikalen Druck als unter Normalbedingungen ein. Die Abb. 2 ist eine graphische Darstellung der Ergebnisse aus 13 Versuchen. Durch Reizung des Nervus depressor läßt sich die Miktion bei einem um 31% niedrigeren intravesikalen Druck und einer um 24% geringeren Harnblasenfüllung auslösen. Während maximaler Miktionsdruck und Druckamplitude während der Harnblasenentleerung keinen statistisch verwertbaren Unterschied zeigten, war der intravesikale Mitteldruck während der Mik-

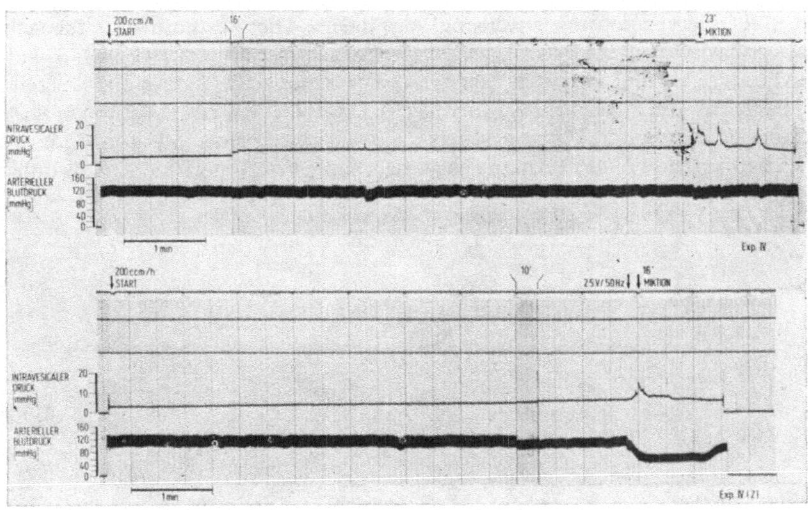

Abb. 1. Originalkurven: Einfluß einer Nervus depressor-Reizung auf die Harnblasenentleerung. Bei kontinuierlicher Harnblasenfüllung tritt die Miktion unter Nervus depressor-Reizung (unten) 7 min früher, bei einer um 23,4 ml geringeren Harnblasenfüllung und einem um 1,5 mm Hg niedrigeren intravesikalen Druck als im Kontrollversuch (oben) auf. Aus räumlichen Gründen können bei den Registrierungen 16 bzw. 10 min nicht wiedergegeben werden.

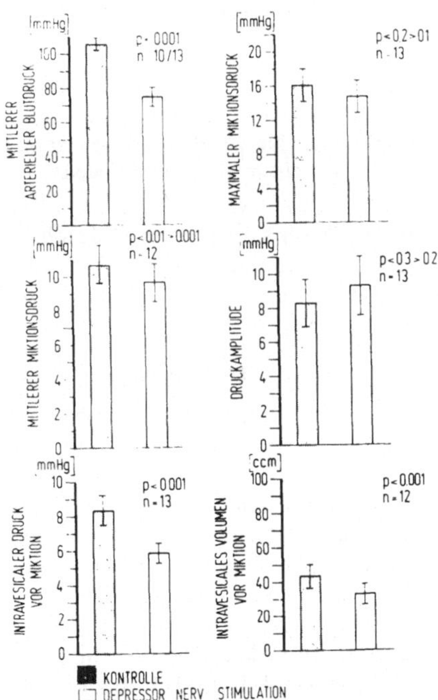

Abb. 2. Graphische Darstellung des Einflusses einer Nervus depressor-Reizung auf die reflektorische Kontrolle der Harnblasenentleerung. Unter Nervus depressor-Reizung tritt die Miktion bei einem um 31% niedrigeren intravesikalen Druck und einer um 24% geringeren Harnblasenfüllung auf. Der Mitteldruck während der Miktion war unter Nervus depressor-Reizung erniedrigt. Maximaler Miktionsdruck und Druckamplitude zeigten keine statistisch verwertbaren Unterschiede.

tion unter Nervus depressor-Reizung vermindert. Die Restharnwerte lagen bei beiden Gruppen zwischen 0 und 40 ml, die Miktionsdauer schwankte zwischen 8 und 44 sec.

Abb. 3 zeigt, daß der Effekt einer Nervus depressor-Reizung auf die reflektorische Kontrolle der Harnblasenentleerung durch Gabe von Atropin aufgehoben werden kann. Harnblasenfüllung und Füllungszeit bis zur Auslösung einer Miktion sind im Kontrollversuch (oben) und unter Reizung des Nervus depressor (unten) nicht mehr unterschieden.

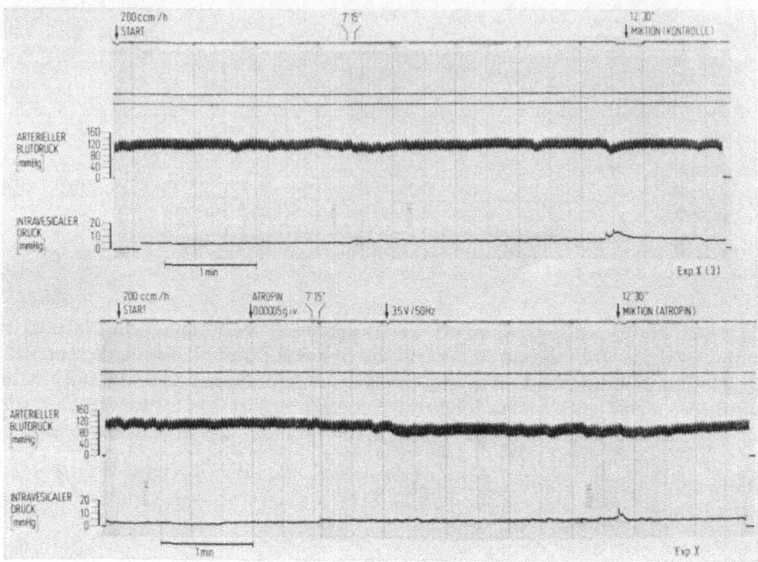

Abb. 3. Originalkurven: Aufhebung des Effektes einer Nervus depressor-Reizung auf die Harnblasenentleerung nach Gabe von Atropin. Harnblasenfüllungszeit und intravesikales Volumen bis zur Auslösung der Miktion sind unter Nervus depressor-Reizung und unter Normalbedingungen nicht mehr unterschieden.

Messungen des urethralen Drucks ergaben, daß durch Nervus-depressor-Reizung der maximale urethrale Druck von 33,2 auf 27,4 mm Hg und der mittlere urethrale Druck von 19,4 auf 16 mm Hg gesenkt werden konnte. Diese Unterschiede waren signifikant.

Diskussion

Unsere Ergebnisse zeigten, daß unter Nervus depressor-Reizung bei Kaninchen eine Miktion bei einer um 24% geringeren Harnblasenfüllung und bei einem um 31% niedrigeren intravesikalen Druck ausgelöst werden kann. Die Aufhebung dieses Effektes durch die Gabe von Atropin kann nicht zu der Schlußfolgerung führen, die Erregung der Barorezeptoren müsse zu einer Beeinflussung der Acetylcholinrezeptoren der glatten Harnblasenmuskulatur führen. Eine Wirkung auf der Ebene des Rückenmarks oder der Formatio reticularis des Hirnstammes ist ebenfalls denkbar. Bei einer elektrischen Stimulation von pressorischen Zonen in der Medulla oblongata wurde neben einer Blutdruckerhöhung eine Harnblasenrelaxation, bei einer Reizung von depressorischen Zonen ein Blutdruckabfall und eine Harnblasenkontraktion beobachtet [3]. Den Befund einer Verminderung des maximalen und mittleren Harnröhrendruckes um 18% unter Reizung des Nervus depressor verstehen wir im Sinne eines gleichsinnigen Verhaltens von Harnblase und urethralem Sphinctermechanismus unter Stimulation der Barorezeptoren. Unsere Ergebnisse über das Verhalten des Harnröhrendruckes stehen in Einklang mit den Befunden über den Einfluß der α-Rezeptoren-Blocker und Muskelrelaxantien auf den urethralen Sphincter [7, 12].

Zusammenfassung

Die mit unseren Untersuchungen verbundenen Fragen können folgendermaßen beantwortet werden:

1. Durch die Stimulation der Barorezeptoren kann die Miktion bei geringerer Harnblasenfüllung und geringerem intravesikalen Druck ausgelöst werden.

2. Dieser Effekt ist durch Atropin hemmbar. Ob die Barorezeptoren ausschließlich auf die Acetylcholinrezeptoren der glatten Harnblasenmuskulatur, das spinale Miktionszentrum oder die Formatio reticularis des Stammhirns wirken, kann durch unsere Untersuchungen nicht entschieden werden.

Literatur

1. Brown, M., Wickham, J. E. A.: Brit. J. Urol. **41**, 211 (1969). — 2. Donker, P. J., Ivanovici, F., Noach, E. L.: Brit. J. Urol. **44**, 180 (1972). — 3. Kuru, M.: Physiol. Rev. **45**, 425 (1965). — 4. La Grange, R. G.: Invest. Urol. **9**, 64 (1971). — 5. Malin, J. M., Boyarsky, S.: Invest. Urol. **8**, 286 (1970). — 6. Raz, S., Caine, M.: Invest. Urol. **9**, 319 (1972). — 7. Stockamp, K., Schreiter, F.: Act. Urol. **4**, 75 (1973). — 8. Tanagho, E. A., Smith, D. R.: Brit. J. Urol. **38**, 54 (1966). — 9. Tanagho, E. A., Miller, E. R., Meyers, F. H., Corbett, R. K.: Brit. J. Urol. **38**, 72 (1966). — 10. Tanagho, E. A., Meyers, F. H.: Invest. Urol. **7**, 79 (1969). — 11. Tanagho, E. A., Meyers, F. H., Smith., D. R.: Invest. Urol. **7**, 136 (1969). — 12. Tanagho, E. A., Meyers, F. H., Smith., D. R.: Invest. Urol. **7**, 195 (1969). — 13. Wagner, J., Korsukewitz, J., Meyer, W., Dittberner, K. H., Zerbst, E., Schaede, A.: Dtsch. med. Wschr. **98**, 37 (1973). — 14. Waldeck, F.: Pflügers Arch. ges. Physiol. **335**, 74 (1972). — 15. Woodburne, R. T.: J. Urol. (Baltimore) **84**, 79 (1960).

Dr. J. Bödeker,
W. Vogt
Urolog. Univ.-Klinik
D-1000 Berlin 19
Spandauer Damm 130

D. Britten: Möglichkeiten des Blasentrainings bei traumatischer Querschnittslähmung

Das Training der querschnittsgelähmten Blase hat das Ziel, einen kontrollierbaren Blasenautomatismus zu konditionieren. Dieser Automatismus soll gezielt und willentlich eine aktive Entleerung bei gleichzeitig anzustrebender Kontinenz ermöglichen. Zum besseren Verständnis ist die Kenntnis der Pathophysiologie erforderlich. Bekanntlich nimmt das Rückenmark nach 2 bis 6 Wochen seine Tätigkeit wieder auf. Je nach Höhe der Läsion, ober- oder unterhalb des Blasenzentrums in den Segmenten S_2 bis S_4, tritt eine Lähmung vom Typ des oberen oder unteren motorischen Neurons auf. Bei den Lähmungen des oberen motorischen Neurons bleiben die Reflexbahnen zwischen Blase und Rückenmark erhalten, so daß die anatomischen Voraussetzungen für das Entstehen einer reflektorischen Miktion gegeben sind, d. h., bei einer bestimmten Füllung der Blase tritt eine vom Willen unabhängige reflektorische Entleerung auf.

Diese reflektorische Miktion ist die physiologische Grundlage für das Blasentraining. Da auch durch sensible Reize, wie Klopfen der suprapubischen Bauchdecken, Kneifen der glans Penis, Streicheln der Oberschenkelinnenseiten und rektale Untersuchungen eine reflektorische Blasenentleerung ausgelöst werden kann, besteht somit die Möglichkeit, eine reflektorische Entleerung willentlich und gezielt in Gang zu bringen.

Um zu prüfen, welche Wirkung derartige sensible Reize auf den Blasenmuskel haben, sind 78 Querschnittsgelähmte vom Unfall an regelmäßig zystometrisch untersucht worden. Um möglichst früh den Zeitpunkt der beginnenden Blasentätigkeit zu erfassen, wird bereits während der Zeit des intermittierenden Katheterismus regelmäßig jeweils vor der Entleerung versucht, durch Klopfen der Bauchdecken (dieser Reiz hat sich am besten bewährt) den aktivierenden Reflex auszulösen. Gleichzeitig werden in 14tägigen Abständen ab 2. bis 3. Woche nach der Verletzung Zystometrien mit folgenden Fragestellungen durchgeführt:

1. Welche Drucke der Blasenmuskel hat.
2. Wie er auf sensible Reize antwortet.
3. Wie hoch die Druckanstiege sind, die durch sensible Reize erreicht werden.
4. Ob eine erfolgreiche Konditionierung möglich ist.

In den folgenden Abbildungen wird an Einzeldarstellungen gezeigt, wie querschnittsgelähmte Blasen durch Training konditioniert werden können.

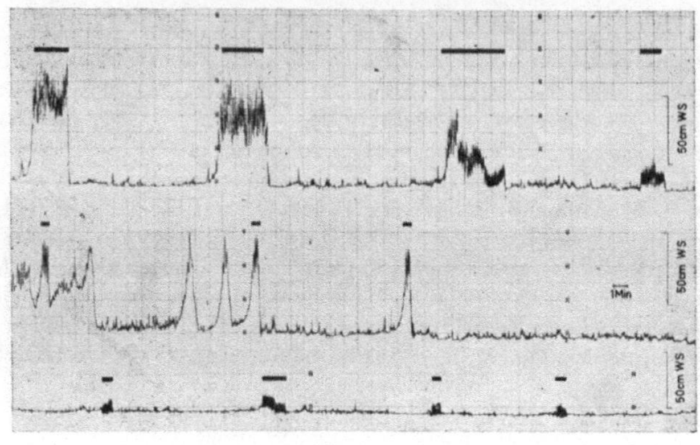

Abb. 1

Die Kurven sind von rechts nach links zu lesen. Auf der Ordinate ist der Druck in cm WS und auf der Abszisse die Zeit in min aufgetragen (Abb. 1). Die untere Kurve demonstriert den Druck einer in Höhe des 11. Brustwirbels gelähmten Blase 4 Wochen nach dem Unfall. Auf die Klopfreize (jeweils Balken) treten keine Druckerhöhungen auf. 3 Wochen später antwortet die Blase auf Klopfen mit Druckanstiegen bis zu 80 cm WS (mittlere Kurve). In der oberen Kurve (4 Wochen später) ist die Blase optimal trainiert.

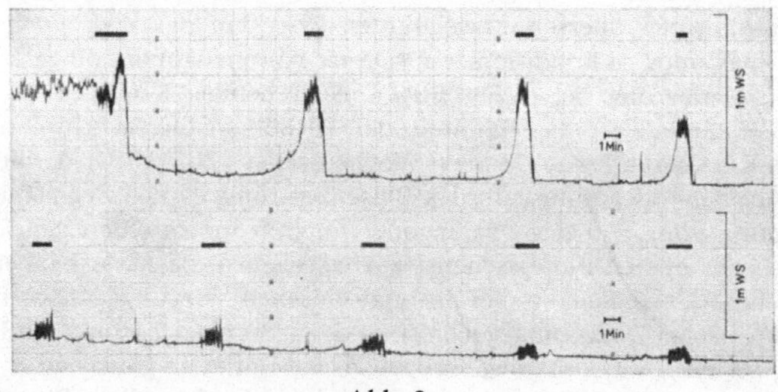

Abb. 2

In der Abb. 2 sind die Druckkurven einer Lähmung in Höhe des 11. Brustwirbels 3 Wochen nach dem Unfall (untere Kurve) aufgezeichnet.

Die Abb. 3 zeigt Druckkurven bei Querschnittslähmungen in verschiedener Höhe:

Obere Kurve 1. Brustwirbel 3 Monate nach Unfall.
Mittlere Kurve 5. Brustwirbel 6 Monate nach Unfall.
Untere Kurve 5. Brustwirbel 1 Jahr nach Unfall.

Von den 78 Untersuchten mit oberer motorischer Lähmung sprachen 70 nach diesem Training auf das Klopfen mit Druckerhöhungen von 40 cm WS bis über 100 cm WS an.

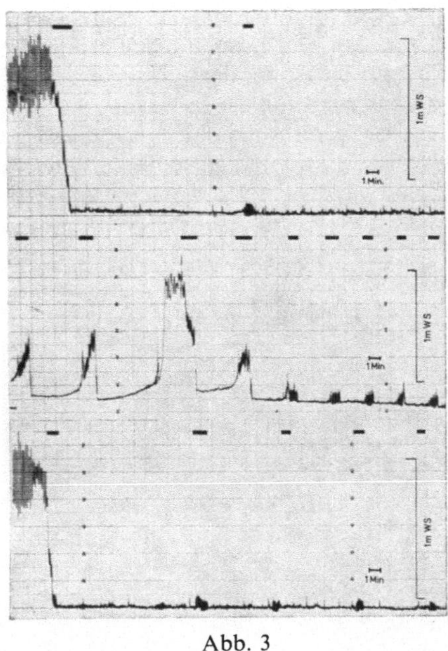

Abb. 3

Es gelingt also in den meisten Fällen, durch intensives Training ausreichende Blasendrucke zu konditionieren, die fast immer eine Miktion ermöglichen. Kennt der Patient seine Blasenkapazität, berücksichtigt er seine Trinkmenge und hat er gelernt, durch Beobachtung subjektiver Zeichen die volle Blase zu bemerken, so kann er durch sensible Reize gezielt und willentlich die Miktion in Gang bringen. Unter optimalen Bedingungen kann dann auch in gewissen Grenzen eine Kontinenz erreicht werden.

Zusammenfassung

Durch intensives Blasentraining kann der Querschnittsgelähmte in der Regel einen funktionierenden Blasenautomatismus erreichen.

Dr. D. Britten
Urologische Klinik und
Poliklinik des Universitätskrankenhauses
D-2000 Hamburg-Eppendorf
Martinistraße 52

H. Palmtag, F. Boettger und J. Stahl: **Zur Diagnostik von Blasenentleerungsstörungen**

In der Diagnostik von Blasenentleerungsstörungen haben dynamische Untersuchungsmethoden zunehmend an Bedeutung gewonnen. Es kommt darauf an, Informationen über die Detrusoraktivität und den Abflußwiderstand sowie deren Zusammenspiel in vergleichbaren Zahlen zu erfassen. Nur so lassen sich die erhaltenen Befunde korrelieren und eine gestörte Dynamik wirksam therapeutisch angehen.

Aus diesem Grunde führen wir bei einem selektierten Patientengut, bei dem mit bisher üblichen Untersuchungsmethoden und nach einem bestimmten, vorher durchgeführten diagnostischen Screening-Verfahren keine eindeutige Diagnose gestellt werden konnte, die kinematographische Zysto-Urethrographie mit simultaner Druckflußmessung durch. Die gemessenen Parameter, d. h. der Urinfluß, das Miktionsvolumen, der Blasendruck, der Rektumdruck als Maß für die Abdominalpresse, der Differenzdruck zwischen Blasendruck und Rektumdruck als Maß für die Detrusor-Aktivität, werden mit der simultan durchgeführten Miktionscysto-Urethrographie einem Bandspeicher eingegeben, um hernach eine exakte Analyse des Miktionsablaufes durchführen zu können. Da diese Untersuchung relativ zeitraubend ist, stellen wir diese Screening-Tests voran, um nur für die dann noch nicht abgeklärten Blasenentleerungsstörungen die kombinierte Untersuchung anzuschließen (Abb. 1).

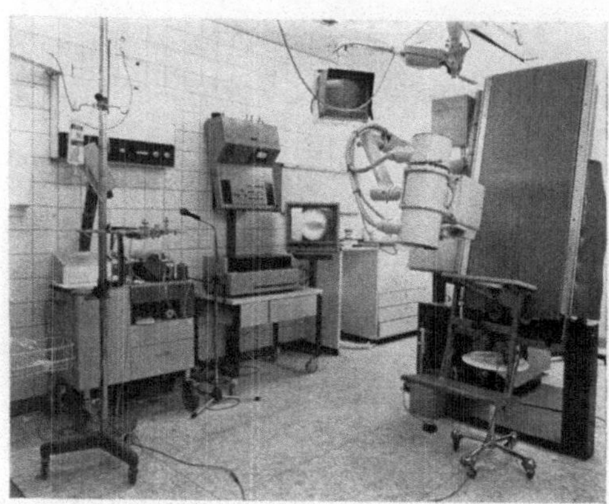

Abb. 1. Apparatur zur kinematographischen Zystourethrographie mit simultaner Druck-Flußmessung.

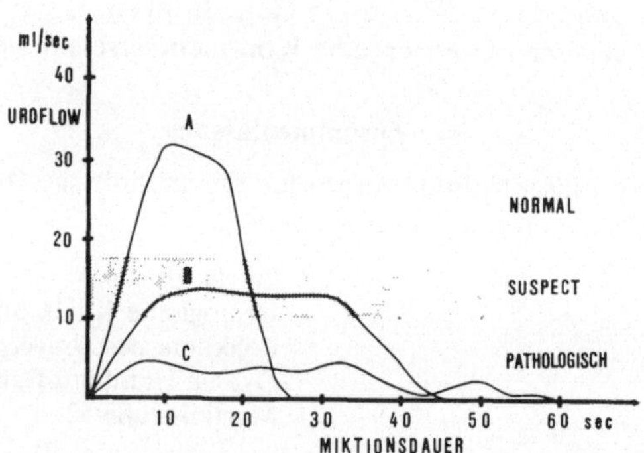

Abb. 2. Schema der Uroflow-Kurven beim Screening-Verfahren.

Screening-Verfahren

In der Diagnostik steht auch hier eine exakte Anamnese vor Beginn der Untersuchung. Dazu unterscheiden wir die urologische und die Sexualanamnese. In der urologischen Anamnese sind wichtige Fragen diejenigen nach dem Vorhandensein eines Harndranggefühls, nach der Miktionsfrequenz und der Kontinenz. Gleichzeitig fragen wir nach stattgehabten neurologischen Vorerkrankungen, nach ausgedehnten Operationen im kleinen Becken, nach traumatischen Vorerkrankungen oder nach der Einnahme von Medikamenten, die die Miktion beeinflussen könnten. Nicht zu vergessen ist eine gewisse psychische Exploration.

Bei der anschließenden Untersuchung des Patienten ist zusätzlich eine grobe Orientierung über das Reflexverhalten im Hinblick auf das Vorliegen einer neurogenen Komponente bei der Blasenentleerungsstörung unerläßlich. Dem Urologen bietet sich hier die rectal-digitale Untersuchung direkt an, bei der er gleichzeitig den Sphinktertonus, die willkürliche Analsphinkterkontraktion, den Hustenreflex, den Bulbo-cavernusos-Reflex sowie die Sensibilität im Analbereich prüfen kann.

Zu messen sind auch der Restharn und die maximale Blasenkapazität.

Als dynamische Messung eignet sich die isolierte Uroflow-Messung in Kombination mit dem Miktionsvolumen. Die Füllung der Blase ist dabei so zu wählen, daß der Patient den Wunsch zur Miktion hat. Denn nur so erhält man brauchbare Ergebnisse. Hernach beurteilen wir den Urinfluß nach dem in Abb. 2 dargestellten Schema:

Typ A der Kurve kann als normal angesehen werden,
Typ B suspekt und
Typ C sicherlich pathologisch.

Als ergänzende Untersuchungen dienen die Urethro-Zystoskopie, die Kontrolle des Harnwegsinfektes und eventuell die Urethro-Zystographie in ap und lateraler Projektion.

Welche zusätzlichen Informationen liefert nun die kombinierte Manoflowmetrie?

Wir können die hierbei erhaltenen Befunde in 2 Gruppen einteilen:

1. *Die röntgenologische Beurteilung* mit Informationen über Kontur und Lage der Harnblase, über das Vorliegen eines Refluxes, über Restharn, Kontur, Länge und Durchmesser der Harnröhre, den Harnröhren-Blasen-Winkel und über den kinematographischen Miktionsablauf.

2. *Die manoflowmetrische Beurteilung,* die im Gegensatz zu der röntgenologischen exakte, zahlenmäßig erfaßbare Ergebnisse liefert, so über den Urinfluß, die Miktionsdauer, den Ruhedruck vor und nach Miktion, den Öffnungsdruck als Zeichen für den Abflußwiderstand, den maximalen Miktionsdruck und über die maximale Detrusor-Eigenleistung.

Zur Klärung der Frage, welche Bedeutung der kombinierten Untersuchung zukommt, haben wir eine Analyse von 100 Patienten durchgeführt, die nacheinander im Laufe der Jahre 1972/73 untersucht worden sind.

Diagnose der Blasenentleerungsstörung		
Neurogene	21	davon 7 erstmals diagnostiziert
Mechanische	41	
Psychogene	8	davon 6 erstmals diagnostiziert
Normale Miktion	30	
Gesamtzahl	100	Patienten

Abb. 3. Ergebnisse bei 100 untersuchten Patienten.

Die am häufigsten aufgetretene Fragestellung vor der Untersuchung war diejenige nach dem Vorliegen einer neurogenen Komponente bei der Blasenentleerungsstörung. Insgesamt war dies bei 54 von 100 Patienten der Fall. Meist hatte eine neurogene Vorerkrankung vorgelegen, war ein großer operativer Eingriff im kleinen Becken vorausgegangen oder hatte der Patient ein Wirbelsäulen- oder Schädeltrauma erlitten.

Die zweithäufigste Fragestellung war die nach dem Abflußwiderstand, wobei dies insgesamt bei 28 von 100 Patienten der Fall war.

Wie aus Abb. 3 zu sehen ist, konnte durch die kombinierte Untersuchung bei 21 Patienten die Diagnose einer neurogenen Blasenentleerungsstörung gestellt werden, davon war bei 7 Patienten das Vorliegen einer solchen neurogenen Entleerungsstörung vor der Untersuchung nicht bekannt gewesen. Teilweise wurde sogar die neurologische Erkrankung erst auf unser Untersuchungsergebnis hin festgestellt. Bei 41 Patienten fand sich ein funktionell wirksames mechanisches Abflußhindernis, bei 8 Patienten fanden wir eine psychogene Entleerungsstörung, wobei wiederum bei 6 Patienten die psychogene Ursache erstmals diagnostiziert wurde. Eine normale Blasenentleerung fand sich bei insgesamt 30 Patienten.

Zusammenfassung

Zusammenfassend ergibt sich, daß die kombinierte kinematographische Zysto-Urethrographie mit simultaner Druck-Flußmessung sicherlich nicht bei jeder Blasenentleerungsstörung durchgeführt werden muß. Wenn aber die herkömmlichen diagnostischen Verfahren, von denen wir die oben angegebenen im Screening-Verfahren anwenden, keine eindeutige Diagnose liefern, so kann die kombinierte Untersuchung entscheidend weiterhelfen. Als besonders vorteilhaft hat sich dies dann erwiesen, wenn eine neurogene Komponente bei einer Blasenentleerungsstörung ausgeschlossen werden soll, oder wenn eine exakte Beurteilung des Abflußwiderstandes erforderlich war.

Literatur

1. Backmann, K. A., v. Garrelts, B., Sundblad, R.: Acta. chir. scand. **132,** 403 (1966). — 2. Bates, C. P., Whiteside, C. G., Turner-Warwick, R.: Brit. J. Urol. **42,** 714 (1970). — 3. Boettger, F., Palmtag, H., v. Wedel, J., Weigmann, K., Ziegler, M.: Verh. dtsch. Ges. Urol., 382 (1972). — 4. Frimodth-Møller, C., Hald, T.: Scand. J. Urol. Nephrol. **6,** 143 Suppl. 15 (1972). — 5. Garrelts, B. von: Acta. chir. scand. **112,** 326 (1957). — 6. Palm, L.: Dan. med. Bull. **15,** 175 (1968). — 7. Palmtag, H., Boettger, F., Stahl, J., Röhl, L.: Simultaneous cine-urographic and manoflowmetric evaluation of the neurogenic component in Incontinence (in Druck). — 8. Scott, Q. J. R., McIlhaney, J. S.: J. Urol. (Baltimore) **85,** 980 (1961). — 9. Susset, J. G., Rabinovitch, H., Mackinson, K. J.: J. Urol. (Baltimore) **94,** 113 (1965). — 10. Turner-Warwick, R., Whiteside, C. G., Worth, P. H. L., Milroy, E. J. G., Bates, C. P.: Brit. J. Urol. **45,** 44 (1973).

Dr. H. Palmtag
Urologische Abteilung des
Chirurgischen Zentrums
D-6900 Heidelberg
Kirschnerstraße 1

H. ZINCKE and P. P. KELALIS: **Choice of Techniques for Pyeloplasty in Children**

Ureteropelvic obstruction in children differs significantly from its counterpart in adults. These differences are not attributable solely to the diminutive size of involved anatomic structures. Purposes of this presentation are to point up cardinal features of the entity that prevail in very young patients, to show how they influence management and to document evolution of our most dependable operative technique. From 1952 through 1972, 172 cases were performed on 152 children at the Mayo Clinic because of congenital ureteropelvic obstruction (Tab. 1). 10 additional operations had been performed elsewhere consisting of 2 pyeloplasties and 8 preliminary nephrostomies. All of the patients were less than 16 years of age. Males predominated by more than 2:1. All of the patients who were less than one year of age were boys. Before the age of 6 years, only 8 girls were treated in contrast to 38 boys despite a large population of female urologic patients (Tab. 2).

Table 1. Operations for Ureteropelvic Obstruction Performed on Children Mayo Clinic, 1952—1973

Type	Number
Pyeloplasty	121
Primary nephrectomy	41
Secondary nephrectomy	4
Preliminary nephrostomy	4
Cutaneous pyelostomy	1
Pyelosigmoidal conduit	1
Total	172

Table 2. Ureteropelvic Obstruction
Distribution by Age and Sex

Age, years	Sex Male	Female	Total Patients	%
< 1	18	0	18	12
1—5	20	8	28	18
6—10	38	20	58	38
11—15	28	20	48	32
Total	104	48	152	100

Table 3. Diagnostic Clues in 152 Patients

Symptom or finding	Patients		Percent
Pain		83	55
Vague abdominal	45		
Simulated colic	38		
Urologic		28	18
Hematuria	19		
Symptomatic infection	6		
Enuresis	3		
Palpable mass		21	14
Urinalysis		4	3
Pyuria	3		
Proteinuria	1		
Others		16	10
Unexplained fever	14		
Hirschsprung's study	2		

Symptoms

Ureteropelvic obstruction in children is notorious for mimicking gastrointestinal disorders. Tab. 3 summarizes the symptoms or findings that lead to establishment of diagnosis in our series of patients. Urologic manifestations were confined to 18% with hematuria the most common symptom and astonishingly few instances of active urinary tract infection. The interval between onset of symptoms and discovery of ureteropelvic obstruction varied from a few days to 13 years with an average of 2½ years. Although 11 patients had variable degrees of azotemia, this was corrected in each instance by providing efficient drainage of urine.

Diagnosis

In most cases diagnosis was established by excretory urography. Delayed films were particularly helpful. In recent years infusion urography under fluoroscopic control with spot films almost completely replaced retrograde pyelography. The latter was confined to a few functionless kidneys. Need of cystoscopy has been almost totally eliminated, especially in young boys. Voiding cystoureteral reflux was found. One cannot overemphasize the importance of excluding simulated ureteropelvic obstruction secondary to reflux, but this phenomenon is more likely to be noted in older patients.

Types of obstruction

We have been unable to catalogue the specific cause or type of obstruction in every instance. Many theories have been offered to explain impaired conduction of urine across the ureteropelvic juncture. Most of these have been based on variations in distribution of muscle fibers. A variety of kinks, bands and adhesions in the ureteropelvic region have been accorded etiologic significance, lysis of which frequently will re-establish free flow of urine. Doubts have been raised about high insertion of the ureter being a primary or secondary phenomenon. We have encountered it less frequently in children than in adults. The tapering ureteral segments of variable length which we have designated as "mini-ureters" are conspicuously absent in children. They appear to be the result of growth deficiences as the patient approaches or attains adult status. Despite a high incidence of aberrant renal vessels crossing the ureteropelvic juncture, it is now conceded in most circles that they usually aggravate rather than initiate obstruction. Simple calibration of the ureteropelvic region has been notoriously deceiving. The ancient axiom that any discernible ureteropelvic juncture is pathologic and, therefore, requires revision still prevails.

Bilateral obstruction

Both kidneys had some degree of ureteropelvic obstruction in 18% of our patients. The incidence was highest under 1 year of age (80%). Furthermore, in infants the contralateral kidney frequently was involved with multicystic dysplastic changes. This diagnosis became increasingly likely when absence of function was found urographically. Tab. 4 summarizes treatment to date of 25 patients with bilateral ureteropelvic obstruction.

Table 4. Bilateral Ureteropelvic Obstruction

Treatment	Patients, no.		
Bilateral pyeloplasty			8
Both (Mayo Clinic)		6	
One side (elsewhere)		2	
Unilateral pyeloplasty			16
Opposite side			
Primary nephrectomy	3		
Nephrostomy-nephrectomy	3		
Nephrostomy only	1		
Observation	9		
Bilateral pyelosigmoidal conduit			1
Total			25 (18%)

Appropriate operation customarily is directed first to the symptomatic side. If nephrectomy seems to be inevitable, hopefully it can be preceded by contralateral pyeloplasty. Transabdominal surgical approach obviates difficult decisions in very young patients. Once a successful unilateral pyeloplasty has been achieved the other kidney may remain unchanged indefinitely. We have followed some of these for many years with no significant alterations.

Preliminary Drainage

Indications for initial nephrostomy have waned. Concomitant repair of the obstruction adds little to operating time and avoids many difficulties related to secondary surgical procedures. Although needle nephrostomy or pyelostomy can be a life-saving measure in newborns, tubeless cutaneous pyelostomy promises to be much more efficient in very young patients. It is especially efficacious when one is confronted by a large, flabby pelvis. Revision is always more simple and reliable after anatomic structures have reapproximated normal relationships.

Indications for Operation

Simple uncomplicated pyelectasis alone does not suffice as indication for operation. When in doubt regarding need of treatment, re-evaluation at regularly scheduled intervals is preferable. Choice between pyeloplasty and nephrectomy can be especially difficult in unilateral ureteropelvic obstruction. When nephrectomy is employed early in life the added load on the contralateral kidney may eventually lead to incipient ureteropelvic obstruction. Remaining solitary kidneys must be re-evaluated urographically at intervals of not more than one year to determine their subsequent trends.

Types of Pyeloplasty

Many techniques for pyeloplasty have been proposed. All are not adaptable to children. Early in this study we employed the well known Foley Y-plasty and Spiral Flap operation. Basic principles of both procedures are now common knowledge. But inexplicable failures were encountered. It was presumed that a more simple technique might be more reliable when dealing with the diminutive ureters of children. A very simple version of ureteropyelostomy evolved (Fig. 1). It consists of excision of all of the nebu-

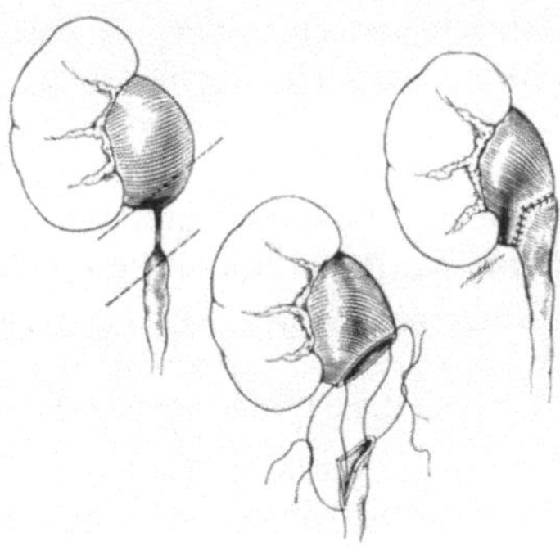

Fig. 1

lous area of obstruction, preservation of most of the renal pelvis which promptly shrinks, spatulation of the upper end of the freed ureter, dependent anastomosis of ureter and pelvis, minimal use of fine chromic suture material, avoidance of stents and urinary diversion and employment of a hemovac tube for extra-renal drainage. Tab. 5 summarizes our results to date with 121 pyeloplasties. The 3 applications of the Anderson-Hynes method were in complex situations that do not reflect the true virtues of this procedure.

Table 5. Results of 121 pyeloplasties

Type of operation	Total	Failures	Improved No.	Improved %	Normal No.	Normal %
Foley Y-plasty	40	3	22	55	15	38
Spiral flap	40	3	21	53	16	40
Simplified ureteropyelostomy	34		17	50	17	50
Anderson-Hynes	3	3				
Davis intubation	1				1	
Other	3	1	1		1	
Total	121	10	61	50	50	42

The Davis intubation technique most likely will be confined to secondary procedures. Division of aberrant vessels alone and dainty alterations of the ureteropelvic transition by the Heinicke-Mikulicz and similar methods are woefully inadequate. We are convinced that the simplified type of ureteropyelostomy, which we described, has advantages in children over the conventional dismembered Y-plasty and other versions of re-anastomosis. To date, we have had no failures in 34 cases and have acquired a higher percentage of normal-appearing postoperative urograms than was achieved by other methods of treatment.

H. Zincke, M. D.
P. P. Kelalis, M. D.
Mayo Clinic and Mayo Foundation
Rochester/Minn. (USA)

E. Perez Castro: **Blind endigender Ureter**

Die unter der Bezeichnung blind endigender Ureter (B. U.) bekannte Harnleitermißbildung soll in 3 Varianten betrachtet werden. Ihnen gemeinsam ist, daß sie das kraniale Ende eines Blindsackes bilden, während sie in ihrer übrigen topographischen Morphologie wesentliche Unterschiede aufweisen. Eine erste Gruppe umfaßt die zahlreichen B. U. bei Nierenaplasien. Es besteht ein längerer oder kürzerer Harnleiterstumpf. Dies steht im Gegensatz zur Ansicht von Campbell, der feststellte, daß bei 91% der Fälle mit Aplasie der Harnleiter ganz fehle.

Als zweite Gruppe handelt es sich um den blind endigenden Ureter fissus (B. U. f.).

Schließlich umfaßt die dritte Gruppe Doppelureteren, von denen einer in unterschiedlicher Distanz von der Einmündung in die Blase blind endet (B. D. U.).

Eine embryologische Auseinandersetzung würde bei der Vielfältigkeit der Mißbildungen den Rahmen dieses Beitrages weit überschreiten. Ich beschränke mich deshalb auf meine eigene Kasuistik, der eine kurze Überprüfung des Themas vorausgeht.

Meines Erachtens nach sind die angeführten Endoskopiephotos, Röntgenaufnahmen, peroperativen Photographien, Photographien von Operationspräparaten und die entsprechenden Mikrophotos ausreichend, um die im Schrifttum herrschende Verwirrung bezüglich der Begriffe Ureterdivertikel und B. U. zu klären.

Bemerkenswert und interessant sind meine Beobachtungen, daß wiederholt nach Ausscheidungsurographie die blind endigenden Zweige der Doppelureteren gefüllt erscheinen, so daß jede Abdominalkompression und jede retrograde Darstellung mittels der Pflaumer- oder Chevassu-Katheter sich erübrigt. Diese Kontrastmittelfüllung beweist die immer bestehende Antiperistaltik der Blindsackzweige, die ebenfalls die diffusen, doch stets vorhandenen Schmerzen verursacht. Diese verschwinden deshalb nach der chirurgischen Entfernung des Stumpfes. Meine eigenen Fälle sowie die anderer Autoren bestätigen diese Beobachtung.

Ich möchte noch auf eine weitere falsche Behauptung eingehen. Nach Handbüchern und sonstigen Publikationen wird oft festgestellt, daß bei Nierenaplasie der entsprechende Harnleiter fehlt und, falls vorhanden, seine Größe kaum die einer Blasenzelle überschreitet. Ein Drittel meiner persönlichen Fälle von Nierenagenesien wiesen einen entsprechenden Ureter auf, der tiefer als eine Delle oder Fovea der Blasenwand war. Die Länge des blind endigenden Ureters betrug mehr als die Hälfte der normalen Länge. Diese Feststellung ist um so bedeutungsvoller und beweisender, als die An- oder Abwesenheit des Ureters bei den behandelten Patienten mit Nierenaplasie chirurgisch bestätigt wurde, nachdem diese durch selektive Angiographie, Gammagraphie und das Renogramm mittels Isotopen den Tatbestand erwiesen worden war.

Der B. U. fissus ist schon lange nicht mehr als eine Seltenheit zu betrachten. Trotz einer eingehenden bibliographischen Fahndung gelang es mir nicht, die nach Guizetti und Maffeis bis 1969 gesammelten Fälle zu bestätigen, wohl aber, daß nach Mellins meisterhafter Durchforschung von 1963, der 130 Fälle aus der Weltliteratur sammelte (die Zahl, die bei meiner Forschung auf 90 gestiegen war, d. h., die Zahl hat sich in 10 Jahren verdreifacht). Zu dieser Vermehrung trugen 6 spanische Fälle bei: J. Huder, 1952 (1 Fall); P. Ipiens, 1953 (2 Fälle; diese 3 entgingen der Durchsuchung Mellins); M. Pelaez u. a., 1964 (1 Fall); F. Alcala, 1970 und A. Escudero u. a., 1972 (je 1 Fall).

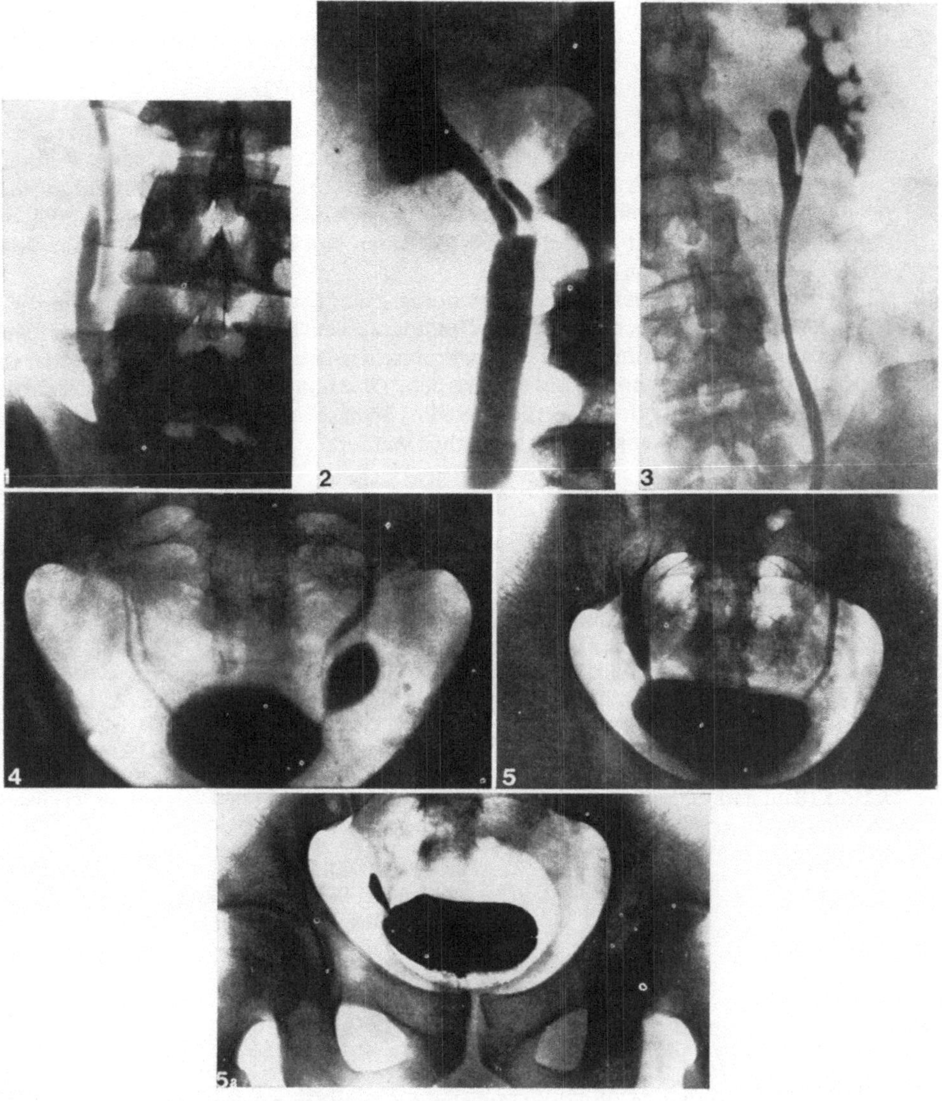

Abb. 1. B. U. f. Blinder Gabelureter. Rechte Lendengegend I. v. Urographie. Der blinde Zweig antiperistaltisch mit Kontrastmittel gefüllt.

Abb. 2. B. U. f. Rechte Seite juxtapyelisch medial. Antiperistaltische Füllung des blinden Zweiges (Pyelographie).

Abb. 3. B. U. f. Linke Seite: medial juxtapyelisch. Der blinde Zweig ist antiperistaltisch gefüllt.

Abb. 4. Erster Fall eines blinden Doppelureters (B. D. U.). Linke Seite. I. v. Urographie. Der blinde, medialkaudal durch Rückfluß gefüllt.

Abb. 5. B. D. U. Rechte Seite; medial kausales Ostium. Ausscheidungsurographie.

Abb. 5a. B. D. U. und Ureterozele. Aufnahme mittels Zystographie.

Diesen Fällen füge ich nun meine 3 persönlichen Fälle bei, deren Abb. ich darstelle. Ausgesprochen selten ist der blinde Stumpf bei Doppelureteren. Bezüglich der Literatur weise ich auf die ausgezeichnete Arbeit von Haschek (1958) hin. Er hatte schon damals 10 Fälle einschließlich einer eigenen Beobachtung gesammelt.

In der eingehenden Tab. von Haschek fehlen nur 2 Fälle von Evers (1944) und 1 von Nation (1946). Heute sind noch 7 neue Fälle hinzuzufügen, und zwar von: Williams (1958), Chauvin (1958), Brachmann (1959), Köhlein (1960), Guhr u. Trinkauf (1967), Alcala (1970) (dreifacher Ureter, einer davon blind) und ein Fall von Escudero u. a. (1972).

Die Länge der B.D.U. schwankt zwischen 4 und 20 cm, wobei die kürzere Länge überwiegt. Ein Unterschied zugunsten der einen Seite konnte nicht bestätigt werden.

Der gegenwärtigen Aufzählung füge ich meine 2 persönlichen Beobachtungen bei, die deshalb bemerkenswert sind, weil es sich in beiden Fällen um Männer handelt, während bisher lediglich, mit Ausnahme des Patienten von Kreuzbauer (1927), alle übrigen 19 Fälle Frauen betrafen.

Außer mit den routinemäßigen röntgenologischen Untersuchungen wurde der Befund bei beiden Fällen mit endoskopischen Photographien belegt. Zweifel darüber, welche Form besteht, konnten durch den mikroskopischen Befund am Operationspräparat des entfernten Harnleiterstumpfes geklärt werden. Das Blindsackende ist unverkennbar zu sehen. Die Harnleitertektonik wurde zweifellos erwiesen. Die dargestellte Doppelbildung darf also als einwandfrei gesichert angesehen werden.

Literatur

Alcala Santaella, F.: Congreso As. Esp. Urol. **II**, 221 (1970). — 2. Brachmann, W.: Z. Urol. **52**, 56 (1959). — 3. Campbell, M.: Clinical Pediatric Urology. W. B. Saunders Co. 1951. — 4. Campbell, M.: Urology. W. B. Saunders Co. 1954. — 5. Chauvin, H. F.: J. Urol. Néphrol. **64**, 365 (1958). — 6. Escudero, Montero, A., Sebastian, J. L., Armero, A., Martin, L.: Arch. esp. Urol. **XXV**, 645 (1972). — 7. Evers, E.: Acta radiol. **XXV**, 144 (1944). — 8. Gruber, G. B.: Z. urol. Chir. **26**, 1 (1929). — 9. Guhr, P., Trinkauf, H. H.: Z. Urol. **60**, 429 (1967). — 10. Guizzeti, Maffeis: Urologia. Suple. **2**, 68 (1969). — 11. Haschek, H., Schimatzek, A.: Z. Urol. **51**, 422 (1958). — 12. Huder, J.: Arch. esp. Urol. **8**, 129 (1952). — 13. Ipiens, P.: Arch. esp. Urol. **9**, 263 (1953). — 14. Kühnlein, H. E.: Z. Urol. **57**, 167 (1960). — 15. Kreuzbauder, F. H.: Z. urol. Chir. **23**, 365 (1927). — 16. Mellin, P.: Urol. int. (Basel) **16**, 365 (1963). — 17. Nation, E. F.: J. Urol. (Baltimore) **55**, 60 (1946). — 18. Pelaez, M., Iñiguez, A.: Arch. esp. Urol. **17**, 33 (1964). — 19. Williams, D. J.: Handb. Urol. **XV**, 39—40 (1958).

Prof. Dr. E. P. Castro
Jefe del Servicio de Urologia
Del Hospital Provincial
Av. Dr. Esquerdo 46
Madrid 2

V. Pasandoro und M. Pulone: **Anastomose zwischen pelvinem Harnleiter und Blase (Indikation, Technik und Ergebnis)**

Immer dann, wenn das letzte Drittel des Harnleiters zerstört und keine direkte Neueinpflanzung in die Blase möglich ist, kann zur Überbrückung der Harnleiterdefekte durch Blasenmaterial das Prinzip der Hörnerblase angewandt werden (Abb. 1).

Diese Technik wurde zum erstenmal 1895 von Witzel als Prinzip publiziert. Das Prinzip wurde von vielen Chirurgen modifiziert bis zur heutigen Technik, so daß wir nun eine Anastomose zwischen dem oberhalb der Iliacagefäße gelegenen Harnleiterabschnitt und der Blase durchführen können, und zwar durch eine sichere Methode, die gute Ergebnisse zeitigt.

Als Indikation zur Hörnerblase gelten pelvine Ureterdefekte nach gynäkologischen Operationen, nach Bestrahlung, bei Ureterscheidenfisteln und Ureterhautfisteln nach Bestrahlung, nach vorausgegangenen Ureterozystoneostomien mit sekundären Stenosen oder Fisteln, Ureterdefekten nach vorangegangenen Operationen am Harnleiter, spezifische Ureterstenosen und Harnleitertumoren im pelvinen Abschnitt.

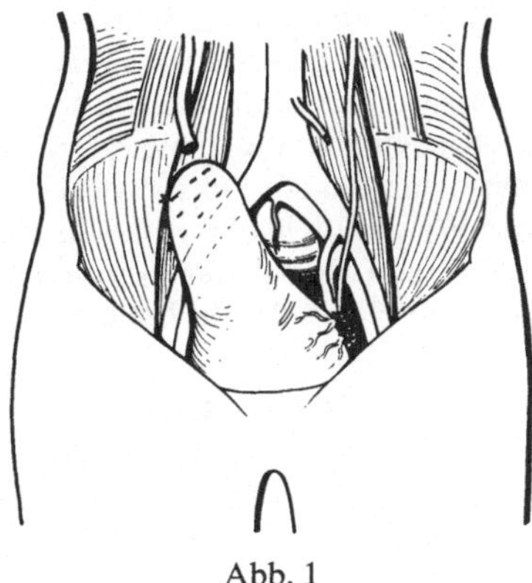

Abb. 1

Wir haben bisher 5 Fälle operiert, und zwar 4mal aufgrund von Spätkomplikationen nach gynäkologischen Operationen und 1mal nach einer vorausgegangenen Ureteroneozystostomie, die zur Stenose geführt hat.

Operationstechnik

Als technische Details sind wichtig:

1. Der lumbale Harnleiter muß in entsprechender Länge freipräpariert werden, und zwar möglichst bis zum Gesunden hin;

2. die Harnblase muß völlig vom Peritoneum und den Blutgefäßen, die sich auf der Seite des Harnleiters befinden, freipräpariert werden;

3. die Harnblase muß durch einige Nähte (1 × 0-Chromcatgut) am Musculus psoas fixiert werden;

4. der Harnleiter muß ohne Spannung implantiert werden;

5. um eine Stenose an dem neugebildeten Ostium zu vermeiden, ist eine Schleimhaut-Schleimhaut-Anastomose erforderlich und zur Vermeidung eines Refluxes die submuköse Tunnelbildung (Abb. 2).

In einem unserer Fälle hatte die Patientin eine beidseitige Harnleiterscheidenfistel, wobei der linke Harnleiter erst in Höhe der Iliacagefäße zur Implantation zu verwenden war, während der rechte Harnleiter bereits 3 bis 4 cm oberhalb der Blase normal war.

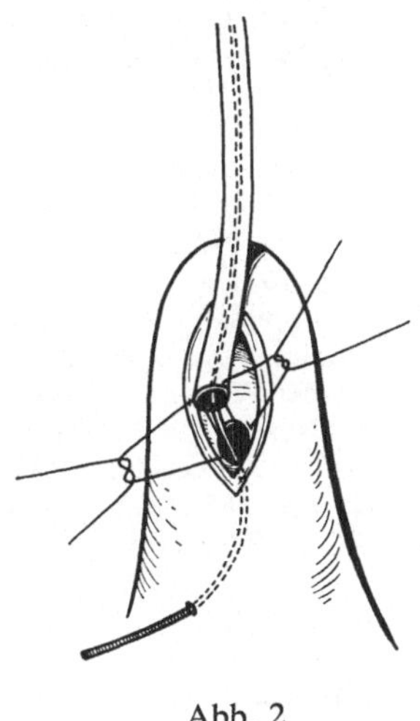

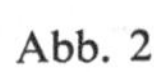

Abb. 2

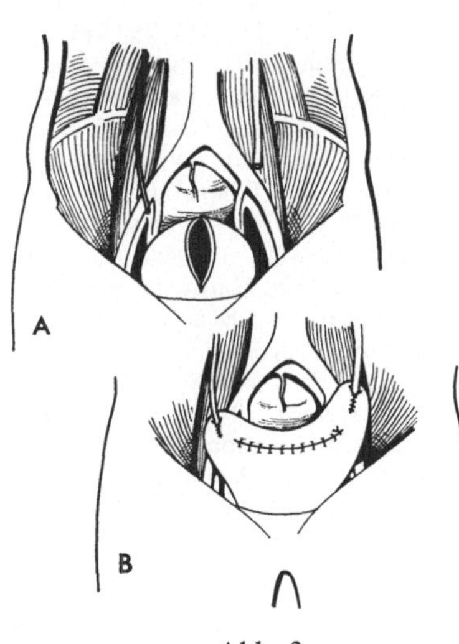

Abb. 3

In diesem Falle haben wir die Situation dadurch gelöst, daß wir die Technik der Hörnerblase und die Technik von Demel gleichzeitig angewandt haben. Diese Technik von Demel besteht in einem weiten Längsschnitt der Blase und deren queren Vernähung, so daß das runde Organ der Blase in ein zweilappiges Organ umgewandelt wird (Abb. 3).

Die linke Seite der Blase wurde dann links am Psoas fixiert und hier die Harnleiterneozystostomie in üblicher Weise durchgeführt. Nach der vorbereitenden Operation an der Blase mittels der Technik von Demel war es nun auch möglich, rechts eine direkte Ureteroneozystostomie nach der Technik von Politano-Leadbetter anzuwenden.

Zusammenfassung

Die Autoren schlagen für die Ureteroneozystostomie die Röhrenbildung aus der Blase in Form einer Hörnerblase vor, durch die es möglich wird, auch bei ausgedehnten Verletzungen des pelvinen Harnleiterabschnittes diesen wieder in die Blase zu implantieren. Auch im Falle von beidseitigen Verletzungen kann die genannte Technik angewendet werden, wenn man zusätzlich die Methode von Demel verwendet.

Literatur

Aboulker, P.: J. Urol. méd.-chir. **59,** 203 (1953). — Baiden, A.: Zbl. Gynäk. **54/3,** 3237 (1930). — Barnes, R. W., Farley: J. Urol. (Baltimore) **59,** 446 (1948). — Boari, A.: Ann. Mal. Org. gén.-urin. **17,** 1059 (1899). Chirurgie de l'uretére. Etude expérimentale et clinique. Dante Alighieri, Rome 1900. — Boeminghaus, H.: Wiederherstellung der Harnwege und künstliche Harnableitung bei Erkrankungen des Harnleiters. Stuttgart: Thieme 1955. — Bischoff, P.: Z. Urol. **59,** 169 (1966). — Burns, R. A.: J. Urol. (Baltimore) **74,** 348 (1955). — Basati, E., Boari, A.: Atti. Accad. Sci. med. nat. **68,** 149 (1894). — Caughlan, G. V.: J. Urol. (Baltimore) **58,** 428 (1947). — Chauvin, H. F.: J. Urol. méd.-chir. **59,** 219 (1953). — Conger, R., Rouse, P. V.: J. Urol. (Baltimore) **74,** 485 (1955). — Couvelaire, R.: J. Urol. méd.-chir. **58,** 386 (1952a); J. Urol. méd.-chir. **58,** 612 (1952b). — Demel, R.: Zbl. Chir. **51,** 2008 (1924); Arch. klin. Chir. **135,** 203 (1925). — Dettmar, H.: Zbl. Chir. **91,** 370 (1966). — Dolff, C.: Zbl. Gynäk. **74,** 1777 (1952). — Eisendraht, D. N.: J. Amer. med. Ass. **61,** 1694 (1913). — Ferris, D., Grindlay, F. H.: Proc. Mayo Clin. **53,** 385 (1948). — Flocks, R. H.: Canad. med. Ass. J. **55,** 574 (1946). — Frick, J., Greber, F.: Urologe **7,** 169 (1968). — Glantenay, L.: Contribution a l'étude de la chirurgie de l'uretére. These, Paris 1894. — Gross, M., Peng, B., Waterhouse, K.: J. Urol. (Baltimore) **101,** 40 (1969). — Harrow, B. R.: J. Urol. (Baltimore) **100,** 280 (1968). — Hohenfellner, R.: Urologe **2,** 351 (1963). — Hohenfellner, R.: Die urologischen Komplikationen des Collum-Carcinoms. Berlin–Heidelberg–New York: Springer 1965. — Hohenfellner, R., Sökeland, J., Straub, E., Ahuis, H.: Urologe **5,** 209 (1966). — Kollwitz, A. A.: Urol. int. (Basel) **14,** 193 (1962). — Küss, R.: J. Urol. med.-chir. **58,** 176, 886 (1952). — Küss, R., Holzer, F.: Acad. Chir. **79,** 159 (1953a); J. Urol. méd.-chir. **59,** 478 (1953b). — Küss, R.: Chirurgie plastique et reparatrice de la voie excrétrice du rein. Paris: Masson 1954. — Küss, R.: Urol. int. (Basel) **3,** 175 (1956). — Lenz, P., Meridies, R.: Urol. int. (Basel) **25,** 245 (1970). — Mauermayer, W.: Urologe **7,** 155 (1968). — Martin, St., Trichel, E., Campbell, B. E., Locke: J. Urol. (Baltimore) **70,** 348 (1953). — Meigs, F. V.: Amer. J. Obstet. Gynec. **49,** 542 (1945). — Mount, B. M., Susset, J. G., Campbell, J., Mackinnon, K. J.: J. Urol. (Baltimore) **100,** 605 (1968). — Ockerblad, V. F.: J. Urol. (Baltimore) **57,** 845 (1947). — Puigvert, A.: J. Urol. méd.-chir. **57,** 532 (1951). — Rhode, C.: Zbl. Chir. **64,** 409 (1937). — Sayeh, E. S.: J. Urol. (Baltimore) **67,** 143 (1952). — Scheele, K.: Die Narbiggeschrumpfte Harnblase und ihre plastische Vergrößerung. 1941. — Schmidt, F. E.: Zbl. Chir. **39,** 5 (1912). — Sharpe, N.: Ann. Surg. **44,** 686 (1906). — Spies, F. W., Johnson, C. E., Wilson, C. S.: Proc. Soc. exp. Biol., N.Y. **30,** 425 (1932). — Spies, F. W., Vermooten, V. D., Wilson, C. S.: Proc. Soc. exp. Biol., N.Y. **30,** 426 (1932). — Turner-Warwick, R., Worth, P. H. L.: Brit. J. Urol. **41,** 701 (1969). — Turner-Warwick, R. T.: The Psoas Hitch Procedure. Institute of Urology film, London 1965. — Turner-Warwick, R.T., Handley Ashken, M.: Brit. J. Urol., **39,** 3—12 (1967). — Van Hook, W.: J. Amer. med. Ass. **21,** 911, 965 (1893). — Witzel, O.: Zbl. Gynäk. **20,** 289 (1896). — Zimmermann, I. J., Precourt, W. E., Thompson, C. C.: J. Urol. (Baltimore) **83,** 113 (1960).

Prof. Dr. V. Pansadoro
Via Della Cava Aurelia, 199
I-00165 Roma/Italien

Durch das erhöhte Kontrastmittelangebot bei der Infusionsurographie erhält man in der Regel nicht nur bei abflußfreien Harnwegen kontrastreichere Darstellungen, sondern diese Methode hat sich auch bei Harnstauungsnieren bewährt, wenn man zum richtigen Zeitpunkt Spätaufnahmen anfertigt. Dabei gelingt es nicht selten, sogar bei kompletter postrenaler Anurie positive Urogramme zu erzielen [7].

Dieses Phänomen erklärt sich dadurch, daß auch bei komplettem Ureterverschluß ein ständiger Urinfluß aufrechterhalten wird, d. h., daß entsprechende Mengen Urin, die in das Nierenbecken sezerniert, gleichzeitig über lymphogene und hämatogene Wege rückresorbiert werden [2,3]. Bei konstantem Plasmaspiegel einer Clearancesubstanz, z. B. Kontrastmittel, hängt es nun von der Umschlagsrate (Turnover) im Nierenbecken ab, wann ein bestimmter Anteil der maximal möglichen Konzentration erreicht wird.

Bei einseitiger Abflußstörung ist bei gleicher Kontrastmittelgabe nicht mit gleichem Ergebnis wie bei doppelseitiger Harnstauung bzw. bei Harnstauung einer funktionellen Einzelniere zu rechnen, da das Kontrastmittel über die gesunde Niere abfließt. Deshalb wird — gleiche Funktion der gestauten Nieren vorausgesetzt — bei einseitiger Harnstauung häufiger eine sogenannte „stumme Niere" diagnostiziert. Um auch bei einseitiger Harnstauung eine ausreichende Plasmakonzentration aufrecht zu erhalten, entwickelten wir die Technik der Dauerinfusions-Urographie.

Material und Methoden

Nach intravenöser Gabe einer Initialdosis in üblicher Höhe, z. B. 75 g eines Diatrizoats*, das entspricht 250 ml einer 30%igen Lösung, wird eine Dauerinfusion über 2 bis 4 Std. unterhalten mit einer Infusionsgeschwindigkeit von 250 ml/Std. Da diese Methode nur zur Anwendung kommt, wenn im konventionellen Infusions-Urogramm keine ausreichende Darstellung zu erzielen ist, müssen lediglich Spätaufnahmen angefertigt werden.

Zur theoretischen Untermauerung dieser Methode haben wir am Analogrechner die Konzentrationsverhältnisse bei der einseitigen Harnstauungsniere durchgerechnet. Die dazu notwendigen Daten entnahmen wir der Literatur [1,3–6] (s. auch Tab. 1).

Tabelle 1. Harnstauungsniere beim Hund nach komplettem Ureterverschluß mit und ohne Infekt. Angegeben sind die Anzahl der Versuchstiere, die Verschlußdauer und die Mittelwerte.

		Verschlußdauer			
		0	3 h	6—12 d	6—12 d Infekt
	(n)	(13)	(13)	(4)	(4)
Volumen	(ml)	—	4,0	35,0	21
Turnover	(%Vol/min)	—	1,4	0,5	0,8
Urinfluß (V)	(ml/min)	3,0	0,06	0,2	0,1
GFR	(ml/min)	40,0	5,6	1,3	0,07
GFR/V		20,0	125,0	7,0	1,0

Um die tierexperimentellen Daten auf menschliche Verhältnisse übertragen zu können, multiplizierten wir Nierenbeckeninhalt und Urinfluß mit dem Faktor 2,5 und gingen davon aus, daß die glomeruläre Filtrationsrate (GFR) einer normalen Einzelniere 60 ml/min beträgt.

In Abb. 1 sind die Konzentrationsverhältnisse bei akuter Harnstauungsniere aufgezeigt. Nach rascher intravenöser Injektion einer Dosiseinheit (75 g Diatrizoat) kommt es zu dem typischen 2phasigen Plasmakonzentrationsabfall bei Annahme eines 2kammerigen Verteilungsraumes [1]. Im normalen Nierenbecken wird das Konzentrationsmaximum bereits nach 5 min erreicht. Im Nierenbecken bei kompletten Ureterverschluß wird im vorliegenden Beispiel praktisch das gleiche Konzentrationsmaximum, jedoch erst nach

* Urovison®, Schering AG, Berlin.

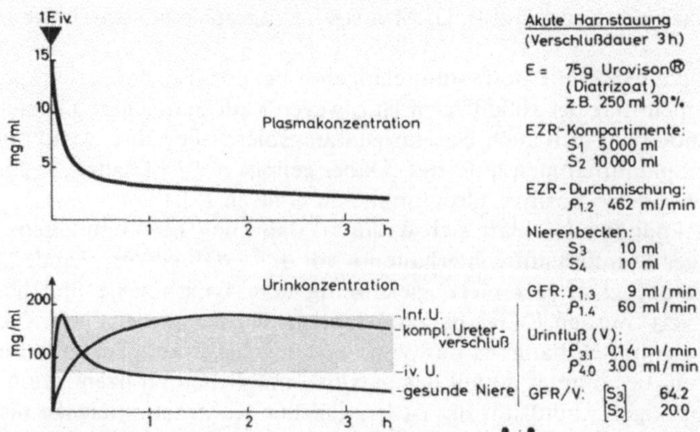

Abb. 1. Plasma- und Urinkonzentrationsverlauf nach einmaliger intravenöser Injektion von 75 g Diatrizoat (Urovison®) bei akuter Harnstauungsniere (Analogrechner: Telefunken RAT 700). Die Kontrastgrößen, „Inf.U" und „i.v.U", sind aufgrund der Kontrastdichte bei maximaler Urinkonzentration der abflußfreien Niere beim konventionellen Infusions-Urogramm (250 ml 30%iges Urovison®) und beim regulären intravenösen Urogramm (25 ml 58%iges Urovison®) definiert. Nach 110 min wird in der gestauten Niere die gleiche Kontrastdichte wie bei der gesunden Niere nach 5 min erreicht.

110 min, erreicht, d. h. eine Spätaufnahme zu diesem Zeitpunkt ergäbe eine gleichgute Kontrastdarstellung wie die 5-min-Aufnahme bei der normalen Niere. Die Abb. 2 zeigt den Konzentrationsverlauf bei mittellanger kompletter Harnstauungsniere. Nach einmaliger intravenöser Injektion einer Kontrastmitteleinheit (75 g Diatrizoat) wird das Konzentrationsmaximum in der gestauten Niere nach 2¼ Std. erreicht, bleibt jedoch unter der Kontrastdichte eines normalen Urogramms, selbst wenn man — wie auf dem Diagramm bereits berücksichtigt — die Schichtdickenzunahme infolge Volumenzunahme des Nierenbeckens in Rechnung stellt.

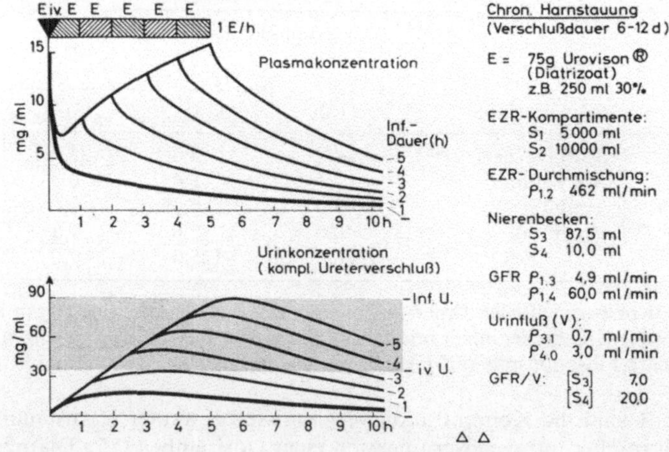

Abb. 2. Plasma- und Urinkonzentrationsverlauf bei mittellanger einseitiger Harnstauungsniere nach intravenöser Injektion von 75 g Diatrizoat (Urovison®) und anschließender Infusion von 75 g/h. Die Urinkonzentrationen der gesunden kontralateralen Niere sind aus Maßstabgründen nicht aufgetragen. Die Kontrastgrößen, „Inf.U" und „i.v.U", werden im Vergleich zur gesunden Niere aufgrund der Schichtdickenzunahme bei entsprechend niedrigeren Urinkonzentrationen erreicht. (Diskussion siehe Text.)

Verabreicht man nach der Erstinjektion eine Dauerinfusion mit der Geschwindigkeit 1 Einheit/Std., so steigt der Plasmaspiegel nach dem primären Abfall wieder an und erreicht nach ca. 4 Std. seine anfänglich maximalen Werte. Will man diesen Bereich klinisch nicht überschreiten, so kann man mit einem solchen Vorgehen nach 5 Std. immerhin Urinkonzentrationen in der gestauten Niere erreichen, die in der Kontrastgebung praktisch einem Infusions-Urogramm bei gesunder Niere entsprechen. Nach einstündiger Infusion erreicht man immerhin nach 3 Std. die Kontrastdichte eines normalen intravenösen Urogramms. Bei der infizierten Harnstauungsniere ist bei gleicher Kontrastmittelgabe mit erheblich geringerer Kontrastdichte zu rechnen, da die Konzentrationsfähigkeit der Niere praktisch aufgehoben und die Umschlagsrate im Nierenbecken ebenfalls reduziert ist.

Klinik

Wir haben diese Methode bisher bei 10 Patienten durchgeführt. Bei allen Patienten hatte das konventionelle Infusions-Urogramm entweder eine sogenannte „stumme Niere" oder eine nicht ausreichende Darstellung ergeben. Bei 9 Patienten war nuklearmedizinisch eine Restfunktion der Nieren gesichert. Bei all diesen Patienten konnte mit der Dauerinfusions-Urographie eine ausreichende Kontrastdarstellung erzielt und das Abflußhindernis lokalisiert werden. Ein Patient zeigte bei der nuklearmedizinischen Untersuchung keine Nierenrestfunktion. Bei diesem Patienten ließ sich auch durch die Dauerinfusions-Urographie keine Darstellung erzielen.

Klinischer Fall (Abb. 3): F. E., 71jähriger Patient mit Harnstauungsniere rechts. Im konventionellen Infusions-Urogramm kam es auf Spätaufnahmen lediglich zur schwachen Darstellung des rechten Nierenbeckenkelchsystems. Das Abflußhindernis konnte mit dieser Technik nicht lokalisiert werden. Nach intravenöser Injektion von 250 ml 30%igen Urovison® mit anschließender Infusion von 1000 ml Kontrastmittel über 4 Std. ließ sich ein Kontrastmittelabbruch im oberen Ureterdrittel erkennen. Die retrograde Darstellung stimmt mit diesem Befund überein. Hier fand sich bei der späteren Operation ein eingeklemmter Harnsäurestein.

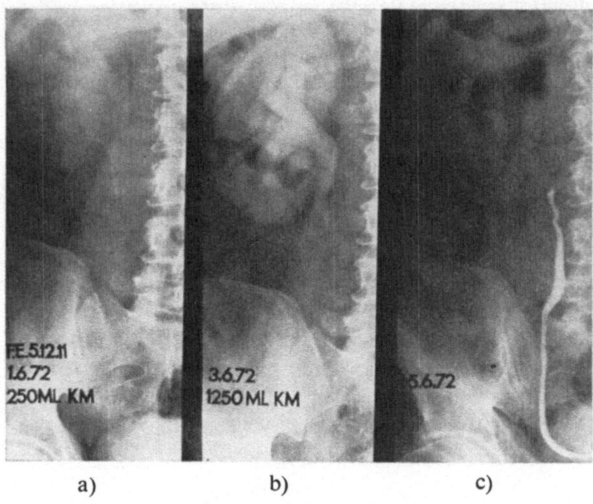

Abb. 3. F. E. 71jähriger Patient mit Harnstauungsniere infolge Harnsäurestein.
a) konventionelles Infusions-Urogramm (250 ml 30%iges Kontrastmittel): 4 Std. p.i.
b) Dauerinfusions-Urogramm (250 ml 30%iges Urovison® i.v. mit anschließender Infusion von 250 ml/Std. über 4 Std.): 21 Std. p.i.
c) Retrograde Röntgendarstellung über Ureterenkatheter.

Nebenwirkungen

Bei 2 Patienten fand sich ein Serumkreatininanstieg, nämlich von 1,2 auf 2,2 mg % und von 2,2 auf 3,0 mg %. Die Kontrolle am folgenden Tag ergab jedoch in beiden Fällen wieder eine völlige Normalisierung. Bei einem Patienten mußten wir nach 3 Std. die Infusion beenden, da es zu Erbrechen gekommen war. Bei diesem Patienten sank das Serumkreatinin von vorher 1,6 auf nachher 1,1 mg %. Bei einem Patienten beobachteten wir eine heterotope Kontrastmittelausscheidung über den Darm. Bei diesem Patienten war ebenfalls ein Serumkreatininabfall von vorher 1,6 auf nachher 1,2 mg % zu beobachten.

Zusammenfassung

Wir glauben, daß die Methode der Dauerinfusions-Urographie in ausgewählten Fällen die konventionelle intravenöse Infusions-Urographie erweitert und daß die Komplikationsrate gemessen an der retrograden Darstellung zu vertreten ist.

Literatur

1. Kuni, H., Graul, E. H.: Atompraxis **13,** 375 (1967). — 2. Naber, K. G., Madsen, P. O.: Urol. int. (Basel) **28,** 256 (1973). — 3. Naber, K. G., Madsen, P. O.: J. Urol. (Baltimore) **109,** 330 (1973). — 4. Naber, K. G., Madsen, P. O.: 2. Symp. Exp. Urologie, Köln (1974). — 5. Schlungbaum, W.: Fortschr. Röntgenstr. **96,** 795 (1962). — 6. Streicher, H.-J., Kuni, H., Graul, E. H., v. Domarus, H., Graf zu Solms-Laubach, E. L.: Bruns' Beitr. klin. Chir. **216,** 659 (1968). — 7. Voegeli, E., Fuchs, W. A.: Akt. Urol. **1,** 101 (1970).

Priv.-Doz. Dr. med. Kurt Naber
Urologische Universitäts-Klinik
D-3550 Marburg/Lahn
Robert-Koch-Straße 8

K. Möhring, L. Röhl, J. Clorius, P. Georgi und H. Sinn: **Nierenfunktionsszintigraphie und simultane seitengetrennte Clearance-Diagnostik, eine Entscheidungshilfe für den Urologen**

Organerhaltende Eingriffe an Nieren und ableitenden Harnwegen sollen nur vorgenommen werden, wenn dabei eine ausreichende Organfunktion erhalten bzw. die Regeneration gefördert werden kann. Die Entscheidung zwischen konservierender Nierenchirurgie und Nephrektomie oder partieller Nephrektomie wird durch die genaue präoperative Kenntnis der Funktion jeder der beiden Nieren und deren Parenchymanteile erleichtert.

Da röntgenologische und nuklearmedizinische Verfahren wie Urographie, Angiographie, Szintigraphie und Isotopennephrographie keine exakte quantitative Funktionsbeurteilung der Niere ermöglichen und die Methode zur seitengetrennten Bestimmung des effektiven renalen Plasmaflusses (ERPF) nach Oberhausen [2] keine simultane seitengetrennte Bestimmung des Glomerulusfiltrates (GFR) erlaubt, wurde die eigene indirekte Clearancemethode der simultanen Bestimmung von GFR und ERPF [3] zur seitengetrennten Nierenfunktionsdiagnostik erweitert [4].

Methode

Verteilung und Elimination der injizierten radiomarkierten Clearancesubstanzen wurden durch eine Meßsonde (Nucleopan K, Siemens, BRD) über der rechten Schulter, Anflutung und Elimination der Clearanceaktivitäten über jeder der beiden Nieren von dem dort angebrachten Detektor der Szintillationskamera (Picker Dyna-II, USA) registriert (s. Abb. 1a).

Um die Jodeinlagerung in die Schilddrüse zu hemmen, erhielt jeder Patient 45 min vor Untersuchungsbeginn 400 mg Kaliumperchlorat in 500 ml Trinkmenge.

Zu Beginn der Untersuchung wurden 5 μCi/kg ^{131}Jod-Orthojodhippursäure-(^{131}J-o-JHS) und 3 μCi/kg ^{111}Indium-Diaethylentriaminpentaacetat-(^{111}In-DTPA) haltige Lösung (maximal ca. 5 ml) simultan „im Schuß" injiziert.

Gleichzeitig begann die Sequenzszintigraphie und die Speicherung sämtlicher Daten auf Magnetband getrennt für beide verwendete Radionuklide.

20 min nach Applikation der Vorgabedosis wurde das Infusionssteuerungssystem in Tätigkeit gesetzt. Das Fließgleichgewicht wurde innerhalb von 20 min eingestellt. Danach (40 min nach Untersuchungsbeginn) erfolgte die Messung der Infusionsrate beider Clearancesubstanzen während 2 Clearanceperioden à 10 min. Venöses Blut wurde jeweils 5 min nach Beginn einer Clearanceperiode vom linken Arm entnommen.

50 min nach Injektion der radiomarkierten Clearancesubstanzen wurde bei Patienten mit beidseitiger supravesikaler Harnableitung über Uretero- bzw. Nephrostomiekatheter der Urinabfluß aus beiden Nierenbecken durch Abklemmen der Katheter für 5 min unterbrochen.

Im allgemeinen wurde der Abflußstop durch Anlegen einer pneumatischen Ureterenkompression über 5 min vorgenommen. Der Harnabflußstop wurde durch eine separate

a

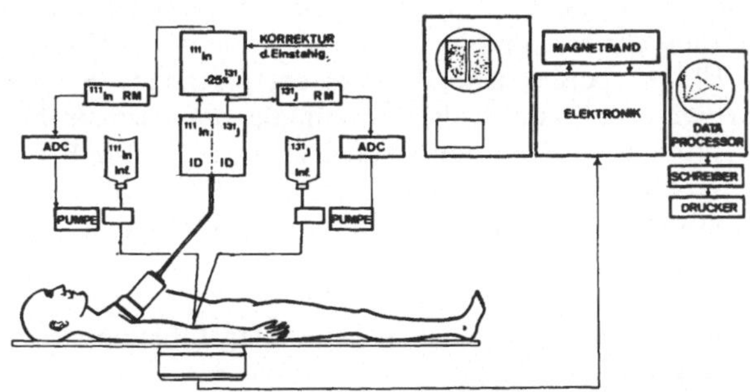

b

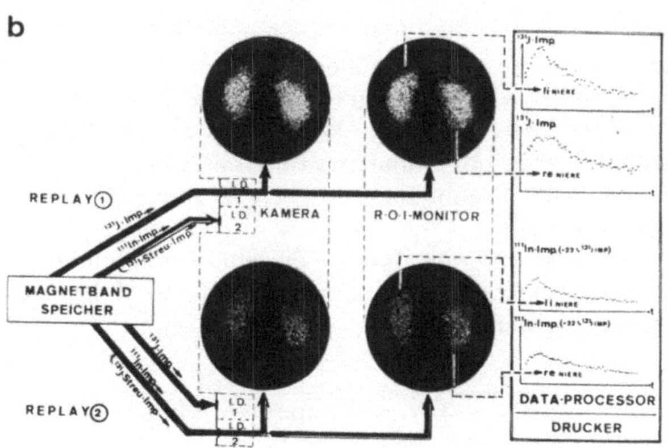

Abb. 1a. Schematische Darstellung des Meß- und elektronisch gesteuerten Infusionssystems.
ID = Impulsdiskriminator
RM = Impulszähler (Ratemeter)
ADC = Relais (Analog-Digital-Umformer)

Abb. 1b. Schematische Darstellung des Auswerteverfahrens der mittels Picker Dyna-II-Szintillationskamera registrierten und gespeicherten ^{131}J- und ^{111}In-Impulse; siehe auch Text.

Aktivitätsmessung über der Blase jeweils vor Anlegen und vor Lösen der Ureterenkompression kontrolliert.

Die angewandte Meß- und Auswertungsmethode ist schematisch in Abb. 1b dargestellt.

Die während der Untersuchung in einer 2-Kanal-Einstellung für ^{111}In bzw. ^{131}J auf Magnetband gespeicherten Summenimpulse werden durch zweimaliges Abspielen (Replay) mittels verschiedener Impulsdiskriminatoreneinstellungen (I.D.$_1$ und I.D.$_2$) getrennt. Bei Auswertung der ^{131}J-Impulse (Replay 1) werden alle ^{111}In-Impulse und die ^{131}J-Streuimpulse durch die Diskriminatoreneinstellung I.D.$_2$ geblockt.

Zum Oszilloskop der Kamera und dem des Monitors für die „regions of interest" (R.O.I.) gelangen bei dieser Einstellung alle ^{131}J-Impulse der ^{131}J-o-JHS.

In beliebigem zeitlichen Abstand kann vom Kameraoszilloskop eine Sequenz von Szintifotos (Sequenzszintigraphie) angefertigt werden.

Durch eine nachgeschaltete Elektronik werden interessierende Teilgebiete am R.O.I.-Monitor über der rechten bzw. linken Niere oder Anteilen einer derselben in gleicher Größe eingestellt. Die mittels Data Processor über den eingestellten „regions of interest" registrierten Impulse pro Zeiteinheit werden in Form von Funktionskurven oszillographisch analog dargestellt und die Zahl der Impulse pro Zeiteinheit ausgedruckt.

Im unteren Teil der Abbildung ist das Auswerteverfahren zur Gewinnung der ^{111}In-DTPA-Funktionskurven dargestellt. Bei dieser Einstellung werden nunmehr beim Replay 2 alle ^{131}J-Impulse durch die Diskriminatoreneinstellung I.D.$_1$ blockiert. Zur Auswertung gelangen im gleichen Meßkanal die ^{111}In-Impulse und die ^{131}J-Streuimpulse. Für die Auswertung der Indium-Kurve ist jedoch die in die Kurve eingegangene Streustrahlung von ^{131}J zu berücksichtigen. Der entsprechende Korrekturfaktor wird berechnet, indem vor dem Versuch die prozentuale Impulseinstrahlung einer genau bestimmten ^{131}J-Aktivität in den Indiumkanal gemessen wird. Bei der Auswertung der Indium-Kurve werden prozentuale Anteile der im ^{131}J-Kanal der entsprechenden Niere gemessenen Impulse von den Bruttoimpulsen im Indium-Kanal subtrahiert, wodurch die tatsächlichen Indium-Impulse erhalten werden.

Die Berechnung der simultanen, seitengetrennten Infusionsclearance erfolgte in Anlehnung an Pixberg [5].

Über einen Zeitraum von 24 bis 120 Sekunden nach Injektion der Vorgabedosis werden die Impulse fortlaufend während jeweils 12 Sekunden dauernder Zeitabschnitte über beiden Nieren bzw. über den besonders interessierenden Teilgebieten (R.O.I.) der einzelnen Niere addiert. Aus den Summen der Impulse jedes einzelnen, 12 Sekunden dauernden Zeitabschnittes wird eine Regressionsgerade berechnet. Diese erlaubt eine verbindliche Aussage über den mittleren Aktivitätsanstieg pro Minute (Steilheit des Anstieges, Delta Impulsanstieg pro Minute, Δ Imp./min).

Auf diese Weise sind getrennt für jede Niere Δ Imp. für ^{131}J-o-JHS und für ^{111}In-DTPA zu berechnen.

Mit dem Wert von ΔImp./min für das einzelne Radionuklid jeweils für die rechte und linke Niere, bezeichnet mit ΔImp.re und ΔImp.li, wird die Clearance der einzelnen Niere nach folgender Formel berechnet:

$$\frac{C_{re}}{C_{re} + C_{li}} = \frac{\Delta \mathrm{Imp.re}}{\Delta \mathrm{Imp.re} + \Delta \mathrm{Imp.li}},$$

aus $C_{re} + C_{li} = C_{Inf}$ folgt

$$C_{re} = \frac{\Delta \mathrm{Imp.re}}{\Delta \mathrm{Imp.re} + \Delta \mathrm{Imp.li}} \cdot C_{Inf}.$$

Demnach verhält sich die Clearance der einzelnen Niere zu der globalen Clearance beider Nieren wie die Steilheit des Impulsanstieges (ΔImp.) der einzelnen Niere zur

Summe des Impulsanstieges über beiden Nieren. So berechnet sich z. B. die ^{131}J-o-JHS-Clearance der rechten Niere nach der Formel:

$$C_{re}(^{131}\text{J-o-JHS}) = \frac{^{131}\text{J}\ \Delta\text{Imp.re}}{^{131}\text{J}\ \Delta\text{Imp.re.} + {}^{131}\text{J}\ \Delta\text{Imp.li.}} \cdot C_{Inf}$$

wobei C_{re} Clearance der rechten Niere und C_{Inf} die globale Clearance beider Nieren für ^{131}J bedeutet. ΔImp. ist gleich Steilheit des Impulsanstieges registriert innerhalb 24 bis 120 Sekunden nach Injektion der Vorgabedosis.

Analog danach ist die Clearance für die linke Niere bzw. die seitengetrennte Clearance für ^{111}In-DTPA zu berechnen.

Ergebnisse

Von den 80 Patienten, welche unter gezielten Fragestellungen mit der Methode einer kombinierten Anwendung von Sequenzszintigraphie und Infusionsclearance untersucht wurden, sollen 2 Patienten vorgestellt werden, um die erweiterten diagnostischen Möglichkeiten und damit die Brauchbarkeit und den Wert des kombinierten Untersuchungsverfahrens zu demonstrieren.

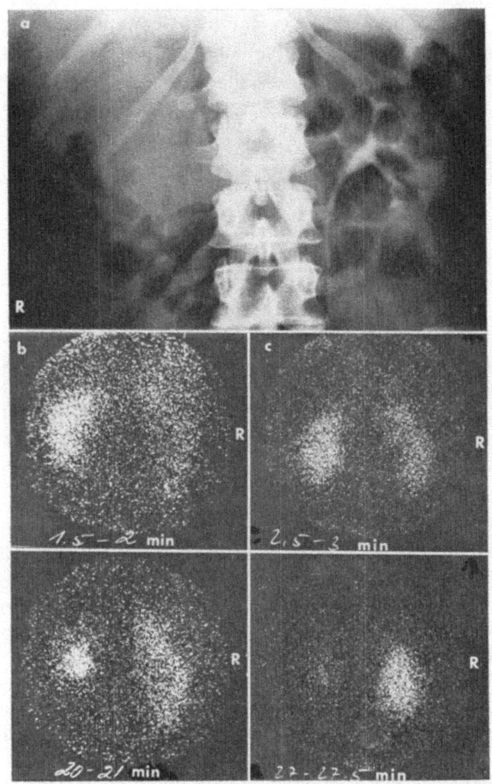

Abb. 2a. I.v.-Pyelogramm 15 min nach Injektion. Kontrastmittelausscheidung der rechten Niere nicht erkennbar. Linke Niere von normaler Größe mit zeitgerechter Darstellung eines normalen Nierenbeckenkelchsystems.

Abb. 2b. Szintifotos der präoperativen Sequenzszintigraphie. 1,5 bis 2 min nach Injektion der Radionuklide ist in der rechten Nierenregion mehr periphere und in einem vergrößerten Längsdurchmesser eine Aktivitätsverteilung registriert, welche 20 bis 21 min mehr medial, der Lage eines vergrößerten Nierenbeckens entsprechend, intensiver zur Darstellung kommt.

Abb. 2c. Zwei Szintifotos der postoperativen Sequenzszintigraphie 2,5 bis 3 min und 27 bis 27,5 min nach Injektion von ^{111}In-DTPA und ^{131}J-o-JHS.

1. Beispiel

Bei der 41jährigen Patientin L. M. war vor 6 Jahren wegen Schmerzen im rechten Nierenlager ein i.v.-Pyelogramm angefertigt und die Diagnose einer rechtsseitigen Harnleiterabgangsstenose gestellt worden. Die damals angeratene Operation war jedoch von der Patientin abgelehnt worden. Im März 1973 erfolgte eine erneute Untersuchung der Patientin wegen einer rechtsseitigen Nierenkolik.

Das i.v.-Urogramm ergab auch 14 Std. nach Injektion des Röntgenkontrastmittels noch keine Darstellung der rechten Niere. Die linke Niere zeigte keine kompensatorische Vergrößerung (Abb. 2a).

Ein konventionelles Szintigramm mit ^{179}Hg-Chlormerodrin ließ im Bereich der rechten Niere keine Aktivität erkennen.

Die Sequenzszintigraphie (s. Abb. 2b) machte das Vorliegen einer rechtsseitigen Hydronephrose wahrscheinlich (s. Legende zu Abb. 2).

Die gleichzeitig durchgeführte simultane Clearance ergab, daß die rechte hydronephrotische Niere noch eine bemerkenswerte Teilfunktion aufwies, denn die Werte für GFR waren 30 ml/min bzw. für ERPF 110 ml/min. Die linke Niere war szintigraphisch normal; auch die Clearancewerte waren für GFR mit 57 ml/min und für ERPF mit 275 ml/min im Bereich der Norm. Eine nach der Funktionsanalyse mittels Szintigraphie und Infusionsclearance unmittelbar präoperativ vorgenommene retrograde Pyelographie ließ eine exzessive Erweiterung des rechten Nierenbeckenkelchsystems erkennen.

Aufgrund der Feststellung, daß die rechte hydronephrotische Niere noch eine Restfunktion ausübt, wurde bereits vor der Operation damit gerechnet, daß ein organerhaltender Eingriff möglich sei. Intraoperativ fand sich als Ursache der Abflußstörung eine aberrierende Arterie am rechten Nierenpol. Obwohl eine hochgradige Nierenbeckenkelchektasie und eine erhebliche Verschmälerung des Nierenparenchyms bestanden, wurde in Kenntnis der Tatsache, daß die röntgenologisch stumme Niere noch eine nennenswerte Clearance gezeigt hatte, keine Nephrektomie, sondern eine subtotale Resektion des Nierenbeckens und ein Eingriff nach Anderson-Hynes ausgeführt.

Die 3 Wochen postoperativ durchgeführte Funktionskontrolle ergab für die GFR der rechten Niere einen Wert von 35 ml/min. bzw. für ERPF von 220 ml/min im Vergleich zu den präoperativen Werten von 30 ml/min. bzw. 110 ml/min. Die Clearance der linken Niere war unverändert normal (60 ml/min bzw. 280 ml/min).

Auf den zwei abgebildeten Szintifotos der postoperativen Sequenzszintigraphie (2c) entspricht die Aktivitätsverteilung über der rechten Niere der einer rückgebildeten, vormals vergrößerten hydronephrotischen Niere. Die in der Spätphase (27 min nach Injektion der Vorgabedosis von ^{111}In-DTPA und ^{131}J-o-JHS) noch nachweisbare Retention im rechten Nierenbecken ist — erst drei Wochen nach der Operation — vorwiegend nur als Ausdruck einer noch gestörten Urodynamik des Nierenbeckens aufzufassen (s. Abb. 2c).

2. Beispiel

Die Bedeutung der Methode einer seitengetrennten Prüfung der Nierenfunktion eines Patienten unter Einbeziehung der „regions of interest"-Technik und damit der Beurteilung eines speziell interessierenden Teils einer Niere soll am Beispiel der folgenden Patientin gezeigt werden.

Die 26jährige Patientin W. H. bot klinisch lediglich das Symptom einer rezidivierenden Hämaturie. Die Abdomenleeraufnahme ließ in Projektion auf den linken unteren Nierenpol mehrere Konkrementschatten erkennen. Das extern angefertigte i.v.-Pyelogramm (s. Abb. 3a) deckte eine linksseitige Doppelniere mit einem hydronephrotisch erweiterten kaudalen Anteil und einem Ureter duplex auf. Eine stationär vorgenommene retrograde Pyelographie bestätigte die Diagnose.

Zystoskopisch war links ein doppeltes Ureterenostium zu sehen. Die rechte Niere war röntgenologisch unauffällig. Auch die Infusionsclearance der rechten Niere ergab für GFR mit 51 ml/min und für ERPF mit 260 ml/min normale Werte.

Die Clearance der gleichzeitig bestimmten linken Doppelniere betrug für GFR 42 ml/min und für ERPF 210 ml/min.

Das Szintigramm (s. Abb. 3b) läßt im kranialen Teil der linksseitigen Doppelniere eine regelrechte Aktivitätsanreicherung erkennen. Der kaudale Teil der Doppelniere zeigt dagegen eine verlangsamte Aktivitätsanreicherung (Szintifoto 1 und 2) und eine stark verzögerte Ausscheidung (Szintifoto 3 und 4). Das Szintigramm der rechten Niere zeigt eine zeitgerechte Aktivitätsanreicherung und Ausscheidung (Szintifoto 1 bis 4).

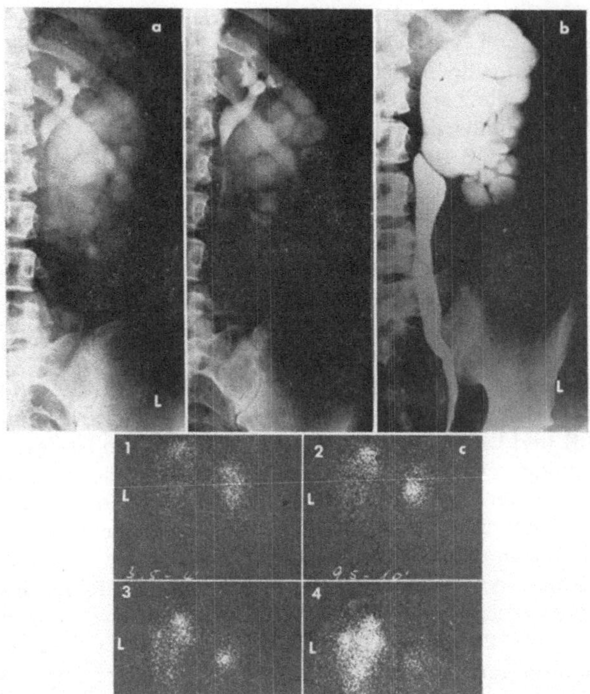

Abb. 3a. I.v.-Pyelogramm 4 Wochen vor Klinikaufnahme zeigt erst 60 min nach Kontastmittelgabe eine Ausscheidung in ein hochgradig erweitertes Nierenbeckenkelchsystem des kaudalen Teils einer linken Doppelniere.

Abb. 3b. Die präoperative retrograde Pyelographie bestätigt die Diagnose und deckt eine subpelvine Enge des dem kaudalen Teil der Doppelniere zugehörigen Ureters auf.

Abb. 3c. Szintifotos der präoperativen Sequenzszintigraphie, Kommentar siehe Text.

Die Clearance von ^{131}J-o-JHS zur Bestimmung von ERPF betrug für den kaudalen Anteil der linken Doppelniere 90 ml/min und für den kranialen Teil 120 ml/min. Die Funktionsanalyse zum Zweck einer speziellen Beurteilung zweier Regionen einer Niere mittels der „regions of interest"-Technik ergab somit, daß trotz scheinbarer kompletter Abflußbehinderung aus dem kaudalen Teil der Doppelniere diese immerhin noch über eine nennenswerte Funktion verfügte.

Als Ursache der partiellen Hydronephrose der linken Doppelniere ließ sich angiographisch eine aberrierende Arterie des unteren Nierenpols nachweisen.

Obwohl im Prinzip der kaudale Teil der linken Niere aufgrund der nachgewiesenen Restfunktion hätte erhalten werden können, gebot jedoch eine gleichzeitig bestehende Infektion im Bereich des kaudalen Teils der Niere und das Vorhandensein multipler Kelchsteine eine sanierende linksseitige Heminephrektomie, wobei der funktionierende Teil der Doppelniere erhalten blieb. Die postoperative Funktionskontrolle 14 Tage nach dem Eingriff ergab für die gesunde rechte Niere praktisch die Clearancewerte für GFR und ERPF wie vor der Operation. Die Funktion der linken Niere war dadurch, daß nur eine Teilresektion durchgeführt zu werden brauchte, nur um etwa 50% reduziert.

Diskussion

Um den Wert der Methode hinsichtlich ihrer Anwendbarkeit für klinische Untersuchungen unter Beweis zu stellen, war zunächst eine Übereinstimmung der Meßwerte zur Bestimmung von GFR und ERPF mittels Infusions- und gleichzeitig durchgeführter Standardclearance auch am Menschen nachzuweisen.

Wie bereits aufgrund der Tierexperimente zu erwarten war, erwies sich die Infusionsclearance in der angewandten Form auch in den klinischen Untersuchungen der Standardclearance gegenüber in quantitativer Hinsicht als gleichwertig. Dies um so mehr, als die Empfindlichkeit des elektronisch gesteuerten Infusionssystems durch einige Modifikationen — z. B. statt Rollerpumpen im Tierexperiment durch Verwendung von Dosier-Hubpumpen — noch gesteigert werden konnte [4].

Im Hinblick auf die Zumutbarkeit der Durchführung für den Patienten ist die Infusionsclearance der Standardclearance eindeutig überlegen.

Eine Gruppe von 10 Patienten mit unterschiedlicher Funktionseinschränkung der Niere ließ bei einem Vergleich der Werte für GFR bereits während der ersten Clearanceperiode (40 bis 50 min nach Injektion der Vorgabedosis) befriedigend übereinstimmende Werte zwischen Infusions- und Standardclearance erkennen (Korrelationskoeffizient $r = 0{,}98$); die bessere Übereinstimmung ($r = 0{,}99$) für GFR ergaben jedoch die Bestimmungen der 2. Clearanceperiode (50 bis 60 min nach Injektion der Vorgabedosis). Die Werte für ERPF der ersten und zweiten Clearanceperiode zeigen bei einem Vergleich zwischen Infusions- und Standardclearance bereits während der ersten Periode eine sehr gute Übereinstimmung (in beiden Perioden $r = 0{,}99$).

Die Durchführbarkeit und der Wert einer auch seitengetrennten simultanen Bestimmung von GFR und ERPF wurde an weiteren 10 Patienten bewiesen, bei denen aus verschiedenen Gründen eine supravesikale Urinableitung beider Nieren bestand und der Urin daher aus beiden Nieren getrennt quantitativ zu sammeln und ein kompletter diagnostischer Harnabflußstop durch Abklemmung der Fistelkatheter vorzunehmen war. Dies garantierte einen methodisch einwandfreien Vergleich der mittels gleichzeitiger Infusions- und Standradclearance gemessenen Werte für GFR und ERPF jeder einzelnen Niere. Dabei zeigte sich, daß der mittels Infusionsclearance aus dem Impulsanstieg zu messende Wert für GFR während des diagnostischen Harnabflußstops besser mit dem Wert der Standardclearance der jeweiligen einzelnen Niere übereinstimmte ($r = 0{,}98$) als der Wert für GFR aus dem Impulsanstieg während der Anflutungsphase ($r = 0{,}85$) [4].

Wie an zwei Beispielen gezeigt wurde, konnte durch Auswertung der Aktivitäts-Zeit-Verläufe über jeder der beiden Nieren oder über bestimmten Teilbezirken mittels der sogenannten „regions of interest"-Technik die Funktion jeder beiden Nieren oder von Parenchymbezirken derselben gemessen werden.

Zusammenfassung

Der Wert und der Vorteil des angewandten komplexen Untersuchungsverfahrens besteht darin, daß durch ein elektronisch gesteuertes Infusionssystem innerhalb von 40 min ein konstantes Fließgleichgewicht erreicht und gewährleistet ist und daher mit geprüften und geeignet radiomarkierten Substanzpartnern — ^{111}In-DTPA und ^{131}J-o-JHS — simultan GFR und ERPF quantitativ zu messen sind, eine der Infusionsclearance unmittelbar vorausgehende Doppelisotopen-Sequenzszintigraphie ergänzend auch eine Lage- und Größenbeurteilung der Niere erlaubt, eine quantitative, seitengetrennte, simultane Bestimmung von GFR und ERPF der einzelnen Niere durchführbar ist, die Magnetspeicherung aller Informationen den Vorteil einer beliebig häufig reproduzierbaren vergleichenden Auswertung bietet und dadurch gleich große, vergleichbare Regionen der Nieren exakt eingestellt werden können, so daß eine vergleichende Funktionsbeurteilung nicht nur beider Nieren, sondern auch zweier Regionen ein und derselben Niere mittels der „regions of interest"-Technik ermöglicht wird.

Das Untersuchungsverfahren ist auch bei Schwerkranken durchführbar, da es von seiten des Patienten keinerlei aktive Beteiligung erfordert. Lediglich für die Dauer einer Stunde wird eine i.v.-Infusionsmöglichkeit benötigt. Zumutbar ist die Untersuchung auch insofern, als sie mit einer verhältnismäßig geringen Strahlenbelastung verbunden ist, welche etwa der einer konventionellen Urographie mit 4 Röntgenaufnahmen entspricht.

Literatur

1. Bianchi, C., A. Coli: J. nucl. Med. **10**, 76 (1966). — 2. Kirsch, W., Oberhausen, E., Glöbel, B., Bihler, K., May, P.: Experimentelle Untersuchungen zur Bestimmung der getrenntseitigen Nierenclearance durch externe Gammastrahlenmessung. Radioisotope in Pharmakokinetik und klinischer Biochemie. Sechste Jahrestagung der Gesellschaft für Nuclearmedizin, Wiesbaden 1968, p. 707. Stuttgart–New York: F. K. Schattauer Verlag 1970. — 3. Möhring, K., Christiansen,

N., FogPerdersen, J., Knuth, O., P. O. Madsen: Verh. dtsch. Ges. Urol. **23**, 222 (1971). — 4. Möhring, K.: Vergleichende Prüfung und klinische Anwendung radiomarkierter Substanzen zur katheterlosen, auch seitengetrennten simultanen Bestimmung des Glomerulusfiltrates und des Nierenplasmaflusses. Habilitationsschrift für das Fach Urologie der Medizinischen Fakultät der Universität Heidelberg, Heidelberg 1973. — 5. Pixberg, H. U., Bahlmann, J., Kluge, R.: Med. Klin. **66**, 1015 (1971).

Dr. K. Möhring
Chirurgisches Zentrum der Universität
Abt. für Urologie
D-6900 Heidelberg
Kirschnerstraße 1

R. Pust, B. Riedel, E. Rall und A. Rost: **Partieller Harnblasenwandersatz durch homologe tiefgefrorene Vollhauttransplantate (Experimentelle Untersuchungen an der Katze)**

Einleitung

Zur Wiederherstellung einer ausreichenden Harnblasenkapazität wurden neben der meist angewandten Zystoplastik durch ausgeschaltete Darmanteile auch homologe und heterologe Transplantate verwendet. Dabei wurden klinisch und experimentell unterschiedliche Ergebnisse berichtet.

So benutzten z. B. Tsuji u. Mitarb. (1961, 1963) alkohol- und formolfixierte Harnblasen, die jedoch nach 3 bis 4 Wochen im Blaseninneren abgestoßen wurden.

Zillmer (1966) führte mit dem gleichen Material ganz ähnliche Versuche durch und sah bis zu 9 Monaten postoperativ bei subtotalem Organersatz lediglich vereinzelt Abstoßungen der Formoltransplantate.

Bandhauer u. Mitarb. (1968) berichteten über erfolgreiche Homotransplantationen tiefgefrorener Blasenanteile. Wie bei den zuvor genannten Autoren waren auch hier die funktionellen Ergebnisse günstig, jedoch wurde das nekrotische Transplantat gleichfalls nach wenigen Wochen ins Blasenlumen abgestoßen. Dagegen konnte Kolle (1968, 1969) zeigen, daß sowohl native als auch tiefgefrorene Blasenhomo- und Heterotransplantate ohne Abstoßungsreaktion zum Blasenwandersatz geeignet sind.

Aufgrund eigener früherer zufriedenstellender Versuche mit autologer tiefgefrorener Vollhaut (Pust u. Mitarb., 1974) setzen wir unsere Experimente mit homologen tiefgefrorenen Vollhauttransplantaten fort. Dabei sollte neben der klinischen Symptomatik die Neubildung einer möglichst funktionsgerechten Harnblasenwand unter besonderer Berücksichtigung der Verträglichkeit des Transplantats untersucht werden.

Material und Methoden

Bei 20 jungen weiblichen Hauskatzen (Gewicht 1,5 bis 4,5 kg) wurde in Nembutal®-Narkose (30 mg/kg/KG i.p.) nach Rasieren und oberflächlicher Merfen®-Desinfektion ein etwa 4,5 × 3,5 cm großer Vollhautlappen vom Unterbauch entnommen, anschließend das Gewebsstück in sterile 0,9%ige NaCl-Lösung eingebracht und für zwei bis acht Wochen bei —20 bis —25° C eingefroren. Der Einfrier- und Auftauvorgang erfolgten ohne elektronische Steuerung.

Zum Blasenwandersatz wurden die Hautlappen auf eine der 20 Katzen replantiert, niemals jedoch auf das Spendertier selbst. Dabei wurde unter sterilen Bedingungen die Harnblase soweit reseziert, daß das Trigonum mit einer gut ½ cm breiten Manschette stehenblieb. Der Defekt wurde dann durch den unmittelbar vor OP langsam aufgetauten Hautlappen überbrückt, wobei das Epithel nach innen zu liegen kam. Der Harnblasenverschluß erfolgte zweischichtig mit atraumatischem 4/0 Chromcatgut. Zur temporären Urinableitung wurde eine 6 Ch.-PVC-Schiene transurethral herausgeleitet, die sich die Tiere meist nach ein bis drei Tagen selbst entfernten. Klinische, röntgenologische und histologische Untersuchungen an mindestens je zwei Tieren wurden zwei, vier und sechs Wochen sowie drei Monate, sechs Monate und ein Jahr nach der Transplantation vorgenommen.

Bei der Sektion wurden die Harnblasen mit 5%igem Formalin aufgefüllt und so über mehrere Tage in einem Formolbad fixiert. Von jeder Harnblase wurden aus dem Transplantatlager Serienschnitte nach Paraffineinbettung hergestellt und diese mit HE, nach van Gieson und mit der Elastica-Färbung (Orcein) gefärbt.

Ergebnisse

Der Eingriff wurde von allen Tieren bis auf eines gut überstanden. Dieses verloren wir eine Woche nach OP an einer urinösen Peritonitis, wahrscheinlich infolge Nahtinsuffizienz. Weitere Komplikationen, wie Wundinfekt, Wunddehiszenz und Abstoßungsreaktionen, konnten selbst ohne Gabe von Antibiotika und ohne immunosuppressive Therapie niemals beobachtet werden. Die prä- und postoperativen Ausscheidungsurogramme (10 ml Urographin® 76%ig i.v.) zeigten bei allen Tieren eine ungestörte Nierenfunktion und gute Abflußverhältnisse auf beiden Seiten. Nach 3 Monaten war die ursprünglich glatte Harnblasenform wieder erreicht. Die Kapazität vor OP und 6 bzw. 12 Monate nach OP unterschieden sich kaum noch (Abb. 1). Die Sektionspräparate

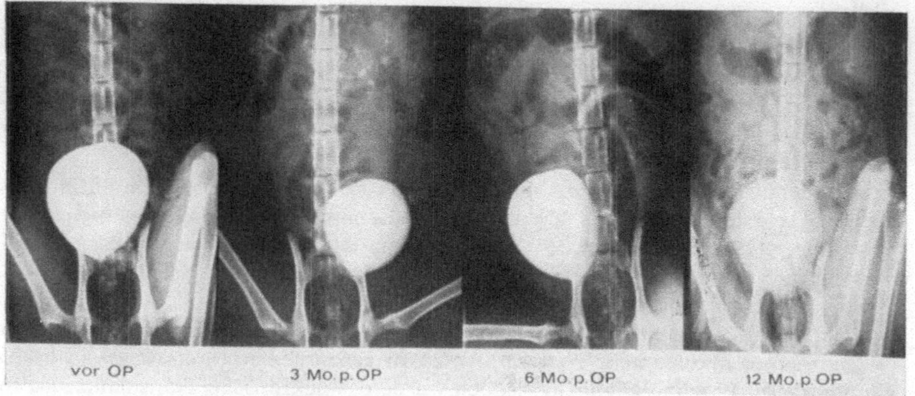

Abb. 1. Urographische Verlaufskontrolle über 12 Monate. Die postoperative Kapazität der Harnblase entspricht nach sechs Monaten wieder dem Ausgangswert.

ließen makroskopisch und vor allem palpatorisch noch das Transplantat erkennen, bedingt durch den der normalen Blasenwand nicht ganz identischen Aufbau. Die Transplantatbezirke schrumpften nach und nach um etwa ein Drittel der ursprünglichen Größe, wobei Inkrustation und Ossifikation während der gesamten Beobachtungszeit in keinem Fall gesehen werden konnten.

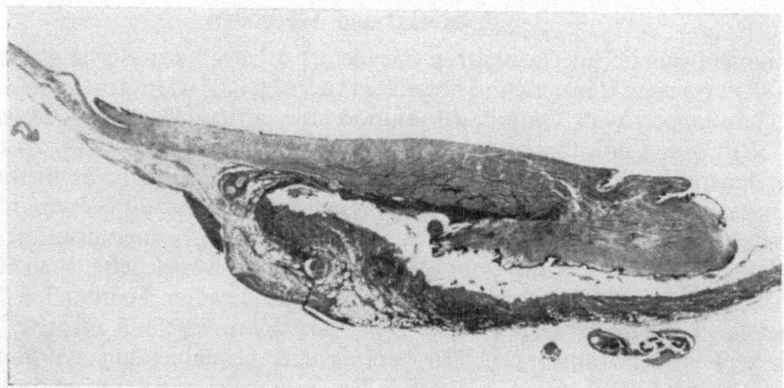

Abb. 2. Lupenpräparat 14 Tage nach Transplantation. Man erkennt die zapfenförmige Verdickung des eingerollten Wundrandes der Restharnblase über der transplantierten Haut (van Gieson).

2 Wochen nach der Transplantation erkennt man eine zapfenförmige Verdickung des Wundrandes der Restharnblase über der transplantierten Haut. Beiderseits dieses Zapfens findet sich ein Überzug von Uroepithel (Abb. 2).

Die Hautstruktur des Transplantats, dessen Plattenepithel weitgehend abgeschilfert ist, ist gut an seiner Textur und dem Vorhandensein vieler elastischer Fasern erkennbar. Insgesamt wirkt das Transplantat noch recht vital, die Haarbalgzellen sind lediglich vereinzelt degenerativ verändert. Es finden sich keine stärkeren Entzündungszeichen im Übergang Transplantat—Harnblase, vor allem ist eine lymphozytäre Reaktion nicht nachweisbar.

4 Wochen nach Transplantation ist die Haut weiterhin anhand der inzwischen aufgelockerten Textur und aufgrund von Haarresten, die von leukozytären Infiltraten umgeben sind, erkennbar. Das Transplantat ist größtenteils von einem 1- bis 2reihigen Übergangsepithel überzogen.

6 Wochen nach Transplantation ist das Transplantat noch deutlich an der Textur mit gekreuzt verlaufenden elastischen Fasern erkennbar. An seiner inneren Oberfläche findet sich jetzt ein Übergangsepithel mit 2 bis 3 Zellreihen, das weitgehend dem Epithel einer normalen Blasenwand entspricht. Im Transplantat selbst sind die Zeichen einer resorptiven Entzündung in der Umgebung der Haarreste erkennbar. Die Harnblasenmuskulatur strahlt von der Harnblasenwand aus zipflig ins Transplantat ein.

3 Monate nach Transplantation ist die Textur der Haut weitgehend aufgelöst und höchstens noch angedeutet erkennbar. Es finden sich keinerlei Haarreste mehr, dagegen lockeres Bindegewebe und vor allem in der subepithelialen Schicht Streifen von glatter Muskulatur, die wahrscheinlich von der normalen Blase her in das Transplantat eingewachsen sind. In der Nähe der normalen Blasenwand ist mehr Muskulatur vorhanden, als in der Mitte des Transplantats. Das Übergangsepithel ist an allen Stellen von gleicher Höhe.

6 Monate nach Transplantation ist weiterhin deutlich ein Übergang zwischen normaler Blasenwand und Transplantat erkennbar. Anstelle der transplantierten Haut findet sich jetzt vor allem derbes Bindegewebe mit einem Überzug aus normalen Übergangsepithel. Die subepitheliale Bindegewebsschicht ist deutlich verbreitert; darunter sind Züge von glatter Muskulatur vorhanden, die nicht den Gefäßen zuzuordnen sind.

Das Übergangsepithel ist an allen Stellen von normaler Höhe.

Ein Jahr nach Transplantation ist das Transplantat noch dünner als die benachbarte Blasenwand. Die Verdünnung betrifft vor allem die glatte Muskulatur, die praktisch nur in dünnen Lagen und in einer Richtung angeordnet ist.

Das Transplantat ist von einem normal hohen Übergangsepithel überzogen (Abb. 3).

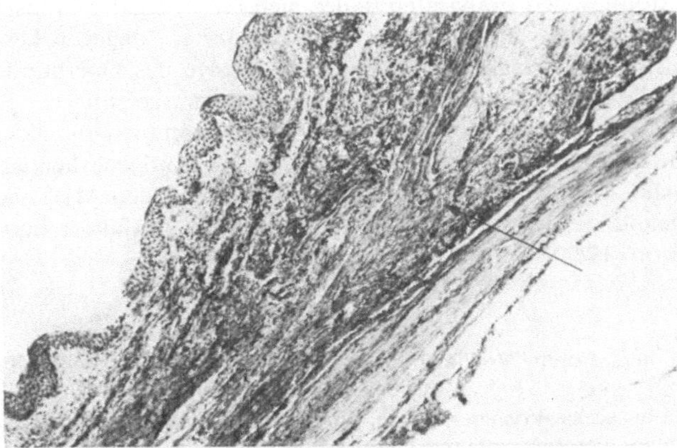

Abb. 3. Ein Jahr nach Transplantation ist das Transplantat gegenüber der angrenzenden Restharnblasenwand verdünnt. Der Pfeil markiert die Grenze Transplantat-Restharnblase. Vergr.: 100fach, van Gieson.

Diskussion

Bei unseren Untersuchungen hat sich gezeigt, daß tiefgefrorene Vollhaut-Allotransplantate zum partiellen Harnblasenwandersatz nach subtotaler Zystektomie geeignet sind.

Die Harnblasenkapazität erreicht wenige Monate nach dem Eingriff präoperative Ausgangswerte. Dieses ist zum Teil auf die große Regenerationsfähigkeit der Harnblasenwand zurückzuführen, wobei der Kontakt mit Urin und der Füllungs- und Entleerungsdruck als entscheidende Faktoren gelten. Als Ausdruck einer Hypertrophie des Trigonums fand sich stets eine gewisse Verlagerung der Ostien blasendachwärts.

Die vollständige Auskleidung der Transplantate mit normal hohem Übergangsepithel konnte in jedem Fall 4 bis 6 Wochen nach der Operation beobachtet werden. Die Hauttransplantate erscheinen 8 bis 12 Wochen nach Versuchsbeginn weitgehend rarefiziert, das Corium weist eine geringere Dichte, eine geringere Höhe und eine zunehmende Auflockerung der Struktur auf. Nach 6 Monaten war das Transplantat größtenteils durch derbes Bindegewebe ersetzt. Glatte Muskulatur, die vom Rand der Restharnblasenwand aus zipflig und in einzelnen dünnen Lagen einwächst, konnte 3 bis 6 Monate nach OP sicher beobachtet werden. Bis zu einem Beobachtungszeitraum von einem Jahr kommt es aber nicht zur Durchflechtung dieser langsam dicker werdenden Muskelschicht, die in Transplantatmitte stets erheblich dünner als am Rande ist.

Diese Befunde stimmen mit denen der anfangs genannten Arbeitsgruppen überein. Alle Untersucher sahen klinisch und funktionell günstige Ergebnisse. Jedoch im Gegensatz zu den Berichten von Tsuji u. Mitarb., Bandhauer u. Mitarb. und Zillmer fanden sich in unseren Untersuchungen, wie auch von Kolle beschrieben, makroskopisch und histologisch keinerlei Abstoßungsreaktionen.

Obwohl die Haut ein hochdifferenziertes Gewebssystem ist, fehlten in unseren Präparaten im Übergang Transplantat—Restharnblase lymphozytäre Infiltrationen, ohne daß eine immunosuppressive Behandlung der Tiere erfolgte.

Als Erklärung der Verträglichkeit müssen mehrere Mechanismen diskutiert werden: Homologe, tiefgefrorene Vollhauttransplantate haben z. B. beim Kaninchen,, eine längere Überlebenszeit als ungefrorene Haut. Allerdings handelt es sich dabei meist nur um Tage bis Wochen (Lapschinsky).

Diese Beobachtungen stehen im Widerspruch zu den Untersuchungen von Köhnlein sowie von Kolle und zu unseren Erfahrungen mit homologer nativer Vollhaut zum Blasenwandersatz. Die Tatsache, daß sich dieses Material zur Defektüberbrückung an der Harnblase eignet, kann somit nicht mit einer Spezieseigentümlichkeit der Katze erklärt werden. Weiterhin wäre u. U. eine Antigenmaskierung oder eine Hemmung durch blockierende Antikörper zu diskutieren (Largiadèr).

In den histologischen Präparaten finden sich im Übergang Transplantat—Harnblase stets nur gemischzellige Infiltrationen von Leukozyten, dagegen keine mononuklearen Infiltrationen, somit herrschen wahrscheinlich infolge des Operationsverfahrens besondere lokale Bedingungen, die eine ungenügende Voraussetzung zur Sensibilisierung des immunologischen Systems der Katze schaffen. Es kommen möglicherweise nicht ausreichend viele Lymphozyten und Makrophagen als Antigenerkenner ans Transplantat heran. Die Allo-Antigenität der Vollhaut könnte somit dem RES nicht quantitativ genügend mitgeteilt werden, wobei sicherlich auch der Zeitfaktor berücksichtigt werden muß (Mitchison, 1964).

Zusammenfassung

Homologe, tiefgefrorene Vollhaut wurde bei 20 Katzen zum partiellen Harnblasenwandersatz verwandt.

Bereits drei bis sechs Wochen nach der Operation ist eine vollständige Auskleidung der inneren Oberfläche des Transplantats mit Übergangsepithel vorhanden.

Binnen zwölf Monaten kommt es zu einem Umbau des Transplantats in eine Platte aus lockerem bis derbem Bindegewebe mit wenig elastischen Fasern und einzelnen dünnen Lagen glatter Muskulatur, die keine Durchflechtung erkennen lassen. Röntgenologische Untersuchungen zeigten, daß die Ausscheidungs- und Abflußverhältnisse nicht beeinflußt werden. Binnen drei bis sechs Monaten ist die präoperative Harnblasenkapazität wieder erreicht. Extravasate von Kontrastmittel wurden niemals beobachtet.

Ebenso fehlen die Zeichen einer Abstoßung des allogenen Hauttransplantats. Es ist anzunehmen, daß homologe, tiefgefrorene Vollhaut als inerte Schiene dient, deren Antigenität dem retikuloendothelialen System des Empfängers nicht quantitativ ausreichend mitgeteilt wird.

Literatur

Bandhauer, K., Frick, J., Födisch, H. J.: Verh. dtsch. Ges. Urol. **22,** 214 (1969). — Köhnlein, H. E.: Mschr. Unfallheilk. **74,** 507 (1971). — Kolle, P.: Verh. dtsch. Ges. Urol. **22,** 220 (1969). — Kolle, P.: Langenbecks Arch. klin. Chir. **322,** 847 (1968). — Lapschinsky: Zit. n. Köhnlein. Mschr. Unfallheilk. **74,** 507 (1971). — Largiadèr, F.: Stuttgart: Thieme 1970. — Michison, N. A.: Proc. roy. Soc. B. **161,** 275 (1964). — Pust, R. Riedel, B., Hendrischk, A., Rall, E.: Urol. int. (Basel) 1974 (im Druck). — Tsuji, I., Ishida, H., Fujieda, J.: J. Urol. (Baltimore) **85,** (1961). — Tsuji, I., Kuroda, K., Fujieda, J., Shiraishi, Y., Kassai, T., Ishida, H.: J. Urol. (Baltimore) **89,** (1963). — Zillmer, H.: Chir. plast. et reconstr. Bd. I/II, 204 (1966).

Dr. R. Pust
Urol. Klinik der FU Klinikum Steglitz
D-1000 Berlin 45
Hindenburgdamm 30

S. Schuy, H. Schmidt-Kloiber, M. Sakulin und G. Hubmer: **Zerstörung von Harnleitersteinen**

Am letzten Kongreß der Deutschen Gesellschaft für Urologie [1] in Hannover berichteten wir über ein neues Verfahren zur Zerstörung von Steinen im Harnleiter und im Nierenbecken. Die Wirkungsweise dieses Verfahrens und dessen technische Angaben wurden dort ausführlich besprochen.

Eine durch Funkenüberschlag in einer wassergefüllten Kammer entstehende elektrohydraulische Stoßwelle wird über eine Stahlmembran, einen etwa 1 m langen Stahldraht und dessen Arbeitskopf auf den Stein übertragen [2].

Hierbei führt der Arbeitskopf stoßartige, sehr schnelle Bewegungen mit Amplituden von maximal 0,5 mm und Beschleunigungswerten vom 10^4-fachen der Erdbeschleunigung aus. Die durch die Trägheit des Steines und den zusätzlich wirkenden Muskeltonus kurzzeitig auftretenden hohen Gegenkräfte genügen, daß der Stein in kleine Teile zerbröckelt und zum Teil zerrieben werden kann.

Die Zerstörung des Steines erfolgt also auf rein mechanischem Weg, ohne daß hochspannungsführende Teile in das Körperinnere eingeführt werden.

Der am proximalen Ende des Stahldrahtes befindliche Arbeitskopf besitzt die Form einer Kugel von etwa 1,5 bis 2 mm Durchmesser. Mit Hilfe dieses Arbeitskopfes kann der Lithotriptor ohne Gefahr einer Perforation mittels Ureterenzystoskops in den Harnleiter eingeführt und bis zum Stein vorgeschoben werden. Je nach Größe des Arbeitskopfes werden Katheter von 4,5 bis 6 Charr. verwendet.

Bei den durchgeführten Versuchen trat bei Verwendung des Kugelkopfes keine Verletzung des Leichenharnleiters auf. Während des Stoßbetriebes schiebt sich der Lithotriptor selbsttätig langsam vorwärts. Dies ist bedingt durch die unterschiedliche Geschwindigkeit der Vorwärts- und der Rückwärtsbewegung des Arbeitskopfes und durch die Reibung des Drahtes im Katheter sowie des Katheters im Ureter. Dadurch wird keine Vorschubkraft für die Vorwärtsbewegung benötigt und auch ein länger dauerndes ungewolltes „Ins Leere schlagen“ des Lithotriptors vermieden.

Schiebt sich der Arbeitskopf am Stein vorbei — wie dies im Leichenversuch aufgrund des fehlenden Muskeltonus leicht vorkommt — so arbeitet der Lithotriptor gegen die

Harnleiterwand. Auch hierbei trat eine Perforation nur bei zusätzlicher äußerer Vorschubkraft auf.

Da dem Operateur bisher keine Möglichkeit einer direkten Sichtkontrolle gegeben ist, ist es wichtig, die Lithotriptorsonde während des Stoßbetriebes in ihrer Vorwärtsbewegung zu bremsen und öfters in die Ausgangslage zurückzuziehen.

Eine mögliche, aber nicht immer zufriedenstellende Kontrolle der Position Arbeitskopf—Stein ist nur mittels Röntgenbildwandlers gegeben.

Im Hinblick auf die klinische Anwendung mußte die Möglichkeit geschaffen werden, den Sondenwechsel mit wenigen Handgriffen durchzuführen, so daß durch einen eventuellen Sondenbruch keine lange Operationsunterbrechung auftritt. Die Verbindung zwischen Membran und Stahldraht wurde daher lösbar ausgeführt. Der Stahldraht wird in einem Klemmkörper befestigt und dieser wird mit einer starken Feder gegen die Membran gepreßt.

Der Klemmkörper, der Ureterenkatheter und der Stahldraht mit Arbeitskopf bilden eine Einheit, die rasch ausgewechselt werden kann, so daß während einer Operation auch verschiedenartige Lithotriptoren verwendet werden können.

Die Lithotripsie-Versuche im Leichenharnleiter werden folgendermaßen durchgeführt. Ein Harnleiterstein (Abb. 1) von einigen Millimetern Durchmesser wird, wie in Abb. 2 ersichtlich ist, in den Harnleiter eingeführt, wonach dieser durch Anlegen einer Ligatur

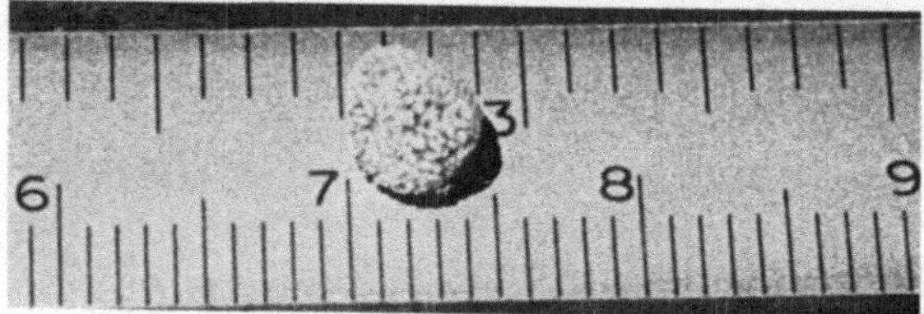

Abb. 1. Stein vor der Lithotripsie.

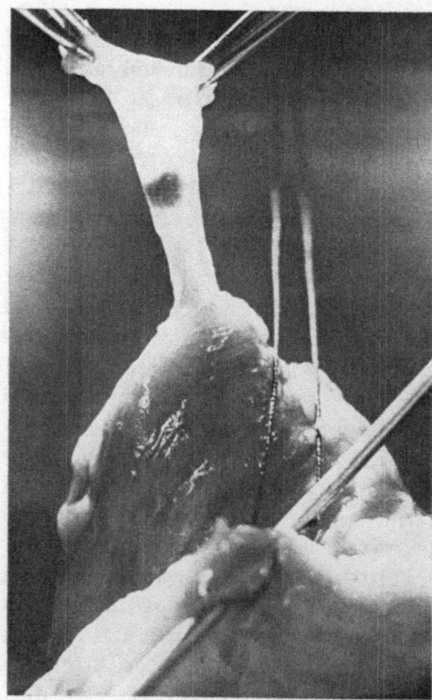
Abb. 2. Stein im Harnleiter.

oberhalb des Steines verschlossen wird. Anschließend wird der Lithotriptor gemeinsam mit einem Harnleiterkatheter in den Harnleiter eingeführt und ohne Sicht nahe an den Stein vorgeschoben. Durch Auslösen von etwa 200 Stoßserien — hierfür wird eine Zeit von max. 5 bis 10 min benötigt — kann dieser in kleine Teilchen zerbröckelt werden. Abb. 3 zeigt den zerstörten Harnleiterstein.

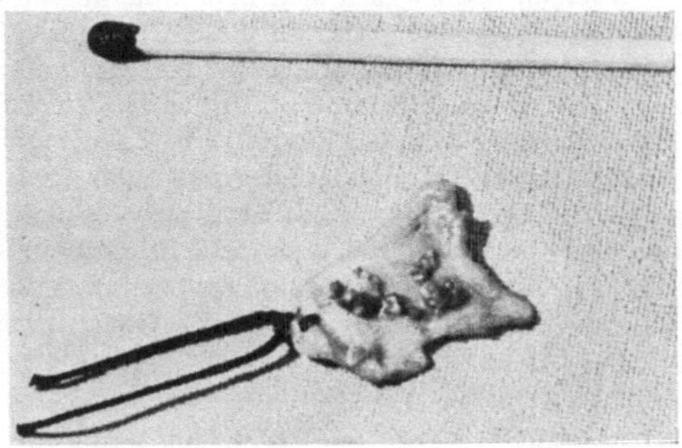

Abb. 3. Stein nach der Lithotripsie.

Dis bisher durchgeführten Versuche an einer großen Anzahl von Leichenharnleitern zeigten zufriedenstellende Ergebnisse, so daß in Kürze Versuche am Tier oder direkt am Menschen folgen werden.

Literatur

1. Schuy, S., Schmidt-Kloiber, H., Sakulin, M.: Verh. dtsch. Ges. Urol, **24,** 334 (1972). — 2. Sakulin, M., Schmidt-Kloiber, H., Schuy, S.: E und M Elektrotechnik und Maschinenbau **90,** 156 (1973).

Prof. Dr. S. Schuy
Dipl.-Ing. M. Sakulin
Institut für Elektro- und biomedizinische
Technik der Techn. Hochschule in Graz
A-8010 Graz
Inffeldgasse 18

Dr. H. Schmidt-Kloiber
Physikalisches Institut
Abt. Med. Physik der Universität in Graz
A-8010 Graz
Universitätsplatz 5

Prof. Dr. G. Hubmer
Universitätsklinik für Chirurgie
Department für Urologie
des Landeskrankenhauses
A-8036 Graz
Auenbruggerplatz

Diskussion zu den Vorträgen S. 155 bis 205 (Aktuelle Information I)
Moderator: F. Truss, Göttingen

P. Carl, München: Zum Vortrag von Herrn Britten bezüglich des Blasentrainings möchte ich feststellen, daß es wichtig ist, gleichzeitig, d. h. synchron mit dem Blasendruck beim Blasentraining den Uroflow zu schreiben. Dabei zeigt sich dann, wie aus diesem Diapositiv hervorgeht, welche Art des Blasentrainings erfolgreich ist. In diesem Falle ist es das Beklopfen der suprapubischen Gegend, während in sehr vielen Fällen, wie von Herrn Britten nicht direkt angeführt wurde, eine rektale digitale Reizung erfolgen muß. In fast 50% der Fälle ist die rektale digitale Reizung erfolgreicher, wie auch die Untersuchungen von Rossier und Bors gezeigt haben. Man sollte deshalb mehrere Formen der Reizung der lumbalen und sakralen Dermatome durchführen. Wichtig ist jedoch auch, daß man gleichzeitig ein EMG des Beckenbodens schreibt. Es zeigt sich dann auch, warum die vielen Spikes auftreten oder das Blasentraining nicht zum Erfolg führt. Bei allen Druckwellen, wie man aus dieser Kurve sieht, bei denen bei Druckanstiegen jeweils auch die Beckenbodenaktivität ansteigt, kann natürlich auch das Blasentraining infolge reflektorischer Drucksteigerung nicht zum Erfolg führen.

F. Truss, Göttingen: Zweifellos haben Sie Recht, den wenigsten von uns wird jedoch diese aufwendige Apparatur zur Verfügung stehen, wenn es auch sicher sehr verdienstvoll ist, darauf hinzuweisen, daß man mit der Blasendruckmessung allein schon wichtige Hinweise erhalten kann, mit welchen einfachen Maßnahmen man einen Blasenautomatismus, eine Blasenentleerung erzeugen kann.

D. Britten, Hamburg: Es ist richtig, daß man durch verschiedene Reizung natürlich auch Blasendrucke beim sog. Blasentraining erreichen kann. Wir versuchen natürlich auch bei einzelnen Patienten, bei denen das suprapubische Klopfen nicht zum Erfolg führt, andere Reizformen. Uns hat sich in der Mehrzahl der Fälle das suprapubische Klopfen als die praktikabelste Lösung angeboten, zumal man in den meisten Fällen mit dieser Reizung ausreichende Erfolge erzielt. Bezüglich des erhöhten Tonus im Blasenbeckenboden ist den Ergebnissen nur zuzustimmen. Auch wir haben versucht, deutlich zu machen, daß durch das Blasentraining zunächst einmal nur eine Blasendruckerhöhung konditioniert werden kann. Wir wissen jedoch, daß bei den oberen motorischen Lähmungen in den allermeisten Fällen auch der Beckenboden spastisch wird. Und dann müssen entsprechend gezielte Eingriffe erfolgen, wenn trotz großer Blasendrucke eine Entleerung nicht möglich ist.

J. Kaufmann, Hamburg: Ich möchte Herrn Stockamp fragen, ob die Dosierung von alpha-Rezeptoren-Blockern bei den Blasenentleerungsstörungen der üblichen in der internen Medizin entspricht und wie lange abzuwarten ist, um einen Behandlungserfolg abschätzen zu können, d. h. also, ob man 8 oder 14 Tage oder 4 Wochen behandeln muß. Weiterhin möchte ich fragen, ob Herr Stockamp die Behandlung der Sphinktersklerose als Indikation für diese Behandlungsmethode ansieht.

K. Stockamp, Mainz: Sicher kann man die Dosierung mit der internistischen Behandlungsmethode nicht vergleichen. Die bisherige Domäne dieses Präparates ist eine bestimmte Form von Phäochromozytomen. Hier werden Mengen angewandt, die bis zu einem 5fachen dieser Dosis gehen. Wir haben im Erwachsenenalter bei Mengen von 20 bis 30 mg, zumindest wenn es sich nicht um greise Patienten mit Herzinsuffizienz handelte, bei denen das Präparat nicht eingesetzt wurde, keine Nebenwirkungen gesehen, die nicht nach 2 Wochen wieder ausreichend abgeklungen wären. Das Präparat wurde deshalb, wie gesagt, nie abgesetzt. Bezüglich der Sphinktersklerose ist festzustellen, daß es sich um einen 30jährigen Patienten mit einer zystoskopisch gesicherten, elastischen, sog. Sphinktersklerose handelt. Es ist natürlich sinnlos, einen organisierten fixierten Ring damit behandeln zu wollen. Für einen 30jährigen Patienten, bei dem noch ein Kinderwunsch besteht, ist es zweifellos außerordentlich problematisch, eine TUR durchzuführen. Prinzipiell wäre natürlich die TUR sonst vorzuziehen.

Treue, Hannover: Herrn Britten möchte ich fragen, was er unter ausreichendem Training in der Praxis versteht: Wer trainiert, wie oft wird z. B. am Tag trainiert und wie lange wird trainiert?

D. Britten, Hamburg: Sämtliche Untersuchungen sind in einer Abteilung für Querschnittsgelähmte eines Berufsgenossenschaftlichen Krankenhauses in Hamburg durchgeführt worden, und in dieser Abteilung, die besonders für die Behandlung querschnittsgelähmter Patienten eingerichtet ist, läßt sich ein solches Programm durchführen. Es muß alle 2 bis 4 Std. entweder vom Patienten selbst oder aber vom Pflegepersonal das Beklopfen der Blasengegend oder ein anderer Reiz, der möglich ist, durchgeführt werden. Technisch ist das also insoweit schon durchführbar.

J. Seiferth, Köln: Wie lange geben Sie, Herr Stockamp, das Präparat noch weiter, wenn ein Erfolg eingetreten ist?

K. Stockamp, Mainz: Auf Dauer.

J. Seiferth, Köln: Sie können also nichts weiter darüber sagen, wie lange Sie das Präparat geben?

K. Stockamp, Mainz: Wir haben bis jetzt über 1 Jahr behandelt und beginnen nun, in gesonderten Fällen, die Behandlung abzusetzen. Darüber habe ich jedoch noch keine Erfahrung. Eine Dauerbehandlung ist zumindest bei Komplikationen der oberen Harnwege jedoch sicher erforderlich.

F. Truss, Göttingen: Zum Vortrag von Herrn Bödeker möchte ich bemerken, daß bekannt ist, daß kleine Nage- und hochentwickelte Säugetiere bei Erregung des vegetativen Nervensystems ihre Blase entleeren. Glauben Sie ausschließen zu können, daß man von anderen Stellen des vegetativen Nervensystems aus einen ähnlichen Effekt erzielen kann?

J. Bödeker, Berlin: Das Kaninchen bietet sich für die Versuche wegen des Nervus depressor an und es ist ja auch bei den Untersuchungen über die Baro-Rezeptoren das Versuchstier. Wir haben in der Physiologie auch bei Hunden diesen Effekt beobachtet. Die von mir dargestellten Untersuchungen haben zweifellos nicht nur einen theoretischen, sondern auch einen klinischen Hintergrund; denn in der inneren Medizin wird bei Angina pectoris oder Hypertonus die Carotissinusnerven-Stimulation durchgeführt. Dieses Problem ist technisch bereits völlig gelöst. Die Patienten haben einen Stimulator, den sie bei einem schweren Angina-pectoris-Anfall einschalten oder mit dem der Hypertonus ständig behandelt wird. In Bonn werden 26 Patienten mit dem Carotissinusnerven-Stimulator behandelt. Bei einer Erfragung ergab sich — es lagen 10 Antworten vor —, daß von diesen 10 Patienten 4 feststellten, daß unter Stimulation ein Miktionsdrang auftrat und daß von den Patienten, die diesen Stimulator dauernd in Tätigkeit haben, eine erhöhte Miktionsfrequenz beobachtet wird.

P. Strohmenger, Essen: Herr Zincke stellte fest, daß er in manchen Fällen kindlicher Harnleiterabgangsstenose mit Hydronephrose vor der eigentlichen plastischen Korrektur eine Pyelostomie anlegt. Ich möchte fragen, in wieviel Fällen und in welchen Fällen dieses Verfahren üblich ist, und ich möchte auch das Auditorium fragen, ob es dieses Verfahren in anderen Kliniken auch gibt? Ich persönlich hätte Bedenken. Bei unserem relativ großen Material an kindlichen Harnleiterabgangsstenosen haben wir das nie nötig gehabt und ich hätte deshalb auch Bedenken, weil dann ja die eigentliche Plastik praktisch als Sekundäroperation durchgeführt wird.

H. Zincke, Rochester (USA): Das ist korrekt. In der Serie, die ich dargestellt habe, ist nur eine kutane Pyelostomie durchgeführt worden. Prinzipiell werden an der Mayo-Klinik im Augenblick keine Nephrostomien mehr durchgeführt. Ich möchte auch betonen, daß wir keine Splints und nie eine Nephrostomie angewendet haben, sondern bei allen nur diese kutane Pyelostomie.

H. Melchior, Aachen: Zur Technik der Hörner-Blase, wie sie von Herrn Pansadoro dargestellt wurde, möchte ich noch einige Bemerkungen machen. Wir benutzen die Hörner-Blase zum Ersatz des lumbalen Harnleiters seit vielen Jahren und überblicken etwa ein Krankengut von 40 Patienten. Mir scheint das Nahtmaterial, das Herr Pansadoro verwendet, doch recht grob; denn wir kommen im allgemeinen für die Schleimhautnaht mit 4×0 normalem Catgut völlig aus und fixieren auch das Blasenhorn nur mit 2×0 Chromcatgut am Psoas. Weitere Fixationsnähte benutzen wir nicht.

F. Truss, Göttingen: Zum Vortrag von Herrn Naber möchte ich fragen: Wenn die Aufnahmezeiten so eingehalten werden sollen, wie Sie sich das vorgestellt haben, ist es wohl unumgänglich, daß man im Laufe des Nachmittags und auch des frühen Abends die Infusionen anlegt und den Patienten dann nachts weitgehend unbeobachtet lassen muß. Mir ist dieser Gedanke etwas unsympathisch. Ich möchte Sie deshalb fragen, ob Sie irgendwelche Spätreaktionen beobachtet haben?

K. Naber, Marburg: Wir sind bei dem ersten Patienten so vorgegangen, daß am Nachmittag diese Infusion abgelaufen ist und am nächsten Morgen erfolgte dann die 1. Aufnahme. Wie aus den Berechnungen hervorgeht, die wir allerdings erst hinterher angestellt haben und die gut miteinander übereinstimmen, ergibt sich jetzt die Frage, wann der richtige Zeitpunkt für eine gute Aufnahme ist. Dies festzustellen ist unsere nächste Aufgabe; denn sie hängt vor allem von der erhaltenen Restfunktion, die man mit der seitengetrennten Clearance feststellen kann, und vom turnover des Patienten ab. Es müßte also auch der turnover bei den jeweiligen Patienten bestimmt werden, um angeben zu können, zu welchem Zeitpunkt die optimale Aufnahme gemacht werden muß.

F. Truss, Göttingen: Ich danke allen Vortragenden und Diskutanten und schließe damit die Sitzung, da die Inhomogenität der Thematik der freien Vorträge ein Resumee erübrigt.

GRENZEN DER OPERABILITÄT
2. Nephrolithiasis

A. Sigel: Grenzen der Operabilität bei Nephrolithiasis — Morphologie

Die Grenzen der Operabilität sind bei der Nephrolithiasis nicht ohne weiteres zu bestimmen. Eine ganze Reihe objektiver Gesichtspunkte ist zu berücksichtigen, aber auch Subjektives, wie Engagement und Erfahrung des Operateurs. Statistische Unterlagen gibt es wenige, und was die Fehlschläge betrifft, vermeidbare wie unvermeidbare, so ist eine Dunkelziffer unbekannten Ausmaßes anzunehmen. Rahmenhaft läßt sich das Thema abstecken, wenn man es unterteilt in Ursachen der Grenzziehung und in Prolongierung dieser Grenzziehung mittels operativer Maßnahmen (Tab. 1). Dazwischen, obgleich jetzt nur Nebenthema, rangiert vordergründig die alimentäre und medikamentöse Steinprophylaxe. Wir müssen erforschen und nachvollziehen, weshalb unter der Kriegskost der vierziger Jahre das Krankheitsbild der Nephrolithiasis nahezu ganz verschwunden war (siehe dazu Vortrag Schwille und Sigel).

Tabelle 1. Ursachen, Prophylaxe und operative Prolongierung der Grenzen der Operabilität bei Nephrolithiasis.

Ursachen	Prophylaxe	Op.-Prolongierung
1. Adipositas	Kriegskost	Lagerung
2. Inadäquater Zugang	Redukt. Hyperaclciurie	Elargie
3. Kein Hilus	Redukt. Hyperuricosurie	Gefäßklemmen, -Nähte
4. Kollision mit Gefäßen		In situ Technik, atraumat.
5. Pyelotomie per se Vernarbungsdynamik	Infekttherapie	Inst.-Respekt. kl. Gefäße Schienung-Drainage
6. Koralle		weiter Zugang-Intrasin. Präp.
7. Steinrezidiv I	HPT? (7.–8.)	de Bakey-Nephrotomie { quer / längs }
8. Steinrezidiv II		Polresektion, Schusternaht Uretero-calcistomie
9. Steincirrhose		Subkapsuläre Ektomie (Duodenum, V. cava)
10. Steinpyonephrose		

Inoperabilität im Sinne des organerhaltenden Eingriffes ist zunächst und primär generell nicht vorhanden, abgesehen von jenen wenigen Fällen, wo die erste ärztliche Beobachtung gleich Stein-Schrumpfniere und Stein-Pyonephrose bei gesunder Gegenniere zu registrieren hat. Unter den reellen Ursachen der Grenzziehung ist weiter zu unterscheiden zwischen groben intraoperativen Komplikationen und fortgeschrittener Rezidiverkrankung, die vom Pathologisch-Anatomischen her das Organ schon stärker reduziert hat.

Die operativen Komplikationen, Stolperdrähte sozusagen, sind nicht nur in der Regel vermeidbar, sondern auch dann noch oft korrigierbar, mithin selten ein Grund, die Niere außerplanmäßigerweise zu entfernen. 4 Teilursachen sind zu unterscheiden (die folgenden Ziffern 1 bis 10 beziehen sich auf Tab. 1):

1. Adipositas. — Kein noch so extremes Körpergewicht kann die Steinoperation wesentlich behindern, wenn der Patient richtig gelagert und der Zugang dorsal genug

gewählt wird. Je dorsaler der Zugang, um so direkter ist das Pyelon zu erreichen, um so vollständiger geschieht die Operation in situ, um so weniger stört die Fettfülle.

2. Inadäquater Zugang. — Wenn primär mit erweiterter Steinchirurgie zu rechnen ist — Polresektion, Nephrotomie — und mithin mit temporärer Blutleere, dann verliert der dorsale Zugang vieles von seinen Vorteilen und ein herkömmlicher Flankenschnitt mit Resektion der 12. Rippe oder der Interkostalschnitt sind dann vorzuziehen.

3. So wie ein weit offener Hilus das pyelogene oder intrasinusale Manöver erleichtert, so erschwert umgekehrt ein tiefstehender oder fehlender Hilus die Operation. Die Pyelotomia élargie nach unten hilft zwar aus, ist aber bei weitem nicht immer schonlich. Nach oben setzt sie immer beträchtliche Infarkte, die 20 bis 40% des Parenchyms definitiv ausschalten. Die Abb. 1 verdeutlicht die Situation.

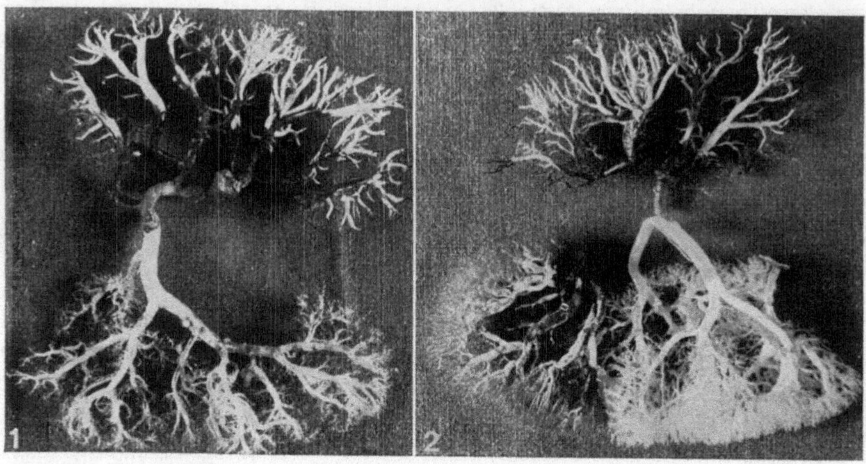

Abb. 1 Abb. 2

Abb. 1. Arterieller Ausguß einer gesunden Niere. Die A. Renalis teilte sich weitgehend symmetrisch in einen ventralen und dorsalen Hauptast auf. Die avaskuläre Zone liegt mithin ziemlich auf der Konvexität in der Mitte.

Abb. 2. Im Gegensatz zu Abb. 1 ist der dorsale Hauptast der A. Renalis weit schwächer entwickelt als der ventrale Hauptast. Die avaskuläre Zone liegt mithin weit auf der Dorsalseite. Beide Male ist der Verlauf der Niere äußerlich nicht anzusehen.

4. Kollision mit der A. renalis oder einem ihrer beiden Hauptäste, auch mit der V. renalis, verleiten leicht zur Nephrektomie, auch dort, wo eine Gefäßnaht noch gut möglich wäre, vorausgesetzt, geeignetes Gefäßinstrumentarium liegt parat auf dem Instrumentationstisch und etwas Erfahrung in Gefäßchirurgie ist vorhanden.

Anders als operativ-vasale Komplikationen bringen Spätfolgen der Grundkrankheit Nephrolithiasis oder der vorausgegangenen Operation(en) Patient und Operateur zunehmend und graduell verschieden an die Grenze der Operabilität heran.

5. Jede Pyelotomie ist in sich ein nierenfeindlicher Eingriff, weil sie die Urodynamik mit Vernarbung gefährdet. Lokale Ischämie, Harnfistelung und das Luxationsmanöver sind die Anlässe. Das Höchstmaß an atraumatischer Technik ist deshalb die beste Prophylaxe.

6. Die korallensteinhaltige Niere ist im Gegensatz zu früher operationsfähig und überwiegend auch operationsbedürftig. Freier Zugang zur gesamten Niere einschließlich den Stielgefäßen gehört dazu. Intrasinusale Präparation mittels feuchtnasser, dünner Streifen, desgleichen die in der Gefäßchirurgie üblichen atraumatischen Klemmen, dies zur gemeinsamen Abklemmung der A. und V. renalis, sind es, was erst eine übersichtliche Nephrotomie gestattet. Der Wert zusätzlicher örtlicher, äußerer (sperriger) Eispackungen oder femoral herbeigeführter Unterkühlungen der Niere ist zur Zeit noch nicht verbindlich abzuschätzen (siehe Vorträge Grégoir u. Eisenberger). Wichtiger als begrenzte

Begleiterscheinungen der temporären Blutleere ist die geeignete Schnittführung der Nephrotomie. Die große Längsspaltung läßt sich nicht gezielt gefäßschonend ausführen, weil die avaskuläre Zone der Niere von außen nicht anzusehen ist. Ob der definitive arterielle Ausfall der Niere nur 10 oder max. 40 bis 50% beträgt, hängt weitgehend vom Zufall ab. Deshalb birgt die große Längsspaltung ein großes Risiko. Gezielte radiäre kleinere Nephrotomien sind vorzuziehen (siehe Abb. 1, 2 und 3).

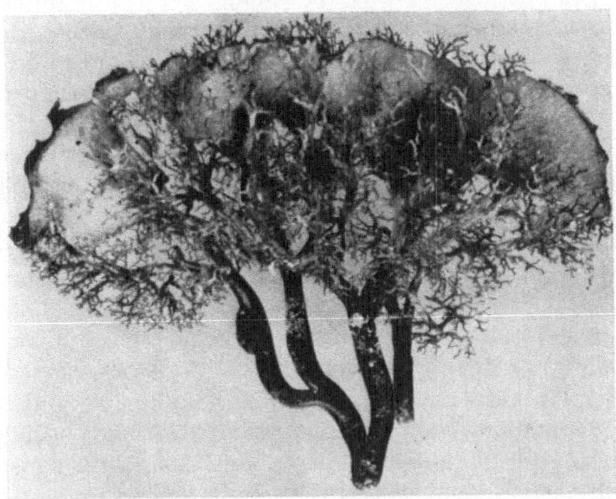

Abb. 3. Arterieller Ausguß einer gesunden Niere nach vorausgegangenem Sektionsschnitt und Entfernung eines Korallensteines, der mittels Gipsausguß erzeugt worden war. Arterielle Infarzierung ca. 50%.

Die intrasinusale Präparation und quere ovaläre oder V-förmige Inzision als Pyelocalicotomie hat die Operation des Korallensteins erst systematisiert. Es gibt aber Situationen, in denen es zweckmäßig ist, auf eine Inzision und Traumatisierung des Nierenbeckenkelchsystems zu verzichten und statt dessen die Koralle mittels Polresektion zu entfernen; dies gerade bei Re-Operationen. Die Schusternaht hat dann große Vorteile, weil sie nicht traumatisiert und zudem noch Blutleere erspart.

7. und 8. Die Operation des Steinrezidivs, vor allem, wenn Pyelotomie + Nephrotomie vorausgingen, rückt am weitesten an die Grenze der Operabilität heran, vor allem dann, wenn der Zugang zur Konvexität der Niere und zu den Stielgefäßen stark erschwert ist. Es gibt dabei Situationen, wo es zweckmäßig ist, frühzeitig unter die fast immer erkennbare Capsula fibrosa zu gehen und gezielt zu nephrotomieren. Solche Nieren sind oft schon geweblich und mithin auch vasal reduziert, so daß die Blutung auch ohne Stielklemme begrenzt bleibt.

Die Grenze der Operabilität des Steinrezidivs realisiert sich nicht selten an den Narben des Ureterabgangs. Deshalb erhält die Ureterokalicostomie künftig mehr Bedeutung als in vergangener Zeit (siehe auch Vortrag Ziegler).

9. und 10. Die Grenzen der Operabilität sind erreicht bei extremen Stein-Pyonephrosen und -Zirrhosen. Diese Nierenruinen sind dann innerhalb der Capsula fibrosa undramatisch, obgleich nicht einfach zu entfernen. Links ist die operative Problematik kleiner als rechts, wo man Mühe haben kann, von Cava und Duodenum gut abzukommen. Wieder sind es geeignete Gefäßklemmen, welche den Umgang mit der Vena cava erleichtern, auch deren Naht. Perforationen des Duodenums sind hier ernster zu nehmen und auch weniger einfach zu verschließen.

Prof. Dr. A. Sigel
Abt. u. Lehrstuhl für Urologie
der Chirurg. Univ.-Klinik
D-8520 Erlangen

H. K. BÜSCHER: **Grenzen der Operabilität bei Nephrolithiasis (Klinik)**

Ziel jeder operativen Steinentfernung aus dem Nierenbeckenkelchsystem ist es, Einfluß zu nehmen auf die Abflußstörung, die Pyelonephritis, die Durchblutungsstörung und gegebenenfalls die Hypertonie, die Niereninsuffizienz und nicht zuletzt den Schmerz.

Die Operabilität kann aber begrenzt sein, *absolut* durch zu erwartende unmittelbare operative und postoperative Lebensgefährdung oder *relativ* durch die Unmöglichkeit, das Operationsziel zu erreichen oder für die Zukunft zu sichern.

Wir können hier alle die Fälle außer acht lassen, bei denen bei 2 funktionstüchtigen Organen und sonst gesundem Organismus das Operationsrisiko in normalen Grenzen liegt.

Als Prototyp für die Probleme, wie sie hier angesprochen werden sollen, sei der ein- oder doppelseitige Nierenbeckenausgußstein bzw. der einseitige Stein mit Insuffizienz des anderen Organs besprochen.

Die aktuelle oder potentielle Doppelseitigkeit jedes Steinleidens und die nie auszuschaltende Rezidivneigung stellen organerhaltende Eingriffe besonders bei jüngeren Menschen in den Vordergrund, die ihrerseits aber am bereits funktionsgestörten Organ eine ungleich höhere Belastung des Organismus als eine glatte Nephrektomie bedingen. Diese kommt aber nur dort in Betracht, wo ein gesundes, nicht gefährdetes Nachbarorgan vorhanden ist und keine Aussicht auf Erhaltung auch nur eines Funktionsrestes besteht. Wo weder Stauung noch Infektion, weder Schmerzen noch Hypertonie vorliegen, und wo es sich um organische Steine, deren Auflösung möglich ist, handelt, wo außerdem das Operationsrisiko aus extrarenalen Ursachen erhöht ist, wie etwa beim Paraplegiker, sollten Überlegungen zur konservativen Behandlung angestellt werden, aber auch nur dort.

Die Grenzen der Operabilität aus anatomischer und operationstechnischer Sicht lassen sich dagegen, wie wir gehört haben, eher objektivieren.

Die *präoperative* Funktionsdiagnostik gibt Auskunft über die Funktionsreserve und die Belastbarkeit durch den beabsichtigten Eingriff. Neben der Feststellung der gesamten Nierenleistung kommt es vor allem auf die seitengetrennte Erfassung an. Die Isotopen-Diagnostik, insbesondere das Nephrogramm, die seitengetrennte Clearance und Isotopen-Clearance zur Festlegung präoperativer Leistungsdaten sind in vielen Fällen unentbehrlich.

Parenchymschonende Eingriffe können nach aller Erfahrung geplant werden, wenn Glomerulusfiltrat, Nierenplasmadurchströmung, Kreatinin-Clearance und Phenolrotprobe noch die Hälfte normaler Werte ausmachen. Niedrigere Werte, aber insbesondere die Erwartung parenchymschädigend operieren zu müssen, verlangen eine Überprüfung der Indikation und die Bereitstellung von prä- und postoperativen *Dialyseverfahren*. Die absoluten Werte der harnpflichtigen Substanzen im Sinne allein sind nicht maßgebend. Kompensierte Insuffizienz allein ist so wenig ein Zeichen für Operabilität wie erhöhte Harnstoff- und Kreatininwerte für Inoperabilität.

Um die *Risikogrenze* nicht zu überschreiten, ist es außerdem wichtig, sich vor dem Eingriff klarzumachen, mit welchem Parenchymverlust gegebenenfalls zu rechnen ist. Prinzipiell aber ist der Funktionsverlust bei gutdurchblutetem funktionsfähigem Parenchym relativ größer als bei sklerosiertem insuffizientem Nierengewebe. Steine, nur im Nierenbecken gelegen, ohne Fortsätze in den Kelchenden, lassen sich parenchymschonend entfernen. Für Nierenbeckenkelchsteine ist der alleinige große Nierenbeckenschnitt im Sinne Gil Vernets nur dann geeignet, wenn die Kelchenden sich nicht kolbenförmig ausgeweitet mit Steinen gefüllt haben. Zweifellos bedingen multiple Nephrotomien (der Sektion- bzw. der Paramedianschnitt) größere Funktionsverluste mit sich, als andere Methoden. Jeder Schnitt ins Parenchym bedeutet einen nicht vorausberechenbaren Funktionsverlust. Wenn auch die Entfernung aller kleinster Steinreste anzustreben ist, da jeder Steinrest ein Kern zum Rezidiv sein kann, sollte sie nicht immer erzwungen werden, vor allem dann nicht, wenn so viel funktionsfähiges Parenchym geopfert wird, daß der funktionelle Schaden dem Nutzen nicht mehr entspricht. Hierauf hat Küss eindringlich hingewiesen.

Man wird realistischerweise sagen müssen, daß es sinnlos wäre, einen großen Stein unter schwersten Funktionsverlusten für das Organ zu entfernen, wenn der gleiche Funktionsverlust bei Belassung des Steines vielleicht erst in vielen Jahren aufgetreten wäre. Andererseits auch muß festgehalten werden, daß nicht jeder Reststein zu einem Rezidiv führt. Hier Regeln aufzustellen, sehe ich mich außerstande. Unter erhöhtem Risiko kann zuweilen der Verzicht auf Radikalität zugunsten weiser Beschränkung der auf die Dauer bessere Weg sein.

Diese Entscheidung fällt dann erst während des Eingriffs. Sie treffen zu können ist eine alte chirurgische Tugend, die heute infolge verfeinerter präoperativer Diagnostik allmählich verkümmert, hier aber doch zu ihrem Recht kommen kann.

Im übrigen ist die radikale Ausräumung aller Steinreste unter Benutzung intraoperativer Röntgenkontrolle und in geeigneten Fällen der Koagelpyelotomie der beste Weg einer Steinprophylaxe. Die Reduzierung des unmittelbaren Operationsrisikos, die sorgfältig gefäßschonende Blutstillung, Vermeidung unnötiger Hypoxämie, die Bewahrung der Niere vor postoperativen Stauungen durch temporäre Fistelung und Drainage, postoperative Sorge um Elektrolyt- und Säure-Basen-Haushalt, eine sorgfältig gezielte langdauernde Infektbehandlung und lebensbegleitende Steinrezidivprophylaxe machen eine operative Steinentfernung erst sinnvoll.

Nach den Untersuchungen Albrechts, Mellins u. a. ist eine Besserung der Funktion nur in der Hälfte aller Fälle zu verzeichnen, eine Verschlechterung in immerhin einem Viertel. Sekundärnephrektomien sind in ca. 10% der Fälle zu erwarten, eine Tatsache, die besondere Bedeutung für Eingriffe an Einzelnieren hat. Die häufigste Ursache für Sekundärnephrektomien, gleichzeitig auch eine häufige Ursache für Frühkomplikationen, sind die Nachblutung und der Infarkt.

Rezidive gibt es durchschnittlich in 20% aller Fälle; nicht immer, aber oft als Folge von Restkonkrementen. Bei gegebener Indikation sollte man vor Zweiteingriffen nicht zurückschrecken. Allerdings steigen Rezidivneigung und Operationsrisiko gewöhnlich weiter an.

Bei Steinbefall oder Abflußstörung der anderen Seite kann folgender Weg eingeschlagen werden:

Läßt sich die Funktionsreserve erhöhen durch Besserung angeborener Abflußstörungen oder risikoloserer, erfolgversprechender Steinentfernung, so sollte dieser Eingriff der schwierigeren, risikoreicheren Operation vorangehen.

Natürlich ist man berechtigt, eine Einbuße der Gesamtnierenleistung von vornherein einzuplanen und in Kauf zu nehmen, wenn man dagegen die fortschreitende Nierenverschlechterung bei konservativem Verhalten aufrechnet. Hienzsch meint hierzu, der ohne Operation zu erwartende funktionelle Untergang der Niere erlaube konservatives Abwarten nur in aussichtslosen Fällen. Diese allgemeine Aussage bedarf sicher einiger Einschränkungen:

Wodurch auch immer verminderte Lebenserwartung einerseits, andererseits bedarf der aseptische Nierenstein ohne Stauung, ohne wesentliche Funktionseinbuße und mit gut beherrschbarer Pyelonephritis, ganz besonders dann, wenn von vornherein hohe Rezidivneigung anzunehmen ist, besonderer differenzierterer Beurteilung.

Zusammenfassung

Ich habe bewußt Nierenbeckenausgußsteine als Prototyp gewählt, weil sich hier am ehesten die Frage einer Begrenzung der Operationsmöglichkeiten und einer Begrenzung auch des Operationsziels ergibt.

Nach noch so sorgfältiger Abwägung der Indikation nach noch so eingehender präoperativer selektiver Funktionsdiagnostik, vor allem auch unter Berücksichtigung des anderen Organs, nach Auswahl möglichst parenchymschonender Operationsmethoden und unter Beachtung aller intraoperativen Kautelen mit intraoperativer Röntgenkontrolle und sorgfältiger Blutstillung, auch mit Bereitstellung von Dialyseverfahren, nicht zuletzt aber auch unter Sicherung des postoperativen Ergebnisses mit einer sorgfältigen Steinrezidiv- und Infektprophylaxe, sind wir schließlich doch nicht davor sicher, im Einzelfall aus technischen oder funktionellen Gründen Kompromisse eingehen zu müssen, wenn die eine oder andere Forderung nicht erfüllt werden kann. Anderes zu sagen, wäre unrealistisch.

Die Grenzen der Operabilität, die sich bestimmen aus der Dringlichkeit des Eingriffs und den unabänderlichen renalen oder extrarenalen Faktoren, müssen bei vitaler Indikation oft hart angegangen werden. Im übrigen sollte man diese Grenzen aber weise respektieren, damit nicht die Entfernung des letzten Reststeines auch den letzten Funktionsrest gefährdet.

Es ist erkennbar, daß in den letzten Jahren die Grenze der Operationsmöglichkeiten weiter hinausgeschoben werden konnte. Gerade deshalb aber nähern wir uns mehr und mehr der Grenze, die nicht mehr überschreitbar ist und so unseren Reservespielraum mehr und mehr einengt. Ermöglicht doch die Dialyse Eingriffe, deren Ergebnis vielleicht auf die Dauer funktionell nicht zu halten ist. Dessen sollten wir uns bewußt sein.

Prof. Dr. H. K. Büscher
Urol. Abt. d. Friederikenstiftes
D-3000 Hannover
Humboldtstraße 5

H. Klosterhalfen und L. V. Wagenknecht: **Notwendigkeit und Grenzen operativer Eingriffe an Einzelnieren**

Bei Operationen an Einzelnieren ergibt sich oft eine Konfliktsituation zwischen der Notwendigkeit, den Krankheitsherd möglichst vollständig zu entfernen, und der Forderung, genügend funktionsfähiges Nierenparenchym zu belassen. Die oft erstaunliche Kompensationsfähigkeit von vorgeschädigtem Restparenchym soll an 2 Fällen demonstriert werden.

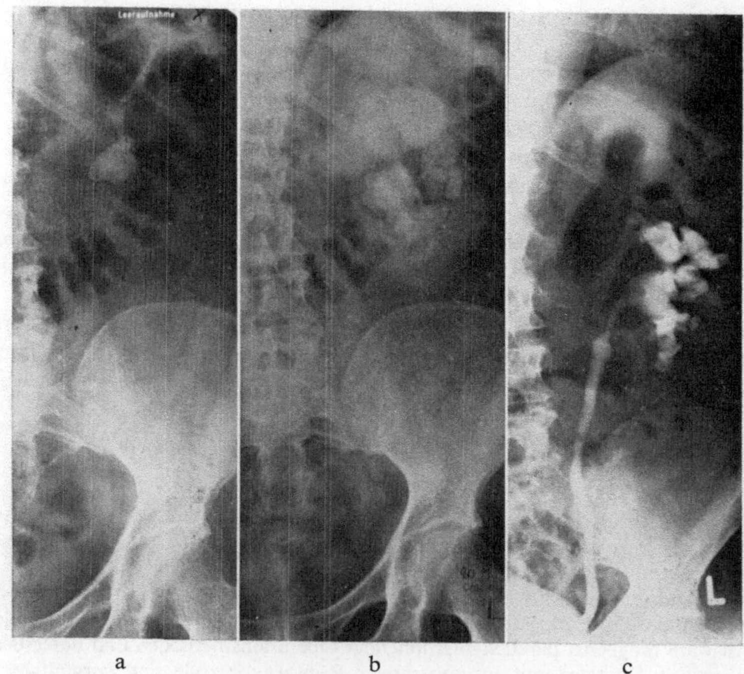

a b c

Abb. 1a—c

Fallberichte

Fall 1: Bei einer 71jährigen Frau bestand 16 Jahre nach Entfernung einer stummen Steinniere, auf der kontralateralen Seite ein Ausgußstein (Abb. 1a) mit erheblicher Stauung des Hohlsystems (Abb. 1b) und kompensierter Niereninsuffizienz.

Nach präoperativer Korrektur der Anämie, des Proteinmangels und des Elektrolyt-Basenhaushaltes wurde durch transversale Nephrotomie und Pyelotomie der Ausgußstein völlig entfernt. Das Nierenparenchym war stellenweise nur wenige Millimeter dick und durch ausgeprägte pyelonephritische Narben alteriert. Während der ersten 5 Tage nach dem Eingriff lagen die Kreatininwerte mit 4 mg%, die Serumharnstoffwerte mit 50 mg% um das Doppelte höher als präoperativ.

Ein septischer Schock am 10. postoperativen Tag mit positiver Urin- und Blutkultur konnte durch frühzeitige Behandlung beherrscht werden.

Nach 14tägiger spezifischer Antibiotikatherapie konnten wir die Frau in gutem Zustand entlassen. Die Nierenfunktion hatte die präoperativen Ausgangswerte erreicht, das Urogramm zeigte keine Steinreste und ausreichende Kontrastmittelausscheidung. 6 Monate später wurde die Patientin mit einer seit 12 Std. bestehenden Anurie hospitalisiert. Ursache der Anurie war eine postoperative hohe Ureterstriktur. Diese wurde reseziert und eine End-zu-End-Anastomose durchgeführt.

In den ersten 3 postoperativen Tagen stieg das Serumkreatinin bei Oligurie auf Werte über 10 mg%. Nach zweimaliger Dialyse-Behandlung normalisierten sich Urinausscheidung und Kreatininwerte. Unter spezifischer Antibiotika-Therapie und steinprophylaktischen Maßnahmen ist die Patientin jetzt 6 Jahre nach Entfernung des Ausgußsteines rezidiv- und beschwerdefrei (Abb. 1c).

Fall 2: Eine vor 45 Jahren rechtsseitig nephrektomierte 70jährige Patientin wurde mit Hämaturie, Dysurie und linksseitigen Lendenschmerzen aufgenommen.

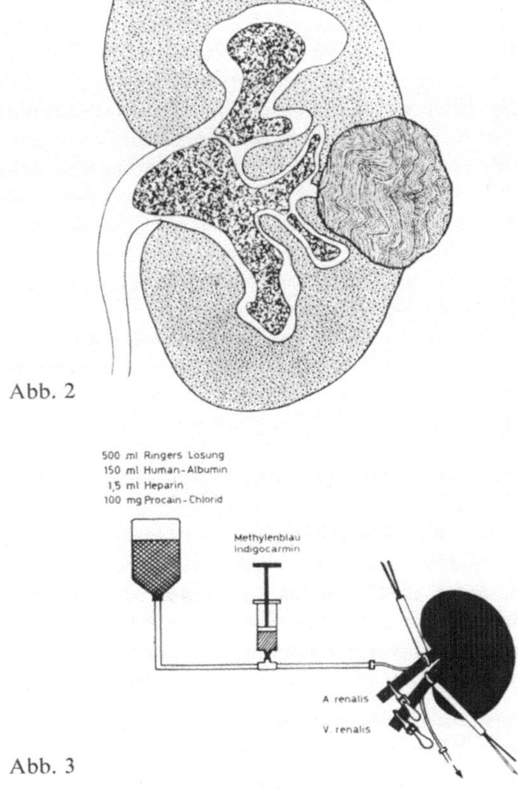

Abb. 2

Abb. 3

Bei komplettem Ausgußstein war die Nierenfunktion im Urogramm noch erstaunlich gut. Es bestand eine mäßige Niereninsuffizienz mit Kreatininwerten um 2,2 mg% und ein Proteus-Pyocyaneus-Urininfekt. Wir nahmen an, daß die geklagten Flankenschmerzen und die Hämaturie durch den Ausgußstein bedingt waren. Intraoperativ fand sich jedoch nicht nur ein koralliformer Stein in der Einzelniere, sondern zusätzlich ein Hypernephrom. Abb. 2 zeigt den überraschenden Operationsbefund. Da es sich um einen eingekapselten Tumor ohne Infiltration in das Nierenparenchym handelte, bot die Enukleation keine Schwierigkeiten. Durch den dabei eröffneten mittleren Nierenkelch, eine zusätzliche Pyelotomie und zwei Nephrotomien konnte der Ausgußstein völlig entfernt werden.

Die das Hypernephrom umgebende fibrotische Kapsel war an keiner Stelle durchbrochen. Postoperativ kam es um den 2. bis 4. Tag zum temporären Anstieg des Serumkreatinins auf 4,2 mg% und des Harnstoffs auf 200 mg%. 6 Monate postoperativ zeigte das Urogramm eine gute Kontrastmittelausscheidung bei persistierender Dilatation des oberen Nierenkelches. Eine Nachbestrahlung wurde nicht durchgeführt. Bei subnormalen Nierenfunktionswerten ist die Patientin jetzt 2½ Jahre nach dem Eingriff rezidiv- und beschwerdefrei.

Diskussion

Diese beiden Fälle demonstrieren, welche Belastungen eine bereits vorgeschädigte Einzelniere kompensieren kann.

Im Prozeß der kompensatorischen Hypertrophie und Hyperplasie nach Reduktion des Nierenparenchyms spielen eine Reihe hämodynamischer, humoraler und nervaler Faktoren eine Rolle. Der Effekt eines „renotropen Faktors", die zusätzliche funktionelle Belastung, die sofortige Mehrdurchblutung des Restparenchyms und die zelluläre Hyperplasie unter dem Einfluß eines lymphogenen Kontrollmechanismus erscheinen in diesem Zusammenhang von Bedeutung.

Mit zunehmendem Alter von Tier und Mensch nimmt die „kompensatorische Kapazität" des Nierenparenchyms ab. Eiweißreiche Ernährung und verschiedene Hormone fördern, Infektionen verlangsamen den Kompensationsprozeß. Nach Entfernung von 75% Nierenparenchym reicht das verbleibende Viertel für eine Clearance harnpflichtiger Substanzen aus. Durch eine Doppelisotopen-Infusionstechnik mit elektronischer Rückkopplungskontrolle haben wir bei Hunden vor, während und nach einseitiger Nephrektomie die Restfunktion kontinuierlich gemessen. Im Vergleich zu den präoperativen Durchschnittswerten ergab sich während der Nephrektomie bis zur Abklemmung des Nierenstiels ein Abfall der glomerulären und tubulären Nierenfunktion von 15 bzw. 21%. Andere Autoren fanden dabei ein Absinken bis auf 70% der Ausgangswerte.

Bezogen auf die Restniere lag die tubuläre Funktion 1½ bis 2 Std. nach einseitiger Nephrektomie bei 102%, aber die glomeruläre Funktion stieg bereits auf 122%, d. h. auf 61% des präoperativen Ausgangswertes.

24 Stunden danach stieg auch die tubuläre Funktion auf 61% an.

Funktionsmessungen 1 und 2 Wochen nach Uninephrektomie ergaben nur minimale Schwankungen um die bis dahin erreichten Werte. Langzeitstudien bis zu 2 Jahren danach ergaben einen tubulären und glomerulären Funktionsanstieg auf 65 bzw. 85%. Bei Abklemmung des Nierenstiels von 18 bzw. 50 min Dauer zur Teilresektion von Einzelnieren beobachtete Semb trotz guter Diurese einen Serumharnstoffanstieg bis auf 115 bzw. 400 mg % um den 6. bis 10. postoperativen Tag.

Bischoff berichtete über Oligurie, Anurie und Harnstoffanstieg bis auf 150 mg % bis zum 5. postoperativen Tag bei Patienten nach ein Viertel bis ein Drittel Teilresektion der Einzelniere. Aus dieser Erkenntnis haben wir bei den berichteten Fällen keine Nierenstiel-Kompression vorgenommen und in der Folgezeit zur längerdauernden Abklemmung des Gefäßstieles bei organerhaltenden Nierenoperationen eine selektive Perfusion mit unterkühlter Flüssigkeit angewandt (Abb. 3). Mit dieser Methode kann

1. der Blutverlust auf ein Minimum reduziert werden,
2. eine längere Gefäßabklemmung vorgenommen werden, und
3. die Gewebsanoxie vermindert werden.

Die ausgeprägte obere Harnwegstauung in der Einzelniere über einem Hindernis, gleich welcher Art, stellt eine absolute Operationsindikation dar.

Unter der Voraussetzung, daß etwa 25% funktionstüchtiges Nierenparenchym belassen werden kann, sollten eingekapselte und auch infiltrative Tumoren in Einzelnieren entweder enukleiert oder durch Keil- oder Polresektion entfernt werden. Auch nach eingehender laborchemischer und szintigraphischer Nierenfunktionsdiagnostik läßt sich nicht sagen, ob das delikate Gleichgewicht der kompensierten Niereninsuffizienz, wie es bei vielen dieser Patienten besteht, postoperativ wieder erreicht wird.

Prof. Dr. H. Klosterhalfen
Dr. L. V. Wagenknecht
Urolog. Univ.-Klinik
D-2000 Hamburg-Eppendorf 20
Martinistraße 52

W. Grégoir und M. Weiser: **Grenzen der Operabilität bei Nierensteinbildung**

Für die Chirurgie ausgedehnter oder komplizierter Nierensteinbildungen sind gewisse Komfortbedingungen unerläßlich. Das Operationsfeld muß trocken sein, die „dissectio" muß mit großer Exaktheit vorgenommen werden können, ohne daß der Operateur durch die geringste Blutung behindert wird, und sie muß praktisch ohne zeitliche Begrenzung durchgeführt werden können. Das Abklemmen der Nierenarterie ermöglicht diese Bedingungen; es verhindert außerdem die Bildung diffuser Hämatome, beugt parenchymatösen Traumen vor, die durch zu schnelle oder brutale Dissektion entstehen können, und macht eine — sonst bei übermäßigen Blutverlusten erforderliche — massive Bluttransfusion unnötig. Durch das Abklemmen kann die Dissektion mit größter Genauigkeit durchgeführt werden, die Nierenhöhlen können endoskopisch und durch röntgenologische Kontrollen erforscht werden.

Bei normaler Temperatur kann die Nierenarterie nur während einer relativ kurzen Zeit — nicht länger als 10 bis 12 min — ohne Risiko der Verletzung des Nierenparenchyms abgeklemmt werden. Senkt man die Temperatur der Niere auf unter 25° C, so kann die totale Abklemmdauer in beträchtlichem Maße verlängert werden, um einen Grenzwert von ca. 90 min zu erreichen. Die meisten Chirurgen, die refrigerierte Nieren operieren, neigen heute dazu, die Temperatur auf immer niedrigere Werte zwischen 15 und 5° C zu senken.

Refrigerationsmethoden

Die verschiedenen, heute vorgeschlagenen Refrigerationsmethoden lassen sich in 2 Gruppen unterteilen:

a) Die Zirkulationsmethoden. Hierfür wurden mehrere Geräte geschaffen, die alle auf dem gleichen Prinzip beruhen: dem Zirkulieren einer abgekühlten Lösung in einer um die Niere gelegten flexiblen Manschette; manchmal erhält man die Abkühlung durch Dekompression eines Gases. Wir verwenden seit 3 Jahren ein Gerät, das die Zirkulation einer abgekühlten Alkohollösung in einem kleinen Gummipolster gewährleistet, das die Nieren umhüllt.

Die Temperaturregelung geschieht im Nierenparenchym automatisch, sie ist durch ein Thermoelement gewährleistet, das am Ende einer Nadel angebracht ist, die man in die Dicke der Niere pflanzt.

b) Die direkte Methode, das „Boyce-Verfahren". Hierbei wird die Refrigeration durch direkte Berührung des Nierenparenchyms mit dem „weichen Eis" erreicht. Ist der Nierenstiel erst einmal frei, wird die Niere vom Operationsfeld und den benachbarten Geweben durch ein Feld aus Kunststoff isoliert. Anschließend wird sie vollständig in eine dicke, weiche Eisschicht getaucht, die man durch Tiefkühlung einer plasmatischen Lösung (Gewebslösung) erhalten hat. Die Parenchymtemperatur kann ebenfalls durch ein Thermoelement kontrolliert werden. Das weiche Eis erhält man, indem man die Flaschen mit der Plasmalösung einige Stunden vor dem Eingriff in den Tiefkühlschrank stellt. Ein praktisches Detail: Wenn man die Flaschen 6 Std. vor der Operation in den Gefrierapparat stellt, müssen sie jede Stunde einmal kräftig geschüttelt werden. Soll das Eis schon nach 4 Std. einsatzbereit sein, muß man die Flaschen alle halbe Stunde durchschütteln.

Jede der beiden Methoden hat ihre Vor- und Nachteile. Das Boyce-Verfahren ist sehr rapide, aber die Wärmekontrolle ist nur relativ, außerdem birgt es einen Nachteil — und nicht den geringsten —, nämlich den, die Finger des Operateurs kalt und steif werden zu lassen. Mit der Zirkulationsmethode geht das Gefrieren langsamer vor sich; es dauert 10 bis 15 min, ehe die ideale Temperatur erreicht ist, die thermische Kontrolle ist dagegen tadellos. Die beiden Verfahren können übrigens kombiniert werden, wobei das weiche Eis nur zu Beginn der Operation benutzt wird, um eine schnelle Refrigeration zu erlangen.

Gewöhnlich verwenden wir das direkte Verfahren, wenn wir nur kurze Zeit (weniger als 30 min) refrigerieren wollen. Das Zirkulationsverfahren wählen wir, wenn wir voraussehen, daß wir es mit einem langen, schwierigen Eingriff zu tun haben werden, bei dem vielfache Kontrollen nötig sind und die Abklemmung wahrscheinlich länger als 60 min dauern wird.

Peroperative Kontrollen (Während des Eingriffs durchgeführte Kontrollen)

Jeder Eingriff wegen komplizierter Steinbildungen verlangt peroperative röntgenologische Kontrollen. Die bequemste und schnellste Methode zur Durchführung der Kontrollen besteht darin, einen leichten, beweglichen, mit einem Kontaktrohr versehenen Apparat zu verwenden. Dieses Rohr, das sich direkt der Ampulle anpaßt, ist ca. 1 m lang und leicht konisch. Es ist steril und wird vom Chirurgen selbst gehandhabt, der dessen Ende mit der Niere direkt in Verbindung bringt. Die röntgenologischen Bedingungen werden ein für allemale festgelegt, sie bleiben danach immer gleich, und die Aufnahmen gelingen immer. Auf der Vorderseite der Niere wird ein Kontaktgitter angebracht, um eventuell noch verbleibende Steinbildungen ausfindig zu machen. Die Aufnahmen und das Entwickeln derselben dauert keine 2½ min, wenn man über einen automatischen Entwicklungsapparat verfügt. Daher verlängern 4 bis 5 im Verlauf des Eingriffs hergestellte Aufnahmen die Operationszeit nicht um mehr als 10 min. Für einen einigermaßen geübten Chirurgen reichen 2 Kontrollaufnahmen im Durchschnitt aus.

Mit Hilfe endoskopischer Geräte kann man ebenfalls Konkremente oder Fragmente von durch die Extraktionsbewegungen zerbrochenen Steinen aufspüren. Pyeloskope jeder Art sind mir vorgeschlagen worden. Man kann ebenfalls Kinder-Miniatur-Zystoskope oder flexible Endoskope, wie beispielsweise pediatrische Ösophagoskope, verwenden. Es muß jedoch zugegeben werden, daß es bisher noch kein wirklich angepaßtes Endoskopiegerät gibt, das eine schnelle Erforschung der Nierenkelchböden erlauben würde, insbesondere der Nebenkelche, die oft senkrecht zur Achse des Hauptkelches ausgerichtet sind. Es ist bestimmt interessant, mit bloßem Auge den Boden der Nierenhöhlen zu beobachten, und es war uns einmal vergönnt, auf diese Weise mit Hilfe eines Miniatur-Zystoskops eine wenig imprägnierte „Randallsche Plaques“ zu entdecken, die bei der röntgenologischen Kontrolle noch unbemerkt geblieben war. Jedoch wird man sich heute der Endoskopie nur aus wissenschaftlicher Neugier bedienen, denn sie bringt keinen bedeutsamen Zeitgewinn.

Indikationen

Obgleich die Vorzüge der verlängerten Abklemmung unter Refrigeration auf der Hand liegen, darf das Verfahren nicht bedenkenlos angewandt werden. Die große Mehrheit der korallenförmigen Steine und multiplen Lithiasen kann ohne Refrigeration durch die klassischen Methoden und das Intrasinusal-Verfahren entfernt werden. Es ist jedoch besser, die Niere zu refrigerieren und ihre Dissektion ohne Hast durchzuführen, anstatt ein diffuses Trauma des Parenchyms zu riskieren, das dann verantwortlich wäre für penetrierende Hämatome, stark entzündliche, zu späteren substitutiven Skleroserückständen führende Reaktionen.

Jedem Eingriff unter Refrigeration muß unbedingt ein gründliches präoperatives röntgenologisches Studium vorausgehen. Es sind Aufnahmen von vorn, ¾- und profilseitig herzustellen. Sorgfältig ausgeführte Schichtaufnahmen erlauben eine graphische Rekonstruktion der Steine in 3 Ebenen. Die mit verschiedenen Farben hergestellte Zeichnung erlaubt dem Chirurgen, mit einem Blick festzustellen, ob sich der Stein, nach dem er forscht, in der vorderen, mittleren oder hinteren Ebene befindet. Die nach und nach entfernten Steine werden dann von einem Assistenten — entsprechend ihrer Lage — genau in die Zeichnung eingetragen. Auf diese Weise kann man leicht feststellen, welche Steine noch nicht entfernt sind, und vermeidet wiederholte oder zu frühe röntgenologische Kontrollen.

Die Refrigeration wird erst nach erfolgter Pyelotomie vorgenommen, sowie nach allen anderen Handhabungen, die keine besondere Blutung verursachen; die Abklemmzeit muß so viel wie möglich reduziert werden. Es ist nützlich, wenn man bei jeder voraussichtlich etwas ausgedehnten oder schwierigen Steinoperation weiches Eis zur Hand hat, mit dem man unvorhergesehener Situationen Herr werden und in wenigen Minuten eine Refrigeration herbeiführen kann.

Nachstehend eine kurze Schilderung der Indikationen, die am häufigsten vorkommen:

Erweiterte Pyelotomie (Eröffnung des Nierenbeckens)

An die intrasinusale Pyelotomie schließt sich eine kurze Nephrotomie (Einschnitt in das Nierenparenchym) längs eines Kelchstiels an, im allgemeinen desjenigen des unteren Kelches, um die Extraktion eines auf dem Boden des Hauptkelchs eingeklemmten oder eines in einem Nebenkelch versteckten Steins zu ermöglichen. Die Refrigeration ist in diesem Fall selten angezeigt, denn der Eingriff ist gewöhnlich von kurzer Dauer. Die Abklemmung erübrigt sich oder sie dauert weniger als 10 min.

Pyelotomie im Verbund mit multiplen Nephrotomien

Die Indikation einer Refrigeration hängt von Umfang und Anzahl der Steine ab; eine Rolle spielen auch der Durchmesser der Kelchstiele, die allgemeine Morphologie der Exkretionshöhlen; es ist auch wichtig zu wissen, ob das Nierenbecken intra- oder extrarenal angeordnet ist. Wenn das Nierenparenchym durch einen hydronephrotischen Prozeß stark verdünnt ist, ist die Refrigeration gewöhnlich nicht unerläßlich, denn eine Parenchymschnittblutung ist sehr gering.

Pyelotomie im Verbund mit einer polaren Nephrektomie

Die Refrigeration erübrigt sich, wenn der Eingriff einfach ist und auf eine klassische polare Nephrektomie beschränkt bleibt. Mit kundigen Händen ausgeführt, dauert der blutige Prozeß einer polaren Nephrektomie selten länger als 6 min; ein einfaches Abklemmen genügt. — Die Refrigeration wird dagegen unbedingt erforderlich, wenn außerdem multiple Nephrotomien vorzunehmen oder umständliche Erforschungen notwendig sind.

Sparsame Längsnephrotomie

Der Längseinschnitt am äußeren Nierenparenchymrand entlang wird hier auf ein Minimum reduziert. Er wird zwischen dem oberen und dem unteren Kelch geführt und geht nicht auf die Pole über. Dieser Einschnitt ist besonders angezeigt bei korallenförmigen Steinen auf extrarenalen Nierenbecken. Hier ist die Abklemmung unbedingt unter Refrigeration durchzuführen; denn dann kann der Chirurg in aller Ruhe die Dissektion durchführen und an die Eröffnung der Kelchstiele herangehen. Die Entfernung des Hauptsteins ist dann ein Leichtes, desgleichen die eventuelle Nachforschung nach weiteren Steinbildungen.

Die große Nephrotomie

Hierbei ist die Refrigerationsindikation ideal. Die große Nephrotomie, die bei korallenförmigen Steinbildungen großen Umfangs bei manchen multiplen Steinen zur Notwendigkeit wird, ist eine oft sehr blutig verlaufende Operation. Die Nierenischämie bei niedriger Temperatur ermöglicht es, den Eingriff in aller Ruhe durchzuführen und gegebenenfalls die dazugehörenden Kalikotomien und Nephrotomien, die für die Extraktion jeder Art von Steinbildungen unerläßlich sind, vorzunehmen.

Schließen der Operationswunde

Das Schließen der Kelchschnittschichten und der die Kelche umgebenden vascularisierten Gewebe geschieht mit sehr feinem verchromten Katgut. Dünne Nephrotomieschnitte werden mit fortlaufenden Nähten, oder statt dessen durch Knopfnähte mit verchromtem Katgut Nr. I verschlossen. Die Nierenarterie wird erst wieder losgeklemmt, wenn alle Nähte einschließlich der Nierenkapselsutur beendet sind.

Nach erfolgter Losklemmung muß unbedingt geprüft werden, ob das Nierenparenchym sich schnell erwärmt und eine normale Temperatur annimmt. Es kann nämlich — wenn auch nur ausnahmsweise — vorkommen, daß die Nierenarterie verkrampft bleibt; in diesem Fall muß sie mit Novocain bepinselt werden, oder man spritzt gegebenenfalls eine Novocaînlösung oder irgendein anderes gefäßerweiterndes Mittel direkt in die Arterie.

Ergebnisse

Bei nahezu 30 unter Refrigeration Operierten, die mit größter Sorgfalt ausgewählt waren, haben wir niemals auch nur eine einzige Nebenblutung festgestellt. Die höchste Refrigerationsdauer betrug 90 min bei einem sehr komplizierten Fall, der eine große Längsnephrotomie erfordert hatte. Manchmal — jedoch einzig in Fällen mit länger als 1 Std. dauernder Refrigeration — haben wir eine vorübergehende Niereninsuffizienz festgestellt, die stark an die Erscheinung erinnerte, die man bei Nierentransplantationen beobachtet. Rückschauend kann gesagt werden, daß die Nierenfunktion so bleibt, wie sie vor dem Eingriff war, oder daß sie sich durch die Entfernung der Steine verbessert, wenn diese verstopfend gewirkt hatten. Nur bei einem einzigen unserer Fälle haben wir eine fortschreitende Nierenatrophie beobachtet; nach einer verhältnismäßig einfachen Operation mittlerer Dauer geschah die Erwärmung anormal langsam. Es war uns nicht möglich, festzustellen, ob diese Atrophie sekundär zur Abklemmung oder zur Refrigeration auftrat.

Bei jedem der von uns operierten Fälle, die schwierigsten und gewagtesten mitgerechnet, war es uns immer möglich, die Steinbildungen allesamt, bis zum kleinsten Teilchen, unter röntgenologischer Kontrolle auszuräumen.

Auf lange Sicht hängt der Sieg über die Lithiasis überhaupt von ätiologischen Faktoren, aber auch von der Sorgfalt und Regelmäßigkeit ab, mit denen sich der Patient nach der Operation einer Präventivbehandlung unterwirft. Die vollständige, kontrollierte Entfernung aller Steine, Konkretionen und verborgenste Inkrustationen einbegriffen, ist die Voraussetzung für eine Reduzierung der Rückfälle.

Die Extraktion korallenförmiger Steine oder komplizierter multipler Lithiasen, die man heute gefahrlos durchführen kann, beugt bei Fällen, die früher als inoperabel galten oder mit dem Odium eines gewissen Operationsrisikos verbunden waren, der unvermeidlichen Evolution zur pyonephrotischen Zerstörung vor.

Prof. Dr. W. Grégoir
Clin. Urol. Hôpital Univ. Brugmann
4, Place van Gehuchten
B-1020 Bruxelles

F. Eisenberger, E. Schmiedt, K. J. Pfeifer, Ch. Chaussy, R. Rothe und U. Klein:

Die Perfusionskühlung der Niere zur Verlängerung der operationsbedingten Ischämie

Die induzierte Hypothermie hat wegen ihres protektiven Effektes auf operationsbedingte Ischämien einen festen Platz in der Chirurgie [1,4,6,7,8,9]. Aufgrund unserer im letzten Jahr in Hannover vorgetragenen tierexperimentellen Untersuchungen [2] haben wir eine Methode der Perfusionskühlung klinisch angewandt, um die Hypoxietoleranz der Niere durch selektive Hypothermie auf 2 Std. zu verlängern, so daß genügend Zeit bleibt, in Blutleere schwierige Eingriffe am Nierenparenchym auszuführen.

Diagnose	Anzahl der operierten Nieren	Rezidiv
Ausgußsteine Multiple Konkremente	14	4
Maligne Tumoren in funktionellen Restnieren	2	—
Ingesamt	16	

Abb. 1. In Situ-Perfusion und Kühlung der Niere.

Seit Januar 1972 wurden 16 Nieren bei 15 Kranken mit komplizierter Nephrolithiasis und malignen Tumoren in funktionellen Restnieren und einer zu erwartenden Überschreitung der tolerablen normothermen Ischämiezeit von 30 min in Unterkühlung operiert (Abb. 1). Über einen entsprechend der Seldinger-Technik in die Arteria renalis vorgeschobenen und dort fixierten Ducor-Katheter (Charr. 7) wurde die Niere bei offener Vena renalis mittels Druckinfusionsgerät und einer auf + 4° C gekühlten Perfusionslösung, bestehend aus 5%igem Dextran und 0,9%iger Kochsalzlösung unter Zusatz von 5000 IE Heparin (modifiziert nach Gelin [3] blutleer perfundiert. Die Nierenrindentemperatur betrug nach 10minütiger Perfusion im Mittel + 23° C und hielt sich nach Abklemmen des Gefäßstiels und Lagerung der Niere auf Kühlkissen bis zur Beendigung der Ischämie auf Werte um 20° C. Eine frühe Teilung der Arteria renalis oder mehrere Nierenarterien, abgesehen von kleinen Polgefäßen, schließen die Perfusionskühlung aus (Abb. 2). Die gesammelten Erfahrungen in der Klinik lassen sich am besten anhand der operierten Fälle beleuchten. Die Nierenfunktion wurde vergleichend durch Kontrollen der Retentionswerte im Serum, Infusionsurogramm, Funktionsszintigraphie mit ^{131}J-Hippuran und ^{131}J-Hippuran-Clearance geprüft.

In der ersten Woche zeigte sich bei allen Kranken ein verzögerter intrarenaler Hippuran-Transport, der als Folge des Operationstraumas und als reversible ischämische Schädigung des Nierenparenchyms aufgefaßt werden kann. Jedoch war die Ausscheidung

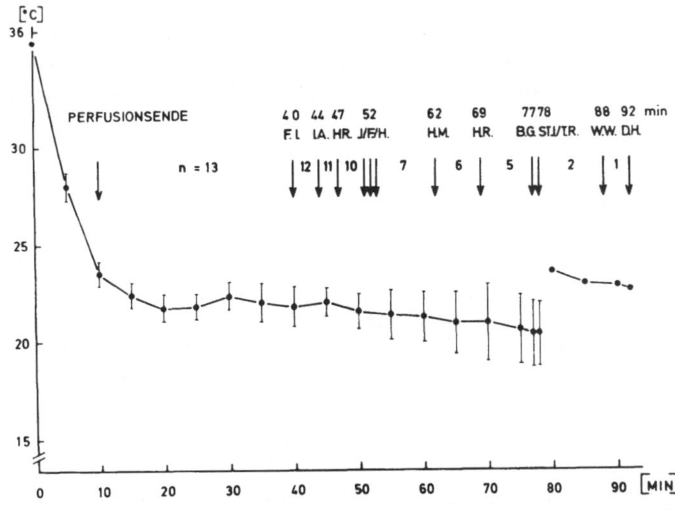

Abb. 2. Temperaturzeitverhalten und Ischämiezeiten während hypothermer „in Situ-Perfusion" an 13 Kranken. Angegeben sind die Mittelwerte und der mittlere Fehler des Mittelwertes.

sequenzszintigraphisch gut und es war nach der Operation keine anurische Phase nachzuweisen, wie wir es oft bei Steinnieren mit längerer warmer Ischämiezeit gesehen haben. Nach der Operation normalisierten sich die Werte der ^{131}J-Hippuran-Clearance weitgehend bis auf die Clearance-Einschränkungen, die durch die Operation selbst bedingt sind (Abb. 3).

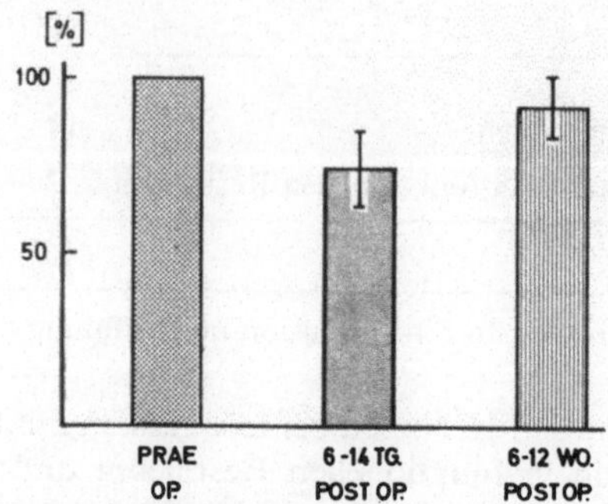

Abb. 3. Postoperative ^{131}J-Hippuran-Clearance bei 12 Kranken mit komplizierter Nephrolithiasis.

Infusionsurographisch erfolgte die Ausscheidung zwischen 5. und 14. postoperativem Tag zeitgerecht nach 10 min. Hier zunächst das präoperative und das postoperative Infusionsurogramm am 5. Tag einer 30jährigen Kranken mit beidseitigen Ausgußsteinen unklarer Genese und einer Nierenstielabklemmung von 55 bzw. 69 min.

Die Indikation zur Perfusionskühlung haben wir nun auf bisher als inoperabel angesehene Tumoren in Solitär- oder Restnieren ausgedehnt und 2 Kranke mit funktionellen Restnieren und kompensierter Niereninsuffizienz in Blutleere und Unterkühlung mit Erfolg operiert. Hier der Operationsablauf eines 51jährigen Kranken mit kompensierter Niereninsuffizienz (Kreatinin im Serum 5,5 mg%) bei beidseitigen pyelonephritischen Schrumpfnieren. Bewährt hat sich hier der bei der Nierentumorentfernung routinemäßig benützte thorako-abdominale Zugang [5].

Im einzelnen wird man die Operabilität dieser Tumoren von der präoperativen Diagnostik mit selektiver Nierenangiographie, Cavographie und Lymphographie, den Nierenfunktionsproben und nicht zuletzt von den intraoperativen Gegebenheiten und dem Fehlen von Fernmetastasen abhängig machen müssen. Eine Kranke ist 1 Jahr nach der Tumorentfernung rezidiv- und beschwerdefrei. Der Eingriff bei dem zweiten Kranken liegt erst 1 Monat zurück. Bei beiden Kranken hat sich die kompensierte Niereninsuffizienz mit einem Kreatinin im Serum von 3,0 bzw. 5,5 mg% postoperativ nicht verschlechtert.

Ich darf zusammenfassen: Mit Hilfe der Perfusionskühlung gelingt es, neben der komplizierten Nephrolithiasis auch Tumoren in Restnieren operativ erfolgreich anzugehen. Es handelt sich um eine technisch einfache, klinisch anwendbare Methode mit folgenden Vorteilen:

1. Keine aufwendige Kühlapparatur.
2. Schnelle homogene Kühlung des Organs.
3. Blutleere und deshalb gute Sicht im Operationsfeld.
4. Gezielte Umstechung der Blutgefäße und dadurch geringer Blutverlust, und
5. ausreichende Operationszeiten bis zu 2 Stunden bei allen Eingriffen am Nierenparenchym unter dem Schutze der Hypothermie.

Literatur

1. Eisenberger, F., Schmiedt, E., Pfeifer, K. J., Chaussy, Ch., Rothe, R., Klein, U., Reidl, P.: Münch. med. Wschr. **115**, 404 (1973). — 2. Eisenberger, F., Chaussy, Ch., Klein, U., Pfeifer, K. J., Pielsticker, K., Rothe, R., Hammer, C., Heinze, H. G.: Urologe A **12**, 268 (1973). — 3. Gelin,

L. E., Claes, G., Gustafsson, A., Storm, B.: Rev. Surg. **28**, 305 (1971). — 4. Hanley, H. G., Joekes, A. M., Wickham, J. E. A.: J. Urol. (Baltimore) **99**, 517 (1968). — 5. Schmiedt, E.: Münch. med. Wschr. **113**, 973 (1971). — 6. Wickham, J. E. A., Hanley, H. G., Joekes, A. M.: Brit. J. Urol. **39**, 727 (1967). — 7. Wickham, J. E. A.: J. Urol. (Baltimore) **99**, 246 (1968). — 8. Wickham, J. E. A.: Ann. roy. Coll. Surg. Engl. **48**, 99 (1971). — 9. Wilson, G. S. M.: J. Urol. (Baltimore) **89**, 666 (1963).

Priv.-Doz. Dr. F. Eisenberger
Urol. Poliklinik und Klinik
der Universität München
D-8000 München 2
Thalkirchner Straße 48

C. C. Schulman, M. Verhas und A. Schoutens: **Grenzen der Operabilität der Nierensteinbildungen: Bedeutung der quantitativen Szintigraphie mit Quecksilberchlorid bei der Beurteilung der seitengetrennten Funktion der beiden Nieren**

Die seitengetrennte Beurteilung des funktionellen Wertes der beiden Nieren ist eines der wichtigsten Daten, die erlauben, zwischen einem organerhaltenden Eingriff und einer radikalen Nephrektomie zu wählen. In der Routinepraxis dient die intravenöse Urographie meistens zur Bewertung der Funktionstüchtigkeit einer jeden Niere. Auf diesem Gebiet hat die Urographie indessen nur begrenzte Bedeutung; sie erlaubt nicht, den exakten Wert einer jeden Niere mit genügender Präzision abzuschätzen. Die Messung der Harnstoff- und Kreatin-Clearance ergibt nur eine globale Schätzung der Nierenfunktion. Da die getrennte Katheterisierung mit Schwierigkeiten und vor allem Infektionsgefahren verbunden ist, ist diese Methode heute überholt; sie ist aufzugeben. Das klassische Isotopen-Nephrogramm ist sehr umfangreich, was ein Grund für Irrtümer ist, die der Stase anhaften, die mit der Lithiase einhergehen kann und eine exakte Beurteilung der Nierenfunktion unmöglich macht.

Beim Studium der getrennten Funktion der beiden Nieren geben wir der quantitativen Quecksilberchlorid-Szintigraphie den Vorzug, denn sie erlaubt, die getrennte Funktion jeder Niere mit Präzision zu definieren. In der Tat erlaubt das Quecksilberchlorid, gleichzeitig zu erhalten: ein morphologisches, szintigraphisches Bild und eine wesentliche funktionelle Information, durch Messung des Fixierungssatzes der Quecksilberverbindung auf jeder der beiden Nieren.

Das erhaltende szintigraphische Bild stellt also die Fixierung des Quecksilberderivates auf dem Nierenparenchym, und nicht seinen Durchgang dar.

Die bei hoher Dosierung bekannte Toxizität des Quecksilberchlorids ist hier zu vernachlässigen, denn die hier verwandten Dosen schwankten zwischen 300 und 500 μCi, das sind ca. 4 μg Quecksilber. Vergleichsweise sei hier angegeben, daß ein Erwachsener täglich zwischen 5 und 20 μg Quecksilber mit der Nahrung aufnimmt.

Die Renalirradiation (Strahlenbelastung) beträgt 12 rads pro Niere; diese nicht zu vernachlässigende Dosis bleibt indessen in annehmbaren Grenzen. Denn diese Strahlungsbelastung ist ungefähr 3mal höher als die einer Urographie mit Tomographien. Es ist auch zu bemerken, daß das Quecksilberchlorid hauptsächlich durch die Niere fixiert und nicht ausgeschieden wird und daß die globale Irradiation, und vor allem die den Keimdrüsen gegebene Dosis, somit vernachlässigt werden kann.

In der Praxis wird eine Dosis von 350 bis 500 μCi Quecksilberchlorid intravenös eingespritzt. 48 Std. nach der Injektion praktiziert man die Nierenszintigraphie und mißt den Fixierungssatz des Dichlorids mit Hilfe einer Spezial-Detektorsonde (Verhas et al., 1970). Diese Messungen werden 2mal wiederholt, um die Zahl der Irrtümer zu verringern. Die wichtigsten Gründe für Irrtümer sind die Absorption durch die zwischen Niere und

Meßgerät befindliche Lumbalwand und die sich überlagernde Lebertätigkeit, die indessen verringert werden kann, durch die Verwendung eines Kollimators, wodurch die Strahlung nur im Bereich der beiden Nieren gemessen wird.

Der Fixierungssatz des Dichlorids auf jeder Niere bleibt jedoch hoch genug, um mit Präzision durch externe Zählung gemessen werden zu können. Dieser Fixierungssatz folgt getreu den Schwankungen der Nierenfunktion: er sinkt, wenn die Nierenfunktion verschlechtert ist, und zwar proportional zur Schwere des Funktionsdefizits. Es besteht tatsächlich eine tadellose Beziehung zwischen der Quecksilberchloridfixierung und der Inulin- bzw. PAH-Clearance (Raynaud et al.).

Jede Niere fixiert ungefähr ein Viertel der injizierten Dosis, genau ausgedrückt: rechte Niere = 27 ± 3,5% und linke Niere = 26 ± 3,5%, mit einer Gesamtfixierung beider Nieren von 53 ± 6% der eingespritzten Dosis.

Ein besonders interessanter Punkt ist folgender: Bei einseitiger Erkrankung steigt der Fixierungssatz der anderen, als gesund angesehenen Niere derart, daß ein normaler Gesamtfixierungssatz aufrecht erhalten bleibt. Diese Methode erlaubt daher, die ausgleichende Hypertrophie einer gesunden Niere bei Vorhandensein einer einseitigen Erkrankung oder nach einer Nephrektomie hervorzuheben.

Hier das Beispiel eines Kranken, der sich vor einigen Jahren wegen korallenförmiger Nierensteinbildung einer Nephrektomie unterziehen mußte; die Gegenniere weist eine

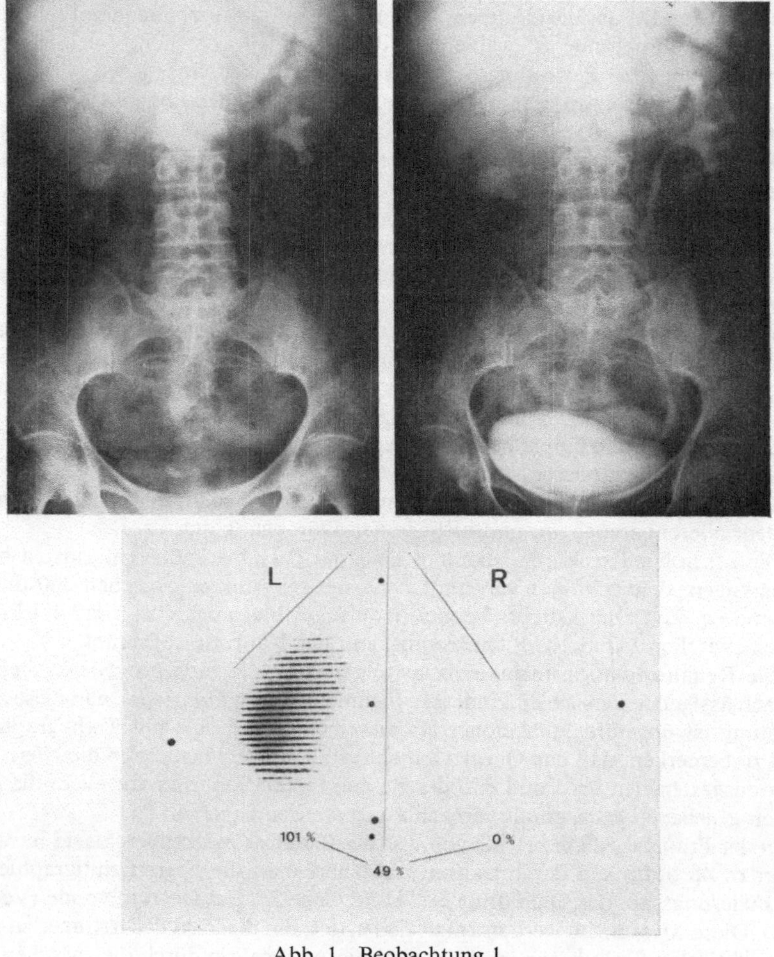

Abb. 1. Beobachtung 1

ausgezeichnete ausgleichende Hypertrophie auf, die Quecksilberchloridfixierung beträgt 189% des Normalwerts, das sind 94% des Gesamtwerts.

Die präoperative Untersuchung von Patienten, die an einer Nierensteinbildung leiden, hat erlaubt, die rein einseitigen Nephropathien zu erkennen, ohne Belästigung der kontralateralen Niere. Diese Methode erlaubt ebenfalls, das Vorhandensein einer eventuellen ausgleichenden Hypertrophie der gesunden Niere zu bestätigen und quantitativ den Grad der mit den korallenförmigen oder komplizierten Lithiasen einhergehenden Pyelonephritis zu beurteilen. In manchen Fällen schließlich hat die quantitative Szintigraphie erlaubt, eine bisher unvermutete Nierenpathologie zu diagnostizieren, welch letztere die verschiedenen Untersuchungen, wie Urographie oder Clearance, nicht zum Vorschein gebracht haben.

Die quantitative Quecksilberchlorid-Szintigraphie ist an ungefähr 500 Kranken vorgenommen worden, die eine Nierenerkrankung aufwiesen; sie wird bei all unseren Nierensteinkranken, von denen ein Befund der Nierenfunktion benötigt wird, systematisch durchgeführt.

Nachstehend als Beispiel einige Beobachtungen, welche die Bedeutung und Zweckmäßigkeit dieser Methode vor Augen führen.

Beobachtung 1: Es handelt sich um eine Patientin von 65 Jahren, die an beidseitigen korallenförmigen Nierensteinbildungen leidet; links sind sie ausgedehnter. Die Uro-

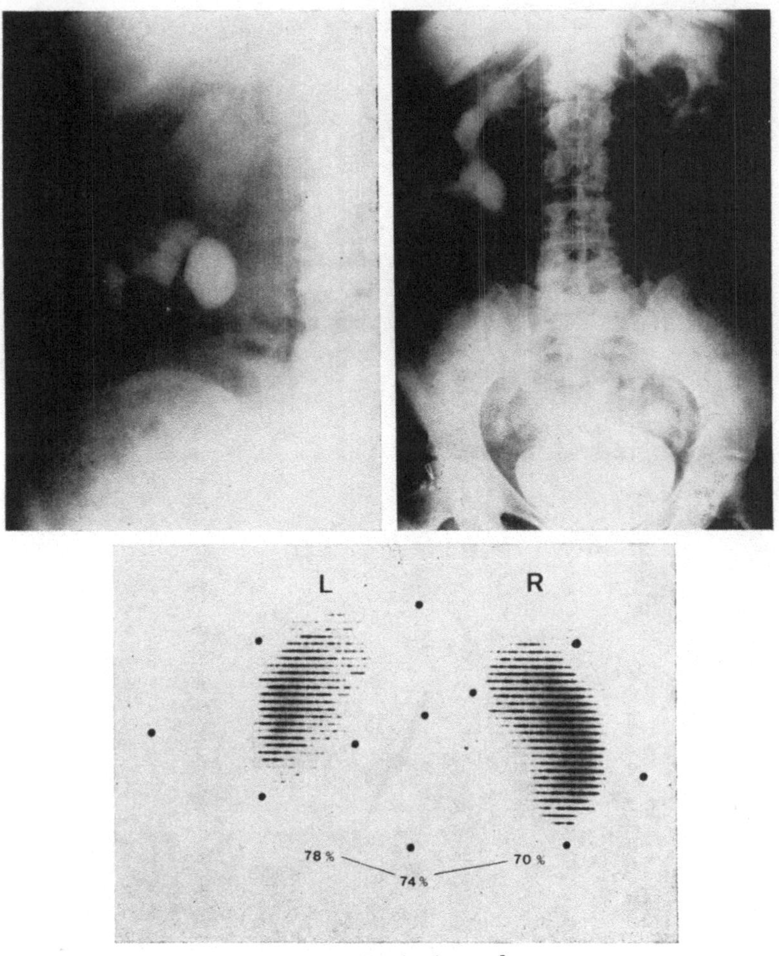

Abb. 2. Beobachtung 2

graphie ergibt, daß die linke Niere gut ausscheidet, während die Funktion der rechten Niere sehr verringert ist. Die Clearances sind normal. Die Ergebnisse der Quecksilberchloridfixierung zeigen an, daß die linke Niere eine Fixierung von 100% des Normalwerts hat, während die rechte Niere eine Fixierung von 0% hat. Die Behandlung bestand in einer rechten Nephrektomie, gefolgt von der Exairese des korallenförmigen Steins der linken Seite. Hier wurde ein ausgezeichnetes Resultat erzielt (Abb. 1).

Beobachtung 2: Patientin von 53 Jahren, mit einer bedeutenden rechten korallenförmigen Lithiase. Bei der Urographie scheint die linke Niere normal zu sein, während die rechte Niere dilatierte Höhlen aufweist. Harnstoff: 28 mg%; Kreatinin: 0,8 mg%; Clearances: bewegen sich in den unteren Grenzen der Normalen. Die quantitative Szintigraphie zeigt, daß die rechte Niere (Sitz der Steine) eine Fixierung von 70% der Normalen hat, während die linke Niere, die bei der Urographie anscheinend gesund war, jedoch nur eine 78%ige Fixierung der Normalen hat. Unter diesen Bedingungen besteht also eine beidseitige Verschlechterung der Nierenfunktion mit Pyelonephritisläsionen beider Nieren. Eine organerhaltende Behandlung wurde beschlossen, und man hat die Exairese der korallenförmigen Steine unter Refrigeration vorgenommen. Das Resultat war zufriedenstellend (Abb. 2).

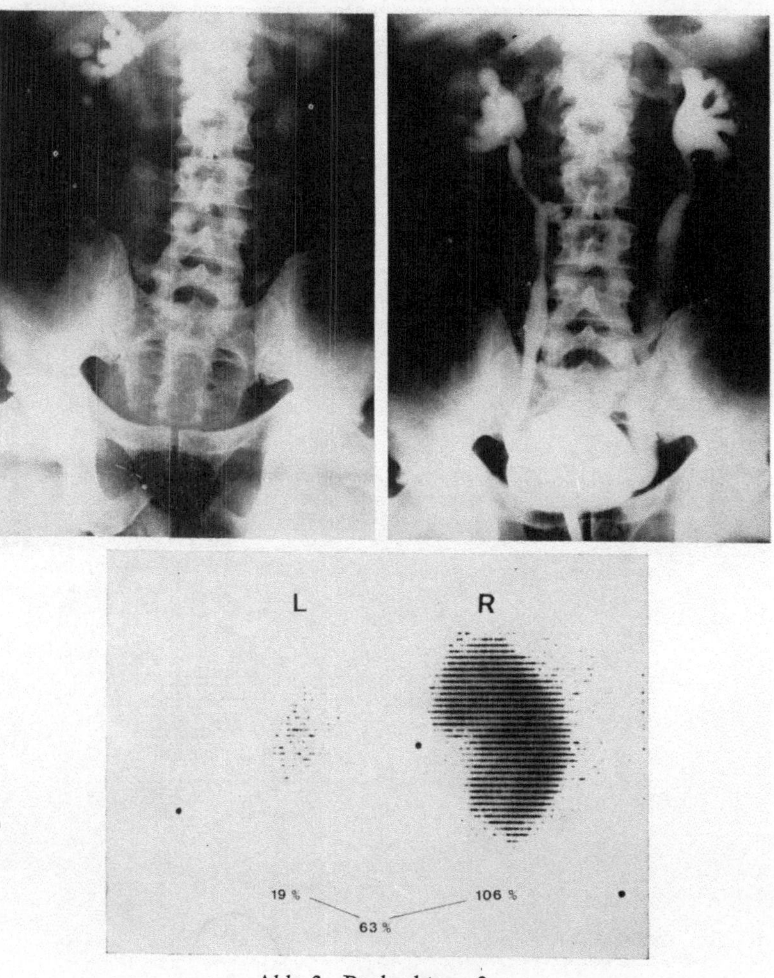

Abb. 3. Beobachtung 3

Beobachtung 3: Ein Mann von 45 Jahren, der an multiplen Steinbildungen in der linken Niere leidet. Die intravenöse Urographie zeigt eine Verringerung der Funktion der beiden Nieren, und eine retrograde Uretero-Pyelographie läßt eine rechte Uretermißbildung (Megaureter) und einen dilatierten linken Ausscheidungsweg mit zahlreichen Lithiasen im Pyelo-Calix-Bereich erkennen. Die Ergebnisse der Quecksilberchloridfixierung sind folgende: Die linke Niere, die einen Megaureter aufweist, hat eine um 19% der Normalen verringerte Funktion, während die rechte Niere, Sitz der zahlreichen Steinbildungen, eine Funktion von 106% der Normalen hat. Dieses Ergebnis zeigt die ausgezeichnete Erhaltung der Nierenfunktion der Lithiaseseite. Eine erhaltende Chirurgie hat die Exairese von 17 Steinen erlaubt und zu einem befriedigenden Ergebnis geführt (Abb. 3).

Diese wenigen Beispiele unterstreichen die Bedeutung der quantitativen Quecksilberchlorid-Szintigraphie; ein Test, der erlaubt, den Wert jeder Niere mit Präzision seitengetrennt zu beurteilen. Diese Information ist in der Tat von enormer Wichtigkeit für die präoperative Beurteilung von Kranken mit korallenförmigen oder komplizierten Steinbildungen, und insbesondere bei Patienten mit einseitigen Steinen, bei denen es von vordringlicher Bedeutung ist, den Funktionswert der kontralateralen Niere zu kennen, ehe man eine therapeutische Entscheidung trifft.

Literatur

Raynaud, C.: Rev. Prat. **21,** 2155 (1971). — Raynaud, C., Desgrez, A., Kellersohn, C.: J. Urol. (Baltimore) **99,** 248 (1968). — Raynaud, C., Ricard, S., Karam, Y., Kellersohn, C.: J. nucl. Med. **11,** 125 (1970). — Verhas, M., Schoutens, A., Schulman, C. C.: Acta urol. belg. **38,** 414 (1970). — Viville, C., Methlin, G., Grob, J. C.: J. Urol. Néphrol. **79,** 1 (1973).

Dr. C. C. Schulman
Clinique Urologique
Hôpital Universitaire Brugmann,
Université Libre de Bruxelles,
4, Place Van Gehuchten,
B-1020 Bruxelles

M. Ziegler: **Die seitliche Kalikoureterostomie**

Bei der Operation von Nierenbeckenausgußsteinen ist eine weite Eröffnung des Nierenhohlraumsystems wünschenswert. Dabei hat sich — in Anlehnung an Turner-Warwick [1] — eine Schnittführung bewährt, die sich am arteriellen Gefäßbaum des Nierenparenchyms orientiert.

Der untere Nierenanteil wird von cranial kommenden Arterien versorgt, die ventral und dorsal vom unteren Kelch liegend nach caudal verlaufen. Das Parenchym medial vom unteren Kelch ist frei von größeren Gefäßen [2].

Eine Pyelotomie kann daher nicht nur in den proximalen Ureter, sondern auch entlang der medialen Seite des Parenchyms in den unteren Kelch verlängert werden (Abb. 1, links). Dabei entstehen lediglich geringfügige Blutungen aus 1 oder 2 kleinen Parenchymarterien, die leicht durch Umstechungsligaturen gestillt werden können; eine Abklemmung der Nierenarterie ist nicht erforderlich. Danach besteht ein weiter Zugang zum Nierenhohlraumsystem, der die Entnahme auch kleiner Konkrementreste unter Sicht ermöglicht, die Ursache für sogenannte Rezidive sind (Abb. 1, Mitte). Im Anschluß daran werden Ureter und Kelch seit-zu-seit anastomosiert (Abb. 1, rechts). Ein großer Parenchymsaum sollte allerdings vorher noch reseziert werden, um eine sekundäre Stenosierung des Ureters durch Parenchymnarben zu verhindern. Die Resektionsfläche kann durch die Nierenkapsel gedeckt werden.

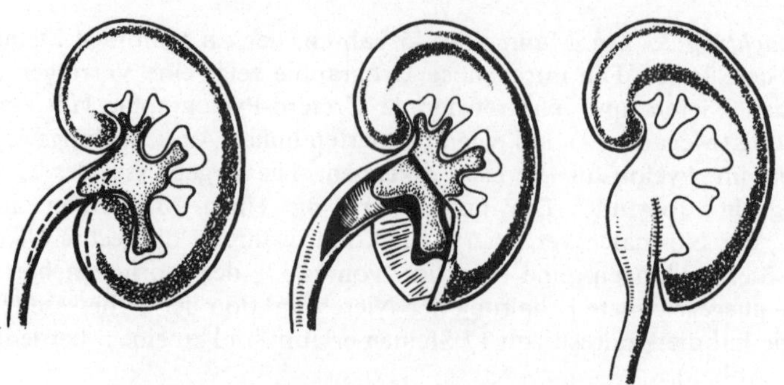

Abb. 1

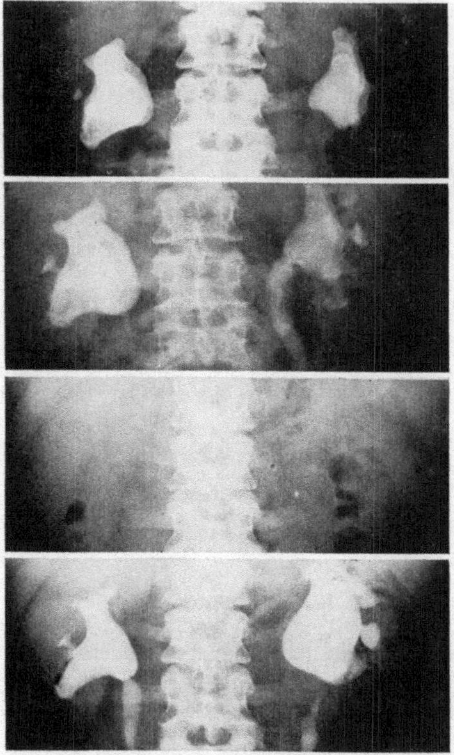

Abb. 2

Als Beispiel sei ein 24jähriger Paraplegiker angeführt, bei dem beiderseits Nierenbeckenausgußsteine nachgewiesen wurden (Abb. 2, oben: Abdomenübersicht; 2. Reihe: zugehöriges Ausscheidungsurogramm). Das rechte Konkrement wurde durch eine im Hilus gelegene Längsincision des Pyelon entfernt. 4 Wochen danach wurde das linke Konkrement mittels der beschriebenen Methode entfernt. Bei der Kontrolluntersuchung 4 Wochen nach dem letzten Eingriff bestand lediglich noch eine geringe Weitstellung des linken Nierenhohlraumsystems (Abb. 2, 4. Reihe: Ausscheidungsurogramm), ein Konkrement war jedoch nicht mehr nachweisbar (Abb. 2, 3. Reihe: Abdomenübersicht).

Die Methode hat sich auch gut zur Entfernung von Papillennekrosen bewährt, die im gesunden Gewebe abgetragen werden können, wodurch verlegte Sammelröhren eröffnet werden, was mit einer Verbesserung der Nierenfunktion einhergeht.

Literatur

1. Turner-Warwick, R. T.: Persönliche Mitteilung. — 2. Graves, F. T.: In: The arterial Anatomy of the kidney, Bristol: John Wright and Sons Ltd., 1971.

Prof. Dr. M. Ziegler
Urol. Abt. der Chirurgischen Univ.-Klinik
D-6900 Heidelberg

B. Riedel, J. Springer, M. Richter-Reichhelm, R. Pust, A. Rost und J. Täuscher: **Koagulum-Pyelotomie mit Silopren-Harz**

Einleitung

Dees beschrieb 1943 die Verwendung eines Gerinnsels aus Humanfibrinogen und Thrombin zur Entfernung kleiner Konkremente aus dem Nierenbecken oder Kelchsystem nach Pyelotomie. Harrison und Trichel (1949) bestätigten die Anwendbarkeit der Methode in bestimmten Fällen. Andere Autoren befaßten sich mit der Verbesserung der Festigkeit des Fibringerinnsels (Moore und Sweetser, 1952), in Deutschland vor allem Klosterhalfen (1969, 1972).

Wir selbst haben verschiedentlich versucht, im Nierenhohlsystem disseminierte kleinere Konkremente mit einem Fibringerinnsel einzufangen. Hinsichtlich der Herstellung desselben haben wir uns an die Vorschriften von Burchardt und Klosterhalfen (1972) gehalten. Wir mußten dabei allerdings feststellen, daß das Gerinnsel wenig haltbar ist. Es läßt sich leicht zerreißen, womit die Gefahr besteht, daß Konkremente, selbst wenn sie von Fibrin umgeben sind, in situ zurückbleiben.

Eine Alternative liegt in der Anwendung von Kunstharzen, die in flüssigem Zustand in das Nierenbecken instilliert und nach Härtung zu einer gummiartigen Konsistenz über eine Pyelotomie extrahiert werden.

Material und Methoden

Von den verfügbaren Kunststoffen schienen Silopren-Harze am ehesten geeignet, den Anforderungen zu genügen. Wir verwandten ein Silopren-Harz® der Fa. Bayer (K1 nV), dem 5% des Vernetzers 3007 eingerührt wurden. Binnen 10 min erstarrt dieses Gemisch bei Zimmertemperatur zu einer gummiartigen Konsistenz. Um die Frage zu prüfen, ob das Silopren-Harz geeignet ist, Konkremente einzufangen und um eine eventuelle Zytotoxizität festzustellen, wurden bei 5 Hauskatzen in Nembutal-Narkose nach Unterbauch-Laparotomie die Harnblasen 5 mm weit am Blasenscheitel eröffnet und nach Absaugen des Urins ein Konkrement in die Blase deponiert. Darauf erfolgte die Füllung der Blase mit dem flüssigen Kunstharz. In jedem Falle wurde 10 min lang gewartet, dann die Zystotomie etwas erweitert und der verfestigte Kunststoff entfernt. Es zeigte sich, daß die Konkremente eingeschlossen waren. Anschließend wurde die Zystotomie zweischichtig geschlossen, dreischichtiger Wundschluß. 5 Tage nach diesem Eingriff wurden die Katzen getötet und die Harnblase nach Formalin-Fixierung und Paraffin-Einbettung histologisch untersucht. Die Präparate waren makroskopisch und mikroskopisch unauffällig. Es fanden sich weder entzündliche Veränderungen noch Desquamationen des Übergangsepithels der Harnblase, wie sie bei einem eventuellen toxischen Einfluß des Kunststoffes hätten vorhanden sein müssen. Weiter interessierte, ob und in welchem Maße eine Steinbildung provoziert wird, wenn man den Kunststoff an der Niere anwendet. Außerdem bestand die Gefahr, daß die Ausführungsgänge an den Papillenspitzen vom Kunststoff infiltriert und bei der Extraktion desselben verletzt werden. Auch das könnte den Anlaß geben zu einer Steinbildung (Randallsche Plaques). Wir haben uns dazu entschlossen, die Versuche an Schweinen vorzunehmen, da diese einigermaßen extrarenal gelegene Nierenbecken haben. In Intubationsnarkose (Halothan-Lachgas) wurde von einem Flankenschnitt aus die linke Niere freigelegt und der Ureter und das Nierenbecken präparativ dargestellt. Der flüssige Kunststoff wurde von einer Pyelotomie aus über eine 8 Ch.-PVC-Schiene in das Nierenbecken instilliert. Nach einer Wartezeit von 10 min wurde der Ausguß aus dem

Nierenbecken und, sofern man den Ureter vor der Füllung im adrenalen Abschnitt nicht angezügelt hatte, auch aus diesem extrahiert (Abb. 1). Insgesamt wurden 7 Schweine operiert. In einem Fall gelang es wegen eines intrarenalen Nierenbeckens nicht, den Kunststoff-Ausguß aus der Pyelotomie zu extrahieren. In diesem Fall wurde unter zeitweiliger Abklemmung der Nierenarterie eine Nephrotomie durchgeführt. Aufgrund der Elastizität des Materials genügte es, die Nephrotomie auf einen Pol auszudehnen. Ein Sektionsschnitt, wie er bei korallenförmigen Ausgußsteinen notwendig ist, war hier nicht erforderlich.

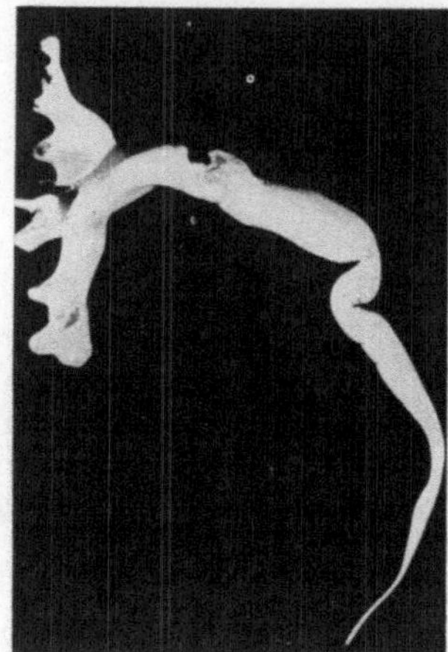

Abb. 1. Silopren-Ausguß von Nierenhohlsystem und Ureter. Füllung und Entfernung durch eine Pyelotomie.

Die Schweine wurden 6 Monate lang am Leben gelassen. Bei der Schlachtung wurden beide Nieren entfernt, nach Inspektion durch Sektionsschnitt eröffnet, in Formalin fixiert, die Papillen sowie Teile des Nierenbeckens und der Kelche sowie der Rinde einer selektiven histologischen Untersuchung nach Paraffineinbettung zugeführt.

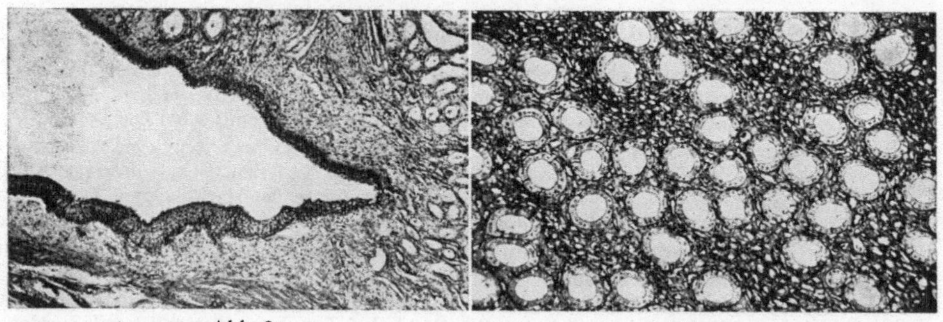

Abb. 2 Abb. 3

Abb. 2. *Sechs Monate nach Füllung mit Silopren.* Kelchrand und Papille (oben im Bild) sind von einem normalen Übergangsepithel bekleidet. Keine Entzündungszeichen oder Kalzifikationen. HE, 100fach.

Abb. 3. *Sechs Monate nach Füllung mit Silopren.* Die quergetroffenen Markkanälchen sind normal gestaltet. Azan, 160fach.

Ergebnisse

In keinem Falle fanden sich Unterschiede zwischen der rechten und der linken Niere. Es bestand kein Anhalt für das Vorhandensein von Konkrementen.

Die histologische Untersuchung zeigte, daß das Hohlsystem der linken Niere von einem normalhohen Übergangsepithel ausgekleidet war. Granulozytäre Infiltrationen fehlten in den Nieren und im Bereich des Hohlsystems (Abb. 2). Die Papillen waren ebenfalls unauffällig. Die Ausführungsgänge zeigten das normale kubische Epithel. Hinweise auf das Vorhandensein von Kalzifikationen bestanden niemals. Ebenso fehlten Ausfüllungen der Sammelröhrchen mit Uromukoid, wie es durch die PAS-Reaktion im Zusammenhang mit Steinbildungskrisen nachgewiesen werden kann. Die Abb. 3 zeigt einen Querschnitt durch das Mark einer solchen Niere. Die Verhältnisse entsprechen völlig der nichtoperierten Seite.

Ebenso wie das Mark weist auch die Rinde der linken Niere keine Besonderheiten gegenüber der nichtoperierten Seite auf.

Zusammenfassung

Silopren-Harz scheint geeignet zu sein, anstelle des Fibrinkoagulums für die Extraktion im Nierenhohlsystem disseminierter Konkremente angewandt werden. Während der 10 min dauernden Härtungszeit wurden toxische Auswirkungen auf die Zellen des umgebenden Übergangsepithels nicht festgestellt. Ebenso konnte 6 Monate nach der Operation eine Steinbildung oder die Folgen eines toxischen oder mechanischen Einflusses auf die operierte Niere nicht nachgewiesen werden.

Literatur

Burchhardt, P., Klosterhalfen, H.: Urologe A **11,** 221 (1972). — Dees, J. E., Fox, H.: J. Urol. (Baltimore) **49,** 503 (1943). — Harrison, H. J., Trichel, B. E.: J. Urol. (Baltimore) **62,** 1 (1949). — Klosterhalfen, H., Kaufmann, J., Burchardt, P., Siefker, K., Altenähr, E.: Urologe **8,** 167 (1969). — Moore, Th. D., Sweetser, Th. H.: J. Urol. (Baltimore) **67,** 579 (1952).

Priv.-Doz. Dr. B. Riedel
Urolog. Klinik der FU Berlin
D-1000 Berlin 45
(Klinikum Steglitz)
Hindenburgdamm 30

V. Patel: **Koagulum-Pyelolithotomie**

Die Zahl der in der Weltliteratur angegebenen Fälle von Rezidivsteinen nach Pyelolithotomien und Nephrolithotomien ist sehr hoch. Ob man in allen diesen Fällen von einem Rezidivstein sprechen kann, ist sehr fraglich; sehr oft ist das sogenannte Rezidiv durch unvollständige operative Steinentfernung bedingt.

Die Technik der Nierenbeckenspülung ist oft hilfreich bei der Entfernung eines beweglichen Steines, der sich schwer lokalisieren läßt; sie läßt aber noch viel zu wünschen übrig. Das gleiche gilt für das intraoperative Röntgen. Wegen der oben erwähnten Schwierigkeiten ist es verständlich, daß Urologen immer noch auf der Suche nach einer effektiveren operativen Methode zur Steinentfernung sind. Der amerikanische Urologe Dees hat uns 1942 in dieser Richtung einen wesentlichen Schritt weitergebracht. Er injizierte in das Nierenbecken Fibrinogen und Thrombin. Nach wenigen Minuten bildete sich ein festes Gerinnsel und dieses wurde dann mit den darin eingeschlossenen Steinen entfernt. Bisher sind aber in der gesamten Weltliteratur nur 144 Fälle von Koagulum-Pyelolithotomien beschrieben worden. Es ist offensichtlich, daß das Verfahren nicht die Beachtung bekam, die es verdient hat.

Viele gaben es nach einigen Versuchen wieder auf. Das lag zum größten Teil daran, daß die von Dees angegebene Methode ziemlich kompliziert war.

Wegen der vielen technischen Fehlleistungsmöglichkeiten an mehreren Punkten des Verfahrens war es nicht immer möglich, ein genügend festes Koagulum zu bilden, das alle Steine einschloß und sich in einem Stück entfernen ließ. Wir hatten anfänglich die gleichen Schwierigkeiten. Jetzt haben wir die Methode vereinfacht und seither ist es uns gelungen, fast immer ein festes und elastisches Koagulum zu formen, das sich in toto entfernen läßt.

Die Technik

1 g Fibrinogen wird in 20 ml physiologischer Kochsalzlösung aufgelöst. 200 Einheiten Thrombin werden in 4 ml physiologischer Kochsalzlösung aufgelöst. Beide Lösungen werden getrennt mindestens 15 min im Wasserbad auf 37°C warmgehalten*.

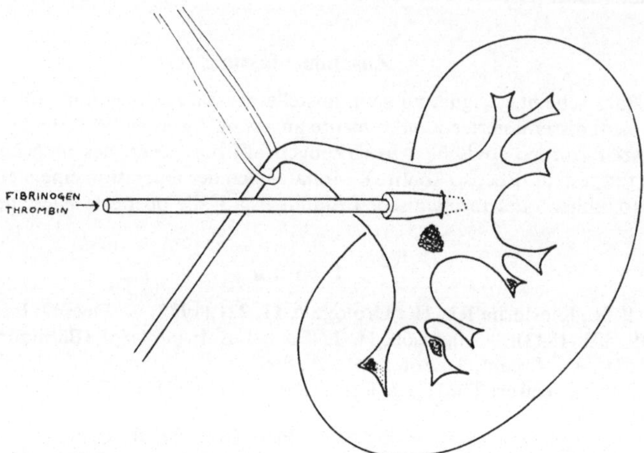

Abb. 1. Eröffnung des Nierenbeckens durch Stichinzision. Applikation der Fibrinogen- und Thrombinlösungen durch einen konischen Katheter, der das Nierenbecken wasserdicht verschließt.

Der Harnleiter wird mit einem Gummizügel abgedrosselt und das Nierenbecken durch Stichinzision eröffnet. Der konische Katheter wird so weit in das Nierenbecken geschoben, bis dieses wasserdicht verschlossen ist (Abb. 1). Der Urin wird aus dem Nierenbecken abgesaugt. Die Nierenbeckenkapazität kann jetzt mit physiologischer Kochsalzlösung gemessen werden. Die Spülflüssigkeit wird aus dem Nierenbecken abgesaugt und der Katheter wird abgeklemmt. Die Fibrinogen- und Thrombinlösungen werden jetzt in einer vorgewärmten Porzellanschale gemischt und mit der Rückseite einer Pinzette kurz und schnell verrührt. Die Mischung wird in einer 50-ml-Spritze aufgezogen und durch den Katheter in das Nierenbecken appliziert. Der Vorgang des Mischens und der Applikation muß schnell vonstatten gehen, da der Koagulationsprozeß bereits nach 30 sec einsetzt. Nach 5 min wird der Nierenbeckenschnitt erweitert und das Koagulum mit den darin eingeschlossenen Steinen extrahiert. Bei einem kleinen intrarenalen Nierenbecken kann die Injektion über den Harnleiter durch einen dünnen Katheter erfolgen.

Da ein konischer Katheter im Handel nicht erhältlich ist, konstruieren wir ihn selbst. Der Pavillon eines Nelaton-Katheters wird abgeschnitten und an das proximale, ebenfalls kurz angeschnittene Ende eines 2 Charrière dickeren Nelaton-Katheters aufgesetzt (Abb. 2). Es empfiehlt sich, Katheter von der Größe Charrière 12 bis 16 zu verwenden.

Abb. 3 zeigt den Fibrinausguß des Nierenbeckenkelchsystems mit darin eingeschlossenem unteren Kelchstein, der auf diese Weise mühelos entfernt werden konnte. Ansonsten ist zu beachten, daß der Ausguß der oberen Kelchgruppe ziemlich breit ist, aber in toto und ohne Verformung durch den relativ engen Kelchhals entfernt werden konnte.

Wir haben bisher in 213 Fällen dieses Verfahren angewandt. Wie aus Tab. 1 ersichtlich ist, konnten wir die Zahl der Fälle, bei denen technisches Versagen auftrat, mit

* Wir beziehen Fibrinogen und Thrombin von der Fa. Behring-Werke, Marburg a. d. Lahn.

unserer verbesserten Methode erheblich reduzieren. Mit der verbesserten Methode konnten wir in 33% der Fälle zusätzlich Steine entfernen, die präoperativ röntgenologisch nicht festgestellt worden waren. Mit unserer Methode konnten wir ein wesentlich festeres Koagulum erzeugen und dieses meistens in toto entfernen. Es ist wichtig, das Koagulum in toto zu entfernen, da immer die Möglichkeit besteht, daß sich in dem zurückgebliebenen Koagulumrest noch Steinchen befinden.

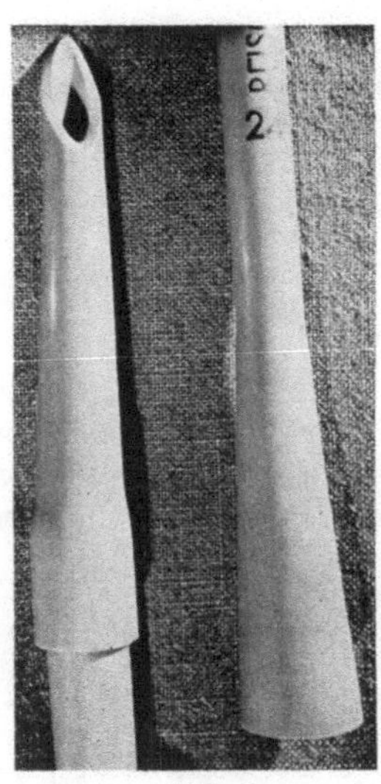

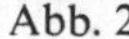

Abb. 2

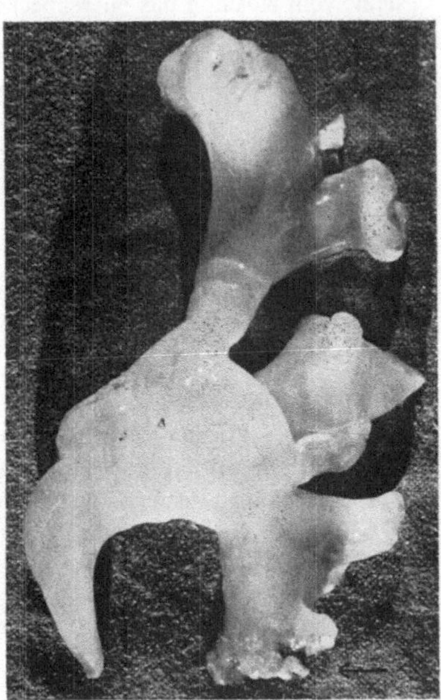

Abb. 3

Abb. 2. Von uns verwendeter konischer Katheter. Der Pavillon eines Nelaton-Katheters wird abgeschnitten und an das proximale, ebenfalls kurz abgeschnittene Ende eines 2 Charrière dickeren Katheters aufgesetzt. Es empfiehlt sich, Katheter der Stärke Charrière 12 bis 16 zu verwenden.

Abb. 3. Der Koagulumausguß eines Nierenbeckens. Der Stein (←) lag im unteren Kelch. Der Ausguß der oberen Kelchgruppe ist ziemlich breit, konnte aber ohne Verformung und in toto durch den relativ engen Kelchhals entfernt werden.

Tabelle 1

	Ges.-Zahl	Meth. I n. Dees	Meth. II
Durchgeführte Koagulum-Pyelolithotomien	213	153	60
Entfernung aller freien Steine	125	79	46
Partielle Entfernung der freien Steine	29	27	2
Technisches Versagen	44	39	5
Sonstige nicht auswertbare Fälle (z. B. festsitzende oder Ausgußsteine etc.)	15	8	7
Zusätzliche Entfernung präoperativ röntgenologisch nicht festgestellter Steine	51	31	20

Ich darf jetzt zusammenfassen:

Die Koagulum-Pyelolithotomie bietet folgende Vorteile:

1. Ein operatives Nierentrauma ist auf ein Minimum reduziert, da es in den meisten Fällen genügt, nur das Nierenbecken freizulegen.

Die Traumatisierung durch instrumentelle Steinsuche wird erspart.

2. Freie Steine, unabhängig von deren Lage und Größe, können entfernt werden. Sehr oft werden präoperativ nicht diagnostizierte Steine mit entfernt.

3. Ein brüchiger Stein kann, wenn er im Koagulum eingebettet ist, entfernt werden, ohne daß er zerbröckelt. Falls aber bei einem instrumentellen Entfernungsversuch ein Stein zerbröckelt, können die Steinteilchen mit dem Koagulum nachträglich entfernt werden.

4. Bei einer Polresektion wegen Steinnestes verhindert das Koagulum, daß ein oder mehrere Steine vom Kelch in das Nierenbecken gelangen.

Wir glauben die ursprüngliche Methode soweit verbessert und vereinfacht zu haben, daß diese an jeder urologischen Abteilung mit Erfolg angewandt werden kann.

Dr. med. V. Patel
Urol. Klinik d. Krankenhauses Seepark
D-2851 Debstedt/Bremerhaven

H. H. BAUR: **Nierensteinoperationen in Blutleere**

Die Entfernung ausgedehnter Korallensteine ist in bestimmten Fällen ohne den sogenannten Sektionsschnitt nicht realisierbar. Die große longitudinale Nephrotomie, aber auch manche anderen Nephrotomien sowie Polresektionen, erfordern die Operation in Blutleere. Die zu diesem Zweck zur Verfügung stehenden Klemmen, auch die sogenannten

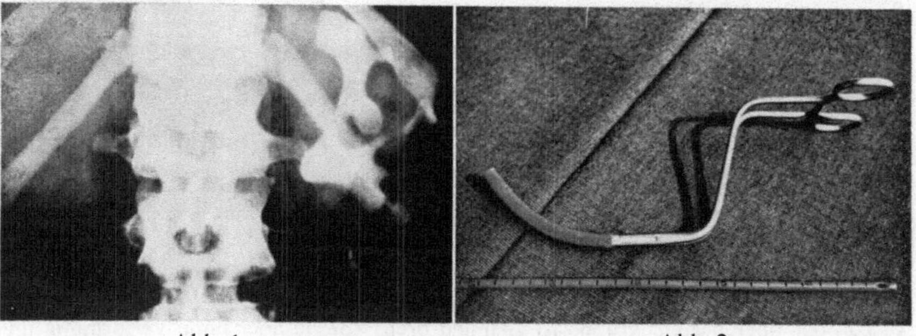

Abb. 1 Abb. 2

Abb. 1. Korallenstein links bei einer 35jährigen Patientin, der durch Sektionsschnitt in Blutleere entfernt wurde.

Abb. 2. Nierenstielklemme, seitliche Ansicht.

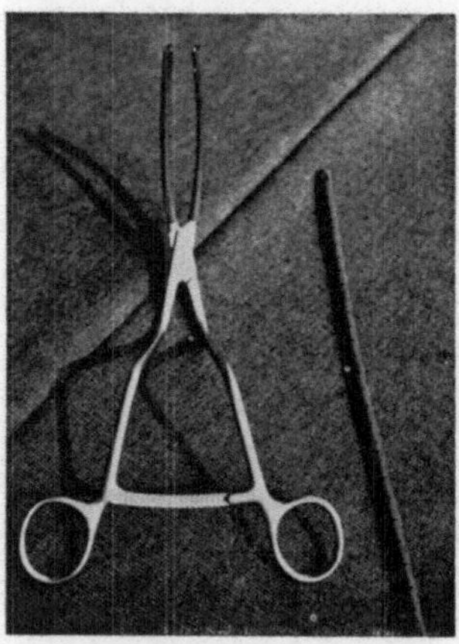

Abb. 3. Nierenstielklemme, von oben gesehen.

atraumatischen Klemmen, sind für den Nierenstiel zu hart. Das von uns in Wuppertal bisher mit gutem Erfolg verwendete Rumelsche Tourniquet ist ebenfalls nicht ohne Gefahren. Im November 1972 haben wir in 4 Fällen als Folge der Nierenstielabdrosselung einen thrombotischen Nierengefäßverschluß mit nachfolgender Totalnekrose des Nierenparenchyms beobachtet. Die Vermutung, daß es hierzu nur bei arteriosklerotisch vorgeschädigtem Gefäßsystem kommt, können wir aufgrund unserer Beobachtungen nicht bestätigen. Unsere 4 Patienten waren 36, 37, 40 und 43 Jahre alt. In 2 Fällen mit einer Ischämiezeit von 9 bzw. 11 min fiel nach Öffnen des Tourniquets schon eine äußerst geringe Blutungsneigung auf. In den beiden anderen Fällen, ebenfalls mit einer Ischämiezeit unter 30 min, war die Niere zunächst noch durchblutet, zeigte aber im postoperativen Urogramm keinerlei Funktion. Als Ursache der Nekrose muß eine mechanische Schädigung des Nierenstiels mit nachfolgender Thrombose angenommen werden, was sich bei der sekundären Nephrektomie histologisch bestätigen ließ. Das Problem ist meines Erachtens nicht die Blutleere an sich, sondern die Art der Nierenstielabklemmung. Ich habe deshalb versucht, durch Veränderung der Bischoffschen Klemme ein für den Nierenstiel möglichst schonendes Instrument zu erhalten. Die Klemme hat folgende charakteristische Eigenschaften:

1. Die Krümmung der Klemme ist dem speziellen Zweck angepaßt.
2. Die Sperre liegt außerhalb des Operationsbereiches, um beim Öffnen und Schließen den Operateur nicht zu behindern.
3. Die Sperre ist ungewöhnlich groß und weist auf einer Länge von 5 cm 22 Zähne auf. Sie ermöglicht dadurch eine dosierte Arretierung schon bei halb geöffneten Branchen.
4. Die Branchen sind breit und weich, ähnlich wie bei einer Darmklemme, sowie leicht nach innen gekrümmt. Sie werden zusätzlich mit Gummi überzogen.

Durch Lieferschwierigkeiten der Herstellerfirma* war es erst in einem Fall möglich, die Klemme zu erproben. Es war dabei festzustellen, daß das exakte Anlegen einen verhältnismäßig großen Schnitt erfordert. Die Klemme soll dazu dienen, bei ausgedehnten Nierensteinoperationen eine sichere Blutleere ohne Schädigung des Nierenstiels zu erreichen.

Dr. H. H. Baur
Urol. Abt. d. Kreiskrankenhauses
D-7920 Heidenheim/Brenz

R. Meridies: **Funktionsminderung der Nieren nach Anwendung des „Sektionsschnittes"**

In der Gruppe der Operationsverfahren, die unter ganz bestimmten Voraussetzungen zur Entfernung von Ausguß- und Korallensteinen angewandt werden können, hat der „Sektionsschnitt", die longitudinale Nephrotomie entlang der Brödelschen Linie etwas dorsal der großen Kurvatur, den mit anderen Methoden nicht zu erreichenden Vorteil, das Nierenhohlsystem übersichtlich freizulegen und eine restlose Steinentfernung zu ermöglichen. Obwohl beim „Sektionsschnitt" keine Rücksicht auf den Verlauf der Kelche und Kelchhälse genommen wird, ist man immer wieder erstaunt, wie schnell die Niere postoperativ die Nierenarchitektur nachbildet.

Zweifellos kommt es beim „Sektionsschnitt" zu einer nicht zu unterschätzenden Parenchymreduktion durch das direkte Trauma des Schnittes und durch umgrenzte Kompressionsnekrosen der Naht, die eine Funktionsminderung der Niere zur Folge haben. Später einsetzende Reparationsvorgänge, z. B. Ersatzbildung von Gefäßen an der Peripherie der Niere, wie sie Viville im Renovasogramm nachwies, sind für den unmittelbaren postoperativen Verlauf zunächst unwichtig. Eine zusätzliche, nicht direkt auf den „Sektionsschnitt" zurückzuführende Schädigung kann die Nierenstielabklemmung verursachen, die bei Ausführung dieses Parenchymeingriffes kaum zu umgehen ist, wenn

* Firma Aesculap, Tuttlingen.

nämlich die Gefäßklemme die Arterienwand direkt traumatisiert und durch zu lange Ischämiezeiten die besonders empfindlichen Tubuluszellen geschädigt werden.

Zur operativen Technik sei nur gesagt, daß wir die Niere durch einen Interkostalschnitt freilegen und am Gefäßstiel eine von Dieffenbach angegebene Klemme anlegen, die auf die Gefäße nur einen mäßigen Druck ausübt und das Operationsfeld überhaupt nicht beeinträchtigt. Unsere Abklemmzeiten lagen unter 20 min. Nach Entfernen der Steine können größere Gefäßstümpfe, die aus dem Nierenparenchym herausragen, einzeln unterbunden werden, meist genügen durchgreifende Parenchymnähte, für die wir 3 bis 4 atraumatische Collagenbänder benutzen. Auf einen besonderen Hohlraumverschluß wird bewußt verzichtet, was sich günstig auf die Operationsdauer auswirkt.

An 38 Patientennieren wurde der „Sektionsschnitt" insgesamt ausgeführt, die operationsbedingte Funktionsminderung konnte an 17 Nieren ermittelt werden. Während Kreatinin- und Harnstoffwerte im Serum als globale Parameter keine verwertbaren Aussagen zuließen, brachte das Isotopennephrogramm in befriedigendem Maße Hinweise für die qualitative Funktionsminderung postoperativ. Den quantitativen Einfluß des „Sektionsschnittes" auf die beiden Hauptfunktionen der Niere, das Glomerulusfiltrat und die Nierenplasmadurchströmung, ermittelten wir mit der seitengetrennten Inulin- und PAH-Clearance im Fließgleichgewicht als Mittel aus 3 Meßperioden.

Die Clearance-Untersuchungen wurden präoperativ und 3 Wochen nach Ausführung des „Sektionsschnittes" durchgeführt. Die operierten Nieren reagierten mit einem durchschnittlichen Abfall des Glomerulusfiltrates um 16,1 ml/min oder 31,5% und des Nierenplasmastromes um 79,6 ml/min oder 30,5%; im ungünstigsten Fall war ein Absinken des Glomerulusfiltrates um 37,5% zu beobachten.

Im einzelnen ergab sich, daß die Nieren mit noch kräftigem Parenchymmantel und annähernd normalen Clearance-Ausgangswerten auf den „Sektionsschnitt" mit einem starken Abfall der absoluten Funktionswerte reagierten, der sich daraus erklärt, daß in diesen Fällen bei der Schnittführung besonders viel und gut vaskularisiertes Nierengewebe bis zur Eröffnung des Hohlsystems durchtrennt werden mußte, im Gegensatz zu stärker vorgeschädigten Nieren mit dünnerem Parenchymmantel.

Wenn die intrasinusale Pyelotomie oder eine Polresektion zur Entfernung eines Korallensteines nicht ausreichen, bietet der „Sektionsschnitt" noch einen Ausweg; vor seiner Anwendung sind jedoch genaue, seitengetrennte Funktionsuntersuchungen erforderlich, da in den ersten 3 Wochen nach dem Eingriff mit einer Funktionsminderung des Einzelorganes um ein Drittel seines Ausgangswertes gerechnet werden muß.

Priv.-Doz. Dr. R. Meridies
Urologische Universitätsklinik
D-4000 Düsseldorf, Moorenstraße 5

P. May und E. Oberhausen: **Seitengetrennte Isotopen-Clearance-Untersuchungen vor und nach operativen Eingriffen bei einseitiger Nephrolithiasis: Ein Beitrag zur Indikation**

Die steigende Tendenz zu organerhaltenden Eingriffen bei Nephrolithiasis verlangt nicht nur eine röntgenologisch-morphologische, sondern auch eine funktionelle Betrachtungsweise, wie sie mit Hilfe seitengetrennter katheterloser Isotopen-Clearance-Kontrollen möglich ist.

Aus einem Krankengut von über 1500 Patienten, die wir innerhalb der letzten 3 Jahre wegen Harnsteinen operierten, haben wir bei einem ausgewählten Kollektiv von 53 Fällen mit einseitiger Urolithiasis und vergleichbaren Befunden vor und frühestens 4 Wochen nach der Operation seitengetrennte Clearance-Verlaufskontrollen durchgeführt. Wie Tab. 1 zeigt, enthält unser Krankengut 21 Nierenbeckenausgußstein-Operationen, 22 Pyelolithotomien und 12 Uretersteinentfernungen. Für jede Gruppe wurden die Clearance-Mittelwerte sowie die Standardabweichungen seitengetrennt berechnet.

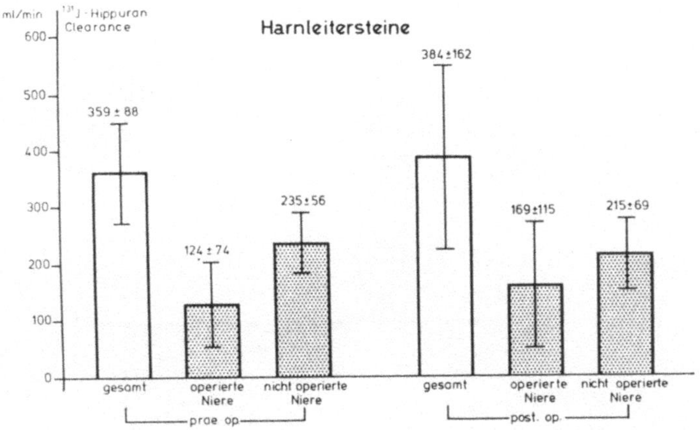

Tabelle 1. Clearance-Mittelwerte und Standardabweichungen für beide Nieren vor und nach Ureterolithotomie.

In Tab. 2 sind die Clearance-Mittelwerte vor und nach Ureterolithotomie zusammengestellt. Der Mittelwert der steingeschädigten Niere war mit 124 ml/min/1,73 m² gegenüber 235 ml/min/1,73 m² auf der gesunden Seite signifikant erniedrigt. Postoperativ ist eine Funktionsbesserung der operierten Seite erkennbar. Die Gesamt-Clearance-Ergebnisse liegen nach unwesentlichem Anstieg gegenüber dem Ausgangswert auch postoperativ noch unter der Normgrenze.

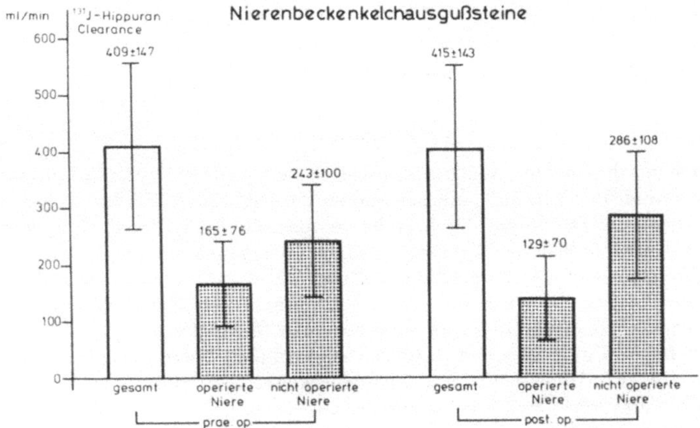

Tabelle 2. Clearance-Mittelwerte und Standardabweichungen für beide Nieren vor und nach Nierenbeckenkelchausgußsteinentfernung.

Bei den Nierenbeckensteinen findet sich ein gleichförmiges Funktionsbild, das sich prä- und postoperativ kaum unterscheidet. Die Gesamt-Clearance-Mittelwerte liegen prä- und postoperativ nahezu identisch unter der Normgrenze, ebenso die Funktion der steintragenden Niere vor und nach Entfernung des Konkrements.

Bei den Nierenbeckenkelchausgußsteinen fällt ein signifikant erniedrigter Clearance-Wert der steintragenden Niere gegenüber der Gegenseite auf. Während die Mittelwerte der Gesamt-Clearance vor und nach der Operation wiederum nur unwesentlich differieren, kommt es nach der Steinsanierung zu einem Funktionsanstieg auf der nichtoperierten Seite. Die Nierenfunktion nach Ausgußsteinentfernung nimmt auf der operierten Seite signifikant ab, und zwar, wie Tab. 3 zeigt, im Mittel um 22% gegenüber dem Ausgangswert.

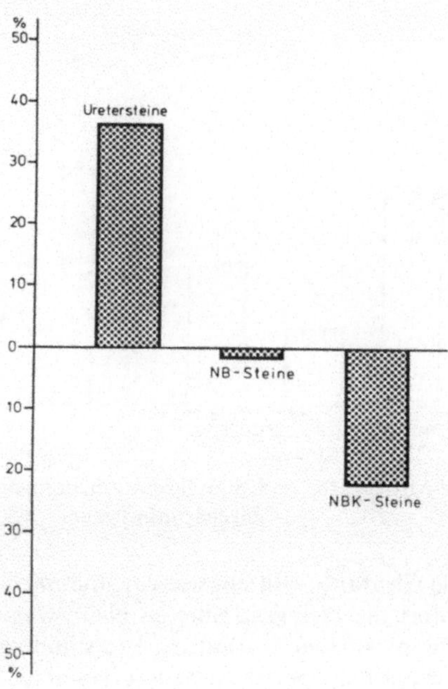

Tabelle 3. Relative Clearance-Änderung der operierten Seite in Prozent.

Diese schon von Rothauge u. Mitarb. in noch gravierenderem Ausmaß beobachtete Funktionsschädigung kommt sicherlich vorwiegend durch Parenchymläsionen beispielsweise im Zusammenhang mit Nephrotomien zustande.

Zusammenfassung

Wie auch aus der letzten Tabelle ersichtlich ist, kam es nach Ureterolithotomie zu einem mittleren Funktionsanstieg von 36% auf der operierten Seite. Diese Funktionsbesserung ist wohl in erster Linie auf die Beseitigung mehr oder minder akuter Stauungszustände zurückzuführen. Während eine unkomplizierte Nierenbeckensteinentfernung keinen signifikanten Einfluß auf die Nierenfunktion erkennen ließ, nahm die Nierenfunktion nach komplizierter Nierenbeckenkelchausgußsteinentfernung im Mittel um 22% ab. Daraus ergibt sich die Forderung nach extrem gewebsschonendem Vorgehen trotz möglichst radikaler Steinentfernung.

Eine deutliche Funktionsminderung der steinkranken Niere gegenüber der gesunden Seite fanden wir bei Harnleitersteinen und Nierenbeckenkelchausgußsteinen, während die seitengetrennten Clearancewerte bei den Nierenbeckensteinen generell leicht unter der Normgrenze lagen. An die Theorien der Durchblutungsminderung als Ausdruck einer Steinentstehungskrise sei in diesem Zusammenhang erinnert.

Literatur

1. Koch, F. E., Haase, H.: Tierexperimentelle Befunde am Gefäßsystem der Niere im Verlauf von Konkrementbildungskrisen. Vorträge 3. Wissenschaftl. Ärztetagung Nürnberg 19, 1952 (zit. aus Handbuch der Urologie, Band 10, Steinerkrankungen, Springer Verlag Berlin–Göttingen–Heidelberg 1961). — 2. May, P., Kirsch, W., Oberhausen, E.: Dtsch. med. Wschr. **96,** 152 (1971). — 3. Menne, F., Hillenbrand, H. J., Conrady, S.: Z. exp. Med. **131,** 544 (1959). — 4. Rothauge, C. F.: Die seitengetrennte quantitative Nierenfunktionsprüfung. Heidelberg: Dr. Alfred Hüthig-Verlag 1966. — 5. Terhorst, B., Lutzeyer, W., Glittenberg, V., Buss, H.: Der Einfluß der Nierenischämie auf die experimentelle Urolithiasis. 2. Jenaer Harnsteinsymposium 1972.

Professor Dr. med. P. May
Urologische Universitätsklinik
D-6650 Homburg/Saar

Diskussion zu den Vorträgen S. 209 bis 238 (Grenzen der Operabilität bei Nephrolithiasis)
Moderatoren: A. Sigel, Erlangen, und H. K. Büscher, Hannover

K. Ruile, Gießen: Ich möchte Ihnen rasch einen Fall demonstrieren, der zeigt, daß auch relativ lange Stielabklemmungen gut toleriert werden können.

Es handelte sich um ein 12jähriges Mädchen, das an einer Nephrolithiasis beidseits infolge eines primären Hyperparathyreoidismus erkrankte (Abb. 1).

In einer auswärtigen Klinik war bereits links ein Ausgußstein operiert worden, der jedoch 3 Monate später zu diesem Rezidiv führte.

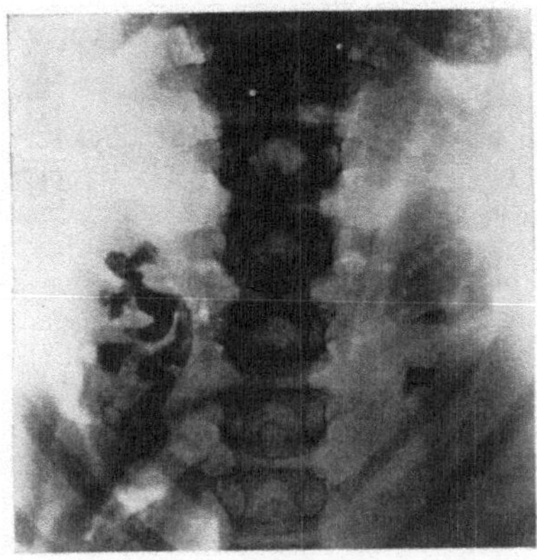

Abb. 1

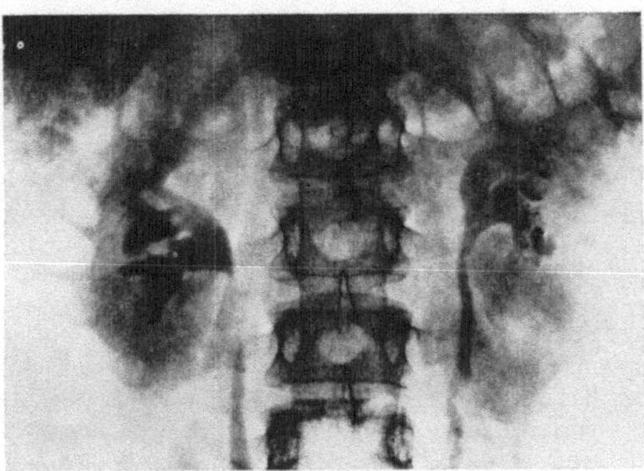

Abb. 2

Abb. 1. Abdomenübersichtsaufnahme. Nephrolithiasis bds. infolge eines primären Hyperparathyreoidismus bei einem zwölfjährigen Mädchen.

Abb. 2. Intravenöses Urogramm 2 Jahre nach der Operation. Kräftige Kontrastmittelausscheidung bds. bei mäßiggradigendeformierenden Veränderungen am NBK-System links.

Nach der operativen Entfernung eines Epithelkörperchenadenoms sanierten wir zunächst die rechte Seite durch transrenale Pyelotomie. Nachfolgend wurde im September 1971 die linke Seite mittels Sektionsschnitt operiert. Die exakte und systematische Ausräumung des Nierenbeckenkelchsystems erforderte eine Abklemmzeit von 45 min. Das intravenöse Urogramm zeigte bereits 4 Tage post operationen wieder eine Kontrastmittelausscheidung. Bei der Kontrolluntersuchung 2 Jahre nach Op fand sich eine kräftige Kontrastmittelausscheidung beidseits (Abb. 2). Die Isotopenclearance im Slope betrug 290 und links 160.

W. Weber, Frankfurt: Nach den gestrigen Ermahnungen unseres Herrn Präsidenten zu einer Straffung der Diskussion möchte ich nur zum Problem der Rezidivsteine feststellen, daß bei 78% unserer Rezidivsteinoperationen eine Harninfektion bestand. In der überwiegenden Zahl der Fälle war diese Harninfektion Folge einer subpelvinen Stenose. Die Problematik besteht dann bezüglich der Grenzen der Indikation irgendwo zwischen Erstoperation, einer der Rezidivoperationen und der definitiven Nephrektomie. Herr Zoedler hat vor 5 Jahren hier in Aachen wohl schon darauf hingewiesen. Auf einem 2. Diapositiv zeige ich Ihnen einen Fall, der stellvertretend für viele solcher Fälle steht, wie wir sie vor der 1. Operation demonstrieren könnten. Bei der 1. Operation wurde ein Oxalatstein entfernt. Anschließend bestand für 12 Jahre bis zur Nephrektomie eine Harninfektion mit wechselnden Keimarten. Bei der 2. Operation wurde diese subpelvine Stenose (Diapositiv), bei der 3. Operation eine winklige Abknickung nach lateral in den unteren Nierenpol nicht entfernt. Retrospektiv muß man dazu sagen, daß zwar bei der 3. Steinoperation noch eine ausreichende Nierenfunktion bestand, da es aber nicht möglich war, die subpelvine Stenose bzw. die Abknickung zu beseitigen, man hätte eigentlich jetzt schon die Niere entfernen müssen. Der entscheidende Fehler jedoch wurde bei der 2. Steinoperation gemacht, als diese Stenose nicht durch Resektion beseitigt wurde, um dadurch den Abfluß zu verbessern. Meine Damen und Herren: Die Grenzen der Operabilität liegen auf sämtlichen Gebieten der Medizin: in der Leistungsfähigkeit des Patienten allgemein, des betroffenen Organes und auch des behandelnden Arztes. Nur die erstgenannten beiden Punkte werden regelmäßig geprüft. Ich weiß natürlich, wie schwierig es ist, gelegentlich in einem so derben Schwielengewebe die Funktion der ableitenden Harnwege wieder herzustellen. Nur muß man sich dann natürlich darüber im klaren sein, daß ohne die Beseitigung einer solchen Stenose eine Steinoperation immer nur ein palliativer Eingriff sein wird.

W. Lutzeyer, Aachen: Meine verehrten Kollegen, wir haben genügend Zeit zur Diskussion und ich möchte jede Kritik bzw. Angst zerstreuen, daß hier auf diesem Kongreß nicht diskutiert werden könne. Wir haben für das Thema Steinchirurgie eine breite Diskussionszeit angesetzt, weil es ja jeden Urologen, nicht nur im Belegkrankenhaus oder in einem großen Krankenhaus, sondern auch im Hinblick auf die Nachbehandlung interessiert. Ich bitte also diejenigen, die gestern Furcht hatten, nicht zur Sprache zu kommen, sich heute kräftig zum Wort zu melden. Für die Diskussion, die von den beiden in Anatomie, Chirurgie und Funktion besonders erfahrenen Kollegen geleitet wird, stehen über 45 min zur Verfügung.

C. E. Alken, Homburg: Wir haben heute morgen gesehen, wie die organerhaltende Urochirurgie doch erhebliche Fortschritte gemacht hat. Fast alle Redner haben zwar das intraoperative Röntgen erwähnt, ich habe jedoch kein einziges Bild gesehen und möchte Ihnen deshalb ganz kurz 5 Diapositive aus unserem eigenen Material zeigen, aus dem ganz klar hervorgeht, daß man während der Operation von Ausgußsteinen oft 3- bis 5mal röntgen muß, um sicher zu sein, auch alle Steine entfernt zu haben. Ich bin heute der festen Überzeugung, daß etwa 90% der sog. Rezidivsteine, die nach einer operativen Steinsanierung entstehen, Steine sind, die bei der Operation zurückgeblieben sind, wie auch die Durchsicht des eigenen Materials ergeben hat. Oft sieht man auf der intraoperativen Aufnahme Kleinstkonkremente, wie Herr Gregoir es bereits angedeutet hat, die auf der noch so einwandfreien Leeraufnahme und der Schichtaufnahme einfach vorher nicht zu erkennen sind. Auch in kleineren Abteilungen steht meist eine Röntgenkugel bei den Chirurgen oder auf einer anderen Abteilung zur Verfügung, so daß eine intraoperative Röntgenuntersuchung, die einfach ist, fast überall durchgeführt werden kann. Die Lokalisation der Steine in den verschiedenen Nierenabschnitten erfolgt durch Einstich feinster Nadeln. Ich bin der Ansicht, daß man prinzipiell bei komplizierten Steinen intraoperativ so oft röntgen sollte, bis man effektiv eine restlose Steinentfernung erzielt hat. Aus meiner Erfahrung bin ich der Überzeugung, daß 90% der früheren Rezidivsteine während der Operation in der Niere zurückgeblieben sind.

H. Baur, Heidenheim: Herr Prof. Alken, Sie haben sehr schöne Bilder gezeigt. Es ist mir dabei aufgefallen, daß in jedem Fall die Niere vor die Wunde luxiert worden ist. Ich möchte Sie fragen, was machen Sie bei starker Perirenitis oder Rezidivoperationen, wo dies nicht möglich ist. Wir verwenden für diese Zwecke den Renodor, bei dem man den Anodenstab in die Wunde einführen kann.

C. E. Alken, Homburg: Sie haben absolut Recht, Herr Baur. In der Regel versuchen wir ja, bei Steinoperationen die Niere nicht zu luxieren. Wenn Sie mit der Kugel röntgen müssen, dann muß man allerdings die Niere luxieren. Mit dem von Ihnen genannten Gerät, das wir auch gerne hätten, ist das natürlich sehr viel einfacher. Wenn Sie eine Rezidivoperation vornehmen und der Stiel kurz ist, kann man die Niere natürlich nicht luxieren. Es geht jedoch jetzt nur um das Prinzip, wie Sie es mit einem kostspieligen Gerät an einer großen Klinik machen oder wie Sie es im kleinen Krankenhaus mit der Kugel machen. Nach Möglichkeit sollte man zum Abschluß der Operation röntgen, um sicher zu sein, daß effektiv alle Steine entfernt sind.

A. Sigel, Erlangen: Die Freundschaft muß auch ein bißchen Gegenmeinung aushalten können. Im Hinblick auf das Röntgen möchte ich feststellen, daß auch wir hin und wieder während der Steinchirurgie röntgen, dies jedoch nicht etwa regelmäßig erfolgt, und ich möchte diese Forderung auch nicht so ultrastark betont haben, wenn ich das Röntgen auch für wichtig halte.

H. Nagel, Köln: Ich möchte Herrn Patel fragen, was passiert, wenn Reste vom Koagulum zurückbleiben. Ist eine solche Möglichkeit ausgeschlossen?

V. Patel, Debstedt: Es wurde schon 1942 nachgewiesen, daß die Reste eines Koagulums im Nierenbecken vom normalen Urin durch Urokinase innerhalb von spätestens 16 Std. aufgelöst werden. Prof. Klosterhalfen hat auch in einer Arbeit an Kaninchennieren nachgewiesen, daß auch bei steinbildenden Nieren mit Pyurie das Koagel viel schneller aufgelöst wird als ein Vollblut-Koagulum, das sogar nach 72 Std. noch nicht aufgelöst ist. Darf ich vielleicht anschließend gleich auf die Bemerkung von Prof. Alken dahingehend antworten, daß auch wir das intraoperative Röntgen nicht so hoch einschätzen, weil es so kleine Steine gibt, die allein wegen ihrer Kleinheit infolge des mangelnden Auflösungsvermögens der Röntgenröhre gar nicht erfaßt werden können. Diese kleinen Steine sind ja für die Rezidivsteinbildung genauso gefährlich wie etwa etwas größere, die röntgenologisch festgestellt werden können.

A. Sigel, Erlangen: Darf ich an die Herren mit der Koagulumpyelolithotomie eine Frage richten: es ist ja ein altes Problem, Kelchsteine zu entfernen. Aber jeder Stein, der mit der Sonde zu tasten ist, kann der Erfahrene auch mit der Zange relativ sicher herausziehen bis auf diejenigen Kelchsteine, die hinter einem engen Kelchhals sitzen, die man mit der Sonde nicht tasten kann. In diesen Fällen besteht der dringende Bedarf nach einer weiteren Methode. Meine Frage zielt darauf hin: bekommt man das, was hinter einem Kelchhals sitzt, heraus? Wenn dies der Fall ist, dann wäre diese Methode großartig. Bekommt man diese Steine jedoch nicht heraus, dann sind wir nach wie vor in Verlegenheit. Können die beiden Herren dazu kurz antworten?

V. Patel, Debstedt: Ich darf die 2 Dias in Erinnerung bringen, auf denen ich zeigte, daß ein ganz breiter Ausguß der oberen Kelchgruppe durch einen ganz engen Kelchhals herausgezogen werden konnte. Dazu ist es notwendig, daß das Koagulum nicht nur fest, sondern auch elastisch ist, so daß es durch den engen Kelchhals ohne Verletzung herausgezogen werden kann. Ich weiß nicht, wie das mit dem Kunststoff sein wird. Ich hätte jedoch Angst, daß bei Bildung eines sehr festen Koagulum Verletzungen möglich sind und Reste zurückbleiben, die zu Inkrustationen führen können.

A. Sigel, Erlangen: Der springende Punkt, der über Fortschritt oder Nichtfortschritt dieser Methode entscheidet, ist doch, ob der enge Kelchhals überwunden wird oder nicht.

V. Patel, Debstedt: Auf meinen 2 Dias habe ich gezeigt, daß der Kelchhals sehr eng und der Ausguß des oberen Kelches sehr breit war und er trotzdem in toto entfernt werden konnte.

F. Arnholdt, Stuttgart: Zur Frage des Röntgens während der Operation möchte ich feststellen, daß wir den Bildwandler verwenden und bei völliger Freilegung der Niere es überhaupt kein Problem ist, selbst bei geringster Strahlenbelastung, auch die allerkleinsten Steine zu sehen. Vor allem dann, wenn man die Niere etwas bewegt, kann man wirklich alles sehen. Bei dünnen Patienten kann man Steine auch dann sehen, wenn die Niere in situ bleibt. Problematisch wird es natürlich bei einem dicken Patienten. Insgesamt glaube ich aber doch, daß man den Bildwandler empfehlen kann.

W. Diener, Siegen: Wir haben auf früheren Tagungen immer von der Pyeloskopie gehört, die heute mit keinem Wort erwähnt wurde. Ich hätte eine Frage an die Moderatoren oder auch an die anderen Referenten: Wie weit ist die Pyeloskopie ein Konkurrenzverfahren zur Röntgenuntersuchung? Auf alle Fälle ist sie billiger als ein teures Spezial-Röntgengerät, wenn man nicht die einfache Röntgenkugel verwendet. Man kommt auch mit dem Pyeloskop in enge Kelche hinein.

E. Schmiedt, München: Wir haben in vielen Fällen verschiedene Pyeloskopiegeräte ausprobiert, müssen jedoch feststellen, daß bisher keines optimal ist, weil oft kleine Kelche rechtwinklig abgehen und man deshalb dann doch nicht in diese Kelche hineinsehen kann. Bisher gibt es also sicher noch kein optimales Pyeloskop.

H. Klosterhalfen, Hamburg: Ich möchte nur noch ein kurzes abschließendes Wort zur Fibrinpyelotomie sagen. Es ist natürlich völlig klar, daß man einen größeren Stein durch einen kleinen Kelchhals nicht hindurchziehen kann. Dies dürfte jedem klar sein. Ein Vorteil dieser Methode liegt meiner Ansicht nach jedoch darin, daß man, wenn man dieses Koagulum hinterher röntgt, auf dem Röntgenbild eine Unmenge von kleinsten Steinchen sehen kann, die man mit dem Auge auf dem einfachen Röntgenbild, der Übersichtsaufnahme, einfach nicht gesehen hat. Soviel im Hinblick auf die Prophylaxe.

A. Sigel, Erlangen: Ich möchte an dieser Stelle nochmals an die alte Methode des Ausspülens erinnern, mit der man die weitaus meisten Steinchen herausbekommt.

P. Mellin, Essen: Ich habe an den Koagulumspezialisten noch eine Frage: Kann man das auch anwenden, wenn bereits das Nierenbecken weit eröffnet ist? Wenn dies der Fall wäre, dann könnte man natürlich auch Steine, so wie sie Herr Alken gezeigt hat, ganz gut damit entfernen. An sich ist die Methode ja überzeugend. Sie scheint mir aber offenbar nur anwendbar zu sein, wenn man eine punktförmige Inzision des Nierenbeckens macht.

C. E. Alken, Homburg: Selbstverständlich röntgen wir nicht alle Steine. Das Problem besteht aber doch darin, daß ein Patient operiert wurde, man sich Mühe gab, alle Steine zu entfernen und dann nach 4 Wochen bereits ein anderer Kollege wieder einen Stein feststellt. Bei der Steinchirurgie stehen wir doch zweifellos immer unter dem Druck des Rezidivs. Deshalb möchte ich einmal ganz offen fragen: wie wollen Sie wirklich ohne Röntgen sehen, daß alles aus dem Kelch entfernt ist, weil Sie diese ja nicht alle austasten können?

A. Sigel, Erlangen: Wie ich aus der Literatur kürzlich entnehmen konnte, wurde aus einer vorzüglichen operativen Klinik in den USA berichtet, daß bei etwa 20% sämtlicher Korallensteinoperationen hinterher noch Steinreste nachzuweisen waren. Ich persönlich bekenne ganz freimütig, daß bei vielen Korallensteinen auch bei mir ganz kleine Reste zurückbleiben, und es ist oft einfach die Grenze des Möglichen überschritten. Bei der normalen Nierensteinchirurgie dagegen habe ich selbstverständlich keine wesentlichen Schwierigkeiten. Unsere in situ-Technik, die uns von Lurz her so eingeimpft wurde, daß sie absolut sicher ist, macht es auch möglich, daß bei uns das Röntgen die Ausnahme ist.

D. Zoedler, Düsseldorf: Ich glaube, daß bei einer multiplen Steinbildung und größeren Ausgußsteinen das intraoperative Röntgen unerläßlich ist und deshalb bei einem solchen Stein die Schnittführung von vornherein daraufhin eingerichtet werden muß, daß man die Niere auch vor die Wunde luxieren kann. Wird von vornherein ein Lurz-Schnitt durchgeführt, dann weiß ich, daß der Weg einer intraoperativen Röntgenkontrolle damit verbaut ist. Aus diesem Grunde bleibt dann m. E. nichts anderes übrig, als die jeweilige Schnittführung dem entsprechenden Zustand anzupassen. Ich glaube nicht, daß durch einen Bildwandler auch kleine Steine erfaßt werden. Wir sehen immer wieder, wenn wir Bildwandler und Röntgenröhre im Op-Saal bei der gleichen Operation verwenden, daß die Röntgenaufnahme wesentlich ergiebiger als der Bildwandler ist. Ich möchte an Herrn Sigel noch eine Frage richten: Sie haben in Ihrem Vortrag die Nephrostomie etwas abfällig behandelt und gesagt, daß Sie die innere Schienung einer Nephrostomie vorziehen. Bei uns ist das Gegenteil der Fall. Ich ziehe die Nephrostomie der inneren Schienung vor, da ich mit der inneren Schienung eine Anzahl von Komplikationen erlebt habe und deshalb von dieser Harnableitung völlig abgekommen bin, zumal man ohnehin bei der inneren Schienung einen Dauerkatheter verwenden muß, was bei Männern ja mehr oder weniger wegen der Möglichkeit einer Prostatitis und anderer Komplikationen fragwürdig erscheint und es ohne Verweilkatheter eben doch zu einer Druckbelastung des Nierenbeckens bei der Miktion kommt.

A. Sigel, Erlangen: Das stimmt natürlich, daß bei der inneren Schienung ein Verweilkatheter eingelegt werden muß. Dies bedeutet jedoch keinen großen Nachteil. Ich möchte daraus keine prinzipielle Frage machen. Schließlich ist die Nephrostomie auch wieder ein zusätzlicher Eingriff, und wir haben im ganzen der inneren Schienen ausgezeichnete Erfahrungen. Hierbei handelt es sich aber nicht um die Frage: entweder oder. Man kann durchaus auch beides anwenden.

P. Mellin, Essen: Ich möchte Herrn Patel noch an die Beantwortung meiner Frage erinnern.

V. Patel, Debstedt: Wir haben gelegentlich, wenn ein Stein entfernt worden war und Steinbröckel zurückgeblieben waren, sekundär eine Koagulumpyelotomie durchführen müssen. Man kann dies dann so durchführen, daß man den erweiterten Nierenbeckenschnitt auf beiden Seiten mit einer fortlaufenden Naht einengt und dann den Katheter einführt und das Koagulum ausspült. Sicher ist, den Nierenbeckenschnitt mit fortlaufender wasserdichter Naht zu verschließen und den Harnleiter 2 bis 3 cm unterhalb des Abganges aufzumachen und über einen Katheter dann das Nierenbecken mit dem Koagulum zu füllen. Ich bin der Ansicht, daß die Koagulumpyelotomie bis jetzt doch die sicherste Methode ist, auch nicht feststellbare Steine zu entfernen.

B. Riedel, Berlin: Ich kann zu der Frage von Herrn Mellin wenig sagen, weil mein Vortrag sich mit experimentellen Befunden befaßt hat. Ich könnte mir aber denken, daß man mit diesem Harz auch isoliert einen Kelch, der ektatisch ist, also einen engen Kelchhals hat und viele Steine enthält, füllen könnte und so die durch eine Spülung der Steine hervorgerufene Verteilung der Konkremente auf alle Nierenkelche vermeidbar wäre. Es wäre dann eine gezielte Nephrotomie über diesem Kelch evtl. angebracht.

A. Sigel, Erlangen: Ich möchte Herrn Riedel fragen, ob dieses Kunstharzpräparat atraumatisch entfernt werden kann aus einem u. U. grobzundrigen kleinen Nierenbecken oder würde das Nierenbecken förmlich gesprengt werden?

B. Riedel, Berlin: Nein, zundrige Nierenbecken hatten wir nicht, wie gesagt, denn die Versuchstiere (Schweine) waren gesund und wir haben an dem Film gesehen, daß die kleine Pyelotomie (etwa 5 mm) nicht zu erweitert werden brauchte, obgleich diese Tiere Nierenbecken haben, die weitestgehend intrarenal gelegen sind.

G. Hubmer, Graz (Österreich)**:** Ich möchte eine Frage an Herrn Riedel stellen: Wir haben experimentell und auch klinisch erfolgreich Uretersteine mit einem Acryl-Kunststoff extrahieren können, den wir transurethral auf unblutigem Wege eingebracht haben. Wir haben dieses Verfahren jedoch wieder aufgegeben, weil wir nicht sicher waren, ob die Stoffe nicht kanzerogen sind. Ich möchte Sie deshalb fragen, ob Anhalt dafür besteht, daß Silopren-Harz kanzerogen ist und ob Sie es für möglich halten, daß man auf einem relativ langen Weg, nämlich über einen Ureterkatheter, diesen Kunststoff an einen Ureterstein heranbringen könnte?

B. Riedel, Berlin: Erforderlich ist eine relativ weite Schiene, um den Kunststoff einzufüllen, weil er relativ hochviskös ist. Uns hat sich gezeigt, daß eine 8-Charr. Schiene optimal ist. Zur Kanzerogenität kann ich nichts sagen. Die Verweildauer des Harzes im Nierenbecken beträgt 10 min, während Kanzerogene doch eine relativ lange Einwirkungszeit brauchen. Aber wie gesagt, ich kann dazu nichts äußern.

P. Strohmenger, Essen: Ich möchte Herrn Riedel fragen, wann sich die Substanz, die er einfüllt, auflöst. Sie haben gesagt, daß sie nach 5 Tagen in der Katzenblase noch das Harz gefunden haben. Besteht dann nicht doch die Gefahr, daß es jetzt wieder sekundär Inkrustationen gibt und damit der Kern zu einem neuen Stein vorliegt?

B. Riedel, Berlin: Hier muß es sich um einen Irrtum handeln; denn wir rühren die Substanz an, instillieren sie dann sofort in die Katzenblase oder in das Nierenbecken und 10 min nach dem perfekten Ausguß wird extrahiert. Die Substanz bleibt also nur 10 min in der Blase. Eine andere Frage, die man sich stellen muß, ist die, daß die Substanz nicht resorbierbar ist. Man ist verpflichtet, die Ausgüsse zu besichtigen, und sollte ein Abriß vorkommen, was recht unwahrscheinlich ist, da die Substanz recht fest ist, wie Sie in dem Film sahen, dann wäre dies auch röntgenologisch feststellbar, da die Materie strahlendicht ist. Zurückgebliebene Reste des Kunstharzes müßten wie Steine entfernt werden. Dies ist eine Tatsache, die nicht günstig ist, darüber bin ich mir im klaren. Das Material ist aber, wie gesagt, fest und dabei doch elastisch.

P. Bischoff, Hamburg: Auch ich möchte noch einmal auf die Bedeutung des Ausspülens des Nierenbeckenkelchsystems hinweisen, das eine der wichtigsten Maßnahmen nach jeder Steinoperation ist. Zur Schienung möchte ich noch bemerken, daß das, was Herr Weber vorhin angedeutet hat, das Wichtigste ist und worüber ich vor 20 Jahren auch schon viele Bilder gezeigt habe. Ich glaube, wenn wir bei einer Steinoperation einen guten Abfluß geschaffen haben, brauchen wir weder zu nephrostomieren noch zu schienen, denn jeder Fremdkörper in der Niere fördert in den ersten Tagen wieder eine neue Steinbildung.

A. Sigel, Erlangen: Was für Ihre Meisterhand zutrifft, Herr Bischoff, ist selbstverständlich absolut richtig, aber man muß sich z. T. auch mehr an den Durchschnitt halten, und da ist relativ oft der Bedarf nach einer Schienung gegeben. Sonst sind wir vollkommen einer Meinung.

H. W. ten Cate, Amsterdam (Holland)**:** Es gibt oft beidseitige Nierensteinerkrankungen. Die Frage ist dann, welches die bessere Niere ist. Ich möchte deshalb vom klinischen Standpunkt aus wissen, welche Seite zuerst operiert werden soll. Meiner Meinung nach ist es immer am besten, die bessere Niere zuerst zu operieren.

H.-K. Büscher, Hannover: Hierzu möchte ich gleich Stellung nehmen, da ich bereits vorhin in meinem Vortrag gesagt habe, daß man von vornherein die Funktionsreserven soweit wie möglich verbessern muß, und das heißt, daß man zunächst das Organ operieren muß, das die beste Prognose bezüglich der Verbesserung einer Funktion durch den Eingriff gewährleistet. Das ist in der Regel von vornherein das bessere Organ. Wenn man dann die Funktionsreserve aufgebessert hat und die Funktion nach Möglichkeit noch einmal überprüft, muß man sehen, ob die 2. Operation gefahrloser als ohne den ersten Eingriff durchgeführt werden kann.

Petrisch, Graz (Österreich): Ich möchte im Anschluß an das Zitat von Herrn Prof. Sigel sagen, daß es sich um eine Arbeit von Prof. Goodwin handelt und zwar über den Ersatz des Ureters durch ein Ileumabschnitt zur Vermeidung von ausgedehnten Nierenbeckenausgußsteinen in der Folge nach einer Pyelokalikotomie.

A. Sigel, Erlangen: Die stimmt, was Sie sagen, nur würde das Thema Harnleiterersatz zu komplex werden, so daß wir es nicht aufgreifen können.

H. Dettmar, Düsseldorf: Ich möchte Herrn Büscher folgendes fragen: Wenn Sie eine doppelseitige Steinbildung haben und die schlechtere Niere ist nicht in der Lage, die Funktion so zu erfüllen, daß ein Leben damit vereinbar ist und auf der besseren Seite passiert Ihnen was, was machen Sie dann?

H. K. Büscher, Hannover: Damit ist die ganze Schwierigkeit der Prognose unserer geplanten Eingriffe aufgeworfen. Die präoperative Funktionsdiagnostik mit den modernen Methoden erlaubt uns zwar, den Zustand vor dem Eingriff festzulegen, es ist aber nicht möglich oder außerordentlich schwierig, abzuschätzen, welche Gefahren hinsichtlich der Funktion bei einem Eingriff auftreten könnten. Deshalb sagte ich vorhin, daß wir von vornherein alle schlechten, die schlechteste Situation in Rechnung stellen müssen. Passiert etwas, so kann das nur heißen, daß wir einen viel höheren Funktionsverlust in Kauf nehmen müssen, als wir geplant haben. Dagegen sind wir nicht gefeit. Ich sehe keine Möglichkeit, von vornherein eine solche mögliche Funktionseinbuße abzuschätzen. Dies sind Dinge, die der Erfahrung und schließlich auch dem operativen Glück unterliegen. Das ist eine Frage, wie zaghaft oder wie mutig ich an einen solchen Eingriff herangehe.

H. Dettmar, Düsseldorf: Ich habe bei Herrn May in München gelernt, daß man den umgekehrten Weg gehen soll, der mir eigentlich vernünftiger erscheint. Wenn eine doppelseitige Steinerkrankung vorliegt, so ist es völlig gleichgültig, ob der Stein in der besser funktionierenden Niere 3 Wochen länger verbleibt, oder nicht. Ist zuerst die schlechtere Seite saniert worden, dann kann der 2. Stein nach 3 Wochen operiert werden. Ist es auf der schlechteren Seite gut gegangen, dann ist das Risiko m. E. wesentlich geringer. Es ist ja nicht so, daß bei der Entfernung des Steines auf der besser funktionierenden Seite die Niere total verloren geht. Dies wäre katastrophal. Aber es könnte sein, daß auf der besser funktionierenden Seite eine Teilschädigung eintritt oder sie so groß ist, daß die Funktion der Niere nach dieser Teilschädigung nicht mehr ausreicht. Wenn sich aber das schlechter arbeitende Organ nach der Steinentfernung erholt hat, und damit ist ja zu rechnen, dann habe ich m. E. nach einen besseren Ausgangspunkt als wenn ich den umgekehrten Weg gehe. Käme es darauf an, sehr schnell zu operieren, und wenn sich beide Nieren sehr schnell verschlechtern würden, wann wäre die Situation eine andere. Man hat aber jedoch Zeit. Die Steine sitzen jahrelang in den Nieren. Deshalb habe ich auch meine Frage gestellt, und ich bin der Meinung, daß es nicht auf den Mut ankommt, sondern darauf, daß der Patient möglichst ungeschädigt davonkommt.

H. Loebenstein, Wien (Österreich): Ich glaube, daß bei doppelseitigen Steinnieren nur der Blick darauf gerichtet sein sollte, welche der beiden Nieren im Augenblick die gefährdetere ist und nicht, welches die schlechter oder die besser funktionierende Niere ist. Die gefährdetere Niere muß zuerst operiert werden.

A. Sigel, Erlangen: Ich stimme Ihnen völlig zu, Herr Loebenstein.

H. Dettmar, Düsseldorf: Hierzu möchte ich aber feststellen, daß es sich um eine völlig andere Fragestellung handelt.

F. Arnholdt, Stuttgart: Ich möchte Herrn Dettmar widersprechen; denn May in München hat immer gesagt, daß man bei Fällen, in denen die eine Niere schlechter und die andere besser ist, zuerst immer die bessere operieren soll und zwar deshalb, weil die schlechtere evtl. ja doch noch entfernt werden muß, weil sie zu schlecht ist.

H. Dettmar, Düsseldorf: Herr Arnholdt, ich muß meine Angaben von vorhin zurückziehen, und kann nur sagen, daß es sich um einen anderen bedeutenden Urologen gehandelt hat.

H. Melchior, Aachen: Ich möchte das Problem der Hypothermie anschneiden. Herr May hat vorhin festgestellt, daß bei größeren Parenchymeingriffen im Durchschnitt mit einer Funktionsminderung von 22% zu rechnen ist. Herr Meridies hat beim Sektionsschnitt eine Funktionsminderung von über 30% nachgewiesen. Wie hoch ist die Funktionsminderung jetzt quantitativ im Durchschnitt bei der Hypothermie. Wir haben von Herrn Eisenberger eine ungefähre Angabe aber keine exakte Zahl gehört, die mich jedoch interessieren würde, ebenso, ob Herr Grégoir quantitative Zahlen hat?

W. Grégoir, Brüssel (Belgien)**:** Ich glaube, ich habe diese Frage von dadurch beantwortet, daß ich feststellte, daß nach der Operation die Nierenfunktion gleich bleibt und in den Fällen, wo durch die Steinbildung der Harnleiter verlegt war, sich die Funktion verbesserte. Wir haben dies auch gemessen.

F. Eisenberger, München: Es ist bei einer vorgeschädigten Niere natürlich sehr schwierig, festzustellen, wie weit die Niere noch geschädigt wird. Dies hängt natürlich auch beim operativen Eingriff von der Anzahl der Nephrotomien und der durchgeführten Operation ab. Man kann nur von tierexperimentellen Untersuchungen her exakt sagen, wie weit die Niere geschädigt wird. Wir haben beim Hund 1 Std. perfundiert und 2 Std. in Hypothermie eine Ischämie durchgeführt und haben dagegen in hormothermer Ischämie die Funktion bestimmt (Diapositiv).

A. Sigel, Erlangen: Mir scheint die Darstellung von Herrn Eisenberger der Perfusion über die Arteria renalis durchaus einleuchtend. Bei dem Verfahren von Herrn Grégoir, das primär ziemlich traumatisierend aussieht (die Niere wird von außen unterkühlt und eingepackt) scheint mir die persönliche hohe Operationskunst das fast Wichtigere als die Unterkühlung selbst zu sein. Es bleibt zu fragen, ob gegenüber der puren Ischämie mit atraumatischen Klemmen sich dieser äußere, zumindest optisch ziemlich traumatisierende Aufwand lohnt.

F. Eisenberger, München: Ich möchte hier das Ergebnis der tierexperimentellen Studie wiedergeben und zwar auf dem Diapositiv sehen Sie oben die EDTA-Clearance und unten die ^{131}J-Hippuran-Clearance. Auf der linken Säule sind die jeweils 100% der präoperativen Absolutwerte aufgezeichnet und Sie sehen auf der ganz linken Säule die Clearancewerte nach 1stündiger normothermer Ischämie mit der doch erheblichen Einschränkung der Nierenfunktion. Die 2. Säule von links zeigt die Clearance-Werte nach 1stündiger Stielabklemmung und Hypothermie und die rechte Säule die Clearance-Werte nach 2stündiger Nierenstielabklemmung und Hypothermie. Hierzu ist natürlich zu bemerken, daß es sich um gesunde Nieren handelt. Bei vorgeschädigten Nieren wird also die postoperative Funktion in hohem Maße abhängig von dem durchgeführten Eingriff sein. Man kann natürlich nie genau sagen, wenn 2 oder 3 Nephrotomien durchgeführt werden, welche Clearance-Einschränkungen dadurch erfolgen und welche Clearance-Einschränkungen die Hypothermie selbst macht. Das ist sehr schwierig zu sagen. Aber man hat vielleicht einen geringen Anhalt hier durch die Untersuchungen an den gesunden Hundenieren.

A. Sigel, Erlangen: Das Engagement mit der Unterkühlung, der wissenschaftliche Aspekt ist sicherlich außerordentlich bedeutsam, aber als Kliniker erscheint das Trauma des Abklemmens nicht als das Vordergründige, wenn es auch wichtig ist, die Niere jedoch daran letztlich nicht zugrunde geht, sondern entscheidend bleibt nach wie vor das Inzisionstrauma, das wir setzen müssen, um alle Steine zu entfernen. Und das entscheidende operative Schnitttrauma am Gefäßbaum können wir nicht ändern, die Unterkühlung dagegen ist das kleinere Problem.

F. Truss, Göttingen: Zur Oberflächenkühlung, mit der ich mich vor 10 Jahren beschäftigt habe, möchte ich folgendes bemerken: der reine Ischämieschaden hängt von der erreichten Kerntemperatur ab. Auf diesen Punkt ist hier nicht eingegangen worden. Man sollte die Kerntemperatur unter 15 Grad senken, sonst ist die Stoffwechselarbeit der Niere noch zu groß, um ohne Schädigung eine längere Ischämie überstehen zu können. Außerdem habe ich Untersuchungen auch an ischämievorgeschädigten Nieren durchgeführt, die nur noch 50% der normalen Leistungsfähigkeit umfaßten. Diese Nieren vertragen die Ischämien, Hypothermien genauso gut, fast noch besser, als gesunde Nieren. Außerdem stellte ich noch folgendes fest: wenn man Gefäßklemmen aus der Gefäßchirurgie verwendet, braucht man vor einer Schädigung des Nierenstiels keine Angst zu haben. Ich habe bei über 20 Hunden 12 Std. lang den Nierenstiel abgeklemmt, ohne daß jeweils eine Komplikation am Nierenstiel eingetreten war.

E. Schmiedt, München: Wie Sie gesehen haben, haben wir jetzt etwa 14 Kranke in Hypothermie operiert. Es besteht jedoch kein Zweifel daran, daß man in Hypothermie, wenn man sich Zeit lassen kann, notwendig werdende Kalikotomien wesentlich schonender durchführen kann als wenn man unter Zeitdruck steht. Und ich glaube, daß dies allein schon ein Grund ist, in derartigen Fällen die Hypothermie anzuwenden.

R. Nagel, Berlin: Darf ich an diesem Punkt vielleicht an die Transplantationschirurgie erinnern. Wenn Sie eine gesunde Niere abklemmen, und das ist ja bei der Transplantation der Fall, dann treten die ersten Veränderungen an den Fermenten und an den Tubulusepithelien bereits nach 15 min auf, wenn nicht perfundiert oder gekühlt wird. Zum Thema Kühlung und zur Bedeutung der Kühlung bei Stielabklemmung bleibt also zu sagen, daß bereits nach 15 min die ersten Nierenschädigungen einsetzen.

A. Sigel, Erlangen: Es ist zweifellos richtig, was Herr Schmiedt sagte, aber man muß auch feststellen, daß man sehr viele Korallensteine auch ohne Nierenstielabklemmung operieren kann, vor allem dann, wenn das Parenchym schon dünn ist. Es wird künftig darauf ankommen, daß man die Indikation streng wählt, also nicht pauschaliert und schematisiert wird, sondern daß in Zukunft nur bei größeren Nierensteinen unterkühlt wird oder die Niere von außen her gekühlt wird.

P. May, Homburg/Saar: Wir haben viele funktionelle Vergleichsuntersuchungen durchgeführt und dabei festgestellt, daß die schlechtesten postoperativen funktionellen Ergebnisse sich nach Sektionsschnitten fanden, vor allem, wenn sie unkontrolliert ohne vorherige Renovasographie erfolgten. Ich darf vielleicht auf diese sehr wichtige Methode im Zusammenhang mit ausgedehnten Nephrotomien oder Sektionsschnitten, die erforderlich werden können, präoperativ hinweisen. Sie ist sicher ebenso wichtig wie die intraoperative Röntgenaufnahme.

P. Strohmenger, Essen: Nur sehr wenige von uns werden sicher in Hypothermie operieren. Viele jedoch den Nierenstiel ohne Hypothermie abklemmen. An diesem Punkt vermisse ich eigentlich eine ergänzende Angabe darüber, was besser ist: bei längerdauernder nicht hypothermer Ischämie den Stiel während der ganzen Dauer abgeklemmt zu lassen oder kann man zwischendurch einige Male die Klemme öffnen, um die Niere zwischendurch wieder mit Sauerstoff und anderen im eigenen Blut befindlichen Substanzen zu perfundieren. Ich glaube, die Kollegen aus der Gießener Klinik können uns vielleicht etwas dazu sagen.

F. Truss, Göttingen: Hierzu möchte ich direkt dahingehend antworten, daß ich dieser Fragestellung an Ratten nachgegangen bin und an ischämiegeschädigten Nieren Stoffwechseluntersuchungen durchgeführt und festgestellt habe, daß eine intermittierende Ischämie mehr schadet als etwa eine gleich lange kontinuierliche Ischämie.

J. G. Moormann, Homburg/Saar: Bezüglich der Perfusionskühlung möchte ich Herrn Eisenberger fragen, ob die im Kreislauf verbleibende Perfusionsflüssigkeit nicht berücksichtigt zu werden braucht und wie groß evtl. diese Flüssigkeitsmengen sind?

F. Eisenberger, München: Die Perfusionsmenge beträgt maximal 300 ml und braucht nicht berücksichtigt zu werden, sie bleibt im Kreislauf.

W. Brachmann, Hamburg: Ich möchte noch einen anderen Punkt diskutieren, der bisher wenig Berücksichtigung gefunden hat. Bei den großen Ausgußsteinen mit multiplen Steinbildungen hatten wir eigentlich in der Regel immer eine mehr oder weniger schwere Pyelonephritis. Mit Beseitigung der Steine ist aber diese Pyelonephritis sicherlich nicht beseitigt worden und ich hätte gerne etwas über das Schicksal dieser Nieren gewußt, die durch Sektionsschnitt oder andere operative Verfahren behandelt worden sind.

A. Sigel, Erlangen: Selbstverständlich bleiben dies immer grob-traumatisierte Nieren und ich bin mir der Schwierigkeit einer optimalen Infektbehandlung mit der häufig wechselnden Keimflora u. a. durchaus bewußt. Ich glaube aber, wir können dieses Thema im Augenblick nicht aufgreifen, da wir ohne Bakteriologen vielleicht doch nicht kompetent genug sind.

V. Wagenknecht, Hamburg: Bereits 1969 haben wir in der Pariser Klinik bei Couvelaire angefangen, die Nierenperfusion durchzuführen. Die Perfusionsflüssigkeit wurde in der auf dem Diapositiv angegebenen Zusammensetzung intraarteriell infundiert, wobei die Procainhydrochloridzugabe wichtig ist, da es sonst zu einem Spasmus kommt, den man auch bei späteren Procainchloridzusätzen nicht mehr lösen kann. Die perfundierte Flüssigkeit wird durch einen 2. Katheter etwas größerer Stärke wieder herausgeleitet, so daß sie nicht im Körper verbleibt. Perfundiert wird mit einem Perfusionsdruck von 200 cm H_2O. Zusätzlich kann man im Nebenschluß noch Methylenblau oder Indigokarmin der Perfusionsflüssigkeit zugeben, damit man sieht, wo dieses Blau aus den Gefäßen heraustritt, um diese dann besser umstechen zu können. Der Stiel wird über diesen liegenden Kathetern abgeklemmt.

W. Mauermeyer, München: Bezüglich der intraoperativen Pyeloskope möchte ich noch feststellen, daß es sich hierbei um eine schwierige Technik handelt, da man einen sehr komplexen Hohlraum betrachten muß und es sich bei der Orientierung im Pyelon um eine Technik handelt, die man neu erarbeiten muß. Man kann sie nicht einfach anwenden, weil man bei der Operation plötzlich einen Stein nicht findet, sondern sollte es so machen wie wir es gemacht haben und zwar, daß zunächst an vielen Leichennieren die Technik der Pyeloskopie erlernt wird — bei uns hat Herr Hertel etwa 30 Leichennieren pyeloskopiert, in die Steine versteckt wurden zuerst an Stellen, die bekannt waren, dann an Stellen, die vorher nicht bekannt waren. Nur, wenn man es auf diese Art und Weise trainiert und übt, lernt man die Technik der Pyeloskopie. Natürlich kann man nicht einen großen pilzförmigen Fortsatz aus einem Kelch mit einem Pyeloskop herausziehen, aber man kann die Stelle finden, wo der Stein sitzt und ich glaube, daß wir die intraoperative Pyeloskopie mit in unser Steinoperationsrepertoire aufnehmen müssen. Bezüglich der Pyeloskopie ist noch zu bemerken, daß man nicht mehr pyeloskopieren kann, wenn das Organ bereits schwer traumatisiert ist und es stark blutet, sondern man muß pyeloskopieren in einem Stadium, wenn die Blutung gering ist und man muß also die Steinsuche mit dem Pyeloskop beginnen und nicht das Pyeloskop als Rettungsanker benutzen, wenn man am Ende aller mechanischen Maßnahmen ist.

A. Sigel, Erlangen: Wie beurteilen Sie, Herr Mauermeyer, das intraoperative Röntgen im Vergleich zu der intraoperativen Pyeloskopie?

W. Mauermeyer, München: Das intraoperative Röntgen ist eine Methode, die natürlich nur eine zweidimensionale Darstellung bringt. Wir wissen ja beim intraoperativen Röntgen nicht, ob der Stein nun ventral oder dorsal liegt. Die Möglichkeit, daß man mit dem Renodor jetzt röntgt, ist noch sehr neu und wir haben diese Methode jetzt zum ersten Mal an unserer Klinik angewandt. Man kann mit ihr ventral, dorsal, kortikal und hilusnah differenzieren. Trotzdem sind wir jetzt eigentlich mehr auf die intraoperative Pyeloskopie übergegangen und ich glaube, daß es sich hier um eine Methode handelt, mit der wir uns alle beschäftigen müßten.

O. Hallwachs, Darmstadt: Zur renalen Ischämiezeit möchte ich noch feststellen, daß experimentell und klinisch bewiesen ist, daß bei fehlender Möglichkeit einer Kühlung vor Abklemmung der Nierenarterie die Infusion von 20%igem Mannitol eine gewisse Verlängerung der Ischämietoleranz einer abgeklemmten Niere bewirkt.

F. Eisenberger, München: Ich möchte zu der Methode von Herrn Wagenknecht, dessen Untersuchungen mir bekannt sind, noch eine Bemerkung machen: Soweit ich mich erinnern kann, haben Sie 5 Fälle operiert. Mir scheint bei dieser Art der Perfusionsmethode die Konfrontation mit den renalen Gefäßen jedoch erwähnenswert, wenn man die leichte Zerreißlichkeit der Vena renalis kennt und sich vorstellt, daß man hier nun noch relativ großkalibrige Katheter einführt, die zu einer Traumatisierung der Vene führen können. Weiterhin glaube ich auch, daß die Arteria renalis durch die Gefäßnähte, die man nach der Perfusion anlegen muß, doch eingeengt wird. Überblicken Sie jetzt Nachuntersuchungen über evtl. Einengungen der Arteria renalis nach Perfusion und haben Sie jetzt mehrere Fälle nach dieser Methode operiert?

V. Wagenknecht, Hamburg: Bezüglich der Komplikationsrate, die ja schon einmal angesprochen wurde in der Diskussion, muß festgestellt werden, daß die einzige Komplikation der Perfusionsmethode darin liegt, daß man Schwierigkeiten mit den Gefäßen bekommen kann. Man muß Katheter nehmen, die nicht so starr sind. Ich erwähnte, daß die Klemme, die über dem Nierenstiel sitzt, über dem Katheter sitzen muß, so daß also der Katheter selber nicht am Gefäßeinstich reißt. Wir schneiden die Katheter schräg an und stecken sie direkt in das Gefäß. Wenn das nicht geht, wird eine kurze Stichinzision im Gefäß angelegt.

A. Sigel, Erlangen: Da Sie die Arteria renalis direkt kanülieren müssen, Herr Wagenknecht, sehe ich für die klinische Realisierbarkeit Ihrer Methode schwarz, da man genug Probleme hat, die Steine zu entfernen. Muß man nun auch vorher die Arterie kanülieren, so wird das Verfahren wahrscheinlich nur von ganz wenigen durchgeführt werden.

V. Wagenknecht, Hamburg: Das macht keine großen Schwierigkeiten. Wir haben nur einen Fall gehabt, bei dem es zu einer größeren Arterienblutung gekommen ist, die durch eine Übernähung gestillt werden sollte. Wegen der Einengung des Gefäßes mußte aber dann eine End-zu-End-Anastomose gemacht werden, die glatt verlief. Dies war der einzige Fall, bei dem wir jemals eine Komplikation hatten.

A. Sigel, Erlangen: Wenn man die Vernarbungssituation bei Rezidivsteinen kennt, erscheint es kaum noch möglich, die Arteria renalis übersichtlich freizulegen und an den Venen ohne nennenswerte Blutung vorbeizukommen.

J. Moormann, Homburg/Saar: Ich möchte noch einmal die Diskussionsbemerkung von Herrn Baur aufgreifen, der festgestellt hat, daß im Gegensatz zu seiner Methode bei unserem Röntgenverfahren das Organ immer luxiert werden muß. Dies ist wohl insofern mißverstanden worden, als die Niere nicht aus der Körperhöhle vor die Wunde gelagert werden muß. Wir legen die Platte hinter die Niere — die Röntgenröhre kommt von ventral — und halten die Bauchdecken weg. Man kann dann die Niere praktisch auch in situ ganz aufnehmen.

H. Melchior, Aachen: Abschließend möchte ich noch auf die Einzelniere zu sprechen kommen, und zwar besonders auf die Einzelniere mit stark eingeschränkter Funktion und Rezidivstein. Wir übersehen in der letzten Zeit 15 Patienten, die mit z. T. schweren Stoffwechselstörungen mit einer Urämie, 1 Patient hatte ein Kreatinin von über 10 mg%, zur Aufnahme kamen. In diesen Fällen hat sich dreimal eine präoperative Dialyse als unumgänglich erwiesen. Alle Patienten sind postoperativ funktionell in einem besseren Zustand, nur bei 1 Patienten ist postoperativ noch einmal eine Dialyse erforderlich gewesen. Ich möchte darauf hinweisen, daß wir inzwischen in der Chirurgie der Einzelniere wesentlich aggressiver geworden sind und das konservative Zuwarten sich nicht bewährt hat.

C. F. Rothauge, Gießen: Der Effekt der Hypothermie besteht doch darin, daß der sehr starke Abfall des Gehaltes der Niere an energiereichen Phosphaten, die durch die Ischämie hervorgerufen wird, etwas retardiert wird. Ich möchte nun darauf hinweisen, daß man diesen Effekt auch pharmakologisch hervorrufen kann und zwar durch eine Prämedikation mit Dipyrimidamol. Ich bin mir natürlich darüber im klaren, daß mit dieser Prämedikation die Perfusion nicht ersetzt werden kann, aber ich möchte doch die Frage aufwerfen, ob man mit einer entsprechenden Prämedikation und gleichzeitigen Heparinisierung nicht einen ähnlichen Effekt erzielen kann wie bei der Perfusionshypothermie.

Zusammenfassung der Diskussion

H. K. Büscher, Hannover: Zusammenfassend ist zur *funktionellen Situation* des Problems zum Ausdruck gekommen, daß die präoperative Funktionsdiagnostik in erster Linie die seitengetrennte Funktionsdiagnostik, zu einer Conditio sine qua non bei Operationen an funktionsgestörten Organen, insbesondere beim doppelseitigen Steinleiden, geworden ist. Uns stehen heute Methoden zur Verfügung, die nicht nur qualitativ, wie die Isotopennephrographie, sondern auch quantitativ ausreichende Aufschlüsse über die seitengetrennte Funktion geben und man kann nur hoffen, daß die Apparaturen, die dazu notwendig sind, bezüglich der quantitativen Diagnostik mit Isotopen mehr Eingang in unsere Diagnostik finden werden. Ich erwähne nur als Beispiel die von Schulman vorgetragene Beurteilung der seitengetrennten Funktion durch Quecksilberbichlorid. Es fehlen bisher eigentlich noch postoperative Langzeitstudien des durch die Steinausräumung traumatisierten Organes im Hinblick auf seine Funktion, auch wenn es primär eine bessere Funktion zeigt, die aber auf die Dauer noch nicht gesichert ist. Dies liegt an der chronischen Pyelonephritis, die in der Regel durch die Steinentfernung ja nicht ausheilt und das liegt u. a. auch an der Stenosebildung, sei sie nun subpelvin oder im Bereich der Kelchhälse, die ja bezüglich des ganzen Hohlraumsystems oder von Teilen erhebliche Funktionseinbußen bewirkt. Ich kann nur diejenigen, die sich bisher so intensiv mit der präoperativen Funktionsdiagnostik beschäftigt haben, auffordern, jetzt auch mit der gleichen Energie postoperative Langzeitstudien durchzuführen.

A. Sigel, Erlangen: Vorträge und Diskussion über Grenzen der Operabilität bei Nephrolithiasis haben vom **Morphologischen** her folgendes präzisiert:

1. Das substantielle Trauma des arteriellen Gefäßbaumes ist mit kleinen radiären Nephrotomien geringer als mit der Längsspaltung.
2. Bei Rezidivoperationen kann die Polresektion und die Ureterokalikostomie folgenschweren Störungen der pyelogenen Urodynamik vorbeugen.
3. Die Koagulumpyelotomie leistet Gutes und Eindrucksvolles. Ob sie auch diejenigen Kelchkonkremente herausfördert, die sich dem Spülmanöver, der Sondierung und der Zangenentfernung entziehen, weil sie hinter verengten oder spastischen Kelchhälsen sitzen bleiben, bleibt noch weiter zu erfahren.
4. Optimale Drainage des Nierenhohlsystems nach ausgedehnten Pyelokalikotomien ist erforderlich, ob durch innere Schienung oder durch Nephrostomie wird unterschiedlich bewertet.
5. Jede größere Nephrotomie erfordert Blutleere mittels Nierenstielabklemmung. Atraumatische Klemmen, wie sie in der Gefäßchirurgie üblich sind, sind erforderlich. Sie sind nach dem Prinzip konstruiert, große Rasteroberflächen auf kleinen Branchen anzubringen. Klemmen herkömmlicher Art sind antiquiert.
6. Minderung des Ischämietraumas mittels pararenaler Eispackungen sind traumatisierend und platzeinnehmend, solche mittels arterieller Perfusion über die Arteria femoralis sind aussichtsreich, aber aufwendig, solche über die Arteria renalis wiederum lokal traumatisierend. Der tatsächliche Bedarf an Unterkühlungsmethoden ist noch zu ermitteln.

FREIE VORTRÄGE

P. CARL, H. RABES, P. FAUL und H. DONHAUSER: **Untersuchungen zur Proliferationsaktivität bestrahlter und nichtbestrahlter Nierenkarzinome durch ^{3}H-Thymidin-Autoradiographie in vitro***

Fragestellung

Die Behandlung präoperativ gesicherter Nierenkarzinome läuft an unserer Klinik seit 4 Jahren in folgenden Phasen ab:

1. Tumorbestrahlung,
2. thorako-abdominale Nephrektomie en bloc,
3. Nachbestrahlung.

Vor- und Nachteile der Vorbestrahlung werden immer wieder diskutiert. Die Befürworter (Schmiedt, E., Heinze, H. G., 1971) wenden unterschiedliche Behandlungsdosen und Bestrahlungszeiträume sowie sehr verschiedene Intervalle bis zur nachfolgenden Operation des Tumors an.

Die klinischen Behandlungsergebnisse (Brosig et al., 1970) lassen bisher noch keine eindeutige Beurteilung zu. Wir selbst müssen noch bis zum Vorliegen der 5-Jahres-Überlebensraten eines größeren Krankengutes abwarten, ehe die klinischen Resultate gesichert werden können. Als eine Möglichkeit, die Zellproliferationsrate eines Tumors und deren Beeinflussung durch ionisierende Strahlen zu beurteilen, bietet sich heute die Autoradiographie an. Hierbei findet vor allem das Tritium-markierte Thymidin Verwendung, welches während der DNS-Synthese — in der sogenannten S-Phase des Zellzyklus — in die proliferierende Zelle eingebaut wird. Durch Inkubation von Tumorzellen in ^{3}H-Thymidin-haltigem Medium unmittelbar nach der operativen Entnahme kann in nichtbestrahltem und bestrahltem Tumorgewebe ein Markierungsindex (MJ) bestimmt werden, welcher Rückschlüsse auf das Proliferationsverhalten der Tumorzellen in vivo erlaubt (Rabes u. Faul, 1973). Es muß allerdings vorweg betont werden, daß die Aussagekraft der ^{3}H-Thymidin-Autoradiographie durch mehrere Faktoren beeinträchtigt werden kann. Ein Anstieg des Markierungsindex kann sowohl aus einer Zunahme der Wachstumsfraktion als auch aus einer Verkürzung der Zellzykluszeit resultieren, wobei beide Phänomene einen Proliferationsanstieg kennzeichnen. Andererseits hätte aber auch eine verlängerte DNS-Synthese-Phase, d. h. eine verlangsamte Proliferation, einen erhöhten Markierungsindex zur Folge. So kann nur unter der Voraussetzung einer konstanten DNS-Synthese-Dauer der Markierungsindex als Parameter für die Proliferationsaktivität gewertet werden.

Weiterhin ist bekannt, daß in manchen Tumoren Parenchymareale aufgrund ihrer ungünstigen Gefäßversorgung und des geringen Sauerstoffpartialdrucks zeitweilig oder andauernd dem Teilungszyklus entzogen sind (Tannock, J. F., 1968; v. Szczepanski et al., 1970). Bei diesen Zellen ist möglicherweise mit einer erheblichen Strahlenresistenz zu rechnen.

Methode

Unmittelbar postoperativ, d. h. nach Entfernung der Tumorniere, wird Geschwulstgewebe in Nährmedien inkubiert, welchem tritiiertes Thymidin zugesetzt wird. Dabei wird von der Erfahrung ausgegangen, daß in vivo DNS-synthetisierende Zellen diesen Vorgang in vitro zu Ende führen (Helpap u. Maurer, 1969). Nach 60 bis 120 min werden Gewebsschnitte entnommen und auf dem Objektträger mit einem photosensiblen autoradiographischen Stripping-Film Kodak AR 10 überzogen. Nach Belichtung dieses Films durch die weiche Betastrahlung des zerfallenden Tritiums zeigen sich im Durchlichtmikroskop schwarz erscheinende Silberkörner über allen Zellen, in die ^{3}H-Thymidin als Vorläufer der DNS-Synthese inkorporiert wurde. Durch Aus-

* Die Arbeit wurde durch das Bundesministerium für Jugend, Familie und Gesundheit finanziell gefördert.

zählen großer Zellareale läßt sich der Markierungsindex, das ist die Zahl markierter Zellen pro Gesamtzellzahl, ermitteln. Abb. 1 zeigt ein Tumorareal mit hohem Markierungsindex. Eine geringere Zahl DNS-synthetisierender Tumorzellen ist im nächsten Präparat festzustellen (Abb. 2).

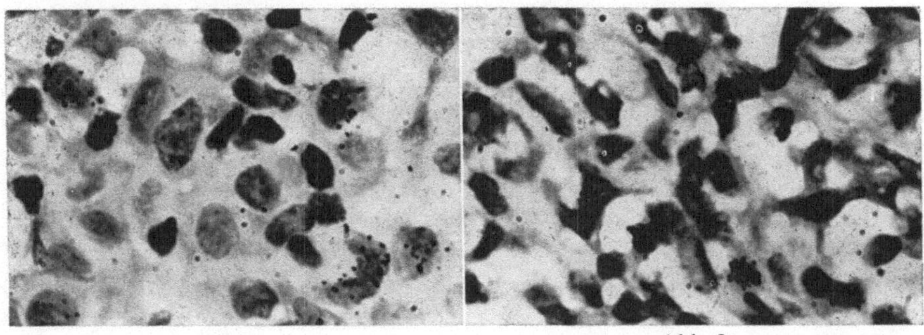

Abb. 1 Abb. 2

Abb. 1. Hoher Markierungsindex nach Thymidin-^{3}H-Autoradiographie des Nierengewebes (Vergr. 400mal).

Abb. 2. Niedriger Markierungsindex nach Thymidin-^{3}H-Autoradiographie des Nierengewebes (Vergr. 400mal).

Ergebnisse

Von 15 Adenokarzinomen der Niere wurden jeweils aus 2 bis 8 Präparaten je 2000 Zellen, also 4000 bis 16000 Zellen pro Tumor, ausgezählt. Von der Summe der in Prozent angegebenen Markierungsindizes wurde das arithmetische Mittel gebildet und zusätzlich die Standardabweichung errechnet (Tab. 1). 6 Tumoren waren kurzzeitig vorbestrahlt worden, d. h. an den beiden der Operation vorangehenden Tagen war eine Herddosis von 1200 bis 1600 R appliziert worden. Mit 0,311% war hier der MI am niedrigsten. 4 Nierenkarzinome, die nach einer Bestrahlung mit 3000 RHD in einem Intervall von 3 Wochen operiert worden waren, zeigten einen durchschnittlichen MI von 0,660%. Insgesamt lag der Markierungsindex nur bei einem bestrahlten Karzinom knapp über 1% (1,050%).

Tabelle 1: Thymidin ^{3}H-Markierungsindex bei Kurzinkubation von Nierenkarzinomgewebe.

	Nach präoperativer Kurzbestrahlung	Nach präoperativer Langzeitbestrahlung	ohne Vorbestrahlung
Anzahl der untersuchten Tumoren	6	4	5
Markierungsindex	$0{,}311 \pm 0{,}238$	$0{,}660 \pm 0{,}312$	$1{,}819 \pm 1{,}169$

Dagegen zeigten 5 nichtbestrahlte Tumoren mit einem MI von 1,819% eine wesentlich höhere Zahl DNS-synthetisierender Zellen. Der Vergleich zentraler und peripherer Tumorbezirke ergab keine voneinander abweichenden Proliferationsaktivitäten (Tab. 2). Intrarenale Metastasen ließen in der Autoradiographie allerdings eine höhere Teilungsrate erkennen. Diese lag bei kurzzeitig bestrahlten Tumoren jedoch in keinem Fall über

Tabelle 2: Thymidin ^{3}H-Markierungsindex in verschiedenen Tumorbezirken der Niere.

	Markierungsindex
Zentrale Tumorbezirke	$0{,}582 \pm 0{,}501$
Periphere Tumorbezirke	$0{,}531 \pm 0{,}422$
Intrarenale Metastasen	$1{,}093 \pm 0{,}676$

1,0%; die langzeitig bestrahlten Geschwülste zeigten auch in den intrarenalen Absiedelungen Markierungsindizes bis 2,05%.

Tabelle 3: Thymidin ^{3}H-Markierungsindex im Hinblick auf das klinische Verhalten des Nierenkarzinoms.

Klinischer Befund	Markierungsindex
Tumor ohne Kapseldurchbruch	0,493 ± 0,370
Kapseldurchbruch und Infiltration in die Umgebung	1,012 ± 0,654
Nachweis von Fernmetastasen	1,581 ± 1,192
Tumoreinbrüche in Venen	0,395 ± 0,185

Die unabhängig von einer Vorbestrahlung entsprechend dem klinischen Verhalten ermittelte Proliferationsrate (Tab. 3) zeigt eine höhere Aktivität bei metastasierenden und infiltrierend über die Nierenkapsel hinauswachsenden Karzinomen, während Veneneinbrüche nicht durch einen überdurchschnittlich hohen MI gekennzeichnet sind.

Diskussion

Trotz der großen Zahl ausgewerteter Zellen der Einzeltumoren ist die Aussagekraft der Untersuchung sowohl durch die bisher noch geringe Patientenzahl als auch durch die Erfassung nur begrenzter Geschwulstbezirke eingeschränkt. Wie schon anfangs betont, kann außerdem nicht ausgeschlossen werden, daß größere, vorübergehend nicht proliferierende und damit unmarkierte Karzinomanteile besonders strahlenresistent sind und später wieder in die Wachstumsfraktion des Tumors eingehen. Trotz dieser Vorbehalte sind die bisherigen Untersuchungen jedoch zumindest als Argument für die Fortsetzung unserer derzeitigen Therapie mit einer ausschließlichen Kurzzeitbestrahlung innerhalb von 48 Std. bei hoher Herddosis zu werten. Die mitgeteilten autoradiographischen Ergebnisse stimmen mit tierexperimentellen Beobachtungen über Verläufe von Tumorregressionen überein (v. Szczepanski et al., 1970). Präzisere Aussagen sind erst möglich, wenn die Generationsdauer der Nierenkarzinomzellen, z. B. durch Doppelmarkierung, determiniert und die Gesamtmarkierung eines Tumors bestimmt werden kann. Beide Untersuchungen werden zur Zeit durchgeführt.

Zusammenfassung

Abschließend kann gesagt werden:

1. Daß eine quantitative ^{3}H-Thymidin-Autoradiographie menschlicher Nierenkarzinome in vitro möglich ist.

2. Daß der Markierungsindex durch vorherige Bestrahlung des Tumors deutlich beeinflußt wird.

3. Daß die autoradiographisch bestimmte Proliferationsaktivität von Nierenkarzinomen mit ihrem klinischen Verhalten korreliert.

Literatur

1. Brosig, W., Baumgärtel, H., Oeser, H.: Die präoperative Bestrahlung der Nieren-Tumoren aus chirurgisch-urologischer Sicht. In: Präoperative Tumorbestrahlung, Vorträge vom Deutschen Röntgenkongreß 1970. München–Berlin–Wien: Urban u. Schwarzenberg, 1971. — 2. Feinendegen, L. E.: Autoradiographische und biochemische Untersuchungen der Zellproliferation in vivo. In: Präoperative Tumorbestrahlung, Vorträge vom Deutschen Röntgenkongreß 1970. München–Berlin–Wien: Urban u. Schwarzenberg, 1971. — 3. Helpap, B., Maurer, W.: Virchows Arch. Abt. B. **4**, 102 (1969). — 4. Rabes, H., Faul, P.: 57. Verh. dtsch. Ges. Path. **57** (1973). — 5. Rajewsky, M. F.: Biophysik **3**, 65 (1966). — 6. Schmiedt, E., Heinze, H. G.: Münch. med. Wschr. **26**, 973 (1971). — 7. Szczepanski, L. von, Hug, O., Spangenberg, G.: Fraktionierungsstudien an transplantablen Tiertumoren unter zellkinetischen Aspekten. In: Präoperative Tumor-

bestrahlung, Vorträge vom Deutschen Röntgenkongreß 1970. München–Berlin-Wien: Urban u. Schwarzenberg, 1971. — 8. Tannock, J. F.: Brit. J. Cancer **22,** 258–273 (1968). — 9. Wrba, H., Rabes, H., Merker, K. F., Doerr, P.: Exp. Cell Res. **45,** 167 (1966). — 10. Zuppinger, A.: Die Vorbestrahlung. Einleitende Übersicht. In: Präoperative Tumorbestrahlung, Vorträge vom Deutschen Röntgenkongreß 1970. München–Berlin–Wien: Urban u. Schwarzenberg, 1971.

Dr. med. Peter Carl
Dr. med. Peter Faul
Urologische Klinik und Poliklinik
der Universität München
D-8000 München 2
Thalkirchner Straße 48

Prof. Dr. med. H. Rabes
Pathologisches Institut
der Universität München
D-8000 München 2
Thalkirchner Straße 36

J.-E. ALTWEIN, F. ORESTANO, P. KNAPSTEIN und K. KLOSE: **Die Wirkung von Depostat und Bestrahlung in der Behandlung des Hypernephroms: Experimentelle Untersuchungen***

Präoperative Bestrahlung und postoperative Depostatbehandlung können die chirurgische Therapie des Hypernephroms ergänzen. Allerdings wurden der klinische und experimentelle Beweis für die Wirksamkeit der beiden Zusatzmaßnahmen noch nicht erbracht. Die Wirksamkeit eines Pharmakons oder der Bestrahlung kann experimentell anhand ihrer Beeinflussung spezifischer Stoffwechselvorgänge in den Zellen untersucht werden. Ein geeigneter Parameter scheint der Androgen-Stoffwechsel in den Nieren- und Hypernephromzellen zu sein; denn auch in solchen Organen, die nicht primär als Androgenerfolgsorgane anzusehen sind, können androgene Steroide das Zellwachstum stimulieren. So beobachtete Kochakian eine Hypertrophie der Niere unter dem Einfluß von Androgenen.

Während die Exposition der Zelle gegenüber Röntgenstrahlen ihre enzymatische Leistung senkt, ist Depostat** lediglich in der Lage, den Androgenabbau zu suprimieren. Allerdings stammen die Kenntnisse über die Depostat-Wirkung ausschließlich aus Untersuchungen an androgenabhängigen Organen.

Material und Methode

Von 6 Patienten mit histologisch gesicherten hypernephroiden Nierenkarzinomen und 2 Patienten mit Nierenbeckenkarzinomen ohne Befall des Nierenparenchyms wurden 300 mg Gewebe aus dem Tumor oder dem Nierenparenchym mit Tritium-markiertem Testosteron nach einem standardisiertem Verfahren inkubiert. Die Steroide wurden extrahiert, identifiziert und anhand ihrer Radioaktivität gemessen. Dabei wurden Androstendion und Epitestosteron als Hauptmetaboliten gefunden. Wird Testosteron zum Androstendion oxydiert, sinkt die Androgenwirksamkeit auf $^1/_5$. Epitestosteron ist dagegen ohne androgene Wirksamkeit. Arimasa et al. (1973) konnten zeigen, daß die Entstehung von Epitestosteron in der Niere offenbar zur Inaktivierung des angebotenen Testosterons dient. Reduktionsprodukte des Testosteronumsatzes wie das Dihydrotestosteron und Androstandiol entstehen im Gegensatz zu den Testosteron-Zielorganen nur in Spuren. So wird beispielsweise im Hypernephromgewebe Testosteron gleichfalls in nur sehr geringen Mengen zu diesen 5 Alpha-Reduktionsprodukten umgewandelt.

Ergebnisse

In Abb. 1 sind die absoluten Mengen der Stoffwechselprodukte des Testosteronabbaus nach Inkubation mit normalem Nierengewebe und Hypernephromgewebe in vitro dargestellt. Während die menschliche Niere mit Hilfe einer Dehydrogenase das Testosteron

* Mit Unterstützung der Helmut-Horten-Stiftung.

** Schering AG.

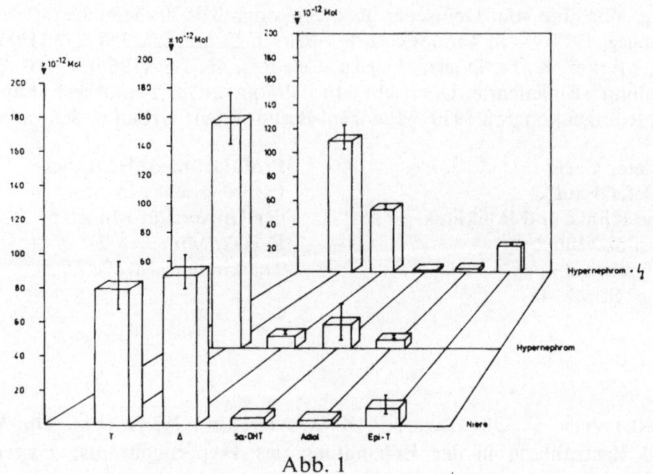

Abb. 1

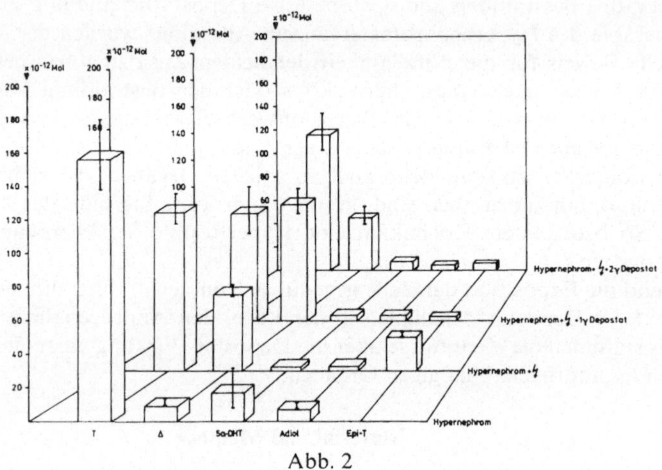

Abb. 2

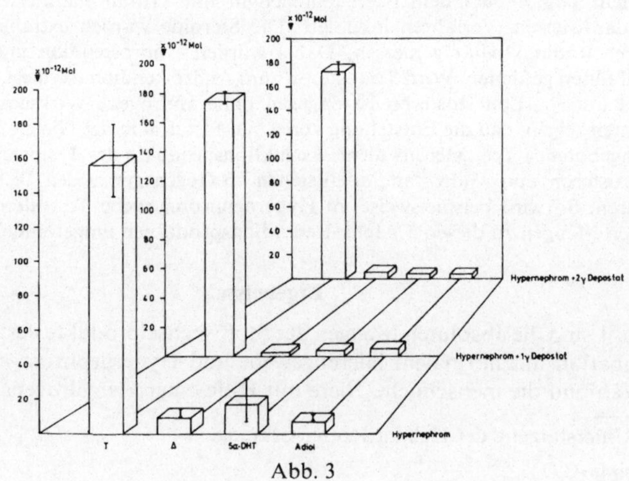

Abb. 3

zum Androstendion und weiter zum Epitestosteron umwandelt, so bleibt praktisch im Hypernephromgewebe das angebotene Testosteron unverstoffwechselt. Die 5 α-Reduktionsprodukte Dihydrotestosteron und Androstandiol betragen in beiden Gewebsarten weniger als 20 p Mol/300 mg Gewebe. Während unbehandeltes Hypernephromgewebe trotz vorhandener Enzyme weitgehend inaktiv ist im Hinblick auf den Testosteron-Metabolismus, ändert sich dieses Verhalten nach Vorbestrahlung (Abb. 1). Wie bereits von Scaife 1963 beobachtet wurde, kann der bestrahlungsbedingte Verbrauch von hydrierten Pyridinnucleotiden zu einem relativen Überangebot von NAD und NADP führen. Dies erklärt offenbar den überraschenden Befund einer Aktivierung des Stoffwechselabbaus durch Vorbestrahlung unter Bildung von Androstendion und Epitestosteron. In Abb. 2 sind die Androgenabbauprodukte im unbehandelten Hypernephrom demjenigen mit in vitro-Zusatz von 1 und 2 μg Depostat gegenübergestellt. Ein besonderer Einfluß durch Depostat auf den Testosteronabbau läßt sich nicht nachweisen. In Abb. 3 wird der kombinierte Effekt von Vorbestrahlung und Depostatzusatz auf den Testosteron-Stoffwechsel im Hypernephrom dargestellt. Die Zunahme der Testosteronumwandlung in Androstendion und Epitestosteron durch die Bestrahlung bleibt unverändert, trotz Gegenwart von 1 und 2 μg Depostat.

Diskussion

Depostat, ein kompetitiver Inhibitor der 5 α-Reduktion des Testosterons in Zielorganen des Androgenstoffwechsels, erweist sich als wirkungslos auf die Beeinflussung des Androgen-Stoffwechsels in Nichtzielorganen. Außer diesem peripheren Depostateffekt ist eine zentrale Hemmung der Ausschüttung der hypophysären Gonadotropine LH, FSH und wahrscheinlich auch von Prolaktin bekannt. Allerdings kann über diese zentrale Wirkung nicht auf eine günstige Beeinflussung des Tumorwachstums geschlossen werden. Insbesondere dann nicht, wenn primär keine Erhöhung der Gonadotropine vorgelegen hat.

Die vorliegenden Experimente lassen erkennen, daß eine Testosteron-Reduktion in den Zellen des Hypernephroms in quantitativ bedeutungsvollem Ausmaß nicht vollzogen wird. Infolgedessen kann auch eine Wirkung des Depostats auf den Testosteron-Stoffwechsel nicht nachgewiesen werden. Die paradoxe Wirkung der Vorbestrahlung auf die Hypernephromzellen ist nicht im Sinne der Neubildung eines enzymatischen Potentials derselben Zellen zu deuten. Im Gegenteil, die Vorbestrahlung zerstört die Enzymcofaktoren, die für die Neubildung von Dihydrotestosteron und Androstandiol mitverantwortlich sind. Dadurch wird der Weg frei für die Konversion des Testosterons in inaktivere Androgensubstanzen.

Zusammenfassend kann man feststellen, daß die präoperative Vorbestrahlung das Enzympotential der Hypernephromzellen ändert. Es entstehen in den Tumorzellen Androgenmetaboliten, die keine stimulierende Wirkung auf das Zellwachstum haben. Depostat dagegen verursacht in den Hypernephromzellen keine Änderung des Androgenmetabolismus. Depostat, das heute lediglich als antiandrogen wirkendes Hormon bekannt ist, kann hinsichtlich seines Effekts nur im Bereich des Androgenstoffwechsels geprüft und eventuell nachgewiesen werden. Durch die vorliegende Untersuchung ist eine solche Wirkung nicht festzustellen. Es erscheint somit zumindest fraglich, ob Depostat für die therapeutische Beeinflussung des Hypernephroms in Betracht zu ziehen ist.

Dr. med. J.-E. Altwein
Urologische Universitätsklinik
D-6500 Mainz
Langenbeckstraße 1

H. ZIEGLER und D. VÖLTER: **Die zytologische Diagnostik der Zystitis**

Die zytologische Beurteilung der im Urin befindlichen Zellen zeigt die methodischen Schwächen, denen die gesamte Exfoliativzytologie unterliegt. Im Gegensatz zur Aspirationszytologie der Prostata, wo vitale Zellen gewonnen werden — handelt es sich bei der Zytologie des Urins um abgeschilfert, devitalisierte Zellen, deren supravitaler, morphologischer Aspekt durch Einflüsse des Urins von dem ursprünglichen Zellbild verändert wird.

Deshalb sind urinzytologische Befunde, auch bei großer Erfahrung, nicht als alleiniges Diagnostikum, sondern als leicht reproduzierbare Such- oder Kontrolluntersuchung von Bedeutung.

Da sich unter dem Begriff der Zystitis ein vielgestaltiges Krankheitsbild verbirgt, haben wir zur Diagnostik der Zystitis seit etwa einem Jahr bei über 250 Patienten auch die Urinzytologie herangezogen.

Nach Möglichkeit wurde an mehreren aufeinanderfolgenden Tagen der frische „postprandiale" Urin verwendet. Also nicht der erste Morgenurin, sondern der zweite Tagesurin, wobei zum Frühstück etwa ¾ bis 1 l Flüssigkeit zur Diureseanregung getrunken werden soll. Dabei sind die Zellen am wenigsten durch den Urin lytisch verändert. Bei Frauen wird der Katheterurin, bei Männern der Mittelstrahlurin sofort verarbeitet oder zumindest mit 96% Alkohol im Verhältnis 1:1 sofort fixiert.

Zur Aufbereitung hat sich am besten die Ultrafiltrationstechnik bewährt. Es handelt sich hierbei um Filter mit verschiedenen Porengrößen, durch die der Urin filtriert wird. Das Verfahren hat den Vorteil, daß der Urin nicht zentrifugiert werden muß und die Zellen weit weniger mechanischen Alterationen ausgesetzt sind. Außerdem kann durch die Wahl der Porengröße des Filters (etwa 8 μ) auch stark blutiger Urin zytologisch beurteilt werden, da die Erythrozyten durch das Filter hindurchgehen und alle anderen größeren Zellen im Sieb hängenbleiben. Das Präparat ist somit blutfrei (Abb. 1). Weiterhin lassen sich durch dieses Ultrafiltrationsverfahren nahezu immer genügend zellreiche Präparate herstellen, da immer soviel Urin durch das Filter gesiebt werden kann, bis alle Poren mit Zellen bedeckt sind. Zu diesem Zeitpunkt erhöht sich dann der Filtrationswiderstand sprunghaft, so daß eine weitere Filtration nicht mehr möglich ist.

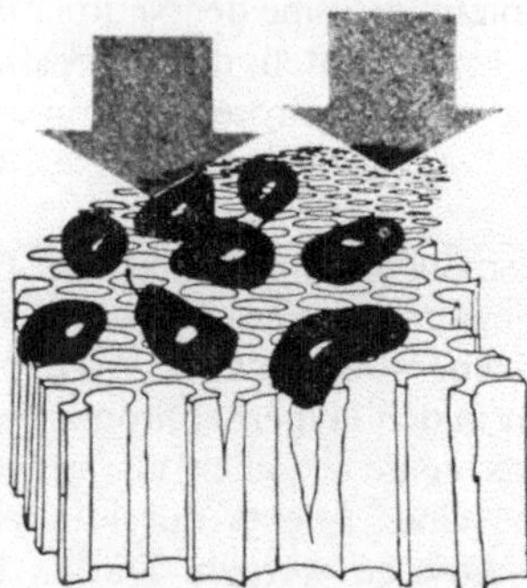

Abb. 1. Schematische Darstellung eines Ultrafilters. Bei einem Porendurchmesser von 8 μ passieren Erythrozyten das Filter. Größere Zellen (Epithelien, Leuko, Tumor-Zellen) werden zurückgehalten.

Wir verwenden Millipore- und Nucleoporefilter, wobei es sich bei Millipore um ein Fasernetz aus dünnen Lagen homogener Polymere und bei Nucleopore um ein perforiertes, leicht transparentes Membranfilter handelt. Bis vor wenigen Jahren mußte man die Filter mitfärben. Wegen der hohen Eigenfärbung derselben war es deshalb notwendig, in der oberen Lichtintensitätsgrenze zu mikroskopieren. Heute lassen sich durch die Imprinttechnik einschichtige, volltransparente Präparate herstellen. Hierzu wird die mit

Zellmaterial besetzte Oberfläche des Filters auf einen eiweiß-glyzerinbeschichteten Objektträger gelegt und mit einem Fließpapier aufgedrückt. Unmittelbar danach wird der Filter mit der Pinzette abgenommen, und die auf dem Objektträger haftenden Zellen werden sofort in 96% Alkohol fixiert und anschließend gefärbt.

Die Transparenzminderung durch Mitfärben des Filters fällt dabei weg. Die so aufbereiteten Präparate sind unserer Meinung nach denen der Sedimentausstriche in ihrer zytologischen Aussagewertigkeit überlegen. Gerade bei einer Hämaturie, bei der ein Tumorausschluß von besonderer Bedeutung ist, versagt häufig die Sedimentausstrichmethode, da hier die Zellen von den zahlreichen Erythrozyten überdeckt werden.

Mit der Imprinttechnik lassen sich bei den verschiedenen Zystitisformen die folgenden charakteristischen zytologischen Befunde erheben:

Bei der akuten Zystitis findet man zytologisch eine starke Vermehrung der Granulozyten, gehäuft Deckepithelien bei verschiedenen Graden der Hämaturie.

Bei der subakuten Zystitis lassen sich zytologisch weniger Leukozyten und vermehrt Zellen der Basalschicht und Zwischenschicht des Übergangsepithels der Blasenschleimhaut finden. Diese kleinen Zellen, die unmittelbar der Basalmembran aufsitzen und die darüberliegenden etwas größeren Zellen, werden durch langdauernde entzündliche Prozesse desquamiert ohne starke entzündliche Alterationen im Kern oder Zytoplasma.

Größeres Augenmerk ist auf die Diagnostik der chronischen Zystitis zu legen. Zytologisch findet man regelmäßig vermehrt Plattenepithelien und Hyperkeratosen in großer Zahl, meist Bakterienrasen in Fibrinresten und Basalzellverbände bei relativ wenigen Leukozyten. Daneben können z. B. Sporen und Hyphen gefunden werden. Hier handelt es sich in der Regel um eine Soorcystitis, bei der man cystoskopisch diskrete weißliche Beläge findet.

Die radiogene Zystitis als Begleiterscheinung vieler Tumorbestrahlungen im kleinen Becken zeigt zytologisch strahlenbedingte Veränderungen, das sind Mehrkernigkeit, eine enorme Zellvergrößerung bis zum 10fachen der Norm, sog. Kaulquappenzellen, verschiedene Anfärbbarkeit des Zytoplasmas und Doppelrandbildung der Zelle. Da bei der Strahlenzystitis meist zusätzlich eine bakterielle Infektion vorliegt, finden sich daneben die zytologischen Veränderungen der chronischen Zystitis (Abb. 2).

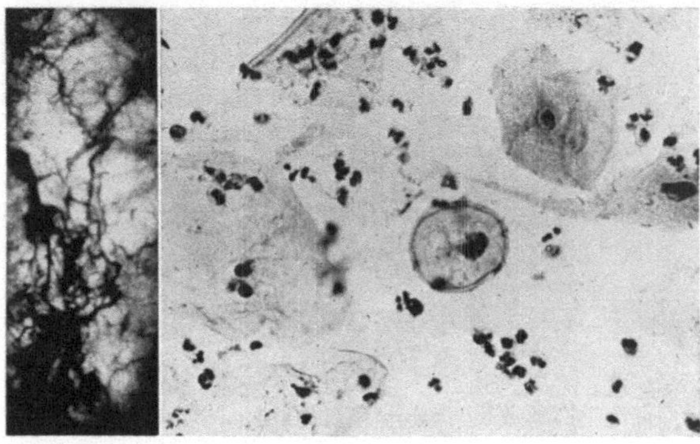

Abb. 2. Links das cystoskopische Bild einer Strahlenblase mit den typischen Veränderungen des Gefäßbildes. Rechts das in der Ultrafiltrations-Imprinttechnik hergestellte urinzytologische Präparat des gleichen Patienten mit Riesenzellbildung, Mehrkernigkeit, Doppelrandbildung und einer Kaulquappenzelle am rechten Bildrand.

Nach unserer Ansicht liegt die Bedeutung der Urinzytologie in der Kontrolle operierter und bestrahlter Blasentumoren. Hier liefert sie oft die ersten Hinweise auf ein Tumorrezidiv und stellt somit eine wichtige Screening-Methode dar. Häufig findet man bei diesen Patienten eine Rötung und leichte Granulierung der Blasenschleimhaut, wobei man cystoskopisch oft nicht differenzieren kann, ob es sich um strahlenbedingte Veränderungen oder um ein Tumorrezidiv handelt. Hier ist es zwar auch zytologisch schwierig, die radiogen bedingten Zellveränderungen sowie bakteriell entzündliche Zellalterationen von Tumorrezidiven zu unterscheiden. Ein erfahrener Zytologe kann jedoch durch regelmäßige Kontrollen des Urins eines Patienten anhand des Verlaufsbildes auch bei der Strahlenblase mit großer Sicherheit ein Tumorrezidiv frühzeitig erkennen (Abb. 3).

Charakteristisch für das Tumorrezidiv sind die hyperchromatischen, bizarren Kerne und vitale Tumorzellen. In diesen Fällen müssen aus mehreren Stellen der Harnblasenschleimhaut Biopsien zur histologischen Untersuchung entnommen werden.

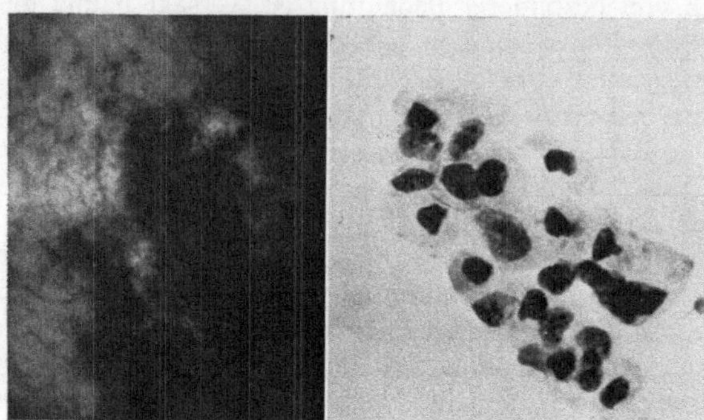

Abb. 3. Links des cystokopische Bild ein Jahr nach der Resektion und Bestrahlung eines Blasen-Ca, rechts das zytologische Präparat dieses Patienten mit einem Verband vitaler Tumorzellen; das Rezidiv konnte histologisch bestätigt werden.

Zusammenfassend können wir sagen, daß durch die Ultrafiltrations-Imprinttechnik die Harnzytologie heute eine brauchbare Screening-Methode darstellt. Besonders im Rahmen der Kontrolluntersuchung behandelter Blasencarcinome ist die Urinzytologie eine wesentliche Bereicherung, da sie häufig den ersten Hinweis auf ein Tumorrezidiv liefert. Außerdem kann durch ihre Anwendung die Häufigkeit cystoskopischer Kontrollen reduziert werden. Aber auch bei der chronischen, therapieresistenten Zystitis ist die Urinzytologie sinnvoll um spezielle Formen, wie z. B. eine Soorcystitis, nicht zu übersehen.

Dr. H. Ziegler
Priv.-Doz. Dr. D. Völter
Urologische Abteilung der Universität
D-7400 Tübingen
Calwer Straße 7

D. C. Utz and H. Zincke: **The Masquerade of Bladder Cancer In Situ as Interstitial Cystitis**

Interstitial cystitis is uncommon in males, but in situ carcinoma of the bladder is not. Commenting on a review of 123 cases of interstitial cystitis in males treated at the Mayo Clinic during a 15-year period, Hanash and Pool [1] declared that at least 90% of the patients with this distressing disease were females and that the lesion was difficult to diagnose and manage. Recently, Utz and associates [2] reported that bladder carcinoma in situ was being diagnosed with increasing frequency and that the most characteristic symptoms of this cancer were frequency, urgency, and dysuria, suggesting the presence of cystitis or some irritative bladder disease.

Material

During the 11 years from 1962 through 1972, 486 patients were treated for interstitial cystitis at the Mayo Clinic. Expectedly, women predominated 5 : 1. The average age of the 408 women was 58 years (range, 21 to 82 years). The 78 men had an average age of 63 years (range, 35 to 88 years). It has been reported that this disease occurs at an earlier age in men [3].

For 224 female and 53 male patients, the follow-up ranged from ½ to 33 years after the original diagnosis of interstitial cystitis. Bladder cancer was identified subsequently in 3 female patients (1.3%) and in 12 male patients (23%).

Clinical Characteristics

Bladder cancer patients presented with symptoms indistinguishable from those of interstitial cystitis. Day and night frequency, urgency, and suprapubic pain relieved by urination were unrelenting, with paroxysms of intensity that created invalidism. Gross hematuria was an unusual occurrence. 9 patients had had a transurethral prostatic resection prior to admission, because of the misconception that the vesical irritability was secondary to prostatic enlargement. It was interesting to note the temporary remission of symptoms as the result of distention of the bladder with irrigating fluid during transurethral resection.

On cystoscopic examination the erythematous lesions usually were multiple and located in the base of the bladder or involved only the trigone. Rarely were they found in the dome or high on the posterior wall as is characteristic of interstitial cystitis. Descriptions of the lesions varied from the classic salmon-pink, stellate appearance of interstitial cystitis to the slightly raised, granular, moderately red, mucosal pattern now recognized as representative of in situ cancer. An important observation was the ill-defined margins of the involved areas. The bladder capacity was usually decreased substantially.

Transurethral bladder biopsies were done in 114 patients and were positive in 14 of the 15 patients with cancer. Cytologic examination of the urine was performed on 128 patients, mostly recently, and yielded positive results in all cancer patients on whom the test was done. Pyuria was common, but routine urine cultures were negative.

The time between initial diagnosis of interstitial cystitis and of bladder cancer was usually less than 3 years but varied from a few months to 8 years.

The most characteristic histologic observation was the occurrence of in situ cancer in 12 of the 15 patients; in only 3 was the lesion infiltrating when first discovered. 13 of the cancers were of the transitional variety and were high-grade lesions. 2 were undifferentiated squamous cell cancers.

Cystectomy and urinary diversion were performed initially or ultimately in 9 patients, 2 had radiation therapy, and 4 were treated with transurethral electroresection.

3 patients died of cancer within 2 years of treatment (one with electroresection and 2 with radiotherapy). In these cases, the lesions were high-grade and infiltrating.

Discussion

Hunner [4] described the bladder lesion, which bears his name, as a rare type of bladder ulcer in women occurring at the time of the menopause or some time after this change has taken place. If these criteria alone were used to establish the diagnosis of interstitial cystitis, the number of patients with this disease would indeed be limited. On the other hand, it is apparent that in many instances the conspicuous clinical symptoms attributable to this unusual cystitis create a smoke screen that prejudices the cystoscopist to the degree that any bladder lesion he visualizes is thought to be interstitial cystitis. In the female patient, as this review indicates, the hazard of misrepresentation of the bladder lesion is not enormous. However, in the male, the risk is high. The occurrence of interstitial cystitis in a male is so uncommon that the diagnosis must be made only with substantive evidence and circumspection.

Furthermore, in the male patient with symptoms suggesting chronic cystitis or prostatitis but without evidence of significant outlet tract obstruction, bladder cancer in situ must be excluded.

There are well-known handicaps in the recognition of in situ cancer of the bladder.

The small-capacity bladder makes total mucosal surveillance difficult. The slightest distention of the small bladder produces bleeding and mucosal hyperemia that conceals the tumor. Transurethral biopsy of a suspected area may reveal only an inflammatory lesion whereas an area of normal-appearing mucosa only a few centimeters away may be malignant. Nevertheless, the urologist must not be persuaded to omit the biopsy of an obvious lesion of interstitial cystitis in the male because of the concern that subsequent overdistention of the bladder may result in extravasation at the biopsy site.

Our experience with bladder cancer in situ has convinced us that the most valuable diagnostic tool is cytologic examination of the urine. The technique is simple, rapid, and inexpensive [5]. Because this cancer may exist without cystoscopically visible alteration in the bladder mucosa, a positive cytologic test may be the only evidence of the presence of tumor. We advocate a urinary cytologic screen for all patients with a urinary tract complaint to promote early detection of bladder cancer.

Summary

Bladder cancer was discovered in 12 of 53 male patients treated for interstitial cystitis. The clinical symptoms and the cystoscopic appearances of the two diseases are similar to the extent that the diagnosis of interstitial cystitis can never be established in the male without a bladder biopsy and a negative urinary cytologic test; even then the diagnosis is made with some reservations.

References

1. Hanash, K. A., Pool, T. L.: J. Urol. (Baltimore) **102,** 427 (1969). — 2. Utz, D. C., Hanash, K. A., Farrow, G. M.: J. Urol. (Baltimore) **103,** 160 (1970). — 3. Cristol, D. S., Greene, L. F., Thompson, G. J.: JAMA **126,** 825 (1944). — 4. Hunner, G. L.: Trans. sth. surg. Gyn. Ass. **27,** 247 (1914). — 5. Rife, C. C.: Minn. Med. **5,** 507 (1971).

David C. Utz, M. D.
Horst Zincke, M. D.
Mayo Clinic and Mayo Foundation
Rochester, Minnesota (USA)

D. Völter, E. Rebholz und U. Feine: **Die Xenon-Exhalationsmessung, eine Methode zur Diagnostik und Verlaufskontrolle der Zystitis**

Die Diagnostik der Zystitis beruht bisher auf den vom Patienten angegebenen subjektiven Beschwerden, der Untersuchung des Urins und dem zystoskopischen Befund. Neben den subjektiven Beschwerden des Patienten werden somit ausschließlich morphologische Kriterien zur Diagnose einer Zystitis herangezogen. Eine Methode, um den Funktionszustand des Blasenepithels zu beurteilen, steht uns bisher nicht zur Verfügung.

Eine wesentliche Funktion des Blasenepithels ist die Verhinderung der Diffusion der im Urin in wesentlich höherer Konzentration vorhandenen harnpflichtigen Substanzen aus der Blase in die Blutbahn. Das Übergangsepithel der Harnblase bildet hierzu ein Harnmukoid, das gelartig die Epitheloberfläche bedeckt und die Schleimhaut vor der Einwirkung des meist hypertonischen Harns schützt. Veränderungen dieses Harnmukoids und eine Hyperämie der subepithelialen Blutgefäße führen zu einer verstärkten Resorption. Bei dieser Resorption handelt es sich vermutlich um einen passiven Vorgang, der den Gesetzen der Diffusion unterliegt. Durch die Messung der durch die Blasenwand erfolgenden Resorption einer Substanz besteht somit die Möglichkeit, etwas über den Funktionszustand des Blasenepithels auszusagen.

Untersuchungen über die Resorption durch die Blasenwand waren bisher nur an einem tierexperimentellen Modell möglich, da die Blase von der Harnpassage ausgeschaltet werden muß. Andernfalls gelangt die resorbierte Testsubstanz rasch wieder in die Blase, so daß eine Resorption aus der Harnblase des Menschen nur in geringem Ausmaß nachweisbar ist. Durch die nach einer Spülung der Harnblase mit einer 3%igen Borsäurelösung auftretenden tödlichen Borsäurevergiftungen ist es jedoch bekannt, daß bei einer hämorrhagischen Zystitis eine starke Resorption stattfindet. Auch das bei der Blasenpapillomatose instillierte Thio-Tepa wird von der entzündeten Harnblase vermehrt resorbiert.

Auf der Suche nach einer Substanz, welche nach ihrer Resorption aus der Blase in der Lunge vollständig abgeatmet wird und damit nicht erneut über die Nieren in die Blase gelangen kann, stießen wir auf das Edelgas Xenon. Xenon dient bisher vorwiegend zur Lungenfunktionsprüfung und zur Messung der Haut- und Muskeldurchblutung.

Da das resorbierte Xenon zu über 98% in der Lunge abgeatmet wird, muß bei der Verwendung von ^{133}Xenon die Harnblase nicht von der Harnpassage ausgeschaltet werden, da keine Rückausscheidung stattfindet. Mit einem Exhalationsmeßgerät kann die Radioaktivität der Ausatmungsluft kontinuierlich registriert werden.

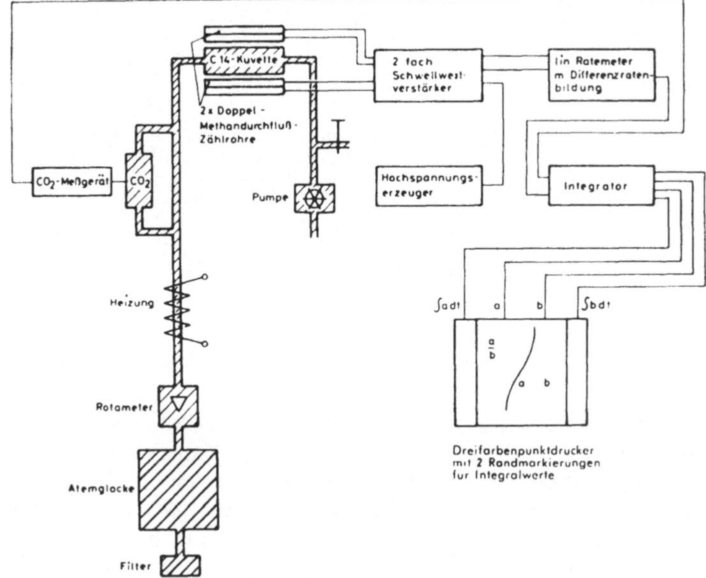

Abb. 1. Prinzipschaltbild des Exhalationsmeßgerätes (a = Meßwerte der ^{133}Xenon-Aktivität, b = Meßwerte für CO_2-Gehalt).

Die Abb. 1 zeigt das Prinzipschaltbild des verwendeten Exhalameter FHT 50 B*. Der Kopf des Patienten befindet sich in einer Atemglocke. Über einen Filter saugt der Patient bei der Inspiration Luft an. Die Ausatmungsluft wird ständig abgesaugt und an 2 parallelgeschalteten Methandurchflußzählrohren kontinuierlich vorbeigeleitet, um die Radioaktivität der Ausatmungsluft zu bestimmen. Gleichzeitig wird über einen Ultrarotgasanalysator der CO_2-Anteil der Ausatmungsluft erfaßt. Ein Kompensationsdruckschreiber registriert fortlaufend die Xenon-Aktivität der Ausatmungsluft in Impulsen pro Minute, den CO_2-Anteil in Volumen-% sowie den Quotienten aus beiden Werten, die spezifische Aktivität. Die spezifische Aktivität ist vom Atemvolumen unabhängig und entspricht der Diffusion des Xenon.

Das von uns verwendete Exhalameter wurde ursprünglich nur zur Messung von β-Strahlern eingesetzt, also vorwiegend zur Bestimmung von C^{14}. Beim ^{133}Xenon handelt es sich jedoch um einen schwachen γ-Strahler, der, wie Feine bei Durchblutungsmessungen an Muskelgewebe zeigen konnte, ebenfalls mit diesem Gerät erfaßt werden kann.

* Frieseke und Hoepfner, Erlangen.

Bisher haben wir 60 Xenon-Exhalationsmessungen bei 47 Patienten durchgeführt. Hierzu haben wir jeweils 100 μCi ^{133}Xenon in 100 ml physiologischer Kochsalzlösung in die Harnblase instilliert und die Xenon-Exhalation über 20 min gemessen. Dabei fanden wir teils nur eine minimale und teils eine ganz erhebliche Resorption des Xenons. Je nach dem Ausmaß der Xenonresorption haben wir die Patienten in 4 Gruppen eingeordnet:

1. Bei 10 Patienten blieb die Zahl der registrierten Impulse unter 30000 während der 20 min dauernden Messung. Es handelte sich ausschließlich um Patienten mit einer normalen Harnblase oder es bestand eine sogenannte abakterielle Reizblase. Die Urinuntersuchung ergab in diesen Fällen keinen pathologischen Befund. Die Abb. 2 zeigt die Mittelwerte dieser 10 Patienten.

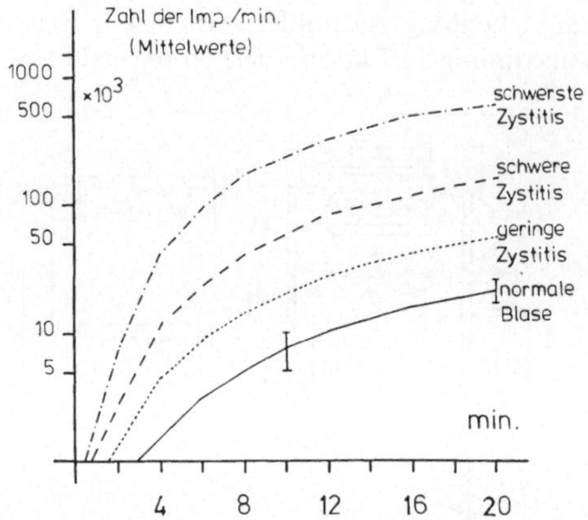

Abb. 2. ^{133}Xenon-Exhalationsmessung bei normalen und entzündeten Harnblasen (für die normalen Harnblasen ist die Standardabweichung s der 10- und 20-Minuten-Meßwerte eingezeichnet).

2. Bei 12 Patienten stieg die Zahl der Impulse auf 35000 bis 85000 an. Hier handelte es sich um Prostatiker, die seit längerer Zeit einen Dauerkatheter ohne einen stärkeren Harnwegsinfekt hatten oder um geringgradige Zystitiden und kleine Blasentumoren.

3. Bei 14 Patienten betrug die Zahl der Impulse 100000 bis 250000. Die Patienten in dieser Gruppe hatten stets eine schwere Zystitis, z. B. bei einer Urethrastriktur, oder es bestand eine nekrotisierende Strahlenzystitis, eine Endoxanzystitis oder eine Zystitis bei einem großen, zerfallenden Blasentumor.

4. Bei 5 Patienten lag die Zahl der Impulse zwischen 350000 und 1500000. Hier handelte es sich um schwerste Zystitiden. Teils lag eine Pyurie bei Blasensteinen vor, teils eine schwere noduläre oder follikuläre Zystitis.

Um die Reproduzierbarkeit der Messungen zu überprüfen, haben wir bei 4 Patienten die Resorptionsuntersuchungen nach 2 bis 3 Std. wiederholt. Dabei fand sich nahezu die gleiche Exhalationskurve wie bei den vorausgegangenen Untersuchungen.

Die Abb. 3 zeigt die Verlaufskontrollen von 5 Patienten. 2 Wochen nach Beginn der medikamentösen Therapie wurde jeweils eine 2. Messung der Xenonexhalation durchgeführt. Bei der follikulären Zystitis erfolgte einen Tag nach Einlegen eines Dauerkatheters eine 3. Messung. Es fand sich jetzt bereits wieder eine stärkere Xenon-Resorption. Bei der neurogenen Blase haben wir die 3. Xenonmessung 14 Tage nach der 2. Messung durchgeführt. Die Xenonbestimmungen zeigten jedoch trotz dieser nochmaligen 2wöchigen Therapie keinen wesentlich weiteren Rückgang der Blasenresorption. Die Instillationsbehandlung eines großen, inoperablen, nekrotischen Blasentumors führte ebenfalls zu einem Rückgang der Xenonresorption, allerdings nur bis auf 108000 Impulse. Nach der instrumentellen Ausräumung von Inkrustationen und einer Instillationsbehandlung kam es auch bei der Strahlenblase zu einem deutlichen Rückgang der Blasenresorption.

Bei der Endoxan-Zystitis führte dagegen eine 14tägige Instillationsbehandlung zu keinem wesentlichen Rückgang der Xenonresorption.

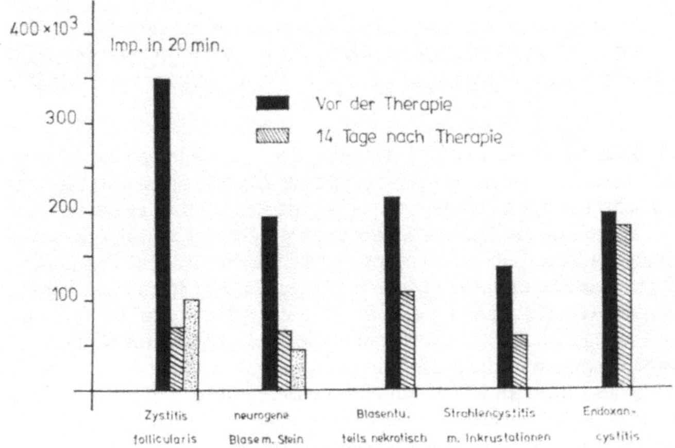

Abb. 3. ^{133}Xenon-Exhalationsmessung zur Verlaufskontrolle bei Erkrankungen der Harnblase.

Die ^{133}Xenon-Exhalationsmessung stellt nach unserer Ansicht eine sehr empfindliche Methode dar, um den Funktionszustand des Harnblasenepithels zu überprüfen. Die Untersuchung des Urins, die Zystoskopie und die histologische Untersuchung ermöglichen dagegen nur eine morphologische Beurteilung. Mit der Exhalationsmessung besteht weiterhin die Möglichkeit, die Resorption aus Darmsegmenten zu überprüfen, die für die Urinableitung ausgeschaltet wurden. Dabei zeigten Rektumblasen mit 100000 bis 300000 Impulsen in 20 min eine gegenüber normalen Blasen erheblich erhöhte Xenonresorption.

Zusammenfassend können wir nach unseren bisherigen Erfahrungen sagen, daß die Xenon-Exhalationsmessung eine für den Patienten nicht belastende Methode darstellt. Sie ermöglicht, sowohl den Schweregrad einer Zystitis festzustellen als auch durch Verlaufskontrollen den Therapieeffekt objektiv zu überprüfen.

Priv.-Doz. Dr. D. Völter
Urologische Abteilung
Dr. E. Rebholz und Prof. Dr. U. Feine
Nuklearmedizinische Abteilung
der Universität
D-7400 Tübingen
Calwer Straße 7

Diskussion zu den Vorträgen S. 250 bis 263 (Freie Vorträge)
Moderator: P. Strohmenger, Essen

H. Melchior, Aachen: Ich möchte Herrn Carl fragen, wie hoch die Strahlendosis war?

P. Carl, München: Die Strahlendosis beträgt bei den kurzzeitig Vorbestrahlten, also der 1. Gruppe mit dem niedrigsten Markierungsindex, 1200 bis 1600 rad HD, und bei den Langzeitbestrahlten beträgt sie zwischen 2000 und 3000 rad HD innerhalb von 3 Wochen mit einem Intervall von 3 Wochen bis zur Operation.

J. Kaufmann, Hamburg: Es ist wohl ein ganz erheblicher Vorteil, wenn man diese Diskussion über die Vorbestrahlung insofern versachlichen kann, daß, wie Sie ja nachgewiesen haben, die

Kurzbestrahlung den besten Effekt hat. Ist das richtig, und können Sie, Herr Carl, jetzt schon, ohne daß man das statistisch auswerten kann, sagen, daß die 3wöchige Vorbestrahlung oder die Operation nach einem Intervall von 3 Wochen mit Sicherheit als überholt gelten kann? Ob man nun 2 Tage bestrahlt oder 3 Tage vorbestrahlt und wie hoch die Dosis ist, spielt ja wahrscheinlich eine unwesentliche Rolle; denn wir bestrahlen 3 Tage vorher mit täglich 1500 rad HD und operieren am 3. Tag direkt nach der Vorbestrahlung. Es bleibt zu fragen, ob man damit am günstigsten liegt, ob das gilt, und ob man das nach Ihren Voruntersuchungen schon allgemeinverbindlich sagen kann.

P. Carl, München: Die Fallzahl ist natürlich noch sehr gering, aber nach den bisherigen Untersuchungen kann man schon sagen, daß der Markierungsindex, der nun als Parameter für die Proliferationsaktivität angesehen wurde — wie das auch in vielen tierexperimentellen Studien geschehen ist —, am niedrigsten ist bei der kurzzeitigen Vorbestrahlung und daß er bei der Langzeitvorbestrahlung höher ist. Dies stimmt auch überein mit den Untersuchungen an bestrahlten Mäusetumoren, wie sie von v. Scepanski und Hueck in dem Strahlenbiologischen Institut durchgeführt wurden. Soweit die geringe Fallzahl das zuläßt, kann man es schon in dieser Form sagen. Eine andere Frage ist allerdings, ob sich evtl. die Generationsdauer ändert, worauf ich schon hingewiesen habe; denn wenn die Zellzykluszeit sich ändert unter der Bestrahlung, dann kommt es natürlich auch zu einer Änderung des markierten Index, weil sich mehr Zellen in der DNS-Synthesephase befinden würden. Wir gehen also bei all diesen Untersuchungen davon aus, daß die Generationsdauer der Tumorzellen konstant bleibt.

P. Strohmenger, Essen: Ich möchte Herrn Carl noch folgendes fragen: Sie haben von vorbestrahlten Tumoren gesprochen. Könnte man Ihren Versuchsansatz erweitern und fragen, ob Sie in Ihrer Methode eine Möglichkeit sehen, bei einem nicht vorbestrahlten Tumor zu entscheiden, ob er einer Nachbestrahlung bedarf oder nicht? Sie kennen das Problem Hypernephrom, hypernephroides Karzinom. Es gibt ja relativ gutartige Gebilde, die man vielleicht nicht nachbestrahlen sollte.

P. Carl, München: Die Frage, ob man einen Tumor nachbestrahlen sollte, kann man natürlich auch evtl. anhand des Markierungsindex beurteilen. Es ist hierfür nur erforderlich, daß man nicht einzelne Zellareale, wie wir es bisher getan haben, untersucht, sondern daß man den ganzen Tumor markiert, wie wir es z. Z. machen.

P. Strohmenger, Essen: Ich glaube, daß da überhaupt eine methodische Schwierigkeit liegt, immer reproduzierbar den gleichen Bezirk zu treffen und nicht einmal Gewebe vom Zentrum und ein anderes Mal von der Peripherie des Tumors zu untersuchen.

P. Carl, München: Dies stimmt; denn das ist eines der weiteren Probleme, daß ein Tumor wahrscheinlich sehr unterschiedlich proliferierende Zellareale enthält, und zwar dadurch, daß durch mangelnden Sauerstoffpartialdruck wahrscheinlich einige Zellareale momentan dem Zellteilungszyklus entzogen sind, später aber auch wieder in diesen eintreten können. Man muß also versuchen, den gesamten Tumor zu markieren, um zu sehen, ob vielleicht reichlich unterschiedlich markierte, d. h. unterschiedlich proliferierende Zellareale vorhanden sind, wie wir dies z. Z. durchführen.

O. Hallwachs, Darmstadt: Zum Vortrag von Herrn Altwein möchte ich bemerken, daß wir vor etwa 1½ Jahren der Anregung der Mainzer Klinik, Depostat nach Hypernephromoperationen zu geben, dankbar gefolgt sind. Ich überblicke jetzt 10 Patienten nach transperitonealer Tumornephrektomie wegen Hypernephrom, z. T. mit Einbruch in die Nierenvene. Die letzte Kontrolle vor diesem Kongreß ergab 8 noch lebende Patienten, von denen 7 subjektiv beschwerdefrei waren und 5 Patienten sogar Gewichtszunahmen bis zu 10 kg registrierten. Wenn ich jedoch Ihre heutigen Ausführungen betrachte, nach denen nun das Testosteron offensichtlich nicht unter Depostateinwirkung abgebaut wird, so erscheinen doch diese guten klinischen Ergebnisse, über die Sie auch früher berichtet haben, sicher auf anderen Dingen zu beruhen und es ist sinnlos, Depostat zu geben. Ich möchte Sie nun fragen, ob Sie in Mainz aufgrund Ihrer jetzt vorgetragenen Untersuchungen mit der Depostatbehandlung aufhören?

J. E. Altwein, Mainz: Zunächst möchte ich feststellen, daß die Gestagentherapie in der Nachbehandlung des operierten oder nicht operierten Hypernephroms von Anfang an problematisch gewesen ist und die bisher größte Serie wohl Dr. Bloom hat, dessen Ergebnisse ebenfalls nicht ganz widerspruchsfrei sind. Wir selbst haben dann die Therapie übernommen, als prospektive Studie angelegt und werden sie zunächst einmal zu Ende führen, damit wir nach der 5-Jahresbilanz sagen können, welchen Wert diese Behandlung hat. Die Untersuchungen, über die ich Ihnen berichtet habe, sind ja in vitro gemacht worden.

F. Orestano, Mainz: Wie Sie wissen, Herr Hallwachs, sind jetzt die Gestagene quasi an der Reihe, während man 1947 mit den Androgenen begann und dann auf Östrogene überging. Wir haben klinisch die gleichen Ergebnisse, wenn man das retrospektiv betrachtet, mit allen Steroidhormonen erreichen können. Die Patienten fühlen sich besser, sie nehmen an Gewicht zu, eine spezifische Wirkung dieser Steroide auf das Tumorwachstum ist jedoch nie nachgewiesen worden. Und die Grundlage all dieser Experimente, die wir klinisch durchführen, ist eigentlich, und das darf man nicht aus dem Auge verlieren, der männliche syrische Goldhamster von Kirkman.

P. Rathert, Aachen: Mit der Milipore-Filtrationstechnik können sicher sehr gute zytologische Präparate hergestellt werden. Für das normale Labor des niedergelassenen Arztes bedeutet sie jedoch immer noch einen großen Aufwand. Mit einfachen Techniken wie Giemsa-, Methylenblaufärbung und insbesondere der Phasenkontrastmikroskopie können auch nach Zentrifugierung gute zytologische Präparate hergestellt werden, die jedoch vor allem zur Urotheltumorsuche und -kontrolle angewandt werden sollten. Bei der langjährigen Verlaufskontrolle von über 120 Blasentumoren konnte z. B. ein Tumorrezidiv zytologisch im Mittel 2 bis 3 Monaet früher als zystoskopisch diagnostiziert werden. Da auch in Form eines Screeningtestes die Urinzytologie zur Früherkennung von Urotheltumoren beitragen kann, möchten wir zur Diskussion stellen, die exfoliative Urinzytologie in das Vorsorgeprogramm aufzunehmen.

P. Strohmenger, Essen: Ich möchte diese Frage aber auch einmal umgekehrt pointieren: Dürfen wir bei einem negativen zytologischen Befund auf die regelmäßigen Kontrollzystoskopien verzichten, wie Sie das gesagt haben, Herr Ziegler, oder die Zwischenräume zwischen den einzelnen Kontrolluntersuchungen wesentlich verlängern? Ich bin mir nicht sicher, ob wir da nicht zu weit gehen.

H. Ziegler, Tübingen: Ich glaube schon, daß die Verlaufskontrolle von entscheidender Bedeutung ist. Wir sehen ja bei der normalen Zystoskopie bestimmt nicht mehr als mit der Zytologie vorher gesehen werden kann. Ich bin der Ansicht, wenn man in regelmäßigen Abständen, d. h., 3mal hintereinander in einem Monat Urin abgibt und in diesem zytologischen Bild sich nichts Wesentliches ändert im Sinne eines vitalen Tumorwachstums, man wird sagen können, daß man dann auf die zystoskopische Kontrolle verzichten kann.

P. Strohmenger, Essen: Auch dann, wenn gleichzeitig erhebliche entzündliche Veränderungen der Blase bestehen, die das zytologische Bild doch ganz erheblich beeinträchtigen können?

H. Ziegler, Tübingen: Ich bin durchaus der Ansicht, daß man durch die Verlaufskontrollen, die man ja interpolieren kann, schließlich die entzündlichen Veränderungen abgrenzen kann, weil später dann nur noch die reinen, vitalen Tumorzellen zum Vorschein kommen.

Brehmer, Essen: Ich möchte Herrn Zincke zur Bewertung der Zytologie folgendes fragen: Sie sagten ganz richtig, daß man durch die Biopsie das Karzinom histologisch nicht erfassen muß, es zytologisch aber durchaus nachweisbar ist. Wie gehen Sie nun therapeutisch weiter vor, wenn Sie einen zytologisch positiven Befund haben?

H. Zincke, Rochester (USA): Wir haben festgestellt, daß etwa 3% unserer Patienten, die mit einem Blasenkarzinom in die Klinik kommen — Dr. Culp hat eine große Serie von 2300 Patienten — ein Karzinoma in situ haben. Gerade bei diesen Patienten ist die Zytologie aufschlußreicher als die Biopsie. Wie ich in meinem Vortrag hervorgehoben habe, versucht man manchmal, aus einem Gebiet eine Biopsie zu entnehmen, das wie eine interstitielle Zystitis oder wie entzündliche Veränderungen der Blasenschleimhaut aussieht, und der Bericht des Schnellschnittes vom Pathologen ergibt dann auch entzündliche Veränderungen. Ich kann mich an mehrere Biopsien erinnern, bei denen diese Herde bei der Biopsie verfehlt wurden und scheinbar normale Schleimhaut zur Untersuchung eingesandt wurde und dann als Ergebnis die pathologische Diagnose: „Carcinoma in situ" kam. In all diesen Fällen war die Zytologie positiv. Bezüglich des Vortrages von Herrn Ziegler möchte ich noch bemerken, daß ich glaube, daß die Zytologie allein nicht genügt; denn es kann sich ein papilläres Karzinom entwickeln, und wir sind der Ansicht, daß ein grade 1 papilläres Karzinom ein Karzinom ist, und das läßt sich mit der Zytologie nicht feststellen. Es lassen sich mit der Zytologie nur die Grade 2, 3 und 4 nach Broders Klassifikation und nicht grade 1 feststellen. Deshalb sollte man auf die Zystoskopie nicht verzichten.

H. Melchior, Aachen: Ich möchte Herrn Zincke fragen, ob ich ihn dahingehend korrekt verstanden habe, daß bei einem zytologisch gesicherten Karzinom die Zystektomie durchgeführt wird?

H. Zincke, Rochester (USA): Nein, das ist nicht ganz korrekt. Wir haben Patienten, die eine positive Zytologie hatten, bis zu 3 Jahren verfolgt und nehmen nur dann eine Operation vor, wenn wir dies auch mit der Biopsie bestätigt haben. Ich kann mich an einen Patienten erinnern, den wir 3 Jahre lang beobachteten und bei dem wir nicht wußten, wo das Karzinom sich befand, bis uns der Pathologe sagte, daß es nur in der Blase sein könne. Daraufhin haben wir wahllos Biopsien aus den verschiedensten Blasenabschnitten entnommen und dann bei der 20. oder 25. Biopsie das Karzinom gefunden und erst daraufhin eine Zystektomie durchgeführt.

D. Völter, Tübingen: Ich möchte nicht, daß wir mißverstanden werden. Wir machen weiterhin natürlich eine Zystoskopie bei Blasentumoren, nur wird deren Häufigkeit durch die Zytologie reduziert, und wir glauben, daß wir gerade bei den Strahlenzystitiden, also bei Zuständen, wo die Patienten nach einem transurethral behandelten Tumor bestrahlt wurden, das Tumorrezidiv durch die Zytologie rechtzeitig erkennen können, so daß wir die Patienten jetzt nur noch in Abständen von ½ Jahr zystoskopieren, während wir sie früher in ¼jährlichen Abständen zystoskopiert haben. Denn gerade nach der Bestrahlung ist es zystoskopisch außerordentlich schwierig, das Tumorrezidiv rechtzeitig zu erkennen. Insgesamt gesehen schränekn wir also die Zystoskopie ein.

H. Kaulen, Hannover: Ich möchte noch auf eine Frage der Definition eingehen. Es ist durchaus möglich, daß unsere deutschen Pathologen das, was Herr Zincke als Carcinoma in situ bezeichnet, als atypisches Übergangsepithel bezeichnen würden, weil unsere Pathologen das Kriterium der Invasion für ihre Diagnose heranziehen.

H. Zincke, Rochester (USA): Dr. Utz hat 1970 im J. Urol. über 56 Karzinompatienten mit einem Carcinoma in situ berichtet, und ich habe hier noch einige Zahlen von Patienten mit multiplen in-situ-Karzinomen. Es handelt sich insgesamt um 62 Patienten, bei denen Männer viel häufiger betroffen waren als Frauen und zwar im Verhältnis 5 : 1. Multiple Tumoren fanden sich in 70% der Fälle, die Rezidivrate lag bei 82% der Fälle und eine Verschlechterung des Zustandes trat in 52% der Fälle auf. Besonders bemerkenswert ist eine spätere Infiltration, die immerhin in 73% der Fälle auftrat.

Butz, Berlin: Inwieweit wird die Aussagekraft und Auswertbarkeit der Xenon-Exhalationsmessung bei gleichzeitig bestehenden pulmologischen Erkrankungen beeinflußt, Herr Völter?

D. Völter, Tübingen: Das Xenon wird bei einer normalen Lungenfunktion zu 98% abgeatmet. Selbstverständlich ist bei Vorliegen von pulmonalen Erkrankungen dieser Prozentsatz geringer, aber er liegt dann immer noch etwa bei 90% und ich finde, daß diese Fehlerbreite sehr gering ist in Anbetracht der sehr unterschiedlichen Ergebnisse, die man bei normalen und entzündeten Blasen erhält, so daß diese geringe Differenz keine Rolle spielt.

P. Strohmenger, Essen: Ich möchte Herrn Völter fragen, was eine Diagnose auf diesem Wege kostet?

D. Völter, Tübingen: Es kostet uns nichts, weil dieses Exhalationsmeßgerät, dessen Anschaffungspreis etwa 60000 DM beträgt, in der Nuklearmedizinischen Abteilung vorhanden war und uns zur Verfügung gestellt wurde. Es wird dort zur Lungenfunktionsprüfung verwendet. Wie teuer das von uns angewandte Xenon ist, vermag ich nicht zu sagen, da wir es von den Kollegen der Isotopenabteilung in ausreichendem Maße zur Verfügung gestellt bekommen.

W. Lutzeyer, Aachen: Ich danke Herrn Strohmenger für die ganz ausgezeichnete Leitung dieser Sitzung, die ich damit beschließe.

FREIE VORTRÄGE

H. Fleisch: **Mechanismen der Harnsteinbildung**

Wie alle verkalkten Gewebe bestehen die Harnsteine aus einem organischen Stroma und einem kristallinen Anteil. Das Stroma macht nur einen kleinen Prozentsatz des Gesamtgewichtes, etwa 2 bis 5%, aus und setzt sich hauptsächlich aus Mucoproteinen zusammen [3,4]. Im kristallinen Teil (über 95%) findet man hauptsächlich Calciumoxalatmonohydrat (Whewellit), Calciumoxalatdihydrat (Weddellit), Calciumphosphat (Apatit), Magnesiumammoniumphosphat (Struvit), Harnsäure und Urate [27,34].

Die stete Anwesenheit dieser 2 Bestandteile hat zu 2 allgemeinen Theorien der Harnsteinbildung geführt, welche entweder die Bildung der Matrix oder das Auskristallisieren der entsprechenden Salze als den wesentlichen Schritt darstellen. Die erste Theorie, die vor einigen Jahren eine große Verbreitung fand [3], wird heute von den meisten Autoren verworfen, indem man nun annimmt, daß der entscheidende Mechanismus in der Bildung des kristallinen Teils liegt und die Matrix nur passiv mitgefällt wird.

Zur Bildung einer kristallinen Phase, wie sie in den Harnsteinen vorkommt, sind 2 Prozesse notwendig: eine *Kristallisation* des Salzes aus dem Urin und eine *Aggregation* der gebildeten Kristalle. Dieses Referat ist diesen 2 Prozessen und ihrer Relevanz für die Urolithiase gewidmet. Besonderes Gewicht wird auf neuere Kenntnisse gelegt. Detailliertere Ausführungen können in einem früheren Übersichtsreferat gefunden werden [13].

Die Kristallbildung

Damit eine solche Bildung zustandekommt, muß das Produkt der Aktivitäten der kristallbildenden Ionen im Urin über dem Löslichkeitsprodukt, die Lösung also übersättigt sein. Wenn die Lösung untersättigt ist, kann nur eine Auflösung stattfinden. Wichtig ist jedoch nicht nur die Anwesenheit einer *Übersättigung,* sondern auch deren Grad. Bei einer schwachen Übersättigung in der sogenannten *metastabilen* Region entsteht keine rapide spontane Kristallbildung. Diese kann nur nach längerer Zeit stattfinden, es sei denn, Kristalle des auszufällenden Salzes oder eines Salzes, das in seiner kristallinen Struktur gewisse Ähnlichkeiten mit ihm aufweist, würden zugeführt. Dieser Mechanismus wird Epitaxie genannt [28]. Falls die Übersättigung stark ist, kommt die Lösung in die *unstabile* Region, in welcher die Kristalle rapid und spontan ausfallen. Der menschliche Harn liegt bei Normalpersonen in bezug auf Calciumoxalat in der metastabilen oder unstabilen Region, während dem er in bezug auf Magnesiumammoniumphosphat normalerweise in der untersättigten Region ist und nur bei Harninfektion in der metastabilen oder unstabilen ist [35]. Bei den Steinträgern ist der Übersättigungsgrad im Durchschnitt größer. Die klinischen Ergebnisse entsprechen diesen theoretischen, indem nur Harne, welche bezüglich eines Salzes in der unstabilen Region sind, Kristalle desselben aufweisen [37].

Der Grad der Übersättigung und somit die *Konzentration der steinbildenden Ionen* ist also für die Kristallbildung und somit für die Harnsteinbildung von primordialer Wichtigkeit. Es ist deshalb nicht verwunderlich, daß eine Vielfalt von Studien besteht, die zu definieren suchen, welches Ion bei Steinbildnern erhöht ausgeschieden wird und welche Therapie die Übersättigung vermindern könnte. Zur ersten Problemstellung scheint vor allem *Calcium* von Wichtigkeit zu sein. So ist im Durchschnitt die Calciumausscheidung im Harn größer bei Steinpatienten als bei normalen Menschen, und bei Hypercalciurikern ist die Lithiaseinzidenz erhöht [17,23,29]. Diese Hypercalciurie ist entweder bedingt durch einen erhöhten Knochenabbau, z. B. bei Hyperparathyreose, oder durch eine erhöhte Resorption im Darm [31] bei der sogenannten idiopathischen Hypercalciurie. Die 2 Typen lassen sich klinisch teilweise unterscheiden durch die Messung des Calciums in einer Morgenurinprobe, nach Entfernung des Nachtharnes und vor der Einnahme von Nahrung. Zu diesem Zeitpunkt soll das Calcium im Harn hauptsächlich vom Knochen kommen und bei der idiopathischen Hypercalciurie normal sein. Die Ursache der erhöhten intestinalen Calciumresorption ist zur Zeit noch unbekannt. Möglicherweise könnte eine Störung im Vitamin-D-Stoffwechsel vorliegen. Verabreichung von 1,25-Dihydroxycholecalciferol beim Tier [2] und beim Menschen [6] führen nämlich zu einem Bild, welches dem der idiopathischen Hypercalciurie ähnlich ist. Wichtig bei der idiopathischen Hypercalciurie ist die Tatsache, daß die Calciumausscheidung durch eine Verminderung des Calciums in der Diät stark gesenkt wird [32], währenddem dies bei den anderen Hypercalciurien nicht der Fall ist. Es ist die Indikation, wo diätetische Maßnahmen zur Steinprophylaxe wirklich von Nutzen sind.

Bei den anderen Ionen ist die Lage nicht so klar. Bei den Patienten mit Oxalatlithiase ist die Oxalatausscheidung meistens normal [35,46]. Es scheint jedoch, daß rezidivierende Steinträger unter standardisierter Kost und Flüssigkeitseinnahme vor und nach Oxalatbelastung mehr Oxalat und mehr Kristalle im Harn ausscheiden als Kontrollpersonen [37]. Möglicherweise könnte also die Verminderung von hohen Oxalateinnahmen nützlich sein. Harn-Phosphat und Magnesium ist bei Patienten mit Phosphat- oder Magnesiumsteinen nicht verändert. Desgleichen Harnsäure bei Harnsäurelithiase.

Es darf jedoch nicht vergessen werden, daß nur ein Teil der oben genannten Substanzen im Harn *ionisiert* — also chemisch aktiv — ist und daß der Rest, in gebundener Form vorhanden, für die Bildung von Kristallen unbedeutend ist. So sind nur ca. 50% des Calciums im Harn ionisiert. Der restliche Anteil ist gebunden, hauptsächlich an Citrat, Phosphat und Sulfat. Oxalat ist ca. 60 bis 70% ionisiert, der Rest hauptsächlich mit Magnesium komplexiert. Letztere Tatsache ist wahrscheinlich die Erklärung der guten klinischen Resultate der Magnesiumverabreichung zur Verhütung von Oxalatsteinen.

Neben der Ionenkonzentration ist das *pH* für den Grad der Übersättigung von großer Wichtigkeit. So steigt die Harnsäurekonzentration auf Kosten des Urates bei saurem PH, was bei Harnsäuresteinen die Therapie, die auf dem Alkalisieren des Harnes beruht, erklärt. Andererseits bewirkt eine Ansäuerung eine Verminderung von $HPO_4^=$ und $PO_4^\equiv$ zugunsten der mehr wasserstoffhaltigen Phosphate. Da die ersteren zur Bildung respektive von Calciumphosphat und Magnesiumammoniumphosphat führen, ist ersichtlich, warum diese Steine im alkalischen Harn auftreten.

Wie schon erwähnt, spielen wahrscheinlich im Harn auch *epitaktische* Vorgänge eine Rolle. In einer metastabilen Lösung, wie sie der Urin meistens ist, kann der Zusatz von Kristallen eines Salzes die Ausfällung eines anderen Salzes, welches gewisse strukturelle Ähnlichkeiten aufweist, auslösen [28]. Solche epitaktische Auskristallisationen können zwischen Harnsäure und Oxalat sowie zwischen Oxalat und Apatit auftreten. Dieses Phänomen erklärt möglicherweise, warum Steine meistens gemischt sind und gibt eine theoretische Grundlage für die Verabreichung von Allopurinol, ein Medikament, das die Ausscheidung von Harnsäure herabsetzt, zur Hemmung von Oxalatsteinbildung. Zur Zeit ist nicht bewiesen, ob Mucoproteine oder andere Proteine im Harn auch solche, die Kristallisation aktivierende Eigenschaften besitzen können.

Neben dem Übersättigungsgrad, dem pH und den epitaktischen Vorgängen kommt noch den *Kristallisationshemmkörpern* eine wichtige Rolle zu. Ein Charakteristikum dieser Hemmkörper ist, daß sie nur in der metastabilen Region wirksam sind, jedoch nicht in der unstabilen Region [39]. Diese Eigenschaft wird dadurch erklärt, daß die Hemmkörper wirken, indem sie sich auf die Kristallisationskeime binden und somit deren weiteres Wachstum hindern. In der unstabilen Region ist die Zahl dieser Keime zu groß, um eine solche Wirkung zu erlauben. Es ist schon seit einiger Zeit bekannt, daß der Harn Substanzen enthält, welche imstande sind, die Kristallbildung von Calciumphosphat [9,24,45] und Calciumoxalat [7] zu hemmen. Da diese Hemmkörper ultrafiltrabel sind, handelt es sich nicht um die sogenannten „Kolloidprotektoren“, die oft in der Literatur zitiert sind und wahrscheinlich in diesem Sinne nicht existieren. Die hemmende Aktivität des Harnes ist durch eine Vielfalt von Substanzen zusammengesetzt. Magnesium, Zink, Cadmium, Mangan und Cobalt können die Ausfällung von Calciumphosphat [30,43], Zinn, Vanadium, Blei und Phosphat das Wachstum von Calciumoxalatkristalle [8,42] beeinflussen. Zudem existieren im Harn noch nichtidentifizierte Substanzen niedrigen

Molekulargewichtes, möglicherweise Peptide, welche die Calciumphosphatausfällung stark hemmen [26,41]. Der wesentliche Anteil der Hemmung ist aber durch Pyrophosphat bedingt [9]. Diese Substanz, deren Konzentration im Harn zwischen 0,5 und 3 mg P/L ist [10], hemmt die Kristallisation von Calciumphosphat [9], Oxalat [11,42] und Karbonat. Ob seine Ausscheidung bei Steinträgern vermindert ist, bleibt noch ungewiß. Unangefochten ist jedoch die Tatsache, daß seine Ausscheidung durch die orale Einnahme von Orthophosphat erhöht wird [12], und es ist denkbar, daß die angeblich erfolgreichen klinischen Resultate der Orthophosphatverabreichung bei Calciumsteinen [25,44] teilweise durch diesen Mechanismus bedingt sind.

Die therapeutische Verabreichung von Pyrophosphat selbst ist leider nicht von Nutzen, da es im Darm nicht resorbiert wird. Es wurde deshalb versucht, Substanzen mit ähnlicher Struktur und somit auch ähnlichen physikalisch-chemischen Eigenschaften zu finden, welche aber im Darm resorbiert und im Körper nicht zerstört würden. Es scheint, daß die *Diphosphonate* diesen Anforderungen entsprechen. Es handelt sich dabei um Phosphate, welche eine P-C-P-Verbindung enthalten. Sie gleichen somit dem Pyrophosphat, welches eine P-O-P-Verbindung aufweist. Wie Pyrophosphat hemmen die Diphosphonate die Ausfällung von Apatit [14] und Bruschit [33] und blockieren die Umwandlung von amorphem Calciumphosphat im kristallinen Apatit [18]. Ferner hemmen sie auch die Ausfällung von Calciumoxalat [20]. Auf die Kristallisation von Magnesiumammoniumphosphat haben sie jedoch keinen Einfluß. In vivo beugen sie sowohl oral wie auch parenteral verabreicht verschiedenen experimentellen Verkalkungen vor, wie den durch Vitamin-D_3 induzierten Aorten- und Nierenverkalkungen [14], der durch DHT induzierten Hautverkalkung [5] oder periartikulären Verkalkungen [19]. Sie vermindern auch das Wachstum experimentell induzierter Oxalat- und Bruschit-Harnsteine bei der Ratte [20]. Diese Resultate haben zur klinischen Anwendung dieser Substanzen bei pathologischen Verkalkungen geführt. Es konnte gezeigt werden, daß ein Diphosphonat, das Dinatrium-Ethan-1-Hydroxy-1,1-Diphosphonat (EHDP), das Fortschreiten der Verkalkungen bei der Myositis ossificans progressiva verlangsamt oder voll blockiert [1,22].

Aufgrund dieser Resultate wäre es denkbar, daß die Diphosphonate für die Vorbeugung der Harnbildung von Calciumsteinen von Nutzen sein könnten. Von Vorteil ist, daß sie oral verabreicht werden können. Von Nachteil ist ihre geringe Resorption im Darm, welche beim Menschen nur bei einigen Prozenten liegt, und ihre hohe Clearance durch die Niere, welche zu einer rapiden Ausscheidung führt und somit eine mehrmalige Einnahme pro Tag erfordern wird. Nachteilig kann in gewissen Fällen auch die den Knochenumbau verlangsamende Wirkung [21] sein.

Die Kristallaggregation

Es ist schon lange bekannt, daß normale Personen erhebliche Mengen Kristalle im Harn ausscheiden können. Während für die Bildung eines Harnsteines die Bildung von Kristallen eine Voraussetzung ist, ist das Gegenteil nicht wahr, indem die Kristallurie nicht unbedingt zur Bildung von Steinen führt. Der Befund, daß Oxalat-Steinpatienten größere Kristallaggregate im Urin aufweisen, als normale Personen, die eher individuelle Kristalle ausscheiden [36,38], führte zum neuen Konzept, daß zur Bildung eines Steines nicht nur die Bildung der Kristalle, sondern auch deren Zusammenkleben zu einer größeren Einheit nötig ist. Letzterer Vorgang wird Aggregation genannt. Bis heute wurde erst die Calciumoxalat-Aggregation studiert. Werden Kristalle dieses Salzes in einer leicht übersättigten Lösung inkubiert, so kommt es innerhalb von Stunden zu einer Aggregation dieser Kristalle [15,16,38,40]. Diese kann mittels eines Coulter Counters gemessen werden [38,40] oder mittels einer Methode, welche für die Thrombocyten-Aggregation entwickelt wurde, und auf der Filtration mit konstantem Druck durch ein feines Sieb von 20 μ Porengröße beruht [15,16]. Individuelle Kristalle werden filtriert, Aggregate jedoch nicht. Letztere verstopfen den Filter, so daß das pro Zeiteinheit filtrierte

Volumen ein Maß der Aggregation ist. Mit beiden Techniken wurde gezeigt, daß Urin die Oxalataggregation hemmt [15,16,38], was erklären könnte, warum im normalen Harn dieser Prozeß nicht oder nur im kleinen Maße stattfindet. Ferner wurde gezeigt, daß Patienten weniger Hemmkörper ausscheiden als normale Leute [38]. Die Natur des oder der Hemmkörper ist zur Zeit noch unbekannt. Es könnte sich um organische Polyanionen handeln, da Heparin und Chondroitinsulfat stark aggregationshemmend wirken [40]. Pyrophosphat hemmt auch in sehr kleinen Konzentrationen [15,16,40], macht aber nur einen Teil der gesamten Hemmaktivität aus. Ferner hemmen die Diphosphonate bei einer Konzentration von 10^{-6} M diesen Prozeß wesentlich [15,16,40].

Unsere Kenntnisse über den Aggregationsprozeß sind zur Zeit leider noch sehr gering. Sie betreffen zudem nur Calciumoxalat und nicht die anderen Salze. Es scheint sehr wahrscheinlich, daß eine weitere Erforschung dieses Vorganges interessante Aspekte der Steinbildung und ihrer Verhütung eröffnen könnte.

Literatur

1. Bassett, C. A. L., Donath, A., Macagno, F., Preisig, R., Fleisch, H., Francis, M. D.: Lancet **11,** 845 (1969). — 2. Bonjour, J.-P.: In Vorbereitung. — 3. Boyce, W. H., King, J. S.: J. Urol. (Baltimore) **81,** 351 (1959). — 4. Boyce, W. H., Pool, C. S., Meschan, I., King, J. S.: Acta radiol. (Stockh.) **50,** 543 (1958). — 5. Casey, P. A., Casey, G., Fleisch, H., Russell, R. G.: Experientia (Basel) **28,** 137 (1972). — 6. Coburn, J. W., Brickman, A. S., Kurokawa, K., Massry, S. G., Bethune, J. E., Harrison, H. E., Norman, A. W.: Action of 1,25 $(OH)_2$ cholecalciferol in normal men and patients with hypophosphatemic resistant rickets, pseudohypoparathyroidism and uremia. Endocrinology 1973, abstract p. 31. — 7. Dent, C. E., Sutor, D. J.: Lancet **11,** 775 (1971). — 8. Eusebio, E., Elliot, J. S.: Invest. Urol. **4,** 431 (1967). — 9. Fleisch, H., Bisaz, S.: Amer. J. Physiol. **203,** 671 (1962). — 10. Fleisch, H., Bisaz, S.: Helv. physiol. pharmacol. Acta **21,** 88 (1963). — 11. Fleisch, H., Bisaz, S.: Experientia (Basel) **20,** 276 (1964). — 12. Fleisch, H., Bisaz, S., Care, A. D.: Lancet **1,** 1065 (1964). — 13. Fleisch, H., Bisaz, S.: Z. Urol. **59,** 785 (1966). — 14. Fleisch, H., Russell, R. G. G., Bisaz, S., Mühlbauer, R. D., Williams, D. A.: Europ. J. Clin. Invest. **1,** 12 (1970). — 15. Fleisch, H., Monod, A.: A new technique for measuring aggregation of calcium oxalate crystals in vitro. Effect of urine, magnesium, pyrophosphate and diphosphonates. Urinary Calculi, p. 53: S. Karger, Basel 1973. — 16. Fleisch, H.: Pyrophosphat und Diphosphonate. III. Jenaer Harnsteinsymposium. Friedrich-Schiller-Universität, Jena, 1973, p. 84—102. — 17. Flocks, R. H.: J. Urol. (Baltimore) **44,** 183 (1940). — 18. Francis, M. D.: Calc. Tiss. Res. **3,** 151 (1969). — 19. Francis, M. D., Flora, L., King, W. R.: Calc. Tiss. Res. **9,** 109 (1972). — 20. Fraser, D., Russell, R. G. G., Pohler, O., Robertson, W. G., Fleisch, H.: Clin. Sci. **42,** 197 (1972). — 21. Gasser, A. B., Morgan, D. B., Fleisch, H., Richelle, L. J.: Clin. Sci. **43,** 31 (1972). — 22. Geho, W. B., Whiteside, J. A.: Experience with disodium etidronate in diseases of ectopic calcification. Clinical aspects of metabolic bone disease (B. Frame, A. M. Parfitt, und H. Duncan, Eds.), Excerpta Medica, Amsterdam, 1973, p. 506—511. — 23. Hodgkinson, A., Pyrah, L. N.: Brit. J. Surg. **46,** 10 (1958). — 24. Howard, J. E., Thomas, W. C.: Amer. clin. climat. Ass. **70,** 94 (1958). — 25. Howard, J. E.: Canad. med. Ass. J. **86,** 1001 (1962). — 26. Howard, J. E., Thomas, W. C., Barker, L. M., Smith, L. H., Wadkins, C. L.: Johns Hopk. Med. J. **120,** 119 (1967). — 27. Lagergren, C.: Acta radiol. (Stockh.) Suppl. **133,** 5 (1956). — 28. Lonsdale, K.: Nature (Lond.) **217,** 56 (1968). — 29. Melick, R. A., Henneman, P. H.: New Engl. J. Med. **259,** 307 (1958). — 30. Mukai, T., Howard, J. E.: Bull. Johns Hopk. Hosp. **112,** 279 (1963). — 31. Nordin, B. E. C., Hodgkinson, A., Peacock, M.: Clin. Orthop. **52,** 293 (1967). — 32. Nordin, B. E. C.: Metabolic bone and stone disease. Edinburgh and London: Churchill Livingstone 1973. — 33. Ohata, M., Pak, C. Y. C.: Diphosphonate and kidney stones: inhibition of brushite in vitro. Int. Soc. Nephrol. Mexico City, October 1972. — 34. Prien, E. L., Frondel, C.: J. Urol. (Baltimore) **57,** 949 (1947). — 35. Robertson, W. G., Peacock, M., Nordin, B. E. C.: Clin. Sci. **34,** 579 (1968). — 36. Robertson, W. G., Peacock, M., Nordin, B. E. C.: Calcium crystalluria in recurrent renal-stone formers. Lancet **11,** 21 (1969). — 37. Robertson, W. G., Peacock, M., Nordin, B. E. C.: Clin. Sci. **40,** 365 (1971). — 38. Robertson, W. G., Peacock, M.: Clin. Sci. **43,** 499 (1972). — 39. Robertson, W. G.: Calcif. Tiss. Res. **11,** 311 (1973). — 40. Robertson, W. G., Peacock, M., Nordin, B. E. C.: Clin. chim. Acta **43,** 31 (1973). — 41. Smith, L. H., McCall, J. T.: Chemical nature of peptide inhibitors isolated from urine. Renal Stone Research Symposium p. 153 (A. Hodgkinson und B. E. C. Nordin, Eds.). London: Churchill, 1969. — 42. Sutor, D. J.:

Brit. J. Urol. **41,** 171 (1969). — 43. Thomas, W. C., Bird, E. D., Tomita, A.: J. Urol. (Baltimore) **90,** 521 (1963). — 44. Thomas, W. C., Miller, G. H.: Mod. Treatm. **4,** 494 (1967). — 45. Vermeulen, C. W., Lyon, E. S., Miller, G. H.: J. Urol. (Baltimore) **79,** 596 (1958). — 46. Zarembski, P. M., Hodgkinson, A.: Biochem. J. **96,** 717 (1965).

Prof. Dr. H. Fleisch
Pathophysiol. Inst. d. Univ.
Hügelweg 2
CH-3000 Bern

K. F. ALBRECHT: **Operative Steinrezidivprophylaxe**

Wenn man bei Nierensteinen eine operative Steinprophylaxe treiben will, muß man die heute bekannten Steinursachen durchgehen und überlegen, welche operativen Maßnahmen geeignet sein könnten, ein Steinrezidiv zu verhindern. Dabei muß man zwischen *primär* am Operationsort notwendigen Maßnahmen und *Sekundäroperationen* zu einem anderen Zeitpunkt an einer anderen Körperstelle unterscheiden.

Tabelle 1

Primär
a) Beseitigung Abflußstörung Nierenbeckenausgang.
b) Polresektion bei Steinnest.
c) Calico-uretero-neostomie.
d) Harnleiterersatz durch Dünndarm bei rezidivierender Nephrolithiasis.
e) Intraoperative Röntgenkontrolle.
f) Pyeloskopie.
g) Temporäre Nephrostomie bei Verdacht auf Residualsteine.
h) Resorbierbares Nahtmaterial.
i) Nephropexie.

zu a: Harnleiterstenosen am Nierenbeckenausgang sind, auch wenn sie nur geringfügig erscheinen, eine der wichtigsten Teilursachen für eine Nierenbeckensteinbildung. Anger, Nagel und Tham haben in letzter Zeit erneut auf diese langbekannte Tatsache hingewiesen. In diesen Arbeiten findet sich bei fast einem Drittel der Fälle von Nierensteinen ein Abflußhindernis am Nierenbeckenausgang. Von den *primären* Operationsmaßnahmen ist deshalb bei der Pyelolithotomie die Beseitigung einer eventuell vorliegenden Abflußstörung am Nierenbeckenabgang die wichtigste.

Wir alle kennen Rezidivsteine, bei denen sich Harnleiterabgangsstenosen finden, die keineswegs durch postoperative Narben entstanden sind, sondern vorher schon als kongenitale Stenosen vorhanden waren und wahrscheinlich bereits Ursache des primären Steines waren. Diese Überlegungen werden durch unsere Operationsstatistik bestätigt.

Tabelle 2. Urologische Klinik Wuppertal (1969 bis 1971)

	n	Rezidive
Einfache Pyelolithotomie	188	18%
mit Ureterolyse	71	18%
mit Kontinuitätsplastik	9	22%
mit Resektionsplastik (Anderson-Hynes)	36	3%
Summe	249	16%

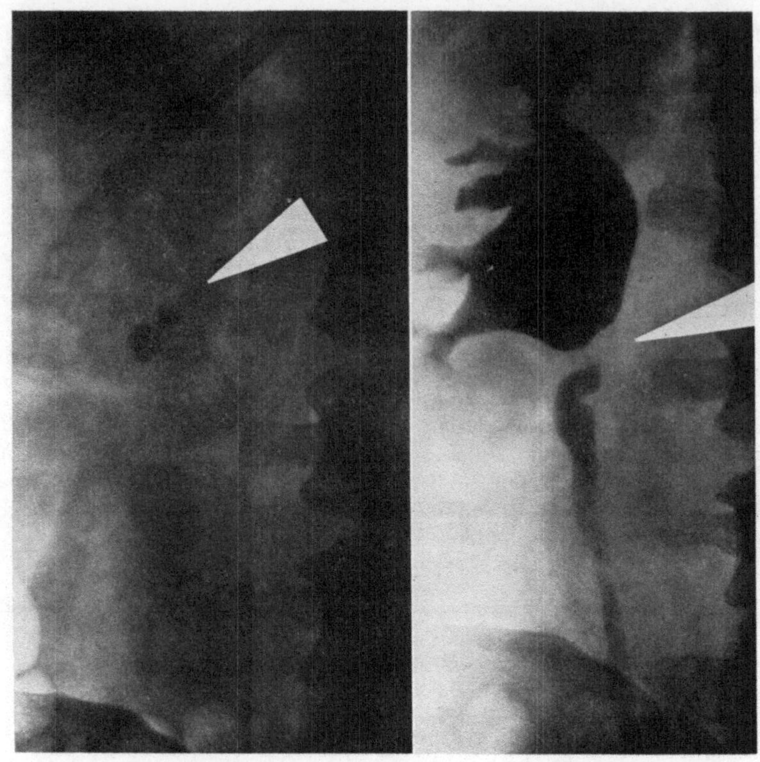

Abb. 1 Abb. 2

Abb. 1. Nierenbeckenrezidivsteine rechts.

Abb. 2. Dazugehöriges Urogramm mit subpelviner Harnleiterabgangsstenose.

In den Jahren 1969 bis 1971 wurden 375 Patienten wegen eines Nierensteines operativ behandelt. Bei 249 Patienten konnte durch Nachuntersuchungen die Frage nach einem Steinrezidiv überprüft werden. Die Gesamtrezidivquote nach der noch nicht allzulangen Nachbeobachtungszeit betrug 16%. Wir haben uns seit Jahren bei jeder Nierensteinoperation intensiv um den Harnleiterabgang gekümmert und uns immer bemüht, recht großzügig die Indikation zu einer Abgangsplastik zu stellen, auch wenn die Abflußbehinderung nur gering erschien. Nach einfacher Pyelolithotomie lag die Rezidivquote bei 18%. War eine zusätzliche Ureterolyse wegen Verschwielung des Ureterabgangs notwenig, so lag die Rezidivquote gleich hoch, wobei Fälle mit und ohne zusätzliche Harnleiterschienung zusammengefaßt sind.

Interessant ist die Tatsache, daß bei echten Stenosen die Resektionsplastik nach Anderson-Hynes der Kontinuitätsplastik (Culp, Deuticke, Foley, Fenger usw.) deutlich überlegen ist. Die relativ hohen Rezidivquoten, besonders nach einfacher Pyelolithotomie und bei den Fällen mit zusätzlicher Ureterolyse lassen darauf schließen, daß unter diesen Krankheitsfällen Patienten waren, bei denen man großzügiger die Resektionsplastik hätte anwenden sollen.

zu b: Die Polresektion, besonders im unteren Polbereich, als operative Prophylaxe bei Steinnestern und umschriebener Pyelonephritis ist eine altbekannte Methode, auf die ich nicht näher eingehen möchte.

zu c: Bei Steinrezidivoperationen mit stark verschwieltem Ureterabgang und intrarenalem Becken wird die Anastomose des abgetrennten Harnleiters mit der unteren Kelchgruppe empfohlen. Unsere eigenen Ergebnisse sind unterschiedlich. Einigen gut gelungenen Fällen stehen Kranke mit Stenosierung der Anastomose gegenüber, die zur sekundären Nephrektomie führte.

zu d: Der Ersatz des gesamten Harnleiters durch ein ausgeschaltetes Dünndarmstück bei rezidivierender Nephrolithiasis wird in der Vorstellung empfohlen, daß die sich in häufiger Folge bildenden Steine durch das weite Lumen mühelos in die Blase abgehen können. Für diese heroische Maßnahme dürfte sich jedoch nur sehr selten eine Indikation ergeben.

zu e: Ein weiterer Punkt für die operative Steinprophylaxe ist die intraoperative Röntgenkontrolle auf Residualsteine. Hier liegt eine große Verantwortung für jeden operativ tätigen Urologen. Zurückgebliebene Steine oder Steintrümmer sind eine der wichtigsten Rezidivsteinursachen. Die bisherige intraoperative Röntgenuntersuchung mit fahrbaren, leistungsschwachen Röntgengeräten war unbefriedigend.

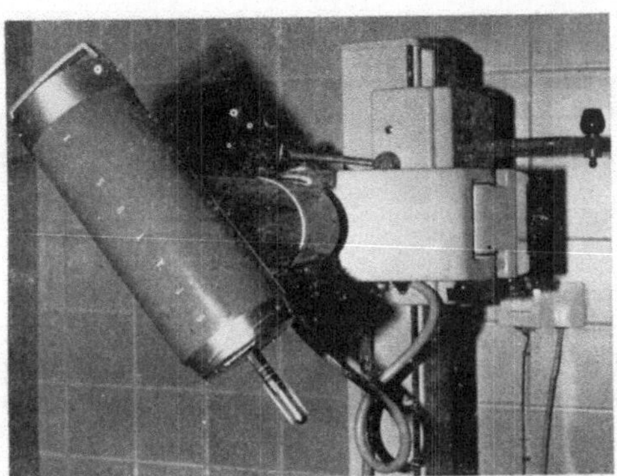

Abb. 3. Röntgengerät „Renodor" für intraoperative Steinsuche.
(Firma Siemens A. G., Erlangen)

Wir beschäftigen uns seit mehreren Jahren mit der von Leusch eingeführten Röntgenmethode mit dem Renodor der Firma Siemens. Bei diesem aus der Zahnheilkunde stammenden Gerät wird der mit einer sterilen Plastikfolie abgedeckte fingerförmige Anodenfortsatz in die Wunde vor die Niere eingeführt. Der steril verpackte folienlose Film wird hinter die Niere gelegt.

Nach einer gewissen Einarbeitungszeit gelingt es, auch kleinste Konkrementreste in der Niere zu orten und zu entfernen. Wir möchten diese Röntgenmethode bei unseren Steinoperationen nicht mehr missen.

zu f: Die intraoperative Pyeloskopie konnte sich bisher aus technischen Gründen nicht recht durchsetzen. Es bleibt abzuwarten, ob die neuentwickelten Pyeloskope bessere Möglichkeiten als die früheren Instrumente bieten.

zu g: Sollte sich trotz Röntgenkontrolle, Koagulum-Pyelolithotomie und Pyeloskopie ein kleiner Residualstein nicht entfernen lassen, oder hat man das Gefühl, daß bei multiplen oder bröckeligen Steinen ein Rest zurückgeblieben ist, dann sollte man eine temporäre Nephrostomie einlegen, über die man zurückgebliebene Steine mit der Zeiß-Schlinge oder dem Dormia-Steinfänger unter Fernsehkontrolle entfernen kann. Ich möchte hier nur auf die Arbeit von Engelking und Mitarb. zu diesem Thema hinweisen.

zu h: Es ist wohl eine Selbstverständlichkeit, daß für den Verschluß des Nierenbeckens und für die Naht bei der Nierenbeckenabgangsplastik nur resorbierbares Nahtmaterial verwendet wird. Normales atraumatisches Catgut halten wir für ausreichend. Langsamer resorbierbares Chromcatgut oder Dexon erscheint uns nicht notwendig und gelegentlich nicht ganz ungefährlich. Wir sahen einmal eine Rezidivsteinbildung, die um einen vorzeitig in das Nierenbecken abgestoßenen Chromcatgutfaden entstand. Ob die Resorptionszeit beim Nahtmaterial wirklich eine entscheidende Rolle spielt, möchte ich dahingestellt sein lassen, entscheidend scheint auch die Nahttechnik zu sein. Die Stiche am Nierenbecken sollten nicht so tief gelegt werden, daß größere Nahtmaterialanteile in das Nierenbeckenlumen hineinragen. Über die Abhängigkeit von Nahtmaterial, Nahttechnik und Steinbildung haben Baur und Mitarb. an unserer Klinik experimentell gearbeitet. Auf diese Arbeit möchte ich hiermit hinweisen.

zu i: Liegt gleichzeitig mit der Steinbildung eine Nephroptose vor, so ist man aus der Vorstellung heraus, daß eventuell eine Abflußbehinderung vorliegt, gewohnt, die Niere nach der Steinentfernung zu fixieren. Daß durch die mögliche Abflußbehinderung der ptotischen Niere eine Rezidivsteinbildung nach *Pexie* vermieden werden kann, scheint jedoch zu unserer Überraschung nicht richtig zu sein. Bei einer Nachuntersuchung von 200 Nephropexien aus unserer Klinik konnten wir folgende Befunde erheben:

Tabelle 3. Steinbildungen bei Nephroptosen.

n	Steine
200	31 = 15,5%
Rezidivsteine nach Pyelolithotomie + Pexie nach Deming	
n	Rezidive
31	7 = 22,6%

31 der 200 Patienten mit Nephroptose hatten Nierensteine, die bei der Nephropexie entfernt wurden. 7 der 31 Patienten hatten später Rezidivsteine, das sind 23%. Trotz Nephropexie lag also die Steinrezidivquote mit 23% höher als die durchschnittliche, von uns festgestellte Steinrezidivquote von 16% nach allen Pyelolithotomien.

Unabhängig davon glauben wir trotzdem, daß es besser ist, eine ptotische Niere bei einer Nierensteinoperation zu pexieren, da spätere Ren-mobilis-Beschwerden vermieden werden können, auch wenn man das Steinrezidiv offenbar nicht sicher verhüten kann.

Tabelle 4

Postprimär
a) Schienungsrohr nur kurz belassen.
b) Pararenale Drainage nicht kurz belassen.

Wird nach einer Ureterolyse bei stark entzündlichem Ureterabgang oder nach einer Nierenbeckenabgangsplastik ein Schienungsrohr gelegt, so sollte man es nicht länger als 10 bis 12 Tage liegen lassen. Wir sahen einmal eine Steinbildung als Inkrustation am unteren Ende der Schiene nach knapp 3 Wochen.

Bei dem Patienten mußte die fast 1 cm lange Schieneninkrustation im Harnleiter durch einen weiteren operativen Eingriff entfernt werden.

Aus dem Nierenbecken postoperativ austretender Urin sollte genügend lange nach außen abgeleitet werden, da eine Urininfiltration des pararenalen und paraureteralen Gewebes zu Fibrosen und damit zu neuen Abflußbehinderungen führt.

Tabelle 5

Sekundär
Beseitigung:
a) distaler Harnleiterstenose
b) vesicoureteraler Reflux
c) Harnröhrenstrikturen
d) Nebenschilddrüsentumoren oder -hyperplasien.

Tab. 5 zeigt *sekundäre* Operationen, die nur aufsummiert werden sollen, da sie nicht direkt zum Thema gehören. Es handelt sich um Operationen, die zu einem späteren Termin an einer anderen Stelle sozusagen als Steinprophylaxe ausgeführt werden müssen.

Meine sehr verehrten Damen und Herren, ich fasse zusammen: Die wichtigste Maßnahme zur operativen Nierenbeckensteinprophylaxe ist die Beseitigung von Abflußstörungen am Ureterabgang, wobei die Resektionsmethode nach Anderson-Hynes bei weitem die besten Ergebnisse bringt. Sie sollte auch bei geringfügigen Abflußhindernissen großzügig angewandt werden. Nächstwichtiger Punkt ist bei multiplen oder bröckeligen Steinen die intraoperative Röntgenkontrolle auf Residualsteine. Von den sekundären Maßnahmen kommt neben der Beseitigung distaler Harnwegshindernisse, der Überprüfung des Calciumstoffwechsels zum Ausschluß eines Hyperparathyreoidismus eine wesentliche Bedeutung zu.

Literatur

1. Anger, G., Sewcz, H.-G., Mörl, H.: Münch. med. Wschr. **110,** 209 (1968). — 2. Baur, H. H.: Urologe **A 11,** 190 (1972). — 3. Baur, H. H., Seuter, F.: Urologe **A 12,** 210 (1973). — 4. Engelking, R., Albrecht, K. F.: Urologe **A 8,** 198 (1969). — 5. Leusch, G.: Urologe **A 9,** 182 (1970). — 6. Nagel, R., Brosig, W., Marquardt, H., Lange, J.: Urologe **A 11,** 314 (1972). — 7. Tham, J.: Z. Urol. **59,** 43 (1966). — 8. Viebahn, U.: Nephroptose, Inaugural Diss. Köln (In Vorbereitung).

Prof. Dr. K. F. Albrecht
Urologische Klinik
D-5600 Wuppertal 2
Heusnerstraße 40

B. Terhorst: **Medikamentöse Steinrezidivprophylaxe**

Der Harnsteinkranke verlangt vom Urologen zu seiner Rehabilitation eine komplette chirurgische Steinsanierung und eine optimale Steinrezidivprophylaxe.

Voraussetzungen für eine medikamentöse Prophylaxe sind:

1. Eine Steinanalyse, die durch Infrarotspektroskopie, Röntgendiffraktion oder in der Praxis durch eine chemische Analyse erfolgen kann.

2. Die Abklärung einer Steindiathese durch Anfertigung eines Röntgenbildes, durch Messung von Urin-PH, Harntest und Ca, Mg, Ph, Harnsäure, Cystin- und Oxalsäure.

3. Die Bereitschaft zur Kooperation von Arzt und Patient.

Langzeitprophylaxe: Spezielle Maßnahmen
(Urol. Klinik, Aachen)

	Infekt-bekämpfung	pH-Verschiebung	durch	Medikamente
Zystin	(+)	Alk. 7,5—8,0	Uralyt-U Na H CO_3	D-Penicillamin α-Mercapto-propionyl-glycin (Thiola)
Harnsäure	(+)	Alk. 6,2—6,8	Uralyt-U Na H CO_3	Allopurinol
Mg-NH_4-Phosphat	+++	Säuern unter 6,0	Extin, Mixt. solvens	Aluminiumhydroxyd
Ca-Phosphat	+	(Säuern unter 6,0)	(Extin, Mixt. solvens)	(Orthophosphat)
Oxalat	(+)	—	—	Orthophosphat Magnesium, Vit. B_6 Methylenblau Allopurinol Kationenaustauscher Thiazide, Rubia, Na

Abb. 1. Medikamentöse Langzeitprophylaxe.

Die *allgemeinen Maßnahmen* zur Prophylaxe sind bekannt: Steigerung der Diurese, Diät, Infektbekämpfung, pH-Kontrollen und Reduktion des Körpergewichtes.

Die spezielle medikamentöse Langzeitrezidivprophylaxe richtet sich nach der Steinanalyse und der Biochemie (Abb. 1). Bei Mischsteinen richtet man sich nach der Analyse des Steinkerns, dem primären Kristallisationspunkt oder dem Anteil, von dem nach den biochemischen Analysen am ehesten ein Rezidiv zu erwarten ist.

Cystinstein

Die medikamentöse Behandlung ist klar. Harnalkalisierung auf pH-Werte zwischen 7,5 und 8,0 zur Steigerung der Cystinlöslichkeit durch Uralyt-U oder $NaH\ CO_3$. Weiterhin geben wir heute wegen den erheblichen Nebenwirkungen nicht mehr D-Penicillamin, sondern Thiola.

Eigene Langzeitkontrollen über 3 Jahre haben gezeigt, daß Thiola die Ausscheidung von Cystin im Urin senkt. Unter Thiola (Mercapto-propionyl-glycin) kommt es zur Neubildung eines Komplexes von Mercapto-propionyl-glycin-Cystein-Disulfid, das vermehrt ausgeschieden wird, aber besser löslich ist. Zu beachten ist die hohe, über den gesamten Tag verteilte Dosierung von 1,0 bis 2,0 g/die. Klinisch haben wir in 6 Fällen eine gute Wirkung feststellen können, insbesondere keine bedeutenden Nebenwirkungen beobachten können.

Harnsäurestein

Beim Harnsäurestein ist die Alkalisierung des Harns auf pH-Werte zwischen 6,2 bis 6,8 die wichtigste Maßnahme. Unterstützend wirkt die Allopurinol-Therapie zur Senkung der Harnsäurebildung (Abb. 1).

Phosphatstein

Klar ist die Therapie bei Struvit/Apatit-Steinen. Sie verlangt die Trias: Gezielte Infektbekämpfung, Harnansäuerung unter 6,0 und Aluminium-Hydroxyd-Gaben (Aludrox), während beim Kalzium-Phosphat-Stein eine bestehende Hyperkalzurie behandelt werden muß.

Eigene Kontrollen und Mittelwerte von 12 Patienten mit Struvitsteinen zeigen, daß unter Antibiotika-Therapie mit Extin eine genügende Ansäuerung erzielt werden kann. Durch Aludrox werden Phosphate im Magen-Darm-Kanal gebunden und vermehrt enteral ausgeschieden, so daß die renale Phosphatexkretion gesenkt wird [12].

Kalzium-Oxalat-Stein

Nach dem heutigen Stand der Harnsteinpathogenese ist es unmöglich, ein Patentrezept zur Oxalatsteinprophylaxe zu geben. Unsere bisherigen Erfahrungen haben nur gezeigt, daß entsprechend der multifaktoriellen Aetiologie variabel und nach biochemischen Veränderungen behandelt werden soll.

Einen Überblick über die medikamentösen Möglichkeiten mit ihren Indikationen, Vorteilen und Nachteilen gibt Abb. 2:

1. Orthophosphat (Reducto)

ist nur noch bei Hyperkalzurie indiziert, da es die Kalziumausscheidung reduziert und den Inhibitor Pyrophosphat steigert. Nachteilig ist die Magnesiumsenkung und die Orthophosphatsteigerung im Serum und Urin. Daraus ergibt sich als Kontraindikation: Harnwegsinfekt mit alkalischem Milieu, Niereninsuffizienz und Hyperphosphatämie [11, 12].

2. Magnesium und Vitamin B_6 (Biomagnesin, Hexobion)

Der Befund einer Hypomagnesiurie bei normokalzurischen Patienten erscheint die beste Indikation zu einer Magnesiumtherapie, die wir stets mit Vitamin B_6-Zugaben koppeln.

Ca-Oxalate-Stone-Prophylaxis

	Indications	Advantage	Disadvantage
Orthophosphate	Hypercalciuria	Ca ↘ Pyrophosphate ↗	Orthophosphate ↗ Mg ↘
Mg + Vit. B_6	Hypomagnesiuria	Mg ↗ Oxalic acid ↘ ?	
Rubia			Ca ↗
Methylene blue	Hyperoxaluria	Inhibitor? Stone matrix?	
Cation exchanger			all Cations
Alginic acid			
Sodium	Nephrolithiasis	1010 Specific gravity	
Diuretics	in general	Stone salts ↘	Stone inhibitors ↘
Allopurinol	Hypercalciuria Hyperuricuria	Ca ↘ Uric acid ↘	
Succinimide	Hyperoxaluria	Oxalic acid ↘	Ca

Abb. 2. Übersicht über die Möglichkeiten der medikamentösen Oxalatsteinprophylaxe, ihren Indikationen, Vorteilen und Nachteilen.

Eigene ältere Kontrollen haben gezeigt [11,12], daß es unter der Magnesiumtherapie zu

a) einem Anstieg der Magnesiumexkretion im Harn kommt, oft erst nach 2 bis 3 Wochen,

b) keinen signifikanten Veränderungen der Kalziumexkretion im Urin, in Übereinstimmung mit Hienzsch et al. [3] kommt,

c) einer Tendenz zur Oxalsäuresenkung bei unveränderter Harnsäure-, Phosphat- und Zitratausscheidung kommt.

Durch die gesteigerte Magnesiumexkretion läßt sich eine Löslichkeitssteigerung für Kalzium-Oxalat erzielen, auf die letztlich die klinischen Erfolge beruhen [3,6,11].

3. Rubia

Experimentell ist von Rubia eine Steinarrosion und eine Prophylaxe bei Magnesium-Ammonium-Phosphatsteinen bekannt, da es infolge der Ruberythrinsäure zu einer pH-Verschiebung kommt. Eigene Untersuchungen für die Oxalatsteinprophylaxe ergaben keine signifikante Beeinflussung der Steinmineralien [12], so daß zur Oxalatsteinprophylaxe keine gesicherte Indikation besteht.

4. Methylenblau

wird im anglo-amerikanischen Bereich zunehmend eingesetzt. Es soll eine direkte Beeinflussung auf die Steinmatrix [1] oder als Inhibitor auf die Kristallisation von Kalzium-Oxalat wirken [10], so daß Sutor die Indikation bei einer Hyperoxalurie sieht.

5. + 6. Kationenaustauscher [2] oder *Alginsäure* [5]

sind überholt und ohne signifikante Wirkung auf die Oxalatsteine.

7. Einen Natriummangel

haben wir bei Steinpatienten nicht feststellen können, so daß wir die Empfehlung von Modlin zur Natrium-Applikation nicht folgen können [7].

8. Diuretica

haben keinen spezifischen Anti-Oxalateffekt. Neben der Senkung der steinbildenden Substanzen kommt es auch zu einer Senkung von Inhibitoren und Komplexbildnern, so daß ihre wichtigste Wirkung in einer Reduzierung der Harnkonzentration liegt. Die Indikation besteht daher bei allen Steinsorten.

Neue und erfolgversprechende Substanzen in dieser Skala (Abb. 2) sind Allopurinol und Sukzinimid.

9. Allopurinol

Seit 3 Jahren wird über eine Erhöhung der Harnsäure bei Oxalatpatienten berichtet [8,9], die nach eigenen Untersuchungen oft mit einer Hyperkalzurie gekoppelt ist [11]. Harnsäure soll die Ausfällung von Kalzium-Oxalat fördern, so daß eine Senkung anzustreben ist. Da die Steinanalysen oft Harnsäure-Oxalat-Mischsteine ergaben, halten wir Allopurinol bei Hyperurikämie/urie mit Hyperkalzurie besonders indiziert. Absolute Kontraindikationen bestehen nicht.

Eigene Kontrollen der Urinmineralien bei 30 Patienten ergaben:

a) eine signifikante Reduzierung der Harnsäure im Serum und Urin,

b) in einer in unserem Material gesicherten Reduzierung der Kalziumausscheidung, auch in Langzeitkontrollen,

c) in einer Tendenz zur Verminderung der anorganischen Phosphatexkretion,

d) keine Veränderung der Oxalsäureausscheidung.

10. Sukzinimid

Als erste deutsche Klinik führen wir die von Thomas und Melon [13] inaugurierte Sukzinimid-Therapie bei Hyperoxalurie durch. Eigene enzymatische Oxalsäurebestimmungen [4] ergaben oft Hyperoxalurien, wenn der Normwert der Oxalsäureausscheidung täglich bis 40 mg/die angesehen wird. Exakte Prozentzahlen lassen sich bei unserem kleinen Krankengut noch nicht angeben.

Eigene Kontrollen vor und nach Gaben von 6 bis 9 g Sukzinimid bei 6 Patienten zeigen jedoch eine deutliche Abnahme der Oxalsäureausscheidung, jedoch unveränderte Kalzium- und Magnesiumausscheidungen. Die Anwendung ist indiziert bei Hyperoxalurien; eine echte Kontraindikation besteht nach unseren bisherigen Erfahrungen nicht.

In der *laufenden Testung verschiedener Pharmaka* zur Oxalatsteinprophylaxe ergaben sich erste Hinweise, daß mit einem Anionenaustauscher, wie Colestyramin, und mit einem Antihistaminikum, wie Antazolin, weitere Substanzen sich anbieten, die zur Senkung einer Hyperoxalurie appliziert werden können. Durch Gabe von Askorbinsäure und Acetylsalicylsäure ließ sich dagegen die Oxalsäureexkretion steigern, während unter Magnesium divergierende Ergebnisse beobachtet wurden.

Eine endgültige klinische Beurteilung über Sukzinimid wie über diese gerade entdeckten Pharmaka läßt sich noch nicht geben, da wir diese Substanzen erst seit kurzem einsetzen (Abb. 3).

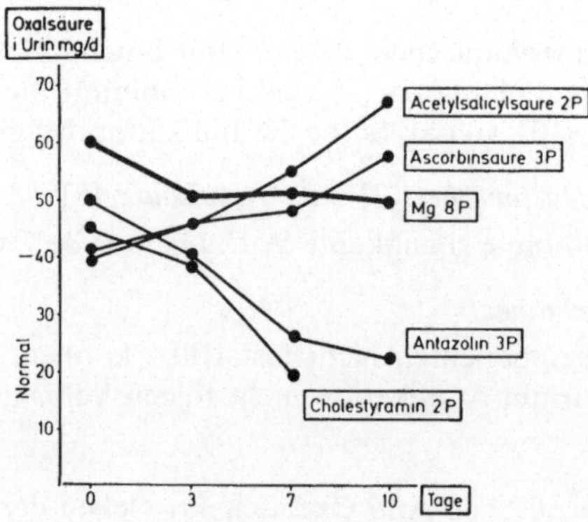

Abb. 3. Verhalten der Oxalsäureausscheidung unter verschiedenen Pharmaka.

Die Effektivität der allgemeinen und medikamentösen Steinprophylaxe zeigen *eigene klinische Ergebnisse.*

Unbehandelt betrug die Rezidivquote bei 850 Oxalatsteinpatienten in 4 Jahren vor der Therapie 51%. Bei Einhalten der allgemeinen Maßnahmen betrug bei 650 Patienten die Rezidivquote noch 27%. Bei spezieller Voruntersuchung, gezielter Medikation und Kontrolle konnte in einem kleinen Patientenmaterial von inzwischen 200 Patienten die Rezidivquote bei 11% gehalten werden.

Zusammenfassung

Steinrezidivprophylaxe verlangt Kenntnis der Pathophysiologie und Kooperation von Patient und Arzt. Bei gezielter Anwendung aller chirurgischer, allgemeiner und spezieller Maßnahmen läßt sich die Rezidivhäufigkeit senken, jedoch nicht sicher verhindern.

Literatur

1. Boyce, W. H., McKinney, W. M., Long, Th. T., Drach, G. W.: J. Urol. (Baltimore) **97,** 783 (1967). — 2. Ecke, M.: Untersuchungen über die Wirksamkeit von Wofatit-KPS-H auf eine bestehende Urolithiasis sowie eine mögliche Harnsteinprophylaxe. 1. Jenaer Harnsteinsymposion 1970. — 3. Hienzsch, E., Schneider, H. J., Martinsohn, M.: J. Urol. Néphrol. **25,** 249 (1971). — 4. Hodgkinson, A.: Clin. Chem. **7,** 547 (1970). — 5. Kollwitz, A. A., Jankowsky, M.: Urologe **7,** 50 (1968). — 6. Melnick, I., Landes, R. R., Hoffman, A. A., Burch, J. F.: J. Urol. (Baltimore) **105,** 119 (1971). — 7. Modlin, M.: Ann. roy. Coll. Surg. (Engl.) **40,** 155 (1967). — 8. Smith, M. J. V., Hunt, L. D., King, J. S., Boyce, W. H.: J. Urol. (Baltimore) **101,** 637 (1969). — 9. Smith, M. J. V., Boyce, W. H.: J. Urol. (Baltimore) **102,** 750 (1969). — 10. Sutor, D. J.: Brit. J. Urol. **42,** 389 (1970). — 11. Terhorst, B., Lutzeyer, W.: Z. Urol. **65,** 815 (1972). — 12. Terhorst, B., Melchior, H.: Urol. int. (Basel) **27,** 230 (1972). — 13. Thomas, J., Melon, J. M., Thomas, E., Steg, A., Aboulker, P.: Die Rolle der Oxalurie bei Nephrolithiasis. 3. Jenaer Harnsteinsymposion, 177 (1973).

Dr. B. Terhorst
Abt. Urologie der Med. Fakultät
der RWTH
D-5100 Aachen
Goethestraße 27—29

P. O. Schwille und A. Sigel: **Versuche zur diätabhängigen Induktion der Konkrementbildung in Nieren und Harnwegen bei der Ratte (Stoffwechsel- und hormonelle Befunde)**

Einzelne Komponenten der gegenwärtigen hyperkalorischen Ernährung in weiten Teilen der Erde müssen für die gesteigerten Morbiditätsziffern der Steinerkrankung des Menschen verantwortlich sein. Über die Natur dieser Teilfaktoren ist bisher wenig bekannt. Forbes und Mitarb. [1] berichteten über eine Tendenz zur Calcifikation in den Nieren, wenn den Versuchstieren (Ratte) entweder eine Mg-Mangeldiät, eine zur Arteriosklerose führende (fettreiche) Diät zugeführt oder die Tiere im Thyroxin-Mangel gefüttert wurden (Thyreoidektomie).

Auch dem von uns im folgenden beschriebenen Fütterungsversuch liegt die Überlegung zugrunde, daß bei klinischen Patienten regelmäßig eine absolute/relative (zum Magnesium) Hypercalciurie beobachtet werden kann, sowie eine Tendenz zur metabolischen Azidose. Ausgewertet wurden relevante Kriterien des Stoffwechsels (Serumbikarbonat, Urincalcium und -magnesium) sowie die Plasmakonzentration von Glucagon, Insulin und Thyroxin.

---

* Mit freundlicher Unterstützung des Mineralogischen Institutes Erlangen (Doz. Dr. Bausch).

Methoden

Alle Tiere wurden während 21 Tagen im Stoffwechselkäfig gehalten (24° C Raumtemperatur, 70% Luftfeuchtigkeit, erhaltener Tag-Nacht-Rhythmus). Über Diätmuster und Gruppenaufteilung der Tiere informiert Abb. 1 (ECV-Expansion = Steigerung des extrazellulären Volumens). Bikarbonat im Serum wurde über pH und pCO_2 aus dem Nomogramm ermittelt. Glucagon und Insulin wurden radioimmunologisch, Thyroxin über eine kompetitive Proteinbindungsanalyse erfaßt, Urincalcium und -magnesium durch konventionelle Methoden (Atomabsorptionsphotometrie).

Die Nieren wurden in Alkohol fixiert und einer PAS-Färbung unterzogen.

Grunddiät (Altromin)

1. normale Rattendiät	(C 1000)	N
2. magnesiumarm	(C 1035)	Mg
3. atherogen	(C 1014)	F
4. kohlenhydratreich	(C 1010)	KH
5. eiweißreich	(C 1001)	EW

Grunddiät + deionisiertes Wasser	Grunddiät + Arginin/Histidin (4 mmol/l) in 0,45% NaCl ab 13. Tag; 300 mosm/l, pH 7,40
= Kontrollgruppe (K)	= ECV-Expansion (A/H)

Abb. 1. Fütterungsversuch an Ratten unter verschiedener Grunddiät.

Ergebnisse

Alle Mg-arm und atherogen gefütterten Tiere entwickelten vermehrte Kalkniederschläge im juxtamedullären Rindenbereich, während dieser Befund unter keiner anderen Diät zu erheben ist. Makroskopisch sichtbare Konkrementbildung über die gesamte Länge des abführenden Harnweges findet sich jedoch lediglich in der atherogen gefütterten Gruppe. Die Niederschläge erwiesen sich strukturell ähnlich dem Tricalciumphosphat, welches häufig Begleitsubstanz menschlicher Konkremente ist.

Jede von der Grunddiät abweichende Diätformulierung geht mit einer Erniedrigung des Plasmabikarbonats einher: Normaldiät 25 $\pm$ 0,51 mval/l; die niedrigsten Werte finden sich nach Applikation eiweißreicher und atherogener Diät (21,6 $\pm$ 0,3 bzw. 20,2 $\pm$ 0,4 mval/l). Verglichen mit anderen Diätformen entwickelt sich das höchste Urincalcium

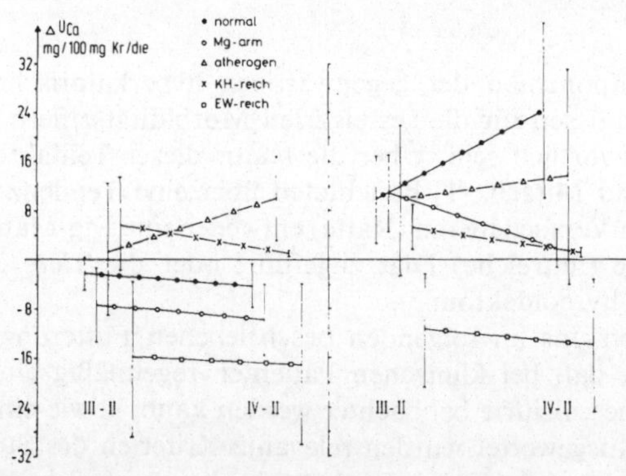

Abb. 2. Entwicklung des Urincalciums unter verschiedener Grunddiät. Differenzdarstellung (Mittelwerte $\pm$ 95% VB): 17.—13. Tag = III—II; 21.—17. Tag = IV—II. Links: Kontrollgruppen; rechts: zusätzliche Volumenexpansion.

ebenfalls unter einer zur Arteriosklerose führenden Diät (Kontrollgruppe), und nach weiterem Zusatz von Aminosäuren in die Tränke (= Volumenexpansion durch Arginin/Histidin-Kochsalzzulage) auch bei unter Normaldiät stehenden Tieren (Abb. 2).

Das Plasmainsulin lag in der Mg-arm gefütterten Gruppe mit 69 ± 8,4 μU/ml am höchsten, die niedrigsten Werte finden sich nach eiweißreicher Fütterung (11,7 ± 2,4 μU pro ml). Die Konzentration des Plasmaglucagons zeigte in keiner Gruppe Beziehungen zur Größe des Urincalciums. Die höchsten Werte finden sich nach kohlenhydratreicher Fütterung und zusätzlicher Volumenexpansion (596 ± 100 pg/ml).

Das Thyroxin im Serum lag in der unter Normaldiät stehenden Gruppe mit 8 μg pro 100 ml in Übereinstimmung mit den Angaben anderer Autoren. Sowohl nach Mg-armer als auch atherogener Diät entwickelt sich ein extremer Abfall des zirkulierenden Thyroxins (Abb. 3).

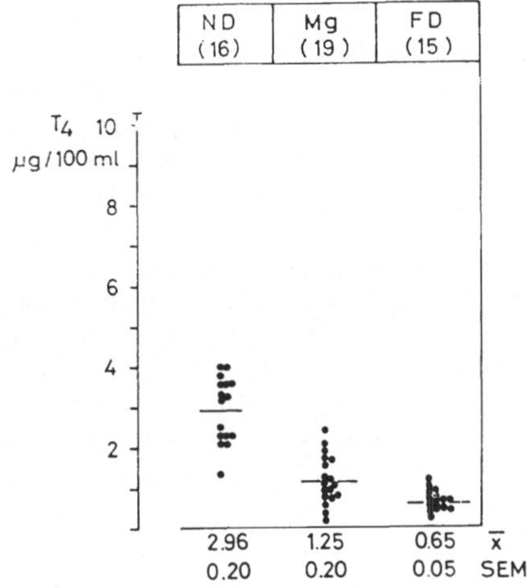

Abb. 3. Thyroxin im Serum 21 Tage nach Umsetzen der Tiere auf magnesiumarme (Mg) bzw. atherogene (FD) Diät. ND = Normaldiät. ( ): Anzahl Versuchstiere.

Diskussion

Die vorgelegten Ergebnisse zeigen, daß diätetische Faktoren offenbar eine grundlegende Bedeutung bei der Regulation des Mineralstoffwechsels haben. Wird die Tatsache berücksichtigt, daß in jeder der zur Anwendung gekommenen Diätformulierungen nur der gewünschte Anteil verändert wurde, nicht jedoch die Mineralstoffsupplementierung, so wird offenkundig, daß dem Magnesium bei der Tendenz zur Calcifikation in den Nieren unter Mg-armer und atherogener Diät eine Schlüsselrolle zukommen muß. Diese Aussage ist durch die stark erniedrigten Werte des Magnesiums im Serum der atherogen gefütterten Tiere begründet (nicht mitgeteilt). Niedriges Serummagnesium, ebenfalls erniedrigtes Serumkarbonat und Calcifikation in der Niere können außerdem Hinweis dafür sein, daß zumindest bei der Ratte reaktiv ausgeschüttetes Parathormon an der Bildung von kalkhaltigen Niederschlägen beteiligt ist.

Die sehr stark abgefallenen Thyroxinwerte sind nach unserem Wissen bisher nicht beschrieben worden. Ihr Zustandekommen ist zunächst unklar, da sowohl eine vermehrte Elimination des Hormons als auch eine verringerte sekretorische Aktivität der Schilddrüsen verantwortlich sein können. Die strumaähnliche Vergrößerung der Drüse selbst spricht mehr für die letztere Annahme. In Analogie zu den Ergebnissen von Meyer und Forbes [2] muß jedoch den Schilddrüsenhormonen bei der metabolischen Beurteilung der Steinbildung künftig besondere Beachtung geschenkt werden.

Für technische Mitarbeit sind wir Frau A. Wellmann, Herrn K. Schwille und Herrn G. Besold zu Dank verpflichtet.

Literatur

1. Forbes, R. M.: J. Nutr. **88,** 193 (1965). — 2. Meyer, D. L., Forbes, R. M.: J. Nutr. **93,** 361 (1967).

Priv.-Doz. Dr. Dr. P. O. Schwille
Chirurg. Univ.-Klinik u. Abt. Urologie
D-8520 Erlangen
Maximiliansplatz

K.-H. Bichler und D. Wagner: **Quantitative Uromukoidbestimmung bei Steinpatienten**

Die distalen Tubuluszellen enthalten das hochmolekulare Uromukoid [6]. Es wurde von Tamm und Horsfall [9] in den fünfziger Jahren näher untersucht. Sie fanden für dieses Mukoprotein des menschlichen Urins ein Molekulargewicht von 7×10^6. Boyce und Swanson [2] stellten mit Bestimmungsmethoden, die auf Salzausfällung beruhen, bei Patienten mit Harnsteinen eine erhöhte Uromukoidausscheidung fest. Diese Ergebnisse wurden in eine quantitative Beziehung zur Steinbildung (Matrixtheorie) gebracht. Mit Hilfe einer von uns entwickelten quantitativen immunologischen Methode [1] haben wir die Uromukoidausscheidung bei Normalpersonen und Steinpatienten gemessen. — Die immunologische Bestimmung des Uromukoids macht zunächst eine Urinaufbereitung notwendig. Wir verwendeten dazu die Kollodiumhülsen der Firma Sartorius*. Zunächst wurden 5 ml von einem 24-Std.-Urin dialysiert, um Elektrolyte, besonders Kalium, aus dem Urin zu entfernen. Zur Disaggregation des hochmolekularen Uromukoids wurde dem Urin Natriumdodecylsulfat zugesetzt und der so aufbereitete Urin anschließend konzentriert. Zum immunologischen Nachweis des Uromukoids in dem Urinkonzentrat verwendeten wir die Elektroimmundiffusion in der Technik nach Laurell [5]. Dabei stellt die Länge des Präzipitates ein Maß für die Konzentration des Antigens dar. Zur quantitativen Bestimmung ist das Aufstellen einer Bezugskurve erforderlich. Dazu sind Konzentrationen von 3 bis 25 mg/100 ml Standarduromukoid notwendig (Abb. 1).

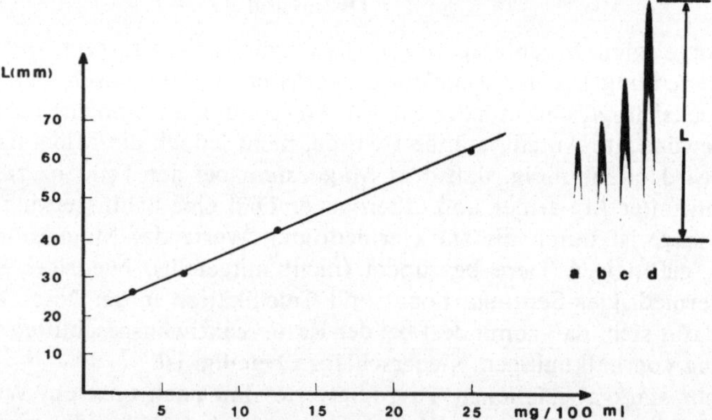

Abb. 1. Bezugskurve zur quantitativen Uromukoidbestimmung mit Hilfe der Elektroimmundiffusion n. Laurell [5]. Standards a = 3,1; b = 6,2; c = 12,5 und d = 25,0 mg/100ml.

Wir fanden bei 49 Normalpersonen folgende Werte:

Männer (n = 32) 55,9 ± 6,2; Frauen (n = 17) 42,2 ± 8,2 mg/24 Std. Für das Gesamtkollektiv ergab sich ein Wert von 51,1 mg/24 Std. Uromukoid.

* Sartorius-Werke, Göttingen.

Tabelle 1. Uromukoidausscheidung bei Normalpersonen und Steinpatienten.

	n	Uromukoid/24 Std.		Signif. ($\alpha > 5\%$)
Normalpersonen	49	51,18	±5,04	
Kalziumoxalat	25	63,18	±8,54	$\alpha > 5\%$
Kalziumphosphat	12	53,49	±9,77	$\alpha > 5\%$
Cystin	2	48,1	±4,6	$\alpha > 5\%$
Urat	12	36,86	±4,18	$\alpha > 5\%$
Nierenbeckenausgußsteine u. renale tubuläre Azidose (RTA)	6	13,0	±4,7	$\alpha > 5\%$

Die Uromukoidausscheidung bei Patienten mit verschiedenen Steinarten zeigt die Tab. 1. Im Vergleich zum Normalkollektiv finden sich somit bei Kalziumoxalat-, Kalziumphosphat- und Cystinsteinen keine signifikanten Veränderungen. Eine signifikante Senkung der Uromukoidausscheidung ergab sich bei Uratsteinen. Fernerhin fand sich eine Senkung der Uromukoidausscheidung ($\alpha < 5\%$) bei Patienten mit Nierenbeckenausgußsteinen und renaler tubulärer Azidose (n = 6): 13,0 mg ± 4,7/24 Std. Die Verminderung des Uromukoids bei Patienten mit renaler tubulärer Azidose ist als Ausdruck des Tubulusschadens anzusehen. Es stellt sich die Frage nach der Herkunft und der Funktion dieses sauren Mukoproteins. Immunhistochemische Untersuchungen [4,6] zeigen, daß das Uromukoid in den Tubuluszellen enthalten ist. Über die Funktion besteht noch weitgehend Unklarheit. Bisherige Untersuchungen ergeben, daß das Uromukoid die Hämagglutination von Influenzaviren inhibiert [9], die Löslichkeit von Harnsäure erhöhen soll [8] und 2wertige Kationen Kalzium und Magnesium bindet [3]. Quantitative Beziehungen zur Steinpathogenese sind aufgrund unserer Untersuchungen wenig wahrscheinlich. Neuere elektronenmikroskopische Forschungsergebnisse [7] legen den Verdacht nahe, daß das Uromukoid die Glykokalyx der distalen Tubulusepithelzellen darstellt [3]. So konnten Pfeifer und Thoenes [7] mit Hilfe der Hale-Reaktion saure Mukoproteide in den distalen Tubulusabschnitten nachweisen. Es steht zu vermuten, daß der Glykokalyx Funktionen im Rahmen des Elektrolyttransportes und Schutzfunktion für die Tubulusepithelzellen zukommt [3]. Insbesondere ist in diesem Zusammenhang die Fähigkeit des Uromukoids zur Bindung von Kalzium und anderen 2wertigen Kationen hervorzuheben.

Literatur

1. Bichler, K.-H., Haupt, H., Uhlemann, G., Schwick, H. G.: Urol. Res. **1,** 50 (1973). — 2. Boyce, W. H., Swanson, M.: J. clin. Invest. **34,** 1581 (1955). — 3. Fletcher, A. P.: The Tamm and Horsfall Glycoprotein; In: A. Gottschalk, Glycoproteins. Amsterdam: Elsevier, 1972. — 4. Keutel, H. J.: J. Histochem. Cytochem. **13,** 155 (1965). — 5. Laurell, C.-B.: Analyt. Biochem. **15,** 45 (1966). — 6. McKenzie, J. K., McQueen, E. G.: J. clin. Path. **22,** 334 (1969). — 7. Pfeifer, U., Thoenes, W.: J. Microscop. **7,** 575 (1968). — 8. Sperling, O., de Vries, A., Kedem, O.: J. Urol. (Baltimore) **94,** 286 (1965). — 9. Tamm, I., Horsfall, F. L. jr.: Proc. Soc. exp. Biol. (N.Y.) **74,** 108 (1950).

Prof. Dr. med. K.-H. Bichler
Urologische Universitätsklinik
D-3550 Marburg/Lahn
Robert-Koch-Straße 8

Diskussion zu den Vorträgen S. 267 bis 283 (Freie Vorträge)
Moderator: H. Fleisch, Bern

K. Bandhauer, St. Gallen: Wenn ich mich recht erinnere, ist im Jahre 1969 oder 1970 in der Zeitschrift „Der Urologe" eine Arbeit von Schneider aus Jena erschienen, in der er genau zwischen dem Begriff der Harnsäuresteine und dem Begriff der Uratsteine differenziert hat. Schneider hat diese Steingruppen sogar einander bezüglich der Therapieerfolge gegenübergestellt und gesagt, daß die Uratsteine möglicherweise bei einer Alkalisierung des Harnes die Steine sind, die sich dann mit einer Kalziumschicht überziehen und bei denen eine Alkalisierung ungünstig ist. Ich möchte nun an die Referenten die Frage stellen, ob das nach wie vor richtig ist und ob sie ebenfalls solche Beobachtungen gemacht haben. Sollte dies der Fall sein, dann müßte endlich die Nomenklatur ganz genau differenziert und auseinandergehalten werden, und es dürfte bei Vorträgen über die Nephrolithiasis, nicht einmal von Uratsteinen und zum anderen von Harnsäuresteinen für die gleiche Steinart gesprochen werden.

H. Fleisch, Bern: Es scheint, daß die meisten Steine bei uns Harnsäuresteine sind, in den südlichen Ländern jedoch Ammonium-Uratsteine, d. h., daß es sich um eine andere Steinart handelt und demnach die Therapie auch unterschiedlich ist. Sie haben recht, daß bei Harnsäuresteinen die Alkalisierung gilt, während bei den Ammoniumsteinen das nicht mehr der Fall sein sollte.

E. Terhorst, Aachen: Ich möchte kurz über unsere klinischen Eindrücke berichten. Wir haben eine Arbeit in Vorbereitung und in letzter Zeit festgestellt, daß sehr viele schwach schattengebende Steine, die wir immer unter der Annahme, daß es sich um Phosphatsteine mit einem leichten Infekt handelt, operiert haben, bei genauer Analyse sich als Harnsäuresteine herausstellten. Wir haben diese Steine mit der Dünnschliff-Methode untersucht und haben auch eine Dünnschichtchromatographie durchgeführt und in den Steinen vermehrt Kalzium gefunden, obgleich es sich nach der Infrarotanalyse um reine Harnsäuresteine handelte. Im übrigen möchte ich feststellen, daß wir in unseren etwa 2500 Steinanalysen ausgesprochen wenig Uratsteine gefunden haben. Bei den meisten handelte es sich um reine Harnsäuresteine und diese enthalten Kalzium in einer mehr oder weniger großen Konzentration.

H. Fleisch, Bern: Sie haben also nach Ammonium-Uratsteinen gesucht und sie nicht gefunden. Hierzu möchte ich feststellen, daß vor 1 Jahr in Bangkok ein Symposion stattgefunden hat und es sich dabei herausstellte, daß in Thailand Ammoniumsteine sehr häufig sind. Es ist bemerkenswert, daß in Europa, zu einem Zeitpunkt, als die Ernährung noch schlecht war, die Ammonium-Urat-Steine auch hier häufiger waren. In Thailand sind sie nur auf dem Lande, nicht aber in der Stadt häufig. Bangkok selbst kennt fast keine Ammonium-Urat-Steine. Demnach scheinen sie also nahrungsabhängig zu sein.

Diskutant: Zum Problem des Ammonium-Uratsteines möchte ich feststellen, daß wir in Spanien hierüber über eine große Erfahrung verfügen. Wir haben bei 20% unserer Steine Ammonium-Urat gefunden und zwar in Verbindung mit Harnsäure. Unsere Prozentzahlen entsprechen ungefähr denen von Schuy, der in Formosa gearbeitet hat und dort ungefähr 20% von Steinen fand, die entweder nur Spuren oder aber größere Quantitäten von Ammonium-Urat enthielten, und das kann ich auch feststellen.

P. May, Homburg: Zunächst möchte ich Herrn Terhorst zu seiner neuerdings geübten Steinprophylaxe beglückwünschen. Wir machen uns die gleichen Prinzipien in letzter Zeit zunutze, haben allerdings in 2 Dingen noch keine Erfahrung. Einmal bei der Behandlung der Zystinsteine, deren Prophylaxe wir grundsätzlich auch mit der Alkalisierung nach dem gleichen Prinzip wie bei den Harnsäuresteinen durchführen. Wir glauben, daß man eine Alkalisierungsbehandlung auf lange Zeit wesentlich unproblematischer durchführen kann als mit D-Penicillamin, das nach unseren Erfahrungen häufig eine starke Proteinurie verursacht. Darf ich Sie fragen, Herr Terhorst, wie Ihre Ergebnisse sind?

Wenn ich recht unterrichtet bin, führt das neue Präparat zur Oxalatsteinprophylaxe zu einer endogenen Hemmung der Bildung von Oxalsäurre und ich möchte deshalb fragen, für wie häufig Sie die Oxalurie halten bzw. wie oft finden Sie bei den Oxalatsteinen wirklich eine Hyperoxalurie. Außerdem hätte ich noch eine Frage an Herrn Fleisch: Könnte man evtl. das von Ihnen gezeigte Instrument zur Darstellung der Kristallurie als Screening-Test auch in der Klinik anwenden, um vielleicht herauszufinden, ob bei einem Oxalatsteinbildner eine Kristallurie im Urin nachweisbar ist, bzw. ob bei einem Patienten eine solche Kristallurie vorhanden ist?

H. Fleisch, Bern: Zweifellos kann man untersuchen, ob dieses Instrument in der Klinik von Nutzen ist oder nicht, und ich glaube, daß sich dies lohnen würde. Wir selbst sind gerade dabei, mit Herrn Baumann in Wien Untersuchungen durchzuführen, ob bei Steinpatienten die Resultate, also die Quantität der Hemmkörper der Aggregation, anders sind als bei dem Nicht-Steinpatienten. Es würde sich sicher lohnen, diese Untersuchungen auch an anderen Zentren durchzuführen. Die Technik ist relativ einfach und das Instrument wird durch eine Schweizer Firma verkauft. Die Kosten betragen einige tausend DM, liegen aber sicher unter 10000 DM. Den genauen Preis kann ich Ihnen nicht nennen.

B. Terhorst, Aachen: Die beiden Fragen von Herrn May möchte ich dahingehend beantworten, daß wir D-Penicillamin ebenfalls wegen der Nebenwirkungen nicht geben; denn auch wir haben Proteinurien, Fieberschübe und Thrombozytopenien mit Hautblutungen erlebt, die auch in der Literatur beschrieben sind. Deswegen geben wir α-Mercaptopropionylglycin. Was ich in bezug auf das Thiola noch nicht weiß und was in diesem einen Dia zum Ausdruck kam ist die Tatsache, daß wir ständig unsere Dosen erhöhen müssen. Soweit ich weiß, haben die Japaner auf dem Internationalen Urologenkongreß in Amsterdam darüber berichtet, haben allerdings eine ähnliche Erscheinung nicht gefunden. Die Beobachtungszeit war allerdings kürzer. Wir haben mehrere Patienten inzwischen über 3 Jahre beobachtet und haben bei allen die genannte Tendenz festgestellt. Ich weiß zwar nicht, wie das Endresultat aussehen wird, ebensowenig kann ich sagen, ob das tatsächlich immer der Fall sein wird. Unsere Kontrolluntersuchungen werden im Abstand von 2 Monaten durchgeführt, da wir leider die Patienten nicht öfter einbestellen können.

Zur Prophylaxe allein durch Harnalkalisierung bei Zystinsteinen möchte ich feststellen, daß wir bei 7 Patienten in 6 Fällen Rezidive erlebt haben, und ich bin deshalb der Ansicht, daß eine alleinige Harnalkalisierung bei diesen Steinen nicht ausreicht.

Bezüglich der Hyperkalziurie muß ich feststellen, daß wir die Untersuchungen auch erst seit kürzester Zeit überhaupt durchführen können und ich kann Ihnen deshalb nur die Zahl von Thomas und Melon aus Paris geben, die bei wiederholten Oxalsäurebestimmungen in 60 bis 80% der Fälle permanente oder temporäre Hyperoxalurien gefunden haben, und dies entspricht dem, was Herr Fleisch auf seinem Diapositiv vom Löslichkeitsprodukt gezeigt hat. Dadurch wird das Löslichkeitsprodukt gesteigert. Eine weitere Konsequenz ergibt sich meiner Meinung nach auch dahingehend, daß die Diät wieder etwas aktiviert werden muß. Wir müssen die Oxalsäure daher auch wieder in der Diät berücksichtigen und den Genuß von Spinat und Rhabarber einschränken.

Ich persönlich habe 2 Fragen an Sie, Herr Fleisch, und zwar: Was halten Sie von den Untersuchungen, daß die Harnsäure die Kalzium-Oxalat-Kristallisation hemmen soll? Wir in der Klinik sehen immer wieder, daß Mischsteine, also Harnsäure-Oxalat vorkommen, und wir sehen auch, daß die Harnsäureausscheidung erhöht ist. Wie sind hier Ihre Erfahrungen? Weiterhin möchte ich Herrn Prof. Albrecht bezüglich der chirurgischen Steinrezidivprophylaxe fragen, wie er zu den Untersuchungen von Stewart steht, die ergeben haben, daß nach der Polresektion die Steinrezidivquote abnimmt. In unserem Material haben wir das nicht signifikant feststellen können.

H. Fleisch, Bern: Es scheint, daß Kristalle von Harnsäure einen Einfluß auf die Ausfällung von Kalzium-Oxalat ausüben, d. h. also, wenn Sie eine übersättigte Lösung von Kalzium-Oxalat haben, in der Kalzium-Oxalat nicht ausfällt und Sie dann Harnsäurekristalle dieser Lösung zugeben, dann kommt es zur Ausfällung. Das würde dann erklären, warum man oft Mischsteine findet und es würde auch erklären, warum es unter Allopurinol zu einer Besserung bei Kalzium-Oxalatsteinen kommt. Ob es tatsächlich so ist, kann ich Ihnen nicht beantworten. Ich glaube, daß eben einfach die groß angelegten Studien fehlen, die uns eine Aussage erlauben und Sie wissen selber, wie schwer es ist, solche Studien durchzuführen.

K. F. Albrecht, Wuppertal: In Beantwortung der Frage von Herrn Terhorst möchte ich feststellen, daß ich die Polresektion nur am Rande erwähnt habe, wir führen sie jetzt in letzter Zeit auch weniger durch. Ich habe auch keinerlei Möglichkeit, eine Statistik aufzustellen, ob man bei einigen Polresektionen weniger Steinrezidive oder mehr Steinrezidive hat. Durch die intraoperative Röntgenuntersuchung können wir heute Steine in den unteren Polen sehr viel besser sanieren als früher, und wir sehen also nicht mehr die Notwendigkeit, so häufig wie früher $\frac{1}{3}$ der Niere durch Polresektion zu entfernen.

P. O. Schwille, Erlangen: Ich möchte Herrn Terhorst bezüglich der täglich ausgeschiedenen Oxalsäuremenge fragen, wie hoch sie nun wirklich ist; denn darüber müßten wir uns verständigen, zumal hier außer 2 bis 3 Kollegen kaum jemand die Oxalsäure bestimmt. Ich würde darum bitten, daß wir einmal unsere Normalwerte an klinisch gesunden, nicht steinkranken Menschen aufdecken, und dazu ein sauberes Vergleichskollektiv angeben und uns dann vielleicht noch einmal darüber unterhalten, wie wir die Oxalsäure bestimmen. Herrn Fleisch möchte ich fragen, ob er das Oxalsäureproblem zunächst mehr als intestinales Absorptionsproblem oder als tubuläres reabsorptives Problem sieht?

B. Terhorst, Aachen: Bezüglich der Frage nach der Oxalsäurebestimmung möchte ich feststellen, daß uns sicher allen bekannt ist, wie schwierig diese Bestimmung ist. Es gibt standardisiert etwa 5 Verfahren, denen allen mehr oder weniger große Schwächen anhaften, und ich meine, wir sollten hier im Kreis klinischer Urologen nicht über die Methoden diskutieren, wie man Oxalsäure bestimmen kann oder wie nicht; denn das ist, wie Sie ja wissen, Herr Schwille, außerordentlich schwierig. Hierin wird mir Herr Fleisch zustimmen. Wir führen diese Bestimmung enzymatisch durch, während diejenigen, die über wesentlich größere Erfahrungen verfügen, etwa in Paris, es gaschromatographisch machen. Ich stimme Ihnen, Herr Schwille, völlig zu, daß man sich sicherlich einmal zusammensetzen sollte, vielleicht auf einem der nächsten kleineren Steinsymposien, um zu versuchen, die Oxalsäurebestimmung zu standardisieren, um dann in einer Arbeitsgruppe vergleichbare Werte aufzustellen. Heute ist einfach noch offen, was der Normalwert ist. Während die einen ihn mit 40 angeben, liegt er bei anderen bei 30 oder aber bei 55 mg. Sie sehen, daß es sich um ein ausgesprochen schwieriges Problem handelt.

H. Fleisch, Bern: Wenn man schon Oxalsäuremessungen durchführt, sollte man auf jeden Fall daran denken, daß ein Teil davon an Magnesium gebunden ist.

K. H. Bichler, Marburg: Zur Bemerkung von Herrn May möchte ich feststellen, daß wir z. Z. 2 Patienten mit Zystinsteinen haben, die wir mit Penicillamin behandeln. Da wir sehr an der Proteinurie interessiert sind, haben wir mehrfach versucht, diese nachzuweisen, und ich muß feststellen, daß wir keine Proteinurie gefunden haben. Wir machen regelmäßig diesen vorgeschriebenen Test, um die Höhe der Zystinausscheidung festzustellen, konnten aber keine Proteinurien feststellen, ebenso keine Mucoiderhöhung. Vielleicht haben Sie aber wesentlich mehr Fälle.

P. Bischoff, Hamburg: Im Hinblick auf die Zystinsteinprophylaxe bei Rezidiven möchte ich feststellen, daß wir in der Kinderurologie sehr viele Zystinsteine haben, die wir bisher alle nur mit alkalisierenden Maßnahmen behandelten. Es handelt sich wohl um etwa 8 oder 10 Patienten, die bis zu 10 Jahren rezidivfrei geblieben sind.

H. Frohmüller, Würzburg: Bezüglich der Zystinsteine möchte ich auf eine Behandlungsmethode aufmerksam machen, die den Vorteil hat, daß sie keine schädigenden Nebenwirkungen hat und außerdem sehr billig ist. Wir haben 1965 einen Patienten behandelt, zu einer Zeit also, als es noch kein D-Penicillamin gab und haben ihn aufgrund von Arbeiten englischer Forschergruppen, die im Lancet veröffentlicht worden waren, mit Wasser behandelt. Der Patient trinkt alle 4 Std. 600 ml Wasser, auch nachts und ist seither frei von Zystinsteinen. Bezüglich der Erwähnung von Herrn Albrecht im Hinblick auf die Pyeloplastiken möchte ich bemerken, daß man sicher nicht ohne weiteres eine Methode der Pyeloplastik mit Steinrezidiven in Verbindung bringen und ohne weiteres behaupten kann, daß eine Methode ungünstiger als die andere ist. In diesem Zusammenhang darf ich vielleicht auf eine Bemerkung von Herrn Alken auf dem Mainzer Kongreß hinweisen, in dem er ja auch darauf hingewiesen hat, daß es nicht nur die Methode allein ist, sondern auch wie sie ausgeführt wird und vor allem auch abhängig ist von den anatomischen Verhältnissen.

C. F. Rothauge, Gießen: Wenn ich Herrn Fleisch richtig verstanden habe, so geht man doch heute davon aus, daß das primum movens der Steinbildung eine erhöhte Aggregatbildung ist und nicht, wie hier fälschlich gesagt wurde, eine erhöhte Kristallisationsneigung, wobei also der Ausdruck erhöhte Kristallisationsneigung keineswegs den Begriff der Kristallisation subsummiert. Sie haben eine sehr schöne Methode angegeben, um diese Kristallaggregation zu erfassen, und viele von uns werden sich daran erinnern, daß auf unserem Urologenkongreß in Wien 1957 von Timmermann u. Senkbusch ein Verfahren angegeben wurde, bei dem man einfach durch Sieben des Harnes durch verschiedene Siebgrößen diese Veränderung erfassen konnte. Dabei wurde ja bildlich außerordentlich eindrucksvoll belegt, daß diese Aggregation eben etwas ganz anderes ist, in einer ganz anderen Größenordnung liegt als die Kristallisation. Meine Frage geht nun dahin, ob man dieses alte Gerät unter den neuen Aspekten der Steingenese, sofern man es besitzt, wieder einsetzen kann, um mit dieser alten und billigen Methode Anhaltspunkte dafür zu gewinnen, ob eine erhöhte Aggregation bei den verschiedenen Patienten vorliegt?

H. Fleisch, Bern: Bezüglich des primum movens möchte ich feststellen, daß natürlich nur eine Aggregation stattfinden kann, wenn Kristalle vorhanden sind. Zuerst müssen einmal Kristalle gebildet wersen. Und erst dann, wenn eine Kristallurie vorliegt, können sich Aggregate bilden. Es sind also 2 Schritte erforderlich: 1. eine Kristallbildung und 2. die Aggregation. Die Methode von Timmermann könnte man zur Messung im Harn selber verwenden, während Robertsen den Coulter-Counter verwendet. Bei Robertsen funktioniert es, während andere wiederum meinen, daß diese Methode nicht geht. Das Verfahren mit dem Coulter-Counter ist außerordentlich mühsam, zumindest mit dem alten Typ, während die neue Type, die automatisch arbeitet, etwa 60000 DM kostet.

E. W. Rugendorf, Gießen: Ich möchte dem Hinweis von Herrn Bandhauer beipflichten; denn ich hatte Gelegenheit, 2 Fälle mit sog. nicht-schattengebenden Steinen zu operieren, die durch eine konsequente Herabsetzung der Harnsäureausscheidung durch Allopurinol und Alkalisierung nicht zur Auflösung kamen. Die Steinanalyse ergab vorwiegend Ammonium-Urat. Ich würde deshalb meinen, daß in diesen Fällen, bei denen auch keine Säurestarre bestand, d. h. außerhalb der Behandlung lag das pH manchmal bei 5,8 oder 6, man mit der Alkalisierung des Urins zumindest vorsichtig sein sollte. Weiterhin möchte ich feststellen, daß es eine sehr einfache Methode gibt, mit der man zumindest die Neigung zur Ausfällung von Aggregaten feststellen kann. Sie ist im Handbuch für Urologie beschrieben. Läßt man den Patienten 12 oder 24 Std. dursten, beobachtet man bei Patienten, die zu Koliken neigen, d. h., bei denen sich kleine Steine ausbilden, daß es bei diesen häufiger zu einer Bildung von Aggregaten als bei den Patienten kommt, bei denen zwar Kristalle ausgeschieden werden, aber keine Aggregatbildung zu beobachten ist.

Zur Festlegung der sog. Normwerte im Urin, Normalwerte der Kalzium-Oxalatausscheidung, der Oxalsäureausscheidung etc. werden wir vielleicht einmal umdenken müssen; denn Herr May hat heute in seinem Referat schon darauf hingewiesen, daß die Durchblutung der steinkranken Niere, gemessen mit der seitengetrennten Clearance, eine schlechtere Nierenfunktion zeigen und eigene Untersuchungen darauf hinweisen, daß auch die Ausscheidung in der steinkranken Niere sich anders verhält als in der Gesamtausscheidung, d. h., daß wir bei normaler Kalziumausscheidung im Urin und normaler Oxalsäureausscheidung in der steinkranken Niere schon eine Steinbildung bei Werten beobachten können, die weit unter den Normalwerten liegen.

P. May, Homburg: Herr Albrecht hat vorhin einen Fremdkörper gezeigt, bei dem es zu einer Verkalkung gekommen war. Glauben Sie nicht, Herr Albrecht, daß man durch Ansäuern des Harnes die Verkalkung derartiger Schienen bei Steinbildung verhindern kann? Es ist ja sicher nicht nur der Fremdkörperreiz, der zur Steinbildung führt, sondern in erster Linie das alkalische Milieu infolge des Infektes.

K. F. Albrecht, Wuppertal: Ich muß Ihnen zustimmen, Herr May, bei diesem Patienten handelte es sich um einen ganz foudroyanten Steinbildner, bei dem wir eine Schiene eingelegt haben, weil er bereits einen Rezidivstein hatte, und zwar am Ureterabgang und nach einer früheren auswärtigen Pyelotomie über mehrere Jahre eine Urinfistel hatte. Deswegen haben wir die Schiene etwas länger, und zwar 3 Wochen, liegen lassen. Ich möchte Ihnen vielleicht rechtgeben, daß wir nicht so sehr in der kurzen postoperativen Periode darauf geachtet haben, den Urin stark anzusäuern. Ganz exakt kann ich es im Augenblick allerdings nicht sagen. Zweifellos ist aber denkbar, daß man vielleicht durch eine konsequente Ansäuerung das Ereignis hätte vermeiden können. Interessant an diesem Fall ist jedoch der recht kurze Zeitraum von nur 3 Wochen, in dem sich ein solcher Ausguß gebildet hat. Die Schiene war entfernt und ich dachte, sie wäre abgerissen. Es handelte sich aber um reine Inkrustationen; denn die Schiene war absolut intakt.

C. E. Alken, Homburg: Ich möchte noch einmal an die sehr eindrucksvolle Statistik von Herrn Albrecht erinnern. Wenn Sie jetzt retrospektiv Ihr eigenes Krankengut übersehen, dann haben Sie mit Sicherheit Fälle, in denen man vorher schon im Urogramm eine gewisse Enge sah, die man als spastische Engen und nicht als echte Stenosen angesehen hat. Der Stein wurde entfernt, ohne daß man sich zu einer Plastik entschlossen hat. Ich möchte Herrn Albrecht zustimmen, daß wir selbst dann bei Rezidivsteinen eine Plastik durchgeführt haben, d. h. also, in ausgewählten Fällen eine zusätzliche Plastik bei der primären Steinentfernung sicher berechtigt ist. Bezüglich der Zystinsteine möchte ich nochmals darauf hinweisen, daß es sich um eine Langzeitbehandlung handelt, die sich über Jahre erstreckt. Sie setzt entweder bei dem Patienten eine gewisse Intelligenz voraus, während bei Kindern das Problem darin besteht, ob die Eltern intelligent genug sind, eine solche Behandlung konsequent durchzuführen. Leben die Kinder jedoch in schlechten Verhältnissen, dann ist eine langjährige medikamentöse Nachbehandlung nicht möglich. Gerade bei den Zystinsteinen muß die Urinproduktion wesentlich höher sein — sie muß also etwa 3000 bis 4000 ml betragen — als bei anderen Steinen. Dies ist zwar selbstverständlich eine gewisse Belastung, man kommt im allgemeinen dann aber ohne die zusätzliche Medikation einer Alkalisierung allein mit dem Durchspülen der Niere zurecht.

Bezüglich der Feststellung von Herrn Terhorst, daß jetzt wieder eine Diät propagiert wird, möchte ich fragen, ob es berechtigt ist, bei den geringen Mengen an Spinat, die wir im allgemeinen essen, diese diätetischen Maßnahmen so hervorzuheben. Zweifellos kommen die Patienten und fragen immer wieder wie sie leben sollen. Und ich erwidere dann, daß sie völlig normal essen sollen mit Ausnahme, wenn es sich um Harnsäuresteine handelt, dann müssen sie selbstverständlich die Eiweißzufuhr einschränken, können aber sonst ganz normal leben. Auch wenn ich von den Patienten gefragt werde, ob sie Tomaten essen dürfen, stimme ich dem zu; denn wir essen ja selten so viel Tomaten wie etwa die Italiener, die auch nicht in dem gehäuften Maße Oxalatsteine haben. Ich meine deshalb, daß man mit der Diät etwas zurückhaltend sein soll, zumal der Steinkranke, der in der Praxis etwa 30 bis 40% aller Patienten ausmacht, eines unserer größten Probleme darstellt. Man kann doch heute sagen, daß die Zahl der Steinkranken etwa der der Dabetiker entspricht. Ich halte das Trinken für außerordentlich wichtig und ich glaube, daß die Tatsache, daß die Zahl der Steinkranken im Sommer zunimmt und in der kalten Jahreszeit wieder abnimmt, darauf zurückzuführen ist, daß viele in den warmen Süden fahren und dann zu wenig getrunken haben, d. h. der Verdünnungsfaktor nicht ausreichend berücksichtigt wurde. Wir geben dem Patienten, und andere machen es auch so, das Meßglas und das Urometer mit und fordern sie auf, in 24 Std. mindestens 1500 ml Urin auszuscheiden. Ich glaube, daß der Trinkfaktor sicher eine Rolle spielt und mit dem Massenexperiment der Urlaubsreisenden in den Süden kann man das ja wohl auch bestätigen. Bezüglich der Steinrezidive möchte ich zu den Zahlen von Herrn Terhorst feststellen, daß ich sie phantastisch finde; denn mit einem Rückgang von 41% auf 11% können wir alle sicher nicht aufwarten. Zweifellos ist es wohl auch eine Frage des Kollektivs. Bei den Rezidivsteinen, und zwar beim Oxalatstein, muß man sicher auch unterscheiden zwischen primären Oxalatsteinbildnern und Ausscheidern. Es gibt Patienten, bei denen der Oxalatstein abgeht, mit der Schlinge entfernt wird, oder der operiert wird, bei dem es sich dann um ein einmaliges Geschehen handelt. Andere Patienten wiederum haben Steinabgänge, 3- bis 4mal pro Jahr. Diese Patienten sind m. A. nach der einzige Typ — am besten ist es noch, wenn sie einnierig sind — der zu einer echten Testung von Medikamenten in Langzeitstudien überhaupt geeignet ist. Ich möchte nun Herrn Terhorst fragen, wie hat sich Ihr Kollektiv zusammengesetzt? Wir kommen heute einfach nicht weiter, wenn wir nicht in Groß- und Langzeitversuchen unter gleichen Bedingungen über Jahre, und zwar nicht über 1 oder 2, sondern über 5 bis 10 Jahre arbeiten, um das Problem, das nun schon 50 Jahre alt ist, einer Lösung näherzubringen.

B. Terhorst, Aachen: Bezüglich der Diät möchte ich feststellen, daß unsere Patienten soviel Tomaten essen können, wie sie möchten. Die Ansicht, daß Tomaten viel Oxalsäure enthalten, kann als überholt angesehen werden, während es beim Spinat völlig anders ist. Bestimmt man nach dem einmaligen Genuß von Spinat die Oxalsäure, kann man, glaube ich, feststellen, daß sie wesentlich erhöht ist. Dieser eine Faktor könnte im Zusammenhang mit der Kristallurie, mit dem Kalzium zur Bildung des primären Kristallisationsproduktes im akuten Falle führen. Wir haben bisher die Diät auch hintangestellt und erst nachdem die Oxalsäure durch die Untersuchungen der Pariser Arbeitsgruppe wieder in den Vordergrund gerückt wurde, glaube ich, daß wir bezüglich der Diät etwas umdenken müssen.

Im Hinblick auf die Zusammensetzung unseres Kollektives möchte ich feststellen, daß es sich nur um primäre Oxalatsteinpatienten bzw. Patienten mit Oxalat-Phosphat-Mischsteinen handelte, bei denen wir annehmen, daß das Primäre eine Störung im Kalzium-Oxalatstoffwechsel oder im Metabolismus gewesen ist. Bei diesem Patientenkollektiv, das etwa 4 Jahre beobachtet wurde und bei dem die Rezidivquote bei 11% lag, handelt es sich um ein ganz kleines Kollektiv von etwa 200 Patienten, die wir in unserem Aachener Raum überwachen, während bei 650 Patienten, bei denen nur allgemeine Maßnahmen durchgeführt werden, die Rezidivquote ja auch viel höher ist.

J. Kaufmann, Hamburg: Herr Fleisch, Sie haben ja sehr schöne Behandlungsprinzipien für die Rezidivsteinprophylaxe gezeigt, die wir ja auch alle kennen. Im Hinblick auf die Praxis möchte ich Sie doch gezielt folgendes fragen: Bei den rezidivierend auftretenden Kalzium-Oxalatsteinträgern haben wir doch jetzt theoretisch begründet die Allopurinolbehandlung, die Orthophosphat-Therapie und die Magnesiumtherapie zur Verfügung. Gibt es eine Reihenfolge in der Rezidivprophylaxe, oder würden Sie sagen, daß diese 3 Behandlungsprinzipien einander gleichwertig sind oder sollte man gar eine Kombinationstherapie durchführen?

H. Fleisch, Bern: Diese Frage ist sehr schwierig zu beantworten; denn wir haben bisher noch nicht die Basis, um sie zu beantworten. Darauf möchte ich in meiner Zusammenfassung dann noch eingehen.

Zusammenfassung der Diskussion

H. Fleisch, Bern: Faßt man die Vorträge und Diskussionen zusammen, ergibt sich die Frage nach dem Ergebnis. Es hat sich herausgestellt, daß der Mechanismus der Steinbildung immer noch ungeklärt ist. Wir kennen einige Faktoren, wie etwa, daß die Ausscheidung der ionenbildenden Substanz, der steinbildenden Substanz wichtig ist, ebenso das pH und die Infektion. Aber wir wissen nicht, warum gewisse Patienten Oxalatsteine bilden und andere wiederum nicht. Hier haben wir also noch zahlreiche offene Probleme.

Bezüglich der Therapie ist festzustellen, daß Stein nicht gleich Stein ist, d. h. eine gezielte Therapie durchgeführt werden muß; denn die Therapie für einen Harnsäurestein ist sicher nicht die gleiche wie für einen Oxalatstein. Daraus geht hervor, daß der Stein analysiert werden muß, weil nur dann gezielt eine Therapie durchgeführt werden kann. Hieraus ergibt sich nun die Frage, welche Therapie durchgeführt werden soll, welches die beste Therapie ist. Sie, Herr Kaufmann, haben 3 Möglichkeiten beim Kalzium-Oxalatstein angegeben und ich selbst habe festgestellt, daß ich diese Frage nicht beantworten kann. Ich meine, daß wir aus dieser Tatsache die Lehre ziehen sollten, daß es nichts nützt, wenn jede Klinik etwa 10 oder gar 100 Patienten mit den verschiedenen Methoden untersucht, Polypragmasie treibt und über keine Kontrollgruppe verfügt, weil wir dann am Schluß genau da stehen, wo wir heute stehen. Ich glaube es ist wichtig, daß wir uns zusammentun und uns über die Probleme klarwerden, die wir beantworten müssen. Wir müssen eine Gruppe bilden, die die verschiedenen Substanzen unter ganz strikten Kriterien untersucht, und zwar bei mehreren 100 Patienten und den entsprechenden Untersuchungen, die dann auch statistisch auswertbar sind. Ich bin auch der Meinung — und das haben wir heute früh mit Herrn Alken besprochen —, daß wir uns endlich einmal zu diesem Entschluß durchringen müssen, solche Untersuchungen ganz exakt durchzuführen.

R. Böcker und G. Fröhlich: **Essigsäure-Dauerspülung der Harnblase bei chronisch hartnäckiger Cystitis**

Während die Behandlung der akuten Cystitis mit Allgemeinmaßnahmen, wie körperlicher Ruhe, einer speziellen Diät, Analgetika und Spasmolytika und einem eventuellen Notfallsantibiotikum, ohne vorliegendes Testergebnis in der Regel zum Erfolg führt, ist die Therapie der chronischen Formen immer noch problematisch.

Man stößt häufig auf Fälle, bei denen eine gezielte und hochdosierte antibiotische Behandlung (oral und parenteral) nicht befriedigt. Besonders chronische Cystitiden in der fibrinös nekrotisierenden, ulcerierenden und der inkrustierenden Form sind äußerst therapieresistent. Die lokale Behandlung durch Instillation von Medikamenten oder durch Blasenspülungen mit Lösungen antibakteriell wirksamer Substanzen hat hier immer noch ihr Anwendungsgebiet.

Im Mittelpunkt der Behandlung der chronischen Cystitis steht in unserer Klinik die Blasendauerspülung durch einen doppelläufigen Ballonkatheter mit Essigsäurelösung in steigender Konzentration. Die Essigsäure als organische Säure (CH_3COOH) gehört zur Gruppe der Monocarbonsäuren (Fettsäuren), ihre biodynamische Wirkung ist fibrinolytisch, fungizid und bakteriostatisch.

Wir beginnen die Behandlung mit einer Spüllösung folgender Zusammensetzung: auf 1000 ml einer sterilen physiologischen Kochsalzlösung werden mit einer Pipette 3 Tropfen einer 97%igen Essigsäure gegeben. In den weiteren Tagen wird die Tropfenzahl bis insgesamt 15, bei Verträglichkeit unter Umständen bis 20 um jeweils 2 Tropfen gesteigert. Zuletzt hat die Lösung einen pH-Wert von 5,0 bis 5,3; das enspricht einer Konzentration von etwa 0,07%. Das Arbeiten mit einer konzentrierten Essigsäurelösung ist nicht ohne Gefahr, wir haben seit 1958 noch keine Komplikationen gesehen.

Ed. Kass führt eine Spülung der Harnblase mit Essigsäurelösung bei einem pH-Wert von 5,0 und einer Konzentration von 0,06% durch und berichtet über eine gute bakteriostatische Wirkung, John H. Neff spülte sogar mit einer 0,5%igen Essigsäurelösung.

Die Einwirkung der Essigsäure auf verschiedene Keimgruppen (E. coli, Pseudomonas pyocyanea, Aerobacter, B. proteus und Enterokokken) wurde von uns bei 2 verschiedenen pH-Werten geprüft (Tab. 1).

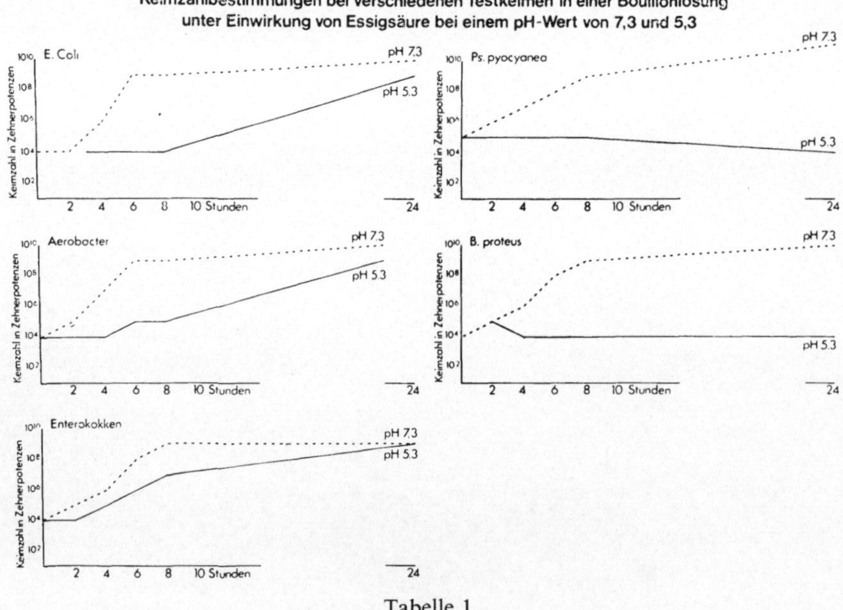

Tabelle 1

Methodik

In 100 ml Bouillon (eingestellt mit Essigsäure auf eine pH von 7,3 und 5,3) werden 2 Tropfen einer 1 : 100 verdünnten, 24stündigen Bouillonkultur gegeben (geimpft) und im Wasserbad bei 37° C unter leichtem Schütteln bebrütet. Coli, Pyocyanea, Aerobacter und Enterokokken wurden auf einer Nährbodenoberfläche (Agarplattenoberfläche), Proteus im Agargußverfahren gezählt.

Ergebnis

Allgemein geht aus den Kurven die bakteriostatische Wirkung der Essigsäure hervor. Sie ist am stärksten bei einem pH-Wert von 5,3 bei Proteus und Pyocyanea, gefolgt von Coli und Aerobacter. Bei den Enterokokken besteht eine Wachstumshemmung nur im 6-bis-8-Std.-Wert. Berücksichtigt man, daß bei der klinischen Anwendung der Essigsäure der mechanische Spüleffekt hinzukommt, wird die Wirkung in vivo sicherlich noch höher liegen, denn allein durch den kontinuierlichen Abtransport von Gewebetrümmern wird den Bakterien der zum Wachstum notwendige Nährboden entzogen und so eine Verminderung der Keimzahl eintreten.

Klinik

Wir überblicken bisher mehr als 300 Patienten mit Cystitiden verschiedener Formen, die wir mit der Essigsäure-Dauerspülung behandelten. In der Regel spülen wir die Blasen über 10 bis 14 Tage bis zur ersten cystoskopischen Kontrolle. Durch die Spülung werden Fibrinbeläge, auch wenn sie der Blasenwand fest aufsitzen oder inkrustriert sind, vollständig abgelöst. Die Blutungsneigung der schwer entzündlich veränderten Schleimhaut bessert sich, auch bei ausgesprochen hämorrhagischen Cystitiden sistieren schon nach kurzer Spülzeit die Blutungen. Ulcera heilen in kurzer Zeit ab. Nach der Spülbehandlung wirkt die Blasenschleimhaut frisch und sauber, manche Untersucher bezeichnen das Aussehen als „samtig". Die Bestrahlungsblasen bieten nach der Spülbehandlung das Bild der blassen Schleimhaut mit einer rarefizierten Gefäßarchitektur. Auch in den Fällen, in denen sich der objektive Befund nicht so auffällig besserte, berichteten die Patienten meist über ein Nachlassen der Schmerzen, der quälenden Tenesmen und des imperativen Miktionsdranges. Besonders eindrucksvoll ist der Therapieerfolg bei den Fällen chronischer Cystitis, häufig radiogen bedingt, die über Monate bis Jahre mit den verschiedensten Medikamenten und lokalem Spülen ohne wesentlichen Erfolg behandelt worden waren. Hier haben wir oft gesehen, daß die Essigsäure-Dauerspülung den Patienten eine wesentliche Erleichterung brachte.

Eine echte Heilung der radiogenen Cystitis (sog. Bestrahlungsblase) ist mit der Essigsäure-Dauerspülung natürlich nicht zu erzielen, aber der hochakute Entzündungsprozeß klingt ab und es tritt ein Ruhezustand mit auch subjektiver Beschwerdefreiheit ein.

Bei Röntgenkontrollen vor und nach der Essigsäure-Spülbehandlung sehen wir in einigen Fällen auch eine Besserung der Harnabflußstörungen bei tiefen entzündlichen und radiogenen Harnleiterstenosen. Auch die Kapazität von Schrumpfblasen wird durch die Essigsäure-Dauerspülung erhöht, einmal durch die Ausheilung der Entzündung und zum anderen durch einen gewissen mechanischen Dehnungseffekt auf die Blase über längere Zeit.

Neben der alleinigen Behandlung der chronischen Cystitis dient uns die Essigsäure-Dauerspülung zur Vorbereitung der Blase zu therapeutischen Eingriffen, wie z. B. Fistelverschlüssen oder Ureterneuimplantationen, falls die Indikation dazu z. B. durch eine fibrinöse Cystitis gegeben ist. Diagnostische Eingriffe, wie z. B. Probeexzisionen oder Uretersondierungen, werden häufig ebenfalls erst nach Spülungen möglich, da vorher eine Übersicht in der schwer entzündlich veränderten Blase nicht möglich ist.

Zum Abschluß möchten wir mit einigen Bildern die Wirkung der Essigsäure-Dauerspülung der Harnblase demonstrieren.

Fall 1 2 bis 4, Fall 2 5 bis 9.

Fall 1. Eine 58 Jahre alte Patientin mit schwerster hämorrhagisch-fibrinös, nekrotisierender Cystitis nach Telekobaltbestrahlung wegen eines gynäkologischen Tumors. Die bisherige Therapie über Jahre blieb ohne Erfolg. Nach einer Spülzeit von 4½ Wochen war die Blase von Entzündung frei, sogar eine hämorrhagische Kolpitis heilte über eine bestehende Blasenscheidenfistel ab.

Fall 2. Eine 71 Jahre alte Patientin mit einer ausgeprägten fibrinös-hämorrhagisch, membranösen Cystitis. In der Urinkultur fanden sich Coli, Proteus und Pyocyanea, außerdem bestand ein Candidabefall, der auch histologisch durch Nachweis der charakteristischen Pilzdrusen imponierte. Nach 3wöchiger Spülzeit war die Blase sauber, Candida konnte nicht mehr nachgewiesen werden.

Literatur

Bauer, K. M.: Med. Welt **23,** 30 (1972). — Beilstein, A.: Handbuch der Organischen Chemie, III. Erg., II. Band, Teil 1. Berlin–Göttingen–Heidelberg: Springer 1960. — Dietzel, K., Gerth, B., Kircheldorff, H.: Dtsch. Gesundheitsdienst **21,** 687 (1966). — Ebbinghaus, K. D.: Med. Welt **29,** 2050 (1967). — Fanini, E.: Ann. ital. Chir. **42,** 1140 (1966). — Neff, J. H.: Sth. med. J. (Bgham, Ala.) **27,** 304 (1934). — Jori, A., Bernardi, D.: Med. Pharmacol. exp. **14,** 500 (1966). — Kass, E., Sossen, H. S.: JAMA **169,** 1181 (1959). — Lenz, P., Meridies, R., Schmitz, W.: Z. Urol. **6,** 411 (1970). — Motzkin, D.: J. Urol. (Baltimore) **107,** 454 (1972). — Owen, C. R.: J. Bact. **52,** 353 (1946). — Phillips, I., Lobo, A. Z.: Lancet **1,** 11 (1968). — Vernon, H. M.: Biochem. Z. **51,** 1 (1913).

Dr. med. R. Böcker
Dr. med. G. Fröhlich
Urol. Univ.-Klinik
D-4000 Düsseldorf
Moorenstraße 5

F. Truss und F. D. Hildebrand: **Modellversuche zur lokalen Beeinflußbarkeit von Problemkeimen des Harntraktes**

Noch immer bereitet es Schwierigkeiten, die Frage nach Sinn oder Unsinn der Instillationsbehandlung chronisch infizierter Harnblasen eindeutig zu beantworten. Mit klinischen Methoden ist es nur unvollständig möglich, den Erfolg einer derartigen Therapie objektiv zu beurteilen. Daher haben wir uns bemüht, unter Standardbedingungen im Modellversuch verwertbare Aussagen zu erhalten.

Mit der hier skizzierten Versuchsanordnung wurde die Wirksamkeit von Nitrofurantoin, Rivanol, Merfen, Framycetin und Kanamycin auf Coli, Pseudomonas und Proteus messend verfolgt. Während des Versuches floß als Urinersatz kontinuierlich eine Mangelnährbouillon in die Modellblase ein. Als Ersatz für die pathologisch veränderte Blasenwand diente ein Blutgerinnsel, dem Erreger in einer Keimzahl von 10^8/ml beigegeben waren. Ein Schaltautomat sorgte dafür, daß während der ersten 5 min einer jeden Stunde 30 ml des gewählten Medikamentes instilliert wurden. Dieses verweilte dann 40 min lang in der Ersatzblase. Während der folgenden 15 min entleerte sich der inzwischen auf 120 ml angestiegene Blaseninhalt. Danach begann das Instillationsprogramm von neuem und wurde 20 Std. lang fortgesetzt. Am Ende des Versuches sind sowohl im Urin als auch im Blutgerinnsel die Keimzahlen ermittelt worden.

Wurde anstelle des Medikamentes stündlich physiologische Kochsalzlösung instilliert, so ergaben sich die hier logarithmisch dargestellten Keimwachstumskurven. Aus Gründen der besseren Übersichtlichkeit ist in den nun folgenden Graphiken ausschließlich dargestellt, um wieviel Prozent diese nach 20 Std. gemessenen und als Normalwerte angesehenen Keimzahlen durch das jeweils instillierte Medikament reduziert wurden.

Zunächst das Verhalten der Bakterien im Urin. Wurde das als besonders coli-wirksam geltende Furadantin pro instillatione in der empfohlenen Dosierung instilliert, so ergab sich, wie die zweite Spalte der Graphik erkennen läßt, eine nur minimale Hemmwirkung. Die Präparate Framycetin und Kanamycin erwiesen sich als wesentlich wirkungsvoller.

Mit ihnen konnte bei allen 3 Erregerarten eine 100%ige Hemmwirkung, d. h. völlige Keimfreiheit, erzielt werden.

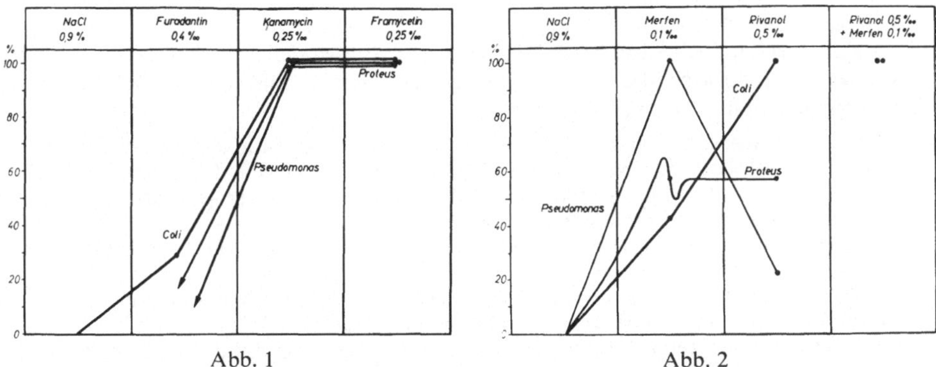

Abb. 1 Abb. 2

Abb. 1. Prozentuale Hemmung des Wachstums von E. coli, Pseudomonas aeruginosa und Proteus im Urin durch Furadantin, Kanamycin und Framycetin.

Abb. 2. Prozentuale Hemmung des Wachstums von E. coli, Pseudomonas aeruginosa und Proteus im Urin durch Merfen, Rivanol oder einem Gemisch aus beiden Harnantiseptika.

Wurde unter den gleichen Voraussetzungen Rivanol oder Merfen instilliert, so ergab sich, wie die schwarze Linie erkennen läßt, eine nur ungenügende Hemmwirkung gegenüber Proteus. Hinzu kam, daß die Keimzahlen in der Merfenreihe stark streuten. Wesentlich günstigere Resultate wurden demgegenüber mit den gleichen Harnantiseptika bei Pseudomonas und Coli erzielt.

Wie die grüne und die orangefarbene Linie erkennen lassen, reagierten beide Bakterienstämme unterschiedlich. Merfen hemmte das Wachstum von Pseudomonas völlig, das von Coli jedoch nur teilweise. Rivanol wirkte genau umgekehrt. Dieses reziproke Verhalten legte es nahe, ein Gemisch aus Rivanol und Merfen auf eine aus Coli und Pseudomonas bestehende Mischflora einwirken zu lassen. Wie die letzte Spalte der Graphik zeigt, gelang es mit diesem Trick, das Wachstum beider Bakterienstämme im Urin voll zu hemmen.

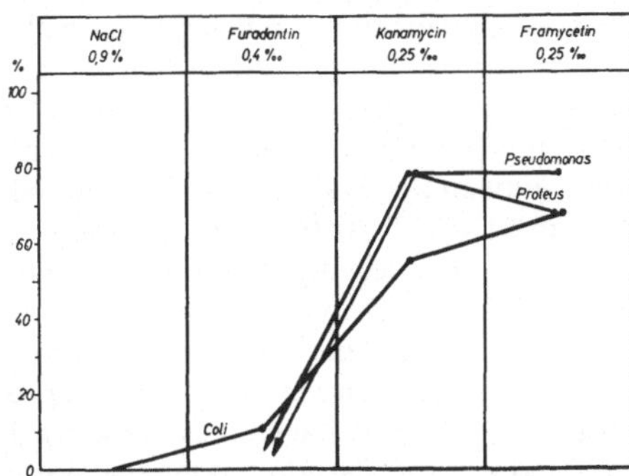

Abb. 3. Prozentuale Hemmung des Wachstums von E. coli, Pseudomonas aeruginosa und Proteus im infizierten Koagulum durch Furadantin, Kanamycin oder Framycetin.

So günstig auch einige der hier vorgestellten Resultate sein mögen, sie können doch nicht darüber hinwegtäuschen, daß die erzielte Wirkung lediglich einen vorübergehenden kosmetischen Effekt darstellt. Wird das als Blasenwandersatz dienende Blutgerinnsel nicht ebenfalls keimfrei, so muß es den Urin nach Absetzen der Instillationsbehandlung zwangsläufig reinfizieren.

Wie das Dia erkennen läßt, ist die medikamentös erzielte Beeinträchtigung des Keimwachstums im Blutkoagulum deutlich geringer als im Urin. Diese Feststellung gilt besonders für Furadantin, Merfen und Rivanol. Mit Framycetin und Kanamycin ließen sich demgegenüber wesentlich günstigere Resultate erzielen.

Selbstverständlich kann man die Ergebnisse von Modellversuchen nicht kritiklos auf klinische Verhältnisse übertragen. Trotzdem erscheint es mir statthaft, folgende klinisch wichtigen Schlußfolgerungen zu ziehen:

1. Die Instillationsbehandlung der chronisch entzündeten Harnblase ist nur sinnvoll, wenn sie im Dauerbetrieb, möglichst apparativ gesteuert, über eine längere Zeit durchgeführt wird.
2. Die Verweildauer des instillierten Medikamentes muß größer sein, als die Dauer einer Generationsphase der zu bekämpfenden Bakterien.
3. Furadantin pro instillatione ist beim chronischen Blaseninfekt auch gegenüber Coli weitgehend wirkungslos.
4. Mit einem Gemisch aus Rivanol und Merfen läßt sich das Wachstum einer aus Coli und Pseudomonas bestehenden Mischflora im Harn unterbinden.
5. Sowohl Framycetin als auch Kanamycin vermögen das Wachstum von Coli, Pseudomonas und Proteus im Urin zu unterdrücken. Darüberhinaus zeigen sie bei infiziertem toten Gewebe eine gewisse Tiefenwirkung.

Aufbauend auf den Ergebnissen dieser Modellversuche haben wir die apparativ gesteuerte Instillation von Framycetin und Kanamycin bei Patienten mit chronisch infizierten Blasen im einwöchigen Dauerbetrieb durchgeführt. Es konnten dabei sehr eindrucksvolle und länger anhaltende Remissionen erzielt werden.

Prof. Dr. F. Truss
Urol. Abt. d. Chir. Univ.-Klinik
D-3400 Göttingen
Goßlerstraße 10

P. Brühl: **Experimentelle Untersuchungen zur übertragbaren episomalen Resistenz gegen Chemotherapeutika in der Urologie**

Die häufigste Diagnose beim urologischen Krankengut ist der „Harninfekt". Bei einer mangelhaften Ursachenforschung des Infekts ist eine chemotherapeutische Schrotschußtherapie in der Hoffnung auf eine erhöhte Treffsicherheit nicht erlaubt; darüber braucht vor diesem Forum nicht weiter diskutiert werden. Wir wissen überdies um die aktuelle Tatsache, daß die Resistenzrate der bei Bakteriurie ausgeschiedenen Erreger gegenüber antibakteriellen Wirkstoffen sehr hoch ist. Diese Resistenzrate ist beim hospitalisierten urologischen Krankengut gravierend. Hier findet sich auch ein hoher Anteil mehrfachresistenter Stämme. Warum? Diese Resistenzquote sowie die Häufigkeit der *gleichzeitig* vorliegenden Unwirksamkeit verschiedener Pharmaka gegen einen Erreger stehen zunächst sicher in direkter Beziehung zu einer breiten Anwendung der Antibiotika bei entzündlichen Erkrankungen von Nieren und ableitenden Harnwegen, die im urologischen Krankengut ja den breitesten Raum einnehmen und entsprechend der Häufigkeit der in-vivo-Diagnose in großem Umfang zielbewußt antibakteriell behandelt werden. Dabei muß aber berücksichtigt werden, daß der antibakterielle Wirkstoff durchaus ja *auch* auf die körpereigene Keimflora des Patienten einwirkt. Ein darmlumenwirksamer Selektionsdruck und die folgende biotische Enthemmung resistenter Erreger führt zur Verschiebung der Keimökologie zugunsten von gegen das betreffende Antibiotikum resistenten, patienteneigenen Mutanten. Sie sind für den uns allen bekannten Keimwechsel unter der Chemotherapie infolge Disseminierung der Erreger verantwortlich. Auf der urologischen Station kann es durch Ausscheiden solcher Erreger im Urin und Stuhl zur Ausbildung einer spezifischen Resistenzflora kommen, die wiederum für das Geschehen der Cross-Infektion verantwortlich und kennzeichnend ist.

Mit Selektionsmechanismus *allein* läßt sich jedoch die in unserem Fachgebiet im bedenklichen Maße auftretende mikrobielle Mehrfachresistenz heute nicht mehr erklären. Bereits 1959 äußerten Untersucher in Japan die Vermutung, daß antibiotische Mehrfachresistenz von mehrfach-resistenten Stämmen auf andere Bakterienarten übertragen werden kann, ohne daß diese jemals zuvor mit einem Antibiotikum in Berührung gekommen waren. Japanische Untersucher haben diese Vermutung experimentell belegt. Nachdem dieses Phänomen nicht durch normale Zellteilung zu erklären war, konnten sie nachweisen, daß die Übertragung der Mehrfachresistenz durch ein neben dem Chromosom, also extrachromosomal in der Bakterienzelle enthaltenes, Episom genanntes, genetisches DNS-Element verursacht wird. Dieser sog. R-Faktor besteht nach Watanabe aus einem geschlossenen Ring, der Resistenzdeterminanten gegen verschiedene antibakterielle Wirkstoffe trägt und einem sog. RTF-Faktor. Dieser RTF-Faktor kann ein Aneinanderlagern der Bakterien veranlassen und durch eine sich dann bildende Plasmabrücke die Übertragung des R-Faktors von einer zur anderen Bakterienzelle veranlassen.

Diese Übertragung findet nicht nur zwischen pathogenen Keimen statt. Auch ein apathogener Keim der physiologischen Darmflora kann einen R-Faktor tragen und ihn auf ein potentiell pathogenes Bakterium transferieren. Dieses wird dann gegen verschiedene Antibiotika resistent. Diese sog. infektiöse Antibiotikaresistenz kann sich in einer Bakterienpopulation fast epidemieartig ausbreiten.

Lebek konnte bei aus Urin gezüchteten Coli-Keimen, die gegen einen oder mehrere antibakterielle Wirkstoffe resistent waren, in über 95% übertragbare R-Faktoren nachweisen. Er konnte überdies zeigen, daß Erreger an verschmutztem Zellstoff oder in angefeuchteten Zimmerstaubproben genügend Reserveenergiestoffe für das Zustandekommen solcher R-Infektionen besitzen. Aufgrund seiner Modelluntersuchungen ist also *auch* in der Umgebung des Kranken mit Bedingungen für eine übertragbare Antibiotikaresistenz zu rechnen. Diese kann überall dort erfolgen, wo Schmutz- und Schmierinfektionen möglich sind.

Wir gehen von der Tatsache aus, daß es gerade beim urologischen Krankengut mit der so häufigen signifikanten Bakteriurie zu einer miktionsbedingten, urinogenen Verstreuung von Erregern kommt. Das konnte Schmiedt durch den Nachweis harnwegspathogener gramnegativer Keime auf urologischen Untersuchungstischen, die einer urinogenen Keimverschmutzung hospitalisierter Patienten besonders ausgesetzt sind, belegen. Es interessierte uns die Frage, ob mit einer übertragbaren Antibiotikaresistenz solcher Umgebungsstämme zu rechnen ist.

Tabelle 1. Aufgliederung der Mehrfachresistenz von E. coli-Stämmen aus Umgebungsuntersuchungen an Gegenständen in mehrfach belegten Krankenzimmern von Patienten mit Bakteriurie und ihre Übertragbarkeit auf Klebsiella.
(In Klammern ist die Gesamtzahl der untersuchten Kontaminationskeime angegeben.)

Resistenzbild *)	Anzahl der Stämme entsprechender Mehrfachresistenz	Übertragbare extrachromosomale En-bloc-Resistenz nachgewiesen bei
T S Su	11 (79)	8
C S Su	8 (79)	8
T Ch S Su	28 (79)	21
T Ch S Su A	7 (79)	3
T Ch S Su K/N	1 (79)	1
Gesamtzahl	55 (79)	41

*) T = resistent gegen Tetracycline
S = resistent gegen Streptomycine
Su = resistent gegen Sulfonamide
Ch = resistent gegen Chloramphenicol
A = resistent gegen Ampicillin
K/N = resistent gegen Kanamycin-Neomycin-Gruppe

Bei den Untersuchungen, die wir mit freundlicher Unterstützung von Herrn Prof. Lebek in Bern durchführten, wurden 79 hierbei isolierte Colistämme analysiert und für die Übertragungsversuche ausgewählt. Die Aufgliederung ihres Resistenzspektrums ist in Tab. 1 angegeben. Als sog. Akzeptor-Stamm kam Klebsiella zur Anwendung. Die Tab. zeigt, daß 55 von 79 Colistämmen eine Mehrfachresistenz gegen mindestens 3 Wirkstoffe hatten. Diese Mehrfachresistenz war in 41 Fällen übertragbarer Natur. Die aufgeführten Ergebnisse weisen darauf hin, daß die epidemiologischen Voraussetzungen für die exogene Gefährdung eines Patientenkollektivs im Krankenhaus gegeben sind. Der Nachweis mehrfach-resistenter, gramnegativer, stäbchenförmiger Keimarten bei Patienten mit Bakteriurie und der Nachweis entsprechender Erreger mit teilweise übertragbarer Wirkstoffresistenz in deren Umgebung gibt Anhaltspunkte für die Möglichkeit der Verbreitung harnwegspathogener Krankheitserreger durch Bakteriurie und zeigt die Bedeutung dieser Erregerreservoirs für die Selektion einer spezifisch resistenten Krankenhausflora.

Da wir Urologen so viele Harninfektprobleme haben, sollten solche aktuellen Zusammenhänge auf dieser Tagung genannt werden, um eine noch besser indizierte und gezielte Anwendung antibakterieller Wirkstoffe und die Postulate der Asepsis und Antisepsis erneut anzuregen im Kampf gegen Resistenz und Hospitalismus in der Urologie.

Prof. Dr. med. P. Brühl
Urologische Univ.-Klinik
D-5300 Bonn-Venusberg

K. F. Klippel, W. Sietzen und H. Hauk: **Experimentelle Pyelonephritis: Bakterielle Antigenpersistenz und ätio-pathogenetische Bedeutung zur Infektchronizität**

Wir versuchten, durch diese Studie den Nachweis persistierender E. coli-O-Antigene (Endotoxin) im Nierengewebe nach vorausgegangener Infektion zu erbringen, als auch die K-Antigene mittels der Immunfluoreszenzmikroskopie darzustellen, die bis jetzt in der uns vorliegenden Literatur noch nie nachgewiesen wurden.

Bei 100 Meerschweinchen wurden in den ligierten Ureter verschiedene aus dem Urin von Pyelonephritis-Patienten gewonnene E. coli-Serotypen injiziert. Die Tiere wurden in unterschiedlichen Zeitabständen, bis zu 4 Monaten nach der Infektion, getötet und die extirpierten Nieren wurden bakteriologisch, histologisch und mittels der direkten, als auch der indirekten Immunfluoreszenzmethode mit Hilfe von selbst hergestellten isothiocyanatgefärbten Antiseren untersucht.

Tabelle 1

Überlebens-Dauer in Tagen	Anzahl	Keime g/Niere 10^3	steril	Pyelonephritis +	++	Schrumpf-niere	keine
1 bis 4	53	51	2	27			26
5 bis 20	20	18	2	8	12		
21 bis 150	27	9	18	2	5	20	
Summe	100	79	21	37	17	20	26

Tab. 1 gibt einen Gesamtüberblick der Infektionsrate, der Keimzahl pro Gramm Nierengewebe sowie über die histologischen Veränderungen (Abb. 1).

Mittels der immunfluoreszenzmikroskopischen O-Antigen-Darstellung konnten Bakterien sofort nach Infektion nachgewiesen werden. Abb. 2 zeigt einen sich bereits nach 24 Std. gebildeten Mikroabszeß, ausgehend von einem Tubulus, der massiv von nicht mehr einzeln unterscheidbaren Bakterien vollgepfropft war. Im weiteren Verlauf streuten diese Herde, meistens recht scharf begrenzt, teilweise fischzugartig in das angrenzende Parenchym. Phagozytiertes Antigenmaterial konnte ab dem 2. bzw. 3. Tag gesehen werden. Das oft beschriebene „amorphe Antigen" konnte interstitiell nachgewiesen werden.

Nach ungefähr 7 Wochen sah man es in deutlichen streifenförmigen Bindegewebseinlagerungen. Auffallend war, daß die Fluoreszenz der K-Antigene wesentlich lichtschwächer war als die der O-Antigene (Abb. 2).

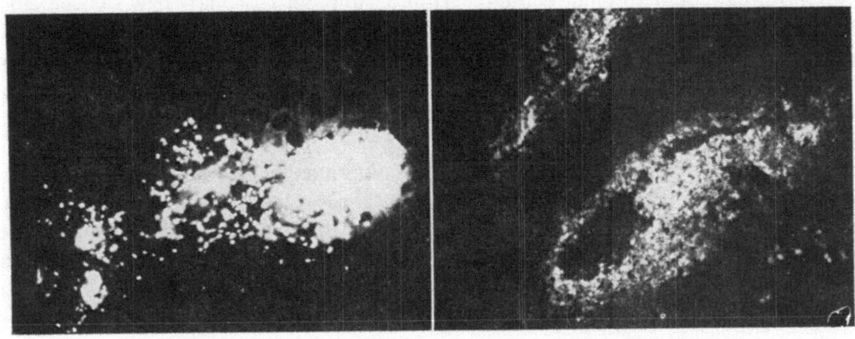

Abb. 1 Abb. 2

Abb. 1. Isolierter Mikroabszeß, direkte O_2-Antigendarstellung.

Abb. 2. K-Antigendarstellung, eine Woche nach Infektion (direkte Immunfluoreszenz).

Sietzen [2] konnte kürzlich nachweisen, daß das K-Antigen in vitro bei 37° C vom Bakterienkörper dissoziieren kann. In Abb. 3 vermittelte das K-Antigen den Eindruck einer homogenen Diffusion in das Nierenparenchym, wesentlich weniger strukturgebunden. Mit fluoreszierendem Material beladene Phagozyten wurden bereits nach 12 bis 24 Std. gesehen. Was bewirkt nun das persistierende Antigen in der Niere?

1. Wir konnten zeigen, daß das persistierende Antigen im sterilen Nierengewebe immunologisch aktiv ist. Nach Nephrektomie der infizierten Niere fiel der homologe Antikörpertiter gegenüber einem Kontrollkollektiv signifikant ab.

2. Das persistierende Antigen und der homologe Antikörper gehen eine Antigen-Antikörperreaktion ein unter Komplementverbrauch mit allen zytotoxischen Folgen, wie Schäfer [3] zeigen konnte.

3. Nach Untersuchungen von Buckingham [1] wird das O-Antigen (Endotoxin) direkt an Fibroblasten gebunden und regt diese zu erhöhter Aktivität an. Dadurch sollen die Fibroblasten vermehrt Bindegewebsfasern bilden, deren Folge letztlich die Schrumpfniere ist.

Was bedeutet dies nun für die Klinik?

1. Eine Einbeziehung dieser Untersuchungsmethoden dürfte routinemäßig wegen des Aufwandes leider nicht möglich sein.

2. Obwohl die in der sterilen Niere persistierenden Antigene im Laufe der Zeit eliminiert werden und sich auch nicht in jeder Niere nachweisen ließen, so kann doch nur der alten Forderung Nachdruck verliehen werden, eine Pyelonephritis sofort, gezielt und längerfristig zu behandeln, ein eventuelles Abflußhindernis so rasch wie möglich zu beseitigen, um Antigenpersistenz zu verhindern.

Literatur

1. Buckingham, R. B., Castor, C. W.: J. clin. Invest **51**, 1186 (1972). — 2. Klippel, K. F., Sietzen, W., Hauk, H.: Urol. Res. **I**, 3 (1973). — 3. Schäfer, H. E.: Aktuelle Probleme der klinischen Nephrologie, S. 26. Stuttgart: Thieme 1967.

Dr. med. K. F. Klippel
D-6500 Mainz
Kaiserstraße 70/II

H. MADERSBACHER, G. BARTSCH, H. LISCH, J. FRICK und N. FALSER: **Fettstoffwechsel, Blutchemie, Plasmatestosteron und Morphologie bei östrogenisierten männlichen Kaninchen**

Aufgrund ausgedehnter autoptischer Studien (Rivin und Dimitroff, 1954; London, 1961) glaubte man nachweisen zu können, daß die Östrogentherapie beim Prostatacarcinom-Patienten zu einer echten Verminderung der Coronar- bzw. Allgemeinsklerose führt. Diese Ergebnisse fanden jedoch 1967 und 1968 durch die Mellinger Studie, der allerdings größtenteils autoptische Befunde fehlen, energischen Widerspruch. Morbidität und Mortalität waren dabei durch die Folgen der Coronar- und Cerebralsklerose bei östrogenisierten Patienten signifikant höher als bei den nichtöstrogenisierten Prostatacarcinom-Patienten.

Diese widersprechenden Berichte waren Veranlassung, mögliche Risikofaktoren der Östrogentherapie zu untersuchen. Da Fettstoffwechselveränderungen häufig als Ursache der Arteriosklerose diskutiert werden, war es naheliegend, die Veränderung des Fettstoffwechsels bei Östrogentherapie zu untersuchen. Von klinischer Seite berichteten Bandtlow et al. (1970) und Nagel et al. (1972) über eine isolierte Erhöhung der Phospholipide unter Östrogentherapie bei Patienten mit Prostatacarcinom.

Um einen Aufschluß über die Auswirkung des Anstieges der Phospholipide im Serum auf das arterielle Gefäßsystem zu erhalten, wurde bei Kaninchen, die sich wegen der bekannt hohen Arterioskleroseneigung besonders gut für diesen Versuch eigneten, eine Langzeitöstrogentherapie durchgeführt. Zur Untersuchung kamen dabei 4500 g schwere, männliche, geschlechtsreife Kaninchen, die unter streng standardisierten Versuchsbedingungen (Altromin, Standarddiät, Wasser ad libitum) gehalten wurden. 12 Tiere erhielten wöchentlich durch 6 Monate 5 mg/kg Körpergewicht Retalon retard (Fa. Sanabo) i. m. verabreicht, 9 Kontrolltiere erhielten jeweils dieselbe Menge an physiologischer Kochsalzlösung. Vor Versuchsbeginn, zur Hälfte und am Ende der Versuchszeit wurden im Blut folgende Werte bestimmt: Cholesterin, Triglyceride, Phospholipide, Leberfunktionsproben (SGOT, SGPT, alkalische Phosphatase) und Plasmatestosteron. Die Bestimmung des Plasmatestosteron erfolgte mittels Radioimmunoassay. Der Antikörper wurde uns in dankenswerter Weise vom Population Council der Rockefeller University zur Verfügung gestellt. Nach sechs Monaten wurden die Tiere getötet und nach genauer makroskopischer Durchsicht der Organe wurden verschiedentlich Gewebsproben histologisch und histochemisch untersucht.

Ergebnisse

Zunächst zum Fettstoffwechsel: Während die Triglyceridfraktion der östrogenisierten Tiere im Vergleich zu der Kontrollgruppe am Ende der Versuchszeit keinen Anstieg zeigte, ließ sich ein deutlich signifikanter Anstieg des Cholesterins und vor allem der Phospholipide im Plasma der östrogenisierten Tiere gegenüber der Kontrollgruppe nachweisen. Die Leberfunktionsproben ergaben keinen signifikanten Unterschied zwischen beiden Versuchsgruppen. Der Plasmatestosteron-Spiegel sank bei den behandelten Tieren auf Werte unter 0,5 ng/ml. Der Mittelwert bei den Kontrolltieren betrug $3{,}2 \pm 0{,}3$ ng/ml.

Bei makroskopischer Durchsicht der Organe fiel eine vergrößerte, auch verfärbte und in ihrer Konsistenz verfestigte Leber auf. Während die Langzeitöstrogentherapie keinen Effekt auf das Körpergewicht der Versuchstiere hatte, so war das mittlere Lebergewicht der mit Retalon behandelten Tiere signifikant höher. Der Triglyceridgehalt der Leber ergab keinen signifikanten Unterschied zwischen behandelten und unbehandelten Tieren. Histologisch fand sich an der Leber lediglich eine mäßige lymphozytäre Infiltration der Periportalfelder, zahlreiche histochemische Untersuchungen zeigten keine pathologischen Veränderungen des Enzymmusters der Leberzelle (alkalische, saure Phosphatase und Phosphorylase).

Unser Hauptaugenmerk war jedoch auf das Gefäßsystem gerichtet. Dabei wurde das Gefäßsystem an verschiedenen Abschnitten (gesamte Aorta, Coronarien, Nierengefäße, Hirn- und Extremitätengefäße) untersucht. Dabei war die Intima in allen untersuchten Anteilen zart und unverändert, gleich wie bei unbehandelten Tieren. Auch histologisch waren die Gefäße nicht pathologisch verändert, auch nicht im Sinne einer Frühphase einer hyperlipämisch bedingten Arteriosklerose.

Zusammenfassend waren folgende blutchemischen Befunde auffallend: Eine signifikante Erhöhung der Phospholipide und des Cholesterins. Beide Plasmalipidfraktionen stellen den hauptsächlichen Lipidanteil der α-Lipoproteide, auch high-density-Lipoproteide genannt, dar. Von diesen wissen wir heute, daß sie mit größter Wahrscheinlichkeit keinen arteriogenen Effekt, wie es z. B. die β- bzw. die Prä-β-Lipoproteide zeigen, besitzen. Diese Annahme wird durch unsere morphologischen Befunde erhärtet, zumal man heute sehr gut auch sehr frühe Zeichen einer hyperlipämisch bedingten Arteriosklerose kennt. Wir konnten jedoch in keinem Fall Zeichen einer beginnenden Arteriosklerose, wie etwa ein Intimaödem oder eine fettstoffreiche plasmatische Durchtränkung der Gefäßwand beobachten.

Unsere tierexperimentellen Untersuchungen zeigen, daß eine Langzeitöstrogentherapie beim männlichen Kaninchen zu spezifischen Veränderungen einzelner Plasmalipidfraktionen führt, denen aber nach unserem heutigen Wissen keine pathogenetische Bedeutung bei der Arteriosklerose zukommt.

Literatur

1. Bandtlow, K., Bandhauer, K., Sailer, S., Lisch, H. J., Marberger, H.: Hormontherapie des Prostatacarcinoms und Fettstoffwechsel, Nordrhein. Westfäl. Ges. f. Urologie, 1970. — 2. Furman, R. H.: In: F. G. Scheffler u. G. S. Boyd, Endocrine Factors in Atherogenesis. Amsterdam–London–New York: Elsevier 1969. — 3. London, W. T., Rosenberg, S. E., Draper, J. W., Almy, T. P.: Ann. intern. Med. **55,** 63 (1961). — 4. Nagel, R., Schillinger, C., Kölln, P., Pochhammer, K.: Verh. dtsch. Ges. Urol. **24** (1972). — 5. Rivin, A. U., Dimitroff, S. P.: Circulation **9,** 533 (1954). — 6. Veterans administration cooperative urological research group Surg. Gynec. Obstet. **124,** 1011 (1967). — 7. Veterans administration cooperative urological research group. J. Urol. (Baltimore) **100,** 59 (1968).

Dr. H. Madersbacher
Urol. Univ.-Klinik
A-6020 Innsbruck

K. Bandtlow, K. Sacherer, H. P. Swoboda, J. Frick, G. Riccabona und H. Fill:

Spätergebnisse operativ versorgter frischer Nierenverletzungen

Die Therapie geschlossener Nierenverletzungen wird weiterhin diskutiert. Während man ursprünglich die Frühoperation propagierte, die meist als Nephrektomie endete, wurde mit zunehmender Kenntnis über Blutersatz und Schockbehandlung eine konservative Einstellung zur Therapie gewonnen. Die scheinbar ausgezeichneten Spätergebnisse — nur selten sah der erstversorgende Operateur den Patienten später wieder — fanden aber schon 1931 durch Dosza [1] und später in der neueren Literatur [2—7] eine Korrektur. Brinkmann [8] berichtete in einer Sammelstatistik, die 3500 konservativ behandelte Nierenverletzungen überblickt, in 10 bis 20% der Fälle von Spätfolgen, wie Hypertonie, Hydronephrose, Schrumpfniere, Urinphlegmonen und anderen mehr. Unter diesem Eindruck wurde seit einigen Jahren die Therapie wieder aktiver [9—15 u. a.] und man bemühte sich in Kenntnis der Gefäßarchitektur der Niere um eine möglichst organerhaltende operative Primärversorgung von Nierentraumen.

Spätergebnisse dieser Behandlung liegen bisher im Schrifttum nur spärlich vor. Wir haben deshalb das einschlägige Krankengut unserer Klinik (siehe auch [15]) ausgewertet und haben den Patientenkreis, bei dem eine operativ versorgte, frische Nierenverletzung 5 und mehr Jahre zurücklag, nachuntersucht.

Material

Im Zeitraum von 1959 bis 1968 versorgten wir insgesamt 283 Nierenverletzungen. Dabei lagen in 29 Fällen Mehrfachverletzungen vor, in 259 Fällen reine Nierenverletzungen. 193 Patienten mit einem leichteren Trauma behandelten wir primär konservativ. 61 Patienten versorgten wir nach der von Bandhauer [15, 18] dargelegten Indikation unserer Klinik primär operativ.

Bei diesem letztgenannten Krankengut mußten wir zehnmal wegen völliger Zertrümmerung der Niere oder Gefäßstielabrisses nephrektomieren. In 51 Fällen konnte die verletzte Niere erhalten bleiben. 34mal mußten wir das Nierenbecken oder das Hohlsystem nähen, in 6 Fällen eine Nierenteilresektion durchführen. Bei 11 Patienten räumten wir das perirenale Hämatom aus und drainierten das Nierenlager.

Diese 61 primär operativ versorgten Patienten bestellten wir zu einer Nachuntersuchung ein, oder legten den Patienten brieflich zu beantwortende Fragen vor, wenn der Wohnort zu weit von der Klinik entfernt war.

3 Patienten aus der organerhaltend operierten Gruppe waren verstorben, 10 Patienten hatten einen unbekannten Aufenthaltsort oder waren im Ausland nicht ausforschbar. Von den Nephrektomierten kamen alle Aufgeforderten zur Nachuntersuchung selbst, von den 39 möglichen aus der organerhaltend operierten Gruppe mit 18 Patienten weniger als die Hälfte. 6 Patienten antworteten auf eine briefliche Anfrage, 15 Briefe blieben unbeantwortet, obwohl man sich bei Gemeinden etc. überzeugt hat, daß die Patienten leben und die Adresse richtig war.

Methode

Die Parameter für die Nachuntersuchung waren:

Anamnese
Klinischer Befund
- Urologische Untersuchung
- Blutdruck
- Harnbefund
- Harnkultur

Urogramm
Seitengetrennte Isotopenclearance (nach Oberhausen)

Der Blutdruck wurde im Liegen nach jeweils 10 min Ruhe gemessen. Bei Männern wurde der frisch gelassene Mittelstrahl; bei Frauen Katheterurin bakteriologisch, chemisch und physikalisch untersucht. Das Urogramm wurde als Infusionsurogramm durchgeführt. Nach Möglichkeit nahmen wir eine Isotopenclearance nach Oberhausen zur Erfassung der Global- und seitengetrennten Funktion der Nieren vor [16, 17].

Tabelle 1. Ergebnis bei 9 **nephrektomierten** Patienten.

Ergebnis	Beschwerden	Harn	RR	Urogramm	Clearance GF	Clearance RPF
unauffällig	9	9	9	9 (3 kompens. Hypertrophie)	6	8
pathologisch	—	—	—	—	3	1

Ergebnisse

1. Nephrektomierte Gruppe (Tab. 1)

Die überlebenden Nephrektomierten fühlten sich alle gesund, der Blutdruck lag im Normbereich. Ein Drittel der Solitärnieren wies eine kompensatorische Hypertrophie im Urogramm auf. In der Isotopen-Clearance zeigte ein Patient mit arteriosklerotisch bedingter kleiner Niere eine schlechte Nierenleistung, die übrigen Patienten zumindest einen normalen renalen Plasmaflow.

Tabelle 2. Ergebnisse bei 24 **organerhaltend** operierten Nierenverletzten.

Ergebnis	Beschwerden	Harn	RR	Urogramm
unauffällig	21	22	21	12
gering pathologisch	3	—	—	4
stark pathologisch	—	2	3	4
Anzahl der Patienten	24	24	24	20

2. Organerhaltend operierte Gruppe (Tab. 2)

Von den organerhaltend operierten Patienten waren 3 aus Ursachen, die nicht mit der Nierenverletzung in Zusammenhang stehen, Jahre nach dem Unfall verstorben.

Das Ergebnis des subjektiven Empfindens der Patienten deckte sich nicht ganz mit den objektiven Befunden der Untersuchung. 21 Patienten waren beschwerdefrei, bei 3 Patienten mit Schwindelerscheinungen war der Blutdruck erhöht, bei 2 Frauen bestand ein Harnwegsinfekt. Urographisch waren in 12 Fällen keine Unterschiede zwischen der operierten und der nichtoperierten Seite zu finden, bei 4 die Kelche im Bereich der Narbe unregelmäßig begrenzt, verzogen oder das Parenchym verschmälert. 4 Kranke wiesen urographisch ein schlechtes Ergebnis auf. Bei 3 war ein Teil des Nierenparenchyms, meist ein Nierenpol, geschrumpft. Primär war versucht worden, stark zerklüftete Nierenanteile durch Naht zu erhalten. Im 4. Fall war die Niere nach nur 3tägiger Drainage eines perirenalen Hämatoms durch eine Concretio renis insgesamt geschrumpft. In 3 von diesen 4 Fällen trat komplizierend die oben erwähnte Hypertonie hinzu.

Tabelle 3. Renaler Plasma-Flow (RPF) bei 15 **organerhaltend** operierten Nierenverletzten.

Gesamt-RPF beider Nieren	Fälle	RPF bei Seitentrennung operierte Niere	Fälle
Im Normbereich	14	gleich	8
		schlechter	5
		besser	1
Pathologisch	1	gleich	—
		schlechter	1
		besser	—
Summe	15		15

Die Ergebnisse der Funktionsprüfung (Tab. 3) waren mit den urographischen Befunden nicht übereinstimmend. Bis auf einen Patienten mit gefäßveränderten Nieren war der renale Plasmastrom beider Nieren im Normbereich. Die Seitentrennung zeigte, daß ein Drittel der operierten Nieren eine schlechtere Funktion aufwies. Insgesamt machte jedoch die nichtoperierte Niere die Minderleistung kompensatorisch wieder wett. In einem Fall übernahm die operierte Niere zu 80% die Funktion. Auf der Gegenseite lag eine kongenitale Hydronephrose vor. Die Gesamtnierenfunktion lag im Normbereich.

Ein Patient ist in diese beiden Gruppen nicht einordenbar, der Verlauf aber um so interessanter. Durch ein Trauma mußte eine Niere nephrektomiert werden. 23 Jahre später traf neuerlich ein Unfall die Restniere. Durch Parenchymnaht und Naht des Hohlsystems konnte die Solitärniere erhalten werden. Urographisch zeigt sich jetzt lediglich eine kleine Kontureinziehung im Bereich der Narbe, die Clearancewerte lagen im Normbereich, ebenso der Blutdruck.

Diskussion

Die Nachuntersuchung, so lückenhaft sie das von uns behandelte Krankengut widerspiegelt, brachte interessante Aufschlüsse.

Alle Kranken, bei denen eine Niere entfernt worden war, kamen zur Nachuntersuchung; sie waren unfallsbewußt, fühlten sich aber gesund. Von den übrigen 51 organerhaltend operierten Patienten starben nur 3 innerhalb der Beobachtungszeit an nicht mit dem Unfall zusammenhängenden Erkrankungen. 9 Patienten dieser Gruppe waren nicht auffindbar, ihr Schicksal ist unbekannt. Die übrigen 39 Patienten leben, und nur ein Teil, 24 Patienten, fühlten sich veranlaßt, zur Nachuntersuchung zu kommen oder briefliche Fragen zu beantworten. Denn, wie wir aus der Erfahrung wissen, wiegt die Tatsache, daß beide Nieren vorhanden sind, weit mehr als eine allfällige Funktionseinbuße.

Die Ergebnisse der Nachuntersuchung selbst sind bemerkenswert. Die Entfernung eines verletzten Organs erspart zweifelsohne manche Spätkomplikationen. So waren die wegen eines Unfalls nephrektomierten Patienten von seiten ihres Harntraktes beschwerdefrei, die Funktion wurde voll von der Solitärniere übernommen.

Bei den organerhaltend operierten Nierenverletzten fehlten die typischen Spätfolgen der konservativen Behandlung, wie Hydronephrose, Urinphlegmone, paranephritische Abszesse oder Colliquationsnekrosen u. a.

Bei 21 von 24 Patienten war der Blutdruck normal, die Patienten beschwerdefrei. Die Gesamtfunktion der Nieren war in dieser Gruppe bis auf einen Patienten völlig normal. Auch die Patienten, die urographisch Veränderungen aufwiesen, zeigten eine normale Gesamtclearance.

Bei der Seitentrennung der Nierenleistung sah man jedoch, daß ein Drittel der operierten Nieren eine deutlich schlechtere Leistung als die nichtoperierten zeigten. Dabei waren diese schlechter funktionierenden Nieren nur zum Teil urographisch auffallend. Die schlechtere Durchblutung im Bereich der Narbe und damit ein gewisser Substanzverlust war im Urogramm weniger zu sehen. Die nichtoperierte, kontralaterale Niere hatte voll die Funktion der geschädigten mit übernommen.

Die Analyse der 4 morphologisch schlechten Ergebnisse zeigt 2 verschiedene Fakten auf. Die Drainage eines perirenalen Hämatoms durch 3 Tage schützt offensichtlich nicht vor der Entwicklung einer Concretio renis mit Hochdruck. So zeigten auch alle anderen Patienten, bei denen die Drainage über längere Zeit gelegen war, normale Nierenverhältnisse.

3 Patienten, bei denen intraoperativ nur schwer zu beurteilen war, ob man stark zerklüftete Nierenanteile erhalten sollte, zeigten Schrumpfungen dieser Teile und das Auftreten eines Hypertonus, so daß man besser eine Nierenteilresektion durchgeführt hätte.

Nach unserer Erfahrung ist bei schwer geschädigten Nieren weder in situ noch durch die Angiographie das weitere Schicksal der verletzten Niere eindeutig abzuschätzen. Wie unsere Ergebnisse zeigen, stellt daher die Nachuntersuchung einen Teil der Therapie dar, auf die nicht verzichtet werden kann.

Literatur

1. Dosza, E.: Langenbecks Arch. klin. Chir. **165,** 127 (1931). — 2. Hodges, C. V., Gilbert, D. R., Scott, W. W.: J. Urol. (Baltimore) **66,** 627 (1951). — 3. Staehler, W.: Verh. dtsch. Ges. Urol. **20,** 151 (1965). — 4. Boeminghaus, H.: Verh. dtsch. Ges. Urol. **8,** 268 (1953). — 5. Wildbolz, E., Jenny, F.: Mschr. Unfallheilk. **56,** 86 (1953). — 6. Cottier, H., Wildbolz, E.: Z. Urol. **51,** 441 (1958). — 7. Gurgian-Cecconi, zit. von Hertel, Verh. dtsch. Ges. Urol. **8,** 239 (1953). — 8. Brinkmann, W. H.: Urologe **1,** 305 (1962). — 9. Boeminghaus, H.: Chirurgie d. Urogenitalorgane, Bd. 1, Banaschewski Verlag 1960. — 10. Brosig, W., Kollwitz, A. A.: Mschr. Unfallheilk. **63,** 161 (1960). — 11. Bergmann, M.: Langenbecks. Arch. klin. Chir. **307,** 21 (1965). — 12. Körner, F., Gruenagel, H. H.: Urol. int. (Basel) **8,** 193 (1959). — 13. Staehler, W.: Verh. dtsch. Ges. Urol. S. 179, 1965. — 14. Potempa, J.: Urologe **6,** 331 (1967). — 15. Bandhauer, K.: Urologe **7,** 337 (1967). — 16. Kirsch, W., Oberhausen, E., Göbel, B., Bihler, K., May, P.: 6. Tgg. d. Ges. f. Nuklearmed., Wiesbaden 1968. — 17. Riccabona, G., Dittrich, P., Matthie, F., Scholz, K.: Ges. f. Nuklearmed., Mittlg. **107,** 1970. — 18. Bandhauer, K., Marberger, H.: Klin. Med. **20,** 87 (1965).

Dr. K. Bandtlow
Urolog. Univ.-Klinik
A-6020 Innsbruck, Anichstr. 35

Diskussion zu den Vorträgen S. 290 bis 302 (Freie Vorträge)
Moderator: H. Frohmüller, Würzburg

F. Truss, Göttingen: Zum Vortrag von Herrn Böcker möchte ich auf 2 Punkte hinweisen. Ich möchte davor warnen, die Bedeutung der reinen Spülung auf die bakterielle Besiedlung der Blase zu überschätzen. Wenn man die Blase stündlich mit Kochsalzlösung spült und die Bakterienzahl nach 20 Std. mit der von Blasen vergleicht, die normal entleert wurden, dann liegt die Keimzahl nur um eine Zehnerpotenz niedriger, man findet also statt 10^8 nur 10^7 Keime. Weiterhin hätte ich gerne noch von Herrn Böcker gewußt, wie er mit seinem Spülkatheter gespült hat, und zwar ob es sich um eine kontinuierliche Spülung bei praktisch leerer Blase handelte, oder ob die Blase intermittierend gefüllt wurde. Wenn eine reine Durchspülung stattfindet, bildet sich ja leicht ein Shunt zwischen Zu- und Ablauf und nur geringe Teile der Blase werden mit dem Medikament benetzt.

R. Böcker, Düsseldorf: Wir spülen kontinuierlich Tag und Nacht hindurch, und zwar über 2 Wochen, und haben damit gute Ergebnisse erzielt. Wir sind uns darüber im klaren, daß wir die bakteriostatische Wirkung der Essigsäure nicht überschätzen dürfen. Es ist auch nicht so zu verstehen, daß wir nur die Essigsäurespülung als alleinige Behandlung der chronischen Zystitis ansehen, sondern es ist nur eine Maßnahme unter anderen konservativen Mitteln, wie sie überall auch durchgeführt werden.

H. Frohmüller, Würzburg: Das Problem, das Sie angesprochen haben, Herr Truss, geht ja schon auf die Untersuchungen von Frank Hinman sen. vor 40 bis 50 Jahren zurück, der ja ebenfalls den wertvollen Effekt von Spülungen festgestellt hat, und auch die Tatsache hervorhob, daß es nicht darauf ankommt, womit gespült wird.

Da keine weiteren Diskussionsbemerkungen zu den nachfolgenden Vorträgen sind, möchte ich nun bitten, den Vortrag von Herrn Bartsch zu diskutieren, der ja erhebliche klinische Auswirkungen hat, zumal ja durch die Mellinger-Studie, die er auch erwähnt hat, damals das ganze Problem der Prostata-Karzinom-Behandlung durcheinandergeraten ist. Insofern ist diese Studie sicher sehr wertvoll.

C. F. Rothauge, Gießen: Ich glaube, man darf nicht den Fehler machen, aus diesen Untersuchungen zu schließen, daß die Östrogentherapie beim Prostatakarzinom keinerlei Folgen für das Herz-Kreislaufsystem hätte. Man weiß ja, daß die Ursache der erhöhten Herz-Kreislaufkomplikationen bei der Östrogentherapie in einer erhöhten Plättchenaggregation zu sehen ist, so daß durch diese erhöhte Plättchenaggregation, die man auch experimentell bestimmen kann, die Thrombosen und Embolien hervorgerufen werden. Ich möchte davor warnen, zu sagen, es sei jetzt experimentell erwiesen, daß die Östrogentherapie keine nachteiligen Einflüsse auf Herz- und Kreislauf hat, insbesondere keine Komplikationen dieser Art auslösen kann.

J. Frick, Innsbruck: Mit unseren Untersuchungen, die Herr Bartsch vorgetragen hat, wollten wir auch nicht diese direkte Aussage machen. Wir wollten nur zeigen, ob sich aufgrund einer Langzeittherapie mit Östrogenen überhaupt Veränderungen nachweisen lassen. Ich glaube, daß diese Plättchenaggregation, die Herr Rothauge erwähnt hat, natürlich auch abhängig von der Dosierung ist, und wenn wir gelegentlich die Mellinger-Studie betrachten, in der doch eine relativ hohe Dosierung mit 5 mg Östrogen/Tag gegeben wird, dann muß man dazu feststellen, daß man mit dieser Menge an Östrogenen einen Mann in einen hormonellen Zustand versetzt, der etwa dem entspricht, wie etwa dem 3. Monat einer Schwangerschaft bei der Frau. Ich glaube, wenn man dies über Jahre tut, dann werden sich bei manchen verschiedene Veränderungen ergeben. Nach meiner Ansicht sind alle diese Komplikationen auch abhängig von der Dosierung des Östrogens und ich glaube nicht, daß es notwendig ist, derart hohe Östrogenmengen zu geben, um den von uns auf das Prostata-Karzinom erwünschten therapeutischen Zweck zu erreichen.

K. Bandhauer, St. Gallen: Ich fand es sehr interessant und auch überraschend, daß man unter dieser Östrogentherapie keine Leberveränderungen gesehen hat, vor allem auch keine Cholostase. Wir haben die klinische Erfahrung gemacht, bei einem allerdings nicht sehr großen Patientengut, das wir nachuntersuchten, daß man unter einer allerdings sehr hoch dosierten Honvantherapie doch in einer sehr großen Zahl von Fällen deutliche Veränderungen der Leberfunktionsproben, die allerdings reversibel sind, nachweisen kann und wir haben das immer auf eine Cholostase zurückgeführt. Ich möchte nun fragen, ob das ein ganz spezifischer Effekt der Honvantherapie ist oder ob das beim Menschen und Tier nicht vergleichbar ist.

J. Frick, Innsbruck: Ich glaube, hierzu muß man feststellen, daß das Honvan nicht nur ein Östrogen ist, sondern auch teilweise einen zytostatischen Effekt hat. Honvan wird, wie es Herr Bandhauer gesagt hat, intravenös in einer sehr hohen Dosierung verabreicht, und ich glaube, daß es durch die Applikationsform möglicherweise zu einem direkten Schaden der Leberzelle bei genügend hoher Dosierung kommt, während die normale Östrogentherapie entweder peroral oder intramuskulär erfolgt, durch 2 Applikationsarten also, durch die nie ein so rapider Blutspiegel erreicht werden kann, und ich glaube, das ist ein entscheidendes Moment in der Bewertung dieser Dinge.

H. Frohmüller, Würzburg: Ich bin erstaunt, Herr Frick, daß Sie so ohne weiteres behaupten, daß Honvan einen zytostatischen Effekt hat; denn es liegen ja die Untersuchungen aus der Klinik von Flocks in Iowa-City vor, der die damals von Druckrey u. Raabe getroffenen Feststellungen nicht unbedingt bestätigen konnte.

H. Marberger, Innsbruck: Druckrey u. Raabe haben eine ganz besondere Versuchsanordnung gewählt, und zwar haben sie in die Nährlösung eines Seeigeleies das Östrogen gegeben und dann am Wachstum des Eies den zytostatischen Effekt gemessen. Wenn man nun dem Seeigelei etwas zusetzt, dann kann man mit Wasser sowie allen anderen Stoffen das Wachstum über die Nährflüssigkeit beeinträchtigen. Deshalb habe ich damals diesen zytostatischen Effekt angezweifelt. Nun möchte ich noch einige Bemerkungen zum Leberschaden durch Honvan machen. Wir haben in einem relativ hohen Prozentsatz Leberschäden gesehen und haben dieses Problem sehr genau in einem großen Krankengut untersucht. Einen Teil der Ergebnisse davon haben wir bereits publiziert, eine größere Arbeit wird in Zukunft erscheinen. Wir sind sehr vorsichtig geworden und sind von der von uns früher postulierten Dosis von 1000 oder 1200 mg jetzt so weit heruntergegangen, daß wir nie mehr als 500 mg, lieber jedoch 2mal 50 mg in 500 ml Glukose täglich geben, und zwar über 10 Tage. Inwieweit nun die Leberschädigung auf einem Östrogeneffekt beruht oder inwieweit es sich dabei um einen noch weitgehend unbekannten pharmakologischen Effekt des Honvans handelt, steht bisher noch nicht fest.

F. Truss, Göttingen: Ich habe eine rein informative Frage. Wir wenden einmal das Östrogen an und dann die veresterte Form, z. B. das Honvan. Nun soll der Ester ja am Ort der Wirkung, z. B. im Karzinom, abgespalten werden und das Östrogen erst dort frei werden. Meine Frage, auf die ich bisher keine befriedigende Antwort finden konnte, ist folgende: ist die Gefäßwirksamkeit, die wir so fürchten, beim Honvan geringer als bei dem freien Östrogen?

H. Marberger, Innsbruck: Ich glaube, daß die allgemeine pharmakologische Wirkung beim Honvan überhaupt anders ist. Wie es auf die Gefäße wirkt weiß ich nicht, da wir selbst nicht über Untersuchungen darüber verfügen und mir auch keine anderen Untersuchungen darüber bekannt sind.

G. Bartsch, Innsbruck: Ich habe auf meinem 4. Bild gezeigt, daß es schon zu Leberveränderungen kommt und zwar insofern, als die Leber sich vergrößert und verfestigt, allerdings sind diese Veränderungen histologisch und histochemisch nicht faßbar. Wir haben auch dieses Material elektronenoptisch untersucht. Es geht weit über diesen Rahmen hinaus und wir haben eine Zunahme der Produktionsstätten gefunden, in denen die α-Lipoproteine gebildet werden und zwar sowohl der Protein- als auch der Lipoidanteil, wie man aufgrund autoradiographischer Studien weiß. Es handelt sich hier um das endoplasmatische Retikulum in der Leberzelle, in der es dabei zu heftigen Proliferationen kommt. Diese Kenntnisse hat man seit 2 Jahren durch Untersuchungen mit Gestagenpräparaten, man weiß es aber auch von Östrogenen, allerdings wieder nur aus dem Tierversuch. Wird das Medikament abgesetzt, gehen diese Proliferationen wieder völlig zurück.

J. Potempa, Mannheim: Ich möchte Herrn Bandtlow fragen, ob er bei allen Patienten, die wegen eines Traumas operiert wurden, vorher eine Angiographie durchgeführt hat, weil er sagte, daß auch die Nierenangiographie prognostisch kein Urteil darüber abgeben kann, ob ein Hochdruck entsteht.

K. Bandtlow, Innsbruck: Wir haben bei einem Teil der Nierenverletzten, und zwar bei Mehrfachverletzten, angiographische Untersuchungen durchgeführt. Da wir insgesamt allerdings sehr wenig angiographiert haben, kann ich dazu nicht direkt Stellung nehmen.

J. Potempa, Mannheim: Wir haben etwa 400 Patienten, die nicht operiert wurden, nachuntersucht und fanden in etwa 9% der Fälle einen Hochdruck. Dabei waren noch einige Patienten, die nephrektomiert worden waren. Wir haben eine 2. Reihe von etwa ebenfalls 300 Patienten, die traumatische Nierenläsionen hatten. Davon hatten etwa 35 eine Nierenkelchruptur, also das Nierenparenchym war durchtrennt und teilweise das Nierenbeckenhohlsystem eröffnet. Bei diesen Patienten wurde immer eine Angiographie durchgeführt und wir konnten schon präoperativ jedesmal sagen, ob wir die Niere total erhalten können oder ob wir eine Polresektion durchführen müssen. Auch dieses Kollektiv haben wir langfristig nachuntersucht, und zwar sowohl die Patienten, bei denen die Niere ganz erhalten werden konnte und die, bei denen wir eine Polresektion machen mußten, und wir fanden bei diesen 30 Patienten bisher in keinem Falle einen Hochdruck. Ich glaube also schon, daß die präoperative Angiographie prognostisch etwas aussagen kann und daß man dann diese Nierenteile entfernen muß, die von der Blutzirkulation ausgeschlossen sind, so daß man dann eine Teilresektion durchführen muß.

K. Bandtlow, Innsbruck: Ich kenne Ihre Arbeit, Herr Potempa, Sie berichteten allerdings damals von einer 3jährigen Nachuntersuchung. Nun ist bekannt, daß auch noch sehr viel später ein Hochdruck nach Nierenverletzung auftreten kann.

J. Potempa, Mannheim: Die Patienten, die ich jetzt erwähnt habe, sind nach über 5 Jahren nachuntersucht worden.

G. Rodeck, Marburg: Wenn man die alten Statistiken zur Begründung einer Frühoperation von Nierenverletzungen anführt, dann muß man m. E. doch berücksichtigen, daß in diesen Statistiken viele Fälle enthalten sind, bei denen noch keine antibiotische Behandlung möglich war und wo es sich tatsächlich um fehlbehandelte Fälle handelt, die also von vornherein gar nicht für eine konservative Behandlung geeignet gewesen sind. Ich glaube, das Wesentliche liegt darin, daß man wirklich eine ganz exakte Auswahl trifft. Wir haben, glaube ich, an unserem Krankengut den Beweis angetreten, daß man durch sehr kritische Indikationsstellung die Gefahren einer konservativen Behandlung doch herabmindern kann.

L. Röhl: **Chirurgische Komplikationen bei 100 Nierentransplantationen**

Komplikationen nach Nierentransplantationen sind in 80% der Fälle auf immunologische Ursachen (Abstoßung, Wiederbefall des Transplantats von der Grundkrankheit) bzw. auf die Nebenwirkungen der immunsuppressiven Therapie zurückzuführen.

Obwohl die chirurgischen Komplikationen mit 10 bis 15% vergleichsweise selten sind, können sie doch, je nach Schweregrad, die Funktion des Transplantats, eventuell sogar das Leben des Transplantatempfängers, gefährden.

Im folgenden soll über die chirurgischen Komplikationen im Rahmen von 100 konsekutiven Nierentransplantationen berichtet werden, wobei nicht nur die Transplantation, sondern auch die Gefäßoperationen zur Anlegung von subkutanen AV-Fisteln, die Nephrektomie beim Lebendspender und die bilaterale Nephrektomie beim Empfänger, berücksichtigt werden sollen.

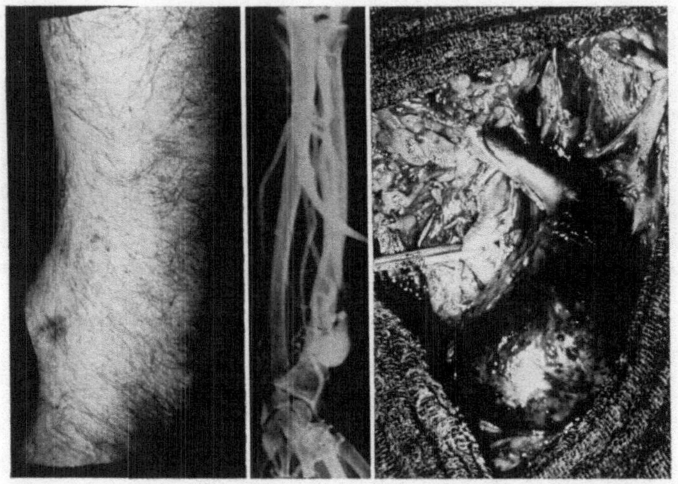

Abb. 1a—c. Sackförmiges Aneurysma im Bereiche einer Unterarmfistel.
a) beulenförmige, pulsierende Vorwölbung an der Radialseite des linken Unterarmes
b) arterielles Angiogramm
c) Operationssitus mit pflaumengroßem Aneurysma (die A. radialis ist angeschlungen)

Stenosen, Thrombosen und Aneurysmen (Abb. 1a bis c) subkutaner AV-Fisteln können durch operationstechnische Fehler (übermäßiges Freipräparieren der Vene, Einengung bzw. Kompression der Anastomose) oder fehlerhafte Punktion (wiederholtes Punktieren derselben Stelle) hervorgerufen sein. Entscheidend für die Lebensdauer einer Fistel ist eine saubere, mikrochirurgische Operationstechnik — wir bevorzugen in Heidelberg die End-zu-End-Anastomose zwischen Arterie und Vene —, eine fachgerechte Punktionstechnik und Pflege der Fistel sowie die frühzeitige Diagnose und Korrektur von Stenosen und Aneurysmen. Die Ruptur von Aneurysmen kann zu lebensbedrohlichen Blutungen führen.

Die Entnahmen der Spendernieren bei Lebendspendern (insgesamt 16) verliefen ausnahmslos komplikationsfrei.

Bei 35 bilateralen Nephrektomien potentieller Transplantatempfänger kam es in 3 Fällen zu vorübergehendem Blutdruckabfall. In 2 Fällen traten diffuse, lokale Blutungen auf, die eine Wundrevision und Drainage erforderlich machten. Ein Patient verstarb nach der Entnahme großer Cystennieren an einem Herzinfarkt. Bei 21 bilateralen Nephrektomien nach der Transplantation kam es nur in einem Fall zu einer lokalen Blutung, die mit Revision und Drainage behandelt wurde.

In unmittelbarem Zusammenhang mit der Transplantation stehende chirurgische postoperative Komplikationen sind lokale Blutungen aus den Gefäßanastomosen, Stenosen,

Thrombosen oder Rupturen der Gefäße, Fisteln der ableitenden Harnwege, Lymphocelen und Parenchymrupturen im Rahmen von Abstoßungsreaktionen (Tab. 1).

Tabelle 1. Chirurgische Komplikationen nach Nierentransplantation.

I. Gefäßanastomosen	lokale Blutungen Rupturen Stenosen Thrombosen
II. Ureter	Stenose Fistel
III. Blase	Fistel
IV. sonstige	Parenchymrupturen Lymphocelen

Durch die Operationstechnik bedingte lokale Blutungen sahen wir in keinem Fall. Bei 2 Patienten kam es zu größeren Blutungen in das Wundgebiet nach Transplantatentfernung wegen Abstoßung.

Wir beobachteten keine arteriellen oder venösen Frühthrombosen. Bei 4 Patienten kam es zur Ausbildung arterieller Thrombosen im Rahmen schwerer akuter Abstoßungskrisen.

Bei einem Patienten trat 1½ Jahre nach erfolgreicher Transplantation im Rahmen eines Traumas eine arterielle Thrombosierung auf. Unmittelbar nach dem Trauma trat eine Verschlechterung der Nierenfunktion ein. Das Angiogramm zeigte eine verminderte Durchblutung des Transplantats mit Kontrastmittelaussparungen im Bereiche der Arteria renalis und der Arteria iliaca interna.

Bei der Operation fanden sich frische, thrombotische, partielle Verschlüsse der Arteria renalis und der Arteria iliaca. Nach Resektion des geschädigten Gefäßabschnittes und Interposition eines Venentransplantates zwischen Arteria renalis und Arteria iliaca externa normalisierte sich die Nierenfunktion. Bei einem weiteren Patienten kam es zur Knickbildung der Arteria iliaca interna proximal der Gefäßanastomose. Der vor der Korrektur bestehende Hypertonus normalisierte sich nach Resektion und Interposition eines Venentransplantates. Bei 2 Patienten traten schwere lokale Blutungen im Rahmen arterieller Gefäßrupturen auf, bedingt durch schwere Gefäßveränderungen des Transplantatempfängers (Atheromatose, Hyperparathyreoidismus). In beiden Fällen war eine Gefäßrekonstruktion unmöglich. Bei 3 Patienten kam es zu spontanen Parenchymrupturen im Zusammenhang mit Abstoßungskrisen, bei einem Patienten zur Ruptur des Nierenparenchyms bei einer offenen Biopsie wegen Verdachts auf Abstoßung (Tab. 2).

Tabelle 2. Ursachen lokaler Blutungen.

Ruptur der Arterie	2
Ruptur des Transplantats	4
3 bei Abstoßung	
1 bei offener Biopsie	
Diffuse Blutung nach Transplantatentfernung	

Von den verschiedenen Möglichkeiten der Rekonstruktion der ableitenden Harnwege hat sich in Heidelberg die Uretero-Neocystostomie bewährt: Der Harnleiter wird analog der von Leadbetter beschriebenen Technik der Uretero-Sigmoideostomie unter Bildung eines submukösen Tunnels im Bereich des Blasendaches implantiert. Dadurch wird eine breite Eröffnung der Blase sowie der paravesikalen Spatien vermieden.

Von insgesamt 8 Harnfisteln entstanden 3 (vesiko-kutane Fisteln) in den ersten postoperativen Tagen nach der Transplantation und schlossen sich spontan nach kurzfristiger

Entlastung der Blase. In den restlichen 5 Fällen fanden sich die Fisteln im Bereich der Implantationsstelle des Ureters und erforderten eine operative Korrektur. 2 der Fisteln traten innerhalb von 2 Wochen nach der Transplantation auf, 3 im späteren Verlauf im Rahmen von Abstoßungskrisen.

Bei 3 Patienten traten Stenosen im Bereich der Implantationsstelle auf, in einem Fall bereits eine Woche nach der Transplantation, in den restlichen Fällen nach wiederholten Abstoßungskrisen.

Im ersteren Fall führte die Stenose zur spontanen Ruptur des Hohlraumsystems mit Ausbildung eines perirenalen Kontrastmittelextravasats im i.v.-Urogramm (Abb. 2).

Durch Reimplantation und Drainage gelang es, das Transplantat zu erhalten.

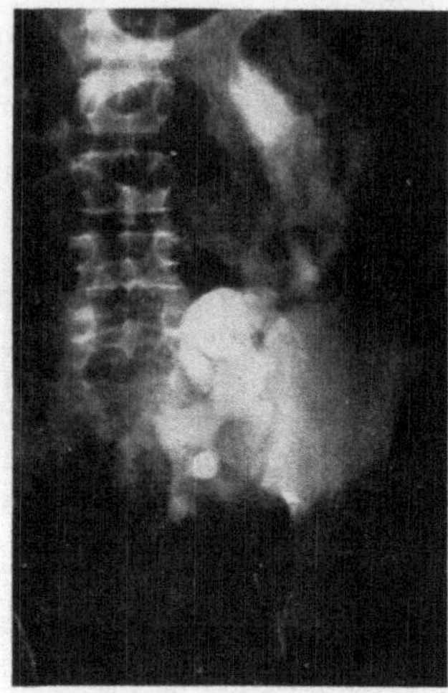

Abb. 2. Spontane Ruptur des Hohlraumsystems mit Kontrastmittelextravasat bei postoperativer Harnleiterstenose.

Wie unsere Erfahrungen im Rahmen von 100 konsekutiven Nierentransplantationen zeigen, kann der Transplantationserfolg durch eine Reihe verschiedener chirurgischer Komplikationen erheblich beeinflußt werden. Durch eine möglichst frühzeitige Diagnose und rasche operative Korrektur gelingt es jedoch, in den meisten Fällen das Transplantat zu erhalten.

Prof. Dr. med. Lars Röhl
Vorstand der Urol. Abteilung,
Chirurgische Univ.-Klinik
D-6900 Heidelberg

K. Dreikorn: **Derzeitiger Stand der Vitalitätsbeurteilung konservierter Spendernieren**

Für den Erfolg einer Nierentransplantation ist neben einer möglichst weitgehenden Histokompatibilität zwischen Spender und Empfänger vor allem die Qualität des Transplantats von entscheidender Bedeutung. Ziel der Vitalitätsbeurteilung von Spendernieren ist es, durch geeignete Untersuchungsmethoden den Grad einer möglichen Organschädigung vor der Transplantation zu bestimmen und irreversibel geschädigte Organe zu erkennen und zu eliminieren. Die Bedeutung der Vitalitätsbeurteilung von Spendernieren wird durch die Tatsache unterstrichen, daß nach einer Erhebung der EDTA zur Untersuchung des postoperativen Transplantatversagens die Transplantation nicht lebensfähiger Nieren („non viable kidneys") mit 7,7% neben Abstoßungen und vaskulärchirurgischen Komplikationen eine der häufigsten postoperativen, zum irreversiblen Transplantatversagen führenden Ursachen darstellt [2].

Schädigungen potentieller Spendernieren *vor der Nierenentnahme* können durch die üblichen renalen Funktionsuntersuchungen, einschließlich der Bestimmung der harnpflichtigen Substanzen im Serum, nachgewiesen werden. Von großer Bedeutung ist eine ausreichende Urinproduktion (< 5 ml/min) zum Zeitpunkt der Nierenentnahme. Besteht während der Nierenentnahme bei intaktem Kreislauf und vorheriger, unauffälliger Nierenfunktion eine Oligo-Anurie, liegt eine renale Vasokonstriktion vor, die auch nach der Organentnahme und Transplantation persistieren und zum irreversiblen Transplantatversagen führen kann [1,4].

Schädigungen der Niere *nach der Organentnahme* werden durch ungeeignete Konservierungsmethoden hervorgerufen und sind schwerer nachzuweisen, da die üblichen renalen Funktionsuntersuchungen durch die konservierungsbedingte, hypotherme Stoffwechselreduktion nicht anwendbar sind.

Wegen der im Rahmen des internationalen Organaustausches erforderlichen Konservierungszeiten ist die In-vitro-Beurteilung konservierter Nieren von besonderer Bedeutung, und es ist deshalb wiederholt nach geeigneten Methoden gesucht worden, um die Vitalität konservierter Spendernieren zu beurteilen. Dabei wären an ein „optimales" Vitalitätskriterium folgende Anforderungen zu stellen (Tab. 1): Die Untersuchungsmethode sollte sowohl eine Beurteilung der cellulären Vitalität als auch des renalen Gefäßsystems zulassen, einfach und schnell durchführbar sein, absolut zuverlässig reversible und irreversible Veränderungen differenzieren und für das Transplantat unschädlich sein.

Tabelle 1. Anforderungen an ein „optimales" Vitalitätskriterium.

1. Berücksichtigung der cellulären Vitalität und des Gefäßsystems.
2. Einfache und schnelle Durchführbarkeit.
3. Absolute Zuverlässigkeit.
4. Unschädlichkeit für das Transplantat.

Leider wurde bisher keine Untersuchungsmethode beschrieben, die allen Anforderungen gerecht wird.

Im folgenden sollen die wichtigsten, bisher beschriebenen Methoden der Vitalitätsbeurteilung isolierter Spendernieren bezüglich ihrer klinischen Anwendbarkeit diskutiert werden.

Ungeeignete Methoden zur Vitalitätsbeurteilung

Eine Reihe von Vitalitätskriterien könnten zwar aus theoretischen Gründen zur Beurteilung konservierter Spendernieren herangezogen werden, sind jedoch aus verschiedenen Gründen für den klinischen Gebrauch noch ungeeignet (Tab. 2).

Tabelle 2. Ungeeignete Methoden zur Vitalitätsbeurteilung.

a) Lichtmikroskopie.
b) Elektronenmikroskopie.
c) Tetrazolium-Bromid-Test.
d) Bestimmung der energiereichen Phosphate.
e) Ex-vivo-Perfusion.

Licht und elektronenoptische Veränderungen treten zu spät auf und erfordern ebenso wie der von Smith u. Terasaki [7] beschriebene Tetrazolium-Bromid-Test die Excision von Gewebeteilen. Da durch diese Untersuchungen nur Aussagen über lokale Gewebebezirke möglich sind und darüber hinaus die Gefahr der postoperativen Blutung aus den Excisionsstellen besteht, halten wir diese Methoden bei der Beurteilung von Humannieren nicht für geeignet. Bestimmungen der energiereichen Phosphate sind ebenfalls ungeeignet, da die Normalwerte der zur Verfügung stehenden Untersuchungsmethoden bei den zur Konservierung verwendeten Temperaturen so niedrig sind, daß sie in den Bereich der biologischen Meßfehler fallen. Die ex-vivo-Perfusion, d. h. der temporäre Anschluß des Transplantats über einen arteriovenösen Shunt des Empfängers ist wegen des Infektionsrisikos abzulehnen. Darüber hinaus können negative Ergebnisse nicht verwertet werden, da primär anurische Nieren noch nach Wochen normale Funktion wiedererlangen können, wie zum Beispiel nach akuter Tubulusnekrose.

Geeignete Methoden zur Vitalitätsbeurteilung

In Abhängigkeit vom jeweiligen Konservierungsverfahren haben sich in der Klinik verschiedene Untersuchungsmethoden zur Beurteilung der Vitalität von Spendernieren als geeignet erwiesen.

Tabelle 3. Vitalitätskriterien zur Beurteilung konservierter Spendernieren.

Konservierungsart	Vitalitätskriterien
Schwerkraftperfusion + Immersionskonservierung	a) Fluß während Initialperfusion b) Makroskopischer Aspekt nach Initialperfusion
Maschinelle Dauerperfusion	a) Biochemische Perfusionsparameter (celluläre Vitalität): Enzymaktivität im Perfusat (LDH) pH-Veränderungen des Perfusats b) Physikalische Perfusionsparameter (Beurteilung des Gefäßsystems): Perfusionsdruck Druck/Fluß-Verhältnis c) Angiographie

1. Schwerkraftperfusion mit anschließender hypothermer Lagerung (Tab. 3).

Die Schwerkraftperfusion mit anschließender hypothermer Lagerung läßt bereits durch die Beurteilung des Perfusatflusses während der Initialperfusion und den makroskopischen Aspekt der Niere nach der Perfusion grobe, aber sehr wertvolle Rückschlüsse auf die Qualität einer Spenderniere zu. Die Nieren von Lebendspendern und Leichenspendern, die zum Zeitpunkt intakter Kreislaufverhältnisse entnommen werden können, lassen sich nach der Organentnahme zur Erreichung der Hypothermie mit einer abgekühlten Elektrolytlösung leicht perfundieren. Aus einer Höhe von 120 bis 150 cm schwerkraftperfundiert, fließen 300 bis 500 ml des Perfusats „im Strahl" innerhalb von 3 bis 5 min durch die Niere. Das venöse Effluat ist bereits nach Durchlaufen von 100 bis 200 ml klar. Nach Beendigung der Perfusion ist das Organ gleichmäßig blaß. Werden die Nieren von Leichenspendern dagegen erst nach längerer prämortaler Agonie mit langdauernder Hypotension und langer warmer Ischämiezeit entnommen, läßt sich schon während der Initialperfusion ein verminderter Fluß beobachten. Im Extremfalle passiert das Perfusat die Niere nur tropfenweise. Dieses kann auch bei der Perfusion von Lebendspendernieren beobachtet werden, wenn durch unvorsichtige Manipulation im Bereiche des Nierenhilus während der Nierenentnahme eine renale Vasokonstriktion ausgelöst wurde. Das venöse Effluat bleibt in diesem Falle bis zum Ende der oft extrem verlängerten Durchflußzeit blutig tingiert. Auf der Nierenoberfläche zeigen sich nach der Perfusion bläulich-livide, nichtperfundierbare Areale von Stecknadelkopf- bis Pfennigstückgröße.

Während die makroskopische Beurteilung des Transplantats nach der Initialperfusion Hinweise auf eine langdauernde prämortale Agonie des Nierenspenders mit generalisierten oder lokalisierten Vasokonstriktionen geben kann, ist ein unauffälliger makroskopischer Aspekt der Niere, insbesondere nach langen Konservierungszeiten, jedoch keine Garantie für eine erhaltene Organvitalität.

2. Maschinelle Dauerperfusion

Bei der maschinellen Dauerperfusion können verschiedene biochemische und physikalische Perfusionsparameter zur Beurteilung der cellulären Vitalität bzw. des renalen Gefäßsystems herangezogen werden (Tab. 3). Obwohl von einigen Autoren eine Korrelation zwischen der LDH-Konzentration im Perfusat und der Dauer der warmen Ischämiezeit angegeben wurde, ist die Unterscheidung zwischen generalisierten und lokalen, sowie reversiblen und irreversiblen Organschäden schwierig [3]. Ein Abfall des pH der Perfusionslösung kann nach Magnusson [6] als Hinweis auf Hypoxie und Acidose der Zelle und somit als Ausdruck einer schweren Zellschädigung gedeutet werden.

Von großer Bedeutung sind die physikalischen Perfusionsparameter, die eine Beurteilung des renalen Gefäßsystems ermöglichen. Vitale Nieren zeigen bei konstantem Fluß einen Druckabfall bzw. einen konstanten Perfusionsdruck, während der Perfusionsdruck vorgeschädigter Nieren während der Perfusion kontinuierlich ansteigt. Entsprechend läßt sich auch der Perfusatfluß bei konstantem Perfusionsdruck als Vitalitätskriterium heranziehen. Bei einem systolischen Perfusionsdruck von 60 mm Hg sind Flußraten unter 1 ml/min/g Niere als schlechtes Vitalitätszeichen zu deuten. Andererseits sind normale und hohe Flußraten jedoch keine Garantie für eine vollständige Organperfusion. Durch angiographische Untersuchungen perfundierter Hunde und Humannieren konnten wir selbst bei hohen Flußraten ausgeprägte Perfusionsdefekte, insbesondere der Nierenrinde, nachweisen [3, 5].

Die angiographische Untersuchung von Spendernieren während der maschinellen Dauerperfusion hat sich in unseren Tierversuchen als wertvolles, zusätzliches Vitalitätskriterium zur Beurteilung der Organqualität, insbesondere zur Beurteilung des renalen Gefäßsystems, bewährt [3, 5]. Dabei wird eine verdünnte, dem Perfusat bezüglich Elektrolytzusammensetzung und pH angeglichene Kontrastmittellösung bei dem Perfusionsdruck von 60 mm Hg mittels Schwerkraft in die A. renalis injiziert und der unterhalb der Organkammer liegende Röntgenfilm mit einem einfachen Röntgenstandgerät belichtet. Anhand der angiographischen Befunde kann das „Perfusionsmuster" der Niere beurteilt werden, wobei der jeweilige angiographische Befund aufgrund unserer Erfahrungen mit der postoperativen Funktion korreliert. Bei normalem Angiogramm zeigte die Niere nach der Reimplantation normale Farbe und Konsistenz mit spontan einsetzender Urinproduktion, während Nieren mit ausgeprägten, angiographisch nachweisbaren Perfusionsdefekten, insbesondere der Nierenrinde, nach der Reimplantation schlaff, bläulich verfärbt und anurisch waren.

Abb. 1 zeigt das renale Angiogramm einer 48 Std. maschinell perfundierten Hundeniere mit unauffälliger Darstellung der intrarenalen Gefäße, einschließlich der das so-

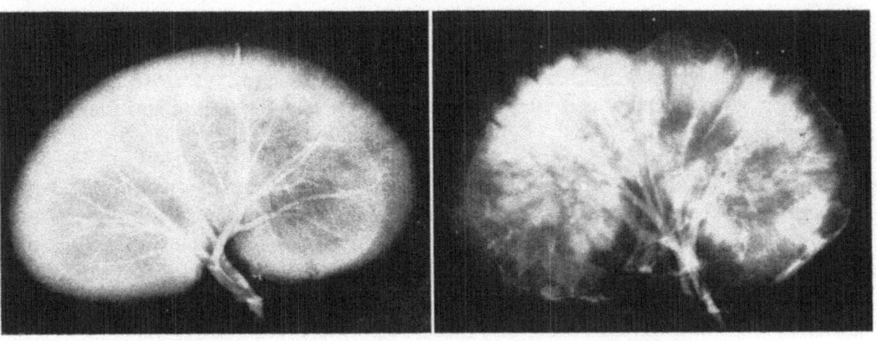

Abb. 1 Abb. 2

Abb. 1. Angiogramm einer Hundeniere nach 48stündiger maschineller Dauerperfusion. Vollständige Darstellung der Gefäße, einschließlich der Aa. interlobulares.

Abb. 2. Angiogramm einer Hundeniere nach 48stündiger maschineller Dauerperfusion. Ausgeprägte Perfusionsdefekte.

genannte Rindenband bildenden Aa. interlobulares. Nach der Reimplantation kam es zur spontanen Urinproduktion. Die Serumkreatininwerte lagen nach sofortiger kontralateraler Nephrektomie bereits nach einer Woche wieder im Normbereich.

Abb. 2 zeigt das renale Angiogramm einer ebenfalls 48 Std. perfundierten Hundeniere mit ausgeprägten Perfusionsdefekten im Bereich der Nierenrinde. Die Niere war nach der Reimplantation anurisch. Der Hund verstarb nach der kontralateralen Nephrektomie in der Urämie. Die biochemischen und physikalischen Perfusionsparameter beider Nieren ließen keine Aussage bezüglich der zu erwartenden postoperativen Funktion zu.

Zusammenfassung

Zur Frage der Vitalitätsbeurteilung von Spendernieren ergeben sich folgende Schlußfolgerungen:

1. Trotz der zahlreichen beschriebenen Vitalitätskriterien gibt es zur Zeit kein einziges einfaches und verläßliches Verfahren, um die Vitalität einer Spenderniere unter besonderer Berücksichtigung reversibler und irreversibler Veränderungen sicher zu beurteilen.

2. Die Vitalität von Spendernieren kann nur durch die Gesamtbeurteilung einzelner Parameter bestimmt werden, wobei der Funktion der Niere zum Zeitpunkt der Entnahme, der Initialperfusion und bei maschinell perfundierten Nieren den biochemischen und physikalischen Perfusionsparametern die größte Bedeutung zukommt.

3. Aufgrund unserer bisherigen Erfahrungen scheint die angiographische Untersuchung maschinell perfundierter Nieren eine weitere, aussagekräftige Untersuchungsmethode zur Beurteilung der Qualität und Vitalität von Spendernieren darzustellen, da es die einzige Möglichkeit ist, das sogenannte „Perfusionsmuster" der Niere objektiv darzustellen und Perfusionsdefekte quantitativ nachzuweisen.

Literatur

1. Belzer, F. O., Kountz, S. L.: Ann. Surg. **172**, 394 (1970). — 2. Brunner, F.: Combined report on regular dialysis and transplantation in Europe, II, 1971. — 3. Dreikorn, K.: Experimentalle und klinische Erfahrungen bei der Konservierung von Spendernieren. Habilitationsschrift, Heidelberg, 1973. — 4. Dreikorn, K., Beduhn, D.: Urol. int. (Basel) **28**, 206 (1973). — 5. Dreikorn, K., Regner, W.: Verh. dtsch. Ges. Urol. **24**, 217 (1973). — 6. Magnusson, M. O., Kiser, W. S.: Surg. Clin. N. Amer. **51**, 1235 (1971). — 7. Smith, R. B., Terasaki, P. I., Martin, D. C.: JAMA **201**, 160 (1967).

Dr. med. habil. Kurt Dreikorn
Urologische Abteilung des
Chirurgischen Zentrums
D-6900 Heidelberg
Kirschnerstraße 1

K. Ruile, R. Braun, J. Kraushaar, H. Schirmer, S. Wibowo und R. Voss:

Der Wert der Angiographie und der Flow-Messung für die Vitalitätsprüfung konservierter Hundenieren

Die maschinelle Nierenkonservierung mit Hilfe von Perfusionspumpen läßt anhand des Perfusionsverhaltens gewisse prognostische Aussagen über die Vitalität konservierter Nieren zu (Belzer, Claes). Nieren mit schlechten Perfusionsdaten können dabei als prognostisch ungünstig ausgesondert werden. Umgekehrt bietet ein normales Perfusionsverhalten jedoch keine sichere Gewähr dafür, daß das konservierte Organ keine Schädigung erlitten hat.

Von Dreikorn und Regner wurde eine Methode der angiographischen Untersuchung zur Beurteilung von Qualität und Vitalität von Spendernieren angegeben.

Bei der angiographischen Kontrolle maschinell konservierter Nieren war es möglich, generalisierte und lokalisierte Vasokonstriktionen und nichtperfundierte Areale der Niere nachzuweisen.

Für eine rasche Erfolgskontrolle bei der Entwicklung neuer Konservierungsverfahren wäre ein so relativ einfaches und zuverlässiges Kriterium wie die Angiographie von besonderem Wert. Wir haben deshalb am Modell der Gefrierkonservierung (Braun et al.) die Anwendung der Angiographie zur Vitalitätskontrolle unter extremen Konservierungsbedingungen untersucht. Es wurde dazu bewußt eine Versuchsgruppe ausgewählt, bei der histologisch und anhand von Retransplantation eine massive Gefrierschädigung objektiviert war.

Methodik

In Anlehnung an die von Dreikorn angegebene Methode haben wir insgesamt 14 Hundenieren angiographisch untersucht. Wir benutzten 30%iges Conray in Albuminlösung bei einem Injektionsdruck von 60 bis 80 mmHg.

In einer ersten Gruppe wurden 4 frisch entnommene Nieren nach initialer Perfusion mit Gelinscher Lösung angiographiert. In einer zweiten Serie wurden 10 Hundenieren angiographisch untersucht, die einem Tiefgefrierverfahren (unter —150° C) ausgesetzt waren. Diese Nieren wurden in einem hyperbaren Gemisch von Helium und Xenon bzw. Schwefelhexafluorid tiefgefroren und mit Mikrowellen wieder erwärmt.

In einer dritten Gruppe wurde das Perfusionsverhalten von Hundenieren an der Gambropumpe vor und nach Gefrierkonservierung verglichen. Es handelt sich dabei um Organe, die in hyperbarem Gasmilieu auf unter —150° C gefroren und langsam wieder erwärmt wurden.

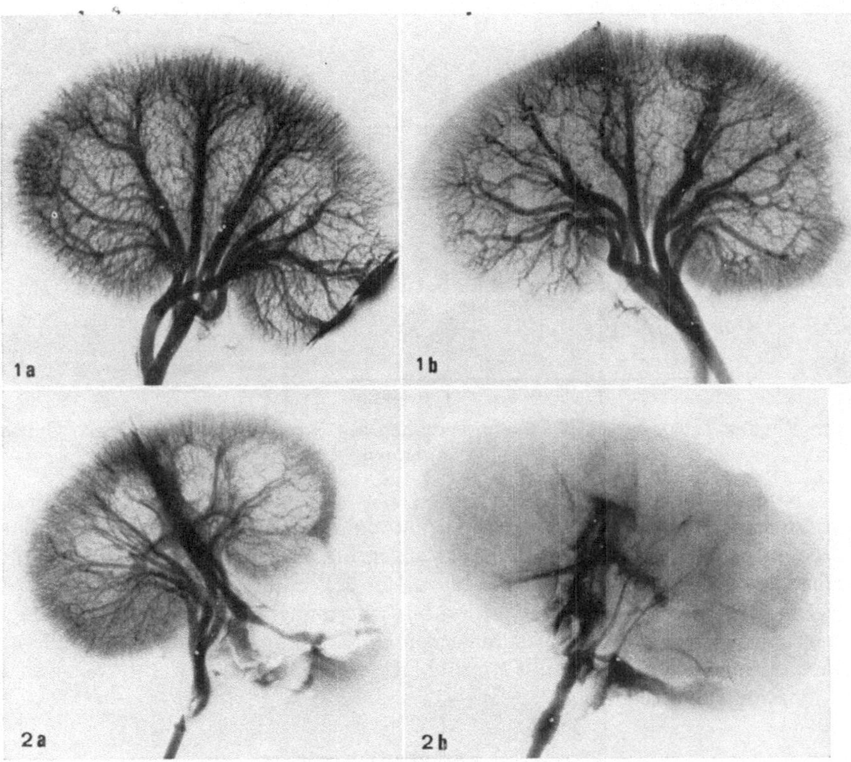

Abb. 1a. Angiographische Darstellung einer tiefgefrorenen Hundeniere nach Wiedererwärmen mit Mikrowellen. Normale Zeichnung des Gefäßsystems, ein Teil des oberen Nierenpoles wurde vorher zwecks histologischer Untersuchung entfernt.

Abb. 1b. Angiographie einer gefrierkonservierten Hundeniere. Normales Gefäßbild, an der Nierenrinde des oberen Nierenpols zeichnet sich ein kleiner Defekt ab.

Abb. 2a. Angiographie einer tiefgefrorenen Hundeniere. Ausgedehnter Parenchymriß im zentralen Bereich bei guter Darstellung des übrigen Gefäßsystem.

Abb. 2b. Ausgedehnte Zerstörung einer tiefgefrorenen Hundeniere, keine Darstellung des Gefäßsystems mehr.

Während die konservierten Nieren nach autologem Anschluß an die Halsgefäße keine fortdauernde Vitalität zeigten, nahmen die Nieren der Kontrollgruppe unverzüglich die Funktion auf — ein Hinweis darauf, daß durch die Angiographie keine zusätzliche Schädigung gesetzt worden war.

Ergebnisse

Abb. 1a. Die Abb. zeigt die angiographische Darstellung einer tiefgefrorenen Niere nach rascher Wiedererwärmung. Ein Teil des oberen Nierenpoles wurde zwecks histologischer Untersuchung entfernt.

Abb. 1b. Es handelt sich dabei ebenfalls um die Angiographie einer gefrierkonservierten Niere. Die Gefäße zeigen einen normalen Verlauf; an der Nierenrinde des oberen Nierenpols zeichnet sich ein kleiner Defekt ab.

Abb. 2a. Das Gefäßbild einer tiefgefrorenen Niere. Im zentralen Bereich stellt sich ein ausgedehnter Parenchymriß dar, der infolge zu raschem Senkens der Nierentemperatur entstand. Das Gefäßsystem ist jedoch gut dargestellt.

Abb. 2b. Ausgedehnte Zerstörung einer tiefgefrorenen Hundeniere infolge zu raschem Abkühlens. Keine Gefäßdarstellung mehr.

Abb. 3. Die Tab. zeigt das Perfusionsverhalten der Hundeniere vor und nach Gefrierkonservierung.

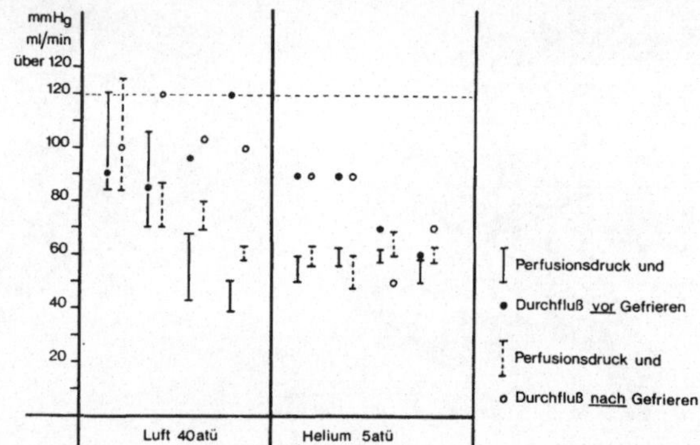

Abb. 3. Die Tab. zeigt das Perfusionsverhalten der Hundeniere vor und nach Gefrierkonservierung.

Bereits die Vorperfusion der frisch entnommenen Nieren zeigt Schwankungen der Druck- und Flow-Werte und deren Relation, die auf die Entnahmetechnik und unterschiedliche Größe und Qualität der Nieren zurückgeführt werden müssen.

Bei der Perfusion nach der Gefrierkonservierung ergaben sich nur geringfügige Veränderungen. Eine exzessive Zunahme der Durchflußmenge deutet dabei allerdings auf eine intrarenale Schädigung mit Kurzschlußverbindung hin — wie wir aus weiteren Perfusionsstudien wissen.

Zusammenfassung

Die Ergebnisse unserer Untersuchungen fasse ich wie folgt zusammen:

1. Mit Hilfe der Angiographie ist es möglich, einzelne, nicht durchströmte Gefäßareale der Niere darzustellen.

2. An unter extremen Bedingungen konservierten Nieren lassen sich massive Parenchymschäden nachweisen. Anhand des Gefäßbildes war uns eine sichere Aussage über die Vitalität und damit zur Qualität des Konservierungsverfahrens nicht möglich.

3. Aufgrund des Perfusionsverhaltens gefrierkonservierter Nieren ist bei erhaltener Perfundierbarkeit keine sichere prognostische Aussage hinsichtlich des Erhaltungszustandes zu machen.

Literatur

1. Belzer, F. O., Ashby, B. S., Huang, J. S., Dunphy, J. E.: Ann. Surg. **168,** 382 (1968). — 2. Braun, R., Poppert, D., Kurz, H., Kraushaar, J., Jagst, D., Ruile, K., Huth, F., Voss, R.: Verh. dtsch. Ges. Urol. **24,** 221 (1973). — 3. Claes, G.: Brit. J. Hosp. Med. 501—504 (1973). — 4. Dreikorn, K., Regner, W.: Verh. dtsch. Ges. Urol. **24,** 217 (1973).

Professor Dr. med. K. Ruile
Lehrstuhl und Abteilung für Urologie
der Justus-Liebig-Universität
D-6300 Gießen
Klinikstraße 37

D. Fischer, J. Löhr und O. Woersdoerfer: **Der Einfluß von Dextran auf den tubulären Apparat der Hundenieren bei Dauerperfusion**

Dextran-Elektrolytlösungen werden bisher erfolgreich zur Konservierung der Nieren angewandt. Gewichtszunahme des Organs, Enzymveränderungen im Perfusat und der Perfusionsdruck dienten zur Vitalitätsbeurteilung des Organs. Den histologischen Untersuchungen wurde bisher wenig Bedeutung beigemessen. Nur Bohle und Dempster fanden eine morphologische Bewertung in Abhängigkeit von der funktionellen Leistung. Allerdings haben sie ihre Präparate aus Biopsien bereits transplantierter Nieren entnommen. Wir haben an insgesamt 25 Hundenieren Perfusionen mit Dextranlösungen verschiedener Molekulargröße und unterschiedlicher Elektrolytzusammensetzung vorgenommen und danach histologische Untersuchungen durchgeführt.

Alle Lösungen waren isoonkotisch isotonisch. Bei der Perfusion mit einer 5%igen Dextranlösung des Molekulargewichtes 40000, genannt low molecular weight dextran in isotonischer Kochsalzlösung über 14 Std. zeigten sich erweiterte Lumina in allen Teilen des Nephrons und vereinzelt kleinvakuoläre Sequestrationen (Abb. 1). Der Zellverband ist regelrecht, die Zellen weisen mittelständige Kerne auf, erschienen aber deutlich abgeflacht. Pyknotische Veränderungen haben sich nicht darstellen lassen. Die in Abb. 1 verwendete Movart-Färbung gibt Aufschluß über die Beschaffenheit der Zellwand und der Basalmembran. Sie zeigen eine glatte Kontinuität oder destruktive Zeichen.

Im Vergleich dazu haben wir in einer 4,8%igen 40000er Dextranlösung mit einer Elektrolytzusammensetzung, die dem Extrazellulärraum entspricht, perfundiert. Histo-

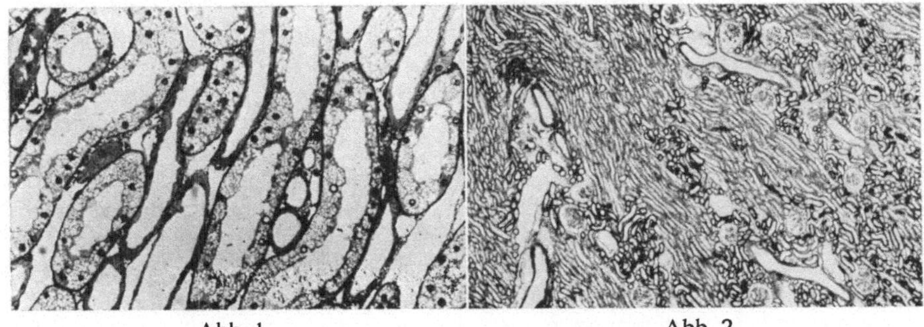

Abb. 1 Abb. 2

Abb. 1. Histologisches Präparat einer 14 Std. perfundierten Niere unter Verwendung von 5%igem Rheomakrodex in isotoner Kochsalzlösung. Die Movartfärbung zeigte die Kontinuität der Basalmembran und der Zellwand. Daneben lassen sich kleinvakuoläre Sequestrationen erkennen.

Abb. 2. Hundeniere nach 14 Std. Perfusion mittels einer 4,8%igen Rheomakrodex-Elektrolytlösung, die dem extrazellulären Milieu angepaßt ist. Die Ladewig-Färbung zeigt deutlich die Anreicherung der Granulierung in den proximalen Tubulusabschnitten.

logisch zeigte sich bei homogenem Zellverband mit mittelständigen Kernen, eine nicht so ausgeprägte Abflachung des Epithels und Aufweitung der Lumina wie bei der Verwendung der LMWD in isotoner Kochsalzlösung. Nach Perfusion über 24 Std. unter Verwendung der multiionalen LMWD-Lösung zeigten sich keine wesentlichen Änderungen gegenüber der Perfusion über 14 Std. Nur an wenigen Stellen konnten auch an dieser Niere kleinvakuoläre Sequestrationen gefunden werden.

Durch die dextranempfindlichere Ladewig-Färbung wird eine intrazelluläre Granulierung deutlich gemacht (Abb. 2), die nach elektronenmikroskopischen Untersuchungen von Gabler und Lindner auf die Anwesenheit von Dextran schließen läßt, was durch Mikropinozytose in die Zelle eingewandert ist. Dabei gibt die Intensität der Granulierung gleichzeitig den Umfang der Mikropinozytose an. Jedoch beschränkt sich diese Anreicherung der auch PAS-positiven Massen ausschließlich auf die proximalen Tubulusabschnitte (Abb. 3).

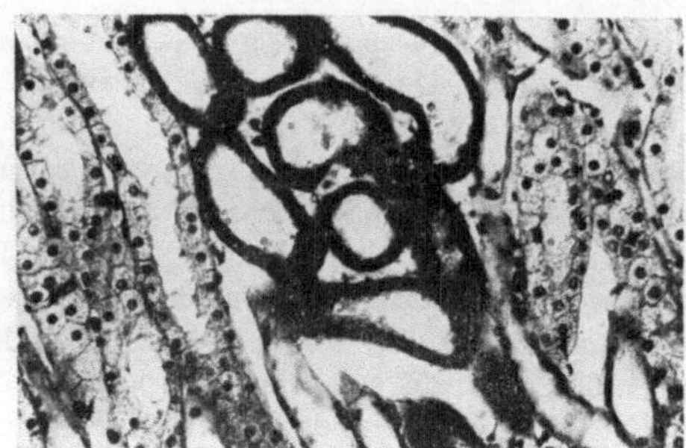

Abb. 3. Ausschnittsvergrößerung aus Abb. 2a. Eine deutliche Abflachung nur des proximalen Tubulus-Epithels und Aufweitung des Lumens, während die anderen Abschnitte des Nephrons weitgehend unverändert erscheinen.

Um zu erfahren, ob die Molekulargröße des Dextrans bei der Mikropinozytose in die proximalen Tubulusabschnitte eine Rolle spielt, haben wir vergleichsweise Nieren mit Dextran der Molekulargröße 20000 und 40000 mittleren Molekulargewichtes in der gleichen Elektrolytzusammensetzung perfundiert. Nach 14 Std. Perfusion mit der 20000 Dextranlösung zeigte sich histologisch das gleiche Bild wie bei Verwendung der höhermolekularen Dextranelektrolytlösung. Wir führen z. Z. analytische Gelfiltrationen mittels Molekularsieben durch, um einen quantitativen Aufschluß über die Größenverteilung der in den Tubuli befindlichen Dextrane zu erhalten. Nach unseren bisherigen Untersuchungen, die noch nicht abgeschlossen sind, zeigen sich Tendenzen, die die Mikropinozytose der kleinmolekularen Dextrane in die proximalen Tubulusabschnitte bevorzugt erscheinen lassen.

Dies entspricht auch weitgehend den Untersuchungen von Valenius, der eine aktive Penetration durch die Zellmembran und in die Tubuluszelle besonders der kleinmolekularen Dextrane beobachten konnte.

Da in der üblichen LMWD-Lösung nur 40% der Moleküle das Molekulargewicht 40000 haben, während die benachbarten Molekulargewichte logarithmisch abnehmen, erklärt sich die Anwesenheit solcher Dextrane. Der Grund für die Bevorzugung der proximalen Tubulusabschnitte ist wahrscheinlich in der besonderen Spezialisierung des Bürstenepithels zur Resorption zu suchen. Um zu sehen, ob diese histologische Beurteilung auch in Übereinstimmung mit der Vitalität des Organs in vivo zu bringen ist, haben wir die von uns als histologisch gut bewertete Niere nach 24 Std. Perfusion retransplantiert und die kontralaterale Seite nach 14 Tagen ektomiert. Danach war die Urinausscheidung nach einem initialen Kreatininanstieg von 1,2 auf 1,6 mg% befriedigend.

Die histologischen Befunde zeigen, daß beim Vergleich der Lösungen 40000er Dextran in isotoner Kochsalzlösung, 40000er Dextran in multiionaler Elektrolytlösung und 20000er Dextran in multiionaler Elektrolytlösung weniger Veränderungen an den Perfusaten mit Berücksichtigung der extrazellulären Elektrolyte erreicht wird gegenüber der Dextranlösung in isotonischer Kochsalzlösung. Die Perfusionsdrucke sind in der multiionalen LMWD-Lösung auch über 24 Std. konstant geblieben. Eine längerfristige Perfusion sollte man erst ins Auge fassen, wenn man Aufschluß über die Bedeutung der intrazellulären Dextrananhäufung für die Funktion der Nierenzelle hat.

Dr. D. Fischer
Urolog. Univ.-Klinik
D-6500 Mainz
Langenbeckstraße 1

R. Braun, K. Ruile, H. U. Fischer, F. Huth, J. Kraushaar, J. Pauls und R. Voss

Der neueste Stand der Tiefgefrierkonservierung von Nieren

Eine echte Langzeitkonservierung von Nieren mit dem Fernziel einer Organbank scheint derzeit nur durch eine weitgehende Stoffwechselarretierung, die erst im Bereich von Temperaturen unter minus 100 Grad zu erwarten ist, erreichbar zu sein. Das bedeutet aber Tiefgefrieren von Organen mit allen daraus resultierenden Problemen der Gefrierläsion. Bisher ist es nicht gelungen, Organe unter so tiefen Temperaturen aufzubewahren und anschließend erfolgreich zu transplantieren.

Carruther konnte zwar Kaninchennieren in situ kurzfristig auf minus 79 Grad abkühlen und Dietzmann berichtete über die Kryokonservierung von Hundennieren in einem Bereich bei minus 30 Grad. Eine erfolgreiche autologe Transplantation war jedoch nicht möglich.

Wir konnten mit einer früher angegebenen Kühltechnik in einem Bereich von minus 30 Grad an Hundennieren mediumspezifische Unterschiede hinsichtlich des Sekretionsverhaltens und des Erhaltungszustandes nachweisen (Braun, et al.). Wir haben jetzt verschiedene Parameter, wie Druck, Temperatur, Kühl- und Auftaugeschwindigkeit, Medium und Einfluß von kryoprotektiven Substanzen im Bereich tiefer Temperaturen an Hand größerer Serien untersucht.

Methodik

In einer ersten Gruppe wurden jeweils Serien von 8 bis 16 Kaninchennieren in situ mit hypothermer Lösung blutfrei gespült. Die Organe wurden entnommen, das Volumen bestimmt und dann im Außenkühlverfahren auf unter minus 150° C eingefroren. Untersucht wurden folgende Medien und Gasgemische: Argon, Helium, Stickstoff, Sauerstoff und Helium in Verbindung mit Xenon, Argon, Lachgas und Schwefelhexafluorid unter einem Druck von jeweils 2 atü. In einer weiteren Serie wurden Gasdrucke von 20, 40 und 60 atü untersucht. Nach mehrstündiger Lagerung wurden die Nieren unter Anwendung einer Mikrowellentechnik durchschnittlich innerhalb von 10 min wieder erwärmt bzw. durch konventionelle Oberflächenerwärmung wieder aufgetaut. Die Organe wurden lichtmikroskopisch in Einzelfällen elektronenmikroskopisch untersucht.

In einer 2. Gruppe wurden Hundenieren einer Gefrierkonservierung unterworfen, wobei günstig erscheinende Versuchsbedingungen der 1. Gruppe ausgewählt wurden.

Wir wählten folgende Versuchsanordnung:

Nach Entnahme erfolgte zunächst eine Kühlperfusion, dann Vorperfusion an der Gambropumpe, anschließend Abkühlen auf minus 150° C; nach mehrstündiger Lagerung Wiedererwärmen unter Mikrowellen, Nach-Perfusion und Anschluß als autologe Halsniere bzw. histologische Untersuchung.

Ergebnisse

Abb. 1. Es handelt sich um das histologische Bild einer Kaninchenniere, die unter einem Gemisch von Argon und Helium auf minus 180 Grad C abgekühlt und rasch mit Mikrowellen aufgetaut wurden. Sie erkennen völlig normales Nierengewebe ohne pathologische Veränderungen.

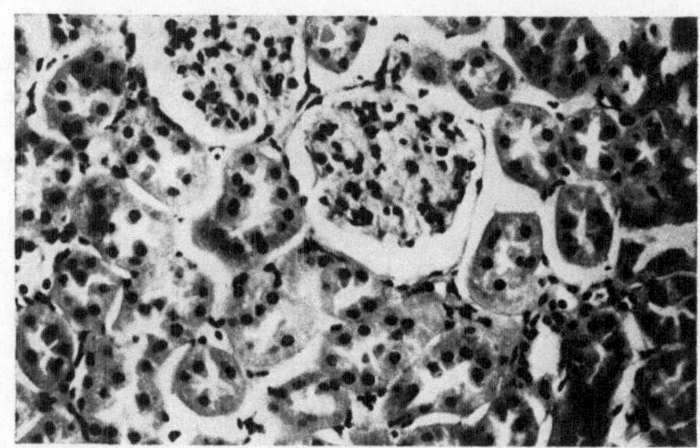

Abb. 1. Histologischer Schnitt einer Kaninchenniere, die unter einem Gemisch von Argon und Helium bei 2 atü auf minus 180° C abgekühlt und rasch mit Mikrowellen aufgetaut wurde. Keine pathologischen Veränderungen.

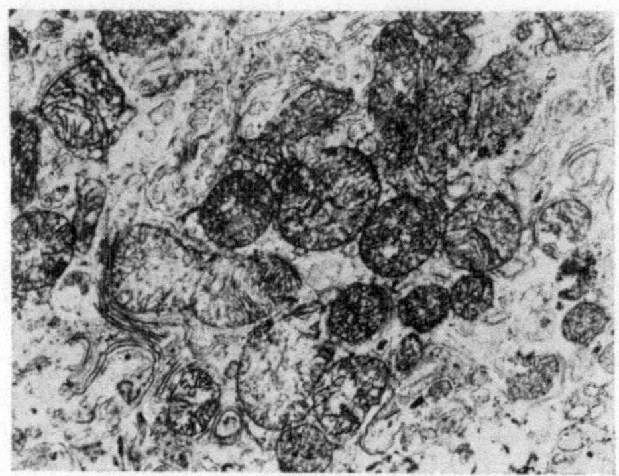

Abb. 2. Elektronenmikroskopischer Befund einer unter Argon 2 atü auf minus 180° C abgekühlten Kaninchenniere. Normal konfigurierte Mitochondrien mit gut erhaltenen Cristae mitochondrales.

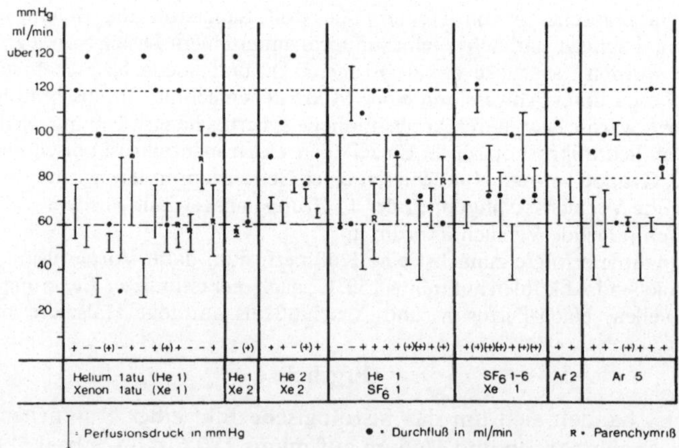

Abb. 3. Die Tab. zeigt das Perfusionsverhalten tiefgefrorener Hundenieren nach Mikrowellenerwärmung unter Anwendung verschiedener Konservierungsverfahren.

Abb. 2. Der elektronenmikroskopische Befund einer ebenfalls unter Argon konservierten Kaninchenniere. Sie sehen normale Mitochondrien mit gut erhaltenen Cristae mitochondrales.

Abb. 3. Wie Sie dieser Tabelle entnehmen können, zeigen Hundenieren, die unter diesen Bedingungen konserviert wurden, teilweise ein völlig unauffälliges Perfusionsverhalten. Dargestellt sind Perfusionsdruck und Durchfluß unter verschiedenen Konservierungsbedingungen nach Wiedererwärmung.

Bei zu schnellem Abkühlen kam es häufig zu intrarenalen Parenchymrissen. Das konnten wir verhindern durch Gasfüllung des Nierenbeckens unter einem Druck von 40 bis 50 mmHg.

Die histologische Untersuchung der Hundenieren ergab überwiegend schlechte Befunde. Die Nieren, die nach Anschluß als Halsnieren autolog rezirkuliert wurden, erwiesen sich dabei als deutlich schlechter gegenüber den nicht transplantierten Nieren.

Die autologe Transplantation der konservierten Nieren an die Halsnieren ergab zunächst eine gute Durchblutung, der Durchfluß nahm jedoch rasch ab, es kam zu einem intrarenalen Block mit nachfolgender hämorrhagischer Infarzierung. Der Nachweis der Vitalität konnte an den der Gefrierkonservierung unterworfenen Hundeniere nicht erbracht werden.

Ich fasse die wichtigsten Ergebnisse unserer Untersuchungen wie folgt zusammen:

1. Tiefgefrorene Kaninchennieren zeigten nach raschem Wiedererwärmen histologisch einen guten Erhaltungszustand.
2. Unterschiede in bezug auf das Konservierungsmedium zeichneten sich ab, Sauerstoff scheint deutlich schlechter zu sein, als inerte Gase.
3. Die histologischen Befunde an der Kaninchenniere ließen sich bei der Hundeniere nicht sicher reproduzieren.
4. Der Anschluß tiefgefrorener Hundenieren als autologe Halsnierentransplantate führte ausnahmslos zur Infarzierung des Organs.

Diese hämorrhagische Infarzierung der autologen Halsnierenpräparate zeigt, daß es infolge der Gefrierschädigung zunächst zu einer stärkeren Läsion der Gefäßwände im Kapillarbereich kommt. Das heißt aber, daß die Achillesferse der Gefrierkonservierung das Gefäßendothel darstellt, dessen Erhaltungszustand für das Schicksal des konservierten Organs primär entscheidend ist.

Literatur

1. Braun, R., Poppert, D., Kurz, H., Kraushaar, J., Jagst, D., Ruile, K., Huth, F., Voss, R.: Verh. dtsch. Ges. Urol. **24,** 221 (1973). — 2. Carruthers, R. K., Clark, P. B., Anderson, C. K.: Brit. J. Urol. **41,** 186 (1969). — 3. Dietzman, R. H.: Persönliche Mitteilung.

Dr. R. Braun
Lehrstuhl und Abteilung für Urologie
der Justus-Liebig-Universität
D-6300 Gießen
Klinikstraße 37

P. Faul, G. Staehler und P. Carl: **Erfahrungen mit der Haemodialyse in der Urologie**

Wir sind heute der Ansicht, daß eine große urologische Abteilung, die hauptsächlich ein negativ selektiertes Krankengut zu betreuen hat, ihre eigene, wenn auch kleine Dialyseeinheit besitzen sollte, um vor allem die akut anfallenden Dialysen selbst durchführen zu können. Der Laboraufwand ist gering, die Geräte sind relativ preisgünstig und der Personalaufwand ist bei entsprechender Organisation nicht groß.

Unsere kleine Dialyseeinheit befindet sich auf der Allgemeinstation und besteht aus einem Zweibettzimmer, welches mit einer Travenol-Niere und dem dazugehörigen Instrumentarium ausgestattet ist. Um die zeitliche Belastung des ärztlichen Personals zu verringern, streben wir an, daß möglichst jeder Assistenzarzt im Rahmen seiner Weiterbildung zum Facharzt die Technik der Haemodialyse erlernt.

Als arteriellen Zugang verwendeten wir anfangs die Arteria radialis, die peripher ligiert wurde. Dieses Verfahren hat sich wegen der raschen Thromboseneigung nicht bewährt, gut bewährt hat sich hingegen der venovenöse Zugang über einen nach der Seldinger-Technik gelegten zentralen Katheter in der Vena femoralis und eines weiteren in einer Cubitalvene. Scribner- oder Ciminoshunts sind nicht erforderlich.

Tabelle 1. Indikationen zur Dialyse bei 60 Kranken (1969 bis 1973).

		Anzahl	
Gruppe I	Prä- und postoperativ zur Vermeidung azotämiebedingter Komplikationen	35	(58%)
Gruppe II	Urosepsis	19	(32%)
Gruppe III	Niereninsuffizienz inoperabler urologisch-nephrologisch Kranker	6	(10%)

Indikation zur Haemodialyse (Tab. 1)

Unsere Kranken, die zur Haemodialyse kamen, setzen sich aus drei Indikationsgruppen zusammen:

I. Prä- und postoperativ zur Vermeidung azotämiebedingter Komplikationen.
II. Urosepsis.
III. Chronische Niereninsuffizienz urologisch-nephrologischer Kranker.

In der *Gruppe I* spielt die postrenale Anurie die wichtigste Rolle. Sie führt zu einem Anstieg harnpflichtiger Substanzen und bei längerer Dauer zur Azotämie. Diese begünstigt Wundheilungsstörungen, Blutungsneigung, Gefahr einer Streßulkusentstehung sowie Infektanfälligkeit. Die Elektrolytstörungen, vor allem des Kaliumstoffwechsels, bergen die Gefahr der Herzrhythmusstörungen bzw. des Herzstillstandes.

Als absolute Indikation zur Dialyse gilt für uns ein Harnstoff-N-Wert über 150 mg%, sowie ein Serum-Kaliumwert zwischen 6,5 und 7,0 mval/l. Gleichzeitig wenden wir die bekannten Kunstharz-Kationenaustauscher an und infundieren bei lebensbedrohlicher Hyperkaliämie 500 ml einer 5%igen bzw. 10%igen Glucoselösung unter Zusatz von 1 E Insulin/4 g Glucose als Tropfinfusion. Stets berücksichtigen wir dabei gleichzeitig vorhandene EKG-Veränderungen.

Nach operativer Beseitigung einer postrenalen Anurie steigt häufig trotz zunehmender Diurese der Serum-Harnstoff weiter an. Dies ist meist Folge eines gesteigerten Eiweiß-Katabolismus, der allein durch das Operationstrauma an den Nieren, durch eine Infektion oder erhöhten Anfall von nekrotischem Gewebe sowie durch die Streßsituation hervorgerufen werden kann. Häufig ist der Anstieg des Serum-Harnstoffs in der polyurischen Phase das erste Symptom einer bisher unerkannten, meist streßbedingten gastrointestinalen Blutung oder ausgedehnten Infektion. Bei besonders schweren oder wiederholten urologischen Operationen und vor allem bei der Urosepsis treten Streßulzera vermehrt auf. Häufig genügt eine Dialyse, um die kritische postoperative Phase zu überbrücken oder durch Besserung des Allgemeinzustandes Operationsfähigkeit zu erreichen.

In der *Gruppe II* bei Kranken mit Urosepsis bzw. septischen Schock, ist die frühzeitige Dialyse neben gezielter Antibiotikagabe, rechtzeitiger Heparinisierung und operativer Ausschaltung des Sepsisherdes mitentscheidend für den weiteren Krankheitsverlauf (Faul u. Altmeyer 1970). Trotz intensiver therapeutischer Maßnahmen beträgt die Mortalität bei der Urosepsis im Weltschrifttum immer noch 60 bis 70% (Hewitt et al. 1965).

Die *Gruppe III* besteht überwiegend aus Kranken mit Niereninsuffizienz aufgrund chronischer Pyelonephritis. Meist war bereits vor längerer Zeit eine operative Behandlung vorausgegangen oder es bestand Inoperabilität.

Krankengut

Von 1969 bis einschließlich 1973 wurden an der Urologischen Klinik der Universität München 60 Kranke (46 Männer, 14 Frauen) hämodialysiert. Die Gesamtmortalität betrug 45%. Das Alter der Kranken lag zwischen 33 und 82 Jahren, das Maximum im 5. und 6. Dezennium, das Durchschnittsalter war 60 Jahre. Die Dauer der stationären Behandlung schwankte zwischen einem und 36 Tagen. Ein Kranker verstarb während der Dialyse. Die durchschnittliche Dialysezeit betrug 5,7 Std. Pro Patient wurden 2,5 Dialysen vorgenommen.

Tabelle 2. Präoperativ durchgeführte Dialysen zur Vermeidung azotämiebedingter Komplikationen bei 22 Kranken (1966 bis 1973).

Anzahl	Postrenale Anurie infolge	Operativer Eingriff
5	Funktionelle Restniere mit Steinverschluß des Harnleiters	
5	Collum-Ca	Nieren-
5	Doppelseitiger Harnleiterstein	fistel
3	Prostata-Ca	
2	Uro-Tbc	
2	Doppelseitige Harnleiterligatur	

Tabelle 3. Postoperativ durchgeführte Dialysen zur Vermeidung azotämiebedingter Komplikationen bei 13 Kranken (Gruppe I) (1969 bis 1973).

Anzahl	Grundkrankheit	Vorausgegangene Operationen	Ursache
5	Restniere	NB-Plastik Fistelrevision (Blutung) (1) Entsteinung (Ischämie) (2) Gefäßverletzung (Blutung) (1)	Schock-niere
3	Blasen-Ca	TUR Blase, Sigma-Rektum Blase Durchzug → Prolaps → Peritonitis → Anus praeter Teilresektion	
2	Prostata-Ca	Nierenfistel Nephrektomie	schwere, akute Pyelonephritis
1	Reflux bds.	Uretero-Cystoplastik Nierenfistel	
1	Prostata-Adenom	TUR Nephrektomie	
1	Nierensteine bds.	Nierenfistel links	

In der *Indikationsgruppe I* mußten 22 Kranke wegen einer postrenalen Anurie *präoperativ* dialysiert werden (Tab. 2). 14mal war eine Hyperkaliämie die absolute Indikation zur Dialyse. Die Mortalität war in dieser Gruppe mit 25% am niedrigsten. *Postoperativ* mußte bei 13 Kranken dialysiert werden (Tab. 3). Operative Eingriffe an steinhaltigen Restnieren gingen in 5 Fällen der Dialyse voraus. Der vorübergehende Funktionsverlust der Niere war in diesen Fällen Folge einer Schockniere, bei den übrigen akute Pyelonephritis oder Pyonephrose.

In der *Indikationsgruppe II* wurden insgesamt 19 Kranke wegen einer Urosepsis dialysiert. Meist handelte es sich um Harnstauungsnieren, bei denen im weiteren Verlauf eine abszedierende Pyelonephritis bzw. Pyonephrose auftrat (Tab. 4).

Tabelle 4. Ursachen der Urosepsis bzw. septischen Schocks bei 19 dialysierten Kranken (Gruppe II) (1969 bis 1973)

Anzahl	Grundkrankheit	Ursache	Anzahl	Operativer Eingriff
11	Steinverschluß	Zeiss-Schlinge retrogr. Pyelo. } Pyonephrose Ureterkatheter	5 3 3	6 Nierenfistel 5 Nephrektomie
2	Prostata-Ca	TUR Prostata-Blasenperforation	1	Laparotomie
		Pyonephrose	1	Nierenfistel
2	Prostata-Adenom	Beckenvenenthrombose nach TUR	1	Tod vor Op.
		Nekrose der prost. Harnröhre nach Kryo		
1	Blasen-Ca	Pyonephrose	1	Nierenfistel Mauclaire
1	Retroperitoneale Fibrose (M. Ormond)	retrogr. Pyelo. → Pyonephrose	1	Nierenfistel
1	Doppelseitige Ureterligatur	Abdomino-sacrale Rectum-Amputation Schockniere	1	
1	Streßinkontinenz	Ostiumumspritzung	1	Nephrektomie

Fast immer waren diagnostische oder therapeutische Eingriffe vorausgegangen und hatten die Urosepsis iatrogen ausgelöst. Im einzelnen handelte es sich dabei 7mal um eine retrograde Ureteropyelographie bzw. Legen eines Ureterverweilkatheters und 5mal um einen Steinextraktionsversuch mit der Zeiss-Schlinge. Als operative Maßnahme zur Beseitigung der Harnstauung und Urosepsis wurde 9mal eine transrenale Nierenfistel angelegt und 6mal eine Nephrektomie durchgeführt. Insgesamt sind 73% der Kranken verstorben. Streßulzera traten in knapp 45% auf, in 5 Fällen führte ausschließlich die unstillbare gastrointestinale Blutung zum Tode.

In die *Indikationsgruppe III* fallen nur 6 Kranke, die vorwiegend wegen Dekompensation einer bereits bestehenden Niereninsuffizienz dialysiert werden mußten, und eine operative Be-

Tabelle 5. Dialysen bei 6 inoperablen Kranken mit chronischer Niereninsuffizienz (Gruppe III)

Anzahl	Grundkrankheit	Ursache	Operation
1	Rez. Blasenscheidenfistel Ileum conduit	chron. Pyelonephritis	nicht indiziert
1	Prostata-Ca	Kachexie chron. Pyelonephritis	† vor Therapiebeginn
1	Mehrfach vorop. rez. Nephrolithiasis Perforierte Pyonephrose	chron. Pyelonephritis	† vor Nephrektomie
1	Doppelseitige Nephrolithiasis	chron. Pyelonephritis	† vor Therapiebeginn
1	Prostata-Adenom	Hämaturie Schockniere	nicht indiziert
1	Gichtnieren	chron. Pyelonephritis	nicht indiziert

handlung entweder nicht möglich oder nicht indiziert war. 5mal war eine chronische Pyelonephritis für die Urämie verantwortlich, 3 Patienten sind noch während des stationären Aufenthaltes verstorben (Tab. 5).

Dieser Bericht erhebt keinesfalls Anspruch darauf, neue, grundlegende Erkenntnisse darzulegen. Wir wollen aber darauf hinweisen, daß bei entsprechender Organisation die Einrichtung einer kleinen Dialyseeinheit und deren Betrieb keine wesentliche personelle Belastung darstellt. Dies kommt selbstverständlich nur bei Fehlen einer jederzeit aufnahmebereiten nephrologischen Abteilung in der näheren Umgebung in Betracht.

In ca. 80% sind es urologisch Kranke, die wegen stein- oder tumorbedingten Harnstauungsnieren bzw. einer postrenalen Anurie dialysiert werden müssen. Auch bei den Kranken mit Urosepsis liegen in über 90% als primäre Krankheit Harnstauungsnieren vor. In 82% der Fälle von Kranken mit einer Urosepsis waren diagnostische Eingriffe vorausgegangen, wobei es sich meist um eine instrumentelle Darstellung der oberen Harnwege handelte. Das Legen eines Ureterkatheters mit der Absicht, für längere Zeit damit eine Drainage des oberen Hohlsystems zu erreichen, ist wegen der Gefahr aufsteigender Infektion und nachfolgender Urosepsis unbedingt abzulehnen. Ein Ureterkatheter soll nur zu diagnostischen Zwecken möglichst unmittelbar präoperativ angewandt werden und stellt auch bei größter Stärke keine ausreichende Drainage des Nierenbeckens bzw. des Nierenhohlsystems dar (Carl u. a.). Als beste Drainageoperation bei postrenaler Anurie hat sich das Anlegen einer Nierenfistel bewährt (Kolle, Eisenberger u. a.).

Zusammenfassung

Es wurde über die Erfahrung mit der Hämodialyse bei 60 urologischen Kranken berichtet. Die Mortalität lag bei diesen schwerstkranken, z. T. mehrfach voroperierten Patienten bei 45%, wobei Vergleiche bei unserem schweren negativ vorselektierten Krankengut wegen der Vielzahl und der Schwere der verschiedenen Krankheitsbilder nicht zu ziehen sind.

Die Anwendung der Hämodialyse erlaubt eine breitere Indikationsstellung zu operativen Eingriffen in der Urologie. Die Bedienung des Gerätes und das Anlegen der „Shunts" bei ein- oder mehrmaligen Dialysen ist leicht zu erlernen, der erforderliche Laboraufwand gering.

Da akute Dialysen in der Urologie entweder unmittelbar vor einer Operation oder als Folge eines diagnostischen oder operativen Eingriffes notwendig werden, sollten wir die Kranken konsequenterweise auch selber behandeln.

Literatur

1. Carl, P., Eisenberger, F., Hofstetter, A.: Urologe A **11**, 276 (1972). — 2. Eisenberger, F., Carl, P., Staehler, G.: Münch. med. Wschr. (Im Druck). — 3. Faul, P., Altmeyer, B.: Verh. dtsch. Ges. Urol. **23**, 192 (1971). — 4. Hewitt, C. B., Overholt, E. L., Finder, R. J., Patton, J. F.: J. Urol. (Baltimore) **93**, 299 (1965). — 5. Kolle, P.: Münch. med. Wschr. **110**, 911 (1968). — 6. Mellin, P., Strohmenger, P.: Zbl. Chir. **88**, 795 (1963).

Dr. P. Faul
Urol. Klinik und Poliklinik der Universität
D-8000 München 2
Thalkirchner Straße 48

K. Möhring, L. Röhl, M. Ziegler, H. W. Schüler, F. Boettger, K. Dreikorn, H. W. Asbach, M. Stöhrer, H. Palmtag, J. v. Wedel und N. Pfitzenmaier: **Gefäßoperationen zur Hämodialyse**

Erst mit dem Quinton-Scribner-Shunt [7] wurde ein geeigneter Gefäßzugang zur chronischen Hämodialyse eingeführt. Eine Teflon-Silastic-Schlauchverbindung zwischen Extremitäten-Arterien und Venen ist jedoch wegen der Reaktion des Körpers auf das intern und extern gelegene Shuntmaterial von nur begrenzter Funktionsdauer; denn Shuntthrombosen und -infektionen sind unvermeidbar.

Thromben können wiederholt erfolgreich entfernt werden. Die Intimaläsion beziehungsweise die Intimaproliferation an der Spitze der Gefäßkanüle jedoch, als deren eigentliche Ursache, läßt sich weder durch Thrombolyse noch durch Antikoagulation definitiv verhindern.

Auch zahlreiche Verbesserungen des Shuntmaterials und Modifikationen des Gefäßzuganges konnten die Komplikationen des externen Shunts nur unwesentlich vermindern.

Weder die Verbindung zwischen A. femoralis und V. saphena magna unter Interposition eines von der A. femoralis arterialisierten Saphena-Transplantates [8], noch die von Hoeltzenbein [4] vorgeschlagene externe Verbindung zwischen A. und V. circumflexa femoris, noch die Shuntverbindung zwischen A. femoralis und V. femoralis nach Thomas [11] haben sich als entscheidende Verbesserungen erwiesen.

Demgegenüber sind alle subkutanen arteriovenösen Fisteln nach Brescia und Cimino [1] sowie deren Modifikationen [3,5,9,12] (Abb. 1) als Fortschritt für die Langzeit-Hämodialysebehandlung zu bezeichnen. Sie erlauben die Punktion der arterialisierten Vene und damit den ungehinderten Gebrauch der fisteltragenden Extremität zwischen den Dialysen und tragen somit entscheidend zur Rehabilitation des terminal Nierenkranken bei.

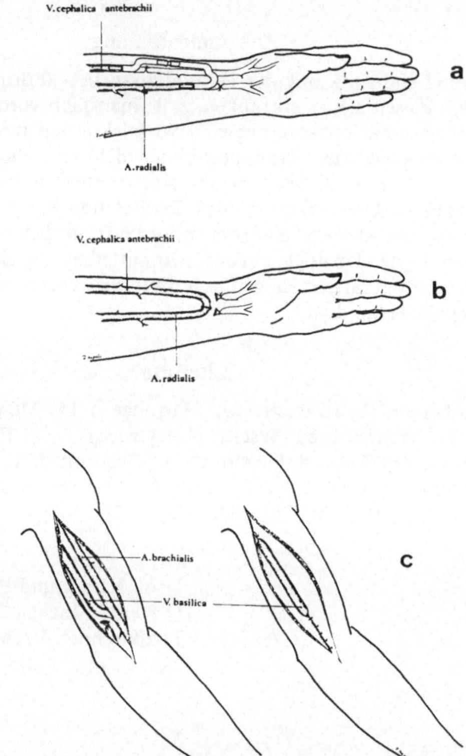

Abb. 1. Lokalisation und Technik der derzeit vorwiegend benutzten Gefäßzugänge (Scribner-Shunt a, Radialis-Fistel b, Brachialis-Fistel c).

Mittels der seit 1966 bei 169 erwachsenen Patienten von uns angelegten 337 AV-Fisteln konnten insgesamt mehr als 11000 Hämodialysen durchgeführt werden.

Auch die seit 2 Jahren für die Heimdialyse trainierten 20 Patienten wurden mit jeweils 2 AV-Fisteln am Unterarm ausgestattet und konnten sich inzwischen selbst über mehr als 230 Dialysemonate dialysieren, ohne daß wesentliche Gefäßkomplikationen auftraten.

Anfänglich führten wir die AV-Fistel nach Brescia und Cimino [1] in der Originalmethode als Seit-zu-Seit-Anastomose zwischen A. radialis und V. cephalica, später als End-zu-Seit-Anastomose zwischen Vene und Arterie, in 35 Fällen als funktionelle End-zu-End-Anastomose nach Ligatur der A. radialis distal der Anastomose durch [9]. Seit 1968 wird die Anastomose nur noch als End-zu-End-Verbindung hergestellt.

Der bogenförmige Übergang von der Arterie in die Vene wird dabei nach Möglichkeit ganz von der Arterie gebildet, die Anastomose nach Anschrägen der Gefäßendigungen im Winkel von 40° bis 50° unter Verwendung von 6–0 Mersilene gebildet [6]. Aneurysmen im Bereich der Anastomose, die bei der früher angewandten Technik in 4 Fällen auftraten, sind seit Einführung dieser Standardtechnik nicht mehr beobachtet worden. Venöse Stauungen und Durchblutungsstörungen der Hand traten seither ebenfalls nicht mehr auf.

Zu Frühthrombosen bei den als End-zu-End-Anastomosen geschaffenen 217 AV-Fisteln kam es in lediglich 12 Fällen, obwohl alle Mitarbeiter unserer Urologischen Abteilung mit zum Teil unterschiedlicher Erfahrung diese Gefäßoperationen ausführten.

Falls diese Möglichkeit des Zugangs zum arteriellen Gefäßsystem nach vorausgegangenen Shuntoperationen bzw. nach Fistelverschlüssen am Unterarm erschöpft ist, bieten sich im wesentlichen drei Methoden an, um einen Zugang durch perkutane Gefäßpunktion zu schaffen:

1. Die Interposition eines Saphena-Transplantates am Unterarm [5] oder die funktionell ähnliche subkutane Verlagerung einer vormals dorsal-medial am Unterarm gelegenen Vene und Anastomose mit der A. radialis [6],
2. die subkutane Verlagerung der A. femoralis [2], die wir anfänglich mehrfach ausführten, inzwischen aber wegen gravierender Komplikationen wieder aufgaben,
3. die End-zu-Seit-Anastomose zwischen V. basilica und A. brachialis mit anschließender intrakutaner Verlagerung der arterialisierten Vene [3,12].

Durch Bemessung einer adäquaten Anastomosenöffnung zwischen Arterie und Vene lassen sich hämodynamische Rückwirkungen eines zu großen Fistelminutenvolumens vermeiden [12]. Cardiovaskuläre Komplikationen einer fistelbedingten Steigerung des Herzminutenvolumens sowie ischämische Beschwerden der Hand im Sinne eines Steal-Syndroms sind dann primär nicht zu erwarten.

Zur Objektivierung eventueller postoperativer Beschwerden, die bei insgesamt 17 Patienten mit Brachialis-Fisteln bisher dreimal auftraten, hat sich die Messung des Fistelminutenvolumens mittels Cardiogreen, die Verschluß-Plethysmographie sowie neuerdings auch die Thermographie vor und während der Dialyse [10] bewährt.

Im Gegensatz zum normalen Befund seitengleich durchbluteter Hände, die an gleicher Helligkeit und Färbung bis in die Akren zu erkennen sind, besteht bei einem Steal-Syndrom mit signifikanter Minderdurchblutung und verminderter Wärmeabstrahlung der Hand eine deutliche Seitendifferenz in der Durchblutung beider Hände (Abb. 2).

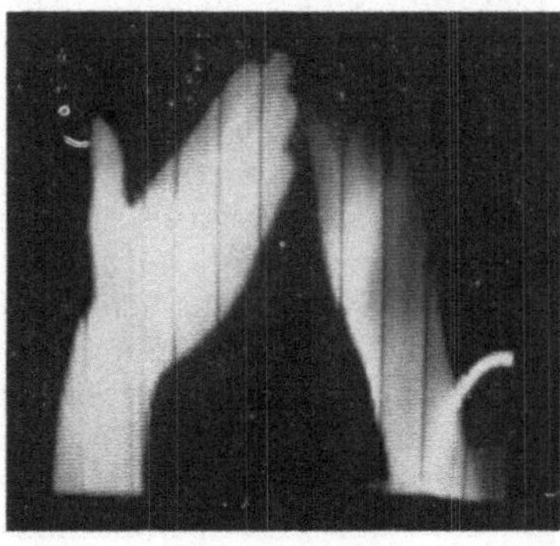

Abb. 2. Steal-Syndrom während Hämodialyse, objektiviert mit Hilfe der Infrarot-Thermographie.

Dieser Befund kann unter der Hämodialyse über den Fistelarm noch akzentuierter sein.

In einem Fall war deshalb die Verengung der arterio-venösen Anastomosenöffnung notwendig. In einem zweiten Fall wurde ein „banding" der arterialisierten Vene über eine Strecke von 2 cm vorgenommen.

Zusammenfassung

Alle seit 1966 im Klinikum Heidelberg zur Hämodialyse notwendigen fast 800 Gefäßoperationen wurden durch Mitarbeiter der Urologischen Abteilung durchgeführt. Externe Shunts nach Quinton-Scribner werden seit 1967 fast nur noch für akute Hämodialysen verwandt. In zunehmender Anzahl erhalten auch Kinder eine modifizierte, subkutane AV-Fistel nach Brescia und Cimino. Sind AV-Fisteln am Unterarm nicht möglich, werden Veneninterpositionen am Unterarm oder Brachialis-Fisteln angelegt. Die subkutane Verlagerung der A. femoralis wird nicht mehr als Routine, der Thomas-Shunt nur in Ausnahmen ausgeführt. Cardiovaskuläre Komplikationen nach AV-Fistelung lassen sich durch adäquate Technik der Gefäßverbindung primär weitgehend vermeiden oder sekundär korrigieren.

Literatur

1. Brescia, M. J., Cimino, J. E., Appel, L., Harwich, B. J.: New Engl. J. Med. **275,** 1089 (1966). — 2. Brittinger, W. P., Henning, G. E. v., Huber, W., Strauch, M., Schwarzbeck, A.: Klin. Wschr. **47,** 393 (1963). — 3. Cascardo, S., Acchiardo, S., Beven, E. G., Popowniak, K. L., Nakamoto, S.: Proc. Europ. Dial. Transpl. Ass. **7,** 72 (1970). — 4. Hoeltzenbein, J.: Dtsch. med. Wschr. **92,** 1305 (1967). — 5. May, J., Teller, D., Johnson, J., Steward, J., Shiel, A. G. R.: New Engl. J. Med. **280,** 770 (1969). — 6. Möhring, K.: Gefäßzugang zur Langzeit-Hämodialyse. Med. Techn. (1973) (Im Druck). — 7. Quinton, W. E., Dillard, D. H., Cole, J. J., Scribner, B. H.: Trans. Amer. Soc. artif. intern. Org. **8,** 236 (1962). — 8. Röhl, L.: Unveröffentlichte Ergebnisse (1967). — 9. Röhl, L., Franz, H. E., Möhring, K., Ritz, E., Schüler, H. W., Uhse, H. G., Ziegler, M.: Scand. J. Urol. Nephrol. **2,** 191 (1968). — 10. Rottländer, H., Pfitzenmaier, N., Asbach, H. W., Möhring, K., Schüler, H. W., Bauer, K.: Thermographic evaluation of regional perfusion of the extremities during haemodialysis via subcutaneous a.v.-fistulas or external shunts. 2nd Bioengeneering Conference and Exhibition, Mailand (1973). — 11. Thomas, G. J.: Amer. J. Surg. **120,** 244 (1970). — 12. Zebe, H., Ritz, E., Ziegler, M., Möhring, K.: Dtsch. med. Wschr. **98,** 395 (1973).

Dr. K. Möhring
Chirurg. Zentrum der Universität,
Abt. f. Urologie
D-6900 Heidelberg
Kirschnerstraße 1

S. Lymberopoulos, H. Melchior und R. Gerlach: **Die End-zu-End innere AV-Anastomose zur Hämodialyse (operative Erfahrungen und vergleichende strömungsdynamische Untersuchungen)**

Das Leben unserer chronisch niereninsuffizienten Patienten hängt u. a. von der unbegrenzt wiederholbaren Punktionsmöglichkeit arterialisierter Gefäße und somit von der Lebensdauer des angelegten Shunts ab. Die bisher geübten externen und inneren arteriovenösen Anastomosen und deren vielseitige Modifikationen sind alle durch sekundäre Thrombosen- und Aneurysmabildung potentiell gefährdet.

In einem Zeitraum von 5 Jahren wurden für das Hämodialyse-Transplantationsprogramm an der Rheinisch-Westfälischen-Technischen Hochschule Aachen bei 116 Patienten 165 innere arteriovenöse Anastomosen angelegt. Bei den 114 bisher ausgewerteten AV-Anastomosen überwiegen die Früh- und Spätthrombosen mit 58 an Häufigkeit der gefürchteten Komplikationen, die unmittelbar zum Verlust des Shunts führen.

Die zur primären Thrombosierung des Shunts führenden Faktoren sind neben einer subtilen operativen Technik hämodynamischer und gerinnungsphysiologischer Natur. Alle drei sind sicherlich voneinander nicht scharf abzugrenzen und greifen fließend ineinander über.

Von den insgesamt 165 inneren Shunts, die bei 116 Patienten angelegt wurden, entfallen 146 auf den Unterarm zwischen Arteria radialis und Vena cephalica, 2 zwischen der Arteria brachialis und der Vena cephalica und 17 zwischen Arteria femoralis oder tibialis und Vena saphena. Die Originalmethode von Cimino-Brescia wurde bei einem einzigen und zwar bei unserem allerersten Fall durchgeführt. Die erste Modifikation war die V-förmige Seit-zu-Seit-Anastomose (7mal) und des weiteren die U-förmige End-zu-Seit- (13mal) und Seit-zu-Seit-Anastomose (32mal).

Aus rein hämodynamischen Gesichtspunkten sind wir zu der U-förmigen schrägen End-zu-End-Anastomose unter Bildung des gesamten Bogens aus der Arterie allein übergegangen, die insgesamt 93mal durchgeführt wurde.

Die eigentliche Operationstechnik der U-förmigen schrägen End-zu-End-Anastomose verläuft in folgenden Etappen:

Nach bogenförmiger Schnittführung am distalen Ende des Unterarmes Präparation der Arteria radialis und der Vena cephalica auf einer Strecke von 6 bis 8 cm. Nach Überzeugung über das Vorhandensein der Arteria ulnaris Unterbindung und Durchtrennung der Arterie. Resektion der Vene, Umschlagen der Arterie nach cranial, so daß der gesamte Bogen U-förmig aus der Arterie allein gebildet wird.

Längsinzision beider Gefäßenden auf einer Strecke von gut 5 bis 6 mm in gegenseitiger Richtung, so daß die anschließende End-zu-End-Anastomose unter einem Winkel von 45° zur Gefäßachse liegt.

Die Gefäßnaht erfolgt durch Anlegen von zwei evertierenden U-Nähten am cranialen und caudalen Anastomosenwinkel Mersilen 6×0. Die gleichen Nähte werden für die fortlaufende Vorderwand- und Hinterwandnaht benutzt. Vor Beendigung der Anastomose werden beide Gefäße mit einer Kochsalz-Liquieminlösung durchspült (Abb. 1).

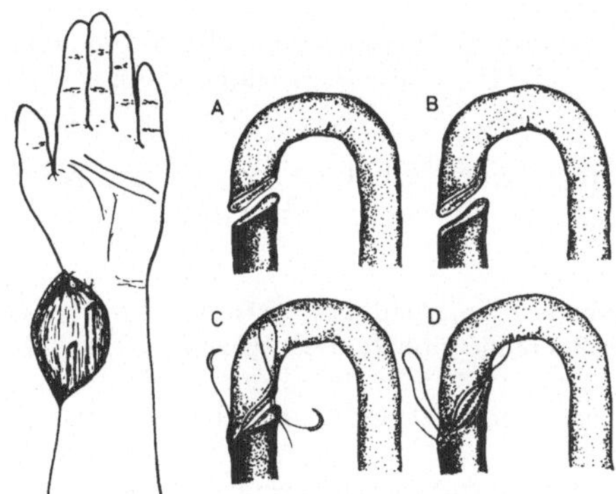

Abb. 1. Operationstechnik der schrägen End-zu-End-Anastomose unter Bildung des gesamten Gefäßbogens aus der Arterie allein.

a) angeschrägte Gefäßenden, der Gefäßbogen wird von der Arterie allein gebildet.

b) Längsinzision beider Gefäßenden.

c) Anlegen von U-Nähten am kranialen und kaudalen Anastomosenwinkel, Mersilen 6×0.

d) die Hinterwandnaht ist beendet, fortlaufende Vorderwandnaht.

In enger Zusammenarbeit mit dem aerodynamischen Institut unserer Hochschule wurden bei einer Vielzahl von Anastomosearten im Modellversuch strömungsdynamische Untersuchungen unter stationären Bedingungen mit Wasser durchgeführt, wobei die physiologischen Bedingungen durch Einhaltung der Ähnlichkeitsgesetze gewährleistet waren. Hier unsere Versuchsanlage mit einem in 20facher Vergrößerung eingebauten Shunt. Untersucht wurde der Strömungsverlauf bei Umlenkungen und Querschnittsveränderungen.

Beim *Cimino-Brescia-Shunt* der Seit-zu-Seit-Anastomose wurde unter der Voraussetzung gleicher Durchflußmengen durch die abführenden Äste folgendes festgestellt:

1. Geordnete Zuströmung am zuführenden arteriellen Schenkel.
2. Stagnations- und Wirbelgebiet im Anastomosenbereich sowie am Anastomosenwinkel zum zentralwärts laufenden Gefäß.
3. Die starke Strömungsumlenkung und Querschnittsverengung führt zu einem geringen Flow und somit zu einem ungenügenden Shuntvolumen (Abb. 2).

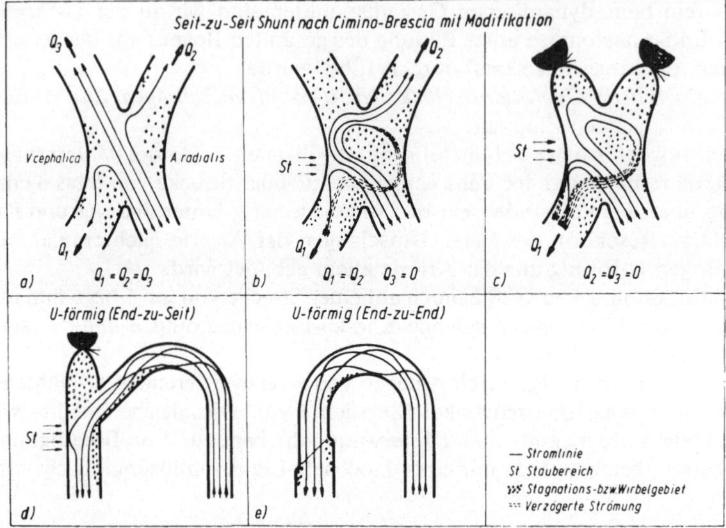

Abb. 2. Stromlinienverlauf der verschiedenen Gefäßanastomosen (arteriovenöse Shunts) für die chronische Hämodialyse.

Unter der Annahme eines erhöhten peripheren Widerstandes am abführenden venösen Schenkel zeigt sich ein veränderter Strömungsverlauf mit folgenden Charakteristika:

1. Größerer Wirbelbereich innerhalb der Anastomose mit ausgeprägtem Staubereich.
2. Eine daraus resultierende höhere Beanspruchung der dünnen Venenwand und somit Aneurysmagefahr,
3. unverändertes Totwassergebiet und Durchflußmenge am zentralwärts verlaufenden venösen Schenkel.
4. Totwassergebiet im distalen venösen Schenkel und somit erhöhte Thrombosegefahr.

Bei Unterbindung beider abführenden Äste zur Bildung einer *V-förmigen Seit-zu-Seit-Anastomose* wird die minütliche Durchflußmenge erhöht. Hierbei gelangt nur ein Teil des Fluids direkt in den aufsteigenden venösen Ast, während die restlichen Stromlinien unter Bildung eines großen Wirbels den Anastomosebereich schraubenförmig durchlaufen. Der Staubereich bildet sich ebenfalls an der dünnen Venenwand, die somit als locus minoris resistentiae zur Aneurysmabildung führen kann.

Bei der *End-zu-Seit-Anastomose* treten, bedingt durch die Umlenkung des Blutstromes, Doppelquerwirbel der Krümmerströmung auf. Durch den unstetigen Übergang der Arterie in die Vene löst die Strömung ab, wobei sich sowohl hier, als auch am unterbundenen Gefäßstumpf ein größeres Totwassergebiet bildet, welches Ausgangspunkt für eine sekundäre Thrombosebildung sein kann.

Bei der von uns in den letzten drei Jahren ausschließlich geübten *End-zu-End-Anastomose* unter Bildung des gesamten Bogens aus der Arterie allein und der 45° schrägen Anastomose zeigen sich keinerlei schwerwiegende Störstellen im Strömungsverlauf, mit Ausnahme eines kleinen Stagnationsgebietes, vorwiegend cranial der Anastomose. Unter physiologischen Bedingungen ist jedoch anzunehmen, daß dieses durch die Pulsation abgespült wird.

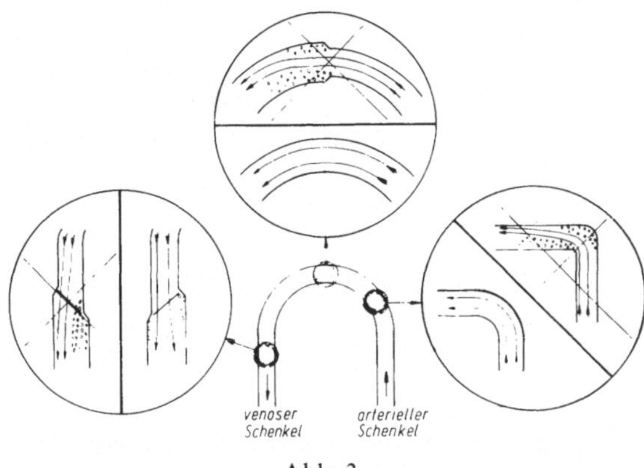

Abb. 3

Unter den aufgezeichneten optimalen strömungsdynamischen Gegebenheiten bei der U-förmigen schrägen End-zu-End-Anastomose sollte beim Durchführen folgendes berücksichtigt werden (Abb. 3).

1. Am Gefäßbogen selbst darf es zu keiner scharfen Umlenkung der Strömung durch Abknickung kommen, da hierbei Strahlablösung auftritt.
2. Die Anastomose darf nicht in der Krümmung liegen, da die bereits vorhandene Krümmerströmung zusätzlich durch das Auftreten von größeren Stagnationsgebieten die Thrombosegefahr erhöht.
3. Bei der meist vorhandenen Kaliberdifferenz zwischen Arterie und Vene sollte ein Winkel von mindestens 45° gegen die Strömungsachse als Kompromiß für ausreichend angesehen werden.

Von den 81 ausgewählten Patienten leben noch 37 und davon 34 mit noch funktionsfähigem Shunt. 44 Patienten verstarben an verschiedenen renalen oder extrarenalen Erkrankungen, von denen bei 31 der Shunt bis zum Tode durchgängig war. Somit ergibt sich eine Gesamtzahl von 65 Patienten, fast 80%, bei denen der Shunt über mehrere Monate voll funktionsfähig ist oder war.

Die Berücksichtigung hämodynamischer Gesetze unter stets subtiler Durchführung der Gefäßanastomose entscheidet neben den herrschenden Kreislauf- und Gerinnungsverhältnissen sowie der Beschaffenheit der Gefäße als solche, über Erfolg oder Mißerfolg des angelegten inneren Shunts. Bei der von uns geübten Methode können, wie unsere strömungstechnischen Untersuchungen nachgewiesen haben, die potentiellen Gefahren der sekundären Thrombosebildung und der Aneurysmabildung auf ein Minimum herabgesetzt werden, wobei gleichzeitig eine volle Arterialisierung der benutzten Vene und somit Erreichung eines ausreichenden Shuntvolumens gewährleistet werden.

Literatur

1. Bower, H. S.: Trans. Amer. Soc. artif. intern. Org. **15,** 286 (1969). — 2. Brescia, A. M., Cimino, J. E., Appel, K., Hurwich, B. J.: New Engl. J. Med. **275,** 1089 (1966). — 3. Brittinger, W. D., Strauch, M., Huber, W., Henning, G. E. v., Twittenhoff, W. D., Schwarzbeck, A., Wittenmeier, K. W., Vogel, G.: Klin. Wschr. **47,** Jg. 15, 824 (1969). — 4. Cimino, J. E., Brescia, M. J.: New Engl. J. Med. **267,** 608 (1962). — 5. Krause, E., Weber, W., Koch, K., Varady, Z.,

Oppermann, F., Schröder, H., Tschirkov, F.: Urologe A **12**, 92 (1973). — 6. Lymberopoulos, S., Schiffer, A., Brass, H.: Z. Urol. **63**, 363 (1970). — 7. Lymberopoulos, S., Gerlach, R.: In: Fachberichte d. Jahrestagung d. Dtsch. Gesell. für biomed. Techn. 101, 1973. — 8. Röhl, L., Franz, H. E., Möhring, K., Ritz, E., Schüler, H. W., Uhse, H. G., Ziegler, M.: Scand. J. Urol. Nephrol. **2**, 191 (1968). — 9. Schupak, E., Singer, A., Casey, J. D.: J. A. Mer. med. Ass. **210**, 709 (1969). — 10. Sperling, M., Kleinschmidt, W., Wilhelm, A., Heidland, A., Klützsch, K.: Dtsch. med. Wschr. **92**, 425 (1967). — 11. Thomas, G.: Trans. Amer. Soc. artif. intern. Org. **15**, 228 (1969). — 12. Weber, W., Krausse E., Varady, Z., Koch, K., Oppermann, F.: Chirurg **43**, 286 (1972).

Priv.-Doz. Dr. S. Lymberopoulos
Abt. Urologie des Knappschaftskrankenhauses
D-5124 Bardenberg
Hans-Böckler-Platz

G. LUDWIG und J. POTEMPA: **Kann die Fertilitätsrate bei Maldescensus testis durch frühzeitige Operation erhöht werden?**

Der optimale Zeitpunkt zur Operation eines Maldescensus testis ist schon seit langem Gegenstand wissenschaftlicher Auseinandersetzungen.

Insbesondere die hodenbioptischen Untersuchungen von Hedinger, Salle, Hösli u. a. konnten beweisen, daß die normale Entwicklung des Hodens nicht streng in Phasen verläuft, wie dies von Robinson u. Engle aufgrund von Messungen der Tubulusdurchmesser angenommen wurde, sondern eine mehr oder weniger kontinuierliche Entwicklung vor sich geht.

Beim einseitigen Maldescensus testis bleibt diese Kontinuität bis etwa zum Ende des zweiten Lebensjahres sowohl im normal descendierten als auch im retinierten Hoden zunächst ungestört.

Ab dem zweiten Lebensjahr allerdings sinkt die Spermatogonienzahl im Tubulusquerschnitt der retinierten Keimdrüse so deutlich ab, daß man von einer Cäsur sprechen kann.

Die Spermatogonienzahl im ordnungsgemäß descendierten Hoden ist bis etwa zum 5. Lebensjahr noch relativ konstant, bleibt dann jedoch mit zunehmendem Alter deutlich hinter der normalen Entwicklung zurück.

Das wichtigste Kriterium zur Beurteilung des Behandlungserfolges eines einseitigen Maldescensus testis ist jedoch unbestritten die spätere Fertilität.

Die Frage, ob nun durch rechtzeitige operative Verlagerung des retinierten Hodens die Fertilitätsrate erhöht werden kann, blieb bislang unbeantwortet, da bisher in der Literatur nur Angaben über die Fertilität von Personen gemacht wurden, die frühestens im 5., meist in späteren Lebensjahren operiert worden waren.

Eine Aussage darüber, ob ein ins Kleinkindesalter vorverlegter Operationstermin die Fertilitätschance verbessert, was nach den genannten histologischen Untersuchungen naheliegt, ließ sich bisher nicht machen.

Zur Beurteilung der Fertilität nach operativer Verlagerung eines Maldescensus testis und zur Präzisierung des optimalen Operationsalters haben wir daher die Nachuntersuchungen sämtlicher erreichbarer Personen, die zwischen 1950 und 1960 an zwei großen Mannheimer Krankenhäusern wegen eines Maldescensus testis operiert worden waren, vorgenommen. Hierbei konnten von 112 operierten Patienten 70 erfaßt und 58 nachuntersucht werden. Bei 56 hatte eine einseitige, bei 2 eine doppelseitige Hodenretention vorgelegen.

Als Kriterium für die Fertilität wurden Menge, pH-Wert, Farbe, Geruch, Konsistenz und Verflüssigungszeit des Ejakulats, Anzahl, Motilität, Vitalität und Morphologie der Spermatozoen, sowie die Spermaplasmafructose beurteilt.

Die Untersuchten wurden nach Fertilität und Operationsalter in zwei mal vier Gruppen eingeteilt.

Die Gruppen 1 und 2 der Gruppe A sowie die Gruppen 3 und 4 der Gruppe A wurden als potentiell fertil bzw. wahrscheinlich infertil zusammengefaßt und einander zum Vergleich zum Operationsalter gegenübergestellt.

Hierbei zeigte sich folgendes Ergebnis (Abb. 1).

Die zwei an doppelseitiger Hodenretention Operierten waren beide infertil.

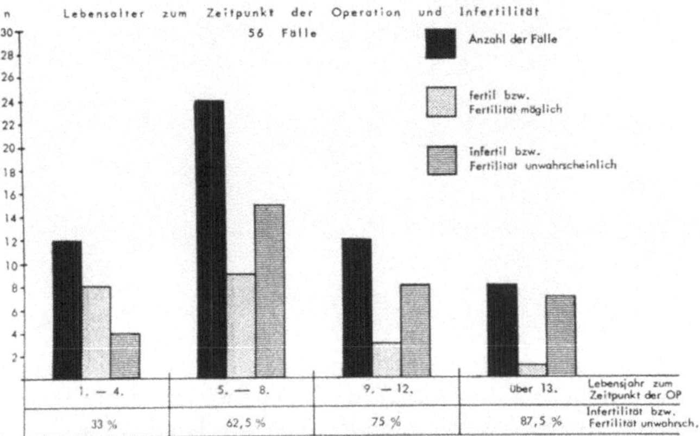

Abb. 1

Bei den übrigen 56 einseitig Operierten waren von den zwischen dem 1. und 4. Lebensjahr orchidopexierten Patienten 33% infertil, zwischen dem 5. und 8. Lebensjahr 62,5%, zwischen dem 9. und 12. Lebensjahr 75% und nach dem 13. Lebensjahr 87,5%.

Noch deutlicher wird das Ergebnis, wenn man die Relation Fertilität zu Lebensalter zum Zeitpunkt der Operation aufstellt.

Hierbei zeigt sich deutlich, daß die Fertilitätsrate umso größer ist, je jünger die Patienten operiert worden waren.

Unterteilt man nun noch einmal die zwischen dem 1. und 4. Lebensjahr Operierten in zwei Gruppen von im 2. Lebensjahr und im 3. und 4. Lebensjahr Operierten, so fällt auch hier eine höhere Fertilität der im 2. Lebensjahr Operierten auf (Abb. 2).

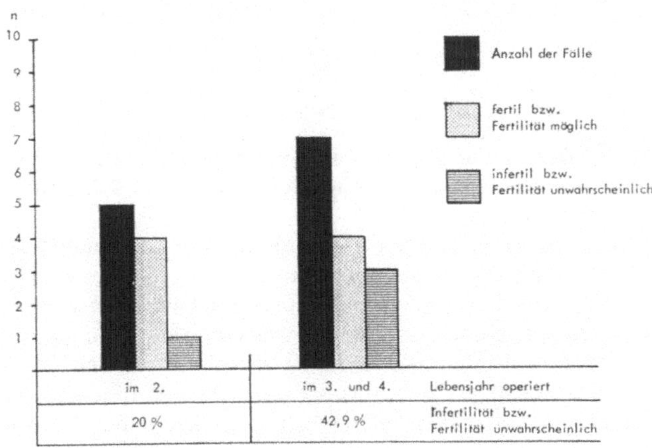

Abb. 2

Aus der Gesamtaufschlüsselung geht dann klar hervor, daß die vor dem 2. Lebensjahr Operierten die höchste Fertilitätsrate haben (Abb. 3).

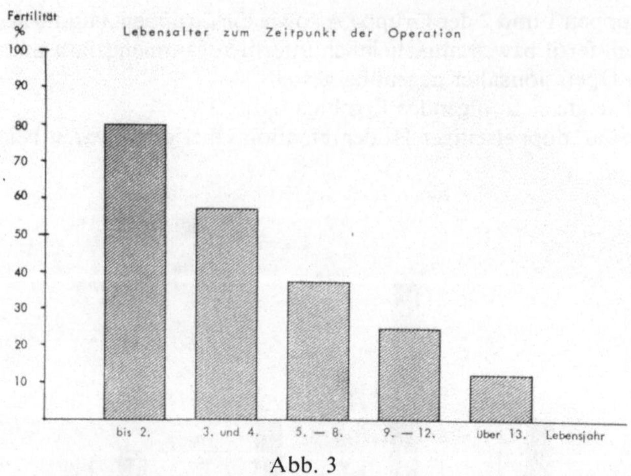

Abb. 3

Unsere Untersuchungen decken sich mit den histologischen Ergebnissen der letzten Jahre. Sie lassen weiterhin den Schluß zu, daß angeborene Störungen eine nur geringe Rolle spielen und ein zeitgerecht descendierter kontralateraler Hoden keine Gewähr für eine Fertilität bietet, da der zu spät ins Scrotum verlagerte maldescendierte Hoden den scrotalen auf noch unbekanntem Weg zu schädigen scheint.

Als optimalen Operationstermin fordern wir daher die ausgiebige Orchidofuniculolyse und spannungslose Verlagerung des Hodens ins Scrotalfach vor Abschluß des 2. Lebensjahres, wobei wir die Orchidopexie nach Frangenheim als geeignetste Methode empfehlen.

Die thematisch gestellte Frage, ob eine rechtzeitig vorgenommene Operation eines Maldescensus testis die Fertilitätsrate erhöhen kann, muß in diesem Sinne eindeutig mit ja beantwortet werden.

Dr. G. Ludwig
Prof. Dr. J. Potempa
Urolog. Klinik des Klinikums Mannheim
der Universität Heidelberg
D-6800 Mannheim 1
Theodor-Kutzer-Ufer

E. Elsässer: **Der Einfluß von Rekanalisierungsoperationen an den Samenwegen auf die Spermiogenese. Ergebnisse einer experimentellen Studie an Widdern**

Wenn man bei Schafböcken die Pars epididymica des Ductus deferens reseziert und dann die letzte Schlinge des Nebenhodenganges mit dem Ductus deferens anastomosiert, kann man — wie nach Refertilisierungsoperationen beim Menschen (Elsässer u. Rassner, Klein, Klosterhalfen u. Mitarb.) — postoperativ Oligo-Astheno-Zoospermien beobachten.

Als Ursache derselben finden sich Mikrostenosen an der Anastomose. Außerdem läßt die bei allen Versuchstieren postoperativ etwa 6 Wochen anhaltende Phase der Azoospermie (Abb. 1) auf eine initiale Lähmung des Nebenhodens infolge Durchtrennung neurovegetativer Bahnen mit dem Ductus deferens schließen.

Das Auftreten primär mißbildeter Spermien ab der 5. bis 7. Versuchswoche — bei dem Widder T 5 bis nahe 50% (Abb. 1) — weist darüber hinaus auf einen Hodenschaden hin, der nach unterschiedlicher Versuchsdauer bei über der Hälfte der Versuchshoden histologisch aufgedeckt werden konnte.

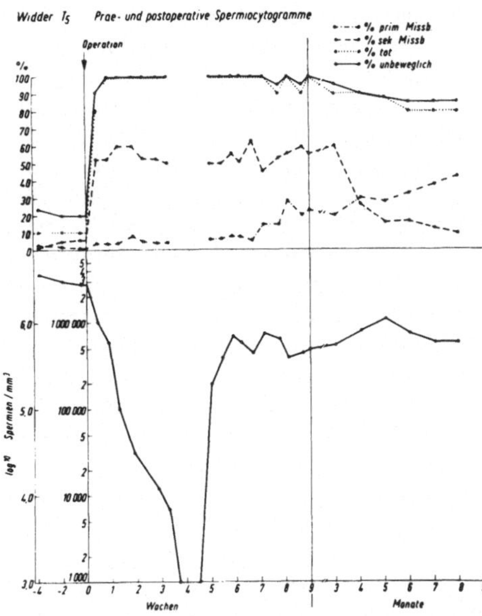

Abb. 1. Kurve der prä- und postoperativ gefundenen Ejakulatwerte am Beispiel des Versuchstieres T 5. Obere Kurvenhälfte: prozentualer Anteil toter, unbeweglicher, primär und sekundär mißbildeter Spermien. Untere Kurvenhälfte: Spermiendichte in semilogarithmischer Darstellung. Der Widder T 5 zeigt infolge Keimepithelschädigung einen ungünstigen Kurvenverlauf: Vitalität und Beweglichkeit der Spermien kehren nicht wieder, die Rate primär mißbildeter Spermien steigt kontinuierlich bis nahe 50% an. Bei Versuchstieren, die keinen Keimepithelschaden erlitten haben, besteht zwar in gleicher Weise initial die durch Lähmung des Nebenhodens bedingte 4- bis 6wöchige Phase der Azoospermie. Nach Wiederauftreten von Spermien im Ejakulat können sich Dichte, Beweglichkeit und Mißbildungsrate derselben weitgehend normalisieren.

Bei nur geringfügiger Schädigung (Abb. 2a) laufen zwar die Zellteilungen noch ungestört ab — in Abb. 2a sieht man Reifeteilungsfiguren — so daß die Hodenkanälchen noch dicht mit germinativen Zellen besiedelt sind. Die Transformation der undifferenzierten

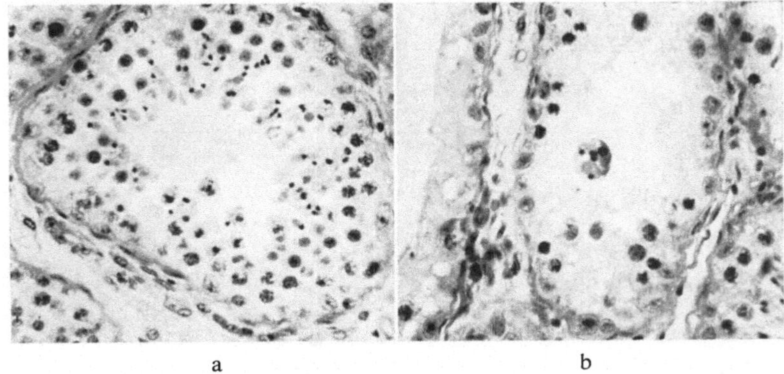

a b

Abb. 2a. Beispiel eines mittelschwer geschädigten Hodenkanälchen. Die Zellteilungen laufen noch weitgehend ungestört ab. An den Reifeteilungsfiguren kann Phase IV des Keimepithelzyklus noch erkannt werden. Sämtliche Spermatidenkerne sind jedoch pyknotisch (Vergr. 510mal, HE-Färbung).

Abb. 2b. Beispiel eines schwer geschädigten Hodenkanälchens. Infolge Störung der Zellteilungsvorgänge ist das Kanälchen weitgehend depopuliert. Pyknotische Spermatidenkerne sind von einer Riesenzelle im Innern des Kanälchenlumens aufgenommen (Vergr. 635mal, HE-Färbung).

Spermatiden zu fertigen Spermatozoen gelingt jedoch nicht mehr, die Spermatiden gehen während derselben zugrunde, ihre Kerne werden pyknotisch.

Bei schwerer Schädigung werden auch die Zellteilungen gestört oder völlig unterdrückt, es kommt zur mehr oder weniger ausgeprägten Depopulation der Hodenkanälchen. Abb. 2b enthält neben den stets überlebenden Sertolizellen nur noch vereinzelt Spermatogonien und Spermatozyten. Die Riesenzelle in der Mitte enthält pyknotische Kerne.

Weil in ein und demselben Hoden normale, leicht und schwer geschädigte Kanälchen nebeneinander vorkommen, läßt sich das Ausmaß der Keimepithelschädigung nur durch graphische Darstellung des prozentualen Anteiles intakter Kanälchen mit gut ausgeprägter Keimepithelphase, geschädigter Kanälchen mit noch erkennbarer Keimepithelphase und schwer geschädigter, nicht mehr differenzierbarer Kanälchen anschaulich machen (Abb. 3). Während die Werte des Kontrollhodens — untere Zeile — den Normwerten entsprechen, ist das Diagramm des geschädigten Hodens der Operationsseite nach rechts in den pathologischen Bereich hin verschoben. Die schwarz getönten Säulen versinnbildlichen den Anteil der Tubuli mit pyknotischen Spermatiden.

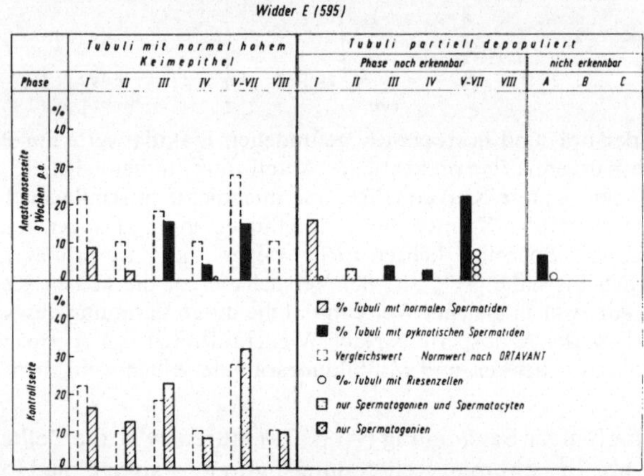

Abb. 3. Erheblicher Keimepithelschaden am Hoden der Versuchsseite, der insbesondere die Transformation der Spermatiden betrifft (alle Spermatiden sind ab Phase III pyknotisch, Phase VIII kommt nicht mehr vor). Hoden der Kontrollseite: normale Spermiogenese.

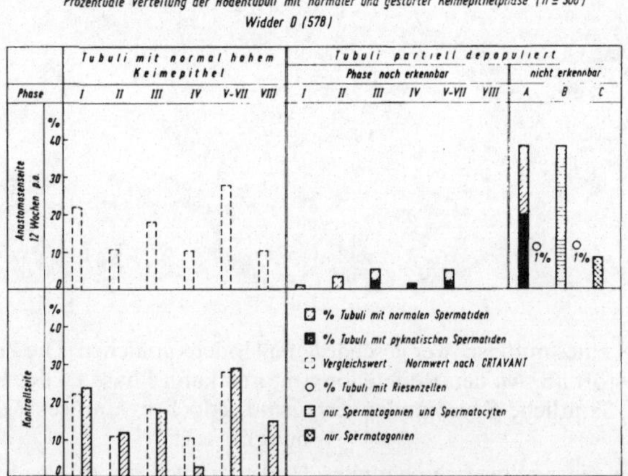

Abb. 4. Schwerster Keimepithelschaden am Hoden der Versuchsseite. Hoden der Kontrollseite: normale Spermiogenese.

Abb. 4 zeigt eine schwerste Keimepithelschädigung. Auf der operierten Seite fehlen die normalen Tubuli vollständig, wenige Tubuli sind noch differenzierbar, die meisten schwerst depopuliert und undifferenzierbar.

Insgesamt wiesen von den 15 Hoden der Operationsseite 9 leichte bis schwerste Schäden auf, die Leydig-Zellen waren davon nicht betroffen.

Aus dem Zeitpunkt des ersten Auftretens primär mißbildeter Spermien im Ejakulat läßt sich errechnen, daß der Beginn der Spermiogenesestörung mit dem Operationstermin zusammenfällt.

Der aus diesem *zeitlichen* Zusammenhang zu vermutende *ursächliche* Zusammenhang zwischen Operationstrauma und Keimepithelschaden wird gestützt durch den Umstand, daß das histologische Bild, welches das geschädigte Keimepithel bietet, sehr wohl durch die Trias: *Durchblutungsstörung — Temperaturerhöhung — Sauerstoffmangel* an den germinativen Zellen verursacht sein kann (vgl. Hilscher, Kanwar u. Mitarb.), wobei diese drei Faktoren kausal in folgender Weise miteinander verbunden sind:

Durchblutungsstörung ↘ Sauerstoffmangel
↓ an den germinativen Zellen
Temperaturerhöhung ↗

Offenbar löst das Operationstrauma auch ohne direkte Schädigung der Gefäßversorgung des Hodens durch kollaterales Ödem und reaktive Hyperämie Mikrozirkulationsstörungen aus. Zusätzlich kann die Durchtrennung mit dem Ductus deferens verlaufender neurovegetativer Bahnen die komplizierte Thermostatfunktion des Scrotum (Harrison) beeinträchtigen, so daß es zu ähnlichen Störungen wie bei der Varicocele testis kommt (Haensch u. Hornstein, Hornstein). Die Durchblutungsstörung führt direkt, die durch sie verursachte Erhöhung der Scrotaltemperatur indirekt durch Beschleunigung der Stoffwechselvorgänge zum Sauerstoffmangel an den germinativen Zellen. Nachdem diese im Inneren der gefäßlosen Tubuli von der Sauerstoffquelle des peritubulären Kapillarnetzes sowieso ziemlich weit entfernt sind, erscheint es natürlich, daß die zentral gelegenen Spermatiden unter dem Sauerstoffmangel als erste leiden, während die weiter peripher liegenden Spermatozyten und Spermatogonien länger überleben.

Literatur

1. Elsässer, E., Rassner, G.: Verh. dtsch. Ges. Urol. **23,** 246 (1971). — 2. Hänsch, R., Hornstein, O.: Dermatologica (Basel) **136,** 335 (1968). — 3. Harrison, R. G.: Fertil. and Steril. **3,** 366 (1952). — 4. Hilscher, W.: Beitr. path. Anat. **130,** 69 (1964). — 5. Hornstein, O.: Arch. klin. exp. Derm. **218,** 347 (1964). — 6. Kanwar, K. C., Bawa, S. R., Singal, P. K.: Fertil. and Steril. **22,** 778 (1971). — 7. Klein, P. M.: Verh. dtsch. Ges. Urol. **23,** 260 (1971). — 8. Klosterhalfen, H., Klein, P., Schirren, C.: Urologe A **7,** 184 (1968).

Priv.-Doz. Dr. med. E. Elsässer
Urologische Klinik und Poliklinik
der Universität München
D-8000 München 2
Thalkirchner Straße 48

M. Knöner, G. Dathe und V. Palm: **Verbesserung der Ergebnisse der Varicocelenoperation durch präoperative Serienphlebographien**

Grundprinzip jeder operativen Varicocelentherapie ist eine Volumenreduzierung im venösen Abflußsystem des Hodens und Nebenhodens. Die Nachteile der früheren Operationsverfahren mit Hodensuspension oder Dissektion sind allgemein bekannt. Besonders beim Kocherschen Verfahren werden zwangsläufig auch Lymphbahnen und Nerven mit durchtrennt und es kann zu trophischen Schäden kommen. Eine Änderung im Prinzip brachte die Operation nach Palomo, die den Plexus unberührt ließ. Dieses Operationsverfahren geht jedoch nach unserer Meinung über das eigentliche Prinzip der Varicocelentherapie hinaus, da der arterielle Schenkel nicht pathologisch verändert ist.

In letzter Zeit hat sich die Indikation zur Varicocelenoperation zur andrologischen Seite verschoben, so daß neben dem klinisch tastbaren Befund ein entsprechendes pathologisches Spermiogramm allein eine Operation erfordern kann.

Seit zwei Jahren bemühen wir uns unter anderem, die Topographie der Abflußbahnen präoperativ röntgenologisch darzustellen. Wir haben bisher bei 40 Patienten eine Plexusvene kanüliert und das Abflußsystem nach Kontrastmittelinjektion durch Serienaufnahmen teilweise mit einer 70-mm-Kamera röntgenologisch festgehalten.

Wir fanden bei 21 Patienten ein dünnkalibriges Begleitgefäß neben der dicken Vena spermatica interna. In 9 Fällen bestand eine Gabelung der Vena spermatica interna oberhalb des inneren Leistenringes in Y-Form mit einer doppelläufigen Mündung in die Vena renalis. Ein isolierter Abfluß über die Vena cava oder Vena iliaca ohne Darstellung der Vena spermatica wurde in 5 Fällen beobachtet. Es handelte sich hierbei offenbar um einen hohen back-flow aus der Vena renalis, die in fast allen Fällen einen stärkeren Rückstrom aus der Vena cava in Richtung Niere aufwies.

In 3 Fällen konnten wir eine deltaförmige Aufteilung mit späterem Zusammenfluß und nur einer Mündung in die Vena renalis zur Darstellung bringen.

Anastomosen zur kontralateralen Seite bestanden in 2 Fällen.

In einem Fall sahen wir bei einer rechtsseitigen idiopathischen Varicocele die Vena spermatica nicht wie sonst in die Vena cava münden, sondern rechtwinklig in die rechte Vena renalis.

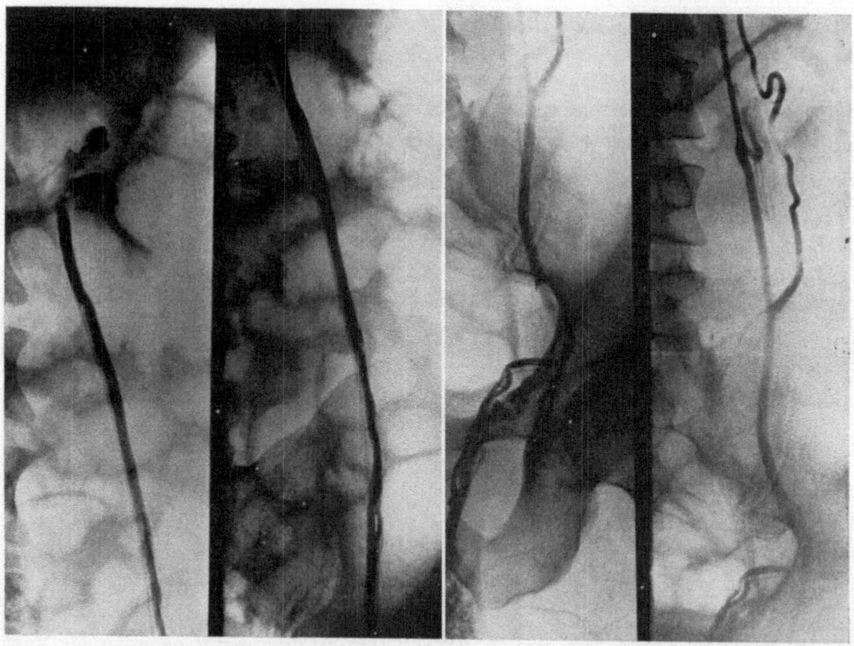

Abb. 1 Abb. 2

Abb. 1. V. sperm. int. mit dünnem Begleitgefäß; häufiger Befund mit typischem Kontrastmittelreflux in die zentralen Abschnitte der V.renalis.

Abb. 2. Gabelung der V. sperm. int. oberhalb des Leistenringes in Y-Form, wobei die laterale Gabelvene weit nach dorsal verlaufen und getrennt in die V.renalis münden kann.

Die beschriebene Variabilität der venösen Abflußwege läßt ein starres operatives Schema nicht geeignet erscheinen. Dagegen empfiehlt sich nach unserer Meinung folgendes operatives Vorgehen:

Tiefer Pararektalschnitt, Beiseiteschieben der Bauchfellblase, Isolierung und Ligatur der Vena spermatica interna sowie möglicher Begleitvenen unter Mitnahme eines kleinen Venenstücks. Das sorgfältige Absuchen des retroperitonealen Fettgewebes in der Umgebung der Vena spermatica ist besonders wegen der dünnen Begleitgefäße unbedingt erforderlich. Besonders bei der Y-Gabelung erscheint die Möglichkeit nur ein Gefäß zu ligieren groß, da bei kräftigem Fettgewebe die Gefäße weit auseinander liegen können. Dies trifft auch bei der delta-Form zu, wenn die Ligaturstelle unterhalb des Zusammenflusses beider Venen liegt. Die persistierende Restvene kann in kurzer Zeit zu einem ausgeprägten Rezidiv führen.

Von den insgesamt 40 phlebographisch erfaßten und operierten Patienten erschienen 26 zu einer Nachuntersuchung. Bei 23 von ihnen hatte sich die Varicocele völlig zurückgebildet, in 3 Fällen war noch eine Resterweiterung zu erkennen.

Unsere Untersuchungsergebnisse zeigen eine große Variabilität im venösen Abflußsystem. Zur präoperativen Erkennung dieser Topographie stehen klinisch keine Methoden zur Verfügung. Für denjenigen, der die optimale Ligaturstelle ermitteln will, bietet sich die präoperative Venographie an. Wir führen sie bei fast allen Varicocelenoperationen durch, um neben einer Venenfeinstrukturuntersuchung weitere Einblicke in die Ätiologie und Pathophysiologie des Varicocelensyndroms zu gewinnen.

Literatur

Ahlberg, N. E., Bartley, O.: Acta radiol. Diagn. **3**, 385 (1965). — Ahlberg, N. E., Bartley, O.: Acta radiol. Diagn. **4**, 593 (1966). — Bernardi, R.: Varicocele. Buenos Aires: El Ateneo (1947). — Brown, J. S.: J. Urol. (Baltimore) **98**, 388 (1967). — Brodny, L. M., Robins, S. A.: Fert. and Steril. **6**, 158 (1955). — Gösfay, S.: Z. Urol. **52** (1959). — Hundeiker, M.: Fortschr. Med. **89**, Nr. 35/36 (1971). — Kohler, P. F.: J. Urol. (Baltimore) **97**, 741 (1967). — Palomo, A.: J. Urol. (Baltimore) **61**, (1949). — Schaupp, J. B.: Progr. Gyn. and Obst. **42** (1962). — Szypura, E., Meyer, J.: Folia morph. (Warszawa) **XXX**, (1971).

Dr. M. Knöner
Dr. G. Dathe
Dr. V. Palm
Urolog. Abt. im Zentrum der Chirurgie
Klinikum der Joh.-W.-Goethe-Universität
D-6000 Frankfurt/Main
Theodor-Stern-Kai 7

G. Lunglmayr und J. Spona: **Radioimmunologische Hormonbestimmungen unter Androgenen bei Männern mit Fertilitätsstörungen**

Einleitung

Ein therapeutisches Problem für den Andrologen ist der primäre Hodenschaden ohne Androgenmangel. Bei dieser Gruppe der Hodenerkrankungen liegt ein isolierter Schaden des Samenepithels vor. Die inkretorische Hodenfunktion ist intakt (Heinke u. Doepfmer, Schirren, Folk et al.). Dementsprechend kann im hypophysär-gonadalen Regulationssystem ein gegenregulatorischer FSH-Anstieg beobachtet werden, während LH und Testosteron im Plasma im Normbereich bleiben (Franchimont et al.).

Die Behandlung dieser Fertilitätsstörung erfolgt durch exogene Androgenzufuhr (Schellen, Schirren, Niermann u. Nolting). Problematisch ist jedoch, daß Testosteron die hypophysäre LH-Sekretion und somit endogene Testosteronproduktion hemmt (Chapel u. Paulson). Infolge der geringen hypophysären Hemmwirkung wird daher 1α-Methyl-

5α-androstan-17β-ol-3-on = Mesterolon* den Testosteronpräparaten vorgezogen (Petry et al., Laschet et al.). Umfangreichere Informationen über das Verhalten der LH- und Testosteronplasmaspiegel unter oraler Langzeittherapie mit Proviron liegen noch nicht vor. Für die seit einiger Zeit als Prüfpräparat verfügbare i.m. Depot-Applikation sind ebenfalls solche Untersuchungen noch nicht vorhanden. Diesen Fragen wurde in der vorliegenden Studie nachgegangen.

Methodik und Krankengut

1. Das luteinisierende Hormon (LH) und Testosteron (T) im Plasma wurde radioimmunologisch bestimmt, wobei bei Testosteron eine Abtrennung vom Dihydrotestosteron bzw. Mesterolon (1α-Methyl-5α-androstan-17β-ol-3-on) durchgeführt wurde. Detaillierte Angaben über die Nachweismethoden liegen in einschlägigen Publikationen vor (Spona, Spona u. Lunglmayr).

2. Physiologische Tagesschwankungen von LH und T wurden durch Bestimmung der beiden Hormone in Abständen von 10 bzw. 60 min über eine Periode bis zu 18 Std. bei 5 gesunden Versuchspersonen überprüft.

3. 17 Personen mit pathologischen Spermiogrammen bzw. Impotenz erhielten hohe Dosen des Prüfpräparates Mesteroloncipionat: 100 bzw. 200 mg i.m. sechsmal in wöchentlichen Abständen. Zu den gleichen Zeitpunkten wurden LH und T sowie drei Nachwerte in wöchentlichen Abständen bestimmt. Zwei weitere Nachwerte liegen in längeren Abständen vor. 10 Patienten

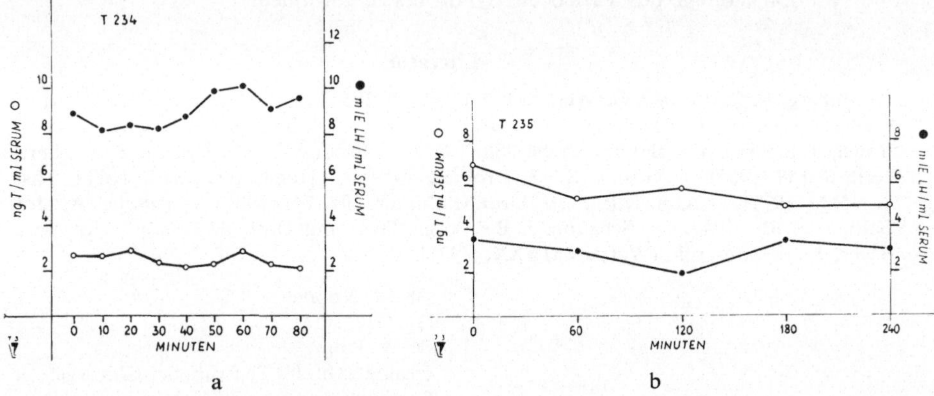

Abb. 1a. LH und T-Plasmaspiegel bei Proband T 234 in 10-Minuten-Abständen während 80 min.
Abb. 1b. LH und T-Werte bei Proband T 235 während 4 Std. bei stündlichen Blutabnahmen.

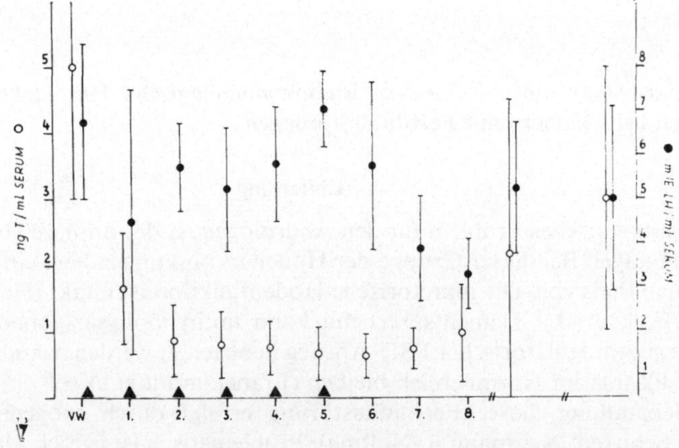

Abb. 2. LH und T-Werte unter Mesterolon-Depot-Therapie bei 17 Patienten.

* Wirkstoff von Proviron®.

wurden unter oraler Mesterolon-Therapie (75 mg Mesterolon/die) während einer Behandlungsdauer bis zu 3 Monaten untersucht. Die LH- und T-Ausgangswerte lagen bei sämtlichen Fällen im Normbereich.

Ergebnisse

Wie aus der graphischen Darstellung der LH- und T-Werte von 2 gesunden Versuchspersonen ersichtlich ist, liegen in kürzeren Bestimmungsabständen nur mäßige physiologische Schwankungen der beiden Hormone vor (Abb. 1, 2).

Unter 100 bzw. 200 mg Mesteroloncipionat/Woche zeigten sämtliche Patienten einen signifikanten Abfall des Plasmatestosteronspiegels. Zwischen den beiden Dosierungen bestand kein signifikanter Unterschied (Abb. 3). Gleichzeitige LH-Veränderungen waren nicht festzustellen.

Unter Oraltherapie mit 75 mg Mesterolon täglich trat bis zu einer Behandlungsdauer von 3 Monaten keine signifikante Änderung des LH- bzw. T-Spiegels ein.

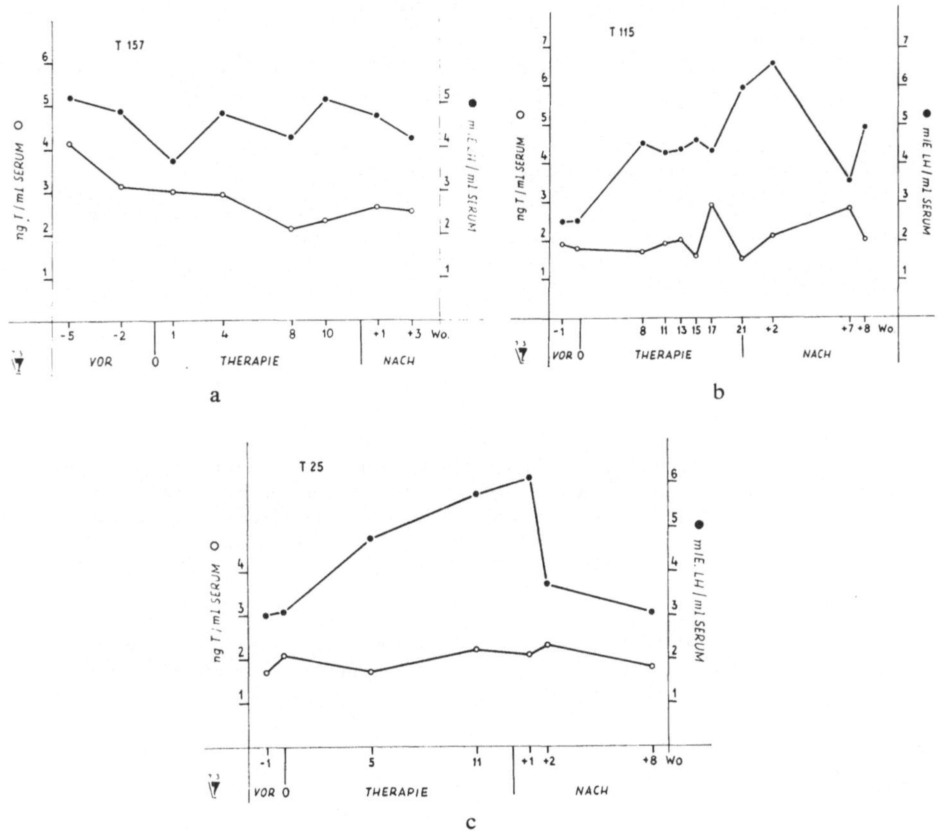

Abb. 3a—c. LH und T-Werte unter oraler Mesterolon-Therapie.

Diskussion

Unsere Hormonbestimmungen bei gesunden Versuchspersonen konnten die Untersuchungsergebnisse von Murray u. Corker sowie Naftolin et al., die einen Schwankungsbereich für LH bis zum 9fachen und Testosteron bis zum 3fachen der Durchschnittswerte zeigten, nicht bestätigen. Eine Tagesrhythmik ließ sich in unseren Untersuchungen auch nicht feststellen. Diese Befunde erscheinen für die Interpretation von Einzelwerten wesentlich.

Das Verhalten von LH und T unter Mesterolon-Therapie zeigt, daß tägliche orale Zufuhr von 75 mg die beiden Parameter nicht signifikant beeinflußt. Das Depot-Präparat Mesteroloncipionat senkte in der angewandten Dosierung das T deutlich. Bemerkenswert ist das Fehlen gleichzeitiger signifikanter LH-Veränderungen. Unter Annahme eines zentralen Hemmeffektes des Mesteroloncipionat wäre eine LH-Abnahme zu erwarten. Diese könnte ausgeglichen werden, wenn man einen direkten Einfluß von Mesteroloncipionat auf die Testosteron-Biosynthese in der Leydig-Zelle unterstellt, der zu einem gegenregulatorischen Anstieg im hypophysär-gonadalen Rückkoppelungssystem führt. Aber auch Veränderungen im Testosteronmetabolismus und/oder der Proteinbindungsverhältnisse könnten beim Zustandekommen des diskordanten LH- und T-Verhaltens eine Rolle spielen. Weitere Untersuchungen mit Mesteroloncipionat zur Aufklärung des Wirkungsmechanismus im Rahmen des hypophysär-gonadalen Regulationssystems und zur Korrelation mit klinischen Befunden sind vorgesehen.

Zusammenfassung

Das Verhalten des luteinisierenden Hormons (LH) und Testosterons (T) unter Mesterolon-Depot (100 bzw. 200 mg Mesteroloncipionat i.m./Woche) und Oraltherapie (75 mg Mesterolon/die) wurde geprüft. Die Plasmaspiegel der beiden Hormone wurden radio-immunologisch bestimmt. Die orale Verabreichung von Mesterolon führte zu keinen Veränderungen. Unter Mesterolon-Depot nahm das T signifikant ab, LH wurde nicht beeinflußt. Erklärungsmöglichkeiten für das unterschiedliche Verhalten von T und LH werden diskutiert.

Wir danken Frau E. Neustädtl, H. Otto, G. Blaha, E. Meisinger, E. Kaufmann, C. Ehrig, I. Gundacker und L. Werner für die ausgezeichnete technische Mitarbeit an diesem Projekt. Frau Dr. A. S. Hartree sind wir für hochgereinigtes LH und dem NTH für den Standard LER 907 zu Dank verpflichtet. Frau E. Friedel danken wir für Schreibarbeiten.

Literatur

1. Capel, P. T., Paulsen, C. A.: Contraception **6**, 135 (1972). — 2. Folk, R. L., Taylor, J. N., Sotos, J. F., Vorys, N., Wieland, R. G.: Amer. J. med. Sci. **255**, 221 (1968). — 3. Franchimont, P., Millet, D., Vendrely, E., Letawe, J., Legros, J. J., Netter, A.: J. clin. Endocr. **34**, 1003 (1972). — 4. Heinke, E., Doepfmer, R.: Fertilitätsstörungen beim Mann: in Hdb. Haut- und Geschlechtskr., Ergänzungswerk, Vol. 6/3, Berlin–Göttingen–Heidelberg: Springer 1960. — 5. Laschet, U., Laschet, L., Paarmann, H. F.: Arzneimittel-Forsch. **16**, 469 (1966). 6. Murray, M. A. F., Corker, C. S.: J. Endocr. **56**, 157 (1973). — 7. Naftolin, F., Judo, H. L., Yen, S. S. C.: J. clin. Endocr. **36**, 285 (1973). — 8. Niermann, H., Nolting, S.: Hautarzt **17**, 358 (1966). — 9 Petry, R., Rausch-Stroom Ann, J. G., Hienz, H. A., Mauss, J.: Med. Mitteilungen **28**, 3 (1967). — 10. Schirren, C.: Praktische Andrologie. Berlin: Brüder Hartmann 1970. — 11. Spona, J.: Z. Anal. Chem. **261**, 386 (1972). — 12. Spona, J., Lunglmayr, G.: Physiologie der hypophysär-gonadalen Regulation des Mannes. Radioimmunologische Hormonbestimmungen. Manuskript in Vorbereitung.

Dr. G. Lunglmayr
Urologische Universitätsklinik Wien
A-1090 Wien
Alserstraße 4

Dr. J. Spona
Hormonlaboratorium der
I. Universitäts-Frauenklinik Wien
A-1090 Wien
Spitalgasse 23

L. Weissbach und K. Medenbach: **Die Klebe-Orchidopexie — eine neue Methode der Hodenfixierung bei Kryptorchismus**

Bei Organopexien wurde in letzter Zeit häufiger Gewebeklebstoff angewendet. Milz, Leber, Darm, Niere und Ureter konnten unter Ausnutzung der adhäsiven Eigenschaften von Cyanoacrylaten in die gewünschte Position gebracht werden.

Auf unserer letzten Tagung in Hannover berichtete Kelâmi über die Klebeorchidopexie bei der Ratte. Wir haben bei 40 Beagle-Hunden die Histoacrylfixierung des Hodens durchgeführt.

Im Anschluß an die tierexperimentelle Prüfung, die keinen Hinweis für eine ausgedehnte histotoxische Schädigung des Samenepithels durch den Kleber Butyl-Cyanoacrylat* ergab, erprobten wir das Klebeverfahren auch an menschlichen Hoden. Bei 28 Patienten wurden 37 Hoden mit Klebstoff pexiert. Die Kinder waren zwischen 5 und 13 Jahre alt, durchschnittlich 8,6 Jahre. Stets handelte es sich um Leistenhoden, Pendelhoden blieben als nicht behandlungsbedürftig ausgeklammert. 19mal war der Hoden einseitig nicht descendiert. Bei 9 Patienten mit beidseitigem Kryptorchismus pexierten wir in einer Sitzung beide Hoden. In 2 Fällen handelte es sich um einen Rezidiveingriff.

Technisch gehen wir so vor, daß nach typischer Schnittführung eine ausgiebige Funikulolyse erfolgt. Nach Vorbereitung des Skrotalfaches stülpt der Zeigefinger des Assistenten die Skrotalhaut von außen ein, so daß deren Innenseite im unteren Wundwinkel kuppelartig erscheint. Auf die vom Fett befreite, trocken getupfte Prominenz wird ein einziger Tropfen Histoacryl aufgebracht (one drop only). Danach wird der Hoden mit seinen geschlossenen Hüllen an der oberen Drittelgrenze angeklebt. Der Kleber polymerisiert in 30 sec aus. Das Abbinden wird durch einen leichten digitalen Druck unterstützt.

Der Hoden kann unter simultaner Führung mit einem Präparierstiel unter langsamem Nachgeben des einstülpenden Fingers in das Skrotalfach gebracht werden. Bis zum Abschluß der Operation verbleibt er dort in einer durch Assistentenhand kontrollierten Lage.

Mißlingt die Klebung oder streift sich der Hoden von der Klebefläche ab, so kann der Klebevorgang nach Abtragung der kleinen Histoacrylplatte wiederholt werden.

Selbstverständlich legen wir auf eine ausgedehnte schonende Funikulolyse Wert. Die Art der Hodenfixierung ist ein sekundäres Problem, das jedoch bei technisch mangelhafter Durchführung den gesamten Operationserfolg in Frage stellen kann. Ein Pexieverfahren für das empfindliche Organ Hoden muß folgende Forderung erfüllen: geschlossene Hodenhüllen, keine direkte Traumatisierung des Hodenparenchyms, Vermeidung jeglicher Zugwirkung am Samenstrang.

Bei den meisten bisher beschriebenen Operationsverfahren, gleichgültig, ob sie sich der Fixation am ortseigenen oder ortsfremden Gewebe bedienen, besteht die Gefahr der Ernährungsstörung durch Einengung oder Zugwirkung des Gefäßstiels.

Die Beobachtungszeiten unserer Operationsergebnisse liegen jetzt zwischen 4 Wochen und 11 Monaten. Zu einem Rezidiv kam es bisher nicht. Lediglich ein Hoden liegt nicht an gewünschter Stelle, sondern im Skrotalansatz. Eine Hodenatrophie blieb bisher aus, ebenso beobachteten wir keine Reaktion der Skrotalhaut. In einem Fall heilte die Wunde sekundär. Bis zu 4 Monaten nach dem Eingriff ist unter der Skrotalhaut an der Klebestelle eine derbe unregelmäßige Platte zu fühlen, die in der Folgzeit weicher wird und verschwindet.

Die Vorteile der Klebefixierung des Hodens sind: Minimale Traumatisierung, elastische Fixation ohne Zug am Gefäßstiel, kurze Pexiezeit, einfache technische Durchführbarkeit, frühzeitige Mobilisierung der Kinder (stat. Aufenthalt 3 oder 4 Tage).

Die schlechte Fertilitätsprognose auch bei Patienten mit behandeltem Kryptorchismus ist inzwischen allgemein bekannt. Die von Hecker und Mitarb. vorgetragene „neue Auffassung zur Behandlung des Kryptorchismus" läßt Therapeuten und Patienten wieder hoffen. Aber nicht nur der späte Operationszeitpunkt, sondern evtl. auch das Operationsverfahren können Ursache einer späteren Fertilitätsstörung sein. Die Leistenhodenoperation bei 1- oder 2jährigen Kindern ist ein diffiziler Eingriff, der nicht nur das kosmetische Resultat, sondern auch spätere Fertilität anstreben sollte. Kindliche Hoden vertragen keine Zugwirkung am Gefäßstiel. Nur in einem erstklassigen Nidationsbett sehen sie einer guten Entwicklung und späteren Fertilitätschance entgegen.

---

* Histoacryl (Fa. Braun-Melsungen).

Literatur

1. Hecker, W. Ch.: Münch. med. Wschr. **113**, 1125 (1971). — 2. Hecker, W. Ch.: Med. Welt **23**, 1476 (1972). — 3. Hecker, W. Ch., Hienz, A. H., Mengel, W.: Dtsch. med. Wschr. **97**, 1325 (1972). — 4. Kelâmi, A., Fiedler, U., Walden M.: Verh. Ber. Dtsch. Ges. Urol. **24**, 400 (1973).

Dr. Lothar Weißbach, Dr. Klaus Medenbach
Urologische Univ.-Klinik, D-5300 Bonn-Venusberg

A. Hofstetter, H. Blenk, R. Böwering, R. Buttler, M. Hartmann und F. J. Marx:

Immunelektrophoretische Untersuchungen im Serum und Ejakulat bei der chronisch-rezidivierenden Adnexitis des Mannes

Die entzündlichen Erkrankungen der männlichen Adnexe sind, wie Sie wissen, in diagnostischer Hinsicht manchmal äußerst problematisch.

So ist es vor allem bei chronisch entzündlichen Prozessen oft schwierig aufgrund des Prostataexprimates und des mikrobiologischen Befundes eine sichere Abgrenzung von rein vegetativen Störungen zu treffen.

Da andererseits Prostatabiopsien zur Klärung der Diagnose nicht immer durchführbar sind, suchten wir nach einem immunologischen Verfahren, das eine Abgrenzung der entzündlichen Prozesse von rein vegetativen Störungen erlaubt.

Hierzu untersuchten wir das Serum und das Ejakulat von 30 gesunden Männern, von 33 Männern mit vegetativem Urogenitalsyndrom (VUG), 14 Kranken mit solitärer Urethritis, 43 Kranken mit chronisch rezidivierender Prostato-Urethritis und 11 Kranke mit akuter Nebenhodenentzündung bzw. akuter Adnexitis.

Das Alter der Untersuchten lag zwischen 18 und 50 Jahren. Die Sicherung der Diagnosen erfolgte mit Hilfe der mikroskopischen und mikrobiologischen Untersuchung von Ejakulat, Exprimaturin und Prostataexprimat sowie zum Teil durch Prostatabiopsien.

Zur immunologischen Untersuchung wurde das Ejakulat der Kranken und der Kontrollpersonen nach Verflüssigung 15 min bei 3000 Umdrehungen pro Minute zentrifugiert.

Der Überstand wurde dann abgehebert und mittels Immunelektrophorese und quantitativer Immundiffusion (Partigen-Platten) auf seine Eiweißzusammensetzung untersucht. Hierbei wurden folgende Eiweißfraktionen des Ejakulates und des Serums bestimmt: Albumin, saures Alpha-1-Glykoprotein, Alpha-1-Antitrypsin, Coeruloplasmin, Haptoglobin (der Haptoglobintyp wurde mit der Stärkegelelektrophorese bestimmt), Alpha-2-Makroglobulin, Komplement C3c, Transferrin, Immunglobulin-A sowie Immunglobulin-G.

Ergebnisse

Aus dem Serum der Patienten ergaben sich keine sicheren qualitativen und quantitativen Differenzierungsmöglichkeiten der einzelnen Krankheitsgruppen.

Im *Ejakulat* war bei den gesunden Kontrollpersonen und in den Fällen mit vegetativem Urogenitalsyndrom sowie Urethritis qualitativ mit der Immunelektrophorese nur Albumin nachweisbar.

Quantitativ mit der radialen Immundiffusion waren dazu noch saures Alpha-1-Glycoprotein, Alpha-1-Antitrypsin, Transferrin, IgA und IgG in mehr oder weniger geringen Mengen zu finden. Überhaupt nicht nachweisbar waren Komplement, Coeruloplasmin, Alpha-2-Makroglobulin und Haptoglobin (Abb. 1, 2, 3). In der Gruppe mit chronisch rezidivierender Prostatitis waren dagegen bereits qualitativ Albumin, Alpha-1-Antitrypsin, Transferrin und Immunglobulin-G in der Ejakulatimmunelektrophorese auszumachen (Abb. 4). Die quantitative Erfassung dieser Eiweiße zeigte eine signifikante Erhöhung ihrer Titer im Ejakulat. Daneben waren in einem Teil der Fälle noch Coeruloplasmin, Alpha-2-Makroglobulin und Haptoglobin meßbar.

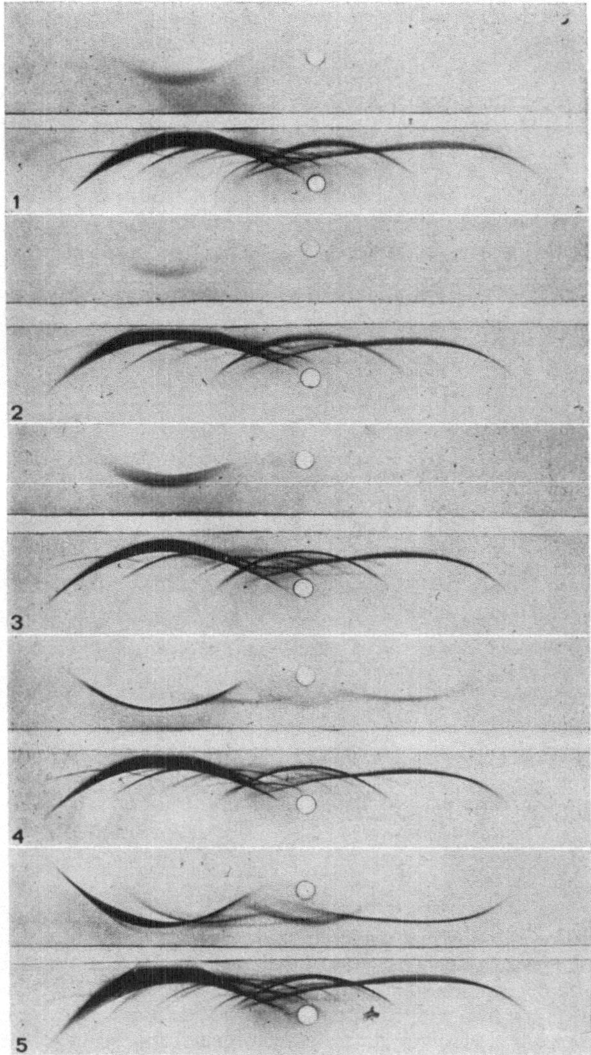

Abb. 1. zeigt in der oberen Bildhälfte die Immunelektrophorese mit der schemenhaften Albuminsichel aus dem Ejakulat einer gesunden Kontrollperson. Unten Standard-Immunelektrophorese eines Serums mit allen Eiweißeinzelfraktionen.

Abb. 2. zeigt in der oberen Bildhälfte die Immunelektrophorese eines Ejakulates bei vegetativem Urogenital-Syndrom (VUG). Es ist ebenfalls nur eine schwache Albuminsichel zu sehen. Untere Bildhälfte Standard-Serum.

Abb. 3. zeigt in der oberen Bildhälfte die Immunelektrophorese eines Ejakulates bei solitärer Urethritis. Sichtbar ist ebenfalls nur eine schmale Albuminsichel. Untere Bildhälfte Standard-Serum.

Abb. 4. zeigt in der oberen Bildhälfte die Immunelektrophorese eines Ejakulates bei chronischer Prostatitis:
Es sind außer dem Albumin noch 4 weitere Eiweißfraktionen auszumachen. Untere Bildhälfte Standard-Serum.

Abb. 5. zeigt in der oberen Bildhälfte die Immunelektrophorese eines Ejakulates bei akuter Nebenhodenentzündung:
Es sind viele und ausgeprägte Präzipitate fast wie im Standard-Serum zu sehen.

Wesentlich erscheint uns jedoch, daß eine Globulinfraktion bei diesen chronischen Erkrankungen quantitativ immer zu erfassen ist: das Komplement C3c.

Bei der akuten Adnexitis und Epididymitis hat das Ejakulat immun-elektrophoretisch fast dieselbe Eiweißzusammensetzung wie das menschliche Serum (Abb. 5). Quantitativ zeigte sich ein weiterer Anstieg sämtlicher Eiweißfraktionen im Ejakulat. Auch hier war das Komplement, dazu aber auch das Coeruloplasmin in jedem Fall quantitativ nachweisbar.

Tabelle 1. zeigt das Verhalten der Mittelwerte der verschiedenen Eiweißfraktionen im Ejakulat bei Gesunden und Patienten mit Erkrankungen der männlichen Adnexe und Nebenhoden.

Eiweißfraktion	gesunde Kontroll-personen	VUG	solitäre Urethritis	chron. Adnexitis und Epididymitis	akute Prostatitis und Epididymitis
Albumin	59 mg%	63 mg%	69 mg%	161 mg%	471 mg%
saures α-1-Glycoprotein	3 mg%	3 mg%	3 mg%	10 mg%	25 mg%
α-1-Antitrypsin	8 mg%	7 mg%	8 mg%	12 mg%	22 mg%
Coeruloplasmin	0 mg%	0 mg%	0 mg%	0,7 mg%	5 mg%
Haptoglobin	0 mg%	0 mg%	0 mg%	0,9 mg%	14 mg%
α-2-Makroglobulin	0 mg%	0 mg%	0 mg%	0,7 mg%	12 mg%
Komplement C3c	0 mg%	0 mg%	0 mg%	3,5 mg%	12 mg%
Transferrin	4 mg%	4 mg%	5 mg%	11 mg%	28 mg%
IgA	2 mg%	1 mg%	3 mg%	13 mg%	35 mg%
IgA	21 mg%	21 mg%	22 mg%	49 mg%	240 mg%

Tab. 1 gibt einen Überblick über diese eben beschriebenen Befunde bei den einzelnen Krankheitsgruppen anhand der arithmetischen Mittel der Eiweißeinzelfraktionen, die im Ejakulat quantitativ bestimmt wurden.

Zusammenfassung

Anhand der Auswertung qualitativer und quantitativer immunologischer Eiweißbestimmungen im Ejakulat von 30 gesunden Kontrollpersonen, 54 Kranken mit chronischen oder akuten Entzündungen im Bereich der Adnexe und des Nebenhodens sowie bei 33 Fällen von vegetativem Urogenitalsyndrom glauben wir behaupten zu können, daß diese Methode geeignet ist, vegetative Störungen im Bereich der männlichen Adnexe von entzündlichen Veränderungen abzugrenzen. *Hierzu würde die relativ einfache quantitative Bestimmung der beiden Eiweißfraktionen Komplement C3c und Coeruloplasmin im Ejakulat genügen, wobei sogar eine Aussage über die Schwere des entzündlichen Prozesses möglich erscheint.*

Besonderer Dank gilt den MTA Frl. B. Goetze, Frau G. Sasse und Hbtsm. C. Finger sowie Frau Witt und Herrn Witke für ihre wertvolle Mithilfe bei der Erstellung der Arbeit.

Literatur

Grabar, Burton: Amsterdam–London–New York: Elsevier 1964. — Mancini, G., Carbonara, A. C., Heremans, J. F.: Immunochemistry **2,** 235 (1965). — Schnierstein, J.: Das Prostatitis Problem, Folia Ichthyolica **14,** (1968).

Privat-Dozent Dr. A. Hofstetter
Urologische Universitätsklinik
D-8000 München 2
Nußbaumstraße 20

Diskussion zu den Vorträgen S. 306 bis 344 (Freie Vorträge)
Moderator: J. Frick, Innsbruck (Österreich)

W. Lutzeyer, Aachen: Ich möchte hier die prinzipielle Frage stellen, Herr Frick, ob die Orchidopexie sinnvoll ist oder nicht. Und zwar deswegen, weil heute ein Großteil der niedergelassenen praktischen Kollegen immer noch der Ansicht ist, daß bis zur Pubertät gewartet werden sollte. Es kommen immer wieder Patienten, von denen die Eltern dann sagen, daß der Hoden bei der Pubertät ja doch herunterkommen werde. Die heute postulierte, möglichst frühzeitige Operation ist im Kollegenkreis außerhalb der Klinik immer noch nicht realsiert. Weiterhin möchte ich fragen, ob die frühzeitige Operation etwas nützt. Wir hatten 1957 in einer Studie in Würzburg, zusammen mit Helbig, den Operationstermin zwischen dem 2. und 5. Lebensjahr festgesetzt. Soweit ich mich erinnere, hat Hösli in einer Arbeit in der Aktuellen Urologie den Zeitpunkt sehr kurz bemessen beim Kryptorchismus, so daß man praktisch vor Beendigung des 1. Lebensjahres operieren müßte. Und nun möchte ich gerne Auskunft darüber haben, wie es mit der Fertilität beim einseitigen Kryptorchismus steht. Eine Arbeitsgruppe Ihrer Klinik, Herr Frick, hat auf dem Schweizer Urologenkongreß Nachuntersuchungen an 36 Patienten, bei denen ein einseitiger Kryptorchismus operiert wurde, gemacht und dabei festgestellt, daß trotz eines äußerlich normalen kontralateralen Hodens in 50%, und ich wiederhole, in 50%, Infertilität bestand. Das sind die Fragen, die ich Sie zu diskutieren und vielleicht auch zu beantworten bitte.

Herrn Weißbach möchte ich direkt folgendes fragen: Was verstehen Sie unter „ohne Eröffnung der Hodenhüllen"? Ist das die Tunica albuginea oder der Processus vaginalis? Denn wenn wir einen Leistenhoden operieren, so finden wir in 80% einen angeborenen Leistenbruch und müssen dann auch diesen korrigieren.

J. Frick, Innsbruck (Österreich): Herr Präsident, Sie haben hier eine Fülle von Fragen aufgeworfen und ich hoffe nur, daß Herr Hösli anwesend ist, um die Frage im Hinblick auf die Frühoperation zu beantworten, da er sicher hierzu einen entscheidenden Beitrag liefern kann. Unser Krankengut, das wir damals vorgestellt haben und aus 306 operierten Patienten in den Jahren zwischen 1954 und 1970 bestand, konnten wir teilweise nachuntersuchen, und zwar 36 Patienten. Diese Patienten waren stets älter als 16 Jahre. Wir konnten auch eine Samenanalyse von diesen Jungen gewinnen und die Ergebnisse entsprechend auswerten. Wir haben dabei das traurige Ergebnis erhalten, daß 50% dieser Patienten steril sind und daß 25% eine relativ schlechte Chance haben und nur 25%, aufgrund der Samenanalyse und einiger anderer Befunde, als fertil anzusehen sind. Dazu muß ich noch sagen, daß alle diese Jungen allerdings aus einer Zeit stammten, wo wir den Operationstermin noch nicht so strikt eingehalten haben, sondern diese Jungen erst zwischen dem 6. und 14. Lebensjahr operierten. Wir haben schon vor 8 Jahren unser Krankengut zum erstenmal durchgesehen und damals aufgrund unserer Befunde die Forderung aufgestellt, daß der Kryptorchismus bis zum 5. Lebensjahr behandelt sein sollte, daß also bis zum 5. Lebensjahr beide Hoden im Skrotum liegen sollen. Auf keinen Fall sollte man abwarten, bis es möglicherweise doch noch zu einem spontanen Deszensus kommt, etwa z.Z. der Pubertät, weil dieser Zeitpunkt dann sicher im Hinblick auf die Fertilität viel zu spät ist. In der damaligen Studie haben wir bei diesen Jungen auch Hodenbiopsien durchgeführt, und zwar nicht nur aus dem nichtdeszendierten Hoden, sondern beim einseitigen kryptorchen Hoden wurden auch Biopsien aus dem bereits deszendierten Hoden gemacht. Dabei haben wir festgestellt, daß auch der deszendierte Hoden in 35 bis 40% der Fälle einen kongenitalen Schaden aufwies, demnach also auch beim einseitigen Kryptorchismus kongenitale Schäden in beiden Hoden zu vermuten sind. Ich bin der Ansicht, daß der Kryptorchismus früh operiert werden muß und möchte Herrn Hösli bitten, dazu Stellung zu nehmen. Allerdings wird es sicherlich ein Problem werden, wenn wir die Forderung aufstellen, jeden Kryptorchismus innerhalb der ersten 2 Jahre oder gar innerhalb des ersten Lebensjahres zu operieren. Ich glaube, daß eine Operation innerhalb des ersten Lebensjahres ein sehr subtiler Eingriff ist und daß, wenn man nicht sehr vorsichtig operiert und nur geringste Gefäßschäden setzt, man diesen Jungen sicher mehr schadet, als wenn man die Operation zu einem späteren Zeitpunkt durchführt. Wenn es bei dieser sehr frühen Operation zu vielen Komplikationen kommt, werden unsere Spätergebnisse insgesamt sicher durch die Frühoperation, wenn sie schlecht durchgeführt wird, nicht besser als bisher sein.

P. O. Hösli, Zürich (Schweiz): Aufgrund unserer histologischen Untersuchungen, wir haben die Spermatogonien in den Hodenbiopsien ausgezählt, sind wir zu dem Schluß gekommen, daß die kryptorchen Testes fast alle, es gibt allerdings Ausnahmen, bis zum 2. Lebensjahr ein annähernd normales histologisches Bild zeigen und auch eine fast normale Anzahl von Spermatogonien.

Aufgrund dieser Feststellung habe ich gefordert, die Behandlung des Kryptorchismus möglichst in den ersten beiden Lebensjahren durchzuführen, wobei der optimale Zeitpunkt wahrscheinlich etwa um das erste Lebensjahr liegt.

Zum Vortrag von Herrn Ludwig möchte ich bemerken, daß es mich sehr freut, daß die Berechtigung dieser Forderung jetzt auch klinisch bestätigt worden ist, sofern sich das bis heute überhaupt beurteilen läßt. Bezüglich der Operation im Kleinkindesalter möchte ich feststellen, daß sie sicher delikater als beim älteren Knaben ist, man manchmal jedoch überrascht ist, wie leicht sich die kleinen kindlichen Strukturen hantieren lassen, und ich habe keine einzige Testisatrophie bei den Kindern bisher gesehen, bei denen ich bis zum 2. Lebensjahr operiert habe. Deshalb glaube ich, daß es operationstechnisch keine Probleme gibt.

J. Frick, Innsbruck (Österreich): Ich kann Ihnen nur gratulieren, Herr Hösli, wenn Sie nie eine Testisatrophie gesehen haben, und ich hoffe, wenn es wirklich zur Propagierung der Operation innerhalb des 1. Lebensjahres kommt, daß auch alle hier versammelten Urologen und andere Operateure so gute Erfolge aufweisen können wie Sie, damit wir den Kindern eben nicht größere Schäden durch die Frühoperation zufügen.

L. Weißbach, Bonn: In Beantwortung der Frage von Herrn Lutzeyer möchte ich bemerken, daß meine Formulierung vielleicht nicht optimal war, denn es darf nicht heißen „uneröffnete Hodenhüllen". Selbstverständlich muß der Prozessus vaginalis beseitigt und dabei die Hodenhüllen eröffnet werden, es muß aber heißen: „geschlossene" Hodenhüllen. Es sind nämlich Pexieverfahren abzulehnen, die mit eröffneten Hodenhüllen den Hoden fixieren. Wir legen Wert darauf, daß der Kleber nicht die Tunica albuginea berührt, sondern die äußeren Hodenhüllen und das Cavum serosum erhalten bleibt. Zum 2. Thema darf ich sagen, daß alles, was bisher für die Klinik diskutiert wird, auf einem experimentellen Versuch basiert, der 1967 von Herrn Sherai in Japan publiziert wurde. Hecker hat diese Arbeit immer genannt und seine Untersuchungen basieren darauf. Auch Hösli, Staedtle und Hienzsch, die das klinisch überprüft haben, befürworten es für die Klinik, und wir sind in der Lage, jetzt mit den Auswirkungen in der Klinik konfrontiert zu werden. Der Ausdruck „kongenitaler Schaden", Herr Frick, ist wohl nicht ganz richtig; denn wie Herr Hösli sagt, kommt es erst zu einer Schädigung des kryptorchen wie des orthotopen Hodens nach Ablauf von 1 oder 2 Jahren. Eine Tatsache, die von Häg auch als der scharfe Bruch bezeichnet wird. Eigentlich ist nur das Experiment in der Lage, sicher zu sagen, ob der orthotope Hoden durch die Hodendystopie, durch die einseitige Dystopie erfolgt oder ob es tatsächlich eine kongenitale Schädigung ist. Wir haben dies histochemisch und autoradiographisch untersucht und ich glaube, daß der Schaden nicht angeboren ist, sondern daß tatsächlich von dem kryptorchen Hoden ein Agens ausgeht, welches auch den orthotopen Hoden schädigt.

E. Elsässer, München: Ich möchte Herrn Ludwig und Herrn Hösli noch einmal folgendes fragen: neben der Operation wird ja auch immer die Hormonbehandlung zusätzlich gefordert. Werden die Kinder auch bereits im 1 Jahr mit Hormonen behandelt und, wenn dies der Fall sein sollte, wie ist die Dosierung?

E. Ludwig, Mannheim: Die Kinder im 1. Lebensjahr können durchaus einer Hormonkur unterzogen werden; denn es gibt keine Grenze für die hormonelle Behandlung nach unten. Überlegt man sich, wieviel Choriongonadotropin dem Foetus in den letzten Schwangerschaftsmonaten über den mütterlichen Kreislauf zugeführt wird, dann kann man nur sagen, daß man mit der Hormonkur gar nicht mehr geben kann. Es werden verschiedene Dosierungsmöglichkeiten vorgeschlagen. Herr Hösli hat vor dem 2. Lebensjahr wohl 4mal 1500 E. in wöchentlichen Abständen oder 6mal 1500 E. vorgeschlagen. Die Dosierung reicht aber bis zu 10mal 1500 E. in wöchentlichen Abständen, auch vor dem 2. Lebensjahr. Ist danach kein Deszensus erfolgt, ist eine Operation angezeigt.

P. U. Hösli, Zürich (Schweiz): Die Hormonbehandlung ist sicher eine wirksame Therapie, denn bei meinen Fällen kam es in 50% zu einem Deszensus der Hoden. Bezüglich der Dosierung ist es sehr schwer, genaue Dosen anzugeben, weil das Genitale auf den gleichen hormonalen Stimulus sehr unterschiedlich anspricht. Ich persönlich dosiere zwischen 4 bis 10mal 1500 E. zweimal pro Woche. Man beobachtet dann das Genitale, wie es sich entwickelt und vergrößert und behandelt dementsprechend weiter oder hört mit der Behandlung auf.

H. Klosterhalfen, Hamburg: Ich möchte daran erinnern, daß als unerwünschte Operationsfolge nicht nur die Hodenatrophie bei einer Operation vorkommen kann, sondern auch die unbemerkte Unterbindung des Ductus deferens. Je weiter wir den Operationstermin auf das Kleinkindesalter verschieben, desto größer sind die Chancen, daß solche Komplikationen eintreten. In unserem Krankengut haben wir allein 15 unbemerkte Ductus deferens-Unterbindungen, die entweder anläßlich einer Leistenbruchoperation im Kindesalter vorgekommen sind oder aber im Zusammenhang mit einer Orchidopexie. Auf diese Tatsache möchte ich noch einmal aufmerksam machen. Die Experten wiederum möchte ich fragen, wie sie es sich erklären, daß es fertile Männer mit doppelseitigem Leistenhoden gibt?

G. Ludwig, Mannheim: Wir haben zwar nur 2 beidseitige Leistenhoden, die operiert worden sind, nachuntersucht. Beide Patienten waren jedoch infertil. Auch in der Literatur habe ich wenig über eine Fertilität bei beidseitigen Leistenhoden gefunden. Es ist zwar einmal darüber berichtet worden, aber es war nie ganz klar, ob das echte Leistenhoden waren oder nicht doch Pendelhoden. Die Prognose des beidseitigen Leistenhodens ist, behandelt oder unbehandelt, in bezug auf die Fertilität sehr schlecht.

J. Frick, Innsbruck (Österreich): Auch ich glaube, daß es sich bei solchen Patienten meistens um Pendelhoden handelt; denn wenn man sie untersucht, sind die Hoden gerade in der Leistengegend zu tasten und kehren immer wieder in das Skrotum zurück. Zur Therapie des Kryptorchismus möchte ich noch ganz kurz erwähnen, daß wir in den letzten Monaten mit dem Releasing-Hormon die Kinder behandelt haben; denn man kann dieses Hormon sehr niedrig dosieren. Wie besonders unsere eigenen Ergebnisse bei dem beidseitigen Kryptorchismus ergeben haben, sieht es so aus, daß man eine schnellere Wirkung als mit den üblichen Gonadotropin-Präparaten bekommt und auch die Nebeneffekte geringer sind.

Herrn Elsässer möchte ich fragen, wie lange es nach dieser Rekanalisierungsoperation dauert, bis die Spermiogenese wieder normal ist und wie oft bei diesen Operationen Spermagranulome gefunden wurden, wie man sie bei Eingriffen an den Samenwegen im Tierreich relativ häufig beobachten kann?

E. Elsässer, München: Bei unseren 15 Hoden, die wir untersucht haben, haben wir bei 9 diese Fertilitätsstörungen gesehen. Wir haben versucht, die Ejakulate innerhalb von 9 Wochen bis zu 1 Jahr, die wir jeden 2. Tag angefertigt haben, zu gewinnen und haben nie eine Besserung gefunden. Lediglich bei 2 Patienten, die wir nicht als dauergeschädigt aufgeführt haben, kam es wieder zu einer Normalisierung des bestehenden Hodenschadens. Die Spermiengranulome haben wir bei 6 unserer Versuchsfälle gefunden. Diese korrelieren aber nicht mit den 9 Fällen, d. h. also, daß Fälle dabei sind, wo zwar Spermiengranulome nachweisbar waren, bei denen aber keine Fertilitätsstörung, d. h. also, keine Hodenschädigung bestand. Andererseits haben wir auch wieder Fälle, die auch diese Hodenschäden aufwiesen.

J. Frick, Innsbruck (Österreich): Ich möchte noch darauf hinweisen, daß nicht nur nach einer so ausgedehnten Operation an den ableitenden Samenwegen es zu solchen temporären Schäden der Spermiogenese kommen kann. Steinberger hat erst vor kurzem darüber berichtet, daß auch nach der einfachen Hodenbiopsie 5 bis 6 Wochen später ausgeprägte Störungen der Spermiogenese, die temporär sind, auftreten können. Sie haben auch Fälle beobachtet, bei denen es nach einfacher Hodenbiopsie zu einer Azoospermie gekommen ist, die sich dann wieder gebessert hat.

W. Vahlensieck, Bonn: Wir haben bei der Durchführung der Venogramme bei Varikozelen festgestellt, daß man recht unterschiedliche Bilder bekommt, abhängig davon, ob man das Kontrastmittel mit der Hand oder etwa mittels Infusion injiziert und abhängig von der Menge des Kontrastmittels. Ich möchte Herrn Knöner bitten, daß er uns zur Technik der Applikation des Kontrastmittels und der Dosis noch Näheres sagt, d. h. noch einmal seine Standardtechnik kurz darlegt.

Man muß ja bei Darstellung des Abflusses sowohl zur Nierenvene hin wie auch zum Beckenbereich hin umdenken und sich sagen, daß es die Zuflüsse sind, es sich um Kollateralen handelt. Man nimmt an, daß bei Darstellung der Venen nach oben bis zur Nierenvene hin Abflußstörungen im Zentralbereich aortenwärts sind, etwa durch Einklemmung durch die Arteria mesenterica superior. Manche Bilder sprechen dafür. Ich möchte in diesem Zusammenhang Herrn Knöner folgendes fragen: Haben Sie Nachuntersuchungen nach Unterbindung der Vena spermatica gemacht? Haben Sie Nierenfunktionsstörungen gefunden? Diese Frage ist deshalb wichtig, weil Lopatkin in Moskau solche Nierenfunktionsstörungen gefunden hat; denn daraus resultiert, daß man in diesen Fällen nicht unterbinden darf, sondern die Venen in die Iliacalgefäße implantieren müßte.

G. Dathe, Frankfurt: Auf die Frage von Herrn Vahlensieck möchte ich dahingehend antworten, daß wir prinzipiell eine Kanülierung von einer Vene durchführen und zwar möglichst in Lokalanästhesie und die Röntgenuntersuchungen dann in verschiedenen Positionen auf dem Tisch vornehmen, so daß auch der evtl. höhere Druck durch die Infusion des Kontrastmittels ausgeglichen werden kann. Wir haben auch postoperativ kontrolliert, ob nach der Operation der Abfluß nach oben völlig unterbunden ist und dies hat sich in fast allen Fällen bestätigt. Wir machen aber darüber hinaus auch noch, wenn möglich, eine Biopsie, um festzustellen, ob der Hoden selbst geschädigt ist. Dabei hat sich herausgestellt, daß in vielen Fällen eine primäre Hodenschädigung vorlag. Die Untersuchungen, die Lopatkin gemacht hat, kennen wir auch, wir glauben jedoch, daß aufgrund unserer bisherigen Ergebnisse eine direkte Anastomosierung nicht notwendig ist.

E. Elsässer, München: Ich möchte noch eine Frage an Herrn Dathe richten: Wir haben uns bei unseren Phlebographien an seine Technik gehalten und die Vena spermatica punktiert, sie aber zunächst oft nicht mit Kontrastmittel füllen können, da dieses über das kleine Becken abgeflossen ist. Dann haben wir eine daneben liegende Vene in derselben Höhe genommen und es hat dann ein ausgezeichnetes Phlebogramm ergeben. Wie erklären Sie sich das?

G. Dathe, Frankfurt: Dies hängt offenbar damit zusammen, daß die Venen im Bereich des Plexus pampiniformis häufig Klappen haben und man eine ganz bestimmte Strecke durch die Kanülierung überbrücken muß, um in ein Gefäßgebiet zu kommen, das einen direkten Abfluß nach oben gewährleistet. Wir haben die gleiche Erfahrung gemacht, aber die Nichtdarstellbarkeit der Vena spermatica interna ist nicht etwa gleichbedeutend mit einem Fehlen dieses Gefäßes. Wenn man es freilegt, findet man immer eine erhebliche Erweiterung.

Zusammenfassung der Diskussion

J. Frick, Innsbruck (Österreich): Wenn es auch schwierig ist, die 6 recht differenten Themen zusammenzufassen, so glaube ich doch, daß aus der sehr regen Diskussion einige bemerkenswerte Dinge herausgekommen sind, vor allem in bezug auf die Frühoperation des maldeszendierten Hodens, ein Problem, das sehr reges Interesse gefunden hat. Leider war nicht mehr ausreichend Zeit, die Bedeutung und die Befunde bei der Mestorolon-Therapie zu diskutieren. Sollten entsprechende Fragen an Herrn Rummelhardt sein, so muß ich Sie bitten, ihn direkt zu fragen.

AKTUELLE INFORMATION II

H. KLOSTERHALFEN: **Derzeitiger Stand von Diagnostik und Therapie des Prostatakarzinoms**

Wenn ein Referat über den derzeitigen Stand eines bestimmten Themas orientieren soll, beinhaltet dies die Voraussetzung, daß etwas im Fluß, daß etwas noch in der Entwicklung ist. Daß wir heute in einem derartigen Zusammenhang über das Prostata-Karzinom sprechen, deutete sich vor etwa 10 Jahren schon an — ich erinnere an die Publikation von Boshamer und an unsere eigene Veröffentlichung —, war aber in diesem Ausmaß nicht vorauszusehen.

Wenn man die Sache ganz vereinfacht sieht, gibt es — und ich sage das bewußt provozierend — in der Frage Prostatakarzinom zwei Gruppen von Urologen:

Eine, die auf dem herkömmlichen Prinzip mit Fingerdiagnose und Östrogen-Therapie beharrt,
eine andere, die — um einen strapazierten Begriff zu gebrauchen — für Reformen ist.

Zunächst auf den Stand der Diagnostik eingehend, möchte ich — auch auf die Gefahr hin, mich zu wiederholen — nochmals auf die fundamentale Voraussetzung der Therapie, die bioptisch gesicherte Diagnose, hinweisen. Behandlung ohne Nachweis des Karzinoms ist ein Kunstfehler, der auch juristische Konsequenzen haben kann. Die Sache wäre anders, wenn der Nachweis mit außerordentlichen methodischen Schwierigkeiten verbunden wäre. Nachdem die Entwicklung der diagnostischen Verfahren jedoch soweit fortgeschritten und — gemessen an anderen diagnostischen Methoden in der Medizin — so vereinfacht worden ist, gibt es heutzutage keinen Grund mehr, sich bei der Diagnose „Krebs“ nur auf die Fingerkuppe zu verlassen. Aber Sie werden ebenso wie ich wissen, daß hier noch mancher Kollege überzeugt werden muß.

Was nun die beiden Methoden *Zytologie und Histologie*, ihre Wertigkeit, Verbreitung und ihr Ansehen angeht, so ist festzustellen, daß von den meisten Urologen und auch von den meisten Pathologen der histologische Nachweis bevorzugt wird. Ich habe — um Ihnen einen Überblick zu verschaffen — eine Reihe von großen Kliniken angeschrieben und gefragt, wie in dieser Frage verfahren wird.

Aus 29 Beantwortungen ist zu ersehen, daß 75% der Kliniken auf der histologischen Befundung bestehen. Dieser Überblick besagt einmal, daß die meisten Urologen entweder der Zytologie noch nicht trauen beziehungsweise, daß auch der kooperierende Pathologe der Zytologie noch nicht traut; andererseits dürfte klar sein, daß eine neue Methode eben eine gewisse Anlaufzeit benötigt und — auch das muß gesagt werden — daß es unter den Pathologen noch zu wenig ausgebildete Zytologen gibt, die in der Beurteilung des Aspirationsmaterials sicher sind. Es ist aber auch sicher so, daß die Aspirationsbiopsie mit ihrem unbestreitbaren Vorteil der praktisch beliebig häufigen Wiederholung gerade die Entwicklung der Konkurrenzmethode gefördert hat. Wenn wir heute auch ambulant transrektal stanzen, ist das ohne den Anstoß durch die Saugbiopsie nicht denkbar. Im übrigen haben beide Methoden ihre Komplikationsrate in Form von Fieberschüben und Nachblutungen. Diese Komplikationen können im allgemeinen vernachlässigt werden. Man muß jedoch wissen, daß sie ausnahmsweise auch einmal gefährlich werden können. So haben wir selbst eine abszedierende Prostatitis nach Saugbiopsie sowie zwei schwere Nachblutungen nach transrektaler Stanzbiopsie aus dem Rektum beobachtet, die chirurgisch versorgt werden mußten.

Die Höhe der Komplikationsrate wird bei großen, allerdings älteren Sammelstatistiken (Franzén), *4300 Fälle mit 3,7% Komplikationen,* in neueren Sammelstatistiken (Hell, K., Graber, P. und V. Petronic) *mit 6,2% Komplikationen* angegeben. Diese Steigerung hängt mit der Zunahme transrektaler Eingriffe zusammen, wobei wahrscheinlich die Tendenz mit der inzwischen generell üblichen chemotherapeutischen Prophylaxe wieder fallend sein wird. Die Komplikationsrate wird im übrigen von Ort zu Ort immer differieren, je nachdem wieviele Untersucher an einer solchen Statistik beteiligt sind und wie deren praktischer Erfahrungsstand ist.

Daß zweifelhafte oder zwischen Palpation einerseits und Zytologie beziehungsweise Histologie andererseits differierende Befunde kontrolliert werden müssen, ist eine Binsenwahrheit, die eigentlich nicht mehr wiederholt werden muß.

Die Beantwortung der Frage *Saugbiopsie oder Stanzbiopsie* ist bei praktischer Gleichwertigkeit der Aussage vom Pathologen abhängig. Legt er sich zytologisch fest, dann ist der Befund verbindlich. Persönlich werde ich jedoch zum Beispiel bei der Entscheidung über eine radikale Prostatektomie auf der histologischen Objektivierung bestehen. Darüber hinaus ist zu bewerten, daß bei der Stanzbiopsie echte falsch-positive Befunde nicht vorkommen, im Gegensatz zur Saugbiopsie, bei der falsch-positive Ergebnisse durch Verwechslung mit entzündlichen Zellveränderungen von Schmiedt und Mitarb. beschrieben wurden.

Perineale oder transrektale Stanzbiposie?

Die Sammelstatistik von Sica und Lindquist mit 1749 perinealen und 704 transrektalen Biopsien läßt bezüglich Trefferquote keine signifikanten Unterschiede erkennen. Die perineale Biopsie kennt einige Impfmetastasen, die transrektale Biopsie hat eine etwas höhere Komplikationsrate. Da diese beiden Faktoren jedoch nicht vergleichbar sind, bevorzugen wir die transrektale Methode.

Ein kurzes Wort zu der befremdenden DPA-Meldung, verbreitet in Standespresse und Boulevard-Blättern, über *Früherkennung* des Prostatakarzinoms mit Hilfe der Ultraschalldiagnostik. Herr Gaca, auf den die Meldung zurückging, sagte mir wörtlich: „Viel Lärm um etwas, was einmal sein kann."

Die Mitteilung von Shishito und Mitarb. auf dem Internationalen Kongreß in Amsterdam, sie seien in der Lage, mit Ultraschall Adenom vom Karzinom zu unterscheiden, wurde von den meisten Kongreßteilnehmern mit großer Skepsis aufgenommen.

Mehr Gewicht hatte der Vortrag von Veneema und Mitarb., die über eine neue Methode, Diagnose und Verlauf des Karzinoms mit radioaktiv markiertem Cytidin zu kontrollieren berichteten. Nach Inkubation dieser Substanz bilden sich in den Leukozyten von Karzinomkranken vermehrt cytoplasmatische Granula und auch der Kern speichert mehr Radioaktivität als bei Gesunden.

Meine Damen und Herren, zum Kapitel Diagnostik gehört auch die Objektivierung von Metastasen, eine Untersuchung, die lange von mehr akademischem Interesse war, die jedoch vor allem in Hinblick auf die Indikation zur radikalen Prostatektomie von außerordentlicher Bedeutung geworden ist.

Der einfache Röntgenstatus ist wegen des mangelnden Auflösungsvermögens bei beginnenden metastatischen Knochenprozessen für diese neue Fragestellung nicht zu gebrauchen. Das wurde klar, nachdem bekannt war, daß 40% der Knochensubstanz zerstört sein muß, bevor die ersten Veränderungen sichtbar werden. Frühere Hinweise erhofft man sich von der Szintigraphie. Man muß sich jedoch von der Vorstellung frei machen, daß man mit dieser Methode die Metastase selbst darstellen könne. Das, was die sogenannten Knochensucher darstellen, ist nicht die Metastase, sondern der von den Karzinomzellen aktivierte Knochenstoffwechsel um die Metastase herum. Die bekanntesten Knochensucher, die in die Osteoblasten eingebaut werden, sind Strontium, Fluor 18 und neuerdings Polyphosphat mit Technetium markiert.

Wie das folgende Diapositiv zeigt, kann die Szintigraphie dem Röntgenbild erheblich überlegen sein. Die Beurteilung ist jedoch deshalb schwierig, weil eben Knochenstoffwechselprozesse dargestellt werden und solche zum Beispiel auch entzündlicher Art sein können.

Die Bedeutung der Szintigraphie liegt also im *Screening* (Suchmethode) und in der *Verlaufsbeurteilung*. Ergibt das Röntgenbild nichts, die Szintigraphie aber einen Verdacht, dann hilft die Tomographie oder die *Knochenbiopsie* weiter, deren Studium beim Prostatakarzinom außerordentlich interessante Befunde ergeben hat. Dies betrifft sowohl die

Diagnostik von Metastasen als auch die Kontrolle von Therapieeffekten, auf die ich später noch zu sprechen komme. Wir (Köllermann) haben bei 100 Patienten mit histologisch objektiviertem Karzinombefund Knochenbiopsien vorgenommen, und zwar mit dem Ziel der Früherkennung von Metastasen und gleichzeitig zur Dokumentation von Ausgangsbefunden für die spätere Objektivierung von Progredienz oder Remission.

Bei etwa der Hälfte der Patienten konnte im Beckenkammbioptat Karzinomgewebe nachgewiesen werden, in Einzelfällen auch dann, wenn weder der Röntgenbefund, noch die Szintigraphie für eine Metastasierung sprachen. In anderen Fällen haben wir Tumorgewebe im Knochen gefunden, wenn das Röntgenbild keinen, die Szintigraphie aber einen Verdacht ergeben hatte.

Die gleichzeitig bei der Knochenbiopsie bestimmten *Phosphatasen im Knochenmarkblut* waren in der Regel nur dann erhöht, wenn der Knochenzylinder Tumorgewebe enthielt. Diese Ergebnisse widersprechen der in Amsterdam vorgetragenen Ansicht von Gursel und Veneema, die die erhöhte alkalische Phosphatase im Knochenmark schon als Frühsymptom der Metastasierung deuten wollen.

Das Kapitel Diagnostik abschließend, möchte ich noch die *Lymphographie* erwähnen, deren Bedeutung beim Prostatakarzinom unzulässig selten gewürdigt wird. Nachdem Routinesektionen den häufigen und frühzeitigen Lymphknotenbefall nachwiesen, haben wir bei bisher 52 Patienten mit objektiviertem Karzinom Lymphographien durchgeführt (Tab. 1).

Tabelle 1

Anzahl der Pat. im Stadium		mit Lymphknoten-Metastasen
A	2	1
B	16	8
C	17	7
D	17	11
	52	27 = 51,9%

Diese Zahlen entsprechen im übrigen operativ gewonnenen Daten von Flocks und Whitmore.

Meine Damen und Herren, die Ihnen vorgetragenen neuen Untersuchungsmethoden haben offenbar eine erstaunlich hohe klinische Treffsicherheit. Sie können ein von der subjektiven Palpation her als Stadium A definiertes Karzinom als objektives Stadium D-Karzinom demaskieren. In Hinblick auf die Indikationsstellung zur radikalen Prostatektomie wird ihre Anwendung in Kürze unerläßlich werden.

Damit komme ich zum derzeitigen Stand der *Therapie*. Über die radikale Prostatektomie wird Herr Sökeland anschließend sprechen. So interessant dieser Eingriff in bezug auf die Heilung auch ist und so unverständlich das Vorurteil, daß wir alle zusammen und allzulange gegen die Operation gehabt haben, er hat nicht soviel Brisanz wie die immer noch heftige Diskussionen auslösende endokrine Therapie.

Meine Meinung über den Vorrang der Orchidektomie habe ich des öfteren vorgetragen und publiziert. Sie ist im übrigen von Brosig in Amsterdam bestätigt und von Braun aus der Alkenschen Klinik mit Testosterondaten untermauert worden.

Ich fasse hier die wichtigsten Punkte noch einmal zusammen:

1. Im Gegensatz zum Mellinger-Report stehen wir auf dem Standpunkt, daß das Stadium B und C eine behandlungsbedürftige Erkrankung ist. Alle Statistiken sprechen dafür, daß dies so ist.
2. Die Orchidektomie ist die wirksamste endokrine Maßnahme.
3. Nebenwirkungen wie bei den Östrogenen gibt es nicht.
4. Wenn die Orchidektomie aus irgendeinem Grunde nicht durchgeführt wird, ist die Behandlung mit Diäthyldioxystilben-Diphosphat (Honvan) zu empfehlen.

Allerdings in Verbindung mit einem Salureticum, unter anderem zur Ausschwemmung kreislaufbelastender Ödeme.

5. Anstelle von zusätzlich zur Orchidektomie verabreichten Östrogenen, die die Prolaktinsekretion steigern und damit die noch vorhandene nebennierenbedingte Testosteronwirkung potenzieren, ist Cortison zu empfehlen. Mit Cortison kann man das nach einer Orchidektomie noch meßbare Testosteron komplett zum Verschwinden bringen (Klosterhalfen, Voigt u. Tamm, 1965).

6. Das okkulte Karzinom bedarf keiner Therapie, mit Ausnahme des undifferenzierten Karzinoms, das operiert werden sollte, weil es auf endokrine Maßnahmen schlecht anspricht.

7. Es wäre gut, wenn wir alle nach diesen Grundsätzen handeln würden. Gerade in Großstädten ergeben sich infolge unterschiedlicher Einstellung zur endokrinen Behandlung immer wieder überflüssige fachliche Differenzen, die von den Patienten ausgespielt werden.

Gegen die Orchidektomie spricht die Emotion, für die Orchidektomie sprechen die Fakten.

Soviel zum derzeitigen Stand der gesicherten Kenntnisse der konservativen Therapie.

Es gibt des weiteren endokrine Behandlungsverfahren, die sozusagen in der Erprobung sind. Dazu gehören die *Antiandrogene* (Cyproteronacetat).

Diese Substanz führt an allen Organen, die durch Androgene stimuliert werden, zu einer „Androgenresistenz", das heißt zu einer kompetitiven Hemmung. Die Androgene werden also von den spezifischen Rezeptoren der Erfolgsorgane, unter anderem Prostata, Nebennierenrinde, verdrängt. Wenn man diesen Stoff Tieren in der Frühschwangerschaft verabreicht, werfen sie nur Junge, die äußerlich wie Weibchen aussehen.

Ihnen ist dieses neue Medikament vielleicht aus der Standes- oder auch der Tagespresse bei Berichten über eine neuartige Behandlung von Triebverbrechern bekannt.

Die Anwendung beim Prostatakarzinom ist nach dem heutigen Stand unseres Wissens — auch wenn die Fallzahlen (44 eigene Fälle) noch beschränkt sind — zumindest so berechtigt wie die Östrogene, wobei man sich allerdings noch über Dosierungs- und Resorptionsfragen unterhalten muß. Mein persönlicher Eindruck ist, daß diese Substanz in Zukunft durchaus als Primärtherapie des Prostatakarzinoms in Frage kommt.

Über antimitotische Substanzen in Form des Vincristins, des Zyklophosphamids und ähnlicher Substanzen gibt es keine ausreichenden Erfahrungen, die die Anwendung empfehlen könnten.

Anders, das heißt günstiger, muß in diesem Zusammenhang das Nitrogen-Senfderivat des Oestradiols (Estracyt) beurteilt werden. Vor allem Jönsson empfiehlt die Anwendung, und zwar nicht als Ersatz für die konventionelle Therapie, sondern für Fälle, die auf die konventionelle Therapie nicht angesprochen haben oder nicht mehr ansprechen.

Nun, meine Damen und Herren, wir kommen jetzt zu der schwierigen Frage, was man tun kann (soll), wenn Therapieresistenz eintritt.

Herr Mellin wird im Rahmen dieser Sitzung noch über ein neues Verfahren mit radioaktivem Strontium berichten. Das von Jönsson empfohlene Vorgehen, mit dem auch Herr Nagel Erfahrungen hat, habe ich schon erwähnt.

Wenn trotz schulmäßiger konventioneller Behandlung der Tumor weiter wächst oder wenn es nach einer Remission zum Progreß kommt, ist auch die *Hypophysektomie* in Erwägung zu ziehen.

Wir selbst überblicken inzwischen 14 Hypophysektomien. Bezüglich einer erneuten Remission sind 12 Fälle auswertbar, davon hatten 5 eine objektive Remission. Es ist bei nachgewiesener Totalität der Hypophysektomie noch nicht klar, warum der eine eine Remission bekommt, der andere dagegen nicht. Aber, meine Damen und Herren, man hat ja, wenn man überhaupt noch etwas tun will, gar keine Wahl. Der Eingriff selbst ist als transsphenoidale mikrochirurgische Methode nicht belastend und kann auch schwerkranken Patienten zugemutet werden.

Das folgende Bild zeigt Ihnen, daß die Hypophysektomie tatsächlich eine unmittelbare Wirkung auf den Tumor haben kann. Wir wissen nur noch nicht, bei welchen Patienten der Remissionseffekt eintritt.

Neue Aspekte der Therapie haben sich auch auf dem Gebiet der *Vereisung* ergeben. Abgesehen von dem günstigen Effekt auf den Primärtumor, ist insbesondere zu erwähnen, daß erste Berichte über die Beeinflussung metastatischer Prozesse durch mehrfaches Vereisen (Gursel) von anderen Autoren inzwischen bestätigt wurden (Ablin). Eine Erklärung für diese überraschende Beobachtung bietet sich in einer spezifischen Antigen-Antikörper-Reaktion an, und tatsächlich wurde inzwischen auch bei einigen so behandelten Patienten ein Anstieg des Immunglobulins G (IgG) gemessen, der als Immunantwort des Organismus gewertet werden kann. So wie es zur Zeit aussieht, wird die Vereisung in der Therapie des Prostatakarzinoms ihren festen Platz im Behandlungsplan erhalten.

Ein Bericht über den derzeitigen Stand der Therapie wäre ohne Besprechung — und ich möchte gleich hinzufügen — ohne Empfehlung der *Strahlenbehandlung* unvollständig.

Die Strahlentherapie ist lange vernachlässigt worden. Gründe dafür waren einmal die mangelnde Wirkung der konventionellen Röntgenstrahlen, zum anderen häufige Strahlenschäden an den Nachbarorganen Blase und Rektum. Beide Gründe sind bei dem derzeitigen Stand der Erfahrung mit der modernen Hochvolt-Therapie gegenstandslos. Wir selbst übersehen bisher über 220 bestrahlte Karzinomfälle, die ohne jede ernsthafte Komplikation abgeschlossen wurden.

Histologische Kontrollen zeigen einerseits strahlenspezifische regressive Veränderungen, andererseits aber eben noch Karzinomzellen. Diese Befunde veranlassen zur Zeit zu folgender Meinungsbildung:

Die Hochvoltbestrahlung muß heute zur schulmäßigen Behandlung gerechnet werden. Sie ist im Gegensatz zur bisherigen Lehrmeinung sehr wirksam, ist aber als alleinige Behandlungsmethode nur zu vertreten, wenn der Patient nach Darlegung des Risikos im Interesse der Erhaltung seiner Potenz keine andere Behandlung wünscht.

Meine Damen und Herren, ich habe Ihnen den derzeitigen Stand der Diagnostik und Therapie beim Prostatakarzinom nicht etwa dargestellt, um Verwirrung zu stiften. Ich bin auch nicht so optimistisch zu glauben, daß Sie mir in allem zustimmen werden. Ich hoffe aber, daß Sie in der Schlußfolgerung mit mir übereinstimmen: Mit der pauschalen Verordnung von weiblichen Hormonen ist es heute nicht mehr getan.

Prof. Dr. H. Klosterhalfen
Urol. Univ.-Klinik im Krankenhaus Eppendorf
D-2000 Hamburg 20
Martinistraße 52

J. Sökeland: **Erfahrungen mit der radikalen Prostatektomie in Deutschland**

Durch die Zunahme der Vorsorgeuntersuchungen — nach den neuesten Erhebungen suchten im 1. Jahr etwa 1 Million der vorsorgeberechtigten Männer den Hausarzt oder Urologen auf — sollten zunehmend mehr Patienten mit einem Prostata-Carcinom im Stadium O, A und B in fachurologische Behandlung kommen.

Durch Gespräche mit Urologen in Praxis und Klinik haben wir den Eindruck gewonnen, daß ein Teil der konservativ und operativ tätigen Urologen der radikalen Prostatektomie sehr abwartend, zum Teil ablehnend gegenübersteht. Dabei spielt natürlich die Zurückhaltung wegen der gefürchteten Komplikationen wie Inkontinenz, Strikturen und Impotenz eine entscheidende Rolle.

Da in Europa bzw. in Deutschland die Erfahrungen mit der radikalen Prostatektomie allgemein nicht weit verbreitet sind, habe ich auf Anregung des Vorstandes der Deutschen Gesellschaft für Urologie an Universitätskliniken und größeren städtischen Kliniken nachgefragt, wie häufig die radikale Prostatektomie durchgeführt wurde und in welchem Umfang Komplikationen aufgetreten sind.

An dieser Stelle möchte ich mich für diese Auskunft bei allen Beteiligten herzlich bedanken.

Diese Übersicht soll dazu beitragen, die Indikation zu den verschiedenen Behandlungsverfahren — radikale Prostatektomie, Strahlentherapie oder Hormonbehandlung — weiter zu klären.

In Deutschland wurden bis September 1973 etwa 291 radikale Prostatektomien durchgeführt, davon 190 retropubisch, 101 perineal. Die Komplikationsrate dürfte bei beiden Verfahren etwa gleich sein. Die Angaben über Inkontinenzen und Strikturen geht aus Tab. 1 hervor. Strikturen sind durch eine vorsichtige Elektroresektion leicht zu beseitigen. Diese Erfahrung entspricht auch den Berichten aus Amerika. Detaillierte Erfahrungsberichte gaben mittlerweile Brosig und Zoedler.

Tabelle 1. Radikale Prostatektomien.

Retropubische radikale Prostatektomien	190	
Komplette Inkontinenzen	9	7
Partielle Inkontinenzen	8	10
Strikturen	7	5
Perineale radikale Prostatektomien		101

Die Komplikationsrate wird nach allgemeiner Ansicht bei diesem Patientenkreis mit Prostata-Carcinom für tragbar gehalten.

Alle Patienten haben nach der radikalen Prostatektomie eine Impotentia coeundi.

Ist der Potenzverlust für den Patienten nicht tragbar, sollte man die Bestrahlung in Erwägung ziehen. Allerdings müssen wir auch die strahlentherapeutischen Maßnahmen kritisch beurteilen, um den Patienten vor Mißerfolgen zu schützen: Nur eine computerunterstützte, gezielte und mit dem Urologen abgesprochene Strahlentherapie und keine diffuse Durchflutung des kleinen Beckens mit Röntgenstrahlen ist hier angezeigt. Sie wird nur an einzelnen Zentren in Deutschland in dieser Form durchgeführt.

Allerdings stehen auch hier Langzeiterfahrungen noch aus: Die amerikanischen Berichte über Bestrahlungen — zum Teil 25% Potenzstörungen, häufig zusätzliche Hormontherapie — stimmen nachdenklich.

Tabelle 2. Radikale Prostatektomien, Urologische Klinik Dortmund.

Patienten		18
Durchschnittsalter	57 Jahre	
Tumorstadien	A:	3
	B:	9
	C:	6
Totale Inkontinenz		0
Partielle Inkontinenz		3
Strikturen		3

Die eigenen Erfahrungen mit der radikalen Prostatektomie beziehen sich auf 18 Patienten, bei denen dieser Eingriff ohne primäre Mortalität retropubisch durchgeführt wurde.

Auf die üblichen Voruntersuchungen zum Ausschluß von Fernmetastasen wie Strontium-Szintigraphie und Lymphographie möchte ich im Rahmen dieses Vortrages nicht eingehen. Auch kann ich noch keine Überlebensrate angeben, da der Zeitraum, den wir insgesamt überblicken, noch zu kurz ist; bislang leben noch alle unsere Patienten.

Wir haben uns für das retropubische Vorgehen entschlossen, da wir keine speziellen Erfahrungen auf dem Gebiet der perinealen Prostatektomie besitzen. Beim retropubischen Vorgehen ist das Operationsfeld sehr übersichtlich; darüberhinaus kann man vor Durchführung des Eingriffes verdächtige Lymphknoten feststellen, gegebenenfalls einen Schnellschnitt anfertigen und bei postivem Ausfall auf die radikale Prostatektomie verzichten. Diese Möglichkeit besteht beim perinealen Vorgehen nicht. Allerdings kann man bei diesem Zugangsweg direkt an eine positive Biopsie die radikale Operation anschließen.

Auf technische Details möchte ich im Rahmen dieses Vortrages verzichten, da Kirchheim im Urologen A bereits 1971 eine sehr präzise Darstellung des Vorgehens gegeben hat und Hohenfellner auf diesem Kongreß einen sehr instruktiven Film zeigt.

Zwei Punkte seien jedoch hervorgehoben:

1. Komplizierte plastische Eingriffe am Blasenhals haben wir nicht durchgeführt. Harnröhrenstumpf und der sorgfältig präparierte und erhaltene Blasenhals wurden lediglich mit vier Einzelnähten sorgfältig adaptiert. Bei diesem Vorgehen ist die Inkontinenzquote gering.

2. Aus der Aufgliederung unserer Patientendaten ersehen Sie, daß wir uns präoperativ bei einigen im Stadium geirrt haben: Es kann trotz sorgfältiger Voruntersuchung schwierig sein, die Stadien B und C, im Ausnahmefall auch D, vor der Operation abzugrenzen. Bei fortgeschrittenen Stadien steigen allerdings die Komplikationen erheblich an.

In Grenzfällen zwischen konservativer und operativer Behandlung hat sich eine Absprache zwischen dem behandelnden Urologen und dem Fachkollegen bewährt, der Erfahrungen mit der radikalen Prostatektomie besitzt. Nach gemeinsamer Untersuchung und Diskussion läßt sich besser ein individueller therapeutischer Weg für jeden einzelnen Patienten finden: Die Verantwortung für das weitere Vorgehen ist dann auf mehrere Schultern verteilt.

Wir empfehlen die radikale Prostatektomie bei allen Patienten, bei denen die Diagnose histologisch gesichert ist, das Carcinom sich im Stadium A oder B befindet und einschließlich des internen Vorbefundes damit gerechnet werden kann, daß der Patient voraussichtlich 10 Jahre überlebt. Nach dem derzeitigen Stand des Wissens — oder unseres Irrtums — ist nur durch eine radikale Operation die endgültige Heilung möglich.

Prof. Dr. J. Sökeland
Urolog. Klinik der Städtischen
Krankenanstalten
D-4600 Dortmund
Westfalendamm

J. S. BRAUN: **Endokrine und bioptische Verlaufskontrollen des Prostata-Carcinoms nach Orchiektomie**

Seit den Untersuchungen von Huggins und Hodges ist die Androgenabhängigkeit des Prostata-Carcinoms und ihre Konsequenzen für die gegengeschlechtliche Therapie zur Ausschaltung der Androgenproduktion weltweit anerkannt. Nachdem sich aufgrund verschiedener Berichte der letzten Jahre die Diskussion über die Klinik des Prostata-Carcinoms verstärkte, wurde vor ca. 2 Jahren an unserer Klinik eine Langzeitstudie zur Kontrolle des Therapieverlaufes und des Therapieerfolges initiiert. Über histologisch-pathologische Ergebnisse von Kontrollbiopsien aus dieser Studie berichteten Alken, Dhom und Mitarb.

Aus dem Gesamtkollektiv von 145 Fällen wurden bei 78 Patienten, unabhängig von der Therapieart des Carcinoms, parallel zu den regelmäßigen klinischen Beobachtungen und histologischen Kontrollen die Testosteronkonzentrationen im Serum und im 24-Stunden-Urin bestimmt; gleichzeitig wurde im Urin Epitestosteron bestimmt, das sich vom Testosteron nur durch die räumliche Stellung der Hydroxyl-Gruppe unterscheidet.

Aus der Gruppe der 19 Patienten, die ausschließlich orchiektomiert sind, sind auf den Abb. 1 bis 4 einige typische Verlaufskurven der Testosteron- und Epitestosteronausscheidung dargestellt; die entsprechenden histologisch-pathologischen Befunde sind in Tab. 1 zusammengefaßt.

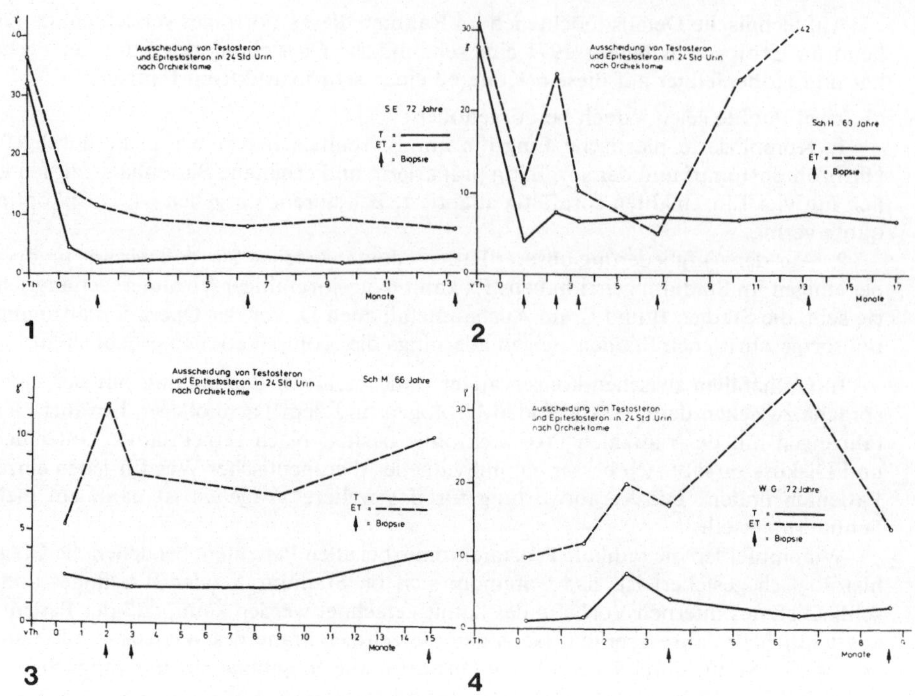

Tabelle 1. Histologisch-pathologische Befunde von Prostata-Biopsien zu Abb. 1 bis 4.

	Diagnostische Biopsien	Kontroll-Biopsien nach Orchiektomien	
Abb. 1	wenig differenziertes Carcinom	nach 1,5 Mon.:	atrophische Carcinom-Reste, ebenso nach 9 Mon.
Abb. 1	teils cribriformes, teils wenig differenziertes Adeno-Carcinom	nach 6 Mon.:	spärliche, regressiv veränderte Carcinom-Reste,
		nach 13 Mon.:	keine eindeutigen Tumorformen nachweisbar
Abb. 2	wenig differenziertes, zum Teil hellzelliges Adeno-Carcinom	nach 4 Mon.:	deutliche regressive Veränderungen
Abb. 3	wenig differenziertes hellzelliges Adeno-Carcinom	nach 2 Mon.:	keine eindeutigen Tumorzellen nachweisbar;
		nach 14 Mon.:	stark regressiv veränderte Carcinom-Reste
Abb. 4	hellzelliges Adeno-Carcinom	nach 3 Mon.:	nur noch fragliche, stark regressiv veränderte Carcinom-Reste
		nach 8 Mon.:	keine Tumorzellen nachweisbar

Unsere bisherigen Untersuchungen lassen folgende Schlußfolgerungen zu:

1. Sofort nach Orchiektomie fällt die Testosteronausscheidung bei allen Patienten signifikant ab und hält sich in einem Bereich von 10 bis 25% des Ausgangswertes. Diese verbleibende Restausscheidung ist in erster Linie zurückzuführen auf die vikariierende Produktion der Nebennierenrinden und auf die Sekretion ektoper Leydig-Zellen. Unsere Ergebnisse stimmen recht gut mit denen von Klosterhalfen, Tamm und Voigt überein, sie stehen jedoch in erheblichem Gegen-

satz zu Untersuchungen von Rothauge, der zumindest bei einigen Patienten kurz nach Orchiektomie einen Wiederanstieg der Testosteronausscheidung bis auf Normalwerte festgestellt hat.

2. Die Ausscheidung von Epitestosteron nach Orchiektomie ist uneinheitlich; neben signifikant herabgesetzten Urinkonzentrationen konnten wir Werte messen, die noch über den Ausgangswerten liegen. Es ist noch unbekannt, ob und welche Bedeutung diesen Beobachtungen für das Prostata-Carcinom zukommt.

3. Soweit es sich um androgensensible Carcinome handelt — es sollen etwa 80% der Prostata-Carcinome sein — bewirkt der Androgenentzug durch Orchiektomie deutliche Regressionen. Damit können wir die von Klosterhalfen vertretene Bedeutung der Orchiektomie als Basistherapie aufgrund unserer bisherigen Untersuchungen voll bestätigen.

Etwa 20% der Carcinome sprechen relativ schlecht auf die gegengeschlechtliche Therapie an. Möglicherweise sind diese Tumoren besonders androgenempfindlich, sodaß auch noch geringe Testosteron-Konzentrationen fördernd auf das Wachstum der Zellen einwirken, und erst die völlige Ausschaltung der Testosteron-Produktion, z. B. durch Unterdrückung der Sekretion der Nebennierenrinden, zu regressiven Veränderungen führt.

Literatur

Huggins, C., Hodges, C. V.: Cancer Res. **1,** 293 (1941). — Huggins, C.: Science **97,** 541 (1943). — Huggins, C., Stevens, R., Hodges, C. V.: Arch. Surch. **43,** 209 (1941). — Alken, C. E., Dhom, G.: Urologe A **11,** 216 (1972). — Alken, C. E., Dhom, G.: Urologe A **12,** 191 (1973). — Klosterhalfen, H., Voigt, K. D., Tamm, J.: Urol. int. (Basel) **20,** 364 (1965). — Rothauge, C. F., Wildberger, J. E., Szasz, G.: Urologe **8,** 237 (1969). — Klosterhalfen, H.: Verh. dtsch. Ges. Urol. **24,** 291 (1973).

Dr. med. J. S. Braun
Urologische Univ.-Klinik
D-6650 Homburg/Saar

K. Haubensak und J. G. Moormann: **Elektrische Inkontinenzbehandlung nach totaler Prostatavesiculektomie**

In unserer Klinik wurden zwischen Januar 1971 und April 1972, also in 16 Monaten, 15 Patienten wegen eines Prostata-Carcinoms retropubisch durch Prostatovesiculektomie radikal operiert. Wir richten uns in der Operationsmethode nach dem von Kirchheim im Urologen (**10,** 49, 1971) angegebenen Verfahren, wobei eine Anastomose zwischen Blasenhals und Harnröhre durchgeführt wird.

Nach der Literatur ist unmittelbar postoperativ häufig mit der Harninkontinenz zu rechnen, nach dem 6. postoperativen Monat liegt sie bei 10 bis 20%. Unmittelbar nach Entfernung des Katheters stellten wir bei 60% unserer Patienten unwillkürlichen Harnabgang fest. 6 Monate später waren noch 3 Patienten leicht streßinkontinent, ein vierter war inkontinent und trug eine Cunningham-Klemme (27%). Dieser 47jährige Mann konnte nur bis 60 ml Harn in der Blase sammeln.

Das 1. Dia zeigt das Miktionscystourethrogramm und das retrograde Urethrogramm. Auf beiden erkennen Sie die tiefe, trichterförmige Fixation des Blasenhalses an der Harnröhre. Die Schwäche des Sphinktersystems läßt sich im Harnröhrendruckprofil nachweisen. Zur Methode zeige ich dieses Dia, das aus Zeitgründen nicht näher erläutert werden kann.

Auf dem 3. Dia sehen Sie eine normale Harnröhrendruckprofil-Kurve, die von rechts nach links zu lesen ist. Dieser Druck herrscht in der Blase, hier kommen wir zum Blasenhals. Der Bereich der Prostata beginnt hier. In diesem Bereich ist der höchste Widerstand, an dessen Ende die bulbäre Harnröhre beginnt. Eine solche Kurve läßt Rückschlüsse auf die Funktionstüchtigkeit des Sphinktersystems und seine Breite zu. Da auch die quergestreifte Beckenmuskulatur diesen Widerstand mit aufbaut, kann durch zeitweise elektrische Reizung mit einem Trainingsgerät ihr Tonus bei Insuffizienz des Schließmuskelapparates erhöht werden. Ich zeige Ihnen ein solches Gerät mit den vier Elektrodengrößen (Abb. 1). Die Stöpsel mit den Elektroden werden im After getragen und vom Sphincter ani umfaßt. In diesem Kästchen befindet sich die Batterie und die Elektronik. Die Muskulatur wird durch den afferenten Reiz der Stromstöße über einen sakralen

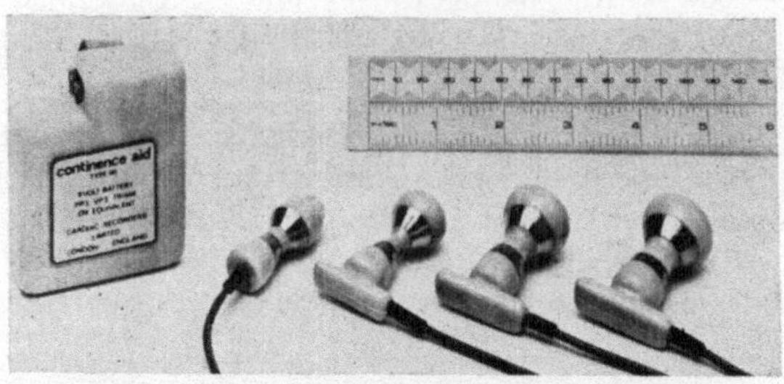

Abb. 1. „Incontinence Aid", Trainingsgerät der Beckenbodenmuskulatur mit Batterie- und Elektronikkasten sowie Elektroden nach Glenn.

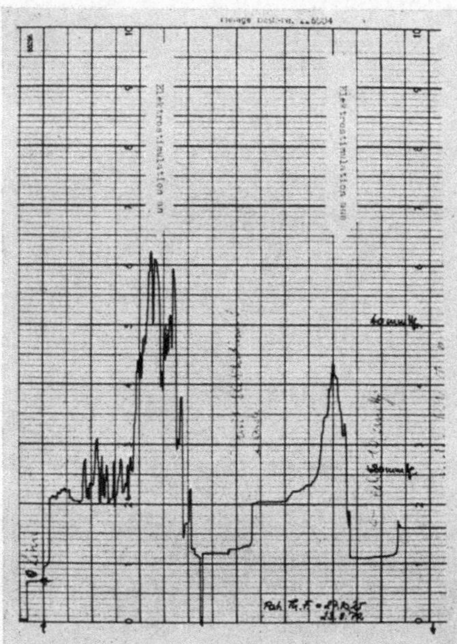

Abb. 2. Harnröhrendruckprofil nach totaler Prostatovesiculektomie in Ruhe und mit Elektrostimulation der Beckenbodenmuskulatur. Beachten Sie die Erhöhung des maximalen Widerstandes und die Vergrößerung der Widerstandsbreite.

Reflexbogen aktiviert. Der Sphinkterwiderstand ist dann im Harnröhrendruckprofil sofort erhöht (Abb. 2). Man darf hieraus bereits die Besserung des Tonus im Laufe der Therapie abschätzen. Bei Intaktheit der Innervation und gut reagierender Muskulatur kann nach einigen Monaten dann die Verbreiterung und stärkere Tonisierung des Verschlußapparates auch außerhalb der Zeiten der elektrischen Stimulation festgestellt werden.

Im folgenden Schema (Abb. 3) ist zunächst einmal eine bei 10 Männern im Alter des Patienten ermittelte Normalkurve aufgetragen. Dann sehen Sie hier den Ausgangsbefund und hier den Therapie-Erfolg. Beide Kurven sind ohne Elektrostimulation aufgezeichnet.

Der Patient ist kontinent und benutzt den Trainingsapparat noch jeden Abend etwa 1 Std. beim Fernsehen. Als Werkmeister war er während der Behandlungszeit stets arbeitsfähig und trug das Gerät auch am Arbeitsplatz. Wir hatten ihm empfohlen, 3mal 2 Std. am Tag über etwa ein Jahr zu trainieren.

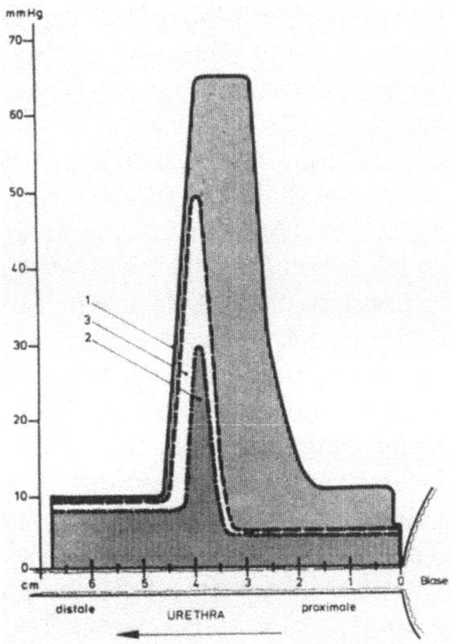

Abb. 3. Harnröhrendruckprofile. Vergleich zwischen Normalwert, Ausgangsbefund und Trainingserfolg bei Inkontinenz nach Prostatovesiculektomie, schematisch.

1. Normales Harnröhrendruckprofil ♂ 40 bis 49 Jahre. n = 10.
2. 1 Jahr nach Prostatavesiculektomie Inkontinenz. Pat. TH. F. *27. 10. 25.
3. 18 Monate später: Elektrosimulationsergebnis: kontinent.

Weitere 19 Patienten werden wegen myogener Insuffizienz des Verschlußapparates anderer Genese zur Zeit mit diesen Geräten behandelt. Das Gerät und die Elektrodenstöpsel kosten 550 DM und können bei einer deutschen Firma bezogen werden.

Dr. K. Haubensak
Urol. Univ.-Klinik
D-6650 Homburg/Saar

N. Firusian, P. Mellin, C. G. Schmidt und G. Kierfeld: **Eigenes Verfahren der Therapie der Knochenmetastasen des Prostata-Carcinoms mittels des Beta-strahlenden ^{89}Sr**

Bereits 1950 mit der Beobachtung von Hertz — „Zunahme der Avidität von neugebildeten Knochenformationen gegenüber ^{32}P um das 15- bis 20fache nach der Applikation von androgenen Hormonen" — wurden die Grundlagen für die ^{32}P-Therapie der osteoplastischen Metastasierung des Prostata-Carcinoms geschaffen. Maxfield und Mitarb. und Parson und Mitarb. [11] veröffentlichten später ein Verfahren der Therapie der Skelettmetastasierung mittels ^{32}P. Es handelt sich bei dem Verfahren um eine kombinierte Hormon-^{32}P-Therapie im Stadium der Östrogen-Resistenz bei Patienten mit Prostata-Carcinom. Diese Therapiemethode hat bisher ihre allgemeine Gültigkeit behalten und wird insbesondere im angloamerikanischen Bereich durchgeführt. Die Resultate dieser Therapie sind unterschiedlich. Smart et al. [13], Wildermuth et al. [14], Maxfield et al. [8], Parson et al. [11], Joschi et al. [6], Lawrence et al. [7], Prout et al. [12], Donat et al. [1], Morales et al. [10].

Die Erfahrungen auf dem Gebiet der Skelettszintigraphie mit den osteotropen Radionukliden zeigen ein ähnliches Verhalten der neugebildeten Knochenformationen gegenüber ^{85}Sr, ^{18}F und Tc-Pyrophosphat unabhängig vom Hormonmilieu [2,3,4]. Dort, wo die Osteogenese überwiegt, finden wir eine intensive Speicherung des Radionuklids. Unter malignen Skeletterkrankungen zeigen osteoplastische Knochenmetastasen sowie osteoplastische Sarkome die höchste Einbaurate. Verglichen mit dem normalen Knochen weisen die osteoplastischen Skelettmetastasen eine um das 7- bis 10fache Erhöhung der Einbaurate auf, beim metastatischen Befall der Wirbelsäule finden wir WS/Ferse-Quotienten von 7 bis 10 (normal bis 2).

Die neueren Untersuchungen mit Außenkörpermessungen zwecks Erfassung der Verweildauer der Aktivität innerhalb der Skelettmetastasen zeigen weiter eine deutliche Verlängerung der Verweildauer der Aktivität innerhalb der Skelettmetastasen gegenüber Skelettpartien normaler Morphologie. Die T/2 wird durchschnittlich beim Vorliegen der Skelettmetastasierung frühestens nach Ablauf von 13 Tagen erreicht, während normale Skelettregionen eine T/2 von 4 bis 5 Tagen aufweisen; Firusian [2].

Die selektive Anreicherung des Radiostrontiums innerhalb der Skelettmetastasen, Verlängerung der Verweildauer des Radiostrontiums innerhalb der Skelettmetastasen und die Beobachtung „Änderung des Schmerzcharakters unmittelbar nach Verabreichung einer diagnostischen Dosis des Radiostrontiums" bei Patienten mit Skelettmetastasen haben uns veranlaßt zu prüfen, inwieweit durch interne Applikation eines knochenaffinen Radioisotopes Therapieeffekte zu erzielen sind. Therapieeffekte können grundsätzlich diejenigen Radioisotopen entwickeln, die β-Strahlen emittieren. Während ^{85}Sr durch Emission von Gammastrahlen eine diagnostische Bedeutung aufweist, bietet sich ^{89}Sr für Therapiezwecke an.

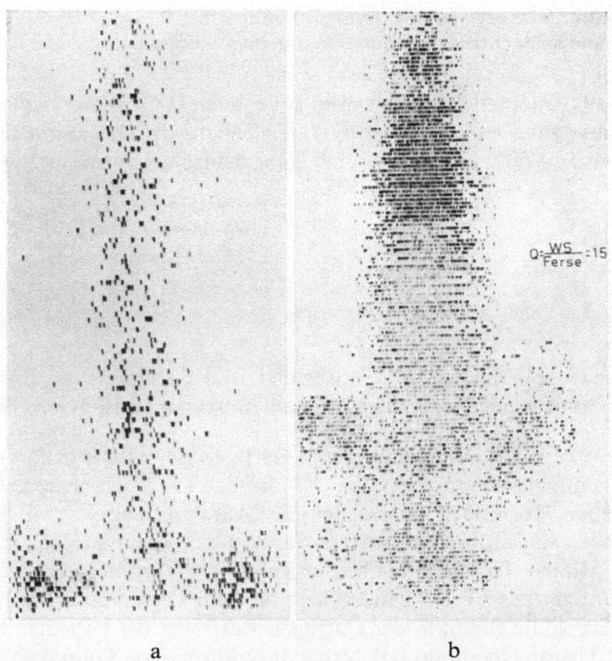

Abb. 1. Szintigraphische Veränderungen des Skelettes bei osteopl. Metastasierung. Der Quotient von 15 spricht für eine maximale Anreicherung der Aktivität (b). a = normales Skelettszintigramm. Verlauf von Enzymaktivitäten im Serum nach Therapie mit ^{89}Sr (Pat. mit metastasierendem Prostata-Ca., 70 Jahre, Fall 1).

Therapiemethode

Das von uns entwickelte Verfahren der Therapie der Skelettmetastasen des Prostata-Carcinoms in einem Stadium der Östrogenresistenz zwecks Ausschaltung der Schmerzen arbeitet mit 2 Radioisotopen.

1. ^{85}Sr (Träger der Gammastrahlen).
2. ^{89}Sr (Träger der Betastrahlen).

Nach Applikation von 0,200 mCi ^{85}Sr werden die für die Therapie in Frage kommenden Patienten am 4. Tag der Injektion szintigraphisch untersucht. Durch Vergleich der Impulszahlen der Wirbelsäule und Ferse oder Tibia wird ein Quotient ermittelt, der Genaueres über Intensität der Speicherung sagt. Bei einem Quotienten über 5 wird man von einer guten Speicherung sprechen. Diese Kategorie von Patienten mit einer maximalen Speicherung des Radiostrontiums bieten die größte Sicherheit, auf eine interne Applikation des β-emittierenden ^{89}Sr gut anzusprechen (Abb. 1).

Nach Erfassung der Speicherung mittels der Szintigraphie erfolgt die Therapie mit ^{89}Sr. Die Dosis von ^{89}Sr beträgt für die Ausschaltung der Schmerzen 0,015 bis 0,020 mCi/kg Gewicht. Die Radioaktivität wird als eine Kurzinfusion intravenös appliziert. Da es sich um einen Beta-Strahler handelt, sind besondere Maßnahmen hinsichtlich der Strahlenbelastung nicht erforderlich. Normalerweise werden 40 bis 50% der Aktivität innerhalb von 2 Wochen durch die Niere ausgeschieden (Firusian [2]), beim Vorliegen einer generalisierten Skelettmetastasierung ist die Urinausscheidung außerordentlich gering. Durchschnittlich werden dabei 80% gebunden, restliche 20% werden gemeinsam mit dem Stuhl innerhalb von 2 Wochen ausgeschieden.

Wöchentliche Kontrolluntersuchungen des Blutbildes, der alkalischen sowie sauren Phosphatase sind zu empfehlen. Die Therapie kann dort durchgeführt werden, wo Möglichkeiten der Szintigraphie mit ^{85}Sr vorhanden sind.

Resultate

Bei 6 Patienten mit metastasierendem Prostata-Carcinom erfolgte erstmalig die ^{89}-Sr-Therapie. 4 Patienten waren davor durch additive und ablative Hormonmaßnahmen mit Erfolg behandelt und zeigten später eine sekundäre Hormonresistenz, 2 Patienten waren primär gegen eine Östrogen-Therapie resistent. Alle Patienten zeigten eine ausgedehnte osteoplastische Skelettmetastasierung und alle 6 Patienten waren infolge intensiver Skelettschmerzen weitgehend immobil und standen unter Alkaloid-Medikation. Bei einem Patienten war bereits eine Kompression der Wirbelkörper mit konsekutiven neurologischen Komplikationen eingetreten.

Bei 5 Patienten trat innerhalb von 48 Std. nach der Applikation von ^{89}Sr eine schlagartige Beschwerdefreiheit ein. Sofern pathologische Frakturen und Lähmungen nicht vorlagen, waren diese Patienten in wenigen Tagen in der Lage, das Bett zu verlassen und sich statisch zu belasten (Tab. 1). Über die Dauer der Schmerzremission kann anhand dieses Kollektivs nichts mit Sicherheit gesagt werden. 2 Patienten starben nach Ablauf von 8 Wochen an Folgen einer Leber-Metastasierung, beide Patienten waren bis zu dem Zeitpunkt des Todes schmerzfrei. 3 Patienten leben nach der Therapie mit Schmerzremission von 12, 4 und 4 Monaten. Bei einem Patient blieb die ^{89}Sr-Therapie ohne Effekt (Tab. 1).

Laborveränderungen nach der Therapie

Es ist sicher nicht möglich, zu dem jetzigen Zeitpunkt Definitives über blutchemische Veränderungen auszusagen, dazu sind größere Patientenzahlen erforderlich. Laufende Kontrolluntersuchungen des Blutbildes ergaben nach der Therapie mit ^{89}Sr keine nennenswerten negativen Veränderungen, insbesondere fanden wir keine Pancytopenie oder Anämie (Tab. 2).

Bei 2 Patienten stieg die alkalische Phosphatase unmittelbar nach der Therapie an, und bei einem Patienten kam es vorübergehend unter dieser Therapie zur Senkung des sauren Phosphatasen-Spiegels. Eine exakte Fermentstudie konnte dort gemacht werden, wo mit Sicherheit eine Lebermetastasierung ausgeschlossen war. Fall 1 zeigte nach der

Tabelle 1

Fall	Histologie	Typ der Skelettbeteilig.	Rö.-Bef.	^{85}Sr Szintigr.	Klin. Status vor Therapie mit ^{89}Sr	Therapieeffekt in bezug auf Schmerzchar.	Dauer der Schmerzremission
1. H. E., Prostata-Ca.	Adeno-Ca.	General. osteopl. Skelettmetastas.	+++	+++	Intensive Schmerzen Immobilisierung	Schlagartige Schmerzfreiheit nach 24d	9 Wochen, Ex. durch Encephalomalacie
2. T. L., Prostata-Ca.	Adeno-Ca.	General. osteopl. Skelettmetastas.	+++	+++	Immobilisierung durch Schmerzen	Schmerzfreiheit nach 24d	16 Wochen Therapieeffekt hält an
3. M. N., Prostata-Ca.	Adeno-Ca.	General. osteopl. Skelettmetastas.	+++	+++	Intensive Skelettschmerzen immobil	Kein Effekt	Ineffektiv
4. P. A., Prostata-Ca.	Adeno-Ca.	General. osteopl. Skelettmetastas.	+++	+++	Intensive Skelettschmerzen immobil	Schmerzfreiheit nach 24d	1 Jahr, Therapieeffekt hält an
5. L. T. Prostata-Ca.	Adeno-Ca.	General. osteopl. Skelettmetastas.	+++	+++	Intensive Schmerzen Immobiliserung Parese des re. Beines	Schlagartige Schmerzfreiheit nach 24d	4 Wochen, Ex. an Thromboembolie, z. Z. des Todes schmerzfrei
6. P. E., Prostata-Ca.	Adeno-Ca.	Osteopl. Metast. des Beckens	+++	+++	Intensive Beckenschmerzen Gehunfähigkeit	Prompte Schmerzbefreiung	16 Wochen Therapieeffekt hält an

Tabelle 2

Fall	Alkal. Phosphatase*		Saure Phosphatase		Leukozytenzahl		Thrombozytenzahl		Hämoglobin	
	vor	nach	vor	nach	vor	nach	vor	nach	vor	nach
1. H. E. 70 J. Prostata-Ca.	280	700	500 (390)	500 (400)	6000	5900	250 000	260 000	12	11,6
2. T. L., 70 J. Prostata-Ca.	256	224	36,8 (26)	52 (40)	7900	9000	200 000	200 000	11,8	10,1
3. M. N., 65 J. Prostata-Ca.	498	510	73,5 (56,2)	67 (43)	8700	8200	114 000	105 000	13,8	13,5
4. P. A., 73 J. Prostata-Ca.	504	628	2,5	12 (2)	5000	4200	190 000	200 000	11,7	11,0
5. L. T., 64 J. Prostata-Ca.	310	384	11 (0,1)	11 (0,1)	5500	5000	200 000	220 000	11,3	11,2
6. P. E., 60 J. Prostata-Ca.	150	250	18,2 (7,9)	17 (6,5)	5000	5500	220 000	200 000	12,9	12,8

* Bodansky-Einheiten ( ) Prostataphosphatase

^{89}Sr-Therapie eine eindrucksvolle Fermentbewegung mit Normalisierung der GGTP, Abfall von saurer Phosphatase, Abfall von LDH und HBDH sowie Anstieg der alkalischen Phosphatase (Abb. 2). Möglicherweise handelt es sich bei der Steigerung der Phosphatase unter der Therapie um eine Besserung der Aktivität der Osteoblasten.

Tabelle 3

Fall	Histologie	Typ der Metastasierung	Frühere Therapie	Therapieeffekt
1. A. E. Prostata-Ca.	Adeno-Ca.	Osteopl. Skelett-Metastasierung	Orchiektomie Östrogentherapie Östrogen-Gestagen-Therapie Kortikosteroid-Therapie	Ineffektiv Ineffektiv Ineffektiv Ineffektiv
2. T. L. Prostata-Ca.	Adeno-Ca.	Osteopl. Skelett-Metastasierung	Östrogen-Therapie	2jährige Remission
3. M. N. Prostata-Ca.	Adeno-Ca.	Osteopl. Skelett-Metastasierung	Östrogen-Therapie	2jährige Remission
4. P. A. Prostata-Ca.	Adeno-Ca.	Osteopl. Skelett-Metastasen	Östrogen-Therapie	Ineffektiv
5. L. T. Prostata-Ca.	Adeno-Ca.	Osteoplastische Skelett-Metastasen	Östrogen-Therapie Radiotherapie der WS	2½jährige Remission 6monatige Schmerzremission
6. P. E. Prostata-Ca.	Adeno-Ca.	Osteopl. Skelett-Metastasen, Beckenbodeninfiltration des Tumors, Lebermetastasen	Östrogen-Therapie	2jährige Remission

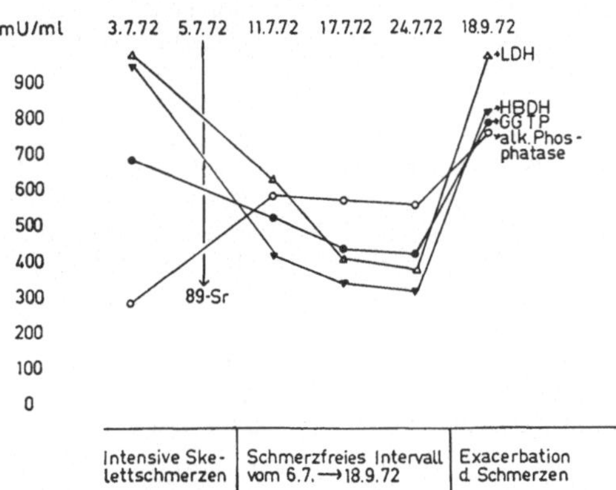

Abb. 2. Verlauf von Enzymaktivitäten im Serum nach Therapie mit ^{89}Sr (Patient mit metastasierendem Prostata-Ca., 70 Jahre, Fall 1).

Diskussion

Es wurde über eine Methode der Schmerzausschaltung bei Skelettmetastasen des Prostata-Carcinoms berichtet, deren Vorteile darin liegen, daß hormonelle Faktoren im Gegensatz zu dem von Maxfield und Parson angegebenen Verfahren völlig außer acht gelassen werden. Die Methode arbeitet mit 2 Radioisotopen. ^{85}Sr erfaßt die Speicherungsrate der Skelettmetastasen und ^{89}Sr beeinflußt sie therapeutisch. Die bisher vorliegenden Resultate bei insgesamt 6 Patienten mit Prostata-Carcinom berechtigen zu der Annahme, daß es sich dabei um eine Methode hoher Effektivität handelt. Es sind sicher weitere Verbesserungen methodischer Art noch möglich. Ob die Resultate der Therapie durch die Kombination mit den Hormonmaßnahmen noch zu potenzieren sind, muß geprüft werden. Die ^{32}P-Therapiemethode ist gegenüber dieser Therapie aufwendiger und hinsichtlich des Knochenmarks risikoreicher. Darüber hinaus handelt es sich bei der ^{32}P-Therapie um eine Kombination von mehreren Methoden.

1. Unterbrechung der Östrogenmedikation
2. 2wöchige Medikation mit Testosteron 100 mg/die
3. ^{32}P-Therapie mit einer Dosis von 12 bis 20 mCi
4. Unterbrechung der Androgen-Therapie
5. Wiederaufnahme der Östrogenmedikation

Diese durchaus als polyvalent zu bezeichnende Therapie verdankt ihren Effekt dem Zusammenwirken von 4 Faktoren. Jede Etappe dieser Therapie kann für sich einen Effekt herbeiführen. Wir wissen z. B., daß die Unterbrechung einer Hormontherapie, wodurch früher eine Remission erzielt werden konnte, manchmal zu einer Remission führt. Diese Maßnahme mit der Bezeichnung „negativer Hormonschock" wird beim Mamma-Ca. und Prostata-Ca. oft mit Erfolg angewandt [9]. Auch die Gabe von Testoviron bei den Patienten mit Prostata-Ca. kann beim Auftreten von Östrogenresistenz zu einem Erfolg führen [12]. Schließlich besitzt die ^{32}P-Therapie eine Therapievalenz [5].

Die frühere Annahme, daß ^{32}P durch intrazelluläre Lokalisation den Therapieeffekt entfaltet, gilt sicher nur für einen Teil der Hämoblastosen, die mit einer raschen Proliferation einhergehen. Durch die autoradiographischen Untersuchungen von Wildermuth [14] wurde inzwischen bei Skelettmetastasen des Prostata-Carcinoms nachgewiesen, daß es sich dabei ebenfalls vornehmlich um eine Bindung des Radionuklids an das Osteoid der neugebildeten Knochenformationen handelt.

Literatur

1. Donat, R. M., Ellis, H., Gallagher, N. I.: Cancer (Amst.) **19,** 1088 (1966). — 2. Firusian, N.: Radioisotopentherapie maligner Skeletterkrankungen, Internationaler Kongreß für Nuklearmedizin, Athen 1973 (in Druck). — 3. Firusian, N.: Radioisotope in der Diagnostik und Therapie der Skeletterkrankungen, Rheinisch-westfälische Gesellschaft für innere Medizin, Mai 1973 (in Druck). — 4. Firusian, N., Schmidt, C. G.: Der diagnostische Wert der Szintigraphie mit ^{85}Sr bei Tumorbefall des Skelettsystems. In: Horst und Pabst, Ergebnisse der klinischen Nuklearmedizin. Stuttgart: F. K. Schattauer Verlag 1971. — 5. Friedell, H. L., Storassli, J. P.: Amer. J. Roentgenol. **64,** 559 (1950). — 6. Joschl, D. P., Seery, W. H., Goldberg, L. G., Goldman, L.: JAMA **16,** 621 (1965). — 7. Lawrence, J. H., Cornelius, A. T.: Cancer Res. **16,** 185 (1956). — 8. Maxfield, J. R., Jr., Maxfield, J. G., Maxfield, W. S.: Sth. med. J. (Bgham., Ala.) **51,** 320 (1958). — 9. Marz, G.: Hormonelle Therapie maligner Erkrankungen. Stuttgart: Thieme Verlag 1967. — 10. Morales, A., Connolly, J. G., Burr, R. C., Bruce, A. W.: Canad. med. Ass. J. **103,** 372 (1970). — 11. Parsons, R. L.: J. Urol. (Baltimore) **85,** 342 (1961). — 12. Prout, G. R., Brewer, W. R.: Cancer (Amst.) **20,** 20 (1967). — 13. Smart, B. L.: Brit. J. Urol. **37,** 139 (1965). — 14. Wildermuth, O., Parker, D., Archambeau, J. O., Chahbazian, C.: JAMA **172,** 172 (1960).

Prof. Dr. P. Mellin
Priv.-Doz. Dr. Kierfeld
Urolog. Klinik
Klinikum Essen
D-4300 Essen 1
Hufelandstraße 55

Dr. N. Firusian
Prof. Dr. C. G. Schmidt
Innere Klinik und Poliklinik
Klinikum Essen
D-4300 Essen 1
Hufelandstraße 55

BERUFSPOLITIK

C.-E. Alken: **Ausbildung des Urologen an der Hochschule und an Schwerpunktkliniken**

Meine Ausführungen sollten sich ursprünglich nur auf die Ausbildung an der Hochschule beziehen. Ich möchte sie jedoch auf die Fachausbildung in einem Großkrankenhaus erweitern und für beide den Begriff „Urologische Schwerpunktklinik" einführen. Rein klinisch werden die gleichen Anforderungen gestellt, die sich auch zum Teil auf die Ausbildung auswirken müssen. De iure wird von dem urologischen Facharzt eine Ausbildungszeit von 5 Jahren verlangt, davon mindestens 1 Jahr Allgemeinchirurgie. De facto und in praxi können wir heute von der Tätigkeit her 3 Gruppen unterscheiden.

a) Der niedergelassene Urologe ohne klinische Tätigkeit (Diagnostik, konservative Therapie, kleinere ambulante Eingriffe).

b) Der niedergelassene Urologe mit Belegbetten bzw. der Chef einer kleineren bis mittleren Abteilung (alle Routineeingriffe der modernen Urochirurgie).

c) Chef einer Schwerpunktklinik (totale Cystektomie mit HDI, radikale Prostatektomie, Lymphadenektomie, Ileum-Conduit, Colon-Conduit, komplizierte organerhaltende Eingriffe des gesamten Urogenitalsystems, ausgesprochene Problemfälle z. B. Tumoren mit kavaler Beteiligung usw., nach Möglichkeit auch Kinderurologie).

Zu b) wäre zu bemerken, daß ein Repräsentant dieser Gruppe von der Ausbildung und vom technischen Können her durchaus in der Lage sein kann, Eingriffe der Gruppe c) durchzuführen. Es fehlen jedoch die Voraussetzungen, über die normalerweise nur die Schwerpunktklinik verfügt: Anästhesisten-Team, ausreichendes Personal, optimale apparative Ausstattung, rund um die Uhr besetztes Labor, Intensivstation usw.

Was nun die Ausbildung angeht, so habe ich zum Abschnitt allgemeinchirurgische Ausbildung bereits an anderer Stelle wörtlich gesagt: „Individuell je nach Bedarf und Fernziel soviel wie möglich, aber gezielt in Richtung Abdominalchirurgie." Hierzu ist natürlich zu bemerken, daß mit den operativ-technischen Gegebenheiten und dem großen Krankengut einer urologischen Schwerpunktklinik eine etwa gleichwertige Ausbildung vermittelt werden kann, da es sich gezielt um bestimmte, sich wiederholende Eingriffe handelt. Diesen Standpunkt vertritt auch Flocks, USA, einer der profiliertesten Vertreter der amerikanischen Hochschule.

Die Hochschulklinik hat qua Berufung den Auftrag, das Fach in Lehre und Forschung zu vertreten. Es ist wohl selbstverständlich, sei aber bewußt noch einmal betont, daß die Forschung *frei* und keine Domäne der Hochschule ist und daß — wie die Vergangenheit gezeigt hat —, viele wertvolle Impulse für die Entwicklung unseres Faches von hochschulfernen Kliniken ausgegangen sind. In der Zukunft wird dies aber, bis auf wenige Ausnahmen, nicht mehr möglich sein.

Forschung, insbesondere Grundlagenforschung auf allen Gebieten der Medizin, ist heute an ganz bestimmte Voraussetzungen gebunden: Je nach der Arbeitsrichtung fundierte Kenntnisse in Biochemie, physiologischer Chemie oder der Physiologie, kostspielige apparative Ausstattung, geschultes Hilfspersonal, ausreichende finanzielle Mittel und was meist vergessen wird, sehr viel Zeit.

Da der normale operative Kliniker keine theoretische Vorbildung hat, muß er entweder über eigene Spezialisten verfügen oder ist auf die interdisziplinäre Zusammenarbeit mit Hochschulinstituten angewiesen. Aber auch hier sind die zunehmend beschränkten etatsmäßigen Mittel nicht mehr ausreichend, so daß für größere Forschungsvorhaben Fremdmittel (DFG, Stifterverband, Volkswagenstiftung, Industrie usw.) in Anspruch genommen werden müssen.

Sind die vorgenannten Voraussetzungen nicht erfüllt, bleibt die „Forschung" in dilettantischen Ansätzen und ihre Ergebnisse halten einer kritischen Beurteilung nicht stand.

Der Außenstehende hat meistens keine Vorstellungen, was allein an zeitlichem Aufwand für bestimmte Forschungsarbeiten erforderlich ist, selbst wenn die personellen und technischen Voraussetzungen gegeben sind. Dazu ein Beispiel aus meiner Klinik:

Es hat fast ein halbes Jahr gedauert, bis allein die Methode der Episteron- und Testosteron-Spiegel-Bestimmungen im Serum und Urin exakt und zuverlässig war, so daß sie in der klinischen Langzeitverlaufskontrolle des Prostata-Carcinoms eingesetzt werden konnte. Selbst bei einem großen Krankengut dauert es dann wieder 1 bis 2 Jahre, bis zahlenmäßig signifikante Ergebnisse vorliegen, die eine Aussage bzw. Rückschlüsse auf einzelne bestimmte Therapieformen ermöglichen.

Der Kollege in der Praxis sollte wissen und verstehen, was eigentlich im Keller des „elfenbeinernen Türmchens" passieren muß, bis er eine neue Behandlungsmethode oder ein neues Medikament gebrauchsfertig in die Hand bekommt.

Früher war die *Lehre* ausschließlich eine Domäne der Hochschule und an die Person des Ordinarius bzw. einzelner Dozenten mit der Venia legendi gebunden. Die neue Approbationsordnung wurde in unseren Fachkreisen allgemein begrüßt, weil die Urologie nach jahrzehntelangen Positionskämpfen vor und hinter den Kulissen entsprechend ihrer Bedeutung für die Volksgesundheit als offizielles Lehrfach der Medizin anerkannt wurde. Für die Hochschulklinik bedeutet sie jedoch eine zeitlich kaum tragbare Belastung, besonders an den großen Universitäten mit 150 bis 200 und mehr Studenten der klinischen Semester. Ausbildung am Krankenbett und scheinpflichtiges Praktikum fordern den Einsatz und die Mitarbeit auch der älteren Assistenten. Denkt man einmal daran, welche Bedeutung ein guter urologischer Unterricht des Medizinstudenten für die spätere Zusammenarbeit mit dem Urologen in Praxis und Klinik hat, wird auch dem Außenstehenden klar, welche Verantwortung die Hochschulklinik hat und was der Urologe an der Hochschule an Ausbildungsaufgaben neben der selbstverständlichen klinischen Routinetätigkeit leisten muß. Ähnliche Anforderungen kommen in der Zukunft auf die urologischen Abteilungen an Lehrkrankenhäusern zu.

Abschließend noch ein paar Gedanken, die auf den ersten Blick nicht zum Thema zu gehören scheinen:

Der Begriff Ausbildung in Fachgebieten, die in einer ständigen sehr schnellen Entwicklung stehen, beinhaltet die Notwendigkeit der kontinuierlichen Weiterbildung. Ich bin der Ansicht, daß hier für die Zukunft neue Akzente gesetzt werden müssen. Wie wir wissen, steht unser Beruf heute im Schußfeld der Gesellschaftskritik. Zuerst waren es die weißen Halbgötter und Millionäre, dann kamen die Chefärzte an die Reihe und jetzt wird ganz allgemein die Qualität unserer Leistung als Arzt gezielt und bewußt unter Beschuß genommen. Die laufende Kampagne hat einen Sinn und wenn die Qualität unserer derzeitigen Leistung öffentlich zur Diskussion steht, ist es wohl zweckmäßig, die Initiative zur Qualitätsverbesserung in der eigenen Hand zu behalten. Eine ihrer wesentlichsten Punkte ist die Weiterbildung nicht als Zwang, sondern als Verpflichtung

a) gegenüber den Patienten,
b) gegenüber unserem Stand,
c) gegenüber der Gesellschaft, in der wir leben.

Angeboten werden eine Vielzahl von Kongressen, regionale wissenschaftliche Fortbildungsveranstaltungen, Fachzeitschriften und Fachliteratur. Im wesentlichen dienen sie in Wort und Schrift der theoretischen Information. Für ein Fach, dessen Schwerpunkte im instrumentellen, apparativen und technischen Sektor liegen, kann die eigentliche Weiterbildung nur durch eigene Anschauung audiovisuell vermittelt werden, d. h. programmiertes Angebot klinischer Wochenendkurse, Operationsdemonstrationen, Klinische Visiten, Fallvorstellungen, Seminare mit Diskussionen regional oder auf Landesebene. Jeder von uns geht mit dem Ausbildungsstand und dem Rüstzeug seiner Schule in die selbständige Tätigkeit. Mit Variationen verbleibt man nach dem Trägheitsgesetz im allgemeinen auf diesem Basisniveau, wenn nicht neue Impulse angeboten oder konzipiert werden.

Im Verband einer Schwerpunktklinik mit der ständigen Fluktuation qualifizierter Mitarbeiter ist ein derartiger Weiterbildungsmechanismus relativ einfach zu steuern. Der Chef einer solchen Klinik hat auch viel eher die Möglichkeit, durch Besuche anderer auch ausländischer Kliniken sich über die moderne Entwicklung zu informieren und Anregungen zu gewinnen. Dem Urologen an der Praxisfront und an kleineren Abteilungen, häufig ohne die Möglichkeit einer Vertretung, muß die oben skizzierte Art der Weiterbildung vermehrt angeboten werden. Nach meinen Erfahrungen und persönlichen Unterhaltungen mit Fachkollegen besteht hier eine ausgesprochene Bereitschaft. Es wäre Aufgabe des Berufsverbandes, der wissenschaftlichen Gesellschaft sowie des Arbeitskreises der Hochschullehrer in einem gemeinsamen Arbeitsgespräch der Vorstände hier ein Programm auszuarbeiten. Normalerweise besteht im Einweisungsgebiet einer urologischen Schwerpunktklinik bereits ein guter Kontakt mit den Kollegen aus diesem Raum. Unabhängig von einer zukünftigen Programmierung der Weiterbildung in der Klinik sollte aus eigener Initiative mehr Gebrauch von dieser Möglichkeit gemacht werden.

Ich kann in diesem zeitlichen Rahmen nicht auf Einzelheiten eingehen, glaube aber verständlich gemacht zu haben, worum es geht. Wenn wir die Zeichen der Zeit nicht erkennen und selbst aktiv sind, werden in nicht ferner Zukunft Außenstehende und übergeordnete Dienststellen diese Aufgabe übernehmen.

Geheimer Sanitätsrat Prof. Dr. C.-E. Alken
Urologische Universitätsklinik
der Universität des Saarlandes
D-6650 Homburg/Saar

W. Knipper: **Die Ausbildung des Urologen im Krankenhaus und in der Praxis**

Die Aufgabe und das erklärte Ziel einer jeden urologischen Weiterbildung ist es, dem jungen Urologen das bestmögliche geistige und technische Rüstzeug zu vermitteln, damit er in der Zukunft seinen Beruf als Urologe fachgerecht präsentiert.

Die Voraussetzungen dazu sind geeignete Chefärzte, an entsprechend eingerichteten urologischen Klinken oder Abteilungen der Krankenhäuser.

Aber auch der niedergelassene Urologe mit einer fundierten Praxis ist heute sicher eine Institution, die einen beträchtlichen Anteil der Weiterbildung für einen terminierten Zeitraum bieten kann.

Die modernen Krankenhausstrukturen teilen in ihren Anforderungen die Allgemein-Krankenhäuser in 5 Stufen ein. Die Einordnung eines Krankenhauses in eine Versorgungsstufe richtet sich nach seiner medizinischen Aufgabenstellung. Bettenzahlen können daher nur Richtzahlen sein, von denen je nach den Besonderheiten abgewichen werden kann.

1. Krankenhäuser der Versorgungsstufe I (bisher Grundversorgung) dienen der Versorgung des Nahbereiches mit einer Bettenzahl bis zu 250. Für sie ist keine Urologie im klinischen Raum vorgesehen.

2. Krankenhäuser der Versorgungsstufe II (bisher für die einfache Regelversorgung vorgesehen), stehen für Kranke des Nahbereiches und im Rahmen ihrer Möglichkeiten des Regionalbereiches zur Verfügung mit einer Zahl bis zu 350 Betten. Wenn auch in diesem Plan nicht ausdrücklich die Urologie mind. als Belegabteilung ausgewiesen ist (wie z. B. Augen, HNO, Neurologie und Neurochirurgie), so ist bei einer solchen Größenordnung eines Krankenhauses, gerade im Landbereich, die Einrichtung einer Urologie eine für uns unabdingbare Forderung.

3. Krankenhäuser der Versorgungsstufe III (zur Breitenversorgung der Bevölkerung im Regionalbereich), bisher unter dem Begriff der differenzierten Regelversorgung nominiert, haben eine Bettenzahl bis zu 650. In diesen Anstalten soll nach den modernen Krankenhausstrukturen die Urologie bei Bedarf hauptberuflich vertreten sein, zumindest aber belegärztlich.

4. Krankenhäuser der Versorgungsstufe IV (sog. Zentral-Krankenhäuser) dienen der Versorgung von Kranken im Regionalbereich, die differenzierter Diagnostik und Therapie bedürfen. Im Rahmen ihrer Möglichkeiten und Einrichtungen stehen sie auch der überregionalen Versorgung zur Verfügung. Mit einer Bettenzahl ab 650 ist in diesen Krankenhäusern die Urologie integriert mit einem hauptberuflich tätigen leitenden Krankenhausarzt.

5. Krankenhäuser der Versorgungsstufe V (bislang Maximalversorgung), sind Institute ab 1000 Betten mit der Aufgabe hochdifferenzierter Diagnostik und Therapie. In einem solchen Krankenhaus sind die Fachrichtungen und gegebenenfalls Teil- und Spezialgebiete durch hauptberuflich tätige Ärzte vertreten.

Auch die Univ.-Kliniken gehören zu den Anstalten dieser Versorgungsstufe.

Soweit Urologische Kliniken an allgemeinen Krankenhäusern einen akademischen Lehrauftrag erfüllen, sind sie an zusätzliche Einrichtungen gebunden, die für die medizinische Ausbildung erforderlich sind.

Als Betten-Richtzahlen für die Ermächtigung zur vollen Weiterbildung, die nicht unterschritten werden sollen, sind in den Richtlinien für urologische Abteilungen *40 Betten* festgesetzt. Liegen die geforderten Gegebenheiten nur zum Teil vor, kann die Weiterbildungsermächtigung auch eingeschränkt erteilt werden. Je nach der Größe der Klinik oder der Krankenhausabteilung gelten dann für die Urologie 20 Betten als Richtzahl bei einer 2jährigen Weiterbildungszeit.

Die Ermächtigung eines Arztes zur Weiterbildung wird von der Landesärztekammer erteilt. Sie ist gebunden an die persönlichen und fachlichen Voraussetzungen des Arztes, sie ist weiterhin gebunden an seine Person und kann nur für das Fachgebiet erteilt werden, dessen Bezeichnung der Arzt führt. Der Arzt muß an einer geeigneten Weiterbildungsstätte in leitender Stellung oder in einer geeigneten freien Praxis tätig sein, die Weiterbildung persönlich leiten und sie entsprechend der Berufsordnung gestalten.

Ein Arzt, der eine Weiterbildungsermächtigung von mehr als einem Jahr anstrebt, sollte in verantwortlicher Stellung (z. B. Oberarzt oder 1. Assistenzarzt) nach seiner Facharzt-Anerkennung die gleiche Zeit, die der Weiterbildung seines Faches entspricht, im Krankenhaus tätig gewesen sein. Er muß auf dem betreffenden Gebiete umfassende Kenntnisse und Erfahrungen besitzen und zur Vermittlung einer gründlichen Weiterbildung geeignet sein. Dazu gehört auch die regelmäßige Veranstaltung von wissenschaftlichen Kolloquien und Vorträgen für seine Mitarbeiter.

Ein Arzt, bei dem die persönlichen und fachlichen Voraussetzungen vorliegen, kann zur vollen Weiterbildung ermächtigt werden, wenn erwartet werden kann, daß in der Krankenhausabteilung oder Klinik, in der er tätig ist, die Richtlinien über den Inhalt der Weiterbildung in der für das Fachgebiet vorgeschriebenen Weiterbildungszeit erfüllbar sind und die Klinik oder die Krankenhausabteilung die nachfolgenden Voraussetzungen erfüllt:

Umfassendes Krankengut mit entsprechendem Pat.-Durchgang, ständige Konsiliartätigkeit, eine der Bedeutung und dem Entwicklungsstand des Gebietes gemäße Einrichtung und personelle Besetzung. Insbesondere müssen entsprechende Einrichtungen für Röntgen- und Laboratoriums-Diagnostik, eine zeitgemäße Krankenblatt-Dokumentation sowie ausreichende Fachliteratur vorhanden und die regelmäßige Tätigkeit eines Pathologen sichergestellt sein.

Ein in freier Praxis tätiger Arzt kann zur Weiterbildung bis zu einem Jahr ermächtigt werden, wenn Umfang und Art des Krankengutes sowie die Ausstattung seiner Praxis dieses zulassen und erwartet werden kann, daß dieses Jahr im Sinne der Richtlinien über den Inhalt der Weiterbildung gestaltet wird. Dabei ist auch die belegärztliche Tätigkeit zu berücksichtigen.

Diese Ausführungen beinhalten den Gesetzestext und dienen als Kommentar zur Weiterbildungs-Ordnung im Hinblick auf die Weiterbildungsstätte und den weiterbildenden Arzt.

Der jeweilige Facharzt-Ausschuß der Landesärztekammer ist vom Gesetzgeber verpflichtet, die Erfüllung dieser Forderungen zu überwachen. Andererseits sind willkürliche Maßnahmen nicht gestattet, besonders, wo versucht wird, aus welchen Gründen auch immer, Auflagen zu machen, die über den Rahmen des Inhaltes der Weiterbildungs-Ordnung weit hinausgehen.

So sind z. B. an einigen Orten Vollweiterbildungszeiten nicht zuerkannt worden, weil eine vertretbare Anzahl von plastischen Operationen und urologische Operationen im Bauchraum nicht nachgewiesen wurden. Hier wird der Bogen überspannt.

Es ist auszugehen von der Vermittlung eines breitangelegten Basiswissens in der Urologie. Primär steht anhand des Kataloges fest, was unter einer urologischen Weiterbildung zu verstehen ist. Kein junger Kollege ist von Anfang an in der Lage, seine Fähigkeiten genau einzuschätzen. Somit ist auch anfänglich nicht abzuklären, welches Endziel in seinem Beruf ihm anzuraten ist. Jede Weiterbildung muß vom Chef so angelegt werden, daß der junge Urologe später in der Lage ist, eine fachurologische Praxis zu führen.

Erweist sich im Laufe der Weiterbildung der junge Kollege als ein hervorragender, manuell geschickter Operateur, hat er Neigung zur Forschung und strebt er für seine Zukunft ausschließlich klinische Tätigkeit an, so wird er selbst bald erkennen, daß eine 5jährige Fachausbildung bei weitem nicht ausreicht, um dieses Ziel zu erreichen. Je nach der Situation der Klinik wird auch sein Chef bemüht sein, ihn evtl. an eine größere Klinik zur Vervollständigung seines Wissensstandes zu vermitteln. Hier setzen die Erwägungen ein, die Herrn *Zoedler* mit einem Gremium veranlaßt haben, Gedanken zur Chefarzt-Qualifikation auszuarbeiten; dieses Thema wird nachfolgend behandelt.

Selbstverständlich kann kein in der Weiterbildung stehender Kollege absehen, ob ihm später belegärztliche Tätigkeit eröffnet wird. Gerade darum ist der Katalog zum Nachweis durchgeführter Operationen in der Weiterbildungszeit so zusammengestellt und von uns allen so reiflich ausdiskutiert worden, weil mit dem Wissensstand und dem Erfahrungsgut jeder junge Urologe als Belegarzt aktiv werden kann. Er wird aus Verantwortungsgefühl heraus schon innerhalb einer Belegklinik keine Risiko-Operationen vornehmen, aus Mangel an technischen Möglichkeiten und echter Zeitnot. Jeder Belegarzt pflegt guten Kontakt zur nächsten größeren urologischen Abteilung und die Erfahrung lehrt, daß hier in der Regel ausgezeichnete Kooperation zum Wohle des Kranken gepflegt wird.

Zum Basiswissen eines Facharztes für Urologie ist ein Programm erstellt, über das sich alle, die wir heute urologische Lehrer sind, uns große und weitreichende Gedanken gemacht haben. Es ist dabei nicht zu vergessen, daß kaum ein derzeit Leitender Urologe nicht aus der Chirurgie stammt und oft aus einer mehr als harten Schule. Unser Wissen ist primär chirurgisch ausgerichtet, hat sich doch die Urologie letztlich aus der Chirurgie der Harnwege entwickelt.

Die Profilierung des Leitbildes eines Urologen ist daher das Resultat einer modernen Programmierung von Kenntnissen in theoretischer und praktischer fachspezifischer Weiterbildung.

Über die Weiterbildung des Urologen an Univ.-Kliniken hat Herr Alken berichtet. Hier sind die Akzente zweifellos anders, schon im Hinblick auf den besonderen Aufgabenbereich von Forschung und Lehre einer urologischen Univ.-Klinik.

Die Zahl der Weiterbildungsstätten an den Allgemeinkrankenhäusern, gleichgültig ob kommunale oder gemeinnützige Krankenanstalten, ist vielfach größer, teilweise mit einer Zahl von 100 Betten. In diesen Kliniken und Abteilungen wird der Großteil der jungen Urologen weitergebildet.

Die Weiterbildungs-Ordnung innerhalb der Berufsordnung besagt verbindlich für alle Länder der BRD, daß diese Weiterbildungszeit für die Urologie 5 Jahre umfaßt. Davon sind mind. 4 Jahre im Stationsdienst abzuleisten. Die Weiterbildungszeit teilt sich auf in Chirurgie und Urologie, wobei mind. 1 Jahr Chirurgie und mind. 3 Jahre Urologie nachgewiesen werden müssen. Bislang mußte die chirurgische Zeit vor der urologischen Weiterbildung rangieren, ein Tatbestand, der sich oft störend bemerkbar machte.

Eine Änderung dieses Zwanges ist möglich geworden durch eine Aufforderung der Bundesärztekammer, die Weiterbildung zu überprüfen. Die Präsidien der Deutschen Gesellschaft für Urologie und des Berufsverbandes der Deutschen Urologen haben daher gemeinsam beantragt, nur noch ein Jahr Chirurgie obligat und 4 Jahre Urologie zu fordern. Da der junge Kollege die chirurgische Zeit nutzen soll, sich vorwiegend in abdomineller Chirurgie weiterzubilden, ist es unsinnig, dieses Programm vor Beginn der Urologischen Weiterbildung abzuleisten. Unsere Forderung, dieses chirurgische Jahr nach Ermessen des urologischen Lehrers einzuplanen, ist zur Vorlage gemacht worden.

Das Programm der Weiterbildung in dem Gebiete der Urologie bezieht sich auf die Vermittlung und den Erwerb eingehender Kenntnisse und Erfahrungen:

1. In der urologischen Anatomie, Physiologie, Pathologie und Pharmakologie.

Bei Operationen ist es zwingend notwendig, immer wieder auf die Anatomie der Harnorgane einzugehen. Der urologische Lehrer wird stets ausdiskutieren, welche Begründung für die jeweilige Schnittführung zum Eingriff gegeben ist, schulisch-methodisch sind die Operationsabläufe zu erklären und praktisch wird kein Chef selbst assistieren, wenn nicht die anatomischen Kenntnisse des jungen Operateurs sicher sind. Die Topographie und die Möglichkeiten der Variationen im pathologischen Geschehen sind wesentlich, und oft nur aus langer Erfahrung zu beherrschen. Jedem älteren Kollegen ist das unangenehme Gefühl bekannt, wenn er bei Assistenz das oft forsche Vorgehen des jungen Kollegen kaum bremsen kann. Andererseits zeigt sich am Operationstisch in der Zusammenarbeit das Vertrauensverhältnis, das nun einmal notwendig ist, zu einem Teamwork. Die manuelle Geschicklichkeit, die Beherrschung von Notsituationen und nicht zuletzt die schonende Behandlung des Gewebes sind eine der Hauptakzente in operativer Lehre. Während pathologische Fakten am Operationstisch und bei der Demonstration optisch für den jungen Kollegen eindrucksvoll sind, so sind Physiologie und Pharmakologie in der Urologie Themen bei täglichen Krankenvisiten und anschließenden Kolloquien.

2. In sämtlichen Untersuchungsmethoden, insbesondere mit dem Blasen- und Harnröhrenspiegel, sowie deren Indikationsstellung.

Der wesentliche diagnostische Anteil in der Urologie ist die Endoskopie. Ihrer Lehre und Vermittlung bedarf ein hohes Maß an Zeit und Geduld. Ohne den sog. Spion, einem optischen Zusatzbetrachtungsgerät, ist es kaum möglich, den weiterzubildenden Kollegen in die Feinheiten dieser Methoden einzuarbeiten. Die schonende Handhabung unserer hochentwickelten endoskopischen Instrumente und ihre Anwendung am Kranken ist eine Kunst, die lange geübt werden muß. Nicht umsonst ist die Cystoskopie vielfach eine verrufene Untersuchung, hervorgerufen durch die martialische Ausführung unberufener Hände. Mit aller Schärfe wird jeder ältere Urologe solches Unheil zu verhüten wissen.

3. In den urologischen Laboratoriumsuntersuchungen.

Hier ergeben sich oft in den Krankenhäusern Schwierigkeiten, da in der Regel sämtliche Laboratoriumsuntersuchungen dem Zentral-Labor zugewiesen werden. Trotzdem sollte jede urologische Abteilung in der Lage sein, chemische und mikroskopische Harnuntersuchungen durchzuführen. Weiterhin bieten die heutigen Testmethoden Möglichkeiten zur Untersuchung von Harnwegsinfektionen.

4. In der Indikationsstellung und Durchführung der urologischen Röntgen-Diagnostik und der Indikationsstellung der Strahlen-Therapie bei urologischen Erkrankungen, einschl. des Strahlenschutzes.

Ausdrücklich ist bereits in der Berufsordnung für Ärzte in der Weiterbildungs-Ordnung legislativ bestimmt, daß die urologische Weiterbildung sich auch auf die fachgebundene Röntgen-Diagnostik zu erstrecken hat.

Hier entstehen an vielen Krankenhäusern echte Probleme, wenn das zentrale Röntgen-Institut dem Urologen fachgebundenes Röntgen verwehrt. Als Lösung in diesem Streit kann als Kompromiß angeboten werden, daß die Röntgen-Abteilung die Ausscheidungsurogramme und die urologische Abteilung die instrumentelle und funktionelle Röntgen-Diagnostik der Harnorgane übernimmt. Verschiedentlich haben sich die Kollegen auf diese Weise geeinigt und die gemeinsame Besprechung der Röntgenbilder ist zweifellos befruchtend für beide Sektionen. Trotzdem bleibt die Forderung des eigenständigen urologischen Röntgen-Arbeitsplatzes, die angestrebt werden muß, um dem Pat. unnötige Untersuchungsvorgänge zu ersparen. Die fachurologischen Begründungen sind hinreichend bekannt und motiviert. Der Kliniker ist in der Lage, gerade die Funktion des erkrankten Harnorganes zu beurteilen, in Kenntnis des Krankheitsbildes und unter spezieller Fragestellung.

5. In den präventiven, konservativen und operativen Maßnahmen der Urologie und ihre Indikationsstellung.

Dazu gehört die selbständige Durchführung der im Operationsverzeichnis aufgeführten operativen Eingriffe und die Mitwirkung bei Eingriffen höherer Schwierigkeitsgrade.

6. In den Verfahren der Wiederbelebung und der Schocktherapie, der Intubation, der Infusion- und Bluttransfusionstherapie.

Jeder Operationsbereich bietet hier ausreichende Möglichkeiten Erfahrungsgut zu vermitteln. In den meisten Krankenhäusern sind die Operationseinheiten der verschiedenen operativen Fächer räumlich zusammengefaßt, so daß dem jungen Kollegen hier ein breites Spektrum geboten wird.

7. In der Nachbehandlung nach urologischen Eingriffen.

Bewußt haben die urologischen Gremien den Antrag auf eine 4jährige Stationsdienstzeit in der Weiterbildung besprochen. Diese Ausbildung ist von grundlegender Bedeutung.
Der Erfolg einer jeden Operation hängt von der subtilen Nachbehandlung ab. Abgesehen von der Schulung und Pflege im menschlichen Kontakt bieten sich hier die Möglichkeiten echter ärztlicher Tätigkeit. Kein Kranker kann den operativen Ablauf beurteilen, für ihn wird immer der Arzt und seine hilfreiche postoperative Behandlung unvergessen bleiben.
Wundpflege, Indikationsstellung erforderlicher Substitution, Kontrolle der Laborparameter und Krankenführung, Dokumentation der klinischen Verlaufskontrolle sind zu erlernen, wobei das Vorbild des Chefs von ausschlaggebender Bedeutung ist. Kontrollen, so unbeliebt sie sind, bleiben unerläßlich für den Chef und formen den jungen Arzt.

8. In der urologischen Begutachtung.

Diese Tätigkeit wird vielfach vernachlässigt, trotz ihrer Wichtigkeit. Nur die Erlernung dieser Materie und die Beherrschung der Formulierung eines zu begutachtenden Falles kann dem Kranken resp. dem Antragsteller zum Recht verhelfen. Allein schon diese Tatsache zeigt die Notwendigkeit eines solchen Wissensstandes.

9. In der Leitungsanästhesie bei urologischen Eingriffen.

Diese Kenntnis ist von eminenter Bedeutung, zumal in manchen Krankenhäusern oder auch Belegkliniken Anästhesisten nicht immer zur Verfügung stehen. Diese alte, bewährte chirurgische Methode gehört zum Rüstzeug eines jeden Operateurs, um im Notfall oder auch bei besonders gelagerten Krankheitsbildern diese Methodik zur Anwendung bringen zu können.

Das Operationsverzeichnis

(Art und Mindestzahl der vom Antragsteller nachzuweisenden, selbständig durchgeführten operativen Eingriffe.)

Operation durch Schnitt
50 Operationen der Niere und Harnleiter
25 Operationen an der Blase
25 Operationen an der Prostata
25 Operationen am Penis und Skrotum

sowie insgesamt *75 transurethrale Operationen,* entfallend auf
Operationen am unteren Harnleiter, einschl. instrumenteller Steinextraktionen
Operationen in der Blase
Operationen am Blasenhals und an der Prostata.

Je nach Weiterbildungsstätte können Operationen durch Schnitt gegen transurethrale Operationen ausgetauscht werden.

Die Vermittlung und der Erwerb von Kenntnissen:
1. In der Indikationsstellung und Durchführung der urologischen Isotopen-Diagnostik, einschl. des Strahlenschutzes.
2. In der allgemeinen Anästhesie.

In der Vergangenheit hat sich gezeigt, daß der derzeitige Operationskatalog zu umfangreich ist und in der vorgeschriebenen Weiterbildungszeit nicht erfüllt werden kann.

In Übereinstimmung der o.g. Gremien wurde daher beantragt, die Operationen durch Schnitt zu reduzieren auf:

40 Operationen der Nieren und Harnleiter
30 Operationen an der Blase und Prostata
35 Operationen am Penis und Scrotum.

Diese Maßstäbe müssen angesetzt werden, um das notwendige Basiswissen eines Urologen zu garantieren. Nur damit ist der Kollege gerüstet, der Definition der Urologie gerecht zu werden und die Materie zu beherrschen.

Die Definition besagt:
das Fachgebiet Urologie umfaßt die Erkennung, Behandlung, Prävention und Rehabilitation der urologischen Erkrankungen, der Mißbildungen und Verletzungen des männlichen Urogenitalsystems und der weiblichen Harnorgane, einschl. der Urotuberkulose und der Andrologie.

Hohe Anforderungen werden an den urologischen Lehrer gestellt, wobei jedoch die Freude und auch der Erfolg, junge Kollegen in das Fachgebiet der Urologie zu integrieren, Schwierigkeiten bedeutungslos werden lassen.

Gegenseitiges Verständnis und auch zwischenmenschliche Beziehungen fördern das Vertrauen des jungen Arztes, dessen Prägung im wesentlichen von unserem Verhalten, nämlich des seines Lehrers, abhängt, so wie wir im letzten auch durch unsere verehrungswürdigen Lehrer und Meister geprägt wurden.

Dr. med. W. Knipper
Präsident des Berufsverbandes
der Deutschen Urologen e. V.
Urol. Abteilung
des Marienkrankenhauses
D-2000 Hamburg 22
Alfredstraße 9

D. Zoedler: **Chefarzt-Qualifikation**

Im Gesetzentwurf zur Reform des Krankenhauswesens heißt es unter dem Thema: Innere Struktur und Organisation der Krankenhäuser:

„Neuzubesetzende Stellen für Leiter von Fachabteilungen hat der Krankenhausträger öffentlich auszuschreiben. Er legt alle Beratungen der Landesärztekammer vor. Diese schlägt nach Anhörung von Fachvertretern innerhalb von 3 Wochen fachlich geeignete Bewerber vor. Der Krankenhausträger kann von dem Vorschlag der Landesärztekammer mit Zustimmung der zuständigen Behörde abweichen."

Wer bestimmt hier nun, welcher Bewerber die nötige fachliche Qualifikation besitzt, wer garantiert dem Krankenhausträger, der bei diesem System nur eine sehr begrenzte selbständige Auswahlmöglichkeit besitzt, die fachliche Eignung, wer sind die Fachvertreter, die die Ärztekammer beraten sollen, und wer verhindert, daß bei der Auswahl des Fachleiters dem Partei- oder Gesangbuch eine größere Bedeutung beigemessen wird als der fachlichen Qualifikation, die persönlichen Beziehungen entscheidender sind als eine gründliche Ausbildung. Wer verhindert, daß in eine Stelle mit hohen praktischen Anforderungen durch die Fürsprache eines einflußreichen Chefs ein Mann mit exzellentem theoretischen Wissen, aber geringer praktischer Erfahrung gelangt?

Wir kennen doch alle aus eigener Erfahrung die Querelen und sollten dafür sorgen, daß die Chancen für unseren Nachwuchs gerechter und die Beurteilung objektiver werden. An uns liegt es, ob die fachliche Beurteilung urologischen Laien und Gesundheitsbehörden überlassen werden soll, oder ob die fachliche Einschätzung von Leuten vorgenommen wird, die dem entsprechenden Fach angehören, sich ein Urteil erlauben können und im Interesse ihres Faches um eine objektive unabhängige, also gerechte Lösung, bemüht sind.

Ich glaube, jeder von uns ist daran interessiert, daß unser Fach optimal vertreten wird und im Krankenhausverbund, im Konzert mit den anderen Krankenhausabteilungen die Urologie angemessen repräsentiert ist.

Diese Gewährleistung der fachlichen Qualifikation, die Gewährleistung des berechtigten Anspruchs an Qualität ist die eine Seite des Problems, die andere Seite ist die Chancengleichheit: Bewerber um eine Chefarztstelle mit annähernd gleichen fachlichen Voraussetzungen sollten auch die annähernd gleiche Chance bei der Bewerbung besitzen. Offensichtliche Ungerechtigkeiten und die Benachteiligung qualifizierter Leute bei der Stellenbesetzung kann meines Erachtens weitgehend vermieden werden. Das ist nur möglich, wenn fähige und ambitionierte Urologen einen offiziellen Nachweis erbringen können, daß sie die nötige Qualifikation für eine Chefarztstellung besitzen. Dieser Qualifikationsnachweis verbürgt meines Erachtens nicht nur den Anspruch an Qualität, den der Krankenhausträger dem potentiellen Bewerber gegenüber erheben kann und den wir im Interesse unseres Faches fördern sollten, sondern er garantiert auch dem über ein großes Maß praktischer Erfahrung verfügenden Oberarzt einer mittleren urologischen Abteilung ein Höchstmaß an Chancengleichheit. Ich glaube, daß diese auf sachlichen Voraussetzungen beruhende Förderung unseres Nachwuchses unser gemeinsames Anliegen darstellen sollte.

Natürlich werden hierbei gewisse Gruppeninteressen berührt, aber ich glaube, daß alle Gruppierungen unter uns Urologen an der Sicherung und Förderung der Qualität interessiert sind und das Gruppeninteresse hinter dem Ziel zurücktritt, die ärztliche Selbstverwaltung zu erhalten und auszubauen, bevor wir von Fachfremden verwaltet werden.

Die logische Selbstverständlichkeit, daß eine fachliche Beurteilung nur von fachspezifischen Kräften durchgeführt werden kann, liefert uns die Möglichkeit, auch nach außen hin Initiative zu beweisen. Natürlich ist in diesem Sinne auch die Facharztanerkennung zu sehen, die ich aber bitte, nicht damit zu vergleichen, weil meines Erachtens das eine, nämlich die Chefarztqualifikation, durchaus praktikabel erscheint, während bei der Facharztanerkennung eine Verfahrensänderung in unserem Sinne z. Z. nicht durchsetzbar erscheint.

Diese Überlegungen, die schon in dem urologisch ausgerichteten Heft des Krankenhausarztes zum Ausdruck gebracht wurden, hatten dazu geführt, daß in der gemeinsamen Sitzung urologischer Gremien in Hannover, Juni 1972, ein Ausschuß bestellt wurde, der sich mit diesen Fragen und ihren praktischen Konsequenzen auseinandersetzen sollte. Diesem Ausschuß gehörten an die Herren Albrecht, Hohenfellner, Knipper, Nagel und ich.

In einer Reihe von Diskussionen, wir sind fünfmal in der vergangenen Kongreßperiode zusammengetreten, haben wir uns mit der Thematik und auch den Durchführungsmöglichkeiten beschäftigt.

Bevor wir uns aber über irgendein Detailproblem unterhalten, sollten wir die prinzipielle Frage diskutieren, ob die Einrichtung eines solchen Qualifikationsnachweises von Ihnen befürwortet oder gewünscht wird.

Hierbei ist natürlich die Effektivität eines derartigen Nachweises entscheidend, werden die Leute, die eine Chefarztstelle ausgeschrieben haben, sich auch nach diesem Zertifikat richten?

Hierin sehe ich keinerlei Schwierigkeiten, zumal mir in zahlreichen Gesprächen mit kommunalen und anderen Krankenhausträgern gesagt wurde, wie sehr es Krankenhausträger begrüßen würden, wenn ihnen die verantwortliche Entscheidung über die fachliche Qualifikation abgenommen würde. Wenn von 10 Bewerbern um eine Chefarztstelle 4 das Zertifikat vorlegen, die anderen nicht, dann kann sich der Krankenhausträger in seiner Verantwortlichkeit nicht über die Bestätigung der Qualifikation zum Chefarzt durch die

Deutsche Gesellschaft für Urologie hinwegsetzen, er würde sich der Fahrlässigkeit schuldig machen.

Soweit also zunächst zur prinzipiellen Frage der Chefarztqualifikation. Ich darf Sie zur Diskussion dieser Probleme auffordern, ohne daß wir die Verfahrensfragen jetzt schon berühren.

Diskussion

In der anschließenden Diskussion spricht sich die überwiegende Mehrheit in der Abstimmung dafür aus, daß eine Chefarztqualifikation eingeführt wird.

Beim nächsten Kongreß in München sollen die Verfahrensfragen vorgelegt werden.

Dr. D. Zoedler
Klinik Golzheim
D-4000 Düsseldorf
Friedrich-Lau-Straße 11

Diskussion zu den Vorträgen S. 365 bis 374 (Berufspolitik)
Moderator: C. E. Alken, Homburg

C. E. Alken, Homburg: Im Anschluß an den Vortrag von Herrn Zoedler möchte ich feststellen, daß ich es für ganz wichtig halte, wenn in Zukunft Stellenbesetzungen durch die Qualifikation, durch den Qualifikationsnachweis, vorgenommen werden. Wenn ich Sie recht verstanden habe, Herr Zoedler, würden Sie gerne, ehe die Details diskutiert werden, überhaupt festgestellt wissen wollen, ob sich das Plenum überhaupt mit diesem Problem beschäftigen möchte. Ich persönlich bin auch der Ansicht, daß entsprechend völliger Transparenz und demokratischen Gesichtspunkten das Plenum der Gesellschaft ganz klar sagen soll, ob dieses sicher sehr schwierige Problem von einem Ausschuß weiter vorangetrieben werden soll. Nur dann würde ich die Arbeit eines entsprechenden Gremiums für sinnvoll halten.

D. Zoedler, Düsseldorf: Ich stimme Ihnen, Herr Alken, völlig zu. Dies war absolut das, was ich gemeint habe. Aus diesem Grunde wäre ich auch sehr dankbar, wenn Sie prinzipielle Einwände gegen die Einrichtung einer solchen Institution bzw. Vorschläge oder Bemerkungen offen aussprechen würden. Ich darf vielleicht sagen, daß eine solche Institution in England und in anderen Ländern, z. B. den Beneluxländern üblich ist und möchte auch darauf hinweisen, daß auch schon in Deutschland ein derartiger Qualifikationsnachweis eingeführt wurde, dann aber wieder eingeschlafen ist, weil es sich um eine rein regionale Angelegenheit gehandelt hat, die damals von Herrn Römer bei den Gynäkologen in Baden-Württemberg durchgeführt worden war. Diesem Qualifikationsnachweis hatten sich damals andere Landesgruppen nicht anschließen wollen, aber von anderen Landesgruppen sind nach Tübingen Leute gefahren, die sich dieser Qualifikation gerne freiwillig unterziehen wollten. Da dieser gynäkologische Qualifikationsausschuß regional begrenzt war und sich nicht auf das ganze Bundesgebiet erstreckte, ist das Ganze wieder zum Erliegen gekommen. Wenn wir Urologen etwas ähnliches in die Wege leiten wollen, dann natürlich nur bundesweit und mit Einflußnahme auf alle ausgeschriebenen urologischen Stellen, gleichgültig wo sie in Deutschland ausgeschrieben sind.

Frage aus dem Plenum: Es ist ein Katalog zur Weiterbildung des Facharztes bereits aufgestellt worden. Welcher Katalog ist aufgestellt für die Qualifikation zum Chefarzt?

D. Zoedler, Düsseldorf: Dies sind Detailfragen, auf die ich gerne später noch eingehen werde. Es ist natürlich etwas Entsprechendes vorhanden, was wir dann diskutieren können. Zunächst geht es lediglich um das Prinzip, und zwar in dem Sinne, ob wir Urologen überhaupt eine solche Institution gründen wollen. Über das Procedere können wir dann später diskutieren. Ich möchte also prinzipiell fragen, ob dieser Qualifikationsnachweis überhaupt durchgeführt werden soll, oder nicht. Sollten Sie das nicht wünschen, können wir die ganze Angelegenheit ad acta legen.

K. F. Albrecht, Wuppertal: Was vielleicht noch nicht genügend angesprochen worden ist, Herr Zoedler, ist doch der unüberhörbare Ruf nach Qualifikation, den man ja aus allen Richtungen hören kann. Ich glaube, es ist einer der wichtigsten Punkte, daß wir uns hier Qualifikationsnachweise nicht von staatlich dirigistischen Stellen aus der Hand nehmen lassen, weil nur die wissenschaftliche Gesellschaft eines Fachgebietes in der Lage ist, Stellung zur wissenschaftlichen Qualifikation zu nehmen. Ich glaube, daß man diesen Punkt noch einmal sehr deutlich herausstellen sollte.

C. E. Alken, Homburg: Diesen von Herrn Albrecht angesprochenen Punkt möchte auch ich noch einmal ganz deutlich unterstreichen, zumal ich der Ansicht bin, wenn wir die Angelegenheit nicht selbst in die Hand nehmen, wird sie uns sicher später aus der Hand genommen werden.

H. Farwick, Bocholt: Ich sehe in der Frage einer Facharztqualifikation insofern eine große Gefahr, als sie eine Aufspaltung unseres Standes in verschiedene Gruppen möglich machen könnte. Wenn man Qualifikation als reine Qualifikation ohne jede Hierarchie sieht, dann ist sie zweifellos richtig. Wenn man aber verschiedene Stellungen der Ärzte entsprechend ihrer Stellung als Praktiker, Fachärzte, Chefärzte schaffen will, dann halte ich sie für falsch. Ich möchte also sagen, daß es sehr wichtig ist, daß hier kein hierarchisches Prinzip erstellt wird, sondern etwas, was nur die Neigung des einzelnen, entweder als Praktiker, als Facharzt oder als Chefarzt tätig zu werden, wiedergibt und dann kommt es darauf an, daß die Qualifikationsmerkmale so ausgebaut werden, daß sie eben nicht zu einer verschiedenen Qualifizierung der Ärzte führt; denn das ist etwas, was wir jetzt am wenigsten gebrauchen können.

D. Zoedler, Düsseldorf: Ich möchte Ihnen absolut Recht geben. Es sollen auf keinen Fall zwei verschiedene Arten von Urologen geschaffen werden. Aber es ist doch heute so, daß ein Bewerber um eine Chefarztstelle ohnehin genügend lange in einem Krankenhaus sein muß, bevor er überhaupt in diese Stelle hineinwächst, einen entsprechenden Operationskatalog aufweisen muß und andere Vorbedingungen zu erfüllen hat, die er einer Bewerbung beifügt. Und nun fällt natürlich im Vergleich zu einem anderen Kollegen, der aus einer vielleicht etwas profilierteren Klinik kommt, ein Mann aus einem mittleren Krankenhaus einfach ab, weil er nicht die nötige vis a tergo bekommt. Gerade diese vis a tergo etwas zu neutralisieren, also dem Kollegen aus einem etwas kleineren Krankenhaus oder einer mittleren urologischen Abteilung auch die Chance zu erhalten, ist der Sinn dieses Qualifikationsnachweises. Die Kollegen, die sich um eine Chefarztstelle bemühen, müssen von vornherein eine entsprechende Qualifikation, über die sie ja wahrscheinlich offizielle Bescheinigungen erhalten haben, verfügen. Jetzt haben sie die Möglichkeit, sich mit dem Zertifikat in die gleiche Ebene mit denen zu stellen, die über diese gute vis a tergo verfügen. Dies ist der Sinn des Qualifikationsnachweises und nicht etwa eine Zweiteilung der Urologen.

J. G. Moormann, Homburg: Ich möchte die Berechtigung dieses Qualifikationsausschusses von mir aus nicht in Frage stellen, sondern nur folgendes bemerken: Soweit mir bekannt ist, bescheinigt jeder Chef jedem Assistenten, der den Facharzt beantragt, die Fähigkeit, eine Abteilung selbständig zu leiten. Ich glaube, daß wir damit, wenn wir noch ein Papier austeilen, die Facharztanerkennung etwas herabmindern. Dann möchte ich vorschlagen, wie es eben bereits von meinem Chef, Herrn Prof. Alken, geschehen ist, da ja die Qualifikation uns Jüngere betrifft, daß man in diesen Ausschuß, wenn er zustande kommt, Oberärzte und Assistenten aus verschiedenen Kliniken berücksichtigt.

D. Zoedler, Düsseldorf: Das ist ein Vorschlag, der auch schon in unserem Programm enthalten ist.

P. Bischoff, Hamburg: Ich glaube, daß in dem Vorschlag von Herrn Zoedler eines nicht herauskommt, was gerade angezweifelt wurde: Es ist ja gerade der Sinn dieser Chefarztbescheinigung, daß es nicht so wie in vielen Provinzen mit kleineren Krankenhäusern sein soll, die unbedingt einen Professor haben wollen, sondern es handelt sich nur um die fachliche Qualität, und diese soll bescheinigt werden, und nicht die Professur. Dies richtet sich nicht gegen den „Professor", aber es spricht ganz bestimmt nicht ohne weiteres für ihn.

H. Klosterhalfen, Hamburg: Wenn man sich mit diesem Problem etwas beschäftigt, dann ist es doch vielschichtiger, als man zunächst annimmt. Ich meine auch, Herr Zoedler, daß die Bezeichnung „Chefarztqualifikation" uns in eine bestimmte Tendenz hineinbringt, die der Sache nicht förderlich ist. Was Sie meinen, ist ja doch ein Qualifikationsnachweis für operativ tätige Urologen. Und dann müssen Sie, wenn Sie für den Chefarzt eine Qualifikation fordern, sie auch für den Belegarzt fordern. Sie können da keine Unterschiede machen, denn beide tun das gleiche.

D. Zoedler, Düsseldorf: Ich stimme Ihnen zu, möchte aber betonen, daß ich nicht der Ansicht bin, daß der gesamte Nachweis an der operativen Geschicklichkeit oder dem operativen Können allein beurteilt werden soll. Ich persönlich würde die Stellung eines Chefarztes unterbewertet empfinden, wenn es sich nur um einen operativ versierten Mann handelt. Ich meine, vielleicht täusche ich mich aber auch, daß zu einem Chefarzt eben mehr gehört, als nur manuelle Geschicklichkeit. Dies ist eine Qualität, die m. E. den Chefarzt allein noch nicht ausmacht. Es ist ein Teil der Dinge, die er mitbringen muß, aber noch nicht alles.

C. E. Alken, Homburg: Ich glaube, wir dürfen jetzt nicht ins Detail gehen, es war geplant, daß vom Plenum einige informatorische Fragen gestellt werden, worum es sich im Prinzip handelt und Herr Zoedler Sie dann danach fragt, ob es überhaupt einen Sinn hat, sich weiter mit diesen Dingen zu befassen. Wenn Sie dies bejahen, dann müßten wir später, beim nächsten Kongreß, vielleicht sehr in die Details gehen, während es in diesem Stadium sicher noch keinen Sinn hat. Ich wollte noch zu Herrn Farwick sagen, daß es uns in keinem Fall um Gruppenbildungen geht, sondern im Gegenteil darum, auch der jungen Generation eine Chance zu geben, die nicht allein von der Universität her geprägt wird. Es geht darum, daß effektiv Chancengleichheit geschaffen wird für die jüngere Generation, die ja de facto schon besteht, wie ich eingangs bereits sagte.

H. Melchior, Aachen: Ich möchte im Grunde genommen der Chefarztqualifikation oder wie die Bezeichnung auch lauten mag, aus folgenden Gründen das Wort reden: Nach meiner Ansicht hat ein leitender Arzt einer größeren Abteilung nicht nur die Aufgabe, selbständig zu operieren, sondern auch Assistenten auszubilden und weiterzubilden. Und für diese Weiterbildung müssen qualifizierte Leute bereitstehen, da sie ja schließlich Assistenten ausbilden, die später dann eine leitende Position übernehmen sollen. Die leitenden Ärzte müssen deshalb auf dem aktuellen Stand der Wissenschaft und persönlich so differenziert sein, daß sie für solche Funktionen geeignet sind.

P. Strohmenger, Essen: Zunächst einmal möchte ich meinem Freund Moormann widersprechen; denn ich glaube nicht, daß man die Qualifikation zum Facharzt für Urologie gleichsetzen kann mit der Qualifikation zum Leiter einer Abteilung. Das sind doch zwei verschiedene Dinge, die sich allein von der Ausbildungszeit, das klang in den Referaten von Herr Knipper und auch von Prof. Alken vorhin an, doch deutlich unterscheiden. Was grundsätzlich dieses Zertifikat zum Chefarzt betrifft, so weiß ich nicht, ob wir gut daran tun, wenn wir uns nur grundsätzlich darüber unterhalten. Ich glaube, grundsätzlich ist jeder von uns der Meinung, daß es gut wäre, wenn man objektive Kriterien hätte, die Qualifikation eines Bewerbers für ein solches Amt festzustellen. Ich bin der Ansicht, wir müssen doch ins Detail gehen und fragen, wie, mit welchen Mitteln finden wir objektive Kriterien, um ein solches Zertifikat zu erstellen. Ich hätte die Befürchtung, daß ein solches Zertifikat sehr leicht zu erhalten ist von dem Kreis derer, die sich um eine solche Stelle bewerben. Es sind ja nicht die jungen Assistenten einer Klinik, die sich um Chefarztstellen bewerben, sondern es sind Oberärzte von Abteilungen, die von ihrem Chef jederzeit die Bescheinigung mitbekommen werden, daß sie lange Jahre mit ihm zusammengearbeitet und sich bewährt haben in seiner Vertretung und in der Leitung dieser Abteilung. Wie man jetzt durch einen neutralen Ausschuß, der wie auch immer zusammengesetzt sein mag, weitere Kriterien finden will, das würde mich persönlich interessieren und an dieser Stelle müßten wir, glaube ich, ins Detail gehen, um zu fragen, ist das realisierbar, was an sich sehr wünschenswert wäre.

G. Ludwig, Mannheim: Ich wollte noch eine letzte Frage stellen: Ich finde es sehr wichtig, wenn ein solches Gremium für eine Chefarztqualifikation gegründet wird, daß dieses Gremium demokratisch gewählt ist und daß es auch rotiert, vor allem jedoch, daß auch gerade der Personenkreis, den es betrifft, d. h. Oberärzte und Assistenten, in diesem Ausschuß mitvertreten sind und daß sich die Rotation über ganz Deutschland erstreckt. Ich halte es schon deswegen für wichtig, um sich von vornherein gegen den Vorwurf zu wehren, daß hier wieder eine hierarchische Clique gebildet wird, die über einen bestimmten wichtigen Teil entscheidet.

C. E. Alken, Homburg: Zur hierarchischen Clique, Herr Ludwig, möchte ich sagen, daß ich schon mit meinen Herren darüber gesprochen habe in welcher Form gerade die junge Generation, die es angeht, mitbeteiligt wird und es ist selbstverständlich, daß gerade dieser Personenkreis in dem Gremium vertreten ist. Ich möchte deshalb die von Ihnen geäußerte Möglichkeit ganz entschieden zurückweisen, zumal wir das, was Herr Moormann vorhin vorgetragen hat, in unserer Klinik bereits besprochen haben. Ich halte es einfach für selbstverständlich, daß ein Problem, das die junge Generation angeht, nicht von einer hierarchischen Gruppe von oben herunter gesteuert wird. Die Qualifikation soll mit absoluter Transparenz und Demokratie durchgeführt werden, wenn überhaupt. Ich möchte nun darum bitten, daß prinzipiell darüber abgestimmt wird, ob dieser Qualifikationsausschuß weiterarbeiten soll.

D. Zoedler, Düsseldorf: Ich halte es für eine selbstverständliche Voraussetzung, daß sich der Qualifikationsausschuß in der von Herrn Alken angeführten Weise zusammensetzt. Vielleicht darf ich noch in Beantwortung der Bemerkung von Herrn Strohmenger sagen, daß ich mich freue, daß er die Notwendigkeit einer solchen Qualifikation anerkennt und unterstellt, daß alle dafür sind. Dies möchte ich jedoch, und darum möchte ich bitten, erst einmal testen. Ich darf Sie also bitten, die Hand zu heben, wenn Sie mit der Einführung einer Qualifikation prinzipiell einverstanden sind, ohne daß wir uns jetzt über die Verfahrensfragen unterhalten.

Nach der Abstimmung habe ich den Eindruck, daß die überwiegende Mehrheit für diese Qualifikation ist. Wie die Gegenprobe ergibt, sind nur einige Kollegen dagegen.

C. E. Alken, Homburg: Um ganz protokollarisch zu sein, möchte ich fragen, wer sich der Stimme enthält? Ich kann feststellen, daß die Mehrheit absolut für diese Qualifikation ist.

D. Zoedler, Düsseldorf: Da sicher nicht mehr ausreichend Zeit bleibt, einzelne Fragen zu diskutieren, darf ich Ihnen vielleicht in einer Publikation unsere Vorstellungen mitteilen und sie damit zur Diskussion stellen.

C. E. Alken, Homburg: Nach den Erfahrungen, die wir aus der kurzen Diskussion gewonnen haben, Herr Zoedler, möchte ich vorschlagen, daß Sie oder der neue Präsident sich bereits jetzt überlegen, den bestehenden Ausschuß durch Oberärzte und Assistenten zu erweitern, damit in der nächsten Legislaturperiode die Dinge so vorbereitet werden, daß man das Plenum beim nächsten Kongreß im nächsten Jahr über die Details in der gewünschten Form informieren kann. Ich würde dies für besser halten.

Diskutant aus dem Auditorium: Die Vereinigung der Oberärzte besteht doch m. W. nur aus Oberärzten der Universitätskliniken und damit werden die städtischen und mittleren Häuser doch nicht berücksichtigt?

D. Zoedler, Düsseldorf: In Beantwortung Ihrer Frage möchte ich sagen, daß von dem Oberarztzirkel ja 2 Abgesandte in den Qualifikationsausschuß hereingewählt werden sollen. Herr Sommerkamp hat im Augenblick den Vorsitz der Oberärzte und es wäre vielleicht richtig, wenn er sich mit allen Kliniken in Verbindung setzen würde, bzw. die Oberärzte aller Kliniken Herrn Sommerkamp anschreiben, damit dann daraus eine Zusammenstellung derjenigen erfolgen kann, die an diesem Qualifikationsausschuß mitarbeiten.

Zusammenfassung der Diskussion

C. E. Alken, Homburg: Aus Zeitgründen können wir jetzt nicht mehr in die Details eingehen. Ich fasse kurz zusammen: Sie sind der Ansicht, daß man diese Dinge behandeln sollte und wir verpflichten uns, in der kommenden Legislaturperiode mit Beteiligung sämtlicher in Frage kommender Gruppen — in absoluter Transparenz — Unterlagen vorzubereiten, die dann Ende des Jahres Ihnen zugeleitet werde könnenn, damit wir dann, wie geplant, effektiv in die Diskussion der praktikablen Einzelheiten eintreten.

Schlußwort des Präsidenten

W. Lutzeyer, Aachen

Meine sehr verehrten Damen und Herren!

Ich danke den Herren Alken, Knipper und Zoedler für ihre Referate.

Damit verabschiedet sich der Präsident dieses Jahres von Ihnen. Ich danke Ihnen allen noch einmal recht herzlich für Ihr Erscheinen, ich habe es bereits gestern abend getan, und ich wünsche Ihnen weiterhin für den nächsten Kongreß in München persönlich und auch fachlich alles Gute. Auf Wiedersehen!

GENERALVERSAMMLUNG

Protokoll der ordentlichen Mitgliederversammlung der Deutschen Gesellschaft für Urologie am 18. Oktober 1973 (Neues Kurhaus, Aachen)

Der Präsident, Herr Professor Lutzeyer, eröffnet die Sitzung um 17.15 Uhr und stellt fest, daß sie ordnungsgemäß einberufen wurde und die Mitgliederversammlung beschlußfähig ist.

Tagesordnung

1. Jahresbericht

Herr Professor Lutzeyer gibt einen Überblick über die Tätigkeit des Vorstandes in der abgeschlossenen Kongreßperiode, hebt die gute Zusammenarbeit mit dem Berufsverband in der gemeinsamen Beantwortung berufspolitischer Fragen hervor, geht auf die vom Vorstand vorgeschlagene Korrektur der Weiterbildungsordnung ein und empfiehlt der Mitgliederversammlung, wegen der erforderlichen Stellungnahme der Deutschen Gesellschaft für Urologie zu Fragen der Weiterbildungsordnung, des Krankenhausfinanzierungsgesetzes und zu berufs- und hochschulpolitischen Problemen für die nächsten beiden Kongreßperioden einen bundesdeutschen Präsidenten zu wählen.

Es wird hervorgehoben, daß die österreichischen Kollegen in Würdigung dieser Situation verständnisvoll auf eine Kandidatur für 1974 und 1975 verzichten. Herr Professor Lutzeyer empfiehlt der Mitgliederversammlung, für 1976 einen österreichischen Kandidaten in Erwägung zu ziehen.

Im Zusammenhang mit dieser Frage werden die Punkte 5 und 6 der Tagesordnung — **Wahl des Präsidenten 1974 und Wahl des Präsidenten 1975 vorgezogen.**

Der Vorstand der Deutschen Gesellschaft für Urologie empfiehlt der Mitgliederversammlung für 1974 Herrn Prof. Schmiedt (München) als Präsidenten.

Bei der geheimen Zettelwahl entfallen auf Professor Schmiedt 116 von 125 abgegebenen Stimmen.

Herr Prof. Schmiedt nimmt die Wahl an.

Vom Vorstand der Deutschen Gesellschaft wird für 1975 Herr Dr. Zoedler als Präsidentschaftskandidat nominiert, bei der geheimen Zettelwahl entfallen auf Herrn Dr. Zoedler (Düsseldorf) 105 von insgesamt 123 abgegebenen Stimmen. Herr Dr. Zoedler nimmt die Wahl für 1975 an.

2. Kassenbericht

Herr Prof. Arnholdt gibt dem Plenum einen kurzen Kassenbericht und weist darauf hin, daß eine Vollfinanzierung des Verhandlungsberichtes nicht mehr möglich ist. In der sich anschließenden Diskussion kommt es zu einer Abstimmung, ob der Verhandlungsbericht in der bisherigen Form beibehalten werden soll. Die große Mehrheit stimmt für diese Beibehaltung durch Akklamation.

3. Aufgabenbereich und Stellung des Archivars in der Gesellschaft

Herr Professor Nagel schlägt einen Zusatz zu den Satzungen der Deutschen Gesellschaft vor, in der die Aufgabenstellung und Position des Archivars in der Gesellschaft fixiert wird. Diese Ankündigung der Satzungsergänzung soll dem Plenum bei der nächsten Mitgliederversammlung in München zur Abstimmung vorgelegt werden.

4. Abgänge/Zugänge

Der Schriftführer verliest die Namen von 13 Anträgen auf Neuaufnahme, gegen die vom Plenum keine Einwände erfolgen und berichtet ferner über 8 Austritte.

5. Verschiedenes

Zum Punkt *Verschiedenes* liegen keine Wortmeldungen vor, so daß der Präsident gegen 18.00 Uhr die Mitgliederversammlung beendet.

Dr. D. Zoedler
1. Schriftführer der
Deutschen Gesellschaft für Urologie
D-4000 Düsseldorf
Friedrich-Lau-Straße 11

SATZUNG

der Deutschen Gesellschaft für Urologie

(Stand Oktober 1972)

§ 1

Die Deutsche Gesellschaft für Urologie ist eine Vereinigung von Urologen und urologisch interessierten Ärzten. Sie dient der Förderung der Wissenschaft, insbesondere auf dem Gebiete der Urologie. Der Zweck wird erreicht durch Gedankenaustausch, wissenschaftliche Anregungen und Arbeiten auf allen Gebieten der Urologie. Wissenschaftliche Arbeiten werden im Auftrag und auf Weisung des Vereins durchgeführt. Die Gesellschaft veranstaltet in regelmäßigen Abständen ihren Kongreß. Sämtliche wissenschaftlichen Vorträge werden veröffentlicht. Die auf dem Gebiete der Urologie tätigen Ärzte sollen in der Berufsausbildung gefördert werden.

Sitz der Gesellschaft ist München im Bezirk des Amtsgerichtes München. Sie ist in das Vereinsregister eingetragen. Sie verfolgt ausschließlich und unmittelbar gemeinnützige Zwecke und erstrebt keinen Gewinn. Etwaige Überschüsse und sonstige Zuwendungen werden ausschließlich dem Gesellschaftszweck zugeführt. Die Mitglieder haben keinen persönlichen Anspruch an das Vermögen, auch nicht bei Auflösung der Gesellschaft. Das Geschäftsjahr ist das Kalenderjahr.

§ 2

Die Gesellschaft besteht aus Mitgliedern, Ehrenmitgliedern und korrespondierenden Mitgliedern.

§ 3

Mitglied kann jeder approbierte Arzt werden, der Interesse für das Fachgebiet der Urologie hat. Dem Aufnahmeantrag ist eine schriftliche Befürwortung durch zwei Mitglieder der Gesellschaft beizufügen. Über die Aufnahme entscheidet der Ausschuß. Die Zustellung der Mitgliedskarte erfolgt nach Einzahlung der Aufnahmegebühr und des Beitrages für das laufende Geschäftsjahr.

§ 4

Jedes Mitglied zahlt eine Aufnahmegebühr sowie jährliche Mitgliedsbeiträge, deren Höhe von der Mitgliederversammlung festgelegt wird. Tritt ein Mitglied in den Ruhestand, so kann es auf Antrag von der Beitragspflicht befreit werden. Der Vorstand kann unter besonderen Umständen auch andere Mitglieder auf Zeit von der Beitragspflicht befreien.

§ 5

Ein Mitglied, welches trotz zweimaliger schriftlicher Mahnung durch den Kassenführer mit der Beitragszahlung länger als ein Jahr im Rückstand bleibt, gilt als ausgeschieden.

§ 6

Bei einem Mitglied, welches das Ansehen der Vereinigung schädigt, kann auf Antrag des Vorstandes die Mitgliederversammlung auf Ausschluß erkennen.

Hierzu ist Zweidrittelmehrheit der anwesenden Mitglieder erforderlich. Die Abstimmung ist geheim und geschieht durch Stimmzettel. Ein Ausschlußantrag muß allen Mitgliedern mindestens 14 Tage vorher schriftlich mitgeteilt werden.

§ 7

Der freiwillige Austritt eines Mitgliedes erfolgt durch schriftliche Anzeige an den Schriftführer der Gesellschaft.

§ 8

Zu Ehrenmitgliedern können Ärzte oder Gelehrte ernannt werden, welche die urologische Wissenschaft oder die Gesellschaft in hervorragender Weise gefördert haben. Die Ernennung erfolgt auf Antrag des Vorstandes in der Mitgliederversammlung durch widerspruchslose Zustimmung oder durch Stimmzettel. Bei der Zettelwahl bedarf es einer Mehrheit von zwei Dritteln der abgegebenen Stimmen.

Die Ehrenmitglieder haben die Rechte der Mitglieder ohne deren Pflichten.

In gleicher Weise können Ärzte oder Gelehrte des In- und Auslandes zu korrespondierenden Mitgliedern ernannt werden. Korrespondierende Mitglieder haben die Rechte der Mitglieder, jedoch nur beratende Stimme.

§ 9

Der Vorstand besteht aus dem Vorsitzenden, dem stellvertretenden Vorsitzenden, dem ersten und zweiten Schriftführer und dem Kassenführer.

Der Vorsitzende vertritt die Gesellschaft gerichtlich und außergerichtlich nach außen. Er beruft die Sitzungen des Vorstandes, des Ausschusses und die Mitgliederversammlung ein und leitet die Verhandlungen. Es ist gehalten, jährlich eine Ausschußsitzung und mindestens alle 2 Jahre eine Mitgliederversammlung einzuberufen. Bei Verhinderung wird er vom stellvertretenden Vorsitzenden vertreten. Die ausgeschiedenen Vorsitzenden sind ständige Mitglieder des Ausschusses, bis sie in den Ruhestand treten.

Der Schriftführer leitet das Sekretariat der Gesellschaft, besorgt den Schriftverkehr und führt das Sitzungsprotokoll.

Der Kassenführer verwaltet das Vermögen der Gesellschaft und zieht die Beiträge ein. Er ist, ebenso wie der Schriftführer, zeichnungsberechtigt.

Der Ausschuß besteht aus dem Vorstand, den ständigen, vier nichtständigen Ausschußmitgliedern und dem jeweiligen Vorsitzenden des Berufsverbandes der Deutschen Fachärzte für Urologie e. V. Beschlüsse des Ausschusses werden mit einfacher Stimmenmehrheit der Anwesenden gefaßt. Bei Stimmengleichheit entscheidet die Stimme des Vorsitzenden.

Über die Einnahmen und Ausgaben ist Buch zu führen. Es darf keine Person durch Verwaltungsaufgaben, die den Zwecken des Vereins fremd sind, oder durch verhältnismäßig hohe Vergütungen begünstigt werden.

§ 10

Der Vorstand leitet die Geschäfte der Gesellschaft.

Er kann beliebige Aufgaben seines Geschäftsbereiches weiteren Mitgliedern der Gesellschaft übertragen.

Beschlüsse des Vorstandes werden mit einfacher Stimmmehrheit der Anwesenden gefaßt. Bei Stimmengleichheit entscheidet die Stimme des Vorsitzenden.

§ 11

Die Amtsdauer des Vorsitzenden erstreckt sich über eine Kongreßperiode.

Die Wahl des Vorsitzenden erfolgt in der Mitgliederversammlung durch Stimmzettel; einfache Mehrheit entscheidet. Wird diese im ersten Wahlgang nicht erzielt, so erfolgt eine Stichwahl zwischen den beiden Mitgliedern, die die meisten Stimmen erhalten haben. Der Vorsitzende der vorausgegangenen Kongreßperiode wird stets stellvertretender Vorsitzender. Der ausscheidende Vorsitzende ist für die nächste Kongreßperiode nicht wählbar.

Die Wahl des Schriftführers und des Kassenführers erfolgt in der Mitgliederversammlung, wenn notwendig durch Stimmzettel mit einfacher Mehrheit. Die Wahl erfolgt für die Dauer von zwei Kongreßperioden. Wiederwahl auch für die nächste Kongreßperiode ist zulässig.

Die Wahl der nichtständigen Ausschußmitglieder erfolgt in der Mitgliederversammlung, wenn notwendig durch Stimmzettel, für die Dauer von zwei Kongreßperioden. Wiederwahl für die nächste Kongreßperiode ist nicht zulässig.

§ 12

Scheidet ein Mitglied des Vorstandes im Laufe seiner Amtszeit aus, so kann sich der Vorstand bis zur nächsten Mitgliederversammlung durch Zuwahl aus dem Ausschuß ergänzen.

§ 13

Der Vorstand hat mindestens alle 2 Jahre der Mitgliederversammlung einen Geschäftsbericht sowie die Abrechnung vorzulegen. Der Vorsitzende beruft zwei Mitglieder zur Prüfung der Abrechnung. Die Mitgliederversammlung nimmt den Prüfungsbericht entgegen und erteilt dem Vorstand Entlastung.

§ 14

Eine Mitgliederversammlung ist ferner auch dann einzuberufen, wenn das Interesse der Gesellschaft es erfordert oder die Einberufung schriftlich vom zehnten Teil der Mitglieder unter Angabe des Zweckes und der Gründe vom Vorstand verlangt wird.

§ 15

Änderungen der Satzungen können der Mitgliederversammlung nur dann zur Beschlußfassung vorgelegt werden, wenn sie 4 Wochen vorher eingereicht sind und auf der Tagesordnung stehen.

§ 16

Die wissenschaftlichen Tagungen der Deutschen Gesellschaft für Urologie finden in regelmäßigen Abständen statt. Der Tagungsort wird jedesmal durch den Ausschuß bestimmt. Der Vorsitzende legt das Kongreßprogramm dem Ausschuß vor.

§ 17

Vorträge sind dem Vorsitzenden termingerecht mit Inhaltsangabe anzumelden. Annahme und Sprechzeit werden vom Ausschuß bestimmt.

§ 18

Die Deutsche Gesellschaft für Urologie läßt die wissenschaftlichen Berichte in Form eines Kongreßbandes erscheinen unter Schriftleitung des jeweils Vorsitzenden.

§ 19

Auflösung der Gesellschaft: Der Antrag auf Auflösung der Gesellschaft wird der Tagesordnung nur eingefügt, wenn er von sämtlichen Vorstandsmitgliedern oder mindestens von der Hälfte der Mitglieder überhaupt unterzeichnet ist. Zur Beschlußfassung über diesen Antrag ist die nächste ordentliche Mitgliederversammlung zuständig, wenn dieselbe von mindestens zwei Dritteln der Mitglieder besucht ist.

Im Falle der Beschlußunfähigkeit muß der Vorstand innerhalb von 6 Wochen eine außerordentliche Mitgliederversammlung ordnungsgemäß unter Angabe der Tagesordnung einberufen, die dann unabhängig von der Zahl der erschienenen Mitglieder beschließt. Ein Beschluß, die Gesellschaft aufzulösen, kann in beiden Mitgliederversammlungen nur dufch eine Mehrheit von drei Vierteln der anwesenden Mitglieder gefaßt werden. Die Mitgliederversammlung, welche die Auflösung der Gesellschaft beschließt, verfügt zugleich über die Ausführung der Auflösung und über die Verwendung des Vermögens der Gesellschaft.

Für die Auflösung der Gesellschaft gelten die gesetzlichen Vorschriften. Das Gesellschaftsvermögen fällt bei der Auflösung oder Wegfall der bisherigen Zwecke an die Deutsche Forschungsgemeinschaft, die es unmittelbar und ausschließlich für gemeinnützige Zwecke zu verwenden hat. Eine Zuwendung von Vermögen oder Vermögensteilen an Mitglieder der Deutschen Gesellschaft für Urologie ist ausgeschlossen. Beschlüsse über Verwendung des Vermögens der Gesellschaft sowie Beschlüsse über Satzungsänderungen, die die Zwecke der Gesellschaft und die Verwendung ihres Vermögens betreffen, sind auch vor Inkrafttreten dem zuständigen Finanzamt mitzuteilen. Über die Verwendung im einzelnen und die Beachtung der Bestimmungen der vorhergehenden Absätze entscheidet die Mitgliederversammlung.

Verzeichnis der Mitglieder der Deutschen Gesellschaft für Urologie

(Stand Oktober 1973)

Organe der Gesellschaft

Geschäftsführender Vorstand:

Vorsitzender: Prof. Dr. E. SCHMIEDT, D-8000 München
Stellvertretender Vorsitzender: Prof. Dr. W. LUTZEYER, D-5100 Aachen
1. Schriftführer: Dr. D. ZOEDLER, D-4000 Düsseldorf
2. Schriftführer: Prof. Dr. R. NAGEL, D-1000 Berlin
Kassenführer: Prof. Dr. F. ARNHOLDT, D-7000 Stuttgart

Archivar: Dr. F. SCHULTZE-SEEMANN, D-1000 Berlin

Ständige Ausschußmitglieder:

Prof. Dr. C.-E. ALKEN, D-6650 Homburg a. d. Saar
Prof. Dr. P. BISCHOFF, D-2000 Hamburg
Prof. Dr. H. K. BÜSCHER, D-3000 Hannover
Prof. Dr. W. BROSIG, D-1000 Berlin
Prof. Dr. H. DETTMAR, D-4000 Düsseldorf
Prof. Dr. W. STAEHLER, D-7400 Tübingen

Nichtständige Ausschußmitglieder:

Prof. Dr. K. F. ALBRECHT, D-5600 Wuppertal-Barmen
Prof. Dr. H. HASCHEK, A-1000 Wien
Prof. Dr. W. MAUERMEYER, D-8000 München
Prof. Dr. J. B. SÖKELAND, D-4600 Dortmund
Dr. W. KNIPPER, D-2000 Hamburg-Altona
(als Vorsitzender des Berufsverbandes der Deutschen Fachärzte für Urologie)

Ehrenmitglieder

Prof. Dr. ALKEN, CARL-ERICH, Direktor der Urolog. Univ.-Klinik, D-6650 Homburg a. d. Saar.
Prof. Dr. BOEMINGHAUS, HANS, Facharzt für Chirurgie u. Urologie, Chefarzt im Ruhestand, D-4000 Düsseldorf, Beckbuschstraße 18.
Prof. Dr. BOSHAMER, KURT, Facharzt für Chirurgie u. Urologie, D-6702 Chefarzt im Ruhestand Bad Dürkheim, Hugo-Bischoff-Straße 16.
Prof. Dr., Dr. h. c. DERRA, ERNST, Facharzt für Chirurgie, D-4000 Düsseldorf, Himmelgeisterstraße 226.
Prof. Dr. DEUTICKE, PAUL, Facharzt für Urologie, A-1030 Wien III (Österreich), Metternichgasse 7.
Prof. Dr. FORSSMANN, WERNER, Facharzt für Chirurgie und Urologie, Chefarzt der Chirurg. Abt. des Ev. Krankenhauses, D-4000 Düsseldorf, Kirchfeldstraße 40.
Prof. Dr. GIERTZ, GUSTAV, Facharzt für Urologie, Karolinska Sjukhuset, S-10401 Stockholm 60 (Schweden).
Prof. Dr. DE GIRONCOLI, FRANCO, I-Florenz (Italien), 119, Via S. Niccolo.
Prof. Dr. GOODWIN, W. E., University of California (UCLA), Los Angeles (USA).
Prof. Dr. med. habil. HEUSCH, KARL, Facharzt für Urologie u. Chirurgie, Chefarzt der Urolog. Klinik, D-5100 Aachen, Kaiser-Friedrich-Allee 39.
Prof. Dr. ICHIKAWA, TOKUJI, Director of the First National Hospital of Tokyo, Tokyo (Japan) 1, Toyamacho, Shinjuku-ku, Tokyo.
Prof. Dr. Drs. h. c. LINDER, FRITZ, Direktor d. Chirurg. Univ.-Klinik, D-69 Heidelberg.
Prof. Dr. LJUNGGREN, EINAR, Carlanderska Sjukhemmet 41255 Göteborg/Schweden.
Prof. Dr. MAY, FERDINAND, Facharzt für Chirurgie und Urologie, Chefarzt des Urolog. Krankenhauses München u. Inhaber d. Lehrstuhles f. Urologie der Universität München, i. R.

Prof. Dr. MAYOR, GEORGES, Facharzt für Chirurgie u. Urologie, Ord. Prof. f. chirurg. Urologie, Universität Zürich u. Direktor der Urolog. Univ.-Klinik, Kantonspital, CH-8006 Zürich, Rämistraße 100.

Prof. Dr. DE LA PEÑA, ALFONSO, Madrid (Spanien), Padilla 22.

Prof. Dr. ROSENSTEIN, PAUL, Rio de Janeiro (Brasilien), Rua das Acacias 90.

Prof. Dr. TAKAYASU, HISAO, University of Tokyo, Hongo, Japan.

Univ.-Prof. ÜBELHÖR, RICHARD, Facharzt für Urologie, Vorstand der Urolog. Univ.-Klinik, i. R., A-1080 Wien 8 (Österreich), Haspingergasse 8.

Prof. Dr. WILDBOLZ, EGON, CH-3000 Bern, Sulgeneckstraße 25.

Korrespondierende Mitglieder

Prof. Dr. ALWALL, NILS, Direktor der Med. Univ.-Klinik (Nierenklinik), S-22005 Lund 5.

Dr. ANGELOFF, ANGEL, 6 Frankfurt/Main 70, Goldbergweg 31.

Prof. Dr. BAKKER, N. J., Academisch Ziekenhuis, Rotterdam 3002. Dr. Mole Waterplein 40.

Prof. Dr. BALOGH, FERENC, Facharzt für Urologie, Direktor der Urolog. Univ.-Klinik, Pécs (Ungarn), Munkécsy Mihály u. 2.

Dr. BAND, DAVID, Edinburgh (Schottland).

Prof. Dr. BARTRINA, JOSÉ, Barcelona (Spanien), Diagonal 419.

Doz. Dr. habil. BELONOSCHKIN, BORIS ALEXANDER, Facharzt für Frauenheilkunde, Stellvertr. Chefarzt der Frauenklinik, 10064 Sodersjukhuset, S-10401 Stockholm.

Prof. Dr. BIBUS, BERTRAND, Facharzt für Urologie, A-1180 Wien, Währingerstraße 134.

Priv.-Doz. Dr. BIEDERMANN, GÜNTHER, Chirurg. Univ.-Klinik, A-6020 Innsbruck.

Prof. Dr. BODECHTEL, GUSTAV, D-8000 München, Med. Univ.-Klinik.

Prof. Dr. BRUNI, PASQUALE, Libero Docente in Urologia, Primario Urologo, Ospedale S. Gennaro I-80122 Napoli, 9, Via Giovenale.

Prof. Dr. Dr. h. c. BÜRKLE DE LA CAMP, HEINRICH, Facharzt für Chirurgie, D-7801 Dottingen u. Freiburg.

Prof. Dr. COUVELAIRE, ROGER, 44, Rue Boileau, Paris (Frankreich).

Prof. Dr. DARGET, RAYMOND, Urolog. Klinik der Universität, F-Bordeaux, Rue Castéja 17.

Prof. Dr. DEFORT, RENÉ, Antwerpen (Belgien), Belgiëlei, 199.

Prof. Dr. DIX, VICTOR WILKINSON, Kent (England), Tunbridge Wells, 8 Shandon Close.

Dr. DUFF, FRANCIS, ARTHUR, Lecturer Urology, Vice-President, Royal College of Surgeons, Ireland Dublin (Irland), 9. Fitzwilliam Place.

Doz. Dr. ENFEDJIEFF, MICHAEL, Facharzt für Chirurgie u. Urologie, Vorstand der Urolog. Klinik, Staatskrankenhaus „Dr. R. Angeloff", Sofia (Bulgarien).

Prof. Dr. ERCOLE, RICARDO, Rosario (Argentinien), Br. Oronno 755.

Dr. GARCIA, ALBERTO E., priv.: Buenos Aires (Argentinien), Paraguay 1352.

Prof. GLENN, JAMES, F., Duke University, Durham, North Carolina (USA).

Prof. GREGOIR, W., 68 Avenue Winston Churchill, 1180 Bruxelles.

Dr. HANLEY, HOWARD, London (England), Devonshire Street, Portland Place W 1.

Dr. HJORT, ERLING, Akershus Fylke, Kirurkisk avdeling, Midstuen, Oslo (Norwegen).

Dr. HOWALD, RUDOLF, Facharzt für Urologie u. Chirurgie, CH-4000 Basel, Leimenstraße 57.

Prof. Dr. KÜSS, RENÉ, F-75 Paris XVII, 63 Avenue Niel.

Dr. LEANDER, GÖSTA, S-10401 Stockholm, Nybrogatan 34.

Dr. MANDEL, J. V., London W 1 (England), 79, Harley Street.

Prof. Dr. NEUWIRTH, KARL, Brno (ČSSR), Kvetna 1.

Dr. PATTON, JOHN, Walter Reed Army Hospital, Washington 12, D.C., USA.

Prof. Dr. PEREZ CASTRO, ENRIQUE, Facharzt für Urologie, Abteilungschef de Servicio de Urologia de la Cuidad Sanitaria Provincial Francisco Franco, Calle Doctor Esquerdo, 46, Madrid 2 (Spanien).

Prof. Dr. PETKOVIĆ, SAVA, Facharzt für Chirurgie und Urologie, Direktor der Urolog. Klinik, Ord. Prof. für Chirurgie u. Urologie, Urolog. Klinik, Belgrad (Jugoslawien), Višegradska 26.

Prof. Dr. PYTEL, ANTON, Corr. Member Akademy Med. Sciences, Scientific Advisor of the Urological Klinik, 2. Moskauer Med. Institute, Moskau-240 (UdSSR), Kotelnitscheskaja náber. I/15, w. 49.

Dr. RAPOSO-MONTERO, LUIS, Facharzt für Urologie (Privatklinik), Santiago de Compostela (Coruña [Spanien]), Huérfanas, 15.

Dr. med. univ. RAUCHENWALD, KARL, Facharzt für Urologie und Chirurgie, Vorstand der Urolog. Abt. am Landeskrankenhaus, A-9010 Klagenfurt, St. Veiterstraße 47.

Dr. Ravasini, Giorgio, Facharzt für Urologie, Chefarzt der Urolog. Univ.-Klinik, Clinica Urologica-Monoblocco Ospedaliero, I-35100 Padova.
Doz. Dr. Sarafoff, Dimiter, Sofia (Bulgarien), Ulica Asparuch 52.
Prof. Dr. Serav, Kemal, Ankara (Türkei).
Prof. Dr. Serralach, Barcelona (Spanien), Pelayo 40.
Dr. Šestić, Zlatko, Facharzt für Urologie, Zagreb (Jugoslawien), Trg M. Oreškovića 2.
Prof. Dr. Sorrentino, Michelangelo, I-Neapel, Riviera di Chiaia 207.
Doz. Dr. Schaffhauser, Franz, CH-8000 Zürich, Bleicherweg 2.
Prof. Dr. Turner-Warwick, Richard, 61 Harley House, Marylebone Road, London N.W. I.
Prof. Dr. Weber, Herbert, Facharzt für Urologie, A-4020 Linz, Goethestraße 35/I.
Prof. Dr. Wesolowski, Stefan, Facharzt für Urologie, Leiter der Urolog. Univ.-Klinik, Warschau (Polen), Oczki 6.
Prof. Dr. Weyeneth, Richard, Chef du Service d'Urologie de l'BC de Genève, Service d'Urologie, Hôpital cantonal-Genève.
Dr. Williams, Roger Lester, London NW 1 (England), 1 E Hyde Park Mansions.

Ordentliche Mitglieder (Stand vom Oktober 1973: 534 Mitglieder)

Dr. Aberle, Albrecht, Facharzt für Urologie u. Chirurgie, Niedergelassener Urologe, Belegarzt, D-6800 Mannheim, Kaiserring 24.
Dr. Adam, Oswald, Facharzt für Chirurgie u. Urologie, Niedergelassener Chirurg u. Belegarzt im Michaeliskrankenhaus Hamburg, D-2000 Hamburg 13, Schlüterstraße 6/III.
Dr. Albrecht, Dieter, Facharzt für Urologie, 2800 Bremen, An der Weide 31.
Prof. Dr. Albrecht, Karl-Friedrich, Facharzt für Urologie u. Chirurgie, Direktor der Urolog. Klinik der Städt. Krankenanstalten, D-5600 Wuppertal-Barmen, Heusnerstraße 40.
Dr. Albring, Helmut, Facharzt für Urologie, Leitender Arzt der Urolog. Abt. am Josef-Krankenhaus, D-4690 Herne.
Dr. habil. Alexandru, Theodorescu, Oberarzt für Urologie, Spitalul Slatina Judetul Olt, Sectia Chirurgie (Urologie), Rumänien.
Dr. Alfermann, Friedhelm, Facharzt für Urologie u. Chirurgie, Leitender Arzt der Urolog. Abt. des Elisabeth-Krankenhauses, D-3500 Kassel, Weinbergstraße 7.
Prof. Dr. Alken, Carl-Erich, Direktor der Urolog. Univ.-Klinik, D-6650 Homburg (Saar).
Dr. v. Allesch, Wilhelm, Facharzt für Urologie, Chefarzt der Urolog. Abt. Krankenhaus Seepark, D-2851 Debstedt, Bremerhaven.
Dr. Almstedt, Ulrich, Facharzt für Urologie, D-3100 Celle (Hann.), Bahnhofstraße 30a.
Dr. Altvater, Gerhard, Facharzt für Urologie, Chefarzt der Urolog. Abt. des Johanniter-Krankenhauses, D-4200 Oberhausen-Sterkrade.
Prof. Dr. Arnholdt, Fritz, Chefarzt der Urolog. Abt. des Katharinenhospitals, D-7000 Stuttgart.
Prof. Dr. Babics, Antal, Ulloi Ut/78/B. Budapest VIII (Ungarn).
Dr. Bacher, Karl, Facharzt für Urologie u. Chirurgie, Leiter der Urolog. Abt. Städt. Krankenanstalten, D-6700 Ludwigshafen (Rhein), Bergmannstraße 1.
Priv.-Doz. Dr. Bandhauer, Klaus, Facharzt für Urologie, Chefarzt der Urolog. Klinik am Kantonspital, CH-9006 St. Gallen.
Dr. Bandtlow, Klaus, Facharzt für Urologie, Oberarzt der Urolog. Univ.-Klinik Innsbruck.
Dr. Bargenda, Bernhard, Facharzt für Urologie, Chefarzt der Urologischen Abt. des Städt. Auguste-Viktoria-Krankenhauses, 1 Berlin 41, Rubensstraße 125.
Prof. Dr. Bauer, Karl-Michael, Facharzt für Urologie, Chefarzt der Urolog. Abt. u. Ärztl. Direktor, Städt. Krankenhaus, D-8200 Rosenheim.
Dr. Bauermeister, Hermann, D-2000 Hamburg 52, Hemmingstedter Weg 6.
Prof. Dr. Baumbusch, Friedrich, Facharzt für Urologie u. Chirurgie, Direktor der Urolog. Klinik der Städt. Krankenanstalten, D-4150 Krefeld, Lutherplatz 40.
Prof. Dr. Baumgärtel, Hermann, Chefarzt der Urolog. Klinik im Krankenhaus Siloah, D-3000 Hannover, Auestraße 46.
Dr. Baumgart, Rolf, Facharzt für Urologie u. Chirurgie, Chefarzt der Urolog. Abt. der Städt. Krankenanstalten, D-2900 Oldenburg, An den Voßbergen 70/99.
Dr. Baur, Alfons, Facharzt für Urologie, D-5000 Köln-Lindenthal 41, Laudahnstraße 33.
Dr. Baur, Hans-Helmut, Chefarzt d. Urolog. Abtlg. d. Kreiskrankenhauses, 972 Heidenheim/Brenz.

Dr. Beck, Matthias, Facharzt für Urologie, Chefarzt des St.-Elisabeth-Krankenhauses, Urolog. Abt., D-5000 Köln, Hohenstaufenring 53/55.

Dr. Beckendorf, Fritz, Facharzt für Chirurgie, Chefarzt der chir. Klinik im Krankenhaus Nordstadt, D-3000 Hannover, Haltenhoffstraße 41.

Dr. Becker, Wolfgang, Facharzt für Urologie, Leitender Arzt der Urolog. Abt. der Fachklinik Wildeshausen, D-2900 Oldenburg, Huntestraße 17.

Dr. Behr, Jürgen, Facharzt für Urologie, Chefarzt der Urolog. Abt. des Ev. Krankenhauses, D-3450 Holzminden, Forster Weg 34.

Dr. Bellenberg, Hans-Günther, Chefarzt der Urolog. Abt. des St.-Elisabeth-Krankenhauses, D-6000 Frankfurt (Main), Ginnheimer Straße 3.

Dr. Berglin, Thorwald, Sahlgrenska Krankenhaus, S-Göteborg, Göteborgsgatan 22.

Prof. Dr. Bergmann, Max, Leiter der Urolog. Abt. im Allg. Krankenhaus, A-1020 Linz (Donau).

Dr. Berndt, Rudolf, Facharzt für Urologie u. Chirurgie, Chefarzt der Urolog. Abt., Städt. Krankenhaus Neukölln, D-1000 Berlin 47, Rudowerstraße 56.

Prof. Dr. Bichler, Karl-Horst, Facharzt für Urologie, Urolog. Univ.-Klinik, D-3550 Marburg (Lahn), Robert-Koch-Straße 8.

Dr. Bieberbach, Joachim, Facharzt für Urologic, 3000 Hann.-Linden, Minister-Stüve-Straße 6.

Dr. Bielenberg, Dieter, Facharzt für Urologie, D-208 Pinneberg, Elmshorner Straße 13.

Dr. Biernat, Walter, Facharzt für Erkrankungen der Harnwege, D-3110 Uelzen, Ringstraße 3.

Prof. Dr. Bischoff, Peter, Facharzt für Urologie, Chefarzt der Urolog. Abt. des Elisabeth-Krankenhauses, D-2000 Hamburg.

Med.-Dir. Dr. Blasche, Paul, Facharzt für Urologie u. Chirurgie, Chefarzt der Urolog. Abt. am Städt. Stiftungskrankenhaus, D-6720 Speyer.

Prof. Dr. Blasucci, Paolo, I-Rom, 46 Via dell' Umilta.

Dr. Bleicken, Hans Gerd, Facharzt für Urologie u. Chirurgie, Chefarzt der Urolog. Abt. der Ev.-luth. Diakonissenanstalt, D-2390 Flensburg, Knuthstraße 1.

Dr. Bless, Klaus-Diethelm, Facharzt für Urologie, Leitender Arzt der Urolog. Abt. am Marienhospital, Schermbeck.

Prof. Dr. Blumensaat, Carl, D-8992 Wasserburg (Bay.), Uferstraße 12.

Dr. Blumenstock, Ulrich, Facharzt für Urologie, D-1000 Berlin 42, Schulenbergring 128.

Dr. Blumenthal, Erich, Chefarzt der Chirurg. Abt. des Allg. Krankenhauses Rissen, D-2000 Hamburg-Blankenese, Grotiusweg 35/37.

Dr. Boden, Otto, Facharzt für Urologie, Chefarzt der Urolog. Abt. des St.-Hildegardis-Krankenhauses, D-5000 Köln-Lindenthal, Bachermer Straße 29–33.

Dr. Böhmer, Walter, Facharzt für Urologie, Chefarzt des St.-Marien-Hospitals, D-4660 Gelsenkirchen-Buer, Mühlenstraße 5.

Dr. Böhringer, Konrad, Facharzt für Urologie u. Chirurgie, D-4800 Bielefeld, Friedrich-Verleger-Straße 5.

Dr. Boeminghaus, Frank, Wiss. Assistent, Urolog. Univ.-Klinik, D-4000 Düsseldorf, Moorenstr.

Dr. Böttger, Paul, Facharzt für Urologie, D-6050 Offenbach, Frankfurter Straße 77–79.

Dr. Bofinger, Günther, Facharzt für Urologie, D-7000 Stuttgart 31, Kimmichstraße 2.

Dr. Bodgan, Roman, D-1000 Berlin 12, Kantstraße 33.

Dr. Brachmann, Werner, Facharzt für Urologie u. Chirurgie, Chefarzt der Urolog. Abt. Allg. Krankenhaus Hamburg-Barmbek, D-2000 Hamburg 33, Rübenkamp 148.

Dr. Brandenberg, Otto Wilhelm, Facharzt für Urologie, Niedergelassener Urologe u. Leitender Arzt einer Urolog. Krankenhausabt., D-3300 Braunschweig, Wilhelmitorwall 4.

Dr. Brandstäter, Peter, Facharzt für Urologie u. Chirurgie, Chefarzt der Urolog. Abt. des Kreiskrankenhauses, D-7140 Ludwigsburg, Posilipostraße.

Dr. Brandt, Hermann, Facharzt für Urologie u. Chirurgie, Chefarzt der Chirurg.. Abt. des Landeskrankenhauses, D-4930 Detmold, Hans-Heinrich-Straße 34.

Dr. Brauer, Robert, Facharzt für Urologie, D-8500 Nürnberg, Hallerstr. 26.

Dr. Braun, Hans-Peter, Facharzt für Urologie, Oberarzt der Urolog. Krankenanstalten, D-7100 Heilbronn, Jägerhausstraße.

Doz. Dr. Bravetta, Giovanni, Primario Urologo, Ospedale Bassini, I-20131 Milano, Via Ricordi 1.

Dr. Brenner, Werner, Facharzt für Urologie u. Chirurgie, Chefarzt der Urolog. Abt. der Städt. Krankenanstalten, D-5650 Solingen, Frankenstraße 33.

Dr. Bressel, Max, Facharzt für Chirurgie u. Urologie, Chefarzt der Urolog. Abt. im Allg. Krankenhaus Hamburg-Harburg, D-2100 Hamburg 90, Eißendorfer Pferdeweg 52.

Prof. Dr. BRINKMANN, WOLF, Facharzt für Chirurgie, Chefarzt, D-4690 Herne (Westf.), Kaiserstraße 11.

Dr. BRODA, Assistenzarzt d. Urolog. Abt. Friederikenstift Hannover, Humboldtstraße 5.

Dr. BROEGGER, KARL-JOSEF, Facharzt für Urologie u. Chirurgie, D-4000 Düsseldorf, Louise-Dumont-Straße 1.

Prof. Dr. BROSIG, WILHELM, Facharzt für Chirurgie u. Urologie, Direktor der Urolog. Univ.-Klinik der Freien Universität Berlin im Klinikum Steglitz, D-1000 Berlin 45, Hindenburgdamm 30.

Dr. BROSS, HEINRICH, Facharzt für Chirurgie, Chefarzt der Chirurg. Abt. des Marienhospitals, D-4000 Düsseldorf, Sternstraße 91.

Prof. Dr. BRÜHL, P., Oberarzt d. Urolog. Univ.-Klinik, D-5300 Bonn-Bad Godesberg, Robert-Koch-Straße 35b.

Prof. Dr. BRÜTT, HENNING, Facharzt für Chirurgie u. Urologie, bis 1957 Ärztl. Direktor des Hafenkrankenhauses, D-2000 Hamburg 55, Kuulsberg 8.

Dr. BRUNZEMA, FRIEDRICH, Facharzt für Urologie, Marienhospital, Urolog. Abt., D-4000 Düsseldorf, Rochusstraße 2.

Dr. BÜNZ, WERNER, Facharzt für Chirurgie u. Urologie, D-2000 Hamburg 19, Eichenstraße 54.

Prof. Dr. BÜSCHER, HANS-KASPAR, Facharzt für Urologie, Leitender Arzt der Urolog. Abt. Friederikenstift, D-3000 Hannover, Humboldtstraße 5.

Dr. BURWICK, PETER, D-4600 Dortmund-Wickede, Hellweg 10.

Dr. BUSCH, HANS-GERHARD, Facharzt für Urologie u. Lungenkrankheiten, D-2000 Hamburg 63. Wolkausweg 4.

Prof. Dr. VAN CAMP, KOENRAAD, Facharzt für Urologie, B-2000 Antwerpen, Lovelingstraße 70.

Prof. Dr. CHRISTOFFERSEN, JENS C., Facharzt für Urologie u. Chirurgie, Direktor der Urolog. Abt. Bispebjerg Hospital, DK-2400 Kopenhagen NV, Bispebjerg Bakke 21.

Dr. CIFUENTES-DELATTE, LUIS, Facharzt für Urologie, Leiter der Urolog. Abt. der Clinica de la Nuestra Señora de la Concepción, Madrid (Spanien), Reyes Católicos 2.

Dr. CLASS, GERHARD, Facharzt für Urologie, D-7900 Ulm (Donau), Dreiköniggasse 17.

Dr. COHAUSZ, JOSEF, Facharzt für Urologie, Leitender Arzt der Urolog. Abt. der Raphaels-Klinik, D-4400 Münster (Westf.), Fürstenbergstraße 5.

Dr. CRONA, HUGO, Lasarettet, S-Uddewilla.

Dr. CRONE-MÜNZEBROCK, HELMUT, Facharzt für Urologie, D-3140 Lüneburg, Am Schifferwall 5.

Dr. CRÜSEMANN, Urolog. Univ.-Klinik, D-6650 Homburg a. d. Saar.

Dr. CURTH, CLAUS.

Dr. DANGER, WILHELM, Facharzt für Chirurgie u. Urologie, D-4800 Bielefeld, Alter Markt 2.

Dr. DATHE, GÜNTER, Facharzt für Urologie u. Chirurgie, Oberarzt der Urolog. Abt. der Chirurg. Univ.-Klinik, D-6000 Frankfurt (Main).

Dr. DAUT, HANS, Chefarzt des Sanatoriums Reinhardsquelle, D-3590 Bad Wildungen-Reinhardshausen.

Doz. Dr. habil. DEGE, HANS-ALBERT, D-2862 Worpswede, Am Schmidtberg.

Dr. DEGENHARDT, WOLFGANG, Oberarzt der Städt. Krankenanstalten, D-4600 Dortmund, Westfalendamm.

Dr. DEILMANN, FRIEDRICH-WILHELM, Facharzt für Chirurgie u. Urologie, Chefarzt des Krankenhauses der Barmherzigen Brüder, Urolog. Abt., D-5500 Trier, Sickingenstraße 14.

Dr. DEISTING, WERNER-HERMANN, Facharzt für Chirurgie u. Urologie, Chefarzt, Suderø Krankenhaus, Tvøoyri, Farøer Inseln (Dänemark).

Prof. Dr. DETTMAR, HERMANN, Facharzt für Urologie, Direktor der Urolog. Univ.-Klinik, D-4000 Düsseldorf, Moorenstraße 5.

Dr. DEWES, RUDOLF, Facharzt für Urologie, D-2800 Bremen.

Dr. DIEMER, Oberarzt d. Krankenhauses Hellersen-Lüdenscheid.

Dr. DIENER, WOLFGANG, Facharzt für Urologie u. Chirurgie, Chefarzt der Urolog. Abt. des Ev. Jung-Stilling-Krankenhauses, D-5900 Siegen.

Dr. DIETZ, PAUL, Facharzt für Urologie, D-4330 Mülheim (Ruhr), Leineweberstraße 55.

Dr. DÜHRIG, HERBERT. Facharzt für Urologie u. Chirurgie, D-2000 Hamburg 33, Fuhlsbütteler Straße 104.

Dr. EBBINGHAUS, KLAUS DIETER, Facharzt für Urologie u. Chirurgie, Chefarzt der Urolog. Abt. an den Krankenhäusern des Kreises, D-5880 Lüdenscheid-Hellersen.

Prof. Dr. EBHARDT, KLAUS, D-7530 Pforzheim, Humboldtstraße 51.

Dr. ECKHARDT, GEORG, Facharzt für Chirurgie u. Urologie, D-3590 Bad Wildungen, Richard-Kirchner-Straße 22.

Med.-Dir. Dr. EDELHOFF, JULIUS, Facharzt für Chirurgie, Chefarzt der Chirurg. Klinik des Städt. Krankenhauses Süd Lübeck, D-2400 Lübeck, Kronsfelder Allee 69–73.

Doz. Dr. EDSMAN, GUNNAR, Facharzt für Röntgendiagnostik, Oberarzt, S-44200 Kungälv, Fontinvägen 30.

Prof. em. Dr. habil. EGGERS, HARTWIG, Facharzt für Chirurgie u. Urologie, D-3340 Wolfenbüttel, Jahnstraße 28.

Dr. EICHLER, HEINZ, Facharzt für Urologie, D-6230 Ff-Höchst, Kasinostraße 2a.

Priv.-Doz. Dr. EISENBERGER, FERDINAND, Facharzt für Urologie, Wiss. Assistent, Urolog. Klinik der Universität, D-8000 München 2, Thalkirchner Straße 48.

Doz. Dr. EKMANN, HANS, Facharzt für Chirurgie u. Urologie, Sahlgrenska Sjukhuset, S-Göteborg SV (Schweden), Linnéplatsen 4.

Priv.-Doz. Dr. ELSÄSSER, ERICH, Facharzt für Chirurgie u. Urologie, Oberarzt der Urolog. Univ.-Klinik, im Städt. Krankenhaus Thalkirchner Straße, D-8000 München 2, Thalkirchner Straße 48.

Dr. ENGELHAUSEN, PAUL, Facharzt für Urologie, Chefarzt d. Urolog. Abtlg. d. Ev. Krankenhauses, D-4630 Bochum, Libellenweg 10.

Prof. Dr. ENGELKING, RÜDIGER, Facharzt für Urologie, Direktor der Urolog. Univ.-Klinik, D-5000 Köln-Lindenthal.

Dr. ERKENS, HELMUT, Facharzt für Chirurgie u. Urologie, Chefarzt der Urolog. Abt. St.-Vinzenz-Hospital, D-5000 Köln-Nippes (60), Merheimer Straße 217.

Prof. Dr. EUFINGER, HARTWIG, Facharzt für Chirurgie u. Urologie, Chefarzt der I. Chirurg. Klinik der Städt. Krankenanstalten, D-6600 Saarbrücken, Theodor-Heuss-Straße.

Dr. FABIAN, PETER, Facharzt für Urologie, D-2800 Bremen, Utbremerstraße 100.

Dr. FANIZADEH, ALIREZA, Assistenzarzt, D-3590 Bad Wildungen, Stadtkrankenhaus.

Dr. FARWICK, HELMUT, Facharzt für Urologie u. Chirurgie, Leitender Arzt der Urolog. Abt. St.-Agnes-Hospital, D-4290 Bocholt, Nobelstraße 26.

Dr. FEDFRSCHMIDT, KLAUS, Facharzt für Urologie, Chefarzt der Urolog. Abt. Ev.-Johannes-Krankenhaus, D-4800 Bielefeld, Schildescher Straße 99.

Dr. FIEDLER, HELMUT, Facharzt für Chirurgie u. Urologie, Städt. Aguste-Viktoria-Krankenhaus, D-1000 Berlin 41, Rubensstraße.

Dr. FISCHER, JOHANNES, Facharzt für Urologie, D-2000 Hamburg-Altona, Hohenzollernweg 5.

Dr. Flick, HANS, Facharzt für Urologie, D-7220 Schwennigen (Neckar), Tübinger Straße 6.

Dr. FORNER, LOTHER, Facharzt für Urologie u. Chirurgie, D-2940 Wilhelmshaven, Marktstraße 31.

Dr. FRAUBOES, ROLF, Facharzt für Urologie, D-2000 Hamburg 33, Fuhlsbütteler Straße 127.

Dr. FREI, ALBERT, Facharzt für Urologie, Chefarzt der Urolog. Klinik, Städt. Krankenhaus, D-7700 Singen (Hohentwiel).

Dr. FRICKE, OTTO, Facharzt für Urologie, D-4830 Gütersloh, Eickhoffstraße 5.

Dr. FRIEDRICH, CAROLA, Fachärztin für Urologie, D-8500 Nürnberg, Naumburger Straße 2.

Dr. FRIEDRICH, HERMANN, Facharzt für Urologie, D-8500 Nürnberg, Naumburger Straße 2.

Dr. FRIELING, HORST, Facharzt für Urologie, Chefarzt der Urolog. Abt., St.-Elisabeth-Hospital, D-5860 Iserlohn.

Dr. FRINK, PETER, Oberarzt d. Urolog. Klinik d. Allg. Krankenhauses, D-2000 Hamburg 21, Eissendorfer Pferdeweg.

Dr. FRITJOFSSON, AKE, Chirurg. Univ., Ass. Prof. Urolog. Klinik Regionsjukhuset Örebro (Schweden).

Prof. Dr. FROHMÜLLER, HUBERT, Direktor d. Urolog. Univ.-Klinik u. Poliklinik, 8700 Würzburg, Luitpoldkrankenhaus.

Prof. Dr. FUCHS, HUGO KARL, D-7320 Göppingen, Wolfstraße 34.

Dr. FUNFACK, HANS-JOACHIM, Facharzt für Urologie u. Chirurgie, D-7470 Ebingen, Marktstraße 53.

Dr. FUNK, KLAUS, Facharzt für Urologie, Chefarzt der Urolog. Abtlg. am Knappschaftskrankenhaus, D-4650 Gelsenkirchen.

Prof. Dr. GACA, ADALBERT, Facharzt für Urologie, Chefurologe, vorm. Deutsche Klinik für Diagnostik, D-6200 Wiesbaden.

GARCIA, MARTINEZ, Murcia (Spanien), J. Polo de Medina 1.

Doz. Dr. GASSER, GEORG, Facharzt für Urologie, Vorstand der Urolog. Abt. des Krankenhauses der Barmherzigen Brüder, A-Wien 2, Döblinger Hauptstraße 60.

Dr. GASTEYER, K. H., Krankenhaus Nordwest der Stiftung Hospital zum Heiligen Geist, D-6000 Frankfurt (Main) 90, Steinbacher Hohl 2–26.

Dr. GEISTER, HELMUT, Facharzt für Urologie u. Chirurgie, Chefarzt der Urolog. Klinik der Städt. Krankenanstalten, D-2160 Stade.
Dr. GERECHT, WOLFGANG, Assistenzarzt der Urolog. Univ.-Klinik, D-6650 Homburg (Saar).
Prof. Dr. GIERTZ, GUSTAV, Facharzt für Urologie, Prof. für Urologie, Karolinska Sjukhuset, S-10401 Stockholm 60 (Schweden).
Dr. GIESELMANN, HEINRICH, Chefarzt der Urolog. Abt. Vinzenz-Krankenhaus, D-3000 Hannover-Kirchrode.
Dr. GIESSELMANN, WALTER, Facharzt für Urologie u. Chirurgie, D-3000 Hannover, Lange Feldstraße 31.
Dr. GLAVICKI, STEVAN, Facharzt für Urologie, Assistenzarzt, Urolog. Abt., Krankenhaus Siloah, D-3000 Hannover, Auestraße 46.
Dr. GLEISSNER, OTTO, D-359 Bad Wildungen-West, Masurenallee 9.
Dr. GLOEDE, HORST, Facharzt für Urologie u. Chirurgie, D-2000 Hamburg 1, Steindamm 14.
Priv.-Doz. Dr. GÖDDE, STEFFEN, Facharzt für Urologie, Chefarzt der Urolog. Klinik des St.-Johannes-Hospitals, D-4100 Duisburg-Hamborn, An der Abtei 7–11.
Dr. GOEDERT, JEAN, Facharzt für Urologie, Luxemburg, Rue de Plébiscite 1.
Dr. GÖTZ, HEINRICH, Facharzt für Urologie, D-6400 Fulda, Goethestraße 3.
Dr. GOLDMANN, KONRAD, Facharzt für Urologie, D-7800 Freiburg i. Br., Bertholdstraße 45.
Dr. GONNERMANN, HORST, Facharzt für Urologie, D-2000 Hamburg 70, Wandsbeker Marktstr. 24.
Dr. GRABNER, FRIEDRICH, Urolog. Abt. der Chirurg. Univ.-Klinik, D-3400 Göttingen.
Dr. GRAF, Nürnberg.
Prof. Dr. GRIESSMANN, H., Facharzt für Chirurgie u. Urologie, Chefarzt der Chirurg. Abt. u. Ärztl. Direktor des Städt. Krankenhauses, D-2350 Neumünster.
Dr. GRÖNINGER, KARL-HEINZ, Facharzt für Urologie u. Chirurgie, D-8500 Nürnberg, Rankestraße 72.
Dr. GRUBE, ERICH, Facharzt für Chirurgie u. Urologie, D-2000 Hamburg 19, Osterstraße 16.
Prof. Dr. GÜTGEMANN, ALFRED, Facharzt für Chirurgie u. Urologie, Direktor der Chirurg. Univ.-Klinik, D-5300 Bonn-Venusberg.
Dr. GUMBRECHT, HANS, Facharzt für Urologie, Chefarzt der Urolog. Abt., Missionsärztl. Klinik, D-8700 Würzburg, Salvatorstraße.
Dr. GUNST, WERNER, Facharzt für Urologie, Niedergelassener Urologe u. Leitender Arzt der Urolog. Abt. des Kreiskrankenhauses, D-7950 Biberach (Riß).
Dr. GUTWINSKI, ERHARD, Facharzt für Urologie, D-7000 Stuttgart, Neckarstraße 36.
Dr. HABIB, HENRY M., Kansas City, Missouri (USA), 24th and Cherry Streets.
Prof. Dr. HAGEMANN, ERICH, Oberarzt der Chirurg. Univ.-Klinik der Charité, X-1000 Berlin NW 7, Schumannstraße 20/21.
Dr. HAGENMÜLLER, ALBRECHT, Facharzt für Urologie, Leitender Arzt der Urolog. Abt. des Hospitals zum Heiligen Geist, D-6000 Frankfurt (Main), Börsenstraße 19.
Dr. HAIDLEN, WOLFGANG, Chefarzt der Urolog. Abt. des Ev. Diakonissenkrankenhauses, D-7000 Stuttgart, Rosenbergstraße 40.
Dr. HAKIMI, FAKHREDDIN, Khiaban Pasteur, Kutsche, Martin Daftari 12, Teheran (Iran).
Prof. Dr. HALLWACHS, OTTO, Facharzt für Urologie, D-6100 Darmstadt, Dir. d. Städt. Urolog. Klinik, D-6100 Darmstadt, Grafenstraße 9.
Prof. Dr. HAMMEL, HEINER, Facharzt für Chirurgie u. Urologie, Chefarzt der Chirurg. u. Urolog. Abt. des Städt. Krankenhauses, D-6730 Neustadt (Weinstr.), Höhenstraße 17.
Priv.-Doz. Dr. HANSCHKE, HANNS JÜRGEN, Facharzt für Urologie u. Chirurgie, Chefarzt der Urolog. Klinik im Stadtkrankenhaus, D-2190 Cuxhaven.
Dr. HANSEN, FRITZ HELLMUTH, Facharzt für Urologie, Leiter der Urolog. Abt. im Stadtkrankenhaus Rendsburg, D-2370 Rendsburg, Bastion 2.
Dr. HARTIG, DIETER, Facharzt für Urologie, Chefarzt der Urolog. Abt., Albert-Schweitzer-Krankenhaus, D-3410 Northeim.
Prof. Dr. HASCHE-KLÜNDER, RÜTGER, Facharzt für Urologie, Chefarzt der Urolog. Abt. des Robert-Koch-Krankenhauses, D-3011 Gehrden.
Prof. Dr. HASCHEK, HORST, Facharzt für Urologie, Abteilungsvorstand der Urolog. Abt. der Wiener allg. Poliklinik, A-Wien IX (Österreich), Mariannengasse 10.
Dr. Dr. HASSE, ERICH, Facharzt für Urologie, D-6059 Offenbach, Frankfurter Straße 67.
Dr. HAUBENSACK, KLAUS, Assistenzarzt, Urolog. Univ.-Klinik, D-6650 Homburg a. d. Saar, Schützenstraße 21.
Prof. Dr. HAUGE, ALEXANDER, Facharzt für Urologie, Oberarzt der Urolog. Klinik der Freien Universität Berlin im Klinikum Westend, D-1000 Berlin 19, Spandauer Damm 130.

Dr. HAUTKAPPE, WILHELM, Facharzt für Urologie, Chefarzt der Urolog. Abt., Karolinen-Hospital, D-5760 Neheim-Hüsten.

Dr. HAUTMANN, Abtlg. Urolog. d. Med. Fakultät an d. Rhein.-Westf. techn. Hochschule, D 5100 Aachen.

Dr. HECK, DIETER, Facharzt für Urologie, D-6800 Mannheim 1, Tullastraße 3.

Dr. HEINRICH, WERNER, Facharzt für Urologie, Chefarzt der Urolog. Abt. am Städt. Krankenhaus Moabit, D-1000 Berlin 21, Turmstraße 21.

Dr. HEINRICH, W. D., Facharzt für Urologie, D-4300 Essen, Rüttenscheider Straße 62a.

Dr. HEINZELMANN, KARL GERHARD, Facharzt f. Urologie u. Chirurgie, D-7170 Schwäbisch-Hall.

Dr. HELLENSCHMIED, RUDOLF, ehem. Chefarzt u. Ärztl. Direktor des Krankenhauses Moabit, D-1000 Berlin NW 21, Turmstraße 21, i. R.

Dr. HENFTLING, THEO, Facharzt für Urologie, Inhaber u. Leiter einer Privatklinik, D-7100 Heilbronn (Neckar), Oststraße 24.

Prof. Dr. HENNIG, OTTO, Facharzt für Chirurgie u. Urologie, D-8900 Augsburg, Burgmairstraße 20.

Dr. HERAVI, PETER BAGHER, Assistenzarzt an der Urolog. Univ.-Klinik, D-6650 Homburg (Saar).

Dr. HERRBERG, WERNER, Facharzt für Urologie, D-7300 Esslingen (Neckar), Ebershaldenstraße 22.

Prof. Dr. HERTEL, ENGELHARD, D-6400 Fulda, Görresstraße 16.

Dr. HEUSCH, PAUL, Facharzt für Urologie, D-4000 Düsseldorf, Wagnerstraße 13.

Dr. HEUSTERBERG, KARL-HEINZ, Facharzt für Urologie, D-8000 München 2, Neuhauser Straße 4.

Prof. Dr. HILGENFELDT, OTTO, Facharzt für Chirurgie, D-4630 Bochum, Parkstraße 17.

Priv.-Doz. Dr. HOCHBERG, KLAUS, Facharzt für Urologie, Urol. Klinik, Städt. Krankenhaus, D-7750 Konstanz.

Prof. Dr. HOELTZENBEIN, JOSEF, Facharzt für Chirurgie, Chefarzt der Chirurg. Abt. St.-Franziskus-Hospital, D-4400 Münster (Westf.).

Dr. HÖRENZ, GERHARD, Facharzt für Urologie, D-3100 Celle (Hann.), Rauhe Gasse 23.

Dr. HOERR, ERNST, Facharzt für Urologie, Ev. Diakonissenanstalt, D-7170 Schwäbisch Hall.

Dr. HOFFMANN, GÜNTER, Facharzt für Urologie, Assistenzarzt, Friederikenstift, Urolog. Abt., D-3000 Hannover, Humboldtstraße 5.

Prof. Dr. HOHENFELLNER, RUDOLF, Facharzt f. Urologie, Direktor der Urolog. Univ.-Klinik, D-6500 Mainz, Langenbeckstraße 1.

Prof. Dr. HOLDER, ERICH, Facharzt für Chirurgie u. Urologie, Vorstand der 1. Chirurg. Klinik der Städt. Krankenanstalten, D-8500 Nürnberg, Flurstraße.

Dr. HORN, ARNIM, D-1000 Berlin-Wilmersdorf, Ahrweiler Straße 34.

Dr. HOŠEK, MILAN, Facharzt für Urologie, Ordinarius für Urologie, Qúnz Prostějov-nemocnice, Krankenhaus, Břno-Mendlovo nám 6 (CSSR).

Dr. HUBMANN, PAUL, Facharzt für Chirurgie, Krankenhaus-Chefarzt i. R., D-3340 Wolfenbüttel, Campestraße 14.

Priv.-Doz. Dr. HUBMANN, ROLF, Chefarzt d. Urol. Abt. Allg. Krankenhaus St. Georg, D-2000 Hamburg 1, Lohmühlenstraße 5.

Prof. Dr. HÜDEPOHL, FERDINAND, Facharzt für Chirurgie u. Urologie, Chefarzt des Franziskus-Krankenhauses, D-1000 Berlin-West, i. R.

Dr. HÜSCH, PAUL, Facharzt für Urologie u. Chirurgie, D-4500 Osnabrück, Hasetorwall 20.

Dr. HUHN, K. H., Facharzt für Urologie, D-6580 Idar-Oberstein, Hauptstraße 380.

Dr. HUNTGEBURTH, WILHELM, Facharzt für Urologie, D-4790 Paderborn, Ludwigstraße 29.

Dr. HUTH, EBERHARD, Facharzt für Urologie, D-8300 Landshut, Ludmillastraße 15a.

Dr. HUTTINGER, F., Chefarzt d. Urolog. Abtlg. Krankenhaus Harlaching, D-8000 München 90, Sanatoriumsplatz 2.

Dr. habil. ICHIM, V., Urolog. Univ.-Klinik, Panduri-Hospital, Bukarest (Rumänien), SOS, Pandurilor Nr. 20.

Priv.-Doz. Dr. ISHIYAMA, SHUJI, Facharzt für Urologie, Department of Urology, Tokyo-tu Bankyo-ku.

Dr. JÄPPELT, MANFRED, Facharzt für Urologie, D-5600 Wuppertal-Barmen 2, Reichsstraße 40.

Doz. Dr. JANCA, KOSTA, Novi Sad (Jugoslawien), Bulevar M. Tita IV.

Dr. JANSSEN, Facharzt für Urologie, D-5100 Aachen.

Prof. Dr. JÖNSSON, GÖSTA, Facharzt für Urologie, Direktor der Urolog. Klinik, Lasarettet, S-22185 Lund.

Dr. JONAS, UDO, Assistent, Urolog. Klinik der Johannes-Gutenberg-Universität, D-6500 Mainz, Langenbeckstraße 1.

Dr. JOOSS, THEODOR, Facharzt für Urologie, Diakonissenanstalt, D-8000 München 22, Heßstraße 22.
JÜNGLING, ROBERT, D-8500 Nürnberg, Güntherstraße 18a.
Dr. JUNG, HANS-PETER, Facharzt für Urologie, Leitender Arzt der Urolog. Abt. am Thurgauischen Kantonspital, CH-8596 Münsterlingen.
Dr. JUNKER, HANS, D-6200 Wiesbaden, Idsteiner Straße 5.
Dr. JURKOVIĆ, KURT, Facharzt für Urologie, Oberarzt der Urolog. Univ.-Klinik, D-6500 Mainz, Langenbeckstraße 1.
Prof. Dr. KARCHER, GÜNTHER, Facharzt für Urologie, Chefarzt der Urolog. Abt. des Stadtkrankenhauses, D-6050 Offenbach (Main).
Prof. Dr. Dr. KAREL, UHLÍR, Facharzt für Chirurgie u. Urologie, Direktor der Urolog. Klinik Universität Břno, Břno (ČSSR), Pekarská 53.
Dr. KASTERT, HANS-BERNHARD, Assistent der Urolog. Univ.-Klinik, D-6650 Homburg a. d. Saar.
Priv.-Doz. Dr. KAUFMANN, JOACHIM, Facharzt für Urologie, Chefarzt der Urolog. Klinik, Hamburg-Altona, D-2000 Hamburg.
Prof. Dr. KELÂMI, ALPAY, Klinikum Steglitz d. Freien Univ. Berlin, D-1000 Berlin 45, Hindenburgdamm 30.
Dr. KEMPER, KLAUS, Assistenzarzt der Urolog. Univ.-Klinik, 665 Homburg (Saar).
Dr. KESSLINGER, H., Facharzt für Chirurgie u. Urologie, D-8940 Memmingen, Maximilianstraße 10.
Prof. Dr. KEUTEL, HANS JÜRGEN, Facharzt für Urologie u. Chirurgie, Universitätsangestellter (Fakultätsmitglied), University of Utah, Medical Center, Department of Surgery, Salt Lake City, Utah 84112 (USA).
Dr. KEUTNER, HEINZ, Facharzt für Urologie u. Chirurgie, Leitender Arzt der Urolog. Abt. der Städt. Kliniken, D-6200 Wiesbaden, Schwalbacher Straße 62.
Dr. KIERMEIER, KATHARINA, Fachärztin f. Urolog. u. Chirurgie, Oberärztin der Krankenanstalten Urolog. Klinik, Karlsruhe.
Prof. Dr. KINDLER, KARL, Facharzt für Chirurgie, Ärztlicher Direktor des Krankenhauses Bethanien, D-5860 Iserlohn, Hugo-Fuchs-Allee 2.
Prof. KIRCHHEIM, M. D., DIETER: 3061 Edgewood Drive, Olympia, Washington 98501 (USA).
Dr. KIRSCH, HEINZ, Facharzt für Urologie u. Chirurgie, D-5160 Düren, Markt 25.
Dr. KLEIN, ALAN LEWIS, Diplomate American Board of Urology, 6900 Heidelberg, Bachstraße 8.
Dr. KLEINEFENN, OTTO, Facharzt für Urologie, Leitender Arzt der Urolog. Abt. St.-Marien-Hospital, D-4200 Oberhausen-Osterfeld.
Prof. Dr. KLEINSCHMIDT, KARL, Facharzt für Chirurgie, D-4330 Mülheim (Ruhr), Friedrichstraße 30a.
Dr. KLETSCHKE, HANS-GOTTFRIED, Facharzt für Urologie, Chefarzt der Urolog. Abt. des DRK-Krankenhauses Jungfernheide, D-1000 Berlin 10, Tegeler Weg 28–33.
Dr. KLIMPEL, KONRAD, Facharzt für Urologie, D-1000 Berlin 46, Leonorenstraße 95.
Prof. Dr. KLOSTERHALFEN, HERBERT, Direktor der Urolog. Univ.-Klinik, D-2000 Hamburg 20, Martinistraße 52.
Dr. KMENT, OTTO HANS, D-1000 Berlin-Steglitz, Walsroder Straße 13b.
Dr. KNAUTH, HORST, Facharzt für Urologie, Urolog. Klinik, Städt. Krankenanstalten, D-7900 Ulm (Donau).
Dr. KNEISE, GERHARD, Facharzt für Chirurgie, Chefarzt des Kreiskrankenhauses, D-7118 Künzelsau (Württ.).
Dr. KNIPPER, WOLFGANG, Facharzt für Chirurgie u. Urologie, Chefarzt der Urolog. Abt. des Marienkrankenhauses, D-2000 Hamburg 22, Alfredstraße 9.
Prof. Dr. KÖNIG, KARL, Facharzt für Urologie, Oberarzt der Urolog. Univ.-Klinik, D-6650 Homburg (Saar).
Priv.-Doz. Dr. KÖRNER, FRIEDRICH, Facharzt für Urologie u. Chirurgie, Leitender Arzt der Urolog. Abt. des Bundeswehrkrankenhauses, D-2000 Hamburg 70, Lesserstraße 180.
Dr. KÖTZSCHKE, GUSTAV-HERMANN, Facharzt für Urologie, D-7070 Schwäbisch Gmünd, Stuifenstraße 7.
Dr. KOLLBERG, STIG WILHELM, Facharzt für Urologie, Chefarzt der Urolog. Klinik, Centrallasarettet, S-46201 Väuersborg.
Prof. Dr. KOLLE, PETER, Direktor der Urolog. Univ.-Klinik, D-3000 Hannover.
Prof. Dr. KOLLWITZ, ARNE-ANDREAS, Chefarzt d. Urolog. Abtl. d. Franziskus-Krankenhauses, D-1000 Berlin, Burggrafenstraße 1.

Dr. KONJETZNY, KARL-HEINZ, Facharzt für Urologie, Leiter der Urolog. Abt. des Krankenhauses Maria-Hilf in Hamburg 90, D-2100 Hamburg 90, Schwarzenbergstraße 12.

Dr. KORTE, HERMANN, Facharzt für Chirurgie u. Urologie, Chefarzt der Urolog. Abt. im Heilig-Geist-Krankenhaus Köln, D-5000 Köln, Graseggerstraße 105.

Dr. KOWOHL, KLAUS, Assistenzarzt der Urolog. Univ.-Klinik, D-6650 Homburg (Saar).

Dr. KRACHT, HEINZ, Facharzt für Urologie, Oberarzt der Urolog. Abt. des Friederikenstiftes, D-3000 Hannover, Humboldtstraße 5.

Dr. KRAFT, KARL, Facharzt für Urologie, Kurarzt, D-3590 Bad Wildungen, Dr. Born-Straße 3.

Dr. KRAFT, KLAUS, Facharzt für Urologie, Chefarzt des Urolog. Krankenhauses St. Liborius, D-3590 Bad Wildungen, Liboriusstraße.

Dr. KRASSEL, BERTHOLD, Facharzt für Urologie u. Chirurgie, D-7140 Ludwigsburg, Myliusstraße 6.

Dr. KRESS, LOTHAR, Facharzt für Chirurgie u. Urologie, Chefarzt der Urolog. Abt., D-6730 Neustadt a. d. Weinstraße, Städt. Krankenhaus „Hetzelstift".

Dr. KROEMER, CHRISTIAN, Ass. Arzt d. Urolog. Abt. d. Städt. Auguste-Viktoria-Krankenhauses, D-1000 Berlin 41, Rubensstraße.

Prof. Dr. KRÖNKE, ERNST, Facharzt für Chirurgie u. Urologie, Chefarzt der Chirurg. Klinik am St.-Markus-Krankenhaus, D-6000 Frankfurt (Main), Wilhelm-Epstein-Straße 2.

Dr. KRONSBEIN, HINRICH, Facharzt für Urologie, D-3000 Hannover, Hamburger Allee 18.

Dr. KÜHNEL, GERHARD, Facharzt für Urologie, Oberarzt u. Leiter der Urolog. Abt. der Chirurg. Klinik des Nordwestkrankenhauses, D-6000 Frankfurt (Main)-Praunheim, Steinbacherstraße 2–26.

Dr. KÜHNER, W. H., Facharzt für Urologie, D-6900 Heidelberg, Dantestraße 18.

Dr. KUHNEN, B., Chefarzt in der Urolog. Abt. des St. Marienhospitals Lünen, D-4628 Lünen.

Dr. KULT, KLAUS, Oberarzt a. d. Urolog. Abt. d. Allg. Krankenhaus Hamburg-Altona, D-2000 Hamburg.

Dr. KUNSTMANN, HELMUT, D-8500 Nürnberg, Munkerstraße 7.

Dr. VON KUSSEROW, HANS-JOCHEN, Facharzt für Urologie, D-4000 Düsseldorf-Benrath, Humperdinckstraße 25.

Dr. LAHM, WILHELM, Facharzt für Chirurgie u. Urologie, D-4812 Brackwede (Kr. Bielefeld), Treppenstraße 3/7.

Dr. LANDMANN, ERIK, Facharzt für Urologie, Oberarzt der Urolog. Abt. Rudolf-Virchow-Krankenhaus, D-1000 Berlin, Augustenburger Platz 1.

Dr. LANG, HEINER, Facharzt für Urologie, D-6680 Neunkirchen, Bahnhofstraße 31.

Dr. LANGE, HELMUT, Facharzt für Urologie, D-3200 Hildesheim, Bahnhofsallee 11.

Dr. LAUSCHKE, WOLFGANG, Facharzt für Urologie, D-5070 Bergisch-Gladbach, Römerfeld 16.

Dr. LECHNIR, JOSEF, Facharzt für Urologie, D-2850 Bremerhaven-M, Bürger 12.

Dr. LEGNER, CHRISTOPH, Facharzt für Urologie, D-6660 Zweibrücken, Kaiserstraße 7.

Dr. LEHMANN, HANS-DIETER, Facharzt für Urologie u. Chirurgie, Chefarzt d. Urolog. Abt. D-5000 Köln-Hohlweide, Neufeldstraße 32.

Dr. LENT, VOLKMAR, Facharzt für Urologie, D-5000 Köln-Merheim, Ostmerheimer Straße 200, Chirurg. Klinik.

Dr. LEYH, CLEMENS, Facharzt für Urologie, D-8000 München 80, Wiener Platz 7/3 re.

Priv.-Doz. Dr. LICHTENAUER, PETER, Facharzt für Urologie, Leiter d. Urolog. Abt. d. Medizinischen Akademie, D-2400 Lübeck, Ratzeburger Allee 160.

Dr. LIEBERKNECHT, FRITZ, Facharzt für Urologie u. Chirurgie, D-3550 Marburg (Lahn), Universitätsstraße 38.

Dr. LIENKAMP, HEINRICH, Facharzt für Urologie, Leitender Arzt der Urolog. Abt. St.-Vinzenz-Hospital, D-4100 Duisburg-Mitte.

Dr. LIMMER, HEINZ, D-4150 Krefeld, Ostwall 100.

Dr. LINDE, FRITZ, Facharzt für Chirurgie u. Urologie, D-3550 Marburg (Lahn), Dörfflerstraße 12.

Dr. LINDNER, ARNULF, Facharzt für Urologie, Leiter der Urolog. Abt. am Allg. Krankenhaus, D-5800 Hagen (Westf.).

Dr. LINGNAU, WIELAND, Facharzt für Urologie, D-8000 München 2, Nymphenburger Straße 160.

Dr. LITOS, MICHAEL, Facharzt für Urologie, Neophyton Deuka 10, Athen/Griechenland.

Dr. LITZ, KARL, Facharzt für Chirurgie u. Urologie, Chefarzt des Städt. Krankenhauses, D-7932 Munderkingen.

Priv.-Doz. Dr. LJUBOVIĆ, ESAD, Facharzt für Chirurgie u. Urologie, Priv.-Doz. der Chirurg. Univ.-Klinik, Sarajevo (Jugoslawien), M. Pijade 23.

Prim. Dr. LOEBENSTEIN, HEINRICH, Facharzt für Urologie, Vorstand der Urolog. Abt. der Krankenanstalt Rudolfstiftung, A-1030 Wien, Boerhavegasse 8.

Dr. LÖHE, EDGAR, Facharzt für Urologie, Oberarzt der Klinik Golzheim-Düsseldorf, Urolog. Abt., D-4000 Düsseldorf, Friedrich-Lau-Straße 11.

Prof. Dr. habil. LOEWENECK, MAX, Facharzt für Chirurgie u. Orthopädie, D-8110 Murnau, Asamallee 23.

Dr. LOHMANN, RAIMUND, Facharzt für Urologie, D-5450 Neuwied (Rhein), Hofgründchen 23.

Dr. LOHMÜLLER, WALTER, Facharzt für Urologie, D-8500 Nürnberg, Hallerstraße 26.

Dr. LOMPA, HELMUTH, Facharzt für Urologie u. Chirurgie, D-6100 Darmstadt, Weyprechtstraße 5.

Dr. LORD, HEINZ, Braneville, Ohio (USA), 109 Bell-Street.

Dr. LORENZ, GÜNTHER, D-4060 Viersen, Bismarckstraße 18.

Dr. LUCHESI, JOSEPH CHRISTIAN, Facharzt für Urologie u. Chirurgie, D-6350 Bad Nauheim, Frankfurter Straße 50.

Dr. LUKOSCH, JOHANNA, Fachärztin für Urologie, Assistenzärztin an der Urolog. Abt. des DRK-Krankenhauses Jungfernheide, D-1000 Berlin, Tegeler Weg 28/33.

Dr. LURZ, HANS, Facharzt für Urologie, Chefarzt der Urolog. Abt. im Diakonissenkrankenhaus, D-6800 Mannheim, Speyerstraße 96.

Prof. Dr. LURZ, LEONHARD, Facharzt für Urologie, D-6800 Mannheim 1, Mollstraße 51.

Dr. LUTZ, GEORG, Facharzt für Urologie, Chefarzt der Urolog. Abt. Kreiskrankenhaus, D-6114 Groß Umstadt.

Prof. Dr. LUTZEYER, HANS WOLFGANG, Facharzt für Chirurgie u. Urologie, Vorstand der Abt. Urologie der Med. Fakultät, D-5100 Aachen, Goethestraße 27/29.

Priv.-Doz. Dr. LYMBEROPOULOS, STAVROS, Chefarzt der Urolog. Abt. Knappschaftskrankenhaus, D-5124 Bardenberg, Dr.-Hans-Böckler-Platz.

Prof. Dr. MADSEN, PAUL O., Chief of Urology Service, Veterans Administration Hospital-2500 Overlook Madison, Wisconsin 53705 (USA).

Dr. MAKRIGIANNIS, DIMITRIOS, Larissa (Griechenland), B. Frideriki 19a.

Dr. MAKSIMOVIĆ, PETAR, Urolog. Univ.-Klinik, Rotterdam (Holland).

Dr. MALATINSKY, ERVIN, Facharzt für Urologie, Bratislava (ČSSR), Kostlivéki.

Dr. MANKABADY, D-5070 Bergisch-Gladbach, Hauptstraße 292.

Prof. Dr. MARBERGER, JOHANNES, Facharzt für Urologie, Lehrstuhl für Urologie, Urolog. Abt. Chirurg. Univ.-Klinik, A-6020 Innsbruck, Anichstraße 35.

Dr. MAREK, PAUL, Assistenzarzt der Chirurg. Abt. der Städt. Kinderklinik, D-8400 Regensburg, Hemauer Straße 1.

Dr. MARQUARDT, HANS-DIETER, Facharzt für Urologie u. Chirurgie, Chefarzt der Urolog. Klinik der Städt. Krankenanstalten, D-7900 Ulm (Donau), Michelsberg.

D. MARQUARDT, HENNING, Facharzt für Urologie, Oberarzt der Urolog. Klinik der FU Berlin im Klinikum Westend, D-1000 Berlin 19, Spandauer Damm 130.

Prof. Dr. MATHISEN, WILLY, Facharzt für Urologie u. Chirurgie, Rikshospitalet, Oslo 1 (Norwegen).

Prof. Dr. Dr. MATOUSCHEK, ERICH, Facharzt für Urologie u. Chirurgie, Direktor der Urolog. Klinik, D-7500 Karlsruhe 1, Moltkestraße 14.

Dr. MATZ, JOACHIM, Facharzt für Urologie u. Chirurgie, D-2820 Bremen 70, Bermpohlstraße 19a.

Prof. Dr. MAUERMAYER, WOLFGANG, Facharzt für Urologie, Direktor der Urolog. Klinik u. Poliklinik der Techn. Universität, Klinikum rechts der Isar, D-8000 München 80, Ismaninger Straße 22.

Prof. Dr. MAY, FERDINAND, Facharzt für Chirurgie u. Urologie, Chefarzt des Urolog. Krankenhauses München u. Inhaber des Lehrstuhles für Urologie der Universität München i. R., D-8000 München 81, Pienzenauerstraße 125.

Prof. Dr. MAY, PETER, Facharzt für Urologie, Oberarzt der Urolog. Univ.-Klinik, D-6650 Homburg (Saar).

Dr. MEINERTZ, OTTO, Facharzt für Chirurgie u. Urologie, D-6500 Mainz, Gärtnergasse 11–15.

Dr. MEIXNER, Chefarzt d. Urolog. Abtlg. d. Städt. Krankenanstalten Fürth.

Priv.-Doz. Dr. MELCHIOR, HANS-JÖRG, Oberarzt der Abt. Urologie, der Med. Fakultät der Rhein.-Westf. Techn. Hochschule, D-5100 Aachen, Goethestraße 27/29.

Dr. MELLER, WALTER, D-5172 Linnich (Kr. Jülich), Altwyk 23.

Prof. Dr. MELLIN, PAUL, Direktor der Urolog. Univ.-Klinik, D-4300 Essen.

Dr. MENSE, GERHARD, Facharzt für Urologie, Niedergelassener Urologe u. Belegarzt am Kurhessischen Diakonissenhaus, D-3500 Kassel-Wilhelmshöhe, Landgraf-Karl-Straße 10.

Dr. MENZEL, ELMAR, Facharzt für Urologie, Chefarzt der Urolog. Abt. am Knappschafts-Krankenhaus, D-4250 Bottrop, Osterfelderstraße 157.

Priv.-Doz. Dr. MERIDIES, REINHARD, Facharzt für Urologie, Oberarzt an der Urolog. Univ.-Klinik, D-4000 Düsseldorf, Moorenstraße.

Dr. MERK, CLAUS, Facharzt für Urologie, D-4650 Gelsenkirchen, Nikolaus-Gros-Straße 22.

Dr. MEURER, OTTO, Facharzt für Urologie, Wiss. Assistent, Urolog. Abt. der Chirurg. Univ.-Klinik, D-5000 Köln-Lindenthal.

Dr. MEUSER, HERBERT, Facharzt für Urologie, A-Wien I, Blutgasse 5.

Dr. MEYER, ERICH, Facharzt für Urologie, D-8500 Nürnberg, Schwanhäußerstraße 15.

Dr. MEYER, KARL OSKAR, Facharzt für Urologie u. Chirurgie, Niedergelassener Urologe, Klinische Tätigkeit, Klinik für Nieren- u. Blasenkrankheiten, D-3400 Göttingen, Wagnerstraße 6.

Dr. MEYER-DELPHO, WALTER, Facharzt für Urologie, D-3500 Kassel, Terrasse 30.

Dr. MICHEL, HUBERT, Facharzt für Urologie, D-6100 Darmstadt, Wilhelminenstraße 20.

Dr. MICHEL, RAINER, Facharzt für Urologie, D-7988 Wangen, Gaisbühl.

Dr. MILLER, FRITZ, Facharzt für Urologie, D-7900 Ulm (Donau), Neue Straße 3.

Prof. Dr. MINDER, JULIUS, Facharzt für Urologie, o. ö. Prof. der Urologie an der Universität Budapest, jetzt Facharzt für Urologie FMH, CH-Zürich, Börsenstraße 16.

Dr. MIRA-LLINARES, ANTONIO, Facharzt für Urologie u. Chirurgie, Alicante (Spanien), C/. Pascual Perez.

Dr. MÖLHOFF, HELMUT, Facharzt für Urologie, Chefarzt der Urolog. Abt. des Marien-Hospitals, D-4370 Marl.

Dr. MOELLER, JÜRGEN, Assistenzarzt an der Urolog. Klinik der Universität des Saarlandes, D-6650 Homburg a. d. Saar.

Dr. MOISSIDIS, PERIKLES, Facharzt für Urologie, Serrai (Griechenland), Vasilers Traklio 2.

Dr. MOLITOR, WALTER, Facharzt für Urologie, Chefarzt der Urolog. Abt. des Krankenhauses St. Trudpert, D-7530 Pforzheim, Wolfsbergallee 50.

Dr. MOONEN, W. A., Vught (Holland), Kleine Gent 11.

Prof. Dr. MOORMANN, J. G., Facharzt für Urologie, Leitender Oberarzt der Urolog. Univ.-Klinik, D-6650 Homburg (Saar).

Dr. MORKOS, NABIL, D-1000 Berlin 19, Angerburger Allee 49.

Dr. MÜLLER, KURT, Facharzt für Urologie, D-7000 Stuttgart 50-Bad Cannstatt, König-Karl-Straße 38.

Dr. MÜLLER-BEISSENHIRTZ, PETER, Facharzt f. Urologie, Chirurgische Klinik, D-3300 Braunschweig, Salzdahluhmerstraße 90.

Dr. MÜLLER-MARIENBURG, HATTO WILHELM LUDWIG, Facharzt für Urologie, 1. Oberarzt der Urolog. Klinik der Stadt Stuttgart im Katharinenhospital, D-7000 Stuttgart 1, Kriegsbergstraße 60.

Dr. MÜSSIGGANG, HARTWIG, Facharzt für Urologie u. Chirurgie, Leiter der Urologie der Poliklinik Univ. München, D-8000 München 2, Pettenkoferstraße 8a.

Dr. MUKHERJEE, KAJAD KUMAR, Facharzt für Chirurgie u. Urologie, Assistent Oberlege, Fylkessjukehuset i Sogn og Fjordane, Flor (Norwegen).

Dr. MUND, ERICH, Facharzt, D-5810 Witten (Ruhr), Mozartstraße 11.

Dr. NABER, KURT, Wiss. Assistent an der Urolog. Univ.-Klinik, D-3550 Marburg (Lahn).

Dr. NAGEL, HEINZ, Facharzt für Urologie, Chefarzt der Urolog. Abt. Marien-Hospital, D-5000 Köln 1, Kunibertskloster.

Prof. Dr. NAGEL, REINHARD, Facharzt für Urologie, Direktor d. Urolog. Klinik u. Poliklinik, Freie Universität Berlin im Klinikum Westend, D-1000 Berlin 19, Spandauer Damm 130.

Dr. NAGELS, HEINZ, Facharzt für Urologie, D-4300 Essen, Kettwiger Straße 2–10.

Dr. NEIDE, ERNST-LEO, D-8000 München 40, Agnesstr. 56a.

Dr. NURI, MEHDI, Facharzt für Urologie, Oberarzt der Urolog. Klinik der Städt. Krankenanstalten, D-6800 Mannheim.

Dr. OBÉ, GERHARD, Facharzt für Urologie, D-6600 Saarbrücken 3, Sulzbachstraße 28.

Dr. OBMANN, KARL-HEINZ, Facharzt für Urologie, D-6800 Mannheim 1.

Prof. Dr. OBRANT, KARL-OLAF, Sahlgrenska Sjukhuset, S-Göteborg (Schweden).

Dr. ÖZEGE, ENGIN, Facharzt für Urologie, Oberarzt im St.-Josef-Hospital, Urolog. Abt., D-4690 Herne, Widumerstraße 8a.

Dr. OFFERMANN, HERIBERT, Facharzt für Chirurgie, Chefarzt der Chirurg. Abt. des St.-Willehad-Hospitals, D-2940 Wilhelmshaven, Ansgaristraße 12.

Dr. OHLER, ERNST, Facharzt für Urologie, D-6700 Ludwigshafen (Rhein), Kaiser-Wilhelm-Straße 14.

Prof. Dr. OLSSON, OLLE, Facharzt für Röntgendiagnostik, Med. Direktor der Univ.-Kliniken Röntgendiagnostiska centralavdelningen, Lasarettet, S-22005 Lund 5.

Prof. Dr. ORESTANO, FAUSTO, Oberarzt, Urolog. Klinik der Universität, D-6500 Mainz, Langenbeckstraße 1.

Dr. OSTERNAGE, HANS-RAINER, Assistenzarzt an der Urolog. Klinik der Universität des Saarlandes, D-6650 Homburg a. d. Saar.

Dr. OSWALD, KARL, Facharzt für Urologie, Chefarzt d. Urolog. Abt. des Städt. Krankenhauses St. Elisabeth, D-5440 Mayen (Eifel).

Prof. Dr. PAČES, VÁCLAR, Facharzt für Urologie, Vorstand der Urolog. Klinik des Institutes für die ärztliche Fortbildung in Prag, Praha 8-Libeu (ČSSR), Nemocnice Bulorka.

Dr. PAGEL, WERNER, D-1000 Berlin 65, Gerichtstraße.

Dr. PALMLÖV, ANDREAS, Facharzt für Urologie, Chefarzt der Urolog. Klinik, Eriks Sjukhus, S-11282 Stockholm, Box 12600.

Doz. Dr. PAPADIMITRIOU, DEMETRE, Facharzt für Urologie, Klinik „Timios Stavros", Athen 136 (Griechenland), Voukourestiou-Str. 35b.

Dr. PAPMEYER, KORD, Assistenzarzt der Urolog. Abt. im Friederikenstift, D-3000 Hannover, Humboldtstraße 5.

Prim. Dr. PAUER, Leiter d. Urolog. Abt. d. Allg. Krankenhauses/Österreich.

Doz. Dr. PECHERSTORFER, MARTIN, Facharzt für Urologie, Oberarzt der Urolog. Univ.-Klinik, A-1090 Wien, Alserstraße 4.

Dr. PECZAT, ROLF, Facharzt für Urologie, D-3200 Hildesheim, Im Zingel 5.

PFAFFEL, REGINA, Wiss. Assistentin an der Urolog. Univ.-Klinik u. Poliklinik, Klinikum Westend, D-1000 Berlin 19, Spandauer Damm 130.

Dr. PFEIFFER, HANS, Facharzt für Chirurgie, D-7120 Bietigheim (Württ.), Uhlandstraße 24.

Dr. PFITZNER, HANS, Facharzt für Urologie, D-5800 Hagen-Haspe, Talstraße 16.

Dr. PILZ, LOTHAR, Facharzt für Urologie, D-4350 Recklinghausen, Königswall 6.

Prof. Dr. POTEMPA, JOACHIM, Facharzt für Urologie, Direktor der Urolog. Klinik der Städt. Krankenanstalten Mannheim, Klinikum d. Universität Heidelberg, D-6800 Mannheim.

Dr. PRAETORIUS, MICHAEL, Facharzt für Urologie u. Chirurgie, D-8000 München 21, Agnes-Bernauer-Straße 71.

Prof. Dr. PUIGVERT GORRO, ANTONIO, Barcelona (Spanien), 345 Provenza.

Prof. Dr. RAABE, SIEGFRIED, Facharzt für Chirurgie u. Urologie, Chirurg. Univ.-Klinik, D-7800 Freiburg i. Br.

Dr. RANGE, ROLF, Facharzt für Urologie, D-7200 Tuttlingen, Königstraße 15.

Dr. RAPP, WALTER, Facharzt für Chirurgie u. Urologie, Oberarzt des Stadtkrankenhauses, D-6090 Rüsselsheim, August-Bebel-Straße.

Dr. RATHERT, PETER, Abt. Urolog. d. Med. Fakultät a. d. Rhein.-Westf. techn. Hochschule, D-5100 Aachen.

Dr. RAVE, BERNHARD, Facharzt für Urologie u. Chirurgie, Chefarzt der Urolog. Abt. des Prosper-Hospitals, D-4350 Recklinghausen, Hohenzollernstraße 30.

Dr. REDECKER, KLAUS-DIETRICH, Facharzt für Urologie u. Chirurgie, Chefarzt der Urolog. Abt. des Krankenhauses, D-7520 Bruchsal, Goethestraße 13.

Dr. REH, NORBERT, Facharzt für Chirurgie u. Urologie, D-4070 Rheydt, Mühlenstraße 83.

Dr. REINICKE, ROLF, Assistenzarzt der Urolog. Abt. des Friederikenstiftes, D-3000 Hannover, Humboldtstraße 5.

Dr. REUTER, HANS-JOACHIM, Facharzt für Urologie, D-7000 Stuttgart-S, Paulinenstraße 10.

Dr. REUTER, ULRICH-HEINZ, Facharzt für Urologie u. Chirurgie, Chefarzt der Urolog. Klinik, D-4950 Minden (Westf.), Marienstraße 72.

Dr. RICHTER, FRITZ M., D-2942 Jever (Oldbg.), Neue Straße 14.

Dr. RILLING, JOHANN GEORG, Facharzt für Urologie, D-7730 Villingen, Niedere Straße 52.

RITZMANN, W.,

Dr. ROBLICK, Facharzt f. Urologie, Ärztl. Leiter d. Urolog. Abt., Vorsitzender d. Krankenhausdirektoriums, Kreis- u. Stadtkrankenhauses Wunsiedel-Marktredwitz, D-8590 Marktredwitz, Postfach 540.

Prof. Dr. RODECK, G., Direktor der Urolog. Univ.-Klinik, D-3550 Marburg (Lahn), Robert-Koch-Straße 8.

Prof. Dr. Röhl, Lars, Facharzt für Urologie, Direktor der Urolog. Abt. der Chirurg. Univ.-Klinik, D-6900 Heidelberg.

Dr. Roemer, Leo, Facharzt für Urologie, D-4000 Düsseldorf, Nordstraße.

Dr. Rohrbach, Klaus, Facharzt für Urologie, D-3200 Hildesheim, Zingel 17.

Dr. Rossbach, Adolf Friedrich, Facharzt für Urologie, D-7990 Friedrichshafen, Friedrichstraße 21.

Dr. Rossner, Porta Westfalica-Neesen.

Prof. Dr. Rothauge, Carl Friedrich, Facharzt für Urologie, Lehrstuhlinhaber u. Leiter der Abt. für Urologie der Justus-Liebig-Universität, D-6300 Gießen, Klinikstraße 37.

Dr. Roxlau, Bernd, Facharzt für Urologie, D-4600 Dortmund, Hiltropwall 2.

Dr. Rudzweski, B., Facharzt für Chirurgie, Chefarzt des Städt. Krankenhauses, D-7107 Neckarsulm, Neuenstadter Straße 27.

Priv.-Doz. Dr. von Rütte, Berhard, Spezialarzt für Chirurgie u. Urologie FMH, CH-3008 Bern, Effinger Straße 15.

Dr. Dr. Rugendorf, Erwin Walter, Facharzt für Urologie, D-6300 Gießen, Westanlage 62.

Dr. Ruile, Kurt, Facharzt für Urologie, Urolog. Abt. der Chirurg. Univ.-Klinik, D-6300 Gießen, Klinikstraße 37.

Prof. Dr. Rummelhardt, Sepp, Facharzt für Urologie, Vorstand der Urolog. Abt. des Krankenhauses der Stadt Wien-Lainz, A-1130 Wien, Wolkersbergenstraße 1.

Prof. Dr. Rutishauser, Georg, Facharzt für Urologie u. Chirurgie, Leiter der Urolog. Klinik der Chirurg. Abt. der Universität Basel im Bürgerspital, CH-4000 Basel, Spitalstraße 21.

Dr. Sachse, Detlef, D-6650 Homburg, An der Farrwiese.

Prof. Dr. Sachse, Facharzt für Urologie, Chefarzt der Urolog. Klinik der Krankenanstalten, D-8500 Nürnberg, Flurstraße 17.

Dr. Sadeghi, Esmail, Sari (Iran), Passage Hafezadeh.

Dr. Sallinen, Aune Elina, Fachärztin für Chirurgie u. Urologie, Abteilungsärztin am Koskela Krankenhaus, Helsinki, Käpyläntie 11 (Finnland).

Dr. Sapia, Herbert, D-1000 Berlin, Kniprodestraße 122.

Dr. von Scanzoni, Curt, Facharzt für Urologie, D-3300 Braunschweig, Jasperallee 19.

Dr. Scultéty, Sándor, Facharzt für Urologie u. Chirurgie, Chefarzt der Urolog. Abt. des Stadtkrankenhauses, Szeged (Ungarn), Postfach 455.

Dr. Sedlaczek, Erik, Facharzt für Urologie, Chirurgie u. Lungenfacharzt, D-8000 München 2, Theatinerstraße 38.

Dr. Seidl, Peter, Facharzt für Urologie, D-8400 Regensburg, Turfweg 4.

Dr. Seiferth, Jürgen, Oberarzt der Urolog. Abt. der Chirurg. Univ.-Klinik, D-5000 Köln 41-Lindenthal, Josef-Stelzmann-Straße 9.

Dr. Semmelroch, Hermann, Facharzt für Chirurgie, Chefarzt der Chirurg. Abt. u. Direktor des Stadtkrankenhauses, D-8458 Sulzbach-Rosenberg.

Dr. Sichert, Wolfram, D-4650 Gelsenkirchen-Buer, Goldbergstraße 72.

Dr. Sickinger, Kurt, D-2000 Hamburg 13, Rotenbaumchaussee 79.

Prof. Dr. Sigel, Alfred, Facharzt für Chirurgie u. Urologie, Ordinarius für Urologie u. Leiter der Urolog. Abt. der Chirurg. Klinik der Universität, D-8520 Erlangen, Krankenhausstraße 12.

Dr. Simmet, Johann, Facharzt für Urologie, D-6638 Dillingen, Odilienplatz 1.

Priv.-Doz. Dr. habil. Simons, Erich, Facharzt für Urologie, Chefarzt der Urolog. Klinik, Elisabeth-Krankenhaus, D-4070 Rheydt, Hubertusstraße 100.

Dr. Smoler, Hans, Facharzt für Urologie, Niedergelassener Urologe u. Belegarzt am Städt. Krankenhaus Isny, D-7972 Isny, Wassertorstraße 51.

Dr. Socha, Paul, Facharzt für Chirurgie u. Urologie, D-4650 Gelsenkirchen-Buer, Königswiese 19.

Dr. Soder, Erich, Facharzt für Chirurgie u. Urologie, Chefarzt der Chirurg. Abt. des Städt. Krankenhauses, D-6740 Landau (Pfalz).

Prof. Dr. Sökeland, Jürgen, Facharzt f. Urologie, Direktor der Urolog. Klinik, D-4600 Dortmund, Westfalendamm 403–407.

Dr. Sommerkamp, H., Leiter der Urolog. Abt. der Chirurg. Univ.-Klinik, D-7800 Freiburg i. Br.

Prof. Dr. Sorrentino, Michelangelo, Riviera de Chiaia 207, I-Neapel.

Dr. Sparwasser, Herbert, Facharzt für Urologie u. Chirurgie, Leitender Arzt der Urolog. Abt. der Städt. Krankenanstalten Kemperhof-Koblenz, D-5400 Koblenz, Kurfürstenstraße 10.

Dr. Speckmann, Friedrich, Facharzt für Urologie, Direktor i. R. der Urolog. Klinik der Städt. Krankenanstalten, D-4600 Dortmund, Hermann-Löns-Straße 25.

Dr. SCHABERT, PETER, Facharzt für Urologie, Oberarzt der Urolog. Klinik der Freien Universität im Klinikum Westend, D-1000 Berlin 19, Spandauer Damm 130.

Dr. SCHENDZIELORZ, FRITZ, Facharzt für Chirurgie u. Urologie, Leitender Arzt der Urolog. Abt. des St.-Josefs-Krankenhauses, D-5400 Koblenz, Kardinal-Krementz-Straße 1–5.

Dr. SCHILLER, MANFRED, Facharzt für Urologie u. Chirurgie, D-8000 München 2, Promenadenplatz 10.

Dr. SCHIMATZEK, ANTON, Univ.-Facharzt für Urologie, Oberarzt der Urolog. Poliklinik der Stadt, A-1090 Wien, Mariannengasse 10.

Dr. SCHINDLER, ECKEHARD, Assistenzarzt der Urolog. Univ.-Klinik, D-6650 Homburg (Saar).

Dr. SCHINDLER, ERNST, Facharzt für Urologie u. Chirurgie, Med.-Direktor, Chefarzt der Versorgungskuranstalt (Land Hessen) u. des Sanatoriums Bellevue, D-3590 Bad Wildungen, Langemarckstraße 9.

Dr. SCHLICHT, LEO, D-8000 München, Laplacestraße 32.

Prof. Dr. SCHMANDT, WERNER, Urolog. Abt. d. Chirurg. Univ.-Klinik Münster, D-4400 Münster, Jungeblodtplatz 1.

Dr. SCHMIDT, Facharzt f. Urolog. Krankenhaus Maria Hilf, 5483 Bad Neuenahr-Ahrweiler.

Dr. SCHMIDT, HANS, Facharzt für Chirurgie u. Urologie, Leit. Arzt d. Urolog. Abt. Städt. Krankenanstalten, X-24 Wismar, Dr.-Unruh-Straße 21.

Dr. SCHMIDT, JOACHIM, Facharzt für Chirurgie u. Urologie, Oberarzt der Urolog. Klinik Stadtkrankenhaus, D-7700 Singen, Ob den Reben 3.

Dr. SCHMIDT, KARL-HEINZ, Leiter der Urolog. Abt. am Krankenhaus Diepholz, D-2840 Diepholz (Niedersachsen).

Dr. SCHMIDT, Oberarzt d. Chirurgie Univ.-Klinik Abtlg. u. Lehrstuhl f. Urolog. Erlangen.

Dr. SCHMIDT, WALTER, Facharzt für Urologie, D-3550 Marburg (Lahn), Gottfried-Keller-Straße 7.

Dr. SCHMIDT-MENDE, MANFRED, Facharzt für Urologie u. Chirurgie, Oberarzt der Urolog. Univ.-Klinik, D-8000 München 2, Thalkirchner Straße 48.

Prof. Dr. SCHMIEDT, EGBERT, Facharzt für Chirurgie u. Urologie, Direktor der Urolog. Klinik u. Poliklinik der Universität München im Städt. Krankenhaus, D-8000 München 2, Thalkirchner Straße 40.

Prof. Dr. SCHMITZ, WERNER, Chefarzt der Urolog. Abt. d. Dr.-Bodo-Thyssen-Klinik, D-8210 Prien a. Chiemsee.

Prof. Dr. SCHNEIDER, HERMANN, Urol. Klinik d. Städt. Krankenhauses, D-7500 Karlsruhe, Devrientstraße 3, i. R.

Dr. SCHÖNGART, KLAUS, Facharzt für Chirurgie u. Urologie, Chefarzt der Urolog. Abt. des Kreiskrankenhauses Burgdorf, D-3006 Großburgwedel, Fuhrbergerstraße.

Dr. SCHREINER, HELLMUTH, Facharzt für Urologie u. Chirurgie, D-6930 Eberbach, Bahnhofsplatz 6.

Priv.-Doz. Dr. SCHRÖDER, FRITZ HEINRICH, Facharzt für Urologie, Oberarzt der Urolog. Abt. der Chirurg. Univ.-Klinik, D-8700 Würzburg.

Dr. SCHROETER, HEINZ, Facharzt für Urologie, D-7500 Karlsruhe 1, Nowackanlage 15/17.

Dr. SCHÜLER, H., Abtlg. Urolog. Chirurg. Univ.-Klinik, Heidelberg.

Dr. SCHÜTZE, RICHARD, Facharzt für Urologie, D-2000 Hamburg-Sasel, Stadtbahnstraße 21.

Doz. Dr. SCHULTHEIS, THEODOR, Chefarzt der Chirurg. u. Urol. Abt. des St.-Barbara-Hospitals, D-4390 Gladbeck (Westf.).

Dr. SCHULTZE-SEEMANN, FRITZ, Facharzt für Urologie u. Chirurgie, D-1000 Berlin 21, Alt Moabit 62.

Dr. SCHULZE, WALTER, Facharzt für Urologie, D-3040 Soltau, Marktstraße 26–28.

Dr. SCHWANDER, GOTTFRIED, Facharzt für Urologie, D-6000 Frankfurt (Main), Falkstraße 35.

Dr. SCHWARTZ, LOTHAR, Facharzt für Urologie, Chefarzt der Urolog. Abt., D-5940 Lennestadt-Altenhundem, Krankenhaus.

Dr. STÄHLER, HARTMUT, Facharzt für Urologie u. Chirurgie, Chefarzt der Urolog. Klinik der Städt. Krankenanstalten, D-8900 Augsburg, Krankenhausstraße 1.

Prof. Dr. STAEHLER, WERNER, Facharzt für Urologie u. Chirurgie, Lehrstuhlinhaber, Abteilungsvorstand der Urolog. Univ.-Klinik, D-7400 Tübingen, Calwer Straße 7.

Dr. STAGGE, FRITZ, Facharzt für Urologie u. Chirurgie, D-4500 Osnabrück, Möserstraße 38.

Dr. STAMMEL, ULRICH, Facharzt für Urologie, D-4230 Wesel, Kaiserring 23.

Dr. STANGEL, Urolog. Klinik der Städt. Krankenanstalten, D-5600 Wuppertal-Barmen.

Dr. STAPF, ARTHUR, D-1000 Berlin-Tegel, Gabrielenstraße 34.

Dr. Steffens, Ludwig, Facharzt für Urologie, Chefarzt der Urolog. Abt. des St.-Antonius-Krankenhauses, D-5180 Eschweiler.

Dr. Steffens-Krebs, Dieter, Facharzt für Urologie u. Chirurgie, Chefarzt des Stadtkrankenhauses, D-3590 Bad Wildungen.

Dr. Stieber, Karl-Hans, Facharzt f. Chirurgie u. Urologie, D-8750 Aschaffenburg, Sandstr. 25.

Dr. Stiehler, Günter, Facharzt für Urologie, D-4400 Münster (Westf.), Warendorfer Straße 97.

Dr. Stockamp, Karl, Urolog. Klinik der Johannes-Gutenberg-Universität, D-6500 Mainz, Langenbeckstraße 1.

Dr. Stoll, Hans G., Facharzt für Chirurgie u. Urologie, Direktor der Urolog. Klinik, Kliniken der Freien Hansestadt Bremen, Zentralkrankenhaus, D-2800 Bremen, St.-Jürgen-Straße.

Prof. Dr. Straube, Winfried, Oberarzt d. Urolog. Univ.-Klinik, D-6650 Homburg (Saar), Karlstraße 10.

Dr. Strauss, Heinz, Facharzt für Urologie, D-3500 Kassel-Wilhelmshöhe, Im Druseltal 12.

Dr. Strauss, Wolfgang, Facharzt für Urologie u. Chirurgie, Leitender Arzt des St.-Georg-Rotter-Ordens-Krankenhauses, D-8788 Bad Brückenau 2, Ernst-Putz-Straße 4.

Prof. Dr. Strohmenger, Paul, Facharzt für Urologie, 1. Oberarzt der Urolog. Klinik, Klinikum Essen der Ruhruniversität, D-4300 Essen, Hufelandstraße 55.

Dr. Strothotte, Erich, Facharzt für Urologie u. Chirurgie, D-5600 Wuppertal-Barmen, Kleine Flurstraße 9.

Dr. Strube, Herbert, Leitender Arzt der Chirurg. u. Urolog. Abt., Rotkreuz-Krankenhaus, D-5450 Neuwied.

Dr. Studemund, Hartwig, Facharzt für Urologie, D-2300 Kiel, Lornsenstraße 9.

Dr. Tanev, Tanu Stefanoff, Facharzt für Urologie, Chefarzt, Sofia (Bulgarien), Bld. Patriarch Eftimi 12.

Prof. Dr. Taupitz, Artur, Facharzt für Urologie, Chefarzt der Urolog. Klinik des Städt. Krankenhauses, D-6750 Kaiserslautern.

Priv.-Doz. Dr. Terhorst, Abt. Urolog. d. Med. Fakultät a. d. Rhein.-Westf. techn. Hochschule, D-5100 Aachen.

Prof. Dr. Thelen, Anton, Facharzt für Chirurgie u. Urologie, Leitender Arzt der Chirurg. u. Urolog. Abt. im Lorettokrankenhaus, D-7800 Freiburg i. Br., Mercystraße 6–14.

Dr. Thelen, Paul, Facharzt für Urologie, D-5000 Köln 1, Im Klapperhof 52.

Dr. Thiel, Karl Heinz, Facharzt für Chirurgie u. Urologie, Chefarzt der Urolog. Klinik, Städt. Krankenanstalten, D-7100 Heilbronn, Jägerhausstraße 26.

Dr. Thiele, Rudolf, Facharzt für Urologie, D-8850 Donauwörth, Reichsstraße 22.

Dr. Timmermann, H. W., Facharzt für Urologie, Chefarzt Stadtkrankenhaus, D-2380 Schleswig, Möwenweg 18.

Dr. Tramoyeres, Cases, Alfredo, Facharzt für Urologie, Chef der Urolog. Abt. Ciudad Sanitaria La Fe, Valencia (Spanien), Avda. Alferez Provisional, s/n.

Dr. Trevisini, Attilio, Primario Urologo, I-Trieste (Italien), Via Coroneo 6.

Prof. Dr. Truss, Friedrich, Facharzt für Urologie, Abteilungsvorsteher der Urolog. Abt. der Univ.-Kliniken, D-3400 Göttingen, Goßlerstraße 10.

Dr. Tschervenakov, Anton, Facharzt für Chirurgie u. Urologie, Vorstand des Lehrstuhls für Urologie am Institut für ärztliche Fortbildung, Sofia (Bulgarien), Belo More 8.

Prof. Dr. Uhlír, Karel, Direktor der Urolog. Univ.-Klinik, Brno (ČSSR), 53, Pekařská.

Dr. Ulrich, Heinz Jürgen, Facharzt für Urologie, D-2400 Lübeck, Hüxtertorallee 47.

Dr. Ultzmann, Harald, Facharzt für Urologie, A-1040 Wien, Alserstraße 27.

Dr. Unger, Victor, Facharzt für Urologie u. Chirurgie, D-6600 Saarbrücken, Viktoriastraße 2.

Prof. Dr. Vahlensieck, Winfried, Facharzt für Urologie, Direktor der Urolog. Univ.-Klinik, D-5300 Bonn-Venusberg.

Dr. Voegele, Ulrich, D-4950 Minden, Humboldtstraße 34.

Priv.-Doz. Völter, Dieter, Oberarzt, Lehrstuhl für Urologie, Universität Tübingen, D-7400 Tübingen, Calwer Straße 7.

Dr. Voigt, Konrad, Facharzt für Urologie, D-1000 Berlin 21, Alt Moabit 86b.

Doz. Dr. Vouros, Demetrios, Facharzt für Urologie, Oberarzt der Urolog. Univ.-Klinik, Stellv. des Urolog. Lehrstuhls, Universität, Urolog. Klinik, Thessaloniki (Griechenland).

Dr. Wagener, Carl, Facharzt für Urologie, D-3590 Bad Wildungen, Hufelandstraße 1a.

Dr. Wagener, Klaus, Facharzt für Urologie, Chefarzt im Sanatorium Hartenstein, D-3590 Bad Wildungen-Reinhardshausen.

Dr. Wagenknecht, Lothar-Viktor, Wiss. Assistent der Urolog. Univ.-Klinik, D-2000 Hamburg, Martinistraße 52.

Dr. WALDHUBEL, ERNST, Facharzt für Urologie u. Chirurgie, D-6550 Bad Kreuznach, Roentgenstraße 37.
Prof. Dr. WAND, HERIBERT, Facharzt für Urologie u. Chirurgie, Oberarzt der Chirurg. Univ.-Klinik, Leiter der Urolog. Arbeitsgruppe, D-2300 Kiel, Hospitalstraße 40.
Dr. WANDSCHNEIDER, GERHARD, Primarius, Vorstand d. Urolog. Abt. d. Landeskrankenhauses Graz, A-8042 Graz, Petersbergenstraße 61.
Dr. WASMUTH, KLAUS, Facharzt für Urologie u. Chirurgie, Medizinaldirektor, Chefarzt der Urolog. Abt. des Krankenhauses, D-8832 Weißenburg.
Prof. Dr. WEBER, WOLFGANG, D-6000 Frankfurt (Main) Süd, Theodor-Stern-Kai 7. Leiter der Abt. f. Urologie im Zentrum d. Chirurgie Joh.-Goethe-Universität.
Dr. WEHNER, WALTER, Facharzt für Urologie, Chefarzt der Urolog. Klinik, D-7000 Stuttgart-S, Hohenzollernstraße 7–9.
Dr. WEIGELE, GÜNTER NORBERT, Facharzt für Urologie, D-7410 Reutlingen, Marktplatz 1.
Dr. WENDEROTH, HEINZ, Facharzt für Urologie u. Chirurgie, Chefarzt der Urolog. Klinik d. Allg. Krankenhauses, D-5800 Hagen, Buscheystraße 15a.
Dr. WERNER, HORST, Facharzt für Urologie u. Chirurgie, Chefarzt der Urolog. Abt. des St.-Elisabeth-Krankenhauses, D-5000 Köln-Hohenlind, Werthmannstraße 1.
Dr. WICHER, WILLIBALD, Facharzt für Urologie, D-8000 München 2, Schützenstraße 2.
Dr. WIDEN, TORSTEN, Allmänna Sjukhuset, S-Malmö (Schweden).
Dr. WIEBE, WALTER, Facharzt für Urologie, D-2940 Wilhelmshaven, Hegelstraße 64.
Dr. WIGGER, CURT, Facharzt für Urologie, D-4930 Detmold, Gartenstraße 14.
Dr. WILBERT, HEINZ, Facharzt für Urologie u. Chirurgie, D-6520 Worms (Rhein), Siegfriedstraße 31.
Prof. Dr. WILLE-BAUMKAUFF, HORST, Facharzt für Urologie, D-3300 Braunschweig, Moltkestraße 1.
Dr. WINKELMANN, CLAUS, Facharzt für Urologie u. Chirurgie, Leitender Arzt d. Urolog. Abt. am DRK-Krankenhaus, 7570 Baden-Baden, Ebersteinstraße 5.
Dr. WINKLER, PETER, Facharzt für Urologie, D-5038 Rodenkirchen, Lahnstraße 9.
Dr. WINZ, RICHARD, Facharzt für Urologie, Chefarzt der Urolog. Abt. am Krankenhaus der Missionsschwestern, D-4403 Hiltrup, Hammerstraße.
Dr. WITZEL, REINHOLD, Facharzt für Urologie, Chefarzt der Urolog. Abt., St.-Markus-Stift, D-5300 Bonn, Lennéstraße 9a.
Dr. WLADIKA, RUDOLF, Facharzt für Chirurgie u. Urologie, D-8000 München 2, Dachauer Str. 4.
Dr. WOELK, EBERHARD, Facharzt für Urologie, Leitender Arzt der Urolog. Abt. St.-Vinzenz-Hospital, D-4100 Duisburg-Mitte.
Dr. WOHLRABE, KURT, Facharzt für Urologie, D-4300 Essen, Altendorfer Straße 288.
Dr. WOLFF, OTTO, Facharzt für Urologie, D-2800 Bremen 1, Schleifmühle 26.
Dr. WOLTERHOFF, HERMANN, Facharzt für Urologie, D-4010 Hilden, Poststraße 14.
Dr. WOSSIDLO, DIETHER, Facharzt für Urologie, D-1000 Berlin-Spandau, Markt 12/13.
Dr. WRICKE, GERHARD, Facharzt für Urologie u. Chirurgie, D-6500 Mainz, Bonifatiusplatz 7.
Dr. WULFF, HANS DIEDERICH, Facharzt für Urologie, Oberarzt der Urolog. Univ.-Klinik, D-6500 Mainz, Langenbeckstraße 1.
Dr. WURDAS, HERMIN, Facharzt für Urologie, D-4040 Neuß, Theodor-Heuss-Platz 1–3.
Dr. ZEISS, PETER, Facharzt für Urologie, Leitender Chefarzt der Urolog. Klinik des Sanatoriums Reinhardsquelle, D-3590 Bad Wildungen, Dr.-Born-Straße 7.
Univ.-Doz. Dr. ZEMAN, EMIL, Facharzt für Urologie, Oberarzt im Sanatorium „Westfälischer Hof", D-3590 Bad Wildungen, Masurenallee 2.
Prof. Dr. ZIEGLER, MANFRED, Oberarzt der Urolog. Abt. der Chirurg. Univ.-Klinik, D-6900 Heidelberg.
Dr. ZIEGLER, WILHELM, Facharzt für Urologie, D-7600 Offenburg (Baden), Schillerstraße 10.
Dr. Dr. ZIKIO, D-4930 Detmold, Beneckestraße 11.
Prof. Dr. ZINGG, ERNST, Facharzt für Chirurgie u. Urologie, Direktor der Urolog. Univ.-Klinik, CH-3010 Bern (Schweiz).
Dr. ZOEDLER, DIETMAR, Facharzt für Urologie, Chefarzt der Urolog. Abt. der Klinik Golzheim, D-4000 Düsseldorf, Friedrich-Lau-Straße 11.
Dr. ZORN, BERNHARD, Chefarzt der Urolog. Klinik des Lenin-Krankenhauses, Karl-Marx-Stadt.
Prof. Dr. ZORN, DIETRICH, Facharzt für Urologie, ehem. Chefarzt der Urolog. Klinik des Städt. Krankenhauses Siloah, D-3000 Hannover, Auestraße 46.
Dr. ZURBORG, CLEMENS, Facharzt für Urologie, Chefarzt der Urolog. Abt. des Krankenhauses Maria-Hilf, D-4150 Krefeld.